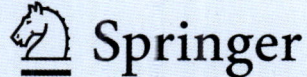

血管医学教科书

Textbook of Vascular Medicine

主　编　［英］Rhian M. Touyz
　　　　［英］Christian Delles
主　审　李小鹰　黄　聿
主　译　陶　军
副主译　柏勇平　夏文豪　司全金
　　　　曹　剑　惠海鹏

中华医学电子音像出版社
CHINESE MEDICAL MULTIMEDIA PRESS
北　京

版权所有　侵权必究

图书在版编目（CIP）数据

血管医学教科书 /（英）里安·M·图伊兹（Rhian M. Touyz），（英）克里斯蒂安·德尔莱斯（Christian Delles）主编；陶军译. -- 北京：中华医学电子音像出版社，2025.5. -- ISBN 978-7-83005-488-5

Ⅰ. R543

中国国家版本馆 CIP 数据核字第 20251UD619 号

北京市版权局著作权合同登记章图字：01-2025-1698 号

First published in English under the title
Textbook of Vascular Medicine
edited by Rhian M. Touyz and Christian Delles
Copyright © Springer Nature Switzerland AG, 2019
This edition has been translated and published under licence from Springer Nature Switzerland AG.

血管医学教科书
XUEGUAN YIXUE JIAOKESHU

主　　译：	陶　军
策划编辑：	裴　燕　赵文羽
责任编辑：	赵文羽
责任印刷：	李振坤
出版发行：	中华医学电子音像出版社
通信地址：	北京市西城区东河沿街 69 号中华医学会 610 室
邮　　编：	100052
E - mail：	cma-cmc@cma.org.cn
购书热线：	010-51322635
经　　销：	新华书店
印　　刷：	广东新京通印刷有限公司
开　　本：	787mm×1092mm　1/16
印　　张：	33
字　　数：	900 千字
版　　次：	2025 年 6 月第 1 版　2025 年 6 月第 1 次印刷
定　　价：	300.00 元

购买本社图书，凡有缺、倒、脱页者，本社负责调换

译者名单

主　　审　李小鹰　中国人民解放军总医院
　　　　　黄　聿　香港城市大学
主　　译　陶　军　中山大学附属第一医院
副 主 译　柏勇平　中南大学湘雅医院
　　　　　夏文豪　中山大学附属第一医院广西医院
　　　　　司全金　中国人民解放军总医院
　　　　　曹　剑　中国人民解放军总医院
　　　　　惠海鹏　中国人民解放军总医院
译　　者　(按姓氏拼音排序)
　　　　　蔡晓平　中国人民解放军总医院
　　　　　陈　东　首都医科大学附属北京安贞医院
　　　　　陈　龙　南方医科大学附属深圳医院
　　　　　陈爱兰　广州医科大学附属第一医院
　　　　　陈国兵　暨南大学基础医学与公共卫生学院
　　　　　陈厚早　中国医学科学院基础医学研究所
　　　　　成　昱　同济大学医学院
　　　　　成宪武　延边大学附属医院
　　　　　丁俊军　中山大学中山医学院
　　　　　窦青瑜　四川大学华西医院
　　　　　付晓东　广州医科大学
　　　　　高　畅　中国人民解放军总医院
　　　　　高凌根　中国人民解放军总医院
　　　　　洪华山　福建医科大学附属协和医院
　　　　　黄　辉　中山大学附属第八医院
　　　　　惠海鹏　中国人民解放军总医院
　　　　　李　飞　华中科技大学同济医学院附属协和医院
　　　　　李　静　首都医科大学宣武医院
　　　　　李　萍　南昌大学第二附属医院
　　　　　李　桃　深圳华大基因智惠医学研究院

梁建文	中山大学附属第八医院
刘　玥	中国中医科学院西苑医院
刘宝华	深圳大学基础医学院
刘小利	浙江大学医学院附属浙江医院
陆　峰	山东中医药大学附属医院
马丽娜	首都医科大学宣武医院
马文君	中国医学科学院阜外医院
钱孝贤	中山大学附属第三医院
田　文	中国医科大学附属第一医院
王　浩	中国人民解放军总医院
王　淼	中国医学科学院阜外医院
王海军	中国人民解放军总医院
王晓明	空军军医大学西京医院
吴　健	哈尔滨医科大学附属第二医院
熊兴东	广东医科大学基础医学院
徐　琳	中国人民解放军南部战区总医院
徐俊波	成都市第三人民医院
尹新华	深圳大学总医院
张　澄	山东大学齐鲁医院
张存泰	华中科技大学同济医学院附属同济医院
钟久昌	首都医科大学附属北京朝阳医院
朱冰坡	南方科技大学医院

原著序言一

2014年，英国心脏基金会（British Heart Foundation，BHF）将血管生物学与医学研究卓越奖授予心血管与医学科学研究院，以推动该领域的创新研究。这一奖项不仅助力血管医学领域取得新突破，也为新一代心血管研究者与临床科学家提供了卓越的培养平台。令我倍感欣喜的是，该奖项促成了这部《血管医学教科书》的诞生。本书由格拉斯哥BHF卓越研究中心及国际权威学者共同编写，内容全面、前沿，反映了血管生物学与医学的最新进展。

本书内容涵盖血管解剖学、细胞生物学、生理学、药理学及关键调控机制，各章节结构清晰、论述精练，兼具学术深度与可读性。鉴于血管功能障碍对众多心血管疾病的核心影响，本书无疑是血管生物学及血管医学领域的学生、科研人员与临床工作者的必读之作。

这部著作的出版，正是BHF长期支持心血管研究的成果之一。我相信，它必将为全球该领域的学者与实践者带来深远影响。

Nilesh Samani
英国伦敦
2019年7月

原著序言二

作为格拉斯哥大学心血管与医学科学研究院科学顾问委员会主席,我深知格拉斯哥的研究人员在血管生物学与心血管生物医学领域的卓越贡献。因此,由他们编纂这样一部汇集最新研究成果、阐述血管系统调控机制及其在健康与疾病状态下功能的高质量教科书,实属情理之中。

蓬勃发展的血管生物学领域为心血管和脑血管疾病的发病机制研究提供了重要见解。随着该学科的进步,临床医师必须及时掌握前沿知识,科研人员也需了解其临床意义。而这部深入浅出的著作,恰好能满足这一需求。

读者将通过本书系统学习血管系统的解剖学、生理学和分子生物学特性,并深入了解血管病变及相关心血管疾病。无论是对血管系统基础研究感兴趣的学者,还是从事临床实践的医师,这本《血管医学教科书》都是不可多得的宝贵资源。

Victor J. Dzau
美国华盛顿
2019 年 7 月

原著前言

我们怀着无比欣喜的心情向您呈现这部《血管医学教科书》。本书共45章，系统涵盖血管生物学、生理学及病理学各领域，着重阐述疾病机制与临床实践的转化应用。

高血压、缺血性心脏病、痴呆、卒中等诸多心血管疾病，本质上均属于血管性疾病；而慢性肾脏病、糖尿病等疾病又会继发血管病变，从而增加心血管风险。此外，许多新型抗肿瘤药物存在血管不良反应，使肿瘤患者心血管疾病风险显著增加。正因如此，在临床实践中需要心脏病学、肾脏病学、内分泌学、神经病学、肿瘤学及血管外科等多学科专家共同参与血管疾病患者的诊治。

本书旨在为临床医师，特别是研究生和青年科研人员提供血管生理学与病理生物学的系统入门知识。我们真诚希望这部兼具可读性与科学性的著作，能带领读者领略这一重要领域的全貌。

本书的出版得益于众多同仁的鼎力支持：各位编委撰写的章节既权威简明又深入浅出；参与同行评审的专家们提出了宝贵意见；Springer出版集团的Donatella Rizza、Hemalatha Gunasekaran和Jeyaraj Allwyn Kingsly提供了专业指导。特别感谢英国心脏基金会对我们卓越研究中心的资助，以及加拿大血管网络对本项目的巨大贡献。

谨愿本书能为您的学习、科研与临床工作提供助益。

Rhian M. Touyz
Christian Delles
英国格拉斯哥
2019年7月

致 谢

本书编者谨向以下为各章节提供专业评审的同事致以诚挚谢意：

- Dr. Angela Bradshaw, Glasgow, UK
- Dr. David Carty, Glasgow, UK
- Prof. Fadi Charchar, Ballarat, Australia
- Dr. Gemma Currie, Glasgow, UK
- Prof. Elanor Davies, Glasgow, UK
- Dr. Adam Greenstein, Manchester, UK
- Prof. Michael Hecht Olsen, Odense, Denmark
- Dr. Simon Kennedy, Glasgow, UK
- Mr. David Kingsmore, Glasgow, UK
- Dr. Ninian Lang, Glasgow, UK
- Prof. Mandy MacLean, Glasgow, UK
- Dr. Pasquale Maffia, Glasgow, UK
- Prof. Patrick Mark, Glasgow, UK
- Prof. Una Martin, Birmingham, UK
- Dr. Carmel McEniery, Cambridge, UK
- Prof. Markus Mohaupt, Bern, Switzerland
- Dr. Augusto Montezano, Glasgow, UK
- Prof. Stuart Nicklin, Glasgow, UK
- Dr. Terry Quinn, Glasgow, UK
- Dr. Susana Ravassa, Pamplona, Spain
- Prof. Carmine Savoia, Rome, Italy
- P.D. Dr. Bernhard Schmidt, Hannover, Germany
- Prof. Markus Schneider, Nuremberg, Germany
- Prof. Duncan Stewart, Ottawa, Canada

序　言

在全球健康风险交织、人口老龄化加剧的背景下，心脑血管疾病因其高发病率、高致残率和高死亡率，已成为我国人民生命质量和经济社会发展面临的重要挑战。医学不仅是科技进步的"试验场"，在百年未有之大变局的时代背景下，还是国家综合国力和社会治理水平的集中体现。

血管作为生命物质流动的基础通道，联结体内所有脏器和组织、贯穿各系统，是维护人体稳态的核心枢纽。血管功能的失调，常常是多种重大慢性病和突发疾病的根源所在。因此，血管健康不仅是个体长寿与活力的基础，同时也是国家实现"健康中国2030"战略目标的关键切入点。根据国家卫生健康委等14部门发布的《健康中国行动——心脑血管疾病防治行动实施方案（2023—2030年）》，到2030年，我国将建立覆盖全国的心脑血管疾病综合防控和早诊早治体系，降低心脑血管疾病的发病率和死亡率。为达到这个目标，我们必须汲取国际先进经验，加快形成具有自主知识体系和中国特色的血管医学学科发展模式。

由英国Touyz教授和Delles教授主编的 Textbook of Vascular Medicine（《血管医学教科书》）是血管医学领域的一部权威著作。全书系统阐述了血管医学的最新进展，内容涵盖血管解剖学与生理学、药理学与信号转导、病理生理学等基础研究，以及临床应用，全面展示了血管医学和血管生物学从基础研究到临床医学的转化与融合。该书内容精练，层层递进，辅以精美图表，表述简明清晰。各章末特设"结论和临床前景"专栏，部分章节还专门指出当前研究的"知识空白"。为读者指引了研究方向。陶军教授等组织国内优秀专家，共同精心翻译了这本血管医学领域的经典著作。

在构建人类卫生健康共同体的时代背景下，本译著的出版恰逢其时。相信这部著作必将为我国各级临床医师、科研人员及医疗卫生决策者提供系统、权威的血管疾病诊治指导，同时也将为推动我国血管医学学科建设和科研创新注入动力。

中国科学院院士
中国科协名誉主席
韩启德
2025年6月

前　言

当前，我国心脑血管疾病防治形势严峻，其具有高发病率、高致残率和高死亡率的特点，已成为影响国民健康水平和经济社会发展的重大公共卫生问题。作为连接人体各系统的"生命通道"，血管结构与功能的稳态平衡不仅是机体健康的重要基石，更是防控重大慢性缺血性血管疾病的关键。

纵观医学发展史，人类对血管系统的认知历程，经历了从宏观解剖到微观调控的深入，以及从单一病种到系统整合的深刻变革。随着分子生物学、影像学和人工智能等技术的突破性发展，血管医学已从传统心血管病学中脱颖而出，发展成一门融合了基础研究、临床诊疗、预防及康复等多领域的综合性交叉学科。因此，亟须系统化的理论指导和实践引领。

在国家大力推进医学科技创新和学科交叉融合的战略指引下，我们组织国内血管医学领域专家团队，翻译了这本 Textbook of Vascular Medicine。该书由英国格拉斯哥大学心血管与医学研究所 Rhian M. Touyz 教授和 Christian Delles 教授主编，是全球首部系统阐述血管医学的权威论著。全面展示了国际血管医学和血管生物学当前的研究现况，为我国血管医学诊疗体系的完善和创新提供了重要参考。

随着医学技术的不断进步，血管医学正迎来跨越式发展的历史性机遇。血管疾病诊疗正向着精准化、智能化、个体化方向快速发展。让我们以本书出版为契机，携手并进，共同推动中国血管医学事业高质量发展。

陶　军
2025 年 6 月

目 录

Ⅰ 解剖学与生理学

1 血管的解剖学与药理学 ……………………………………………………………（3）
  Simon Kennedy and Rhian M. Touyz
2 血管生理学 …………………………………………………………………………（12）
  Delyth Graham
3 血管细胞生物学 ……………………………………………………………………（22）
  Rheure Alves-Lopes, Rhian M. Touyz, and Augusto C. Montezano
4 干细胞生物学与心血管系统 ………………………………………………………（31）
  Joanne C. Mountford and Kim A. Connelly
5 淋巴系统 ……………………………………………………………………………（47）
  Giacomo Rossitto, Margaret Sneddon, and Stanley G. Rockson
6 血管壁成像：从显微镜到虚拟现实 ………………………………………………（60）
  Craig J. Daly
7 临床心血管系统成像技术 …………………………………………………………（68）
  Aleksandra Radjenovic and Giles Roditi

Ⅱ 药理学与信号转导

8 血管信号转导 ………………………………………………………………………（83）
  Karla B. Neves and Rhian M. Touyz
9 血管活性肽：肾素-血管紧张素-醛固酮系统 ……………………………………（93）
  Katrin Nather, Christopher M. Loughrey, and Stuart A. Nicklin
10 醛固酮 ……………………………………………………………………………（103）
  Scott M. MacKenzie, Aurelie Nguyen Dinh Cat, Josie C. van Kralingen,
  and Eleanor Davies
11 一氧化氮 …………………………………………………………………………（117）
  James Leiper
12 活性氧 ……………………………………………………………………………（128）
  Livia de Lucca Camargo and Rhian M. Touyz
13 转化生长因子β在血管病理生物学中的作用 …………………………………（139）
  Julian Tristan Schwartze, Emma Louise Low, and Angela Claire Bradshaw

| 14 | 血管系统中的微 RNA 和长链非编码 RNA | (152) |

Margaret D. Ballantyne, Katey J. Rayner, Duncan J. Stewart, Andrew H. Baker, and Kenny Schlosser

| 15 | 细胞间通信中的微粒和外泌体 | (162) |

Francisco J. Rios, Rhian M. Touyz, Augusto C. Montezano, and Dylan Burger

Ⅲ 血管疾病的病理生理学

| 16 | 高血压基因组学 | (175) |

Sandosh Padmanabhan, Alisha Aman, and Anna F. Dominiczak

| 17 | 内皮功能障碍 | (185) |

Heather Yvonne Small, Gemma Currie, and Christian Delles

| 18 | 血管重构 | (195) |

Carmine Savoia

| 19 | 动脉僵硬度 | (204) |

Carmel M. McEniery and Kathleen Connolly

| 20 | 动脉粥样硬化 | (215) |

John Mercer and Tomasz J. Guzik

| 21 | 血管疾病中的炎症与免疫 | (229) |

Lucy McShane, Andrew P. Sage, and Pasquale Maffia

| 22 | 炎症的诊断和靶向性治疗 | (240) |

Tomasz J. Guzik

| 23 | 血管周围脂肪组织 | (249) |

Saad Javed, Mariam Alakrawi, and Adam S. Greenstein

| 24 | 肿瘤化疗药物的血管生物学 | (263) |

Alan C. Cameron, Rhian M. Touyz, and Ninian N. Lang

| 25 | 冠状动脉微血管疾病 | (273) |

Novalia Purnama Sidik, Peter McCartney, and Colin Berry

| 26 | 脑小血管病与血管性认知障碍:临床前基础部分 | (279) |

Anne M. Dorrance, Bana Abolibdeh, and Janice M. Diaz-Otero

| 27 | 种族特点与心血管疾病 | (290) |

Aletta E. Schutte

Ⅳ 临床要点

| 28 | 血管疾病流行病学 | (301) |

Paul Welsh and Stamatina Iliodromiti

| 29 | 健康血管衰老和早期血管衰老 | (310) |

Gemma Currie and Peter M. Nilsson

30 心血管疾病的生物标志物 ·· (323)
    Susana Ravassa, Christian Delles, Gemma Currie, and Javier Díez
31 高血压 ·· (335)
    Alan C. Cameron, Anna F. Dominiczak, and Rhian M. Touyz
32 糖尿病视网膜病变 ·· (346)
    Jennifer L. Wilkinson-Berka and Christolyn Raj
33 缺血性心脏病 ·· (359)
    Damien Collison and Keith G. Oldroyd
34 子痫前期 ·· (368)
    David Carty
35 稳定型冠状动脉综合征 ·· (376)
    David Corcoran, Thomas J. Ford, and Colin Berry
36 射血分数降低的心力衰竭 ·· (386)
    Alice M. Jackson and Pardeep S. Jhund
37 射血分数保留的心力衰竭 ·· (399)
    Christopher J. Rush and Mark C. Petrie
38 肾脏疾病 ·· (413)
    Patrick B. Mark and Laura Denby
39 肥胖症 ·· (422)
    Jennifer Logue, Naveed Sattar, and Dilys Freeman
40 糖尿病与血管疾病 ·· (431)
    John R. Petrie and Ian P. Salt
41 肺动脉高压 ··· (441)
    M. R. MacLean, C. Church, A. MacKenzie, G. Jayasekera, and K. Mair
42 脑小血管疾病和血管认知障碍 ·· (450)
    Terence J. Quinn, Stephen Makin, Fergus Doubal, and Julie Staals
43 卒中 ··· (461)
    Aisling McFall, Jesse Dawson, and Lorraine M. Work
44 外周血管疾病 ·· (474)
    Jason Ramsingh and David Kingsmore
45 血管畸形和肿瘤 ··· (486)
    David A. Koppel and Jaime Grant

附 录

术语表 ·· (505)

解剖学与生理学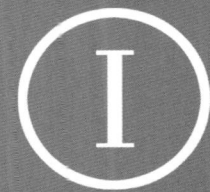

1. **血管的解剖学与药理学** / 3
   Simon Kennedy and Rhian M. Touyz

2. **血管生理学** / 12
   Delyth Graham

3. **血管细胞生物学** / 22
   Rheure Alves-Lopes, Rhian M. Touyz, and Augusto C. Montezano

4. **干细胞生物学与心血管系统** / 31
   Joanne C. Mountford and Kim A. Connelly

5. **淋巴系统** / 47
   Giacomo Rossitto, Margaret Sneddon, and Stanley G. Rockson

6. **血管壁成像：从显微镜到虚拟现实** / 60
   Craig J. Daly

7. **临床心血管系统成像技术** / 68
   Aleksandra Radjenovic and Giles Roditi

1 血管的解剖学与药理学

Simon Kennedy and Rhian M. Touyz

一、动脉结构 / 4

二、内皮 / 4

 （一）内皮源性血管收缩剂 / 5

 （二）内皮源性血管扩张剂 / 6

三、血管平滑肌细胞 / 7

四、外膜 / 8

五、血管周围脂肪组织 / 8

参考文献 / 10

© Springer Nature Switzerland AG 2019
R. M. Touyz, C. Delles (eds.), *Textbook of Vascular Medicine*,
https://doi.org/10.1007/978-3-030-16481-2_1

> **关键概念**
> - 动脉由内膜、中膜和外膜组成。
> - 内皮影响动脉内径,并防止血小板黏附。
> - 中膜包含同心层的平滑肌和弹性组织。
> - 外膜含有可以调节血管内径的神经末梢。
> - 血管周围的脂肪组织释放旁分泌介质。
> - 动脉结构可以在高血压等疾病中发生改变。

一、动脉结构

动脉由内皮细胞、平滑肌细胞和细胞外基质(extracellular matrix,ECM)3 个主要组成部分构成。近年来,包绕在所有血管(除脑血管外)周围的血管周围脂肪组织(即外周脂肪组织)受到越来越多的关注,本章也将对此进行讨论。ECM 由胶原蛋白、弹性蛋白和糖胺聚糖(glycosaminoglycan,GAG)组成,并支撑血管的压力负荷。ECM 非常重要,其可以影响血管中层的血管平滑肌细胞(vascular smooth muscle cell,VSMC),ECM 的变化也会导致血管硬化或动脉硬化,这是衰老及许多心血管疾病的标志(Lacolley 等[1]综述)。

典型的血管可分为三层不同的同心圆结构。最内层紧邻血管腔并与血流接触,由基底膜上的单层内皮细胞构成,统称为血管内膜。基底膜上存在小孔,内皮细胞能通过这些小孔与下面的血管层通信。有证据表明,在高血压[2]和肺动脉高压[3]等疾病中,内膜细胞的通信和定向可能会发生改变。肌内皮缝隙连接(myoendothelial gap junctions,MEGJ)是内皮细胞与 VSMC 之间非常紧密接触的点,这些部位被认为有助于信号分子的局部作用和/或这 2 种细胞类型之间的电流传递。由于这些部位具有内皮细胞和平滑肌之间双向通信的潜力,故被视为协调血管功能的关键通路,也是血管疾病治疗药物的靶点[4]。该领域的新近研究不仅聚焦于动脉壁各种细胞类型之间的整合,还关注了微血管连续片段整合的重要性。连接蛋白在这里显得尤为关键,它不仅作为缝隙连接,还与蛋白质结合形成信号复合体(Pogoda 等[5]综述)。血管结构的简要示意见图 1-1。

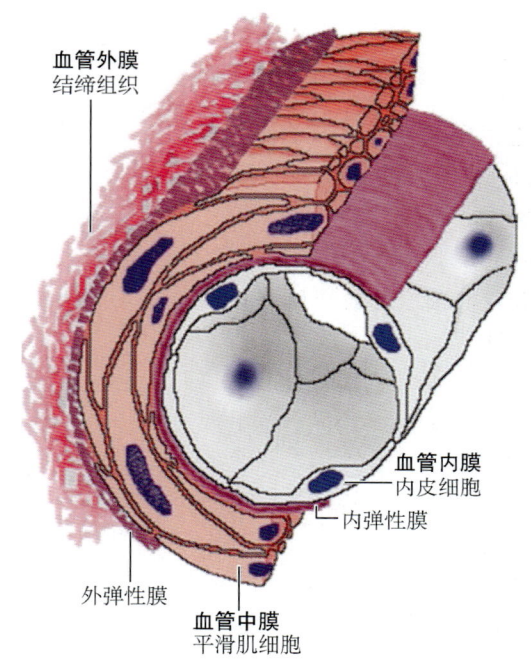

图 1-1 动脉示意图显示 3 个主要组成部分。内皮细胞和中膜平滑肌细胞被两层膜(内弹性膜和外弹性膜)隔开

注:该照片由格拉斯哥大学 Craig Daly 博士提供。

二、内皮

内皮曾被视为血液与动脉壁之间的惰性屏障,Robert Furchgott 等药理学家的开创性研究证明了内皮的复杂性及其调节血管壁功能和血液成分的能力(有关气体传递物质及内皮旁分泌功能的发现,详见 Nava 和 Llorens[6]的综述)。完整的内皮提供了一种富含肝素样 GAG 的抗凝血和抗血栓的管腔表面。前列环素和一氧化氮(nitric oxide,NO)是内皮细胞产生并释放的最重要的物质,它们能够抑制血小板聚集和凝血。这些分子的生成与释放可通过一些参与血小板聚集和凝血过程的激动剂来激活,如凝血酶。血栓调节素是内皮细胞表达的另一个重要抗凝因子。当与凝血酶结合时,血栓调节素会降低凝血酶将纤维蛋白原转化为纤维蛋白的活性,并激活抗凝蛋白C通路。内皮细胞也是循环血管性血友病因子(von Willebrand factor,vWF)的来源,vWF可结合并稳定循环因子Ⅷ。内皮细胞还可通过分泌组织型纤溶酶原激活物(tissue-type plasminogen activator,t-PA)及其抑制剂纤溶酶原激活物抑制物1(plasminogen activator inhibitor type 1,PAI-1)来控制纤溶平衡。有关内皮细胞的血栓调节作用的最新综述,请参见Urano等[7]发表的文献。

(一)内皮源性血管收缩剂

内皮细胞通过合成和分泌一系列血管活性物质来调节血管张力和血压(表1-1)。内皮素-1(endothelin-1,ET-1)是内皮细胞释放的最有效的血管收缩剂之一,有助于维持内源性血管张力。ET-1还可以诱导内皮产生代偿性NO,以对抗血管收缩。除收缩作用外,ET-1还对平滑肌细胞具有促生长效应,且可影响水钠平衡,刺激肾素-血管紧张素-醛固酮系统(renin-angiotensin-aldosterone system,RAAS)。ET-1最初合成时是一种前体肽,然后通过酶促反应转化为一种名为大ET-1的无活性中间体。大ET-1随后被内皮素转换酶(endothelin converting enzyme,ECE)及另一种涉及两步过程的途径裂解。ET-1通过激活2种G蛋白偶联受体(ETA和ETB)而产生效应。ETA介导血管收缩;内皮上ETB的激活会舒张动脉,平滑肌上ETB的激活可诱导收缩。近期证据表明,ET受体表达的区域差异可能决定其效应,而ETA和ETB受体可

能相互作用。这是一个活跃的研究领域,该系统被视为新型药物的一个有吸引力的靶点(见Houde等[8]的综述)。然而,目前可用的内皮素受体拮抗剂虽能有效降低全身血压,但也常伴随外周水肿和肝毒性等不良反应(见Burnier[9]的综述),该类药物治疗高血压的前景尚不确定。

表 1-1 内皮细胞衍生的血管活性物质

血管收缩剂	血管扩张剂
内皮素-1	一氧化氮
血管紧张素Ⅱ	前列环素
血栓素 A_2	内皮衍生超极化因子
血小板活化因子	腺苷
白三烯	C型利尿钠肽
超氧化物	过氧化氢

血管紧张素Ⅱ(angiotensin Ⅱ,Ang Ⅱ)是内皮细胞释放的另一种重要的血管收缩剂。Ang Ⅱ是一种通过RAAS调节全身血压的循环激素,其主要在内皮中产生[10]。除对平滑肌细胞的血管收缩和增殖作用外,Ang Ⅱ还可促进前列环素和ET-1的局部生成。有趣的是,血管紧张素转换酶(angiotensin converting enzyme,ACE)是内皮细胞中Ang Ⅱ生产的主要酶,也是负责将缓激肽降解为无活性片段的酶。缓激肽刺激NO的生成,是一种强效的血管舒张剂。因此,ACE的激活会通过增加Ang Ⅱ的生成及减少缓激肽介导的血管舒张而导致血管收缩。靶向RAAS的药物在高血压治疗中效果显著,其中Ang Ⅱ受体拮抗剂(AT_1受体亚型)和ACE抑制剂通过分别阻断AT_1受体或抑制Ang Ⅱ生成,已成为许多高血压患者的一线用药。近期研究强调了醛固酮在血压中的重要性,指出醛固酮的有害影响可能不仅限于增强肾脏对钠和水的重吸收(见Te Riet等的综述[11])。RAAS十分复杂,包括ACE切割Ang Ⅰ以生成

Ang Ⅱ的经典系统,以及由 ACE2、血管紧张素(1-7)和 Mas 受体组成的反向调节系统。与经典 RAAS 相反,该系统通常拮抗 Ang Ⅱ-AT1R 的作用。越来越多的证据表明,在涉及血管不良炎症和结构变化的疾病中,反调节系统可能是一个有吸引力的靶点[12]。

(二)内皮源性血管扩张剂

与血管收缩剂相反,内皮细胞还释放多种血管扩张剂,如 NO 和前列环素。NO 是一种由一氧化氮合酶(nitric oxide synthase, NOS)合成的小气体分子,能够通过激活鸟苷酸环化酶和环磷酸鸟苷(cyclic guanosine monophosphate, cGMP)积累而诱导血管舒张。NO 最初于 1980 年作为内皮源性舒张因子(endothelium-derived relaxing factor, EDRF)而被发现,并在乙酰胆碱(acetylcholine, ACh)的刺激下由内皮释放,能够使孤立的血管床舒张。Palmer、Ferrige 和 Moncada 开创性地使用化学发光法检测生物测定装置中释放的 EDRF,然后提出 EDRF 是 NO。NO 含有一个未配对的电子,故被视为一种自由基。尽管 NO 比羟基自由基等其他自由基相对稳定,但其仍具反应性,易与多种物质结合,包括其他自由基、过渡金属离子及亲核试剂(硫醇和胺等)。NO 具有高度的疏水性,在水中的溶解度很低,这一特性使得 NO 能够穿过细胞膜。NO 由 L-精氨酸生成,后者在氧气和烟酰胺腺嘌呤二核苷酸磷酸(nicotinamide adenine dinucleotide phosphate, NADP)的存在下被氧化为瓜氨酸和 NO,该过程由一类称为 NOS 的酶家族催化。NOS 有 3 种亚型,分别是神经型 NOS(neuronal NOS, nNOS)、诱导型 NOS(inducible NOS, iNOS)和内皮型 NOS(endothelial NOS, eNOS)。eNOS 在血管内皮细胞中组成表达,并维持 NO 的持续释放,这在血管稳态中起着关键作用。eNOS 和 nNOS 的活性依赖于与钙调蛋白的可逆性结合,该结合过程具有钙离子(Ca^{2+})依赖性,并受细胞内钙浓度调控,生理因素如剪切应力和氧浓度的变化也会影响 eNOS 的活性和表达。iNOS 在大多数心血管细胞中并非构成性表达,其表达通常由促炎刺激物诱导。几乎所有类型的细胞,包括内皮细胞、平滑肌细胞、成纤维细胞和白细胞,在激活时都能表达 iNOS。与 eNOS 不同,iNOS 与钙调蛋白不可逆地结合,iNOS 的活性对细胞内钙浓度不敏感。iNOS 被视为 NOS 的高输出亚型,在多种血管病理改变中均十分重要。NO 有时被称为"气体递质",硫化氢(hydrogen sulphide, H_2S)也属于此类物质。H_2S 由血管结构(包括内皮和血管平滑肌)产生。与 NO 通过可溶性鸟苷酸环化酶(soluble guanylate cyclase, sGC)/cGMP 途径传导信号相反,H_2S 通过激活钾通道和肌肉膜超极化使血管扩张(有关气体递质的最新综述,请参见 Gheibi 等[13]的综述)。在治疗方面,目前用于治疗心绞痛和心力衰竭等疾病的许多药物均是通过释放 NO 来促进主要静脉扩张而实现的,未来的努力方向可能会针对 H_2S 等其他气体递质。

另一种来源于内皮的血管舒张剂——前列环素是在内皮细胞激活时由膜结合的磷脂通过包括磷脂酶 A_2、环氧合酶和前列环素合成酶在内的一系列酶催化生成。前列环素通过前列环素受体激活 G 蛋白介导的腺苷酸酰化酶活性,导致环磷酸腺苷(cyclic adenosine monophosphate, cAMP)的形成,从而引起血管舒张[14]。此外,据报道,NO 和前列环素能抑制 VSMC 增殖,使血管中膜维持在一种细胞更新率非常低的静止状态。它们可能通过拮抗生长因子和血管活性肽(包括 Ang Ⅱ 和 ET-1)的细胞效应来实现这一点(见 Kapakos 等[15]的综述)。在发生结构变化的疾病中,这一过程的重要性不容低估。高血压、动脉粥样硬化、动脉瘤或经皮介入期间的机械损伤所导致的内皮层扰动可能导致 VSMC 过度增殖和新内膜的形成,而这可能是静脉移植物增生和支架内再狭窄等病理改变的关键机制。

血管中的炎症是许多心血管疾病的特征,内皮产生的介质也可能在其中发挥作用。内源性 NO 抑制黏附分子和促炎性细胞因子的表达。抑制基础的 NO 生成会导致后毛细血管小静脉中白细胞黏附增加,外源性 NO 的添加则可减少急性炎症中的白细胞浸润。炎症中诱导 iNOS 可能有助于限制炎症反应的程度。然而,众所周知,高浓度的 NO 也会与活性氧(reactive oxygen species,ROS)反应,产生细胞毒性过氧亚硝酸盐,并导致组织损伤(关于过氧亚硝酸盐的生物化学及其如何损伤生物膜的最新综述,请参见 Bartesaghi 和 Radi[16]的文章)。矛盾的是,动脉孤立段急性暴露于过氧亚硝酸盐中实际上会诱导血管舒张,这可能暗示其具有某些生理作用。有趣的是,在实验动物的动脉粥样硬化血管中,虽然对过氧亚硝酸盐的反应保持不变,但对某些血管扩张剂的反应会减弱[17]。

三、血管平滑肌细胞

内弹性层(internal elastic lamina,IEL)是紧贴基底膜的一个有孔 ECM 层,其为血管中膜的最内层。所有血管,除最小的毛细血管外,都包含肌层。动脉的肌化程度与其功能相关。相对其管腔大小,阻力大的小动脉肌化程度特别高,以便在血液进入毛细血管之前消减动脉血压;像主动脉和颈动脉这样的导管血管则有相对较少的肌性中层和更多的结缔组织,使得血管更具弹性。事实上,有时会用"windkessel"(其字面意思是气室)来描述导管血管。当心脏排血(收缩期)时,血压上升,导管血管扩张;然后随着血液流出而回缩,舒张期间血压下降。由于这些血管的可扩展性,其作用类似于电容器,故收缩期间有一定量的血液储存。随着年龄增长,由于钙化加剧和弹性蛋白的流失,血管的僵硬度可能会增加,故弹性血管在心动周期内抑制血压波动的能力减弱,这可能导致单纯性收缩期高血压和脉压增加。

中层平滑肌细胞以同心圆排列,其协调的收缩和舒张是血管直径变化的原因。血管平滑肌持续活跃,细胞质钙离子(Ca^{2+})浓度是血管收缩或舒张的主要决定因素(有关血管平滑肌中 Ca^{2+} 和收缩过程的最新综述,请参见 Liu 和 Khalil[18],以及 Touyz 等[19]的文章)。Ca^{2+} 进入细胞质的运动是由于膜电位的变化(以及电压依赖性钙通道的开放)或收缩剂激活受体引起的,这一过程导致肌醇 1,4,5-三磷酸(inositol 1,4,5-trisphosphate,IP_3)和二酰甘油的生成,后者是由磷脂酰肌醇-双磷酸通过磷脂酶 C 水解而产生。IP_3 进一步激活后,通过其受体促使肌质网内的 Ca^{2+} 释放至细胞质中。钙结合蛋白钙调蛋白与 Ca^{2+} 形成复合物,进而激活肌球蛋白轻链激酶。该酶激活后,通过腺苷三磷酸(adenosine triphosphate,ATP)磷酸化平滑肌肌球蛋白轻链(smooth muscle myosin light chain,SM MLC)。这一过程使得 SM MLC 与平滑肌 α 肌动蛋白(alpha smooth muscle actin,αSMA)纤维相互作用,启动横桥循环并产生动力,从而引发血管收缩。为了发生舒张,游离细胞质中的 Ca^{2+} 水平必须降低,Ca^{2+} 通过肌/内质网 Ca^{2+}-ATP 酶(sarco-/endoplasmic reticulum Ca^{2+}-ATPase,SERCA)泵在 ATP 水解的情况下运动回肌质网内腔。其他泵可能通过细胞质膜钙 ATP 酶(plasma membrane calcium ATPase,PMCA)或钠-钙交换器(sodium-calcium exchanger,NCX)将 Ca^{2+} 排出细胞膜,以减少细胞内钙。血管细胞中,此类钙调控过程大多受到 ROS 的调节。在动脉粥样硬化小鼠中,这些 Ca^{2+} 排出泵的表达发生改变[20]。随着动脉粥样硬化斑块的发展,Ca^{2+} 泵的表达可能会发生代偿性变化,从而维持血管壁的血管舒张功能。血管平滑肌调节血管的管腔内径,是血管张力,以及动脉血流和压力的基础。此外,许多心血管疾病特征性的血管功能障碍似乎与蛋白激酶C(protein kinase C,PKC)和Rho相关激酶(Rho-associated kinase,ROCK)活性的异常相关,目前人们正在积极努力开发这些信号蛋白的调节剂,这些调节剂可能是未来的治疗药物。

四、外膜

外膜层包绕中膜,由结缔组织构成,含有神经纤维,以及被称为血管滋养管(vasa vasorum)的微小血管网。血管滋养管为外膜和中膜的外层提供氧气和其他营养,中膜的中层和内膜则通过扩散作用从管腔血液中接收营养物质。外膜的神经支配由自主神经系统交感神经分支的神经末梢构成。这些神经末梢是沿着神经纤维分布的小的膨胀部位,是释放去甲肾上腺素的部位。通过激活突触后α肾上腺素受体,这些神经会引起中膜平滑肌细胞收缩,并导致血管直径减小。长期以来,人们已知神经末梢会释放多种神经递质,这一过程称为共传递。其释放的递质(如去甲肾上腺素和ATP)之间可以存在相互作用,同时,神经来源的递质与血管释放的局部衍生的介质(如前列腺素类物质)之间也可以相互作用。相关文献可参阅Burnstock[21]的综述。

副交感神经纤维与某些器官(如唾液腺和消化腺)及生殖器勃起组织中的血管相关。这些特殊的神经释放ACh,与毒蕈碱型ACh受体结合,通过NO形成和鸟苷酸环化酶激活引发血管舒张。因此,血管的张力是自主神经系统的影响与内皮(以及下文将讨论的血管其他部分)释放的因子相结合的综合结果。目前使用的许多药物均是通过改变这种平衡来降低血压,例如,通过阻断α-肾上腺素受体或阻断内皮源性血管收缩剂的生成、代谢或作用。血管的外部区域也可能含有感觉神经元,它们可以释放降钙素基因相关肽(calcitonin gene-related peptide,CGRP)等血管活性物质来扩张血管,并可能在偏头痛等疾病中发挥作用[22]。

五、血管周围脂肪组织

环绕绝大多数血管(毛细血管和脑血管除外)外膜的是一层血管周围脂肪组织(perivascular adipose tissue,PVAT)(图1-2)。越来越明显的是,PVAT也会影响血管功能[23]。PVAT由白色脂肪(white adipose tissue,WAT)和棕色脂肪组织(brown adipose tissue,BAT)混合组成,WAT/BAT的比例在不同解剖部位中有所不同。腹部和肠系膜血管周围的PVAT主要为WAT,而胸主动脉似乎含有更多的BAT。除脂肪细胞外,PVAT还包含其他细胞,统称为基质血管组分(stromal vascular fraction,SVF),包括成纤维细胞、间充质干细胞、淋巴细胞、巨噬细胞,以及来源于血管滋养管的内皮细胞(详见Almabrouk等[24]的综述)。除通过脂肪分解释放游离脂肪酸[又称非酯化脂肪酸(nonesterified fatty acid,NEFA)]外,脂肪组织还分泌生物活性蛋白质,这些统称为脂肪因子,具有内分泌、自分泌和旁分泌功能。PVAT衍生的脂肪因子(如脂联素、瘦素、腹膜素和抵抗素)参与调节血管功能(详见Mattu和Randeva[25]的综述)。健康血管中PVAT释放的许多物质是有益的。体外研究表明,脂联素可以增强血管的舒张能力[26]。PVAT还可释放一系列其他物质,对潜在的血管产生直接或间接的影响,如血管紧张素、ROS,还包括超氧化物、过氧化氢(H_2O_2),以及气体分子如H_2S和NO。最近的研究显示,PVAT中表达一种参与控制细胞代谢的酶——腺苷酸活化蛋白激酶(adenosine monophosphate-activated protein kinase,AMPK),可能在某些脂肪因子的释放中起到关键作用[26]。

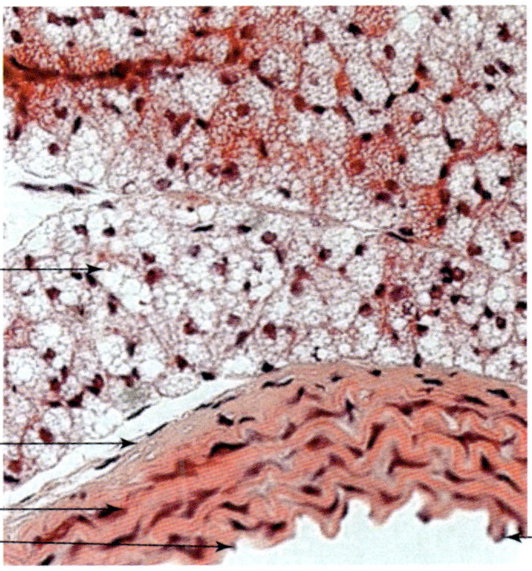

1 血管的解剖学与药理学

图 1-2 苏木精-伊红染色的小鼠主动脉，显示血管和血管周围脂肪组织（PVAT）的结构。血管壁由内膜（内皮）、中膜（VSMC 层）和包括 PVAT 的外膜三层组成。PVAT 主要包含脂肪细胞，也包含血管滋养管和其他细胞（巨噬细胞、脂肪干细胞/祖细胞、淋巴细胞、成纤维细胞等）

注：照片由利比亚扎维亚大学 T. A. M. Almabrouk 博士提供。

PVAT 还产生经典的趋化因子（或细胞因子），包括白介素（interleukin, IL）-6、IL-8、单核细胞趋化蛋白-1（monocyte chemoattractant protein-1, MCP-1）和纤溶酶原激活物抑制物-1（plasminogen activator inhibitor-1, PAI-1）。有趣的是，巨噬细胞和 T 淋巴细胞、成纤维细胞和毛细血管内皮细胞等炎性细胞，也被证明对脂肪组织的趋化因子和细胞因子谱产生影响，而在疾病状态或动物疾病模型中，PVAT 内的炎症会加剧[27]。此外，功能失调的脂肪组织可影响血管壁内其他组织（如内皮）的活性，有学者提出，脂联素可能介导 PVAT 与血管内皮之间的相互作用[28]。PVAT 内产生的细胞因子也可能通过上调 iNOS 间接引发血管反应性的变化。目前，有大量研究工作正在进行，旨在更好地理解 PVAT 的功能，特别是评估 PVAT 的变化是否与肥胖、胰岛素抵抗患者常见的血管功能障碍有关。

结论和临床前景

血管的基本结构由三层同心层组成，包括内皮、VSMC、外膜，以及与外膜相关的血管周围脂肪组织（在大多数血管中）。中层平滑肌的厚度和中层内弹性纤维的数量取决于血管在血管系统中的位置及血管内的压力。静脉借助瓣膜、可扩张性及薄壁等特征，适应其将低压血液送回心脏并储存大部分血液的功能。血管（译者注：此处应指动脉）的功能是将心脏排出的血液运输至全身。血管直径影响该血管内的血流，而血管内径可受到许多因素的影响，包括血管本身释放的介质、循环的血管活性因子、外膜内的神经调控、血管周围脂肪组织释放的脂肪细胞因子，以及血管所供应组织的代谢活动。随着人们对血管结构和功能生理调节的理解加深，血管疾病的新治疗靶点可能会变得更清晰。

> **知识空白**
> - 动脉壁内细胞之间如何相互通信尚未完全清楚。
> - 对高血压等疾病的血管重构过程尚未完全了解。
> - 尚不清楚血管重构是高血压的原因还是结果。
> - 血管周围脂肪组织产生脂肪因子和其他血管活性因子,并调节血管功能,但其确切机制和临床相关性仍不清楚。

（王海军 翻译；刘小利 审核）

参考文献*

[1] Lacolley P, Regnault V, Segers P, Laurent S. Vascular smooth muscle cells and arterial stiffening: relevance in development, aging, and disease. Physiol Rev. 2017;97(4):1555-617. https://doi.org/10.1152/physrev.00003.2017.

[2] Arribas SM, González JM, Briones AM, Somoza B, Daly CJ, Vila E, González MC, McGrath JC. Confocal myography for the study of hypertensive vascular remodelling. Clin Hemorheol Microcirc. 2007;37(1-2):205-10.

[3] Gao Y, Chen T, Raj JU. Endothelial and smooth muscle cell interactions in the pathobiology of pulmonary hypertension. Am J Respir Cell Mol Biol. 2016;54(4):451-60. https://doi.org/10.1165/rcmb.2015-0323TR.

[4] Sandow SL, Senadheera S, Bertrand PP, Murphy TV, Tare M. Myoendothelial contacts, gap junctions, and microdomains: anatomical links to function? Microcirculation. 2012;19(5):403-15. https://doi.org/10.1111/j.1549-8719.2011.00146.x.

[5] Pogoda K, Kameritsch P, Mannell H, Pohl U. Connexins in the control of vasomotor function. Acta Physiol (Oxf). 2018;e13108. doi: https://doi.org/10.1111/apha.13108. [Epub ahead of print].

[6] Nava E, Llorens S. The paracrine control of vascular motion. A historical perspective. Pharmacol Res. 2016;113(Pt A):125-45. https://doi.org/10.1016/j.phrs.2016.08.003.

[7] Urano T, Castellino FJ, Suzuki Y. Regulation of plasminogen activation on cell surfaces and fibrin. J Thromb Haemost. 2018. https://doi.org/10.1111/jth.14157. [Epub ahead of print].

[8] Houde M, Desbiens L, D'Orléans-Juste P. Endothelin-1: biosynthesis, signaling and vasoreactivity. Adv Pharmacol. 2016;77:143-75. https://doi.org/10.1016/bs.apha.2016.05.002. Epub 2016 Jun 21

[9] Burnier M. Update on endothelin receptor antagonists in hypertension. Curr Hypertens Rep. 2018;20(6):51. https://doi.org/10.1007/s11906-018-0848-0.

[10] Xiao HD, Fuchs S, Frenzel K, Teng L, Bernstein KE. Circulating versus local angiotensin II in blood pressure control: lessons from tissue-specific expression of angiotensin-converting enzyme (ACE). Crit Rev Eukaryot Gene Expr. 2004;14(1-2):137-45.

[11] Te Riet L, van Esch JH, Roks AJ, van den Meiracker AH, Danser AH. Hypertension: renin-angiotensin-aldosterone system alterations. Circ Res. 2015;116(6):960-75. https://doi.org/10.1161/CIRCRESAHA.116.303587.

[12] Ocaranza MP, Michea L, Chiong M, Lagos CF, Lavandero S, Jalil JE. Recent insights and therapeutic perspectives of angiotensin-(1-9) in the cardiovascular system. Clin Sci (Lond). 2014;127(9):549-57. https://doi.org/10.1042/CS20130449.

[13] Gheibi S, Jeddi S, Kashfi K, Ghasemi A. Regulation of vascular tone homeostasis by NO and H(2)S: implications in hypertension. Bio-

---

*译者注：本书参考文献保留原著格式,以便读者查阅原始文献。中文译本未对文献作者、标题、出版信息等进行翻译或格式修改。

chem Pharmacol. 2018;149;42-59. https://doi.org/10.1016/j.bcp.2018.01.017.

[14] Reid HM, Kinsella BT. Prostacyclin receptors: transcriptional regulation and novel signalling mechanisms. Prostaglandins Other Lipid Mediat. 2015; 121 (Pt A); 70-82. https://doi.org/10.1016/j.prostaglandins.2015.04.008.

[15] Kapakos G, Bouallegue A, Daou GB, Srivastava AK. Modulatory role of nitric oxide/cGMP system in endothelin-1-induced signaling responses in vascular smooth muscle cells. Curr Cardiol Rev. 2010; 6 (4); 247-54. https://doi.org/10.2174/1573403107935660555.

[16] Bartesaghi S, Radi R. Fundamentals on the biochemistry of peroxynitrite and protein tyrosine nitration. Redox Biol. 2018;14;618-25. https://doi.org/10.1016/j.redox.2017.09.009.

[17] Ewart MA, Ugusman A, Vishwanath A, Almabrouk TAM, Alganga H, Katwan OJ, Hubanova P, Currie S, Kennedy S. Changes in IP3 receptor expression and function in aortic smooth muscle of atherosclerotic mice. J Vasc Res. 2017;54(2);68-78. https://doi.org/10.1159/000461581.

[18] Liu Z, Khalil RA. Evolving mechanisms of vascular smooth muscle contraction highlight key targets in vascular disease. Biochem Pharmacol. 2018; 153; 91-122. https://doi.org/10.1016/j.bcp.2018.02.012.

[19] Touyz RM, Alves-Lopes R, Rios FJ, Camargo LL, Anagnostopoulou A, Arner A, Montezano AC. Vascular smooth muscle contraction in hypertension. Cardiovasc Res. 2018;114(4);529-39.

[20] Ewart MA, Kennedy S, Macmillan D, Raja AL, Watt IM, Currie S. Altered vascular smooth muscle function in the ApoE knockout mouse during the progression of atherosclerosis. Atherosclerosis. 2014; 234 (1); 154-61. https://doi.org/10.1016/j.atherosclerosis.2014.02.014.

[21] Burnstock G. Mechanisms of interaction of peptide and nonpeptide vascular neurotransmitter systems. J Cardiovasc Pharmacol. 1987;10(Suppl 12);S74-81.

[22] Edvinsson L, Haanes KA, Warfvinge K, Krause DN. CGRP as the target of new migraine therapies-successful translation from bench to clinic. Nat Rev Neurol. 2018; 14 (6); 338-50. https://doi.org/10.1038/s41582-018-0003-1.

[23] Soltis EE, Cassis LA. Influence of perivascular adipose tissue on rat aortic smooth muscle responsiveness. Clin Exp Hypertens A. 1991;13(2);277-96.

[24] Almabrouk TA, Ewart MA, Salt IP, Kennedy S. Perivascular fat, AMP-activated protein kinase and vascular diseases. Br J Pharmacol. 2014;171(3);595-617. https://doi.org/10.1111/bph.12479.

[25] Mattu HS, Randeva HS. Role of adipokines in cardiovascular disease. J Endocrinol. 2013;216(1);T17-36. https://doi.org/10.1530/JOE-12-0232.

[26] Almabrouk TAM, Ugusman AB, Katwan OJ, Salt IP, Kennedy S. Deletion of AMPKα1 attenuates the anticontractile effect of perivascular adipose tissue (PVAT) and reduces adiponectin release. Br J Pharmacol. 2017; 174 (20); 3398-410. https://doi.org/10.1111/bph.13633.

[27] Almabrouk TAM, White AD, Ugusman AB, Skiba DS, Katwan OJ, Alganga H, Guzik TJ, Touyz RM, Salt IP, Kennedy S. High fat diet attenuates the anticontractile activity of aortic PVAT via a mechanism involving AMPK and reduced adiponectin secretion. Front Physiol. 2018; 9; 51. https://doi.org/10.3389/fphys.2018.00051.

[28] Bussey CT, Kolka CM, Rattigan S, Richards SM. Adiponectin opposes endothelin-1-mediated vasoconstriction in the perfused rat hindlimb. Am J Physiol Heart Circ Physiol. 2011;301(1);H79-86. https://doi.org/10.1152/ajpheart.00864.2010.

2 血管生理学

Delyth Graham

一、概述 / 13
二、全身血管的功能单位 / 13
三、血压 / 15
四、压力和容积的分布 / 15
五、血流量 / 16
六、顺应性 / 16
七、肌张力 / 17
八、血压的调节 / 17
九、血压的长期调节 / 18
十、血流的内在调节（自动调节）/ 19
十一、脏器的特异性血流调节机制 / 19
参考文献 / 20

© Springer Nature Switzerland AG 2019
R. M. Touyz, C. Delles (eds.), *Textbook of Vascular Medicine*,
https://doi.org/10.1007/978-3-030-16481-2_2

关键概念

- 连续循环系统由供血血管、阻力血管、交换血管和容量血管组成。
- 血压是血管内血液施加在血管壁上的力。
- 血压由全身（神经、激素）和局部（肌源性、内皮）多种系统控制。
- 血管系统内的血压差异为血流方向提供了驱动力，使血液从高压区域流向低压区域。
- 某些组织具有特殊的血流调节机制，这对维持器官的正常功能至关重要。

一、概述

血管系统是一个完整的血管回路，其通过动脉系统将血液输送到各器官和组织的微循环中。在微循环中，血液和组织间隙之间发生物质交换，并通过静脉系统从毛细血管区域回流。William Harvey（1578—1657年）在其著作 *Exercitatio Anatomica de Motu Cordis et Sanguinis*（法兰克福，1628年）[1]中首次描述了完整的血液循环。循环系统分为 2 个主要部分，即肺循环和体循环。前者为肺部提供氧气和二氧化碳，在体内环境和外界大气之间进行交换；后者为机体其他所有脏器和组织提供氧气和营养物质。循环系统的主要功能是维持组织内的平衡状态，维持细胞活性并使其发挥最佳功能[2,3]。这些功能是通过向各组织输送氨基酸、脂肪酸、葡萄糖、维生素、矿物质、氧气等营养物质，清除代谢废物，在生物体不同部位之间传递化学信号分子（如激素和维生素），以及在体内分配热能来实现的。血液通过左右心腔进行搏动性泵活动，并在体循环和肺循环中维持适当的压力。

循环系统的正常运行取决于多种生理因素，包括正常的动脉血压、血流量、血液黏度、血管弹性、毛细血管通透性，以及局部和全身的调控。心血管系统的血流动力学性能非常高。成人静息时的心输出量为 5.0~5.5 L/min；在剧烈运动期，心输出量可升至 25~35 L/min，具体取决于身体的训练状态。按 60 年的人均寿命估算，心脏向循环系统泵出的血液约为 200 000 m^3，其中有 5000~6000 m^3 的液体通过毛细血管壁进行滤过，8 000 000 L 的氧气用于体内的新陈代谢。人体内毛细血管的平均密度为 600 根/mm^3，可用于物质交换的表面积约为 1000 m^2[4]，相当于近 4 个网球场的面积。

循环系统是由多个系统，包括全身（神经性、激素性）和局部（肌源性、内皮性等）来进行调节。血压的调控本质上是根据特定组织的代谢需求，按比例调节其血流量的总和。控制血流的局部机制包括急性和慢性的血管收缩和扩张，以及供给该组织的血管数量和口径的变化。内皮细胞的自分泌物在血管收缩和扩张机制中发挥重要作用[5]。血流的整体调控包括心输出量变化、血管阻力，以及由自主神经系统介导的动脉血压控制。

二、全身血管的功能单位

体循环可根据其主要的血流动力学功能划分为不同的功能单位（图 2-1）[6,7]，包括导管（弹性）血管、毛细血管前阻力血管、毛细血管前括约肌、交换血管、毛细血管后阻力血管、容量血管及分流血管。表 2-1 总结了各类血管功能单位的功能及其直径范围。

弹性（传导）动脉是最大的动脉，包括主动脉和其他附近的分支。弹性动脉的中膜内含有大量弹性结缔组织。心脏收缩时，血液从收缩的心脏进入管腔，动脉出现扩张；心脏舒张时，动脉的弹性壁回缩到原来的位置，使血液向前流动，也平缓了心脏的搏动性排放。这些血管对血液流动的阻力较小，

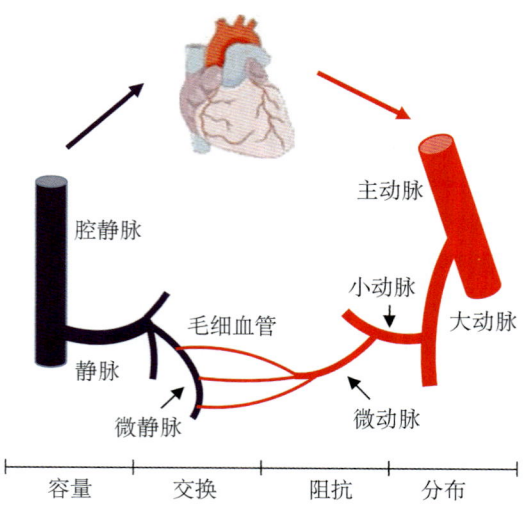

图 2-1 体循环主要的血流动力学功能单位的分布

并且相对于外周动脉的扩张性更强,也被称为 Windkessel 血管(弹性储器血管),它们可抑制左心室产生的搏动压力。虽然这些大动脉能够收缩和舒张,但在正常生理条件下,它们在调节血压和血流方面几乎没有作用。

毛细血管前阻力血管(肌肉动脉)以小动脉和微动脉为代表,它们为血液流动提供了大部分的外周阻力。中膜丰富的平滑肌使这些动脉通过血管收缩(管腔变窄)或血管扩张(管腔扩大)来调节血流。这些血管通常具有很强的内在肌张力,并受自主神经(特别是交感肾上腺素能神经)的高度支配。它们对神经活动、循环激素和内皮物质的变化做出反应。小动脉和微动脉是参与调节动脉血压和器官内血流的主要血管。

表 2-1 各类血管功能单位的功能及直径

血管类型	直径(mm)	功能
主动脉	25	脉冲抑制和分布
大动脉	1.0~4.0	分布动脉血流
小动脉	0.2~1.0	分布和阻力
微动脉	0.01~0.20	阻力(压力和流量调节)
毛细血管	0.006~0.010	交换
微静脉	0.01~0.20	交换、收集和容量
静脉	0.2~5.0	容量(血容量)
腔静脉	35	收集静脉血

毛细血管前括约肌是毛细血管前阻力血管的末端组成部分,是全身每条毛细血管入口处的一个很短的部分,由一些环状平滑肌细胞组成。这些毛细血管前括约肌控制在任何给定时间内开放毛细血管的数量,从而控制可用于通过毛细血管壁进行物质交换的毛细血管表面积的大小。这些毛细血管前括约肌自发的周期性闭合和开放的活动被称为血管运动。局部产生的血管舒张代谢物在调控这些血管节段的开放时相中发挥主导作用,因此直接决定局部组织血供水平。

交换血管(毛细血管)促进生物体内外环境之间的物质交换。毛细血管由单层内皮细胞和基底膜组成,不含平滑肌细胞。跨膜毛细血管转运的机制包括斯塔林力(Starling forces)、扩散和胞饮作用,偶尔也包括胞液流动。氧气、二氧化碳、水、电解质、蛋白质、代谢底物和副产物(如葡萄糖、氨基酸、乳酸),以及循环激素通过毛细血管内皮在血浆与周围组织间质之间进行跨膜交换。

微静脉和小静脉(毛细血管后阻力血管)只占外周血流阻力很小的一部分,但它们对于维持毛细血管前阻力与毛细血管后阻力的比例十分重要。这个比例决定了毛细血管静水压，而后者是驱动流体通过毛细血管壁过滤力的主要组成部分。除毛细管后阻力外，该血管段还有助于交换功能（液体的吸收），并很大程度上参与了静脉系统的容量功能。这些静脉血管与阻力血管一样，具有扩张和收缩功能，在调节毛细血管压力方面起着重要作用。

容量（体积）血管是静脉系统的主要组成部分。静脉系统的血管容量远大于动脉系统，故两者之间的血容量分布不对称。静脉的容积（或顺应性）大于动脉，这意味着静脉血压的微小变化会伴随着血管内的容量产生巨大变化（反之亦然）。终末静脉血管是下腔静脉和上腔静脉，它们将血液带回右心房。

分流血管存在于人体某些部位（如耳朵、手指等）中，作为小动脉和静脉之间的直接血管连接，绕过毛细血管床。它们的功能与体温调节密切相关。

微循环是循环系统中最小血管的总称，即微动脉、微静脉、分流管、毛细血管和集合管。微循环存在于除角膜外的所有组织和器官中。

三、血压

血压（单位为 mmHg）的定义是血管内的血液在单位面积上对血管壁施加的力[8]，通常指体循环中大动脉的压力。动脉血液的压力[即平均动脉压（mean arterial pressure，MAP）]主要受总外周阻力（total peripheral resistance，TPR）和心输出量（cardiac output，CO）调节：MAP=CO×TPR。

CO 取决于心脏的充盈（前负荷）和收缩力的强弱，收缩力又受纤维长度（心脏的 Frank-Starling 定律）、自主（交感）神经系统活动、儿茶酚胺等循环因素和疾病的调节[9]。外周阻力由儿茶酚胺、血管紧张素Ⅱ（angiotensin Ⅱ，Ang Ⅱ）和内皮素等血管收缩因子（局部释放和循环），以及一氧化氮、前列腺素、组胺和心房利尿钠肽（atrial natriuretic peptide，ANP）等血管扩张因子决定[6]。

血压用 2 个值表示，即收缩压和舒张压。收缩压表示心室收缩时（收缩期）对血管施加的压力；舒张压代表心脏在 2 次收缩之间静止（舒张）时对血管施加的压力。根据世界卫生组织（World Health Organization，WHO）的标准，血压的正常范围是收缩压<120 mmHg，舒张压<80 mmHg[10]。

脉压（单位为 mmHg）是收缩压与舒张压之间的差值。它代表左心室射血时产生的压力，受每搏输出量和主动脉顺应性或弹性的影响。

MAP 是将血液输送到组织的压力：MAP＝舒张压＋1/3 脉压。

四、压力和容积的分布

血管系统内的血压差异为血液从高压区流向低压区提供了动力[6]。主动脉和动脉的压力最高（图 2-2）。正常人的平均主动脉压（图 2-2 中红色实线）约为 95 mmHg。当血液从主动脉流向大的分布动脉时，平均血压仅有小幅度下降。然而，当血液到达小动脉和微动脉时，平均血压的下降幅度要大得多，血管中 50%～70% 的压力下降都发生在循环系统的这一区域。当血液到达毛细血管时，平均血压可能为 25～30 mmHg，具体取决于器官。当血液进入静脉并返回心脏时，压力会进一步下降。靠近右心房的胸腔静脉内的压力非常接近于零，并随着呼吸从负数波动到正数。许多静脉都有瓣膜，特别是四肢静脉。这些瓣膜有助于将血液泵回心脏并防止因重力而倒流。从动态角度看，骨骼肌的主动收缩/舒张有助于静脉血液的泵送。

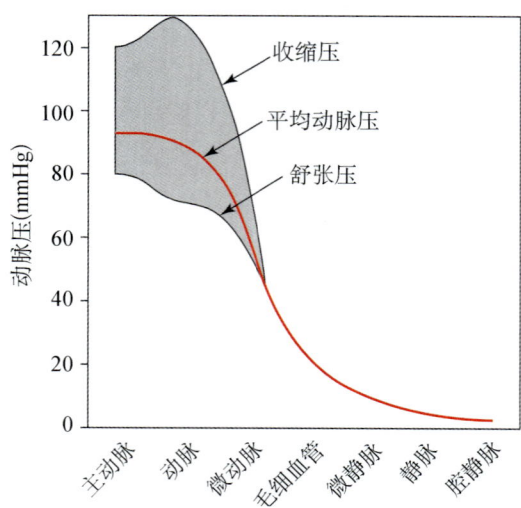

图 2-2 血液沿着心脏收缩产生的压力梯度流经血管

其中,流量(Flow)为血液通过血管的速度,ΔP 为压力梯度,R 为血管阻力(在影响局部血压方面,R 比 ΔP 更重要)。

阻力受恒定因素,即血液黏度(血液厚度或黏稠度)、血细胞比容(红细胞比容)和血管长度(血管越长,遇到的阻力越大),以及动态因素(即血管直径)来调节。

血管中的血流阻力由 Poiseuille 定律描述[6]。该定律表达了流体在管道中的流速与管道中的压力梯度、管道半径、管道长度和流体黏度之间的关系。

六、顺应性

血管壁随着压力变化而被动扩张和收缩的能力是大动脉和大静脉的重要功能之一。血管随着跨壁压力(内压-外压)的增加而扩张和增大容积的能力被量化为血管顺应性(C),即容积变化(ΔV)除以压力变化(ΔP)。

$$C = \frac{\Delta V}{\Delta P}$$

动脉和静脉的体积-压力(顺应性)关系如图 2-3a 所示[6],体现了 2 个重要特征。首先,由于血管壁是一种异质组织,故斜率并非线性。因此,压力和容积越大,顺应性越小(即压力和容积越大,血管越"硬")。其次,在较低的压力下,静脉的顺应性比动脉大 10～20 倍。因此,静脉可以耐受较大的血容量变化,而压力变化很小。然而,在压力和流量较高时,静脉顺应性(顺应性曲线斜率)会变得与动脉顺应性相似,这使得静脉适合用于动脉旁路移植。

血管平滑肌收缩会增加血管张力,降低血管顺应性;相反,平滑肌松弛会增加顺应性[6]。这对静脉血管调节静脉压力和心脏前负荷尤为重要。动脉平滑肌的收缩会降低其顺应性,从而减少动脉血量并增加动脉血压。

动脉脉压(如图 2-2 中 MAP 周围的灰色带所示)会随着血流沿主动脉进入分布动脉而增加。此时,收缩压升高,舒张压降低,故脉压升高。这是因为当压力脉冲从主动脉进入分布动脉时,血管分支和动脉顺应性降低(血管硬度增加)会产生反射波。当血液流入较小的动脉和微动脉时,动脉搏动性会下降。

就血液循环中的血容量分布而言,静脉血管中的血容量最大,占血液容量的 70%～80%。因此,静脉被称为容量血管。血液循环中动脉端和静脉端的相对血容量会因总血量、血管内压力和血管顺应性的不同而有很大差异。

五、血流量

血流是血液通过血管、组织或器官的运动,以单位时间内流动的血量表示。它与血液循环中两点之间的血压差(ΔP)成正比,并顺着压力梯度流动。

$$Flow = \Delta P / R$$

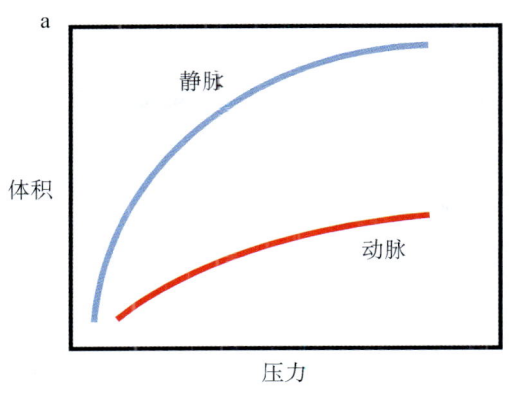
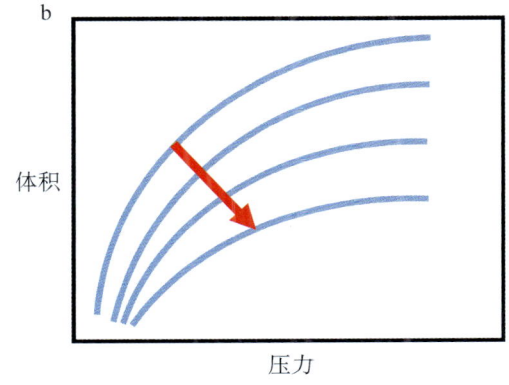

图 2-3 动脉和静脉的体积-压力(顺应性)关系

注：a. 动脉和静脉的顺应性曲线,曲线的斜率是顺应性。在低压下,静脉顺应性比动脉顺应性大 10～20 倍；但在高压下,动脉和静脉顺应性相似。b. 静脉顺应性曲线,显示平滑肌收缩增加(箭)如何通过降低顺应性来减少静脉容积和增加静脉压力。

七、肌张力

肌张力是血管平滑肌的固有特性,其会在拉伸时收缩,且不受任何神经或体液调节的影响[11]。所有动脉都具有肌张力,故会在血压升高时收缩。血管直径越小,越能体现出肌张力的重要性,只有在小动脉和微动脉血管[直径为 15～300m(译者注：原书有误,此单位应为 μm),取决于物种和器官]中,肌张力才能在跨壁压力增加时引起管腔的实质性狭窄。肌张力具有保护远端毛细血管的功能,防止有害的局部高血压使血管受损。这种短期保护会对血压产生直接影响,即肌张力增强会增大动脉血流阻力,导致近端血压升高[12]。

八、血压的调节

MAP 由循环系统内的气压感受器持续监测[13]。当感受器检测到偏离"正常压力"时,会启动多种反射反应,以使 MAP 恢复到正常值。短期调节是通过自主神经系统对心脏、静脉和动脉血管的影响,通过改变 CO 和 TPR 进行调节。长期调节(需要数分钟至数天)包括通过调节尿量和口渴的机制来维持正常的盐和水平衡,从而调整总血容量。反过来,总血容量的大小对 CO 和 MAP 有着深远的影响。

1. 动脉压力反射(压力感受器调节)
动脉压力反射是负反馈系统的典型例子之一,其功能是通过缓冲动脉血压的逐搏波动,将其维持在内部设定点或基线水平附近。颈动脉窦和主动脉弓血管壁上的拉力感受器(压力感受器)会感受到动脉血压的急剧变化,从而刺激这种交感神经抑制反射。当血压下降时,这些受体的传入活动减少,导致大脑心血管控制中心——脊髓束核(nucleus tractus solitarii, NTS)的传出活动增加。这会导致交感神经系统和循环激素介导的血管收缩,从而恢复血压。该系统是动态的,足以对站立时出现的短暂血压下降做出反应。动脉压升高则会产生相反的效果,即引起外周阻力、每搏输出量和心率的反射性下降,从而恢复动脉压。

动脉血压反射的一个重要特性是它可围绕新的基线血压运行进行重新设置。这种重置可能是迅速或暂时的。例如,在运动时,传出压力反射功能曲线会向右和向上移动,但敏感度不会降低。这种适应性反应可使血压、交感神经传出活动和心率在运动期间保持在较高水平，然后在运动结束时恢复到基线水平。压力反射重置也可能是慢性的。例如，在高血压的进展过程中，压力反射功能曲线会逐渐向右移动，以围绕新的升高血压水平运行。随着时间的推移，如果动脉压持续升高，压力感受器反射的敏感度也可能降低，使其对急性压力波动缓冲的能力减弱。

2. 化学感受器 外周化学感受器（颈动脉体和主动脉体）和中枢化学感受器（延髓神经元）的主要功能是调节呼吸活动。这是维持动脉血 PO_2、PCO_2 和 pH 值在适当生理范围内的重要机制。化学感受器可以直接通过与延髓血管运动中枢相互作用，或是间接改变肺舒张受体的活动而影响心血管功能。肺部气体交换受损会降低动脉的 PO_2 水平和 pH 值，增加动脉的 PCO_2 水平。这些变化会刺激化学感受器的活动，从而激活延髓头端腹外侧区，导致心脏和血管的交感神经输出增强。脑缺血会激活中枢化学感受器，同时激活心血管系统的交感神经和迷走神经。

九、血压的长期调节

动脉血压的长期控制取决于动脉压与尿液中盐和水的排出量之间的关系，这种关系受多种因素的影响，包括肾脏-内分泌综合系统［如肾素-血管紧张素-醛固酮系统（renin-angiotensin-aldosterone system，RAAS），ANP 和抗利尿激素（antidiuretic hormone，ADH）］[14]。

1. 肾素-血管紧张素-醛固酮系统 RAAS 是调节血压和水（液体）平衡的激素系统。当机体的血容量较少时，血流量减少，从而导致肾小球滤过率（glomerular filtration rate，GFR）降低。GFR 降低会被致密斑感受为钠水平的下降，导致致密斑对钠的重吸收增加，故水通过渗透作用被重吸收，最终导致血浆容量增加。此外，致密斑还会释放腺苷，导致入球小动脉收缩。与此同时，球旁细胞感知到血压下降，并向血液循环中释放肾素。肾素将血管紧张素原（非活性形式）转化为 Ang Ⅰ（活性形式）。Ang Ⅰ 随后通过肺部产生的血管紧张素转换酶转换 Ang Ⅱ。Ang Ⅱ 是一种有效的血管活性肽，其可引起血管收缩，导致血压升高；还可刺激肾上腺皮质分泌醛固酮激素。醛固酮可使肾单位的远曲小管增加对钠和水的重吸收，增加血容量，引起血压升高。

2. 抗利尿激素 低压区（主要是腔静脉、肺静脉和心房）的压力感受器通过调节肾素、醛固酮和 ADH 的分泌来产生反馈。ADH 又称精氨酸加压素（arginine vasopressin，AVP），其主要作用部位有 2 个，分别是肾脏和血管。AVP 的主要功能是通过影响肾脏对水的吸收来调节细胞外液的容量。AVP 通过 V_2 受体作用于肾集合管，增加水的通透性［通过环磷酸腺苷（cyclic adenosine monophosphate，cAMP）依赖性机制］，从而减少尿液的形成，增加血容量、CO 和动脉压力。AVP 的另一个功能是收缩血管。AVP 与血管平滑肌上的 V_1 受体结合，通过 IP_3 信号转导途径和 Rho-激酶途径引起血管收缩，导致动脉压增加。

3. 利尿钠肽 利尿钠肽（natriuretic peptides，NP）参与钠-水平衡、血容量和动脉压的长期调节。NP 的主要生理功能是通过降低血容量和全身血管阻力来降低动脉压。

NP 可以直接扩张静脉（增加静脉顺应性），从而降低中心静脉压，降低心室前负荷，进而减少 CO。NP 还能扩张动脉，降低全身血管阻力和全身动脉压。全身血管扩张的机制包括 NP 受体介导的血管平滑肌 cGMP 升高及交感神经血管张力的减弱。这一机制可能涉及 NP 作用于中枢神经系统内的位点，以及通过交感神经末梢抑制去甲肾上腺素的释放。

NP一方面可以通过增加GFR和滤过分数来影响肾脏,产生尿钠排泄(钠排泄增加)和利尿(液体排泄增加)作用,但不排钾;另一方面可减少肾素的释放,降低循环系统中Ang Ⅱ和醛固酮的水平,这会进一步导致利尿和排尿。Ang Ⅱ减少也有助于全身血管扩张和全身血管阻力降低。因此,NP是RAAS的反调节系统。

十、血流的内在调节(自动调节)

局部血流调节的内在机制有助于为微循环提供合适的血流量,从而满足组织代谢的需求[15]。这些机制完全在组织内部运行,不受外界生理因素的影响。

1. 血管扩张机制 当检测到组织血流不足时,血管舒张机制就会被激活,导致血管舒张物质在局部扩散并诱导邻近动脉血管和毛细血管前括约肌的舒张。其中部分血管扩张物质是在正常的细胞新陈代谢过程中产生的,有些则是在低氧或应激状态下产生的。乳酸、腺苷、CO_2、氢离子和钾离子等物质都具有扩张血管的特性。这些物质会从细胞中少量渗出,若不能被正常状态的血流冲走,它们在局部的浓度就会增加。另一方面,当血流量过大时,这些物质的浓度会降低,导致动脉血管和毛细血管前括约肌收缩,调整血流量与组织代谢需求的水平相当。

2. 内皮依赖性血流调节 内皮细胞在调节血流方面发挥着关键作用[5]。内皮源性NO和前列环素在物理刺激、激素和血小板源性物质的作用下释放,诱导血管松弛并抑制血小板功能。某些源自内皮的物质也能引起平滑肌细胞超极化(内皮源性超极化因子)。此外,内皮细胞还能释放多种收缩血管的物质(如内皮素、血栓素A_2、Ang Ⅱ、超氧化物)。内皮细胞也是生长抑制素和促进素的来源,如肝素和肝素硫酸盐、血小板衍生生长因子和血小板应答蛋白。内皮细胞产生的一些血管活性物质,如NO、内皮素和Ang Ⅱ,也在调节血管生长方面发挥重要作用。因此,内皮层在调节血管张力和血管生成方面有重要作用。

3. 缺氧机制 VSMC需要充足的氧气和营养物质来维持张力。如果缺乏足够的氧气和养分,"缺氧"机制就会启动,VSMC出现松弛,从而导致微动脉和毛细血管前括约肌血管舒张。这种简单的机制可以解释在组织血流量减少时观察到的部分血管扩张现象,从而解释了微动脉在血压骤变时发生血管收缩的固有反应。虽然这种反应性血管收缩的确切机制目前尚不清楚,但目前认为它在微动脉自动调节局部血流量方面发挥了重要作用,即使在全身动脉压发生变化的情况下也能维持局部血流的稳定。

十一、脏器的特异性血流调节机制

虽然上述机制的结合可能在大多数组织的局部血流调节中发挥作用,但某些组织器官具有专门的血流调节机制,这对器官的正常功能至关重要。具体如下。

1. 肾脏 管-球反馈是肾脏血流的重要调节机制,对于GFR的保持稳定非常重要。

2. 肺 氧气浓度的降低往往会导致肺小动脉血管收缩,与其他组织发生血管扩张相反。

3. 脑 脑血流量对CO_2和氢离子变化的敏感度远高于其他代谢物,因为神经元功能对pH值的变化高度敏感,而pH值是由局部CO_2和氢离子浓度之间的平衡决定的。

4. 心脏 血管舒张机制可能是调节冠状动脉血流量的主要方式。

结论和临床前景

血管系统通过动脉、毛细血管和静脉的复杂网络结构维持细胞内稳态。循环系统中的血管必须在细胞结构和组成上表现出一定的同源性，但它们的细胞特性必须足够不同，以发挥其生理作用。血管细胞结构和组织结构是各功能单元发挥特定作用的基础，对前者的深入了解可以推动针对血管相关病理生理疾病的药物开发。

> **知识空白**
> - 血管生理学涉及从分子到完整系统的许多方面。通过了解亚细胞和细胞水平的特殊机制，利用最先进的方法和新型体内、体外模型，我们正在探索血管如何满足每个器官和组织的独特需求并发挥其功能。血管知识的快速发展对于我们提高对血管疾病和相关疾病的认识和治疗至关重要。

（李静　翻译；尹新华　审核）

参考文献

[1] Bowman WC, Rand MJ. Textbook of pharmacology. London: Blackwell; 1980. p. 23.1-23.68.

[2] Borysenko M, Beringer T. Functional histology. Boston: Little, Brown and Company; 1984. p. 195-208.

[3] Pugsley MK, Tabrizchi R. The vascular system. An overview of structure and function. J Pharmacol Toxicol Methods. 2000;44(2): 333-40.

[4] Monos E. In: Hanninen OOP, Alalay M, editors. Physiology and maintenance. Vol Ⅲ. Blood circulation: its dynamics and physiological control. Paris, France: Encyclopedia of Life Support Systems (EOLSS); 2009. p. 180-2.

[5] Sandoo A, van Zanten JJ, Metsios GS, Carroll D, Kitas GD. The endothelium and its role in regulating vascular tone. Open Cardiovasc Med J. 2010;4:302-12.

[6] Klabunde RE. Cardiovascular physiology concepts. 2nd ed. Philadelphia: Lippincott Williams & Wilkins; 2012. 9781451113846.

[7] de la Paz NG, D'Amore PA. Arterial versus venous endothelial cells. Cell Tissue Res. 2009;335(1):5-16.

[8] Rhoades RA, Bell DR. Medical physiology: principals for clinical medicine. Philadelphia: Lippincott Williams & Wilkins; 2013. 9781451110395.

[9] Alraies MC, Garry DJ, Garry MG. Physiology of the normal and failing heart. In: Garry D, Wilson R, Vlodaver Z, editors. Congestive heart failure and cardiac transplantation: clinical pathology, imaging and molecular profiles. Cham: Springer; 2017. 978-3-319-44575-5.

[10] Consortium T. Recommended standards for assessing blood pressure in human research where blood pressure or hypertension is a major focus. Clin Exp Hypertens. 2018;28: 1-5.

[11] Brozovich FV, Nicholson CJ, Degen CV, Gao YZ, Aggarwal M, Morgan KG. Mechanisms of vascular smooth muscle contraction and the basis for pharmacologic treatment of smooth muscle disorders. Pharmacol Rev. 2016;68(2):476-532.

[12] Carlson BE, Arciero JC, Secomb TW. Theoretical model of blood flow autoregulation: roles of myogenic, shear-dependent, and metabolic responses. Am J Physiol Heart Circ Physiol. 2008;295(4): H1572-9.

[13] Dampney RA. Central neural control of the cardiovascular system: current perspectives. Adv Physiol Educ. 2016;40(3):283-96.

[14] Guyton AC, Coleman TG, Cowley AV Jr, Scheel KW, Manning RD Jr, Norman RA

Jr. Arterial pressure regulation. Overriding dominance of the kidneys in long-term regulation and in hypertension. Am J Med. 1972;52:584-94.

[15] Just A. Mechanisms of renal blood flow autoregulation: dynamics and contributions. Am J Physiol Regul Integr Comp Physiol. 2007;292:R1-R17.

3 血管细胞生物学

Rheure Alves-Lopes, Rhian M. Touyz, and Augusto C. Montezano

一、概述 / 23
二、内皮细胞 / 23
三、血管平滑肌细胞 / 26
 （一）血管平滑肌细胞表型 / 26
 （二）影响血管平滑肌细胞表型的因素 / 27
 （三）血管平滑肌细胞在血管收缩中的作用 / 27
四、血管周围脂肪组织 / 28
参考文献 / 29

> **关键概念**
> - 血管由内皮细胞、血管平滑肌细胞（vascular smooth muscle cells，VSMC）和外膜细胞组成，外膜细胞包括成纤维细胞和脂肪细胞。内皮细胞通过释放一氧化氮（nitric oxide，NO）、内皮源性超极化因子（endothelium-derived hyperpolarizing factor，EDHF）和多种促收缩因子对血管功能起重要调节作用。
> - VSMC 是血管壁的主要成分，与内皮细胞共同维持血管张力。
> - VSMC 表型主要分为收缩型、合成型和促炎型三类。收缩型 VSMC 增殖速率低，表达收缩蛋白；合成型 VSMC 是增殖性的，并表达低水平的收缩蛋白；促炎型 VSMC 产生促炎介质。
> - 血管周围脂肪组织（perivascular adipose tissue，PVAT）围绕血管并分泌调节血管功能的脂肪因子。
> - PVAT 的失调和脂肪因子分泌的相关改变导致血管功能障碍。

一、概述

心血管系统由心脏和血管组成，它们负责将营养物质、激素、氧气和其他气体输送到全身。血管由三层组成，分别是由内皮细胞构成的血管内膜、由血管平滑肌组成的血管中膜，以及血管外膜。血管系统包括动脉、小动脉、毛细血管、小静脉和静脉。动脉包括弹性动脉和肌性动脉，在器官营养中发挥重要作用。例如，主动脉和肺血管的中膜中含有更多的弹性组织而非平滑肌细胞（smooth muscle cell，SMC），故被认为是弹性动脉。而肱动脉、桡动脉和股动脉的中膜含有更多 SMC，故被归类为肌性动脉。小动脉主要由 SMC 和外膜组成，后者的主要成分是胶原、神经末梢和成纤维细胞。小动脉在血流阻力中具有重要作用，故作为平均动脉压（mean arterial pressure，MAP）和组织灌注的重要调节器。毛细血管由一个单一的内皮层构成。静脉包括三层，与动脉系统类似。但与动脉不同的是，静脉更薄，故可以在相对低的压力下容纳大量血液。外膜围绕血管中膜，由成纤维细胞及脂肪细胞组成，它们共同构成 PVAT。PVAT 是脂肪因子的重要来源，具有功能活性，可以影响血管功能（图 3-1）。

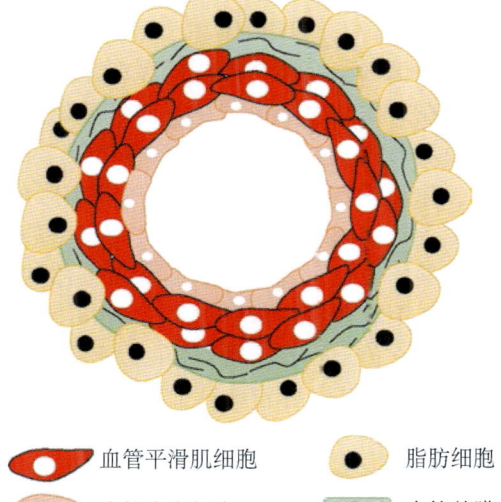

血管平滑肌细胞　脂肪细胞
血管内皮细胞　血管外膜

图 3-1　血管由内皮细胞、血管平滑肌细胞和外膜组成，外膜主要由胶原和成纤维细胞组成。外膜周围是外膜脂肪层，也被称为血管周围脂肪组织，它可通过释放大量血管活性因子、细胞因子和脂肪因子来影响血管稳态

二、内皮细胞

血管系统对胚胎发育至关重要，因此，心血管系统是哺乳动物发育的第一个器官系统。造血和内皮细胞谱系的中胚层前体分化成固体团块，称为血岛。血岛内层细胞分化为造血细胞，而外层细胞分化为内皮细胞。已知许多转录因子在内皮基因表达的激活和维持中发挥重要作用，这些转录因子包括 VEGF、NOTCH4、ICAM-2、Cdh 5、FOXP 1

和 Gata 2。在这些转录因子中，VEGF 在内皮细胞的生成中起到关键作用。在胚胎发育过程中，VEGF 受体-2（VEGFR-2）仅存在于内皮细胞，因此，缺乏 VEGF 会导致血管形成受损而致命。在内皮细胞和脉管系统初步形成后，血管系统迅速扩张和重构。之后，血管系统进一步特化成动脉、静脉和毛细血管[1]。

由于血管通道的多样性，以及在血流动力学、结构和胚胎来源方面的差异，来自不同血管的内皮细胞在形态和功能上表现出区域化特征。人们观察到，由于大血管和阻力血管的机械特性和结构特征存在差异，以及它们在血流动力学中存在不同生理作用，导致两者的内皮细胞存在形态和功能上的差异。除功能外，血管树各段中内皮细胞的形状也各不相同。内皮细胞通常是扁平的，但在小静脉中也可以是饱满的或立方体的。其厚度从毛细血管和静脉的 $<0.1~\mu m$ 到主动脉的 $1.0~\mu m$ 不等。此外，在血管的直线段中，内皮细胞会沿着动脉血流方向排列，但在分叉处则不会如此[2]。

静脉和动脉的内膜层主要由内皮细胞组成，内皮细胞通过产生和释放作用于 SMC 的血管活性因子，在控制血管张力方面发挥重要作用。内皮细胞也是血液成分和血管外组织之间的屏障，炎症等情况会导致内皮细胞骨架发生改变，从而损害微血管的通透性。

内皮细胞在血管舒张中发挥关键作用，其主要通过产生 NO 来控制 VSMC 的收缩程度。Furchgott 和 Ignarro 最早于 1986 年提出，NO 是由 L-精氨酸通过钙调蛋白依赖酶——一氧化氮合酶（nitric oxide synthase，NOS）合成的气体。NO 通过 SMC 舒张引起血管舒张，而高血压患者已被证实其内皮对血管张力的调节功能存在异常。

由 L-瓜氨酸合成的 L-精氨酸是 NOS 合成 NO 的最佳特征性底物。NO 由 3 种 NOS 亚型合成，分别是神经元型 NOS（nNOS 或 NOS-1）、诱导型 NOS（iNOS 或 NOS-2）和内皮型 NOS（eNOS 或 NOS-3）。eNOS 是调节血管功能的主要亚型。NOS 从 L-精氨酸合成 NO 需要包括四氢生物蝶呤（tetrahydrobiopterin，BH_4）在内的各种辅助因子。BH_4 水平的降低或其被活性氧（reactive oxygen species，ROS）氧化生成 $BH_3\cdot$ 自由基的过程，会引发 NOS 的解偶联现象。在此病理状态下，NOS 的氧化酶结构域将不再生成 NO，转而产生超氧阴离子（O_2^-）而非 NO 的情况。NO 对 O_2^- 具有高亲和力，导致过氧亚硝酸盐（$ONOO^-$）的形成和 NO 生物利用度的降低。此外，L-精氨酸和 L-瓜氨酸可用性的降低可导致 NO 生成水平的降低。eNOS 激活受 Thr495 或 Ser1177 残基磷酸化调控，而非受 eNOS 表达调控。eNOS Thr495 位点的磷酸化水平升高会导致酶内电子转移减少，从而导致 NO 产生减少；Ser1177 位点的磷酸化则增强了 eNOS 的酶活性。乙酰胆碱等激动剂通过激活内皮 M_3 受体增强 eNOS Ser1177 位点的磷酸化，从而增加钙的内流，激活 eNOS 的钙调蛋白结合域和 NO 的合成，从而扩散到邻近的 VSMC，诱导血管松弛（图 3-2）。在 VSMC 中，NO 增加细胞内 cGMP 水平，抑制钙进入细胞，导致钾通道激活，从而导致膜超极化、钙通道关闭和血管松弛[3]。

除 NO 外，内皮细胞还通过释放 EDHF 和促收缩前列腺素，以及包括内皮素-1（endothelin-1，ET-1）在内的肽来调节血管功能。EDHF 由内皮细胞合成并释放，可补偿 NO 生物利用度的损失。EDHF 通过增加钾（K^+）电导，导致 VSMC 去极化，从而导致血管舒张。这一作用可被钾通道激动剂模拟，并在完整血管中由乙酰胆碱诱导，但在内皮脱落的血管中无法诱导。EDHF 可能的候选物质包括硫化氢（hydrogen sulphide，H_2S）和过氧化氢（hydrogen peroxide，H_2O_2）。研究表明，半胱氨酸可在内皮

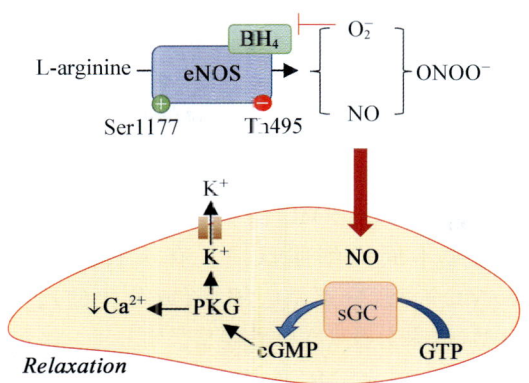

图 3-2 在内皮细胞中，L-精氨酸作为 eNOS 的底物，是 NO 最具特征的来源。NO 的产生需要 BH_4 的存在。BH_4 氧化生成 O_2^- 而非 NO。释放后，NO 扩散到邻近的 VSMC，通过减少钙进入细胞和激活钾通道诱导血管舒张

注：L-arginine. L-精氨酸；eNOS. 内皮型 NOS；BH_4. 四氢生物蝶呤；O_2^-. 超氧阴离子；NO. 一氧化氮；$ONOO^-$. 过氧亚硝酸盐；sGC. 可溶性鸟苷酸环化酶；GTP. 鸟苷三磷酸；cGMP. 环磷酸鸟苷；PKG. 蛋白激酶 G；K^+. 钾离子；Ca^{2+}. 钙离子。

细胞中通过胱硫醚 γ-裂解酶 (cystathionine γ-lyase, CSE) 产生 H_2S，这是一个依赖于钙-钙调蛋白的事件。在 VSMC 中，H_2S 通过半胱氨酸 S-巯基化激活 ATP 敏感、中度电导率和小电导率钾通道，引起超极化和血管松弛。H_2O_2 通过花生四烯酸代谢和激活 ATP 敏感型钾通道诱导 VSMC 超极化，从而导致血管舒张。实验数据表明，在心血管疾病中，由 NO 介导的内皮依赖性舒张向 EDHF 依赖性舒张转变。此外，有研究表明，在高血压、动脉粥样硬化、糖尿病、心力衰竭等疾病，以及衰老中，EDHF 介导的反应会出现受损[4,5]。

ET-1 是一种强效血管收缩剂。ET-1 和 NO 之间的平衡受损与许多心血管疾病的发病机制有关。VSMC 表达 ET-1 mRNA，但其产量至少比内皮细胞少 100 倍。ET-1 通过激活 ET-A 和 ET-B 2 个受体来发挥作用，这 2 个受体是跨膜鸟嘌呤核苷酸结合蛋白偶联受体 (guanine nucleotide-binding protein-coupled receptors, GPCR)，包含 7 个跨膜结构域，具有细胞外 N 端和细胞内 C 端。ET-A 受体在 VSMC 中高表达，ET-B 受体则在内皮细胞和 VSMC 中表达。ET-1 与 VSMC 上的 ET-A 和 ET-B 结合将导致血管收缩、细胞黏附和细胞生长；与内皮细胞中的 ET-B 结合则会刺激 NO 和前列环素的释放。

ET-1 与受体结合后激活异三聚体鸟嘌呤核苷酸 (G) 蛋白 (包括 Gq)，随后是磷酸肌苷特异性磷脂酶 Cβ (phosphoinositide-specific phospholipase Cβ, PLCβ) 的激活，以及膜磷脂水解成疏水二酰甘油 (diacylglycerol, DAG) 和可溶性肌醇 1′,4′,5′-三磷酸 [Ins(1,4,5)P_3]。这些下游分子扩散到细胞质中，激活肌质网的钙通道。DAG 与钙激活磷脂酰丝氨酸依赖性蛋白激酶即蛋白激酶 C (protein kinase C, PKC)。PKC 与血管功能障碍有关，可见于包括糖尿病和高血压在内的病理过程中。ET-1 受体激活还可导致丝裂原活化蛋白激酶 (mitogen-activated protein kinase, MAPK) 级联激活，包括 ERK 1/2、p38MAPK、c-Jun N-末端激酶 (c-Jun N-terminal kinases, JNK)、MEK 4/7 和 MEK 3/6 等激酶。这些激酶控制细胞分化、增殖、迁移和存活，以及促炎标志物的激活[6]。

除控制血管张力外，内皮细胞还是离子、葡萄糖和氨基酸运输的重要调节剂，在宿主防御和血管生成中发挥重要作用。GLUT-1 和 GLUT-4 在内皮细胞中表达，调节葡萄糖通过内皮细胞的转运，这些转运蛋白的失调在糖尿病和低氧血症等疾病中尤为重要。小窝也是重要的囊泡载体，负责通过内皮细胞运输包括白蛋白在内的分子。白蛋白主要通过该系统在内皮细胞中运输。通过内皮细胞的转运也受细胞间连接的调节。这些连接形成了内皮细胞之间运输的

屏障,并有助于维持这些细胞管腔侧和外腔侧之间的细胞极性。内皮细胞通过调节血小板聚集、纤维蛋白形成和血栓形成来维持血管稳态[7]。

由于其重要位置,内皮细胞在宿主防御中发挥作用。内皮细胞产生并响应多种细胞因子和其他炎症介质,包括趋化因子、集落刺激因子(colony-stimulating factors,CSF)、生长因子和干扰素(interferons,IFN)。内皮细胞也产生一种重要的参与血管生成的因子VEGF。除促进新血管的形成外,VEGF还通过刺激金属蛋白酶、黏附分子和NO的释放来调节炎症反应[8]。

三、血管平滑肌细胞

在血管壁上发现的VSMC有助于动脉结构的完整性。VSMC通过在血管活性药物的作用下舒张或收缩来调节血管直径。适应不断的收缩/舒张周期的特性对于维持含氧血液、营养物质、激素和代谢物、免疫细胞和废物进出身体所有组织/器官的运输十分重要[9]。在血管发育或血管形成过程中,内皮前体细胞通过多种机制启动背动脉和主静脉的形成,这些机制包括选择性发芽、细胞分离,以及对细胞命运至关重要的信号转导通路之间的复杂作用,如Hedgehog家族的形态因子(Shh)、血管内皮生长因子家族(VEGF),以及Notch受体和配体(Notch 1-4,Jagged 1-2)。随着这些信号复合物的进一步激活,新的动脉和静脉开始形成,VEGF受体和Ephrin(Eph)酪氨酸激酶受体的表达差异决定了血管会成为动脉还是静脉。在这一阶段,内皮细胞主要形成这些原始动脉或静脉,并开始壁细胞(也称为新生VSMC)的募集[9,10]。

(一)血管平滑肌细胞表型

新生VSMC起源于多个胚胎体,反映了特定胚胎起源的局部特征。主动脉作为一条大的弹性动脉,其VSMC起源于外胚层心脏神经嵴细胞,而肠系膜动脉床内的VSMC来源于间皮细胞。VSMC的起源是对不同血管活性刺激的不同反应的重要影响因素,导致VSMC的不同表型和不同动脉床中不同的细胞反应。有3种不同的VSMC表型,分别是收缩型(或分化型)、合成型(或未分化型)和炎症型[11]。

收缩型VSMC的特点是表达对收缩和维持血管张力至关重要的收缩基因和蛋白,如平滑肌肌动蛋白α(smooth muscle actin α,α-SMA)、光滑蛋白、SM22α、h1-钙调蛋白和h-钙结合蛋白。它们也表达高水平的细胞外基质(extracellular matrix,ECM)成分(胶原Ⅰ和胶原Ⅳ),其次是基质金属蛋白酶(matrix metalloproteinases,MMP)的低表达和MMP组织抑制剂(tissue inhibitors of MMP,TIMP)的高表达。在培养中,收缩型VSMC呈细长的纺锤形态,增殖率低。不同的VSMC表型间整合素的表达也存在差异。在收缩型VSMC中,α1β1和α7β1整合素表达最多。

在合成型VSMC中,收缩蛋白的表达减少,其次是骨桥蛋白、L-钙结合蛋白、非肌球蛋白重链B(non-muscle myosin heavy chain B,NMBMHC)、波形蛋白和肌球蛋白4的表达增加。合成型VSMC具有更强的增殖性,与血管损伤的相关性更强。除高增殖率外,合成型VSMC还具有迁移增加、大量ECM产生/降解、细胞体积增大、肌动蛋白丝总数减少等特征,并且主要表达α4β1整合素。

炎症型VSMC通常出现在由内皮细胞引发的炎症反应和刺激反应中。VSMC表达炎症标志物,如细胞因子、血管细胞黏附分子-1(vascular cell adhesion molecule 1,VCAM-1)和核因子κB(NF-κB)。促炎因子和细胞因子诱导VSMC中促炎转录因子和基因的表达和激活,从而在病理状态下导致

VSMC从收缩表型转换为炎症表型。在这种状态下，VSMC还产生细胞因子，以及一些能刺激单核细胞和巨噬细胞向血管壁募集的因子，进一步加剧血管炎症[12]。这在动脉粥样硬化中尤为重要。

(二) 影响血管平滑肌细胞表型的因素

生长因子，如表皮生长因子(epithelial growth factor，EGF)、血小板衍生生长因子(platelet-derived growth factor，PDGF)和VEGF通过受体型酪氨酸激酶的激活和涉及PI3K和MAPK的下游信号转导，刺激VSMC向合成表型转换，以促进生长和细胞存活。另一方面，转化生长因子β(transforming growth factor-β，TGF-β)或骨形态发生蛋白(bone morphogenetic proteins，BMP)通过增加α-SMA和钙调蛋白的表达来诱导收缩表型。值得关注的是，Ang Ⅱ(一种重要的血管活性肽)作为双重因子，能够诱导多种类型的VSMC表型，体现出VSMC的可塑性和动态性。Ang Ⅱ诱导的钙内流和信号转导与VSMC收缩有关，Ang Ⅱ激活的生长信号通路则会导致VSMC呈现增殖表型[13]。

Notch受体和配体是收缩型VSMC的主要调节因子。但收缩表型的激活程度会受到HRT1等Notch信号抑制因子的相互作用调控，这种调节机制在胚胎发育、维持血管张力/完整性及血管损伤修复过程中对VSMC表型提供额外的调节。Notch信号通路与TGF-β、PDGF及VEGF存在协同作用，共同调节收缩表型(维持血管舒缩功能)与合成表型(促进细胞增殖)之间的动态转换[13]。

VSMC的功能由ECM的周围成分和连接VSMC和ECM的质膜衔接蛋白调节。VSMC与ECM之间的相互作用对于维持血管细胞的功能、结构和信号转导非常重要，并且在表型调节中发挥作用，因为在维持收缩表型的同时，其作为其他因素(如生长因子)或机械力之间的连接，通过锚定系统来调节VSMC的增殖和迁移(表型转换)[14]。

整合素和多配体蛋白聚糖是细胞膜上负责细胞ECM锚定的2个重要组成部分。整合素是由α和β亚基的多种组合组成的跨膜受体，在激活复杂的信号网络中发挥重要作用，从而控制VSMC的功能变化。整合素在连接ECM成分和肌动蛋白细胞骨架方面也十分重要。多配体蛋白聚糖是一种跨膜蛋白聚糖，由胞外结构域(由糖胺聚糖链和整合素结合位点组成)和胞内结构域(包含许多其他信号蛋白的磷酸化和结合位点，如肌动蛋白、束蛋白、内居蛋白、多连蛋白、FAK、Src、钙调蛋白等)构成。蛋白聚糖是生长因子的共受体，对VSMC信号转导至关重要。调节VSMC表型和功能的ECM成分包括纤维连接蛋白、胶原蛋白、层粘连蛋白、弹性蛋白、原纤维蛋白、纤维蛋白和乳糜蛋白。纤维连接蛋白与整合素相互作用，激活细胞信号转导和肌动蛋白/肌球蛋白相互作用。胶原蛋白影响VSMC中的生长因子信号转导。VSMC反应取决于胶原的形式和亚型，其中原纤维蛋白对细胞信号转导的影响不同于单体胶原蛋白，Ⅰ型胶原蛋白似乎能够激活合成表型，Ⅳ型胶原蛋白则促进收缩蛋白的表达和收缩表型。弹性蛋白为血管提供弹性，也控制VSMC的收缩表型。弹性蛋白调控肌动蛋白聚合、RhoA/Rho激酶信号转导及细胞收缩功能。在血管损伤过程中，弹性蛋白可被降解，产生可溶性肽，这些肽反过来会刺激细胞周期和有丝分裂，导致VSMC向合成表型的转换并促进其增殖[14]。

(三) 血管平滑肌细胞在血管收缩中的作用

VSMC的生理功能是调节血管收缩。收缩引起的血管直径变化取决于收缩信号蛋白的磷酸化（激活）或失活，这些过程可能是钙依赖性的，也可能是非钙依赖性的。本书其他章节更加详细地讨论了血管收缩机制。简而言之，在受到神经、体液或机械刺激后，质膜中的钙通道、钙泵或钙交换器被激活，导致细胞内钙水平升高。钙内流的增加会激活钙调蛋白和肌球蛋白轻链激酶（myosin light chain kinase，MLCK），进而使肌球蛋白轻链（myosin light chain，MLC）磷酸化，诱导肌动蛋白聚合和 VSMC 收缩。通过激活 RhoA/Rho 激酶途径实现不依赖钙的收缩调节，从而降低 MLC 磷酸酶的活性，促进 MLC 的激活和收缩。收缩机制的过度激活，以及 VSMC 从收缩表型到合成表型的转变是心血管疾病（包括高血压和相关心血管并发症）的常见特征，会导致血管功能障碍和重构[15]。

四、血管周围脂肪组织

PVAT 是与血管周围外膜层相邻的脂肪成分。PVAT 先前被认为主要为血管提供支撑作用。但近期人们认识到，PVAT 是一种具有代谢活性的内分泌器官，对血管功能产生重要影响。PVAT 通过释放多种脂肪因子和其他影响传导动脉和阻力动脉功能的因素发挥局部作用，这些因素对血管张力和血压的调节至关重要。

PVAT 的组成因血管类型而异，但其数量随受试者肥胖程度的增加而增加。小血管主要含有白色脂肪组织，其中的脂肪细胞分化程度较低，血管化和代谢水平较低。传导血管的 PVAT 则类似于棕色脂肪组织，含有大量线粒体和多室脂滴。PVAT 释放的生物活性物质（脂肪因子）包括脂联素、瘦素、趋化素、抵抗素、内脏素、肿瘤坏死因子-α（tumour necrosis factor alpha，TNF-α）、白介素（interleukin，IL）-6、IL-18 和单核细胞趋化蛋白-1（monocyte chemoattractant protein-1，MCP-1）。这些因子在正常情况下对血管功能产生重要作用。与完整血管相比，在去除 PVAT 的主动脉中，血管收缩反应增强，提示 PVAT 具有抗收缩作用。脂联素、NO 和 H_2O_2 等 PVAT 产生的物质被认为可引起这种抗收缩作用。PVAT 功能失调在肥胖、糖尿病和高血压等病理条件下及衰老过程中都可以观察到[16]。

PVAT 诱导的抗收缩作用与源于 PVAT 的舒张因子释放有关，这些因子通过内皮依赖性机制（涉及 NO 的生成）和 H_2O_2 诱导的内皮非依赖性机制促进血管舒张。PVAT 对血管功能的调节不仅局限于舒张因子的分泌，还包括促收缩因子的分泌。脂肪细胞存在 AT_1R 和 AT_2R 受体，Ang Ⅱ 通过上述受体介导局部效应，包括增加炎症标志物和氧化应激，以及脂肪细胞的生长和分化。在 PVAT 中，Ang Ⅱ 通过 AT_1R 介导的钙调磷酸酶/NFAT 的激活刺激醛固酮合成酶，进而产生促收缩剂醛固酮。这种作用在肥胖小鼠中得到增强，从而导致 PVAT 诱导的抗收缩反应受损。除醛固酮外，PVAT 还通过产生超氧阴离子和随之降低 NO 水平来增强阻力动脉的收缩反应。脂肪因子趋化素也是由 PVAT 释放的内源性促收缩剂，用这种脂肪因子培养离体血管可增加动脉对 ET-1 的敏感性。

肥胖与促炎性脂肪组织表型相关，其中 PVAT 会产生炎性脂肪因子（包括细胞因子和 ROS），可激化血管炎症，促进功能失调。肥胖受试者的 PVAT 比瘦受试者的脂肪细胞分泌更多的 MCP-1。这种趋化因子参与巨噬细胞 M1 分化，巨噬细胞 M1 被激活，产生促炎细胞因子并引发免疫反应。另一方面，瘦受试者体内主要有分泌抗炎细胞因子的 M2 巨噬细胞。肥胖时，PVAT 释放的许多促炎因子可影响血管功能，包括细胞迁移、凋亡、NO 的产生，以及随之而来的内皮功能、血管成分和血管的重构[17]。

结论和临床前景

内皮细胞、VSMC 和 PVAT 在调节血管张力中发挥重要作用。这些系统受到严格调控,并在功能上相互关联。血管功能障碍和内皮损伤与高血压、动脉粥样硬化、心肌梗死和心力衰竭等多种心血管疾病有关。因此,维持内皮和血管系统健康的方法是心血管治疗的关键。此外,越来越多的证据表明,对内皮和血管功能进行无创评估,例如,检查内皮依赖性血流介导的舒张(flow-mediated dilation,FMD)和脉搏波速度,可能是预测心血管疾病风险和事件的有效策略。因此,更清晰地了解血管系统的解剖学、生理学和生物学对心血管健康和疾病的预测、诊断和治疗具有重要意义。

知识空白

- 尽管过去数十年里,人们对内皮细胞和 VSMC 生物学的了解有所进展,但关于这 2 种细胞类型如何相互交流,以及协调内皮细胞和 VSMC 功能的信号转导通路和机制仍缺乏了解。虽然许多因素已被确定为 EDHF,但仍不清楚在生理和病理上各因素的重要性。关于 VSMC,驱动细胞从一种表型转换到另一种表型的确切触发因素和机制尚不清楚,因为大多数观察表型开关的研究是在培养细胞中进行的,并不能反映人体内的情况。此外,不同血管床的血管异质性背后的分子和细胞过程仍不清楚。最后,PVAT 在健康和疾病状态下对血管功能和结构的调节中的重要性仍有待阐明。

(高畅 翻译;王浩 审核)

参考文献

[1] Hoeben A, Landuyt B, Highley MS, Wildiers H, Van Oosterom AT, De Bruijn EA. Vascular endothelial growth factor and angiogenesis. Pharmacol Rev. 2004;56(4):549-80.

[2] Chi JT, Chang HY, Haraldsen G, Jahnsen FL, Troyanskaya OG, Chang DS, et al. Endothelial cell diversity revealed by global expression profiling. Proc Natl Acad Sci U S A. 2003;100(19):10623-8.

[3] Zhao Y, Vanhoutte PM, Leung SW. Vascular nitric oxide: beyond eNOS. J Pharmacol Sci. 2015;129(2):83-94.

[4] Ozkor MA, Quyyumi AA. Endothelium-derived hyperpolarizing factor and vascular function. Cardiol Res Pract. 2011;2011:156146.

[5] Goto K, Ohtsubo T, Kitazono T. Endothelium-Dependent Hyperpolarization (EDH) in hypertension: the role of endothelial ion channels. Int J Mol Sci. 2018;19(1):E315.

[6] Kohan DE, Rossi NF, Inscho EW, Pollock DM. Regulation of blood pressure and salt homeostasis by endothelin. Physiol Rev. 2011;91(1):1-77.

[7] Mehta D, Ravindran K, Kuebler WM. Novel regulators of endothelial barrier function. Am J Physiol Lung Cell Mol Physiol. 2014;307(12):L924-35.

[8] Pober JS, Sessa WC. Evolving functions of endothelial cells in inflammation. Nat Rev Immunol. 2007;7(10):803-15.

[9] Hilenski LL, Griendling KK. Vascular smooth muscle. Vascular medicine: a companion to Braunwald's heart disease. 2nd ed. Philadelphia: WB Saunders; 2013. p. 25-42.

[10] Owens GK, Kumar MS, Wamhoff BR. Molecular regulation of vascular smooth muscle cell differentiation in development and disease. Physiol Rev. 2004;84(3):767-801.

[11] Rensen SS, Doevendans PA, van Eys GJ.

Regulation and characteristics of vascular smooth muscle cell phenotypic diversity. Neth Heart J. 2007;15(3):100-8.

[12] Moiseeva EP. Adhesion receptors of vascular smooth muscle cells and their functions. Cardiovasc Res. 2001;52(3):372-86.

[13] Rzucidlo EM. Signaling pathways regulating vascular smooth muscle cell differentiation. Vascular. 2009;17(Suppl 1):S15-20.

[14] Hynes RO. The extracellular matrix: not just pretty fibrils. Science. 2009;326(5957):1216-9.

[15] Touyz RM, Alves-Lopes R, Rios FJ, Camargo LL, Anagnostopoulou A, Arner A, Montezano AC. Vascular smooth muscle contraction in hypertension. Cardiovasc Res. 2018;114(4):529-39.

[16] Lian X, Gollasch M. A clinical perspective: contribution of dysfunctional perivascular adipose tissue (PVAT) to cardiovascular risk. Curr Hypertens Rep. 2016;18(11):82.

[17] Costa RM, Neves KB, Tostes RC, Lobato NS. Perivascular adipose tissue as a relevant fat depot for cardiovascular risk in obesity. Front Physiol. 2018;9:253.

4 干细胞生物学与心血管系统

Joanne C. Mountford and Kim A. Connelly

一、概述 / 32

二、多能干细胞 / 32

三、体性干细胞 / 33

四、干细胞的体内外培养 / 34

五、诱导多能干细胞 / 34

六、干细胞与心血管系统 / 36

   （一）心脏中的体性干细胞 / 36

   （二）从干细胞生成心肌细胞 / 37

   （三）干细胞在血管和其他组织中的作用 / 37

七、干细胞疗法的早期转化 / 39

八、直接重编程（或转分化）策略 / 40

参考文献 / 41

I 解剖学与生理学

> **关键概念**
> - 组织和器官由内源性干细胞群维持,这些干细胞群在疾病期间可能会失调。
> - 具有治疗作用的干细胞主要有以下两类:①可从组织/器官中分离出来的成体(体性)干细胞;②在实验室中由早期胚胎(胚胎干细胞)获得,或通过对体细胞进行基因重编程产生的多能干细胞(诱导多能干细胞)。
> - 体性干细胞的体内外扩增能力有限,且只能形成其来源的组织;而多能干细胞在适宜条件下可无限增殖,并有能力形成人体所有细胞类型。
> - 尽管有报道称血管和心肌中都有常驻干细胞群,但对于心血管系统中祖细胞/干细胞的确切特性和位置仍存在争议。
> - 源自体性干细胞或多能干细胞的细胞疗法在治疗心肌梗死、心力衰竭和外周性缺血方面具有重大意义。

一、概述

在哺乳动物胚胎的发育过程中,囊胚内细胞团中的少量多能干细胞(pleuripotent stem cell,PSC)会增殖并分化,形成体内各器官和系统的所有细胞类型。在之后的生命进程中,组织与器官的稳态性维持则依赖定居于组织中的特异性体性干细胞(somatic stem cell,SSC)。在过去的 50 年里,人们一直试图了解这些不同的干细胞群体,并探索如何利用它们修复受损或病变的组织。

干细胞具有自我更新能力,这一特性确保干细胞在进行细胞分裂时,至少有 1 个子细胞在功能上与母细胞完全相同;另一个子细胞则通常会失去自我更新能力,成为分化程度较高的祖细胞,它将进行广泛增殖,产生维持组织所需的特定细胞。

正是这种长期自我更新的能力,确保干细胞群在生物体的整个生命过程中持续存在,不会枯竭。如果没有自我更新分裂,干细胞将全部分化,干细胞库则将迅速耗尽。为维持这一基本功能,许多干细胞在组织中会长期处于休眠状态,仅在必要时分裂(图4-1)。

干细胞的第二个基本特性是它们本身没有特定功能;但它们具备分化为特定功能细胞的能力,其产生细胞的种类决定了干细胞的多能性。例如,囊胚内细胞团的细胞具有产生身体所有组织的潜力,但不能产生胎盘等胚胎外组织,故具有多能性。然而,SSC 现在被广泛认为只能产生它们所在的组织,故具有多能性或单能性,这取决于它们能产生数个谱系还是只能产生 1 个谱系。

二、多能干细胞

1998 年,Wisconsin 大学的 James Thomson 团队首次从人类囊胚内细胞团中分离出了人类胚胎干细胞系(human embryonic stem cell,hESC)[1]。受精后大约 5 天形成的囊胚是通过体外受精(in vitro fertilization,IVF)技术产生的,随后专门捐献用于研究。分离出内细胞团后,将这些细胞置于合适的培养条件下,研究人员发现它们能够进行长期的未分化增殖,并保留分化成胚胎 3 个胚层(内胚层、中胚层和外胚层)所有细胞的能力[2]。因此,hESC 被认为是多能的,并在发育研究、药物筛选、毒理学及组织修复等领域具有巨大潜力。若在临床上使用,根据定义,hESC 是同种异体的,也就是说,它们可以从一个来源(胚胎)中分离出来,然后移植到基因不同的受体中。这就意味着,如果将源自 hESC 的细胞和组织用于治疗,它们必须与组织(人类白细胞抗原)相匹配,就像目前的实体器官移植一样,而且有可能会被检测为"异物",并被排斥。因此,

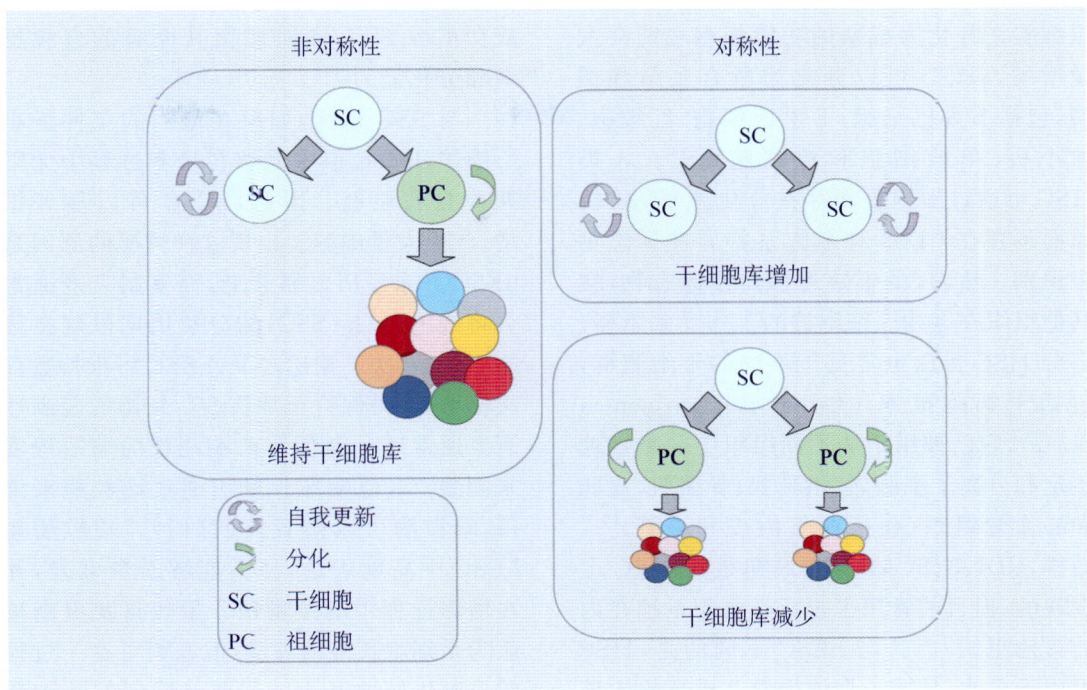

图 4-1　自我更新的干细胞分裂

注：体性干细胞通常进行非对称的自我更新分裂，以维持器官中干细胞的数量，从而维持器官的整个生命周期。然而，在应激时，系统可通过改变分裂动力学来增加祖细胞的数量，但要以牺牲干细胞为代价，随后再补充失去的干细胞。

受体需要免疫抑制来支持移植物的保留[3]。基于 hESC 的临床疗法的开发也受到有关其胚胎起源的伦理、道德和宗教问题的限制。单个细胞系可由世界各地的不同实验室维护和使用。事实上，使用最多的 hESC 仍是 Jamie Thomson 于 1998 年首次分离的细胞系。在包括英国在内的许多国家中，只有在严格的许可条件下，经批准的机构才能提取新的品系。然而，在提取品系的过程中胚胎被破坏这一事实引起了人们的极大关注。因此，各国对 hESC 的使用有不同程度的限制，甚至禁止使用。欧洲的法规摘要见网址 http://www.eurostemcell.org/stem-cell-regulations，美国和加拿大的法规摘要分别见 https://stemcells.nih.gov/policy.htm 和 http://www.cihr-irsc.gc.ca/e/15255.html。

三、体性干细胞

在所有已研究的组织中均发现了体性干细胞（somatic stem cells，SSC），又称组织特异性干细胞，或更常见地被称为成体干细胞（adult stem cells，ASC）。但使用 ASC 一词可能会引起混淆，因为这组干细胞还包括从胎儿组织和胎盘中分离出来的细胞。SSC 的作用是维持体内平衡及修复组织或器官。造血干细胞（haematopoietic stem cell，HSC）是 SSC 群中特征最明显的细胞。自 20 世纪 60 年代以来，人们就对这些 HSC 进行了广泛的研究，并将其应用于临床。最初用于骨髓移植，最近 50 余年被用于 HSC 移植。对造血系统的研究表明，组织内存在一个发育层次，位于顶端的干细胞进行着少量的自我更新分裂来产生祖细胞，祖细胞在分化为成熟的功能细胞之前会大量增殖。HSC 可以分化为所有血细胞类型，包括 B 淋巴细胞、T 淋巴细胞、红细胞、血小板、单核细胞和粒细胞系[4]。人类 HSC 可通过细胞表面存在分化簇 CD34 抗原而不存在 CD38 和细胞系特异性标志物来识别。然而，由于缺乏特异性标志物，在其他组织中寻找干细胞群的工作受到阻碍。部分 HSC 蛋白也常见于不同的干细胞群，包括干细胞抗原-1（stem cell antigen-1，Sca-1），它已被用于从不同组织中前瞻性地鉴定和分离干细胞，包括乳腺、骨骼肌、皮肤和心血管组织（包括血管内皮和心脏）[5]。同样，CD133 和 ABCG2 最初是在 HSC 上发现的，但目前常用于包括心血管系统在内的其他组织[6,7]。与 hESC 不同的是，HSC 可用于自体（从同一个体提取并重新输入该个体）或异体，而且不受围绕 hESC 关于伦理问题争议的影响。

四、干细胞的体内外培养

分离出的 SSC 因无法在体外进行长期自我更新分裂而受损，这使得在培养过程中维持这些细胞群体变得困难，并限制了可实现的扩增量，从而制约了 SSC 在实验和临床中的使用。例如，尽管经过数十年的研究，经临床验证的体外扩增 HSC 的方法仍然很少[8]，而且移植仍受到一对一捐赠需求的阻碍，因为单次采集只够进行一次移植，而且细胞无法分离、扩增和储存供多个受体将来使用。在体内，SSC 生活在一个特定的、高度调节的局部微环境或生态位中，其行为受到周围细胞、各种旁分泌和自分泌因子，以及包括氧在内的局部营养物质浓度的严格调节[9]。因此，一旦脱离这种高度支持性的环境，它们在实验室中就无法独立地自我更新。目前，人们正集中精力了解生态位对 SSC 行为的影响，并重现这些信号，以便重建体内外生态位，用于成功扩增 SSC，同时保留其原有的自我更新和分化能力[10]。

与 SSC 相比，如果在适当的条件下小心维护，hESC 似乎能够在培养过程中无限期地自我更新。因此，hESC 可以显著扩增，产生大量细胞。出现这种情况的原因是 hESC 并未经历复制衰老，而复制衰老通常会将细胞（包括 SSC）的分裂周期限制在最多 40～50 次。相比之下，hESC 可维持数百次倍增，同时保持正常核型。细胞的复制性衰老通常通过染色体末端端粒的缩短程度来测量[11]，但端粒长度可通过端粒酶来维持，端粒酶可以重置复制时钟。端粒酶在 hESC 中高度表达，使其能够避免衰老，并在培养过程中继续增殖。虽然自我更新被认为是细胞长寿的关键，但人们对这一过程的机制仍知之甚少。目前已确定的关键调节因子包括 Oct4、SOX2 和 Nanog。这些转录因子形成一个自我调节的核心网络，该网络受外部因子的调节，包括骨形态发生蛋白（bone morphogenetic proteins，BMP）、成纤维细胞生长因子（fibroblast growth factor，FGF）-2、Wnt 和转化生长因子 β（transforming growth factor-β，TGF-β）或活性蛋白家族生长因子[12]。hESC 是一个极好的模型，可在其中充分阐明自我更新的过程。通过更好地了解其分子机制，人们可以获得有价值的见解，并将其应用于 HSC，以促进 HSC 在体内的维持和扩增，从而提高其治疗潜力。

五、诱导多能干细胞

如图 4-2 所示，SSC 和 hESC 均具有某些限制其临床应用的特性。例如，SSC 的扩增有限；相比之下，hESC 可大幅扩增，但因其来源存在争议而不被某些个人和团队所接受。2006 年，Shinya Yamanaka 教授及其研究小组生成了一种新型干细胞，它改变了干细胞生物学的面貌，以及开发基于细胞

	体性干细胞	胚胎干细胞	诱导多能干细胞
起源	自体或异体	异体*	自体或异体
扩增	有限	无限潜能	无限潜能
分化	有限的种系	身体所有细胞	身体所有细胞
伦理	问题极少	反对堕胎的问题	问题极少

图 4-2 人类体性干细胞、胚胎干细胞和诱导多能干细胞的特性比较

注：* 是指由胚胎产生的人类胚胎干细胞，而非由体细胞核移植产生。

的疗法的潜力。John Gurdon 在 20 世纪 60 年代的研究成果表明，任何细胞都有生成整个生物体的潜力，Yamanaka 在此基础上将受精青蛙卵的细胞核多除，并用成年青蛙肠道的细胞核取而代之。核移植后，经过改造的卵子发育成正常的青蛙，这表明肠细胞的 DNA 仍具有生成完整新动物的全部信息[13]。Yamanaka 将其延伸，选择了已知在自我更新、增殖和干细胞特性中发挥重要作用的 24 个基因，用逆转录病毒将其插入小鼠皮肤的成纤维细胞中。他们最初发现，全套 24 个基因均能够诱导多能性，通过使用全减一的方法，他们确定了最小的将成纤维细胞重编程为多能性所必需且足够的 4 个基因组合，分别是 OCT3/4（POU5F1）、KLF4、SOX2 和 c-MYC。从成纤维细胞的培养液中长出了形态上类似于 ESC 的重编程细胞集落，与有丝分裂后的起始细胞不同，诱导的细胞能在 ESC 条件下自我更新和扩增。它们还能在体外或畸胎瘤试验中分化为胚胎的 3 个生殖层，当植入小鼠胚泡时，能分化为所有组织，从而产生嵌合型小鼠。这些细胞被称为诱导 PSC（iPSC）[14]。2007 年，Yamanaka 实验室利用人成纤维细胞和同样的 4 种因子重复了这项工作[15]；James Thomson 小组也报道了利用 OCT3/4 和 SOX2 结合 NANOG 和 LIN28 对人类细胞进行重编程的情况[16]。自 2007 年以来，iPSC 的产生席卷了干细胞生物学领域，目前已成为世界各地实验室的常规和成熟技术。

从成人组织中产生 PSC 的能力解决了使用 hESC 的一些主要问题。目前，人类 iPSC 细胞系可以从知情同意的捐献者身上提取的皮肤或血细胞中产生，而非从胚胎中提取，从而避免了围绕 hESC 起源的伦理争论。此外，由于细胞取自个人，其所产生的细胞系在基因上与个人完全相同，可作为自体来源用于分化为任何细胞谱系并进行移植，从而避免了组织配型和抗排斥药物的需要。使用个体捐献者的细胞还有助于生成具有特定特征的 iPSC 细胞系，例如，存在致病基因突变或表达常见的人类白细胞抗原（human leukocyte antigen，HLA）单倍型。这种选择 iPSC 株系特定特征的能力使人们能够对包括心血管系统疾病在内的疾病进行研究[17]，纠正已确定的基因突变[18]，以及产生用于移植的"超级供体"株系[19]。

尽管 iPSC 有以上显著优势，但也存在一些与 hESC 相同的问题；诱导 iPSC 的方法还会产生一系列其他问题。例如，体细胞的重编程是通过病毒来实现的，而病毒会整

合到宿主基因组中,并可能导致插入突变,破坏宿主基因组。c-Myc 是一种特征明显的癌基因。随着技术的进步和现代方法的发展,现在可以避免使用整合型病毒,并能用替代基因取代癌基因 c-Myc[20,21]。此外,由于 iPSC 和 hESC 都具有多能性,它们都有自发多系分化的能力,这种能力必须受到培养条件的抑制,以保持其自我更新和增殖的能力。一旦植入宿主体内,这 2 种细胞类型均有形成畸胎瘤的能力,这种肿瘤由混合分化的组织组成,可能是良性的,也可能是恶性的。事实上,在制造新的 hESC 或 iPSC 细胞系时,形成包含所有 3 个生殖层细胞的畸胎瘤的能力被用于多能性测试。当细胞开始分化并失去多能性时,这种能力就会丧失。因此,任何未分化的 iPSC/hESC 若持续存在于将用于治疗的已分化细胞培养物中,这些残留的多能细胞仍会存在在受体中形成畸胎瘤的风险。现在已经很清楚的是,由 hESC/iPSC 衍生的许多细胞类型具有胎儿甚至胚胎表型,而非成熟的成体细胞类型。例如,hESC/iPSC 衍生的心肌细胞体积小,在电生理特性和代谢特征方面与胎儿心肌细胞更为相似。这些差异可能会导致 hESC/iPSC 衍生的组织在移植到成人组织时不能充分整合,从而无法恢复器官功能。因此,目前的研究正在努力通过以下方法进一步促进 hESC 和 iSPC 细胞在体外成熟:延长细胞的培养时间、在三维(3D)培养物中培养,或者通过使用生长因子和小分子化合物来刺激细胞进一步成熟,以模拟体内发育过程[17,22-26]。

由于以上原因,将 hESC 和 iPSC 转化为临床疗法的进程一直很缓慢。世界上首个基于 hESC 的试验始于 2009 年,试验内容是利用从 hESC 分化出的少突胶质细胞前体治疗脊髓损伤。该试验由一家名为 Geron 的美国公司发起,于 2010 年治疗了第 1 例患者,试验的目的是进行安全性研究,以检测不良反应,包括畸胎瘤的形成和对移植细胞的免疫反应;到 2011 年,已有 9 例患者接受了治疗,但未报告出现严重不良反应。然而,该公司因工作重点调整而停止了试验[27]。已有许多试验正在使用源自 hESC 的视网膜色素上皮(retinal pigmented epithelium,RPE)细胞治疗黄斑变性引起的视力丧失。日本于 2014 年开始了第一项 iPSC 试验,也使用了 RPE 细胞[28]。这些试验目前均处于第一阶段,主要终点是安全性而非有效性。

六、干细胞与心血管系统

(一)心脏中的体性干细胞

目前,关于干细胞在心血管系统中的身份和作用目前还存在很多争议。心脏损伤后的再生能力极低,因此,心肌梗死引起的缺血性损伤会导致严重的发病率和死亡率。这种内在再生能力的缺乏曾被认为反映了心脏中不存在驻留的干细胞群体。2005 年,Ken Chien 研究小组报道称,他们在啮齿类动物和人类出生后的心肌中发现了一种被称为心肌母细胞(cardioblasts)的祖细胞群体,这些细胞可通过 Islet-1(Isl-1)的表达来识别[29]。随后,其他研究小组报道了不同的心脏祖细胞群体,这些细胞可能在受伤后被激活[5,30]。然而,最近的研究让人们对心脏蕴藏常驻干细胞群的观点产生了质疑。啮齿类动物的系谱追踪研究未能证明 c-kit 阳性细胞(在骨髓中标志着祖细胞)作为内源性心肌细胞生成干细胞存在和/或发挥作用[31]。重要的是,Li 等证明,虽然这些细胞在早期心脏发育过程中能够分化为心肌细胞,但在损伤(即心肌梗死)后的成人心脏中丧失了这种能力[32]。该问题仍存在学术争议,一些学者对相关谱系追踪技术提出质疑[33,34],并提供替代性数据支持常驻内源性心脏干细胞的存在[33,35]。然而,由于无法有力地证明内在再生或证明移植/转分化,内源性干细胞存在的可能性较低。由于对数据的担忧,一些开创性的论文受到质疑,并从文献中撤回,从而增加了不确定性[36,37]。美国心脏协会于 2017 年提交了一份共识声明以解决这些问题,并明确了需要澄清和进一步研究的重要领域[35]。尽管如此,不可否认的是,在小鼠模型和特定的人体研究中,骨髓祖细胞的应用有助于心肌的修复和再生,但其确切机制仍难以确定,下文将进一步详细讨论(见本章第七部分)。

(二)从干细胞生成心肌细胞

许多研究利用胚胎发育知识来帮助识别和分离心脏祖细胞;同样,发育生物学也为那些希望从 hESC 或 iPSC 中生成心脏祖细胞和功能性心肌细胞的研究者提供了蓝图[23,38-40]。由于大面积的肌肉经常受到缺血性损伤的影响,而心肌祖细胞自我更新能力非常差,因此,使用 PSC 治疗心脏尤其具有吸引力。iPSC 和 hESC 库有可能用于生成大量心肌细胞,这些心肌细胞可以储存起来,在急性心肌梗死后随时使用;iPSC 还可以用于自体治疗慢性疾病,如心力衰竭。心脏是一个结构复杂的组织,由具有不同功能的空间区域组成,如心室、心房和起搏器细胞,并由广泛的血管网络供应,因此,目前很多工作都集中在多细胞移植物工程上,包括补片和整个器官的再细胞化,以确保适当的细胞在正确的时间和空间分布中维持,从而实现最大功能[41]。除了将 hESC/iPSC 衍生的心肌细胞作为潜在的治疗方法进行培养外,这种细胞来源还为研究疾病和确定治疗疾病的新型药理策略提供了一种令人兴奋的新方法。由于 iPSC 源自特定个体,研究者可获取具有特定遗传疾病患者的细胞进行重编程,这些待重编程组织携带相关致病突变,从而能够衍生出 iPSC 细胞系,并分化为受累细胞类型。例如,现在有 iPSC 品系可以在体外成熟为心肌细胞,其反应模拟了疾病中的表现。多组学研究(蛋白质组、基因组、代谢组等)可以揭示受影响细胞与正常细胞在遗传、代谢和功能方面的差异,从而确定新的药物靶点。此外,还可以在这一人体试验系统中测试新型药物的疗效和毒性[42,43]。事实上,人们希望 iPSC 衍生的细胞能取代动物进行某些毒理学研究,从而开发出更安全、成本更低的个性化疗法药物[44,45]。典型培养物中产生的亚型(心房型、心室型和结节型)的异质性,以及 PSC 衍生心肌细胞的未成熟、胚胎/胎儿特征在一定程度上混淆了这些研究[46]。然而,最近采用不同策略使细胞在体外成熟的研究所取得的结果令人鼓舞。例如,三维培养与机械刺激相结合,促使未成熟的干细胞衍生心肌细胞收缩,已被证明可导致代谢成熟,并产生更接近成人心肌细胞的细胞,这些细胞具有更大的潜力用于模拟与线粒体异常或心脏代谢相关疾病[25]。此外,胚胎干细胞衍生的心肌细胞和祖细胞与骨髓衍生细胞的功效相似,但在啮齿类动物心肌梗死研究中,它们在改善心脏收缩力方面表现出更高的效率和更显著的效果,表明它们可能是改善损伤后心脏功能的更理想的细胞类型[47]。最近,在非人类灵长类动物身上进行的研究表明,PSC 衍生的心肌细胞在心脏修复方面取得了可喜的成果[48]。法国 Philippe Menasché 启动了一项首次人体试验,将来源于临床级的 hESC 心血管祖细胞植入严重缺血性左心室功能障碍患者体内,以评估其安全性[49]。

(三)干细胞在血管和其他组织中的作用

在血管干细胞方面,关于内皮干细胞或祖细胞的身份和位置也有相当多的争议。最初认为,内皮祖细胞(endothelial progenitor cells,EPC)的主要储存库是骨髓,其中一部分在血液中循环,EPC 在缺氧时被动员起来。然而，目前公认的模式是，这些循环中的 EPC 并没有最初想象的那么重要，血管壁和/或血管周围细胞中的 EPC 才是血管维护和修复的主要来源[50-56]。在血管的三层（即内膜、中膜和外膜）中都发现了原代细胞，它们能够形成内皮和平滑肌。还有一些类似于多能间充质基质细胞（mesenchymal stromal cell，MSC）的细胞群可直接促进血管再通或为血管再通提供支持。文献[57]对此类细胞类型包括血管周细胞（pericytes）进行了综述。目前，研究者正在体内模型和一些早期临床试验中测试各种来源的 EPC 和周细胞诱导血管再通的能力。围绕使用此类细胞的一个重要问题是，循环 EPC（骨髓来源）的数量不仅与冠状动脉疾病的传统风险因素（包括慢性肾脏病和糖尿病）密切相关，它们的减少还能提示经 Framingham 量表无法发现的其他风险，包括心血管死亡[25]。因此，目前研究者正在临床前阶段和临床试验中寻找提高体外细胞数量和功能的方法，以确定其是否能克服心脏风险因素对细胞数量和功能的影响。其中一种方法就是恢复内皮型一氧化氮合酶（endothelial nitric oxide synthase，eNOS）的活性。NO 是 eNOS 活性的产物，是一种血管扩张因子，对血管有多种有益作用。NO 可防止血小板聚集、白细胞渗出和平滑肌增生，同时有助于内皮修复和延长内皮细胞存活时间。用 eNOS 基因敲除小鼠（eNOS$^{-/-}$）进行的实验结果表明，NO 通路在 EPC 介导的内皮维护和新生血管形成中发挥着关键作用。重要的是，通过转染 EPC 恢复 eNOS 活性和蛋白表达可恢复 EPC 功能并改善新生血管形成[58]。目前，研究者正在心肌梗死后的临床试验中评估 eNOS 过度表达对原发性肺动脉高压患者的影响[59]。表 4-1 列出了涉及 EPC 和间充质干细胞的临床试验。

表 4-1 正在进行的采用 EPC/MSC 治疗缺血性心脏病的临床试验摘要（所有试验的详情可通过 www.ClinicalTrials.gov 中的临床试验编号查询）

研究	n	细胞来源	条件	设计	递送	临床试验 ID
急性心肌梗死						
RELIEF	135	自体 BM	急性心肌梗死	第三阶段	IC	NCT01652209
CIRCULATE	105	异体	急性心肌梗死	第 2/3 阶段	IC	NCT03404063
HUC-HEART	79	自体/异体	CABG 术前	第 1/2 阶段	IM	NCT02323477
ENACT-AMI	100	自体 EPC 和转染人源 eNOS 的 EPC	急性心肌梗死	第二阶段	IC	NCT00936819
BAMI	350	自体 BM	急性心肌梗死	第三阶段	IC	NCT01569178
慢性缺血性心脏病						
Jerome 等	NYD	自体 BM	慢性缺血性心肌病（脱离左心室辅助装置）	第一阶段	IM	NCT02460770
MESAMI2	90	自体 BM	慢性缺血性心肌病	第二阶段	IM	NCT02462330
Dai 等	45	自体 BM	慢性缺血性心肌病	第 1/2 阶段	胶原支架	NCT02635464
CONCERT-HF	144	自体	缺血性心肌病	第二阶段	IM	NCT02501811

续表

研究	n	细胞来源	条件	设计	递送	临床试验 ID
Tresukosol	24	自体	缺血性心肌病	第二阶段	IC	NCT00384514
CardiAMP	250	自体 BM	缺血性心肌病心肌梗死后	第三阶段	IC	NCT02438306
非缺血性心肌病						
Hu 等	30	脐带	特发性扩张型心肌病	第一阶段	IM	NCT01219452
Olson 等	45	异体	蒽环类药物介导的心肌病	第一阶段	IV	NCT02408432
Fernandez-Avilez	70	自体	特发性扩张型心肌病	第1/2 阶段	IM	NCT01957826

注:BM. 骨髓;IC. 冠状动脉内;IV. 静脉内;IM. 心肌内;CABG. 冠状动脉旁路移植术;NYD. 尚未确定。

PSC 还能通过适合临床使用的方法分化成内皮细胞[60,61]及周细胞[62,63],这将为治疗外周肢体缺血、急性心肌梗死和卒中提供一种替代疗法,以恢复梗死区域的血管。遗憾的是,这种方法可能受限于细胞植入效率低下。因此,研究者正在开发其他方法来提高细胞存留率,如封装或开发生物相容性基质[64,65]。

七、干细胞疗法的早期转化

20 世纪 90 年代末,有关 SSC 的流行假说是,SSC 的分化能力可能并不局限于其来源的组织。临床前研究表明,将一种组织的 SSC 移植到另一个器官的受损组织中时,SSC 会采用新宿主组织的特征,并促进其恢复,这被称为"干细胞可塑性";同时,各种研究表明,移植的骨髓是一种富含 HSC、EPC 和包括 MSC 在内的其他细胞群的混合组织,对肝脏、骨骼肌、大脑和心脏等组织的修复特别有效。21 世纪 00 年代,由于对不同间充质干细胞群进行了更严格的分离,加上其他技术的进步,人们对所观察到的现象提出了其他解释,可塑性假说逐渐失信[66]。然而,有足够的证据支持使用骨髓进行一些临床试验,以修复心肌梗死后的心肌,或修复因各种病因导致的心功能受损的心力衰竭患者的心肌。一些小型试验主要用于评估安全性,也有一些试验主要通过评估左心室射血分数衡量的心脏功能来评估疗效[67-69]。因此,对数据的解释仍受到以下因素的影响:①大多数试验的参与人数较少;②试验方案存在差异,包括使用不同的生化细胞群、给药时间、细胞数量和给药途径等;③很少有试验是随机和/或安慰剂对照的。目前公认的观点是,这种改善并非源于骨髓细胞向心肌细胞的转分化,而可能是由于间接或环境的影响所致,包括生长因子的产生,这些生长因子有以下功能:①刺激血管再通;②调节局部对损伤的免疫/炎症反应,从而提高内源性组织的存活率和恢复能力[70,71]。这些初步研究表明,这种方法虽然尚未确定,却是可行的,而且在目前的早期阶段还不存在重大安全问题。然而,要明确解决安全问题,还需要进行更大规模和更长期的研究。

尽管如此,已有荟萃分析表明,心肌梗死或心力衰竭后接受自体血干细胞治疗患者的心功能略有增强[72-74]。尤为重要的是,在 REPAIR-AMI 试验中观察到的功能改善在输注骨髓细胞后持续了5年;与安慰剂相比,死亡率、非致死性心肌梗死或血管再通($P=0.03$)显著减少[75]。对此类试验进行的荟萃分析得出了相互矛盾的结果,其中一项分析表明,移植骨髓细胞可降低IHD患者的死亡、复发性心肌梗死和支架内血栓形成的发生率[74];但Gyongyosi等随后进行的荟萃分析发现,细胞疗法对临床事件或心室功能没有影响[76],可能的原因包括患者群体不同、细胞制备和使用方案不同(如细胞给药时间不同)。未来还需要进行更大规模的多中心、双盲、安慰剂对照试验,这些试验应具有检测微小效应的统计能力,以明确这些疗法的益处(表4-1)。

八、直接重编程(或转分化)策略

基础科学研究关于心血管组织的发育起源,以及心肌细胞和血管谱系从不同来源的分化,加上Yamanaka等的开创性发现,改变了心血管疗法的未来[77]。与其用药物疗法、动脉移植、支架和机械辅助装置治疗疾病,不如用干细胞衍生组织修复和替代血管和心肌,从而达到治愈的目的。上述方法为细胞疗法带来了现实的希望,但最令人振奋的前景可能是将其中一些方法结合在一起。1987年有报道称,在成纤维细胞中插入肌肉特异基因 MyoD,可使其向肌肉细胞转分化。随后的研究表明,强制表达主转录因子(transcription factors, TF)或TF组合可将许多成体细胞重编程为不同的类型[78-81]。这种直接重编程方法已被用于将成纤维细胞转化为心肌细胞[80,82,83],最近又被用于转化为内皮细胞[84]。诱导心肌细胞(induced cardiomyocytes, iCM)是由人类细胞在体外生成的,令人兴奋的是,对小鼠细胞的研究已经在体外和体内生成了iCM,这为通过添加信使或miRNA,甚至通过模拟TF作用的小分子药物将心脏中的成纤维细胞原位重编程为iCM带来了可能性[5-89]。

毫无疑问,我们正在进入一个新的医学时代,利用细胞疗法修复组织和治疗疾病将成为用药物控制症状的可行替代方案。目前,人们正在利用各种来源的干细胞及其衍生物开发许多策略;心血管系统已被用作首批试验平台之一,最近的发展有望在治疗这些地方病和限制生命的疾病方面取得重大进展。

结论和临床前景

- 基于细胞的治疗领域正在快速发展,众多干细胞群体因其再生特性而受到研究关注。
- 早期临床研究显示,使用骨髓衍生细胞作为再生疗法治疗心肌梗死后引发的心功能不全可能会带来一些益处。
- 目前还缺乏大型、多中心、安慰剂对照试验来明确证明这种方法的疗效。
- 更好地确定细胞类型的特征,以及更详细地了解修复的分子机制,将有助于针对特定疾病使用最佳细胞群来制定未来的治疗策略。

> **知识空白**
>
> - 当前及未来的安慰剂对照、双盲且大规模的试验将有助于阐明骨髓细胞疗法在缺血性心脏病和心力衰竭中的真正潜力。
> - 要生成具有完全成人表型的特定心肌细胞亚型(心房型、心室型和结节型),还需要开展更多的研究。这些更具代表性的细胞可提高HSC衍生细胞在药物测试、毒理学检测和疾病建模方面的能力。
> - 还需要进行更多的实验室研究和临床前测试,以确定在组织工程移植物中单独或与血管元件结合输送的干细胞衍生心肌细胞能否安全有效地用于临床试验。

- 还需要开展更多工作，以确定不同器官中内源性细胞群的特征，并通过单细胞分析技术识别基于细胞修复策略的作用机制。

（朱冰坡 翻译；高畅 审核）

参考文献

[1] Thomson JA, Itskovitz-Eldor J, Shapiro SS, Waknitz MA, Swiergiel JJ, Marshall VS, Jones JM. Embryonic stem cell lines derived from human blastocysts. Science (New York, NY). 1998 282;1145-7.

[2] Hyslop LA, Armstrong L, Stojkovic M, Lako M. Human embryonic stem cells: biology and clinical implications. Expert Rev Mol Med. 2005;7:1-21.

[3] Taylor CJ, Bolton EM, Bradley JA. Immunological considerations for embryonic and induced pluripotent stem cell banking. Philos Trans R Soc Lond Ser B Biol Sci. 2011;366:2312-22.

[4] Seita J, Weissman IL. Hematopoietic stem cell: self-renewal versus differentiation. Wiley Interdiscip Rev Syst Biol Med. 2010;2:640-53.

[5] Uchida S, De Gasperi P, Kostin S, Jenniches K, Kilic A, Izumiya Y, Shiojima I, Grosse Kreymborg K, Renz H, Walsh K, Braun T. Sca1-derived cells are a source of myocardial renewal in the murine adult heart. Stem Cell Rep. 2013;1:397-410.

[6] Calloni R, Cordero EA, Henriques JA, Bonatto D. Reviewing and updating the major molecular markers for stem cells. Stem Cells Dev. 2013;22:1455-76.

[7] Holmes C, Stanford WL. Concise review: stem cell antigen-1: expression, function, and enigma. Stem Cells (Dayton, Ohio). 2007;25:1339-47.

[8] Walasek MA, van Os R, de Haan G. Hematopoietic stem cell expansion: challenges and opportunities. Ann N Y Acad Sci. 2012;1266:138-50.

[9] Boulais PE, Frenette PS. Making sense of hematopoietic stem cell niches. Blood. 2015;125:2621-9.

[10] Dalby MJ, Gadegaard N, Oreffo RO. Harnessing nanotopography and integrin-matrix interactions to influence stem cell fate. Nat Mater. 2014;13:558-69.

[11] Zeng X. Human embryonic stem cells: mechanisms to escape replicative senescence? Stem Cell Rev. 2007;3:270-9.

[12] Zhou J, Su P, Wang L, Chen J, Zimmermann M, Genbacev O, Afonja O, Horne MC, Tanaka T, Duan E, Fisher SJ, Liao J, Chen J, Wang F. mTOR supports longterm self-renewal and suppresses mesoderm and endoderm activities of human embryonic stem cells. Proc Natl Acad Sci U S A. 2009;106:7840-5.

[13] Gurdon JB. The cloning of a frog. Development (Cambridge, England). 2013;140:2446-8.

[14] Takahashi K, Yamanaka S. Induction of pluripotent stem cells from mouse embryonic and adult fibroblast cultures by defined factors. Cell. 2006;126:663-76.

[15] Takahashi K, Tanabe K, Ohnuki M, Narita M, Ichisaka T, Tomoda K, Yamanaka S. Induction of pluripotent stem cells from adult human fibroblasts by defined factors. Cell. 2007;131:861-72.

[16] Yu J, Vodyanik MA, Smuga-Otto K, Antosiewicz-Bourget J, Frane JL, Tian S, Nie J, Jonsdottir GA, Ruotti V, Stewart R, Slukvin II, Thomson JA. Induced pluripotent stem cell lines derived from human somatic cells. Science (New York, NY). 2007;318:1917-20.

[17] Mummery CL. Perspectives on the use of human induced pluripotent stem cell-derived cardiomyocytes in biomedical research. Stem Cell Rep. 2018;11:1306-11.

[18] Kondrashov A, Duc Hoang M, Smith JGW, Bhagwan JR, Duncan G, Mosqueira D, Munoz MB, Vo NTN, Denning C. Simplified footprint-free Cas9/CRISPR editing of cardiac-associated genes in human pluripotent stem cells. Stem Cells Dev. 2018; 27: 391-404.

[19] Mattapally S, Pawlik KM, Fast VG, Zumaquero E, Lund FE, Randall TD, Townes TM, Zhang J. Human leukocyte antigen class I and II knockout human induced pluripotent stem cell-derived cells: universal donor for cell therapy. J Am Heart Assoc. 2018;7:e010239.

[20] Sommer CA, Mostoslavsky G. The evolving field of induced pluripotency: recent progress and future challenges. J Cell Physiol. 2013; 228:267-75.

[21] Zhou YY, Zeng F. Integration-free methods for generating induced pluripotent stem cells. Genomics Proteomics Bioinforma. 2013; 11: 284-7.

[22] Birket MJ, Mummery CL. Pluripotent stem cell derived cardiovascular progenitors-a developmental perspective. Dev Biol. 2015; 400:169-79.

[23] Mummery CL, Zhang J, Ng ES, Elliott DA, Elefanty AG, Kamp TJ. Differentiation of human embryonic stem cells and induced pluripotent stem cells to cardiomyocytes: a methods overview. Circ Res. 2012; 111: 344-58.

[24] Robertson C, Tran DD, George SC. Concise review: maturation phases of human pluripotent stem cell-derived cardiomyocytes. Stem Cells (Dayton, Ohio). 2013;31:829-37.

[25] Ulmer BM, Stoehr A, Schulze ML, Patel S, Gucek M, Mannhardt I, Funcke S, Murphy E, Eschenhagen T, Hansen A. Contractile work contributes to maturation of energy metabolism in hiPSC-derived cardiomyocytes. Stem Cell Rep. 2018;10:834-47.

[26] Ronaldson-Bouchard K, Ma SP, Yeager K, Chen T, Song L, Sirabella D, Morikawa K, Teles D, Yazawa M, Vunjak-Novakovic G. Advanced maturation of human cardiac tissue grown from pluripotent stem cells. Nature. 2018;556:239-43.

[27] Frantz S. Embryonic stem cell pioneer Geron exits field, cuts losses. Nat Biotechnol. 2012;30:12-3.

[28] Nazari H, Zhang L, Zhu D, Chader GJ, Falabella P, Stefanini F, Rawland T, Clegg DO, Kashani AH, Hinton DR, Humayun MS. Stem cell based therapies for age-related macular degeneration: the promises and the challenges. Prog Retin Eye Res. 2015; 48: 1-39.

[29] Laugwitz KL, Moretti A, Lam J, Gruber P, Chen Y, Woodard S, Lin LZ, Cai CL, Lu MM, Reth M, Platoshyn O, Yuan JX, Evans S, Chien KR. Postnatal isl1+ cardioblasts enter fully differentiated cardiomyocyte lineages. Nature. 2005;433:647-53.

[30] Gerbin KA, Murry CE. The winding road to regenerating the human heart. Cardiovasc Pathol. 2015;24:133-40.

[31] van Berlo JH, Kanisicak O, Maillet M, Vagnozzi RJ, Karch J, Lin SC, Middleton RC, Marbán E, Molkentin JD. c-kit+ cells minimally contribute cardiomyocytes to the heart. Nature. 2014;509:337-41.

[32] Li Y, He L, Huang X, Bhaloo SI, Zhao H, Zhang S, Pu W, Tian X, Liu Q, Yu W, Zhang L, Liu X, Liu K, Tang J, Zhang H, Cai D, Ralf AH, Xu Q, Lui KO, Zhou B. Genetic lineage tracing of nonmyocyte population by dual recombinases. Circulation. 2018;138:793-805.

[33] Ellison GM, Vicinanza C, Smith AJ, Aquila I, Leone A, Waring CD, Henning BJ, Stirparo GG, Papait R, Scarfò M, Agosti V, Viglietto G, Condorelli G, Indolfi C, Ottolenghi S, Torella D, Nadal-Ginard B. Adult c-kit(pos) cardiac stem cells are necessary and sufficient for functional cardiac regeneration and repair. Cell. 2013;154:827-42.

[34] Vicinanza C, Aquila I, Cianflone E, Scalise

M, Marino F, Mancuso T, Fumagalli F, Giovannone ED, Cristiano F, Iaccino E, Marotta P, Torella A, Latini R, Agosti V, Veltri P, Urbanek K, Isidori AM, Saur D, Indolfi C, Nadal-Ginard B, Torella D. Kit. Nature. 2018;555:E1-5.

[35] Eschenhagen T, Bolli R, Braun T, Field LJ, Fleischmann BK, Frisén J, Giacca M, Hare JM, Houser S, Lee RT, Marbán E, Martin JF, Molkentin JD, Murry CE, Riley PR, Ruiz-Lozano P, Sadek HA, Sussman MA, Hill JA. Cardiomyocyte regeneration: a consensus statement. Circulation. 2017; 136: 680-6.

[36] Notice of retraction. Circulation. 2014;129: e466.

[37] Anversa P, Kajstura J, Rota M, Leri A. Regenerating new heart with stem cells. J Clin Invest. 2013;123:62-70.

[38] Mercola M, Ruiz-Lozano P, Schneider MD. Cardiac muscle regeneration: lessons from development. Genes Dev. 2011;25:299-309.

[39] Noseda M, Peterkin T, Simoes FC, Patient R, Schneider MD. Cardiopoietic factors: extracellular signals for cardiac lineage commitment. Circ Res. 2011;108:129-52.

[40] Brade T, Pane LS, Moretti A, Chien KR, Laugwitz KL. Embryonic heart progenitors and cardiogenesis. Cold Spring Harb Perspect Med. 2013;3:a013847.

[41] Hirt MN, Hansen A, Eschenhagen T. Cardiac tissue engineering: state of the art. Circ Res. 2014;114:354-67.

[42] Bellin M, Marchetto MC, Gage FH, Mummery CL. Induced pluripotent stem cells: the new patient? Nat Rev Mol Cell Biol. 2012; 13:713-26.

[43] Inoue H, Nagata N, Kurokawa H, Yamanaka S. iPS cells: a game changer for future medicine. EMBO J. 2014;33:409-17.

[44] Kolaja K. Stem cells and stem cell-derived tissues and their use in safety assessment. J Biol Chem. 2014;289:4555-61.

[45] Shtrichman R, Germanguz I, Itskovitz-Eldor J. Induced pluripotent stem cells (iPSCs) derived from different cell sources and their potential for regenerative and personalized medicine. Curr Mol Med. 2013;13: 792-805.

[46] Karakikes I, Ameen M, Termglinchan V, Wu JC. Human induced pluripotent stem cell-derived cardiomyocytes: insights into molecular, cellular, and functional phenotypes. Circ Res. 2015;117:80-8.

[47] Fernandes S, Chong JJH, Faige SL, Iwata M, Torok-Storb B, Keller G, Reinecke H, Murry CE. Comparison of human embryonic stem cell-derived cardiomyocytes, cardiovascular progenitors, and bone marrow mononuclear cells for cardiac repair. Stem Cell Rep. 2015;5:753-62.

[48] Liu YW, Chen B, Yang X, Fugate JA, Kalucki FA, Futakuchi-Tsuchida A, Couture L, Vogel KW, Astley CA, Baldessari A, Ogle J, Don CW, Steinberg ZL, Seslar SP, Tuck SA, Tsuchida H, Naumova AV, Dupras SK, Lyu MS, Lee J, Hailey DW, Reinecke H, Pabon L, Fryer BH, MacLellan WR, Thies RS, Murry CE. Human embryonic stem cell-derived cardiomyocytes restore function in infarcted hearts of non-human primates. Nat Biotechnol. 2018;36:597-605.

[49] Menasché P, Vanneaux V, Hagège A, Bel A, Cholley B, Parouchev A, Cacciapuoti I, Al-Daccak R, Benhamouda N, Blons H, Agbulut O, Tosca L, Trouvin JH, Fabreguettes JR, Bellamy V, Charron D, Tartour E, Tachdjian G, Desnos M, Larghero J. Transplantation of human embryonic stem cell-derived cardiovascular progenitors for severe ischemic left ventricular dysfunction. J Am Coll Cardiol. 2018;71:429-38.

[50] Basile DP, Yoder MC. Circulating and tissue resident endothelial progenitor cells. J Cell Physiol. 2014;229:10-6.

[51] Chen CW, Corselli M, Peault B, Huard J. Human bloodvessel-derived stem cells for tissue repair and regeneration. J Biomed Biotechnol. 2012;2012:597439.

[52] Goligorsky MS, Salven P. Concise review: endothelial stem and progenitor cells and their habitats. Stem Cells Transl Med. 2013;2:499-504.

[53] Laugwitz KL, Moretti A, Caron L, Nakano A, Chien KR. Islet1 cardiovascular progenitors: a single source for heart lineages? Development (Cambridge, England). 2008;135:193-205.

[54] Lin CS, Lue TF. Defining vascular stem cells. Stem Cells Dev. 2013;22:1018-26.

[55] Minami Y, Nakajima T, Ikutomi M, Morita T, Komuro I, Sata M, Sahara M. Angiogenic potential of early and late outgrowth endothelial progenitor cells is dependent on the time of emergence. Int J Cardiol. 2015;186:305-14.

[56] Psaltis PJ, Simari RD. Vascular wall progenitor cells in health and disease. Circ Res. 2015;116:1392-412.

[57] Torsney E, Xu Q. Resident vascular progenitor cells. J Mol Cell Cardiol. 2011;50:304-11.

[58] Zhao YD, Courtman DW, Deng Y, Kugathasan L, Zhang Q, Stewart DJ. Rescue of monocrotaline-induced pulmonary arterial hypertension using bone marrowderived endothelial-like progenitor cells: efficacy of combined cell and eNOS gene therapy in established disease. Circ Res. 2005;96:442-50.

[59] Taljaard M, Ward MR, Kutryk MJ, Courtman DW, Camack NJ, Goodman SG, Parker TG, Dick AJ, Galipeau J, Stewart DJ. Rationale and design of Enhanced Angiogenic Cell Therapy in Acute Myocardial Infarction (ENACT-AMI): the first randomized placebo-controlled trial of enhanced progenitor cell therapy for acute myocardial infarction. Am Heart J. 2010;159:354-60.

[60] Kane NM, Meloni M, Spencer HL, Craig MA, Strehl R, Milligan G, Houslay MD, Mountford JC, Emanueli C, Baker AH. Derivation of endothelial cells from human embryonic stem cells by directed differentiation: analysis of microRNA and angiogenesis in vitro and in vivo. Arterioscler Thromb Vasc Biol. 2010;30:1389-97.

[61] MacAskill MG, Saif J, Condie A, Jansen MA, MacGillivray TJ, Tavares AAS, Fleisinger L, Spencer HL, Besnier M, Martin E, Biglino G, Newby DE, Hadoke PWF, Mountford JC, Emanueli C, Baker AH. Robust revascularization in models of limb ischemia using a clinically translatable human stem cell-derived endothelial cell product. Mol Ther. 2018;26:1669-84.

[62] Dar A, Domev H, Ben-Yosef O, Tzukerman M, Zeevi-Levin N, Novak A, Germanguz I, Amit M, Itskovitz-Eldor J. Multipotent vasculogenic pericytes from human pluripotent stem cells promote recovery of murine ischemic limb. Circulation. 2012;125:87-99.

[63] Orlova VV, van den Hil FE, Petrus-Reurer S, Drabsch Y, Ten Dijke P, Mummery CL. Generation, expansion and functional analysis of endothelial cells and pericytes derived from human pluripotent stem cells. Nat Protoc. 2014;9:1514-31.

[64] Kamalakshakurup G, Lee AP. High-efficiency single cell encapsulation and size selective capture of cells in picoliter droplets based on hydrodynamic micro-vortices. Lab Chip. 2017;17:4324-33.

[65] Rashedi I, Talele N, Wang XH, Hinz B, Radisic M, Keating A. Collagen scaffold enhances the regenerative properties of mesenchymal stromal cells. PLoS One. 2017;12:e0187348.

[66] Wagers AJ, Weissman IL. Plasticity of adult stem cells. Cell. 2004;116:639-48.

[67] Makkar RR, Smith RR, Cheng K, Malliaras K, Thomson LE, Berman D, Czer LS, Marbán L, Mendizabal A, Johnston PV, Russell SD, Schuleri KH, Lardo AC, Gerstenblith G, Marbán E. Intracoronary cardiosphere-derived cells for heart regeneration after myocardial infarction (CADUCEUS): a prospective, randomised phase 1 trial. Lan-

cet. 2012;379:895-904.

[68] Assmus B, Honold J, Schächinger V, Britten MB, Fischer-Rasokat U, Lehmann R, Teupe C, Pistorius K, Martin H, Abolmaali ND, Tonn T, Dimmeler S, Zeiher AM. Transcoronary transplantation of progenitor cells after myocardial infarction. N Engl J Med. 2006;355:1222-32.

[69] Bolli R, Chugh AR, D'Amario D, Loughran JH, Stoddard MF, Ikram S, Beache GM, Wagner SG, Leri A, Hosoda T, Sanada F, Elmore JB, Goichberg P, Cappetta D, Solankhi NK, Fahsah I, Rokosh DG, Slaughter MS, Kajstura J, Anversa P. Cardiac stem cells in patients with ischaemic cardiomyopathy (SCIPIO): initial results of a randomised phase 1 trial. Lancet. 2011;378:1847-57.

[70] Michler RE. Stem cell therapy for heart failure. Cardiol Rev. 2014;22:105-16.

[71] Saramipoor Behbahan I, Keating A, Gale RP. Bone marrow therapies for chronic heart disease. Stem Cells (Dayton, Ohio). 2015;33:3212-27.

[72] Cheng K, Wu F, Cao F. Intramyocardial autologous cell engraftment in patients with ischaemic heart failure: a meta-analysis of randomised controlled trials. Heart Lung Circ. 2013;22:387-94.

[73] Francis DP, Mielewczik M, Zargaran D, Cole GD. Autologous bone marrow-derived stem cell therapy in heart disease: discrepancies and contradictions. Int J Cardiol. 2013;168:3381-403.

[74] Jeevanantham V, Butler M, Saad A, Abdel-Latif A, Zuba-Surma EK, Dawn B. Adult bone marrow cell therapy improves survival and induces long-term improvement in cardiac parameters: a systematic review and meta-analysis. Circulation. 2012;126:551-68.

[75] Assmus B, Leistner DM, Schächinger V, Erbs S, Elsässer A, Haberbosch W, Hambrecht R, Sedding D, Yu J, Corti R, Mathey DG, Barth C, Mayer-Wehrstein C, Burck I, Sueselbeck T, Dill T, Hamm CW, Tonn T, Dimmeler S, Zeiher AM, Group R-AS. Long-term clinical outcome after intracoronary application of bone marrow-derived mononuclear cells for acute myocardial infarction: migratory capacity of administered cells determines event-free survival. Eur Heart J. 2014;35:1275-83.

[76] Gyöngyösi M, Wojakowski W, Lemarchand P, Lunde K, Tendera M, Bartunek J, Marban E, Assmus B, Henry TD, Traverse JH, Moyé LA, Sürder D, Corti R, Huikuri H, Miettinen J, Wöhrle J, Obradovic S, Roncalli J, Malliaras K, Pokushalov E, Romanov A, Kastrup J, Bergmann MW, Atsma DE, Diederichsen A, Edes I, Benedek I, Benedek T, Pejkov H, Nyolczas N, Pavo N, Bergler-Klein J, Pavo IJ, Sylver C, Berti S, Navarese EP, Maurer G, Investigators A. Meta-analysis of cell-based CaRdiac stUdiEs (ACCRUE) in patients with acute myocardial infarction based on individual patient data. Circ Res. 2015;116:1346-60.

[77] Park KM, Gerecht S. Harnessing developmental processes for vascular engineering and regeneration. Development. 2014;141:2760-9.

[78] Sanchez Alvarado A, Yamanaka S. Rethinking differentiation: stem cells, regeneration, and plasticity. Cell. 2014;157:110-9.

[79] Xu J, Du Y, Deng H. Direct lineage reprogramming: strategies, mechanisms, and applications. Cell Stem Cell. 2015;16:119-34.

[80] Yi BA, Mummery CL, Chien KR. Direct cardiomyocyte reprogramming: a new direction for cardiovascular regenerative medicine. Cold Spring Harb Perspect Med. 2013;3:a014050.

[81] Zhang L, Malik AB, Rehman J. Reprogramming fibroblasts to endothelial cells: converted or born again? Circulation. 2014;130:1136-8.

[82] Fu JD, Srivastava D. Direct reprogramming of fibroblasts into cardiomyocytes for cardiac regenerative medicine. Circ J. 2015;79:

245-54.

[83] Fu JD, Stone NR, Liu L, Spencer CI, Qian L, Hayashi Y, Delgado-Olguin P, Ding S, Bruneau BG, Srivastava D. Direct reprogramming of human fibroblasts toward a cardiomyocyte-like state. Stem Cell Rep. 2013; 1:235-47.

[84] Han JK, Chang SH, Cho HJ, Choi SB, Ahn HS, Lee J, Jeong H, Youn SW, Lee HJ, Kwon YW, Cho HJ, Oh BH, Oettgen P, Park YB, Kim HS. Direct conversion of adult skin fibroblasts to endothelial cells by defined factors. Circulation. 2014; 130: 1168-78.

[85] Jayawardena TM, Finch EA, Zhang L, Zhang H, Hodgkinson CP, Pratt RE, Rosenberg PB, Mirotsou M, Dzau VJ. MicroRNA induced cardiac reprogramming in vivo: evidence for mature cardiac myocytes and improved cardiac function. Circ Res. 2015;116:418-24.

[86] Nam YJ, Lubczyk C, Bhakta M, Zang T, Fernandez-Perez A, McAnally J, Bassel-Duby R, Olson EN, Munshi NV. Induction of diverse cardiac cell types by reprogramming fibroblasts with cardiac transcription factors. Development (Cambridge, England). 2014; 141:4267-78.

[87] Qian L, Berry EC, Fu JD, Ieda M, Srivastava D. Reprogramming of mouse fibroblasts into cardiomyocyte-like cells in vitro. Nat Protoc. 2013;8:1204-15.

[88] Wang H, Cao N, Spencer CI, Nie B, Ma T, Xu T, Zhang Y, Wang X, Srivastava D, Ding S. Small molecules enable cardiac reprogramming of mouse fibroblasts with a single factor, Oct4. Cell Rep. 2014;6:951-60.

[89] Zhang R, Han P, Yang H, Ouyang K, Lee D, Lin YF, Ocorr K, Kang G, Chen J, Stainier DY, Yelon D, Chi NC. In vivo cardiac reprogramming contributes to zebrafish heart regeneration. Nature. 2013; 498: 497-501.

5 淋巴系统

Giacomo Rossitto, Margaret Sneddon, and Stanley G. Rockson

一、概述 / 48
二、功能解剖学 / 48
 （一）初始淋巴管 / 49
 （二）集合淋巴管 / 49
 （三）淋巴结 / 51
 （四）淋巴导管 / 51
三、淋巴流动的调控 / 51
 （一）外在和内在的决定因素 / 51
 （二）内在淋巴泵及其调控 / 51
四、水肿和淋巴水肿 / 52
 传统分类和病理机制 / 53
五、淋巴系统在心血管疾病风险因素和疾病中的作用 / 54
 （一）衰老 / 54
 （二）脂肪代谢和肥胖 / 54
 （三）糖尿病 / 55
 （四）高血压 / 55
 （五）心肌梗死 / 55
六、淋巴管和炎症 / 55
七、治疗 / 56
 （一）0 期和 1 期淋巴水肿的管理 / 56
 （二）2 期和 3 期淋巴水肿的管理 / 57
 （三）未来的治疗学 / 57
参考文献 / 58

© Springer Nature Switzerland AG 2019
R. M. Touyz, C. Delles (eds.), *Textbook of Vascular Medicine*,
https://doi.org/10.1007/978-3-030-16481-2_5

> **关键概念**
> - 淋巴系统持续排出由毛细血管床产生的超滤液，以此来维持组织和血浆容量的内环境稳态。
> - 淋巴系统包括淋巴结和淋巴管。淋巴管沿其向心方向逐渐出现一层肌层，后者可自发地、节律性地收缩，加之组织运动产生的外在推动力促使淋巴向前流动。
> - 由瓣膜分隔的淋巴系统基本泵单元受到精细的调控。其损伤会导致液体从组织流出受阻，即组织水肿。一般来说，由淋巴流动受阻所导致的任何水肿都称为淋巴水肿。
> - 原发性淋巴水肿是指淋巴水肿由淋巴管发育异常所致，而继发性淋巴水肿是指淋巴管由于外在因素或疾病破坏所致的淋巴水肿。
> - 除用于诸如肿瘤治疗的淋巴结切除术造成的经典损伤外，最近的证据表明，淋巴功能在炎症、心血管风险因素和疾病情况下也会受损。

一、概述

一个关键的功能需求推动了心血管系统的发展，即将代谢底物递送到大型生物体内的细胞。总的来说，这个功能的实现依赖于心脏产生的泵血力量，维持血液通过多级血管管道流动，并最终通过微循环（毛细血管床及紧邻其上下游的微血管）来完成底物的交换。在这一水平上，血浆、高度组织化的微血管壁、血管周围组织间隙与维持循环的主要力量（即血压）之间的相互作用产生了滤过现象。该现象由 Starling-Landis 原理控制，根据该原理，滤过速率与血浆和间质之间的水压梯度减去相应的胶体渗透压梯度成正比（$P_p - P_i$ 和 $\Pi_p - \Pi_i$，分别有利于和不利于滤过）。传统上，以上原则被以动静脉为中心的解释所理解，假设外渗液体中 90% 会在微血管床的静脉端重吸收（此处水压下降）（图 5-1a）。然而，基于直接测量 P_i 和 π_i 的现代证据表明，在大多数器官和情况下[少数例外情况包括肠黏膜、肾小管周围和淋巴结毛细血管，以及血管收缩的早期阶段如出血后（图 5-1b）][1]，沿灌注良好的微血管全长的净力总和始终有利于滤过而非吸收。因此，液体平衡必须通过提供超滤液和滤过血浆蛋白持续引流的其他机制实现，这由淋巴系统来完成。通过淋巴管将淋巴液转运回中心静脉血，淋巴管代表了经常被忽视的动静脉循环支持，它们完成液体的血管外循环，并在一定程度上维持组织和血浆容量稳定。事实上，即使在大多数组织中极小的滤过分数的情况下（即在一次通过毛细血管的过程中逸出的血浆水占比 <0.1%～0.3%），人类的身体依然每天产生并转运大量的 (4～8 L) 淋巴液。因此，淋巴系统在心血管生理学中具有至关重要的作用，而并非辅助作用[1-3]。

除维持体液平衡（本章重点）外，淋巴系统还担负另外 2 个主要功能：①营养，负责肠道中的大多数脂肪吸收；②免疫监控，给可溶性抗原和组织驻留免疫细胞提供进入位点，同时作为低流量系统，以淋巴结为检查点，产生适宜的免疫应答。如下文简要概述，这两种看似与心血管生理和疾病不相关的功能，实际上在其间扮演的角色绝非微不足道。

二、功能解剖学

淋巴系统在整个生物体稳态中发挥基础性重要作用，其广泛分布于全身，淋巴管或淋巴管样结构几乎存在于所有血管化组织中，包括大脑和眼睛。

淋巴管以单向和分层的方式组织成一系列盲端毛细淋巴管、前集合淋巴管和集合淋巴管，通过淋巴结链，最后汇入终末导管（即胸导管和右淋巴管）中，在这里，淋巴通过锁骨下静脉返回血液循环（图 5-1b）。

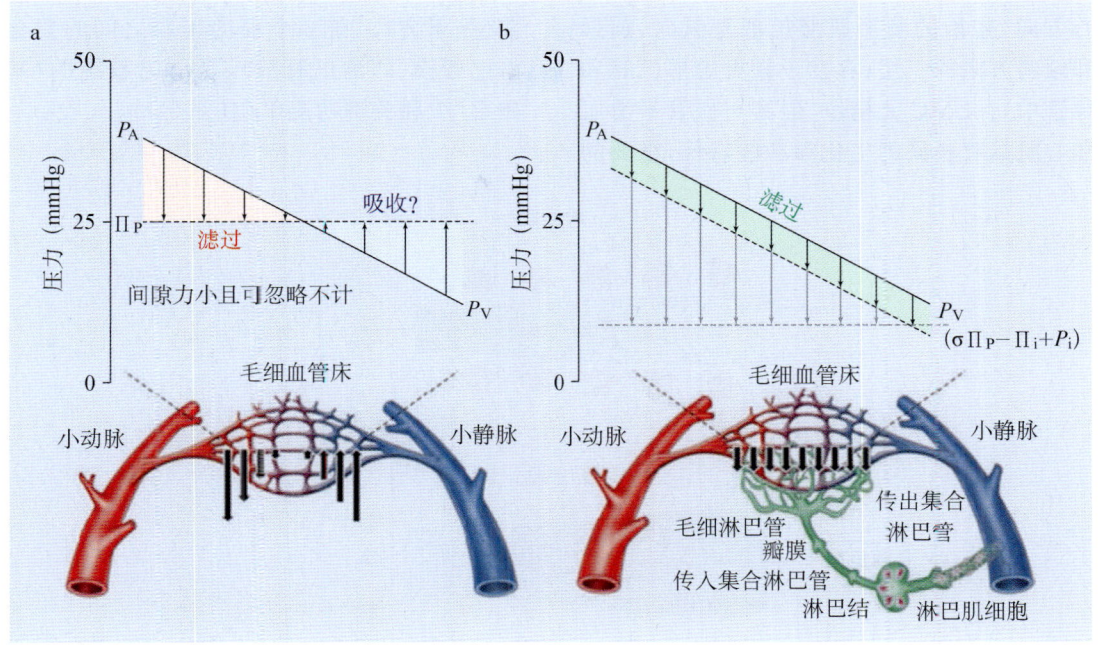

图 5-1　Starling-Landis 平衡和淋巴系统在循环中的作用

注：a. 传统的以动静脉为中心的模型，假定组织间隙力可以忽略不计，因此，液体在毛细血管床的静脉端被重新吸收；b. 通过包含直接测量流体静水压(P)和胶体渗透压(Π)重新评估上述模型，计算的滤过值（灰色箭头）和实际滤过值（黑色箭头），作为血管内皮细胞调节毛细血管床的 Π_i，经过持续正向合力滤过的液体由淋巴系统经由毛细淋巴管、传入集合淋巴管、淋巴结、传出集合淋巴管和淋巴导管排入中央静脉血。P_A、P_V、P_i 分别代表动脉、静脉和组织间隙静水压；σ 代表反射系数（改编自 Levick and Michel[1]，Potente[25,26]）。

(一)初始淋巴管

毛细淋巴管（也称初始淋巴管，直径为 20~70 μm）由单层橡树叶形淋巴管内皮细胞(lymphatic endothelial cells, LEC)组成，这种内皮细胞的基底膜不完整，没有周细胞。与血管内皮细胞不同，LEC 通过 VE-钙黏蛋白以"纽扣样"模式连接在一起。它们互相重叠，并通过锚定细丝的方式附着在细胞外基质(extracellular matrix, ECM)上，这种独特的结构形成由裂隙和瓣膜组成的初级系统，能够精确调控溶质、大分子物质和细胞的受控性进入。特别是，腔内和外压力的变化（由骨骼肌收缩、过量间质液，或者由血管周围皮肤或结构运动产生）会将内皮细胞拉开，从而打开它们之间的连接。

(二)集合淋巴管

最初的淋巴网汇入较大的集合淋巴管。由于连续的基底膜和拉链样内皮间连接，这些淋巴管的通透性较低。与静脉一样，它们也有双叶瓣膜，以引导淋巴汇聚，防止反流，并且这些集合淋巴管被稀疏的内皮周围淋巴肌肉细胞(lymphatic muscle cells, LMC)覆盖（图 5-1）。这种覆盖范围的程度取决于血管层次、区域和物种，例如，人类皮肤中有将乳头下初始淋巴管与真皮中较深的集合淋巴管（直径为 150~500 μm）连接的非肌性前收集器(直径为 70～150 μm);沿其向心方向,初始的圆形肌层扩展至纵向、圆形和倾斜方向的三层(存在于较大的淋巴管和导管中)。LMC 无横纹,但其与血管平滑肌和心肌具有相同的生化和功能特征,重要的是,它们自发并有节律地收缩以驱动淋巴向前(见下文)。在 2 个腔内瓣膜之间的集合淋巴管段(即淋巴管节),是淋巴系统的"基础泵"[4]和关键功能单位(图 5-2)。

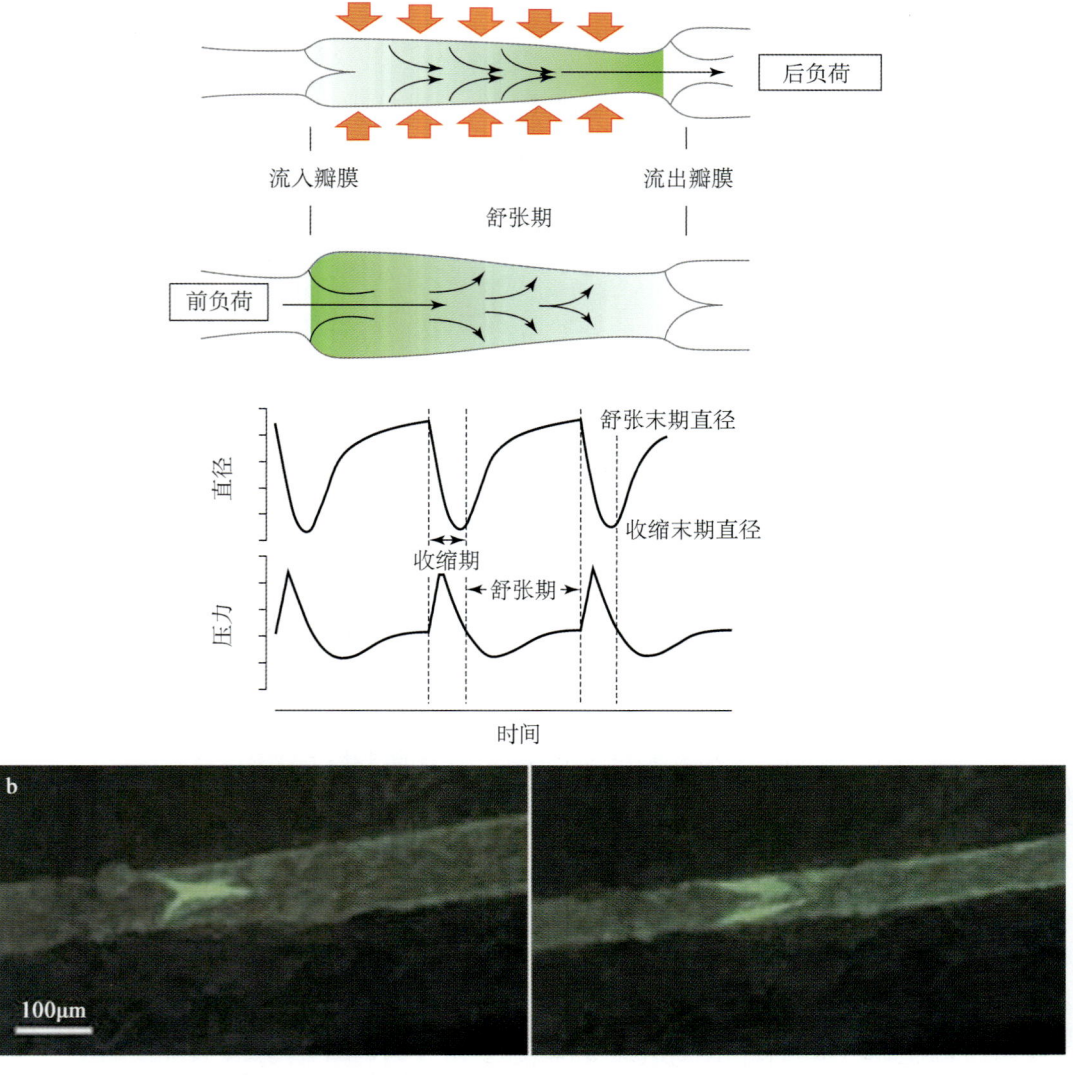

图 5-2 淋巴管收缩周期

注:a. 淋巴管收缩的收缩-舒张阶段的示意图,包括典型的压力和直径变化;b. 与收缩周期不同阶段(左图为下游淋巴管舒张末期,右图为上游淋巴管收缩中期)相对应的淋巴管瓣膜的开放和关闭(经允许改编自 Chong[27])。

(三)淋巴结

淋巴结是免疫监视的检查点,淋巴管、抗原呈递细胞和淋巴细胞携带的间质液和相关抗原在这里聚集。淋巴结内的 LEC 不仅通过表达各种趋化因子和黏附分子调节实质内产生免疫应答所需的细胞转运,还可作为抗原呈递细胞参与诱导外周免疫耐受[5]。

本章不详细讨论在淋巴结中发生的免疫事件,但一个完整的淋巴网络为进入(传入集合淋巴管)和离开(传出集合淋巴管)这些检查点提供途径的重要性显而易见。在如皮肤、呼吸道和胃肠道这样持续暴露在外来抗原和微生物的"屏障"器官中,淋巴管高密度分布,这一现象进一步支持上述概念。因此,由于初始免疫应答的缺陷,淋巴系统局部受损的情况,如淋巴水肿(见后文),容易导致复发感染[3]。

(四)淋巴导管

从淋巴结链中延伸出来的集合淋巴管最终汇聚成两条大的淋巴导管,即胸导管和右淋巴导管。胸导管收集约总输出淋巴液的 3/4,重要的是,它还接受来自肠乳糜管形成的富含乳糜微粒的淋巴液,并将之收集到其下方、腹部末端的囊状膨大里。两根导管均通过位于锁骨下静脉和颈静脉交界处的淋巴静脉瓣进入静脉循环。尽管存在着一些额外的微小外周淋巴静脉交通,但该解剖结构揭示了早期胚胎发生时的情况,即淋巴管从主静脉出芽,随后与非静脉源性浅丛相连接[6]。

三、淋巴流动的调控

(一)外在和内在的决定因素

淋巴液在淋巴系统中的流动需要克服相反的静水压梯度,这依赖于外在推动力和内在推进力的共同作用。

外在推动力来源于像骨骼肌收缩、肠蠕动、皮肤运动或邻近动脉搏动的组织运动对淋巴管的间歇性压迫,在下肢,由骨骼肌收缩所致的外在推动力约可使 1/3 的淋巴转运。深呼吸或运动也被认为可以刺激淋巴通过胸导管运动,但缺乏有力证据支持这一观点。与静脉系统类似,单向瓣膜保证了液体的单向流动。

内在推进力由沿收集淋巴管网排列的 LMC 层主动且有节奏的泵送活动产生。这种独特活性的机制和调节因素已有文献进行了详细综述[4,7],后文将进行简要总结。

(二)内在淋巴泵及其调控

1. 收缩的分子基础 淋巴管肌肉的特征是起搏细胞产生的动作电位(action potential,AP),该动作电位通过自发瞬时去极化总和产生。这些由与控制窦房结起搏的离子通道相似的数种离子通道调节[4]。收缩依赖于电压控制钙通道(主要是 L 型钙通道[8,9])的开放,导致 Ca^{2+} 内流。Ca^{2+} 以钙调蛋白依赖性方式调节肌球蛋白轻链激酶(myosin light chain kinase,MLCK)/肌球蛋白轻链磷酸酶(myosin light chain phosphatase,MLCP)活性的平衡,控制肌球蛋白轻链(myosin light chain,MLC)磷酸化,从而触发 MLC 缩短。与血管平滑肌细胞类似,LMC 的张力和自发收缩受到 NO 的抑制,NO 由 LEC 通过内皮型一氧化氮合酶(eNOS)/诱导型一氧化氮合酶(iNOS)在各种刺激(如剪切应力)下产生,或由其他细胞(如炎性细胞)产生[4,10]。当易位至 LMC 时,NO 激活可溶性鸟苷酸环化酶和下游环磷酸鸟苷(cyclic guanosine monophosphate,cGMP)依赖性蛋白激酶,使 MLC 去磷酸化和松弛[7]。

2. 淋巴管力学 上述细胞机制在淋巴

管功能单位内的同步化与心脏泵的力学具有惊人的相似性,其活性可被视为一系列收缩和舒张(充盈)相;瓣膜的打开和关闭则是由产生的压力梯度所驱动。由此可以定义收缩末期和舒张末期压力和直径(end-systolic and end-diastolic pressures and diameters,ESD 和 EDD),以及射血分数(ejection fraction,EF)、收缩频率(frequency,FREQ)及其乘积泵输出量(图 5-2)。与心脏一样,淋巴泵受以下多种调节机制的影响。

(1)前负荷:在与心脏中观察到的 Frank-Starling 定律相似的关系中,作为对更远端的输入增加的回应,淋巴节段可以增加其输出,峰值压力约为 5 cmH_2O。这是通过调节对膨胀高度敏感的 FREQ 和直径来实现的。

(2)后负荷:淋巴管能通过适应性泵送对抗增加的负荷(由重力、中心静脉压升高和/或部分流出道梗阻引起),直到达到高于前负荷压力约 11 cmH_2O 的衰竭阈值。当流出道压力升高时,淋巴管节段通过增强收缩力(正性肌力)产生应答(图 5-2)。

非常重要的是,淋巴管内淋巴管节段的串联结构确保了其产生的推进力远高于单个淋巴管单元所能生成的力量。因此,上述压力适应电位(和限值)应被视为累加,从而使肢体淋巴管能够对抗阻力泵出总计 40~50 mmHg 的压力。为此,淋巴管内和淋巴管间的收缩同步性是必要条件。这种电偶联可能涉及 LEC 和 LMC 中的连接蛋白,但其表达和功能尚需进一步阐明。

(3)神经激素调节:较大的淋巴管由交感肾上腺素能纤维支配。通过 α-肾上腺素能纤维的刺激,可以同时增强肌力、FREQ 和 EF。这种机制在出血等情况下特别有用,此时淋巴泵功能的增加促进间质液转移到耗尽的循环中。此外,毒蕈碱刺激也会引起对 LMC 的正性变时作用,但这一效应会被 LEC 释放 NO 的抑制作用所抵消。同样,σ_1 受体激活诱导 NO 内皮生成增加。5-羟色胺对淋巴收缩的影响似乎具有种属和受体表达特异性。P 物质是一种炎症的化学介质,它可促进张力生成和 FREQ 增加;不同的是,抗炎血管活性肠肽(the anti-inflammatory vasoactive intestinal peptide,VIP)可抑制淋巴泵功能,并使 LMC 膜电位超极化。

总之,由于高度分工的结构和功能组织,淋巴管主动产生推进力[4]。尽管 LMC 的许多详细的分子和力学性能仍不明确,但未来对其特性的调节为局部或全身改善淋巴功能的治疗干预提供了一条前景的途径。

四、水肿和淋巴水肿

如前所述,心血管生理学的主要功能是维持液体平衡。组织水平的这种平衡受损导致间质液过多,即静水压性水肿。水肿可局限于特定器官或腔隙(如腹膜腔或胸膜腔),但最常见的发生部位是外周皮下腔隙内,因为该组织相较于其他组织(如肌肉)具有较高的扩张顺应性。然而,即使器官中出现轻微的水肿也会显著影响局部内环境稳定和功能[11]。从长期来看,该过程可能最终导致实质和基质成分增殖、ECM 物质和脂肪组织过度沉积。

尽管水肿是关键的疾病体征,但临床对水肿的认识在 2 个方面存在不足:①在大量细胞外液积聚之前,体格检查在识别有临床意义的水肿方面存在局限性;②在大多数情况下,未能充分认识到淋巴引流本身作为水肿决定因素或促成因素的重要作用。

严格地说,当微血管(毛细血管和小静脉)滤过率超过淋巴引流时,就会发生水肿(图 5-1)[3]。考虑到淋巴系统在需求增加时的可塑性(如上所述),以及可能损害其功能的多种因素(见下文),平衡的淋巴成分显然不容忽视。

换句话说,所有的慢性水肿都反映了应对微血管滤过的淋巴功能的绝对或相对表失，或者是作为微血管高滤过率（如心力衰竭或静脉血栓形成造成的静水压升高，如肾病综合征、营养不良或肝病造成的血浆胶体渗透压降低；或者如炎症造成的内皮壁通透性增加）的后果，或者淋巴流动受损（在传统上称为"淋巴水肿"的情况下），或者两者兼有（可能比通常所认为的更常见，见下文）。正如"最好始终将慢性水肿的存在视为淋巴水肿存在的同义词"[3]所说，将其当作淋巴引流失败。如果是这样，我们可能会更充分地认识到早期干预的潜力，以及在某些情况下采用除常规方法之外的其他策略进行干预的必要性。

传统分类和病理机制

淋巴水肿（即使按该术语的传统定义）造成了巨大的全球疾病负担。其患病率的精确评估因年龄、性别和病因存在显著差异。根据病因和临床表现，淋巴水肿可分为原发性淋巴水肿和继发性淋巴水肿。

1. 原发性淋巴水肿 原发性淋巴水肿通常是由于与淋巴管结构和/或功能的病态发育相关的先天性或遗传性疾病所致。通常在儿童期出现，有时作为综合征的一部分；成年后也会出现，患者的发病年龄仍是临床分类的关键决定因素[12]。

近年来，人类淋巴水肿的致病基因突变已被识别，同时，人们对特定蛋白质在淋巴生物学中的作用也有了更深入的理解。例如，血管内皮生长因子受体（vascular endothelial growth factor receptor，VEGFR3）在某些先天性发病的原发性淋巴水肿（Milroy病）中发生突变，约占人类原发性淋巴水肿的25%，已被证实对淋巴血管的扩张至关重要。同样地，FOXC2（VEGFR3信号转导下游的转录因子）基因突变与青春期发作的淋巴水肿相关，并且与淋巴和静脉瓣膜功能衰竭相关，这进一步强调了2种血管系统在胚胎发育过程中的密切联系。

淋巴生物学研究现已揭示了50多个参与淋巴管特化、扩展和成熟的基因，Prospero相关同源异形盒蛋白1（PROX1）转录因子、整合膜糖蛋白平足蛋白（PDPN）和淋巴管内皮透明质酸受体1（LYVE1）是LEC分子成像最常使用的其中几个基因。更详细的分子和临床讨论超出了本章范围，读者可参考其他综述[3,5]。然而，需要强调的是，基因突变（在被确定的情况下）是原发性淋巴水肿当前分类的一个新的部分。

2. 继发性淋巴水肿 继发性淋巴水肿是由特定外部刺激或动因引起的淋巴系统损伤，或者是由物理性阻塞导致，大多数患者属于此类情况。

全球最常见的继发性淋巴水肿病因是丝虫病，其主要源于线虫班氏丝虫（*Wuchereria bancrofti*）感染。该线虫特异性地靶向和驻留在淋巴管和LN中数年，导致广泛的纤维化和阻塞。据估计，非洲、南美洲和东南亚流行区约有9500万人患有丝虫性淋巴水肿。

在发达国家，继发性淋巴水肿最常见的原因是恶性肿瘤及其治疗，但该原因并不是唯一的。据估计，继发性淋巴水肿的患病率在所有癌症生存者中占 > 1%[13]；但在乳腺癌中，高达15%~20%的患者存在淋巴水肿的临床风险。此外"风险"概念的提出，源于淋巴水肿的发生机制并非单纯依赖腋窝淋巴结切除术导致的淋巴引流障碍。现有证据表明，全身性易感因素可能是区分患者预后的关键，而剩余80%~85%的易感人群会发展为临床可见的淋巴水肿。

因此，将继发性淋巴"损伤"视为一个单纯的解剖学问题的观点可能过于简单。事实上，越来越多的研究表明，淋巴管在其他疾病中发挥潜在作用。虽然淋巴管的物理阻塞或破坏不如肿瘤明显，但在大多数情况下，淋巴功能或功能障碍可能是多种疾病的重要机制性决定因素[1-7]。例如，在类风湿关节炎（rheumatoid arthritis，RA）中，初始阶段会出现与典型炎症暴发相平行的淋巴系统扩张，随后的慢性期表现为引流淋巴结结构和细胞变化、淋巴管收缩总体下降及最终清除功能的减弱。这一过程与免疫细胞运输的改变密切相关。因此，靶向淋巴管被认为是 RA 的一种潜在治疗策略[10]。

关于潜在淋巴功能障碍与"传统"心血管疾病之间存在相似联系的证据刚刚开始积累。尽管人们普遍认为，在某些临床情况下，如肥胖或心力衰竭，长期的血流动力学淋巴超负荷过重最终导致淋巴功能逐渐恶化，从而降低整体转运能力，心血管疾病风险因素和疾病对淋巴系统的潜在直接影响将在下一节中重点讨论。

五、淋巴系统在心血管疾病风险因素和疾病中的作用

（一）衰老

随着发达国家预期寿命的延长，人群中老年人的比例越来越高，值得注意的是，这一群体占总体心血管疾病负担的近 3/4（见第 28 章）。

衰老是一种与多种生物学改变相关的不可避免的心血管风险因素，淋巴功能也不例外。在离体大鼠胸导管节段中，张力和收缩幅度均因衰老而降低。同样，研究者还观察到年龄相关的负性变时性。因此，通过该导管维持淋巴充分转运的功能可能发生部分或完全性障碍[15]。此外，与幼龄动物相比，用 N-硝基-L-精氨酸甲酯盐酸盐（N-Nitro-Larginine methyl ester hydrochloride，L-NAME）抑制 LEC NO 释放后，老年动物总泵出量增幅更高，这似乎表明在衰老过程中，NO 的生理抑制作用是恒定的，而不依赖于时相性收缩。Gashev（LRB 2013）介绍了对该主题的进一步机制的见解，但这些见解大多基于动物研究的证据。

关于人类的数据较少。从功能来看，衰老与淋巴泵功能呈负相关，这可能与老年受试者集合淋巴管和淋巴导管中观察到的神经支配相对于年轻受试者普遍减少有关。在解剖学方面，俄罗斯一项较早的研究提示，老年人胸导管壁弹性元件的破坏和肌肉细胞的萎缩，导致"导管硬化"的发生。在严重淋巴水肿的肢体集合淋巴管中观察到的淋巴管硬化，这一现象与胶原沉积和 LMC 层形态向低收缩表型转变的联系目前尚不清楚，但可能与心血管疾病中的"血管早期衰老"具有相似性。

（二）脂肪代谢和肥胖

乳糜液（肠淋巴管）在脂肪吸收中的明确作用与过量脂肪沉积（不仅仅是液体蓄积）作为淋巴水肿明确临床特征的证据相吻合，这表明了淋巴系统在肠道本身以外的外周组织脂质稳态中的作用。

淋巴管渗漏（Prox1$^{+/-}$）的小鼠模型已被证实可发生成人型肥胖，而热量摄入或能量消耗无变化。淋巴管周围脂肪的主要蓄积表明，淋巴（及相关脂蛋白）的渗漏是促进脂肪细胞肥大的关键机制。集合淋巴管通透性（屏障功能）的概念及其调节已被广泛论述[4]。值得注意的是，高胆固醇血症 ApoE$^{-/-}$ 小鼠也出现了与严重渗漏相关的淋巴结构改变。

淋巴系统在脂肪稳态中的附加作用亦延伸至胆固醇逆向转运（reverse cholesterol transport，RCT），即高密度脂质白（high density lipoprotein，HDL）从动脉粥样硬化斑块流出的主要途径[5]。该现象提示脂质通过主动跨细胞运输机制进入血管，而非传统认为的液体、大分子和免疫细胞经被动细胞旁途径转运。

在人体中，肥胖是发生术后乳腺癌相关淋巴水肿的强风险因素，与瘦型受试者相比，肥胖受试者的大分子淋巴引流减少。现有证据显示，肥胖与淋巴管功能障碍的关系

很可能是双向的,但确切机制仍有待阐明。同样,诱导斑块周围淋巴管生成是否能促进 RCT 和逆转动脉粥样硬化仍不清楚。

(三) 糖尿病

糖尿病淋巴功能缺陷的证据目前仅限于临床前研究。

与野生型相比,糖尿病(db/db)小鼠显示集合淋巴管的屏障功能受损。糖尿病淋巴管完整性的急剧丧失可通过增加 NO 底物的可用性或限制其下游效应物 cGMP 的降解来挽救。值得注意的是,NO 对健康、非糖尿病小鼠的通透性产生了相反的影响[4]。

最近,研究人员评估了长期高血糖和高胰岛素血症诱导的胰岛素抵抗对 LMC 的直接作用。通过诱导炎症信号转导、细胞生物能量学改变和 MLC 磷酸化增加,最终导致 LMC 的收缩功能受损[16]。支持这一证据的是,在一项研究中,以高果糖喂养的非肥胖代谢综合征大鼠模型显示淋巴泵功能显著降低,这种现象主要是由收缩频率减少导致[4]。

(四) 高血压

最初,人们认为淋巴系统在高血压中的确切作用与组织钠稳态方面的新概念有关[17]。Titze 及其合作者证实了啮齿类动物在高盐饮食下存在高渗皮肤盐蓄积。这一现象涉及多个调节因子:①间质中的糖胺聚糖(glycosaminoglycan,GAG),作为过量钠的结合位点;②常驻免疫细胞,响应张力应答转录因子(tonicity-responsive transcription factor,TonEBP)的激活而分泌 VEGF-C;③最终的淋巴网络,通过 VEGFR3 对 VEGF-C 分泌做出动态变化。这种相互作用提供了一种缓冲机制,通过淋巴管扩张以提供局部引流来抵消高钠负荷。阻断上述任何一个决定因素均可导致皮肤钠过度积聚和盐敏感性高血压表型。进一步的独立研究表明,高盐饮食也可调节小鼠集合淋巴管的机械活性[18]。此外,在盐敏感性高血压大鼠模型中,VEGF-C 诱导的心脏淋巴管生成增强减少了心肌纤维化和巨噬细胞浸润,降低了血压并保留了心肌功能;VEGF-C 阻断则产生相反的作用。

尽管通过 23Na-MR 成像在人类中已证实,与衰老、难治性或继发性高血压相关的皮肤钠含量增加,但目前缺乏皮肤淋巴系统平行变化的类似证据。

最近,在盐敏感性和盐非依赖性(L-NAME 诱导)啮齿类动物高血压模型中均观察到肾淋巴管密度显著增加;进一步增强肾脏中的器官特异性淋巴扩张可减轻肾脏炎症,并可完全预防 2 种模型中高血压的发生[19]。

(五) 心肌梗死

心肌水肿在过去二十多年中已被证实是收缩和舒张功能的负性决定因素,而关于心脏淋巴管的描述可追溯到 20 世纪 20 年代末。然而,直到最近,人们才对损伤后的淋巴可塑性进行评估。特别是,尽管心肌梗死后发生了内源性心脏淋巴管生成反应,但集合管的重构和功能障碍已被证明会导致慢性组织水肿和炎症,从而加重啮齿类动物模型的心脏纤维化和功能障碍。通过改善上述所有指标,治疗性淋巴管生成展示出良好的潜力[20]。

六、淋巴管和炎症

淋巴管在炎症中的作用值得专门讨论。炎症是应对多种刺激(从病原体到自身抗原再到受损内源性细胞)时发生的一系列生物现象的复杂级联反应。如上所述,淋巴系统的重要功能之一是宿主防御,这不仅是通过作为可溶性抗原和细胞到淋巴结的递送系统来实现，还通过与大多数炎症反应效应器的主动相互作用来完成。在这方面，我们已经提到 LECS 通过抗原呈递或通过表达配体引导其他免疫细胞来直接参与获得性免疫[6]。在淋巴水肿中观察到的皮肤细菌感染的显著倾向进一步证实了这一点[3]。鼠模型和人淋巴水肿转录谱的研究表明，炎症相关通路在其中发挥了关键作用[21-23]。

一般而言，淋巴管生成因子由炎症组织中的巨噬细胞和粒细胞产生。从作用来看，炎症相关淋巴管生成（inflammation-associated lymphangiogenesis，IAL）促进组织水肿消退并促进免疫细胞动员。同样，如近期文献所述，现有淋巴管功能调节也至关重要，但这一方面常常被忽视[24]。相应地，抗原和免疫细胞转运的紊乱会损害组织免疫监视功能，诱发不受控制的感染（如淋巴水肿中的蜂窝织炎/丹毒）或慢性炎症（如类风湿关节炎）。

目前，低级别炎症是肥胖、糖尿病、代谢综合征、高血压和一般心血管疾病公认的诱因（另请参见本书第 23 和 24 章），这进一步凸显了在这些情况下观察到的淋巴系统损伤的相关性，以及开展更多研究的必要性。

七、治疗

无论病因学和之前讨论的病理生理学方面如何，当前针对"淋巴系统疾病"的治疗方法均可治疗淋巴功能障碍的后果，即淋巴水肿，而后者通常需要终身护理和关注。

根据国际淋巴学会（International Society of Lymphology，ISL）分类[11]，淋巴水肿的管理取决于临床严重程度。表 5-1 总结了淋巴水肿的主要分期。值得注意的是，其包括临床前 0 期，在已知淋巴系统受损的患者中可称为"风险"状态，如淋巴结切除或局部淋巴结放疗后；也可以在患有上述任何疾病（或其组合）的患者中预期或假定，已知这些疾病会对淋巴系统造成超负荷/损害，如蜂窝织炎反复发作、肥胖、高血压、活动性差、静脉功能不全和慢性心脏、肾脏或肝脏衰竭。

表 5-1 淋巴水肿的临床阶段

阶段	特征
0（潜在或前临床）	无肿胀；可能有轻微的主观症状
1	肉眼可见的柔软且凹陷的水肿，在抬高时可能缓解。患者可能会主诉肿胀、紧绷感、饱满感、爆裂感和不适感，并感觉到佩戴的饰物和所穿的衣服更紧
2	肿胀增加，在抬高时不会消失，因为脂肪细胞和外周空间的基质随着时间的推移取代了液体成分。组织变得越来越坚硬，只有通过强烈的持续按压才可能出现凹陷。皮肤逐渐变得干燥、粗糙、开裂、过度角化而增厚。可能出现淋巴结炎、肉芽肿和淋巴管炎
3	肿胀严重，皮肤出现广泛变化。由于不均匀的组织纤维化，肢体形状扭曲，出现肿块和皮肤褶皱加深

（一）0 期和 1 期淋巴水肿的管理

在早期阶段，淋巴水肿的管理相当简单和有效，患者在专业监测下快速自我管理的潜力很高。治疗包含以下关键要素。

1. 启动皮肤护理计划，维持皮肤作为感染的有效屏障。

2. 开始有规律的活动/运动：这不仅通过外在方式促进淋巴液流动，还能积极影响淋巴功能，并有助于缓解与肥胖相关的淋巴周围炎症。

3. 尽早使用合身的加压衣。

4. 简化形式的手动淋巴引流可能会有潜在获益。

(二) 2 期和 3 期淋巴水肿的管理

在后期阶段，需要采取更密集的治疗手段，但目标始终是在最大程度地改善和高水平自我管理后达到并维持稳定状态。随着未治疗的淋巴水肿持续时间及其严重程度的增加，取得良好效果的可能性会降低。但治疗对于预防并发症和疾病加重，以及最大限度地提高患者的生活质量仍然至关重要。强化治疗被称为去充血淋巴治疗（decongestive lymphatic therapy, DLT）或复杂去充血治疗（complex decongestive therapy, CDT）。其中，DLT 涉及以下内容。

1. 皮肤护理计划，用于愈合伤口、防止渗漏、消除感染和改善皮肤完整性。

2. 运动计划，提高压迫治疗的有效性，同时促进淋巴运动。

3. 淋巴水肿压迫绷带（lymphedema compression bandaging, LCB）包扎。淋巴水肿的加压包扎涉及使用短拉伸绷带，以提供较低的静息压和较高的运动压；包扎范围涵盖手指，并延伸至超出肿胀范围；根据治疗理念，每周重新应用包扎 2～5 次，以维持压缩水平。

4. 手动淋巴引流（manual lymphatic drainage, MLD），辅以由患者或护理者自行实施的简单淋巴引流，传统上是 DLT 的组成部分。一些证据证明了该方法作为四组分治疗的有效性，但缺乏单独与 MLD 治疗相关的证据。

一些现代重建显微外科手术（在肿瘤手术中进行淋巴结切除时或之后不久进行）显示出增强残余淋巴功能的潜力，特别是淋巴结转移和淋巴管吻合术。对于经过非手术治疗已有最大获益的 2～3 期淋巴水肿患者，吸脂术也可能有助于去除多余的脂肪组织[11]。然而，这些患者仍需终身每天 24 h 使用强压迫治疗。

重要的是，利尿剂在淋巴水肿治疗中的应用有限。利尿剂诱导的初始液体损失来自血管内空间，随后由于间质液动员而重新平衡，以维持血浆容量。淋巴阻塞或功能障碍时，这种动员作用有限。因此，利尿剂可导致血容量不足和/或电解质失衡，故不建议使用[11]。新的利尿剂样药物如 SGLT 2 抑制剂，由于对肌肉细胞具有多重作用，并且对其他心血管疾病有明确的益处，其是否能同时改善淋巴功能和淋巴水肿是一个值得进一步研究的有趣问题。

(三) 未来的治疗学

从上文可以明显看出，目前大多数淋巴水肿的治疗本质上是姑息性的，因为它们仅通过代替受损的淋巴系统来进行淋巴引流，而并未治愈。即使是一些更为先进的物理或手术治疗方法（在其他文献中有所综述[11]），也无法突破这一局限性。

直到最近，随着对淋巴生物学的更深入理解，人们才开始看到开发特定药物治疗的可能性。原发性和继发性淋巴水肿的分子发病机制研究取得了进展，与此同时，淋巴网络的解剖和功能成像技术也取得了显著进步，尽管仍存在许多局限性（Sevick-Muraca 等，JCI，2014）。尽管仍需要进行进一步的研究，但这些技术为量化淋巴功能提供了工具，为设计严谨的临床研究奠定了基础。

在多种动物模型中，治疗性淋巴管生成已显示出令人鼓舞的结果。目前，一项针对乳腺切除术后淋巴水肿的 VEGF-C 基因疗法的 I 期临床试验正在进行中。然而，其他调节淋巴系统的药物，特别是那些可能靶向 LMC 力学性能的淋巴管调节药物是否能在需要功能性而非解剖学恢复的情况下提供益处仍是一个需要进一步研究的问题。然而，如果答案是肯定的，那么淋巴系统和心血管疾病之间的密切关系将为这类药物的应用带来巨大的机会。

结论和临床前景

- 淋巴系统在心血管稳态中起着至关重要的作用，而非辅助作用。高度复杂的解剖学和生理学是该功能的核心。
- 由于常常忽视淋巴系统对组织多余液体排出的积极和持续贡献，我们对病理生理学中水肿的理解可能并不充分。淋巴系统承担的液体清除和其他功能（如脂质转运和免疫/炎症调节）是心血管疾病发生的关键决定因素。
- 同样，心血管疾病及其风险因素可能使患者在额外损伤影响淋巴系统时更易发生明显的淋巴水肿。
- 目前针对淋巴疾病的治疗几乎完全局限于机械性的姑息疗法。
- 对淋巴生物学认识的进一步提高将有助于揭示其与心血管疾病的具体关联，并为开发针对性药物带来希望。

知识空白

- 需要更多的研究来了解调节淋巴功能的机制，以及淋巴管与常见心血管疾病之间的相互作用。
- 目前缺乏针对淋巴功能障碍的特异性干预措施。
- 解剖成像，尤其是更为重要的功能成像技术的进一步发展，应促进临床研究的设计，并实现研究团队之间的适当对比分析。
- 最重要的是，整个医学和科学界应重新评估长期以来被忽视的淋巴系统的重要性。

（高凌根　翻译；朱冰坡　审核）

参考文献

[1] Levick JR, Michel CC. Microvascular fluid exchange and the revised Starling principle. Cardiovasc Res. 2010;87(2):198-210.

[2] Herring NPDJ. Levick's introduction to cardiovascular physiology. 6th ed. Boca Raton: CRC Press Book; 2018. 10 April 2018.

[3] Mortimer PS, Rockson SG. New developments in clinical aspects of lymphatic disease. J Clin Invest. 2014;124(3):915-21.

[4] Scallan JP, Zawieja SD, Castorena-Gonzalez JA, Davis MJ. Lymphatic pumping: mechanics, mechanisms and malfunction. J Physiol. 2016;594(20):5749-68.

[5] Aspelund A, Robciuc MR, Karaman S, Makinen T, Alitalo K. Lymphatic system in cardiovascular medicine. Circ Res. 2016;118(3):515-30.

[6] Alitalo K. The lymphatic vasculature in disease. Nat Med. 2011;17(11):1371-80.

[7] Chakraborty S, Davis MJ, Muthuchamy M. Emerging trends in the pathophysiology of lymphatic contractile function. Semin Cell Dev Biol. 2015;38:55-66.

[8] Lee S, Roizes S, von der Weid PY. Distinct roles of L-and T-type voltage-dependent Ca^{2+} channels in regulation of lymphatic vessel contractile activity. J Physiol. 2014;592(24):5409-27.

[9] Telinius N, Mohanakumar S, Majgaard J, Kim S, Pilegaard H, Pahle E, et al. Human lymphatic vessel contractile activity is inhibited in vitro but not in vivo by the calcium channel blocker nifedipine. J Physiol. 2014;592(21):4697-714.

[10] Bouta EM, Bell RD, Rahimi H, Xing L, Wood RW, Bingham CO 3rd, et al. Targeting lymphatic function as a novel therapeutic intervention for rheumatoid arthritis. Nat Rev Rheumatol. 2018;14(2):94-106.

[11] The Diagnosis and Treatment of Peripheral Lymphedema. Consensus document of the

International Society of Lymphology. Lymphology. 2016 Dec. 2016;49(4):170-84.

[12] Connell FC, Gordon K, Brice G, Keeley V, Jeffery S, Mortimer PS, et al. The classification and diagnostic algorithm for primary lymphatic dysplasia: an update from 2010 to include molecular findings. Clin Genet. 2013; 84(4):303-14.

[13] Brayton KM, Hirsch AT, PJ OB, Cheville A, Karaca-Mandic P, Rockson SG. Lymphedema prevalence and treatment benefits in cancer: impact of a therapeutic intervention on health outcomes and costs. PLoS One. 2014;9(12):e114597.

[14] Rockson SG. The lymphatic continuum revisited. Ann N Y Acad Sci. 2008;1131:9-10.

[15] Gashev AA, Chatterjee V. Aged lymphatic contractility: recent answers and new questions. Lymphat Res Biol. 2013;11(1):2-13.

[16] Lee Y, Fluckey JD, Chakraborty S, Muthuchamy M. Hyperglycemia-and hyperinsulinemia-induced insulin resistance causes alterations in cellular bioenergetics and activation of inflammatory signaling in lymphatic muscle. FASEB J. 2017;31(7):2744-59.

[17] Machnik A, Neuhofer W, Jantsch J, Dahlmann A, Tammela T, Machura K, et al. Macrophages regulate salt-dependent volume and blood pressure by a vascular endothelial growth factor-C-dependent buffering mechanism. Nat Med. 2009;15(5):545-52.

[18] Mizuno R, Isshiki M, Ono N, Nishimoto M, Fujita T. A high-salt diet differentially modulates mechanical activity of afferent and efferent collecting lymphatics in murine iliac lymph nodes. Lymphat Res Biol. 2015;13(2):85-92.

[19] Lopez Gelston CA, Balasubbramanian D, Abouelkheir GR, Lopez AH, Hudson KR, Johnson ER, et al. Enhancing renal lymphatic expansion prevents hypertension in mice. Circ Res. 2018;122(8)1094-101.

[20] Henri O, Pouehe C, Houssari M, Galas L, Nicol L, Edwards-Levy F, et al. Selective stimulation of cardiac lymphangiogenesis reduces myocardial edema and fibrosis leading to improved cardiac function following myocardial infarction. Circulation. 2016; 133 (15):1484-97.

[21] Lin S, Kim J, Lee MJ, Roche L, Yang NL, Tsao PS, et al. Prospective transcriptomic pathway analysis of human lymphatic vascular insufficiency: identification and validation of a circulating biomarker panel. PLoS One. 2012;7(12):e52021.

[22] Jiang X, Nicolls MR, Tian W, Rockson SG. Lymphatic dysfunction, leukotrienes, and lymphedema. Annu Rev Physiol. 2018;80:49-70.

[23] Tian W, Rockson SG, Jiang X, Kim J, Begaye A, Shuffle EM, et al. Leukotriene B4 antagonism ameliorates experimental lymphedema. Sci Transl Med. 2017; 9(389):eaal3920.

[24] Randolph GJ, Ivanov S, Zinselmeyer BH, Scallan JP. The lymphatic system: integral roles in immunity. Annu Rev Immunol. 2017;35:31-52.

[25] Potente M. Nat Rev Mol Cell Biol. 2017;18(8):477-94.

[26] Potente M. Nat Rev Rheumatol. 2018;14(2):94-106.

[27] Chong C, et al. In vivo visualization and quantification of collecting lymphatic vessel contractility using nearinfrared imaging. Sci Rep. 2016;6:22930.

6 血管壁成像：从显微镜到虚拟现实

Craig J. Daly

一、概述 / 61
二、核染色 / 61
三、细胞内和细胞外染色 / 62
四、荧光配体 / 63
五、三维重建与可视化 / 63
六、动画和虚拟现实 / 64
七、非荧光染色剂 / 65
八、记录保存 / 65
参考文献 / 66

© Springer Nature Switzerland AG 2019
R. M. Touyz, C. Delles(eds.), *Textbook of Vascular Medicine*,
https://doi.org/10.1007/978-3-030-16481-2_6

关键概念

- 荧光探针覆盖整个可见光谱,但在同一样本中使用多种探针时必须谨慎选择。
- 使用共聚焦或多光子显微镜可以有效地在三维(3D)中观察小血管的血管壁。
- 基于荧光的显微镜可用于活体血管或固定血管样本。
- 现代游戏技术(包括软件和虚拟现实头戴设备)现可用来研究复杂的血管结构。

一、概述

血管壁的收缩与舒张代表着至少4种细胞类型的协调活动,包括内皮细胞、平滑肌细胞(smooth muscle cell,SMC)、外膜成纤维细胞和脂肪细胞。每种细胞的活动平衡,以及自主神经纤维的影响,决定了血管张力的程度。因此,测量激动剂诱导的收缩(体外)并不能反映单个细胞的活性或它们对激动剂的相对敏感性。Graham 和 Keatinge 在1972年的研究[1]表明,羊颈动脉平滑肌内层比平滑肌外层对一些激动剂更敏感。这些激动剂包括去甲肾上腺素、5-羟色胺(5-hydroxytryptamin,5-HT)、组胺、血管紧张素Ⅱ等。由于自主神经纤维主要局限分布于血管外膜与中膜交界处,距离神经递质释放源较远的平滑肌内层需要对去甲肾上腺素具有更高的敏感性。这一观察结果提出了一个有趣的问题,就是关于血管壁内激素受体的分布,以及即使在同一类型的细胞内也可能存在异质性的问题。基于SMC在血管壁中的收缩性、非收缩性和分泌(胶原蛋白产生)功能,自20世纪70年代初,研究者提出了SMC的异质性。进一步的研究表明,收缩型和非收缩型表型可能是平滑肌类型谱系两端[2]。

针对上述问题,或许可以通过应用以下成像技术进行研究,对血管壁收缩过程进行可视化成像,并观察血管壁各层细胞内外各类受体的分布情况。第一代等长肌肉张力记录仪的开发,实现了对大鼠肠系膜动脉半透明血管节段的标本固定。使用相差物镜(即无染色),可以在活体血管中显示血管壁厚度和SMC轮廓,还可以在某些细胞中显示细胞核和线粒体[3]。然而,针对血管壁成像的相位对比和干涉对比方法无法提供物体之间的明确对比,而这正是自动化或半自动图像分析软件所需的。荧光染料及其配体确实提供了这样一个清晰的对比度和所需的信噪比。

本章将概述使用荧光探针研究血管壁的结构和功能,涵盖图像分析、图像校正和3D图像处理,并简要介绍非荧光"经典"组织学染色。

二、核染色

观察血管壁的过程始于荧光核染色。染色剂适用于覆盖从紫外线(UV)到可见光谱及远红外光的整个范围,以及介于两者之间的光谱中的每种颜色。个人经验难以预测特定染色剂在特定血管中的效果。例如,SYTO 62(一种红色荧光核染料)在某些血管中效果很好,但在另一些血管中可能很微弱且不稳定。相比之下,双苯并胺(Hoechst 33342)作为一种 UV 核染料,在大多数血管中表现良好且稳定性较高。这里要传达的信息是,为特定激光波长和血管类型找到合适的核染料需要通过一些试验和调整。

血管壁的细胞(不包括血管周围的脂肪)可以归为3个不同的组成或层次,分别是内皮细胞、SMC 和外膜细胞。幸运的是,每个细胞都有形状独特的细胞核和相对于血流纵轴的方向。因此,核染色非常适合检查血管壁内的细胞数量、排列、方向和(取决于染色的选择)活力[4]。外膜细胞的细胞核大致为圆形,但通常形状不规则。这些细胞由成纤维细胞、巨噬细胞和血管干细胞混合组成。部分细胞核似乎与自主神经的分布位置相符,可能与非髓鞘施万细胞有关。所有外膜细胞核均位于外弹性板的外侧区域。中膜位于内外弹性板之间,包含 SMC。SMC 具有非常独特的细长形状,在大多数血管中,SMC 与血流长轴垂直排列(即 90°)。然而,也可见到个别细胞以微小角度(±10°)排列。此外,还可以观察到组织呈典型的对角线模式(图 6-1[5])。平滑肌的形状通常为圆形,但啮齿类动物的冠状、肺和肝血管平滑肌的形状与纯粹的"圆形"有明显的偏差。内皮细胞与血流轴对齐,位于内弹性层的内表面。细胞核呈椭圆形且扁平,容易通过其形状、排列和方向进行识别。

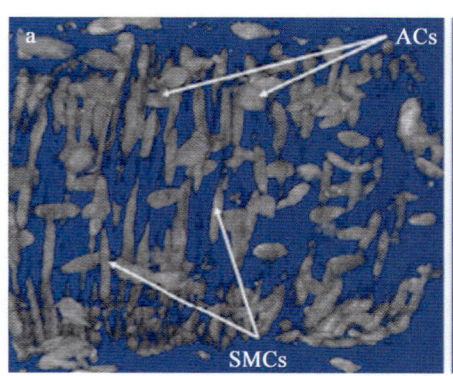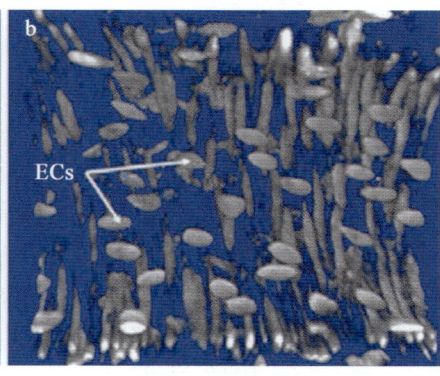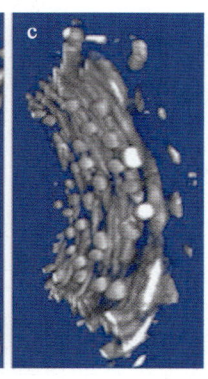

图 6-1 小鼠肠系膜动脉核染色(SYTO 62,1~10 μg/ml)

注:a. 从外表面观察,外膜细胞呈不规则的圆形细胞核,平滑肌细胞的细胞核形状不规则,可能具有多个细胞层,并垂直于血流方向排列;b. 内皮细胞核呈椭圆形,方向与血流一致;c. 从侧面沿血流轴显示。ACs. 外膜细胞;SMCs. 平滑肌细胞;ECs. 内皮细胞核。

核染色能够识别血管结构的多种正常及病理特征。通常,小动脉的功能反应可能指示内皮功能失调。在实验室中,未固定动脉段的核染色与观察可在 1 h 内完成。使用宽视野荧光或共聚焦显微镜,便可轻松评估明显影响血管功能的内皮细胞覆盖率降低或内皮细胞缺失的情况。

取自高血压患者或动物模型的小动脉,可能表现为因组织重构导致的中层增厚和/或重排[6]。相反,从严重肢体缺血阻滞下游取出的血管内侧细胞数量减少[7]。与正常血压对照组相比,取自高血压大鼠的肠系膜动脉具有显著的外膜成纤维细胞增生特征[8]。

在选定合适的染料后,细胞核染色为在某些方面量化和检查血管结构提供了快速且简便的方法。

三、细胞内和细胞外染色

在某些情况下,可能需要检查活体动脉壁内单个 SMC 的大小和形状,这可以通过载玻片或肌图(myograph)技术来实现。有 2 种基本方法:①对单个细胞进行染色;②用非细胞渗透性荧光染料填充细胞外空间(图 6-2)。这 2 种方法都可以与核染色相结合。但两者的缺点在于都需要较强的荧光信号。

因此,染色的血管只能通过使用共聚焦(或多光子)激光扫描显微镜来观察,以减少感兴趣的平面模糊或焦点不集中。如果仔细选择和应用染料,内侧 SMC 可以在外膜(图 6-2 a、b)或管腔侧面(图 6-2 c)中显现出来[9]。

四、荧光配体

用于研究血管结构的抗体可能具有巨大的价值。但它们往往需要进入细胞内进行靶点[即使靶向 G 蛋白偶联受体(G protein-coupled receptor,GPCR)],因此,需要固定血管。荧光药物能够在活细胞和组织中检测受体的分布和循环[10,11]。荧光侧链可能对宿主配体亲和力的影响是一个需要考虑的因素。此外,当荧光药物在其 Kd 值(即低浓度)处或附近使用以保持选择性时,预期荧光信号相对较低。这种情况下,通常需要增加图像检测器(如光电倍增管或相机)的增益,但这样也会增加图像中的光子噪声。可使用多种图像分析技术对图像进行平均或平滑处理。以上操作常可以在显微镜捕获软件内完成,也可使用 Image J 或类似分析软件进行后期捕获。结合荧光药物可以提供非常丰富的信息,并且已有研究表明,SMC 在特定受体类型的表达方面存在异质性[12]。一个特别有趣的发现是,小鼠肠系膜动脉分支中的 SMC 含有高浓度的 β 肾上腺素受体[12]。需要进一步研究单个 SMC 是否偏好表达特定类型的肾上腺素受体(α 或 β)。然而,值得注意的是,荧光配体所指示的结合位点不一定是功能性偶联的受体。因此,在进行药理学研究时,非荧光、高选择性的配体应与其荧光配体结合使用(图 6-3)。

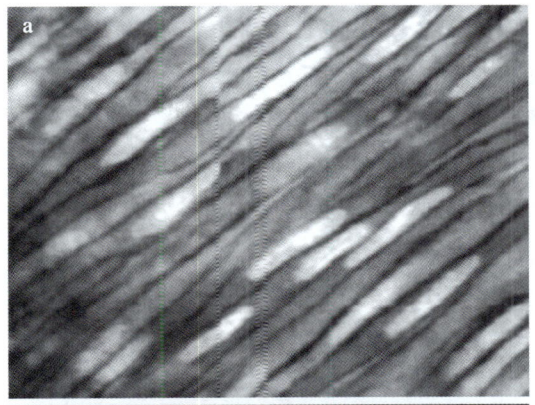
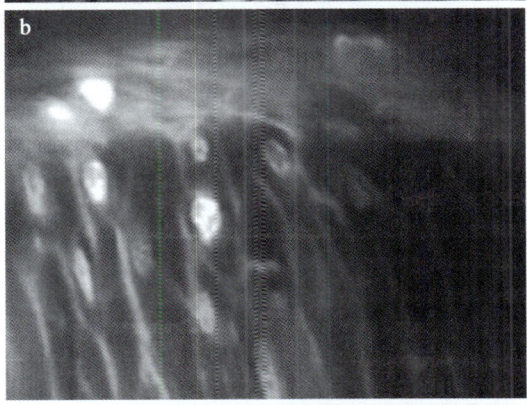
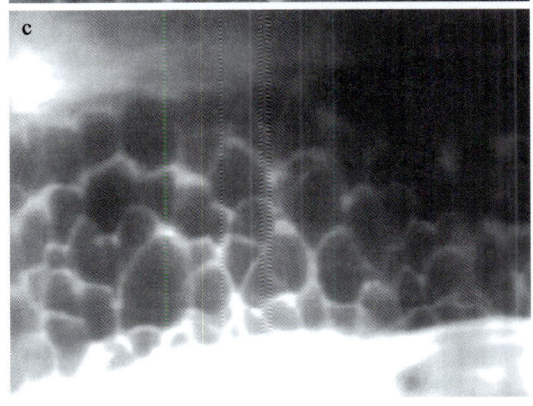

图 6-2 未固定大鼠肠系膜中膜细胞的细胞内和细胞外染色

注:a. 使用 BCECF AM(5 μM)和二氢乙啶核染色(DHE,1 μM)联合染色(译者注:1μM = 10^{-6} mol/L)。BCECF 是一种绿色荧光 pH 指示剂,也可有效地用于细胞渗透性染色。b. 细胞外空间充满非细胞渗透的 5,6-羧基荧光素(5,6 CF,1 mg/ml)并与 DHE 结合,可见细胞沿血管边缘弯曲。c. 通过 5,6 CF 染色观察血管边缘,显示细胞剖面,可以很容易地测量血管壁的厚度及 3~4 层平滑肌细胞(图片引自 C. Daly PhD Thesis, University of Glasgow 2000)。

五、三维重建与可视化

共聚焦显微镜可以沿组织 Z 轴(深度方向)收集完美对准的连续光学切片。收集数据的方法显著影响 3D 重建的质量。需要考虑的重要因素是轴向间隔(通常为 0.1~1.0 μm)、平均帧数(影响完成扫描所需的时间)、深度衰减(见下文)、浸没介质(空气、油或水)和物镜的数值孔径(NA,1.0~1.4),

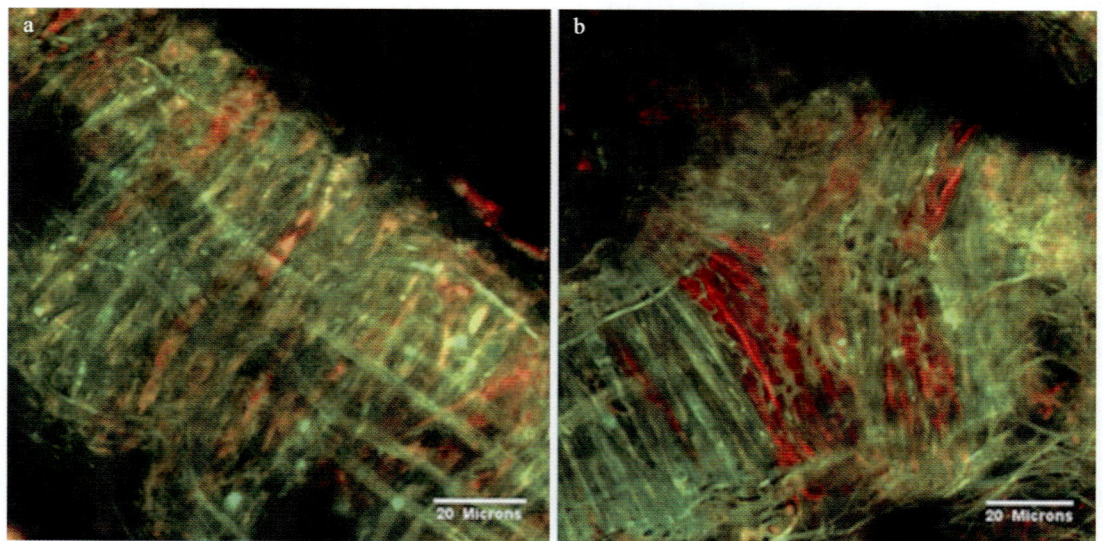

图 6-3 荧光哌唑嗪（QAPB，0.1 μM）和荧光 CGP12177（Fluo CGP，0.1 μM）孵育小鼠肠系膜动脉（译者注：$1\mu M = 10^{-6}\,mol/L$）

注：QAPB 是 $α_1$ 肾上腺素受体的绿色荧光配体。Fluo CGP 是 $β_1$ 和 $β_2$ 肾上腺素受体的红色荧光配体。a. 组合荧光配体在膜培养基中的染色结果显示，有些细胞完全表达 $α_1$ 肾上腺素受体（绿色），有些细胞大量表达 β 肾上腺素受体（红色），还有些细胞同时表达 $α_1$ 和 β 肾上腺素受体（黄色）；b. 在动脉分支处可以观察到 β 肾上腺素受体的高表达。

这些均是影响 3D 重建精度的因素。成像厚壁血管（如主动脉或颈动脉）时，深度衰减是一个重要问题。除信号在标本深处褪色外，光束向下扫描时，最深的荧光团也会褪色。因此，通常建议从最深点开始扫描并向外聚焦。标本通常在外面更亮，故可以承受一定程度的光漂白。后处理可用来解决一些问题。

存在多种 3D 重建方法，其中最简单的是 Z 轴投影（最大值、最小值或平均值）。这种方法可以视为所有图像的叠加（组合）。其中，大强度投影是最常用的方法。光线追踪、alpha 混合和体积渲染是用于描述上述方法的术语（图 6-4）。体素（3D 像素）是从 2D 图像堆栈中创建的。每个体素被分配一个颜色和一个不透明度值。如果模型复杂且需要快速渲染，可能会特别占用中央处理器（central processing unit，CPU），并需要配备高端显卡的计算机。

图 6-4 中显示的数据由 AMIRA 进行渲染。另一个流行的软件是 IMARIS。但这 2 个软件包提供的动画输出都非常有限。电影构建器模块仅限于倾斜、转弯、飞越、有限的照明和单个摄像机。要将 3D 模型传输到其他软件进行动画制作，数据需要经过阈值化、分割和等值面生成等处理过程[13]。

荧光显微镜和共聚焦显微镜在 X-Y 平面上的分辨率约为 0.3 μm。而在 Z 轴方向，分辨率要差得多，为 0.5～1.0 μm。这会导致球面像差，使结构沿 Z 轴方向被人为拉长。这种情况可以使用数字反卷积来进行纠正。该过程的细节超出了本章范围，感兴趣的读者可以参考一些相关文献。

六、动画和虚拟现实

现代游戏的流行及复杂的动画软件（如 Maya、3Ds Max、Cinema 4D）和游戏设计软

6 血管壁成像:从显微镜到虚拟现实

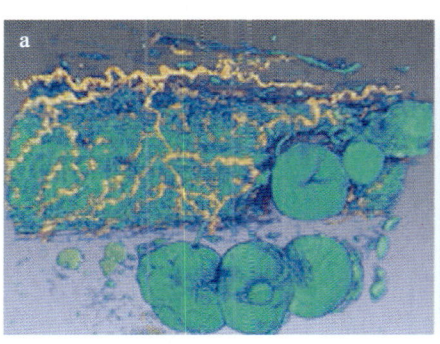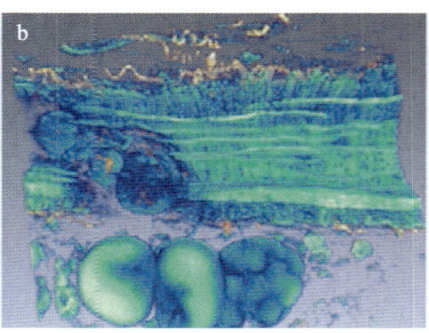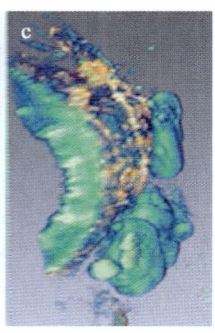

图 6-4 用 QAPB(荧光昔拉唑嗪,绿色通道)和 PGP9.5(神经组织抗体,黄色通道)对小鼠肠系膜动脉进行染色

注:a. 从上表面观察血管,显示外膜内的交感神经,清除大部分血管周围脂肪细胞后,几个大而圆的脂肪细胞仍完好无损;b. 从内表面观察血管,内部弹性层因自身荧光而显示绿色,需与 QAPB 结合的信号区分;c. 从侧面显示血管。

件(如 UNITY、虚幻引擎、伐木场)为基于显微镜可视化的数据开辟了新的可能性。共聚焦数据集一旦被转换为线框表面(网格),就可被多种基于 CGI 的软件包读取。在某些情况下,需要简化网格几何形状,同时保持解剖准确性。"即时网格(Instant Meshes)"是一个特别有用的网格简化应用程序。将数据导入动画软件后,可以对其进行光照、纹理处理、操控和雕刻。在场景中可以添加额外的特征(如神经递质、蛋白质、激素等)。图 6-5a 显示了描述血管周围脂肪组织(perivascular adipose tissue,PVAT)交感神经支配的共聚焦数据集。这是一个 2 min 动画中的静止图像,展示了 PVAT 的自主控制。读者可通过访问 www.cardiovascular.org 来观看作者在 YouTube 频道上的精选动画(译者注:国内可能无法观看)。

将共聚焦数据集以等值面网格的形式表示的另一个优势是,这种数据类型可以被游戏引擎(如 UNITY)读取。这意味着可以利用基于显微镜的数据创建交互式应用程序或游戏(图 6-5 b)。此外,游戏引擎 UNITY 可直接导出到虚拟现实头戴式显示器(VR HMD)中,如 HTC VIVE(图 6-5 c)。

七、非荧光染色剂

用于研究血管结构的染色剂种类繁多。本章主要介绍适用于共聚焦、多光子和超分辨率显微镜的荧光探针。经典的组织学染色也可提供出色的分辨率,鼓励用苏木素(DNA/RNA)和伊红(细胞质)进行实验,这类染色剂通常统称为 H&E 染色。另一种常用的组织学染色法是 Verhceff-Van Gieson 染色法,用于观察弹性蛋白。这种染色法对观察内部弹性层特别有效。

八、记录保存

需要强调的是,使用 Photoshop 及类似应用程序进行图像处理相对容易。作为成像专家,您可能会收集大量图像数据。这些图像通常会与同事和合作者共享。图像在一组协作者中多次易手的情况并不少见。一张图片可能会被调整、裁剪、旋转甚至遭受更严重的改动,从而迅速失去其原始属性。因此,您有必要保留所有原始图像的准确记录和副本,以便在需要时快速查找。如今,期刊会对所有提交的图像进行仔细检查,

I 解剖学与生理学

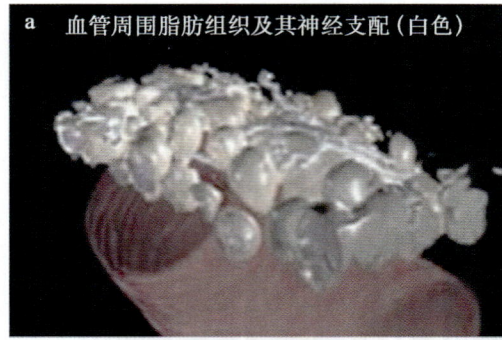
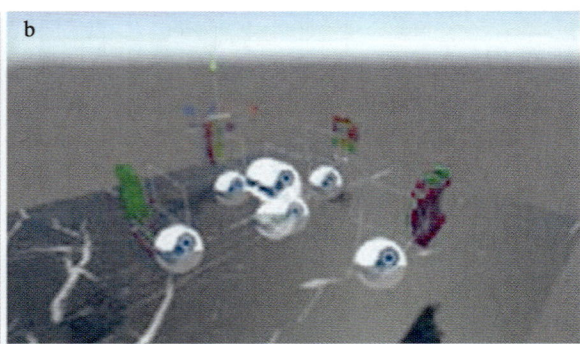
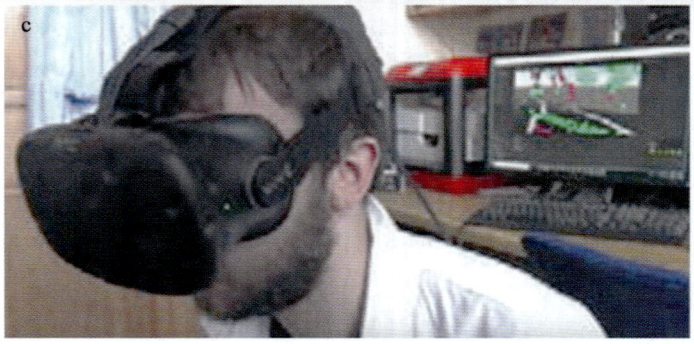

图 6-5 利用三维动画软件、游戏引擎和虚拟现实头戴式显示器实现血管结构可视化

注：a. 将包含血管周围脂肪组织（金黄色细胞）及交感神经支配（白色纤维）的共聚焦数据集导入 Autodesk Maya 软件，作为描述 PVAT 功能的三维影片主场景；b. 在 UNITY 游戏引擎构建的三维场景中，整合了 3 个类似数据集和 1 个蛋白质结构；c. 该 UNITY 场景可通过虚拟现实头戴设备进行立体观测。

以排除伪造嫌疑。如果编辑部要求提供原始图片，您必须能够提供来源，这一点至关重要。

结论

肠系膜动脉、脑血管等薄壁血管非常适合光学检查。标准共聚焦显微镜应该能穿透肠系膜小动脉壁的整个深度。较大血管，如主动脉和颈动脉在成像时存在穿透深度问题，通常需要切开血管并从内表面进行观察（如果检查对象是未固定的湿组织）。对于基于荧光的显微镜技术，几乎每种细胞成分都有大量的探针可供选择。成功的关键在于了解显微镜可用的激光波长，因为这可以帮助您准确确定哪些探针可以被可视化。

（陈东 翻译；李飞 审核）

参考文献

[1] Graham JM, Keatinge WR. Differences in sensitivity to vasoconstrictor drugs within the wall of the sheep carotid artery. J Physiol. 1972;221:477-92.

[2] Shanahan CM, Weissberg PL. Smooth muscle cell heterogeneity: patters of gene expression in vascular smooth muscle cells in vitro and in vivo. Arterioscler Thromb Vasc Biol. 1998;18:333-8.

[3] Mulvany MJ, Halpern W. Mechanical properties of vascular smooth muscle cells in situ. Nature. 1976;260:617-9.

[4] Daly CJ, Gordon JF, McGrath JC. The use of fluorescent nuclear dyes for the study of blood vessel structure and function: novel applications of existing techniques. J Vasc Res.

1992;29:41-8.

[5] Daly CJ, McGee A, Vila E, Briones A, Arribas SM, Pagakis S, Adler J, Merle A, Maddison J, Pedersen J, McGrath JC. Analysing the 3D structure of blood vessels using confocal microscopy. Microsc Anal. 2002;92:5-8.

[6] Arribas SM, Gordon JF, Daly CJ, Dominiczak AM, McGrath JC. Confocal microscopic characterization of a lesion in a cerebral vessel of the stroke-prone spontaneously hypertensive rat. Stroke. 1996;27:1118-23.

[7] Coats P, Jarajapu YPR, Hillier C, McGrath JC, Daly CJ. The use of fluorescent nuclear dyes and confocal microscopy to study the cellular aspects of arterial remodelling in patients with critical limb ischaemia. Exp Physiol. 2003;88(4):547-54.

[8] Arribas SM, Hillier C, González C, McGrory S, Dominiczak AF, McGrath JC. Cellular aspects of vascular remodeling in hypertension revealed by confocal microscopy. Hypertension. 1997;30(6):1455-64.

[9] Arribas S, Daly CJ, Gordon JF, McGrath JC. Confocal myography: applications for the study of resistance arteries. In: Halpern W, Bevan JA, Brayden J, Dustan H, Nelson M, Osol G (eds). Resistance arteries structure and function. Totowa, New Jersey: Humana Press; 1994. p 259-264.

[10] McGrath JC, Arribas SM, Daly CJ. Fluorescent ligands for the study of receptors. TIPS. 1996;17(11):393-9.

[11] Daly CJ, McGrath JC. Fluorescent ligands, antibodies & proteins for the study of receptors. Pharmacol Ther. 2003;100(2):101-18.

[12] Daly CJ, Ross RA, Whyte J, Henstridge CM, Irving AJ, McGrath JC. Fluorescent ligand binding reveals heterogeneous distribution of adrenergic and 'cannabinoid-like' receptors in small arteries. Br J Pharmacol. 2010;159:787-96.

[13] Daly CJ, Clunie L, Ma M. From microscope to movies: 3D animations for teaching physiology. Microsc Anal. 2014;28(6):7-10.

7 临床心血管系统成像技术

Aleksandra Radjenovic and Giles Roditi

一、概述 / 69
二、医学成像技术的总体分类 / 70
三、心血管成像技术及其应用概览 / 71
四、有创性导管血管造影术 / 71
五、超声 / 72
 (一)多普勒超声 / 72
 (二)血管内超声 / 72
 (三)超声心动图 / 72
 (四)计算机断层扫描 / 72
 (五)CT 血管成像 / 73
 (六)CT 灌注成像 / 73
 (七)CT 衍生的血流储备分数 / 73
 (八)CT 血管壁及斑块成像 / 74
六、核医学 / 74
 (一)单光子发射计算机断层成像 / 74
 (二)正电子发射断层成像 / 74
七、心血管磁共振成像 / 74
 (一)磁共振成像的基础知识 / 74
 (二)磁共振血管成像 / 76
 (三)磁共振血流评估 / 77
 (四)磁共振斑块成像 / 78
 (五)心脏磁共振成像 / 78
参考文献 / 79

关键概念

- 影像学在心血管疾病的诊断和干预中发挥着关键作用。
- 没有任何一种成像方式能够综合、全方位地评估人体所有部位的血管疾病。
- 医学成像技术和手段仍在迅速发展。为了选出最佳的成像方式,需要了解现有技术的相对优势。
- 科学家致力于开发定量成像生物标志物,这些标志物正逐渐取代传统的医学图像数据的视觉(定性)评估方法。

一、概述

自 Röntgen 发现 X 射线以来,随后几十年间,物理学和化学领域取得了一系列重大发现,极大地扩展了医学影像的应用范围和影响,这些发现极大地拓展了最初普通 X 射线的范畴。许多对医学影像发展至关重要的开创性科学贡献都获得了诺贝尔物理学奖、化学奖和医学奖,其中包括 Röntgen(1895 年发现 X 射线)、Purcell 和 Bloch(1952 年发现核磁共振现象)、Cormack 和 Hounsfield(1979 年发明计算机断层成像(computed tomography,CT)扫描仪],以及 Lauterbur 和 Mansfield(2003 年因磁共振成像(magnetic resonance imaging,MRI)技术而获奖]。

心血管成像的历史可以追溯到 1896 年,当时格拉斯哥皇家医院的 John McIntyre 医师对 Röntgen 的技术进行了改良,成功实现了低千伏软组织成像,并拍摄了第一张胸部 X 射线照片。胸部 X 线检查是全球范围内最常进行的影像学检查,同时也是心血管疾病诊断的基石,并且能够提供关于心脏大小的基本信息,以及心力衰竭的表现,如肺水肿和胸腔积液。John McIntyre 医师在 1897 年开创性地获取了青蛙腿部的运动图像,而当时,电影动态影像还未被公众广泛熟知。他的这一创新为电影放射成像技术铺平了道路,而该技术正是现代有创性导管血管造影的基础。

多年来,即使有创性导管血管造影只能直接观察到血管腔的大致轮廓,但它一直是比普通 X 线片更详尽的唯一途径。然而,现在使用超声、CT 和 MRI 等无创成像技术已成为心血管系统诊断的首选方式,而有创性导管血管造影主要为干预措施提供平台。无创成像技术不仅能评估管腔情况,还能评估血管壁状况及血管功能。即便是血流速度较快且结构、功能相对复杂的冠状动脉,现代医学也能借助无创手段对其进行全面评估。

医学影像科学与技术领域仍在迅速发展,这一势头主要得益于信息技术和半导体电子技术的最新突破。在图像数据采集硬件的速度、敏感度和可靠性日益提升的同时,高性能计算机的普及与其成本的降低也促使图像重建与分析算法取得了显著进步。

随着现代医学成像技术步入数字化时代,传统的定性(即视觉)评估方式自然而然地会发展到定量成像阶段。定量成像是一套用于采集和分析医学图像的技术,能够提取出可靠、可重复且客观的成像生物标志物。定量成像通过减少所需的样本量或检测到视觉评估难以察觉到的组织和器官变化来发挥作用。这一技术的应用极大地促进了基础科学与临床医学之间的转化。例如,最近的研究表明,从冠状动脉 CT 血管成像(coronary computed tomography angiography,CCTA)中获取的血管周围炎症定量指标与心脏病死亡率存在相关性。这些指标可能在将来用于对预防性的干预措施进行分层[2]。

在深入探讨具体的成像技术和临床应用细节之前,有必要了解现代医学中成像技术持续发展的原因,以及对优化现有技术和开发新技术的巨大持续投资。我们可以参考图 7-1 所展示的致病级联广义模型。

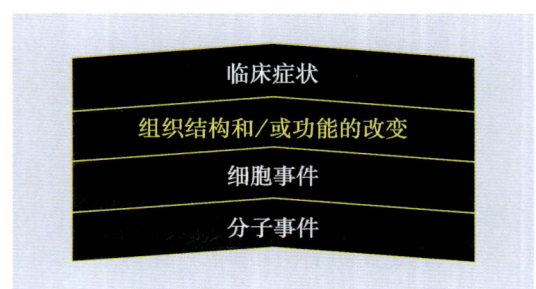

图 7-1　一个致病级联的广义模型

注：从分子和细胞事件的起始，经由组织构成与功能的改变，最终导致组织结构和器官发生变化、临床症状的显现。影像学检查能够在组织层面上捕捉那些疾病早期可能逆转的信号。

组织结构和功能的改变是由一系列分子和细胞事件引发的，但这些改变通常出现于临床症状之前。医学影像技术，尤其是定量影像技术，能够在疾病发病的某个阶段对组织特性进行客观且无创的测量。而在这一阶段实施治疗成功的可能性远大于已确诊疾病阶段（较为严重且已造成不可逆的损伤）。此外，那些能够反映组织病变特定阶段的生物标志物尤其引人注目。因为只有在细胞和分子自我修复及内稳态反馈机制开始失效时，才需要进行干预。影像技术在病程发展的这一关键阶段为人们提供了过程本质与程度的独特见解，并有可能捕捉到健康状态向疾病转变的最早信号，从而提示人们及时采取干预措施。因为影像技术能够发现假设的发病途径与成像学结果不一致的情况，还可以避免不必要的有创性干预治疗。

即使是最简单的医学影像检查也会产生大量数据。传统的图像分析方法可能只利用了所获取数据中信息的一小部分。随着人工智能和机器学习算法的最新发展，从单个图像中提取的信息量，尤其是从大规模纵向和横断面影像研究中提取的信息量，预计将显著增加。这将极大地加深人们对许多高发疾病病因学的理解，并有助于开辟新的途径来进行风险评估，以及设计最佳的预防和治疗策略[3,4]。

二、医学成像技术的总体分类

成像被定义为一种创建物体的可视化再现的过程。在医学影像领域，则特指形态学成像，可提供有关器官和组织的几何特性信息，并允许测量不同结构之间的尺寸和距离。此外，医学成像还涵盖了能够可视化各种生理过程（功能成像）和评估组织特性（组织表征）的技术手段。

在形态成像、功能成像和组织表征这3个成像分支领域中，还可以根据图像数据的收集和表示方式进行进一步分类。二维（2D）成像是指对目标物体的单个横截面进行平面呈现（就像在不同的断层成像技术中所展现的那样），或是呈现为投影图像（如常规X射线摄影和X射线血管造影）；三维（3D）成像允许在任意平面上将成像数据重建为一系列2D切片，或者使用体积渲染方法构建3D模型。通过在2D或3D基本序列中引入时间分辨组件（动态成像），可以进一步增加维度。还可以添加额外的维度，提供在同一位置采集但具有不同类型对比度的多参数（多维）图像数据集，这些对比度经过优化，能够提供关于组织形态、功能和组成的互补信息层。

图像可以通过利用组织本身的特性来获取，当组织本身对比度不足以提供所需的诊断信息时，也可引入外源性造影剂来生成增强对比图像（可以是静态的，也可以是动态的）。

另一个重要的子分类与成像过程中的生理状态有关。大多数诊断和研究图像都是在静息状态下获取的，即在正常生理条件下。然而，也可以通过运动或药物（如血管扩张剂腺苷）诱导，在负荷状态下获取图像。负荷/静息成像通常成对进行，诊断信息是从这2种状态下成像特征的差异中得出。

例如,通过计算负荷和静息状态下灌注估计值的比率计算得出的血液灌注储备。

成像技术还可基于其有创性进一步分类。"有创性"一词通常是指涉及将导管或探针插入体内的技术。使用外周静脉套管针进行造影剂给药通常不被归类为"有创性",而是非有创性方法中常见的做法。这些无创性成像技术被细分为使用电离辐射(如X射线或γ射线)的技术和不涉及电离辐射的技术(如超声或MRI)。

三、心血管成像技术及其应用概览

除了基于维度、生理状态等的一般分类外,各种成像方法之间的主要区别还与用于生成活体组织可视化再现的物理过程特性有关。被观测的系统(器官/组织)被一个物理信号探测或激发,这个信号在被观测对象的作用下会发生改变。图像则是根据观察这个"信使"的物理信号变化来创建(或重建)的。MRI、CT和正电子发射断层成像(positron emission tomography,PET)使用电磁频谱中的特定波段作为它们的信使信号,而超声波成像的物理探测手段是声波。这一原理适用于大多数成像技术(通常被称为"成像模态"),从最基础的X线片(如1895年Röntgen的普通X线)到最先进的MRI和CT。

核医学技术依赖于直接注射含有物理信使(放射性示踪剂)的分子,并通过检测它们在不同组织中的摄取程度来产生其空间分布的断层图像。

心血管成像应用主要分为两大类,即心脏成像(包括心腔和瓣膜)和血管成像(包括血管造影、血流评估、血管壁和斑块成像)。心脏成像用于评估非动脉粥样硬化性疾病(如心肌病、瓣膜病和先天性心脏病)。在动脉粥样硬化性疾病(如冠心病)中,成像方案可以同时采用血管成像(主要病变)和心脏成像,以研究动脉粥样硬化病变对心脏结构和功能的影响。

四、有创性导管血管造影术

这项检查涉及使用X射线进行时间分辨动态(电影摄影或透视)成像,并注射不透射线的造影剂以产生动态图像对比。由于需要导丝和导管组合插入血管中,且伴随潜在的并发症风险,故被归类为有创性成像检查。

通过直接穿刺目标血管并利用注射造影剂以清晰显示血管腔,这是所有初期血管造影术的核心原理,但这种方法存在一定风险,特别是在需要穿刺颈动脉以观察脑部血液循环或直接穿刺主动脉时。如今,Seldinger技术的各种改良版本在很大程度上已经取代了传统方法。在Seldinger技术中,首先穿刺一个远离目标血管床的"安全"血管(如股动脉或桡动脉),后置入一根导丝,借助这根导丝可以方便地更换和操纵各种形状的导管,从而以极低的风险抵达目标血管。

在进行冠状动脉造影时,需要在X射线透视下将动脉导管引导至冠状动脉,并注入造影剂以可视化冠状动脉管腔,并明确是否存在狭窄性病变。采用电影(动态)成像技术注入造影剂,通过观察造影剂流动速度减慢、血流受阻及侧支通路形成的情况,可以清晰地显示出狭窄闭塞性疾病所带来的影响。例如,在冠状动脉造影中,TIMI(thrombolysis in myocardial infarction)血流分级概念被广泛应用,作为评估急性心肌梗死时血流情况及溶栓治疗效果的方法。

导管放置在目标血管内以后,就可以利用压力导丝测量进行更深入、更复杂的血流评估。例如,在测量血流储备分数(fractional flow reserve,FFR)时,病变两端的压力会在最大血管扩张状态下下降,通过计算远端和近端压力读数的比值得出FFR[5]。有创性血管造影的一个明显优势是,在导管已经放置好的情况下,可将其作为平台进行介入治疗,使用球囊进行血管成形术和放置支架来治疗冠脉狭窄。

五、超声

在超声成像中,物理信使信号由声波构成,这些声波在被检测物体中发生反射,形成一系列回声。因此,这些回声中包含了信使波所遇到的结构及其几何形状和成分信息。超声可以无创地、实时地以高空间分辨率评估心脏和可触及的血管。进行超声检查需要选择合适的声窗,同时,深部血管可能会被介于其间的骨骼或空气所遮挡而难以观察。超声的优势在于它不使用电离辐射,具有非常高的空间分辨率,且可在床旁进行。

(一)多普勒超声

在超声技术中,多普勒效应被用于测定血液流动的速度,这是超声心动图和血管超声检查的基本原理。多普勒超声的优势在于其具有非常高的时间分辨率,能够精准捕捉到非常短暂的峰值速度。然而,超声的准确性依赖于声波的发射角度,当声波与所检测的血流方向越来越不平行时,误差会增加。此外,与所有超声技术一样,良好的声学窗口是必需的,这限制了其对深层血管的检测。

超声技术在血流的精确量化方面还存在局限性。追求最高精确度所必需的多普勒角度会阻碍目标血管横截面积的评估。利用多普勒超声测量血管狭窄程度,则可依据峰值速度在灌注区域内所产生的变化,并结合连续性与哈根-泊肃叶(Hagen-Poiseuille)方程进行预估。

(二)血管内超声

有创性动脉造影通过注射造影剂来描绘血管管腔的轮廓,通过使用包含微型超声探头的导管,可以从"内部"对血管壁进行评估。所获得的图像具有高分辨率,能够清晰地显示血管壁的各层结构,以及管腔外部的斑块成分,与尸检和病理学结果有良好的一致性。与单纯动脉造影相比,血管内超声(intravascular ultrasound,IVUS)会增加额外的费用和检查时间,主要用于冠状动脉血运重建的研究试验或对复杂病变的评估。

(三)超声心动图

用于研究心脏的超声技术被称为超声心动图(echocardiography,Echo)。超声心动图是一种功能多样且广泛应用的技术,能够生成详细的图像,描绘心脏各腔室和瓣膜的形态。超声心动图可用于评估心脏功能(包括射血分数),以及评估心肌梗死、心力衰竭和先天性和瓣膜性心脏病。由于其无创性,超声心动图特别适合应用于胎儿、新生儿和儿童心脏病学领域。除传统的经胸超声心动图外,还有经食管超声心动图,后者是一种相对有创性操作,可以提供更详细的心脏评估信息。在超声心动图中,还会使用多普勒技术来评估心脏腔室和瓣膜处的血流情况。

超声心动图也可在负荷状态下进行,以检测心脏壁运动的异常。应用超声造影剂(微泡)可以产生额外的对比度,用于改善血液管腔与周围组织之间边界的清晰度,或用于评估微血管的灌注情况。应变成像技术提供了一种衡量心肌变形的标准化指标,并且显著提高了识别缺血性和非缺血性心脏病病变初期特征的敏感度[6]。

(四)计算机断层扫描

在 CT 中,传递的物理信号由 X 射线组成。但与传统 X 射线不同,X 射线摄影产生的投影是二维图像,而 CT 生成的是一系列横断面二维图像(即二维切片)。这是通过在旋转机架上安装成对的 X 射线源和探测器,并将患者置于旋转中心来实现的。由于不同组织对 X 射线的吸收程度不同,这些组织会对信号进行调节,从而产生对比度。此外,还可使用额外的外源性造影剂来突出显示血管结构等。在这方面,CT 是一种本质上具有定量成像能力的技术。MRI 通常使用一个随机的灰度级标度显示图像,CT 在这一点上与 MRI 有着显著差异。

(五)CT 血管成像

螺旋 CT 扫描仪具有旋转速度足够快的特点,能够在造影剂首次通过时捕捉到血管结构,从而实现了对大多数身体区域的血管进行专门的 CT 评估。但在对心脏,尤其是冠状动脉进行成功成像之前,需要与心电门控同步心脏运动。图 7-2(左图)展示了冠状动脉 CT 扫描的一个示例,显示了正常的心外膜冠状动脉树。

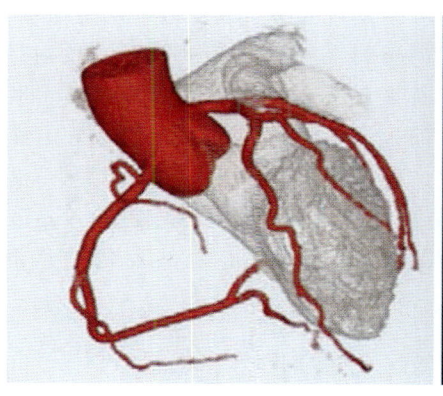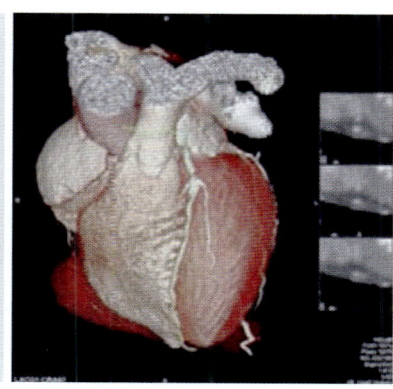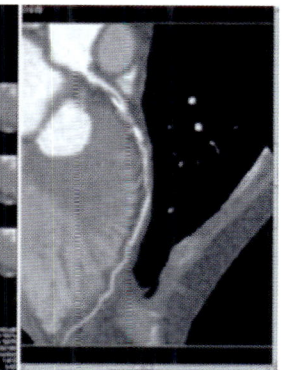

图 7-2 冠状动脉 CT——冠状动脉和心脏的三维图像概览

注:通过透明的心脏腔室展示正常的冠状动脉(左图);冠状动脉与心脏的 CT 扫描三维图像概览,并附有病变左前降支(left anterior descending,LAD)冠状动脉的曲面重建图像;LAD 存在混合性钙化和非钙化斑块,导致明显狭窄性病变(右图)。

近年来,探测器设计和重建技术的进步极大地降低了辐射剂量,从而提高了血管造影 CT 的适用性[7]。同时,大型前瞻性试验的结果正努力推动将 CT 冠状动脉成像纳入基于证据的指南推荐中,以支持其在临床实践中的广泛应用[8,9]。

(六)CT 灌注成像

使用 CT 对整体血流进行评估是可以间接实现的,但尚未临床上应用。例如,在对比剂通过胸部血管时分析重复性时间序列数据已被证明与心输出量有关。另一方面,器官灌注的 CT 评估已在有限情况下得到验证,并进入临床实践,如用于评估急性卒中的脑灌注成像。针对心肌灌注的心电图门控技术也已开发出来,但这些方法仍处于研究阶段。

(七)CT 衍生的血流储备分数

基于 CT 血管成像解剖数据集的无创性 FFR 计算,近期已在经过针对冠状动脉评估的临床验证研究后引入临床实践。这项技术将计算流体动力学应用于三维冠状动脉 CT 血管成像数据集,同时对血流的边界条件、入口情况及血管所覆盖的心肌容量做出合理预估。后续仍需要开展更大规模的研究来确定这项技术在日常实践中的应用价值。

(八)CT 血管壁及斑块成像

CT 能够轻松可视化身体任何部位的血管。但其空间分辨率和对比度分辨率相对较低,导致无法评估正常血管壁的成分层。斑块在 CT 扫描中可表现为脂质样低密度、中等密度影或钙化高密度影。遗憾的是,在 CT 上很难将纤维斑块与出血性或血栓性成分区分开来,而且射束硬化伪影还会加强钙化部分的显示效果,使其更加突出。图 7-2(右图)展示了一个冠状动脉 CT 扫描示例,显示了左前降支冠状动脉混合形态的斑块。

六、核医学

在核医学成像程序中,图像是由外源性造影剂(通过静脉注射或口服给药的放射性药物)发射的伽马射线生成的。放射性药物包含与示踪剂相连的放射性同位素,选择性地反映特定的生物靶标。伽马射线(物理信号)的位置和强度由伽马相机检测。在临床实践中,最常进行的心脏核医学检查是单光子发射计算机断层成像(single-photon emission computed tomography,SPECT),而正电子发射断层成像(positron emission tomography,PET)主要用作研究工具。混合系统(PET-CT 和 PET-MRI)的引入是一项较新的技术进展,该系统结合 MRI 和 CT 提供的高分辨率断层图像数据与 PET 提供的功能和代谢评估。

(一)单光子发射计算机断层成像

使用 SPECT 评估心肌灌注需要注射含有放射性示踪剂(如锝-99m 和铊-201)的放射性药物。SPECT 在临床上用于评估心肌灌注、活性和功能(与心电图门控联合使用)。其主要应用于在冠状动脉疾病中评估心肌的功能状态,以评估有创性干预的必要性。

(二)正电子发射断层成像

PET 本身不能定位或评估结构,而是通过测量代谢活动来评估,因此,需要结合 CT 或 MRI 以定位解剖学的异常。尽管 PET 具有许多优势(包括能够提供代谢活动的绝对测量),但由于成像过程的复杂性,其应用仍受到限制。正电子发射的放射性同位素具有较短的半衰期,这使得其可用性存在问题,但也使其更具灵活性并且能够追踪广泛的生物靶点。例如,使用 ^{18}F-2-氟-2-脱氧葡萄糖(^{18}F-2-fluoro-2 deoxyglucose,FDG)-PET 评估心肌的葡萄糖代谢情况。

七、心血管磁共振成像

(一)磁共振成像的基础知识

MRI 具有无创性、优良的软组织对比度、高空间和时间分辨率,以及安全高效的造影剂的可用性等特征,使其成为评估心血管系统的极为强大的工具。关于 MRI 的物理基础和技术方面的全面介绍可以参考标准教材[10]或综述文章[11,12]。

MRI 基于空间编码的核磁共振(nuclear magnetic resonance,NMR)信号。NMR 涉及在强静态磁场下,具有非零磁矩的原子核样品选择性吸收并重新发射射频(radiofrequency,RF)范围内的电磁波能量。NMR 涉及射频(非电离)范围内的能量转移,这解释了其无创特性,并使其适用于生物医学应用。

NMR 信号可来自具有非零核磁矩的同位素核,如 ^{1}H、^{13}C、^{19}F 和 ^{31}P。磁共振波谱学（magnetic resonance spectroscopy, MRS）则研究来自这些核的NMR信号。由于氢质子（^1H）在活体组织中具有优良的生物丰度和核磁矩强度，故应用于绝大多数MRI中。因此，下文主要描述（^1H）NMR，其目的在于说明经常引用的"优良的MRI软组织对比度"的来源。

当置于强静态磁场中时，一组^1H质子形成一个净磁矩。受到具有特征共振（拉莫尔，Larmor）频率的射频信号激发后，在接收器射频线圈中会产生可测量的、随时间变化的NMR信号。这一现象的共振特性是能量跃迁的量子性质的结果。质子系统对受控扰动和能量转移的动态响应决定了随时间变化的NMR信号的特性。NMR信号的特征由3个内在NMR参数决定，分别是质子密度（ρ）、自旋-晶格或纵向弛豫时间（T_1）和自旋-自旋或横向弛豫时间（T_2）。

在活体组织中，NMR信号来自移动的含氢分子。其主要的组织特性不仅反映了移动的含氢分子中^1H质子的数量（通过质子密度ρ反映），还反映了这些分子的迁移率（通过弛豫时间T_1和T_2反映）。因此，NMR组织特性反映了分子水平上的组织特性，为评估组织解剖特征及其生化和病理状态提供了有力工具。这些参数在正常和病变组织中可以取值的范围大于其他成像方式中所使用的参数范围。此外，NMR信号强度对T_1和T_2的依赖性呈指数级，这进一步增加了NMR的动态范围，解释了空间编码NMR（MRI）在活体组织成像中优良的敏感度。

硬件和软件设计领域的众多科学和技术进步，已将MRI从一种空间分辨率粗糙、扫描时间过长且昂贵的成像方式，转变为一种广泛应用于临床诊断和研究的工具。主要的技术进展包括：设计了用于临床应用的高度均匀的宽口径超导磁体（通常磁场强度为1、1.5、3或7T的全身临床系统）；开发了具有超短上升时间的强大梯度系统；射频线圈性能的提升及并行成像技术的应用。这些进展大大提高了信噪比（signal-to-noise ratio, SNR），并提高了现代MRI系统的空间和时间分辨率。

由于这些技术和方法的进步，并且为了消除运动伪影（包括生理和大范围身体运动）所致图像退化的影响，多种快速成像技术在20世纪90年代初得以开发。这些技术包括快速梯度回波、快速自旋回波和回波平面成像。快速采集技术大幅缩短了MRI采集时间。快速成像技术的应用使得临床心血管成像动态扫描成为可能，在高性能系统上，时间分辨率可达到1.0s甚至<0.1s。然而，值得注意的是，与X射线和超声相比，MRI本质上仍是一种缓慢的技术，因此，极易受到运动伪影的影响。

MRI发展的另一个重要里程碑是有效且安全的造影剂的设计，这提高了MRI在病变形态描绘中的能力，特别是在固有的组织对比度不足以准确区分病理组织的情况下。第一个获批用于临床应用的MRI造影剂是钆喷酸葡胺（gadopentetate dimeglumine, Gd-DTPA）。钆基造影剂（gadolinium-based contrast agents, GBCA）在其分布体积（血浆和血管外细胞外液）中选择性地改变MRI信号强度。GBCA对MRI信号强度的影响来自Gd^{3+}离子的顺磁特性及其与螯合物的空间关系，药代动力学则由螯合物在体内的行为决定。决定组织微循环和水分区的生理变量直接影响静脉注射GBCA后局部组织总浓度的变化。

在常规（静态）MRI应用中，GBCA选择性地增强灌注良好且可渗透的具有较高细胞外体积的组织，故常用于描绘组织形态。快速成像序列的引入为高时间和空间分辨率动态监测造影剂动力学提供了可能性，从而不仅提供形态信息，还能提供功能信息。

MRI信号强度以任意单位表示，不仅取决于基本的组织特性，还受到成像系统的磁场强度、采集方法的设计、射频线圈的几何形状和性能、接收器增益设置及用于将检测到的信号映射到灰度级(显示)尺度方法的影响。因此,使用不同采集序列获得的MRI信号强度难以直接进行比较。在临床实践(以及临床研究)中,MRI检查由一组程序(序列)组成,每个序列都经过设计和优化,以显示一组选定的空间、时间和对比度特征,具体取决于所寻求的信息类型。一个持续1h的MRI协议可以包含具有不同维度的图像,采集时间从数秒到10 min甚至更长。

单个MRI序列的设计旨在优先影响某一特定的组织参数(称为图像加权),例如,T_1或T_2加权图像、弥散加权图像或流动敏感图像。此外,在对比增强MRI中,图像加权旨在最大限度地提高引入外源性造影剂的效果。由于基本对比参数之间存在相互作用(如T_1和T_2),造影剂这一图像优化过程变得较为复杂。设计临床协议和临床研究方案的另一个重要考虑因素是空间和时间分辨率与SNR之间的相互作用。延长采集时间可以提高SNR,换取更高的空间分辨率,但同时增加了整体采集时间和对运动伪影的敏感度。

(二)磁共振血管成像

在早期的MRI扫描中,血管中流动血液的可变信号曾是一个令人困惑的问题。然而,人们很快就意识到,可以利用飞行时间效应和相位差来成像血管腔并量化流量,这就是众所周知的磁共振血管成像(magnetic resonance angiography,MRA)。尽管当时无造影剂的飞行时间MRA(time-of-flight MRA,TOF MRA)是一个重要的进步,但受限于较长的采集时间(尤其是对于腿部等大范围血管区域)、平面内流动饱和效应和来自体内深处血管的信号返回有限。然而,随着更先进的3D应用,允许体素尺寸更小,TOF MRA在评估颅内血管方面找到了一个有效的应用领域。

1991年,研究者首次报道了使用钆基造影剂进行MRA。图7-3展示了一个多站点GBCA增强的髂动脉和下肢动脉血管成像的示例。此后,这种3D技术的开发促使其被广泛采用,钆对比增强MRA(contrast-enhanced MRA,CE-MRA)自此成为MRA的主要形式[13,14]。

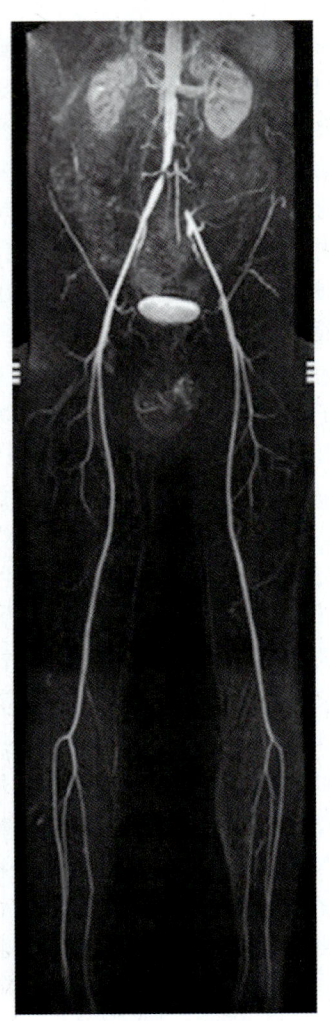

图7-3 多站位对比增强MRA检查用于评估主髂动脉及下肢动脉血管

注:患者存在主动脉分叉病变,包括右侧髂总动脉起始部严重狭窄及左侧髂总动脉闭塞,腹股沟以下动脉通路正常。

（三）磁共振血流评估

相位对比磁共振血管造影（phase-contrast MRA，PC-MRA）技术在评估大体血流方面十分有价值，尤其是在对伴有分流的先天性心脏病进行心脏 MRI 检查方面。然而，准确定位 2D 成像平面可能非常耗时，具有挑战性且难以正确评估。近年来，4D PC-MRA 的发展允许通过非常简单的规划采集时间分辨的 3D 血流场，这将极大地改变 PC-MRA 的应用现况[15]。图 7-4 展示了 4D 血流评估胸主动脉夹层的示例。

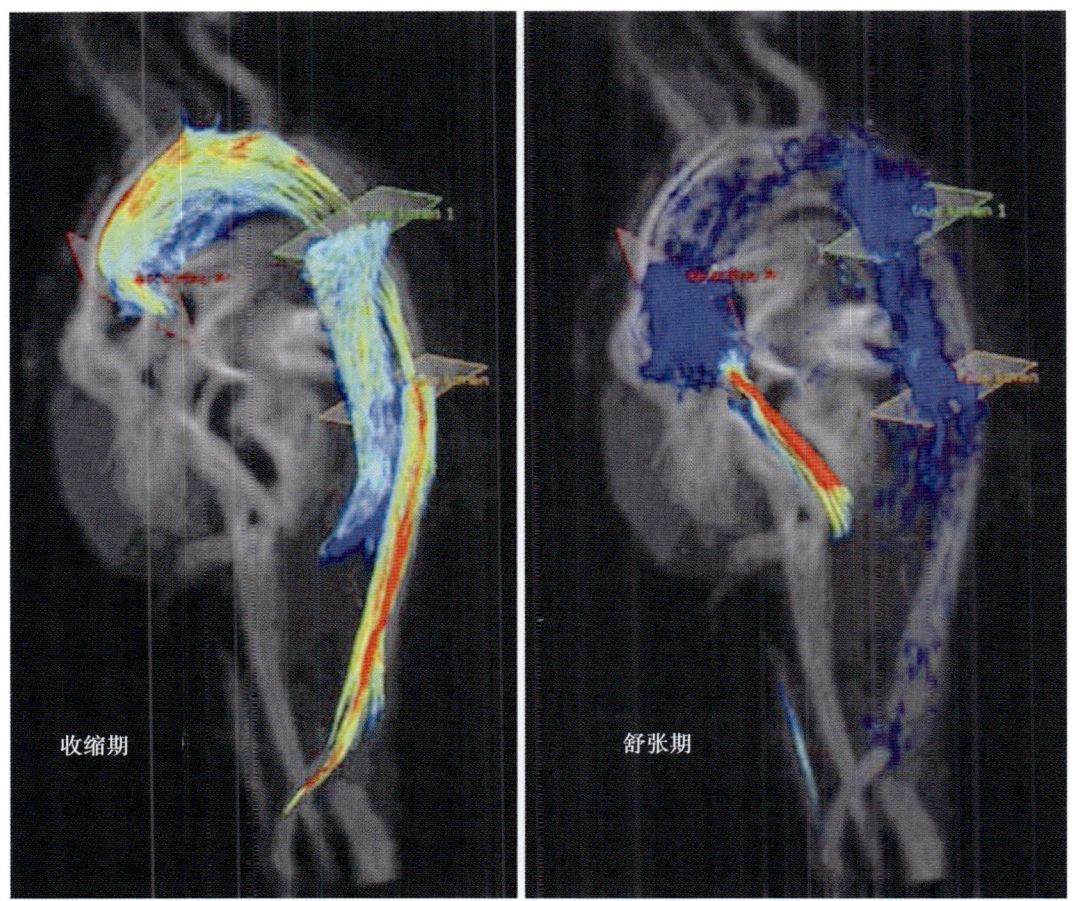

图 7-4 在 1 例 B 型胸主动脉夹层并伴有动脉瘤样升主动脉及继发性主动脉瓣关闭不全的患者中，4D 相位对比流动采集的收缩期和舒张期影像

注：图像通过流线显示，流线的颜色编码表示流动速度，流线从升主动脉的发射平面及降主动脉弓外两点生成。蓝色表示低速，彩虹渐变至红色表示最高速。收缩期降主动脉夹层真腔中的流速较高，舒张期出现高速度的主动脉瓣反流。

使用 PC-MRI 技术，通过施加方向相反且等强度的交替梯度，血液流动的速度会与其相应的相位偏移成比例地映射出来。静态组织将产生零信号，而流动血液的相位偏移与编码梯度成正比。对感兴趣血管的整个横截面进行相位偏移测量，将产生瞬时流量。随后在心动周期的多个时间点进行积分，便可得到流量曲线，从中可推导出总流量、净流量、反向流量和反流分数等参数。PC-MRI 的主要优点是能够绘制任何部位的血流图,并准确评估横截面积;其主要局限在于相较于超声的时间分辨率较低,因此,对瞬时峰值收缩期速度的表征不够准确。

(四)磁共振斑块成像

MRI 用于斑块评估的优势在于能够通过多参数方法对所有不同的成分进行表征,从而区分血、纤维和脂质部分;其应用的困难在于如何在临床可接受的扫描时间内获得适当的空间分辨率,并且对诸如冠状动脉等深层移动血管的成像仍十分具有挑战性。MRI 在评估血管炎方面也有作用,能够在这些情况下对增厚并增强的血管壁成像。

(五)心脏磁共振成像

心脏磁共振成像(cardiac MRI,CMR)包括一系列成像序列,旨在提供有关心肌形态、功能及心肌组织特性等方面的信息。生理性运动(呼吸和心电图)是 CMR 的主要挑战,需要特别考虑。部分程序需要在屏气过程中进行,以消除由呼吸运动引起的模糊效应;其他程序则通过呼吸门控进行,例如,仅在特定的呼吸窗口内采集图像。为消除心电图运动的影响,图像采集与心电图曲线同步,在心动周期的特定点触发信号采集[11]。

临床 CMR 协议的主要组成部分旨在评估心室体积和功能(电影 MRI),评估局部瘢痕或纤维化(晚期钆增强成像)及微血管灌注(通过动态增强磁共振成像)。

高级 CMR 组件包括弛豫时间映射(T_1、T_2 和 T_2^*)以分别显示纤维化、水肿或铁沉积[16]。在造影剂注射前后获得的 T_1 映射可用于计算细胞外体积图。其他高级 CMR 方法还包括心肌标记、应变成像[17]、血流测量[15]和冠状动脉 MR 血管造影[18]。另有弥散加权 MRI 和用于无造影剂评估心肌灌注的动脉自旋标记(arterial spin labelling, ASL)等技术尚未进行广泛探索。

CMR 技术在稳定性、验证水平和可靠的正常值范围的可用性方面差异很大。例如,左心室和右心室体积、质量和功能的电影 MRI 评估被认为是参考标准[20],而定量心肌灌注[21]及 T_1 和 T_2 映射仍需要使用局部参考值。

CMR 比其他任何 MRI 应用领域都更多地受益于 MRI 信号采集、重建和定量图像分析方法开发的最新进展。随着各个组成部分的速度和质量的不断提升,CMR 的适应证范围扩大到包括无法配合长时间检查的患者或心律失常患者。其节省的时间不仅可以提高临床检查的效率,而且通过加快 CMR 检查流程,为基础 CMR 协议增加了额外心脏功能或组成评估的可能性[18],甚至包括对其他组织和器官的 MRI 评估,尤其是在心血管共病研究中。

结论和临床前景

在心血管医学的日常临床诊疗中,多种既定医学成像技术可提供指导患者诊疗的关键信息。

这些成像技术不仅在所提供信息的类型上存在差异,其复杂性、普及性、成本、侵入性及安全性特征亦存在显著不同。

医疗影像的合理应用需要基于对其优势及局限性的充分理解,理性选择成像模式,以使患者获益最大化,并避免不必要的侵入性干预措施。

影像学技术能检测心血管疾病最早期的组织表现,此类证据可用于风险评估并指导最佳治疗方案的制定。

> **知识空白**
> - 新兴成像技术虽展现出巨大的应用前景,但在引入临床实践前需经过严格验证。
> - 定量影像生物标志物仍常具有厂商依赖性,这限制了其在大型多中心临床试验中的应用——此类试验对揭示病因学、危险因素、预后机制,以及实现新疗法在循证医学指导下的临床转化具有关键作用。
> - 未来基于人工智能与机器学习算法的定量影像生物标志物开发,需建立大规模可共享影像数据库,以最大限度提升其可重复性、敏感度及特异度。

(吴健、李飞 翻译;
惠海鹏、蔡晓平 审核)

参考文献

[1] Zamorano JL, Bax J, Knuuti J, Lancellotti P, Badano L, Sechtem U. The ESC textbook of cardiovascular imaging. Oxford: Oxford University Press; 2015.

[2] Oikonomou EK, Marwan M, Desai MY, Mancio J, Alashi A, Hutt Centeno E, et al. Non-invasive detection of coronary inflammation using computed tomography and prediction of residual cardiovascular risk (the CRISP CT study): a post-hoc analysis of prospective outcome data. Lancet. 2018;392(10151):929-39.

[3] Motwani M, Dey D, Berman DS, Germano G, Achenbach S, Al-Mallah MH, et al. Machine learning for prediction of all-cause mortality in patients with suspected coronary artery disease: a 5-year multicentre prospective registry analysis. Eur Heart J. 2017;38(7):500-7.

[4] Wang S, Summers RM. Machine learning and radiology. Med Image Anal. 2012;16(5):933-51.

[5] Corcoran D, Hennigan B, Berry C. Fractional flow reserve: a clinical perspective. Int J Cardiovasc Imaging. 2017;33(7):961-74.

[6] Mirea O, Pagourelias ED, Duchenne J, Bogaert J, Thomas JD, Badano LP, et al. Variability and reproducibility of segmental longitudinal strain measurement: a report from the EACVI-ASE Strain Standardization Task Force. JACC-Cardiovasc Imaging. 2018;11(1):15-24.

[7] Giesler T, Baum U, Ropers D, Ulzheimer S, Wenkel E, Mennicke M, et al. Noninvasive visualization of coronary arteries using contrast-enhanced multidetector CT: influence of heart rate on image quality and stenosis detection. Am J Roentgenol. 2002;179(4):911-6.

[8] Kelion AD, Nicol ED. The rationale for the primacy of coronary CT angiography in the National Institute for Health and Care Excellence (NICE) guideline (CG95) for the investigation of chest pain of recent onset. J Cardiovasc Comput Tomogr. 2018;12:516-22.

[9] Newby DE, Adamson PD, Berry C, Boon NA, Dweck MR, Flather M, et al. Coronary CT angiography and 5-year risk of myocardial infarction. N Engl J Med. 2018;379(10):924-33.

[10] Brown RW, Cheng YCN, Haacke EM, Thompson MR, Venkatesan R. Magnetic resonance imaging: physical principles and sequence design. New York: Wiley; 2014.

[11] Ridgway JP. Cardiovascular magnetic resonance physics for clinicians: part Ⅰ. J Cardiovasc Magn Reson. 2010;12:71.

[12] Biglands JD, Radjenovic A, Ridgway JP. Cardiovascular magnetic resonance physics for clinicians: part Ⅱ. J Cardiovasc Magn Reson. 2012;14:66.

[13] Meaney JFM, Ridgway JP, Chakraverty S, Robertson I, Kessel D, Radjenovic A, et al.

Stepping-table gadolinium-enhanced digital subtraction MR angiography of the aorta and lower extremity arteries: preliminary experience. Radiology. 1999;211(1):59-67.

[14] Koelemay MJW, Lijmer JG, Stoker J, Legemate DA, Bossuyt RMM. Magnetic resonance angiography for the evaluation of lower extremity arterial disease-a meta-analysis. JAMA-J Am Med Assoc. 2001;285(10):1338-45.

[15] Markl M, Schnell S, Wu C, Bollache E, Jarvis K, Barker AJ, et al. Advanced flow MRI: emerging techniques and applications. Clin Radiol. 2016;71(8):779-95.

[16] Messroghli DR, Moon JC, Ferreira VM, Grosse-Wortmann L, He T, Kellman P, et al. Clinical recommendations for cardiovascular magnetic resonance mapping of T1, T2, T2 * and extracellular volume: a consensus statement by the Society for Cardiovascular Magnetic Resonance (SCMR) endorsed by the European Association for Cardiovascular Imaging (EACVI). J Cardiovasc Magn Reson. 2017;19:75.

[17] Chitiboi T, Axel L. Magnetic resonance imaging of myocardial strain: a review of current approaches. J Magn Reson Imaging. 2017;46(5):1263-80.

[18] Feng L, Coppo S, Piccini D, Yerly J, Lim RP, Masci PG, et al. 5D whole-heart sparse MRI. Magn Reson Med. 2018;79(2):826-38.

[19] Puntmann VO, Valbuena S, Hinojar R, Petersen SE, Greenwood JP, Kramer CM, et al. Society for Cardiovascular Magnetic Resonance (SCMR) expert consensus for CMR imaging endpoints in clinical research: part Ⅰ-analytical validation and clinical qualification. J Cardiovasc Magn Reson. 2018;20:67.

[20] Petersen SE, Aung N, Sanghvi MM, Zemrak F, Fung K, Paiva JM, et al. Reference ranges for cardiac structure and function using cardiovascular magnetic resonance (CMR) in Caucasians from the UK Biobank population cohort. Journal of Cardiovascular Magnetic Resonance. 2017;19:19.

[21] Biglands JD, Magee DR, Sourbron SP, Plein S, Greenwood JP, Radjenovic A. Comparison of the diagnostic performance of four quantitative myocardial perfusion estimation methods used in cardiac MR imaging: CE-MARC substudy. Radiology. 2015;275(2):393-402.

药理学与信号转导

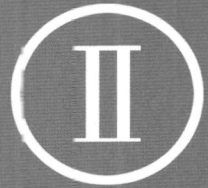

8 血管信号转导 / 83
Karla B. Neves and Rhian M. Touyz

9 血管活性肽:肾素-血管紧张素-醛固酮系统 / 93
Katrin Nather, Christopher M. Loughrey, and Stuart A. Nicklin

10 醛固酮 / 103
Scott M. MacKenzie, Aurelie Nguyen Dinh Cat, Josie C. van Kralingen, and Eleanor Davies

11 一氧化氮 / 117
James Leiper

12 活性氧 / 128
Livia de Lucca Camargo and Rhian M. Touyz

13 转化生长因子β在血管病理生物学中的作用 / 139
Julian Tristan Schwartze, Emma Louise Low, and Angela Claire Bradshaw

14 血管系统中的微 RNA 和长链非编码 RNA / 152
Margaret D. Ballantyne, Katey J. Rayner, Duncan J. Stewart, Andrew H. Baker, and Kenny Schlosser

15 细胞间通信中的微粒和外泌体 / 162
Francisco J. Rios, Rhian M. Touyz, Augusto C. Montezano, and Dylan Burger

8 血管信号转导

Karla B. Neves and Rhian M. Touyz

一、概述 / 84
二、G 蛋白偶联受体 / 84
 （一）GPCR 介导的调节血管平滑肌收缩的信号转导通路 / 85
 （二）G_s 和 G_i 介导的信号转导 / 86
三、受体型酪氨酸激酶 / 87
 （一）RTK 作为重要的药物靶点 / 88
 （二）RTK 和 GPCR 的反式激活 / 89
参考文献 / 92

© Springer Nature Switzerland AG 2019
R. M. Touyz, C. Delles (eds.), *Textbook of Vascular Medicine*,
https://doi.org/10.1007/978-3-030-16481-2_8

> **关键概念**
> - G蛋白偶联受体（G protein-coupled receptor，GPCR）和受体型酪氨酸激酶（receptor tyrosine kinase，RTK）是调节血管平滑肌细胞（vascular smooth muscle cell，VSMC）胞内信号转导的2种主要细胞表面跨膜蛋白。
> - GPCR是一种整合膜蛋白，负责通过复杂的细胞内信号转导途径将细胞外信号转化为细胞反应。血管活性肽、激素和神经递质都可与GPCR结合。
> - RTK可促进多种生长因子的信号转导，诱导细胞增殖、迁移、分化、新陈代谢和存活。RTK是重要的药物靶点。RTK抑制剂（inhibitor of RTK，RTKi）越来越多被用作治疗癌症的抗血管生成药物。
> - GPCR和RTK之间的相互作用导致了多样而复杂的信号转导，影响血管功能。

一、概述

血管壁由内皮细胞（endothelial cells，EC）、VSMC、成纤维细胞和细胞外基质（extracellular matrix，ECM）成分组成，ECM成分在生理和病理刺激下会动态发生改变或重组。在生理条件下，平滑肌细胞（smooth muscle cells，SMC）和基质为血管系统提供结构支持，并承担血管壁的功能特性，包括收缩舒张、生长、重构和修复。在与病理状况（包括动脉粥样硬化、再狭窄、主动脉瘤和高血压）相关的血管功能障碍中，VSMC也发挥重要作用。VSMC主要由2种类型的细胞表面受体控制，一类是生长因子的单跨膜RTK，另一类是偶联至异源三聚体G蛋白的包含七跨膜螺旋（seven-transmembrane-helix，7TM）结构域的G蛋白偶联受体。众多局部和全身性因素，包括血管活性肽，如血管紧张素Ⅱ（angiotensin Ⅱ，Ang Ⅱ）、内皮素-1（endothelin-1，ET-1）、缓激肽、5-羟色胺和凝血酶等，通过与配体特异性GPCR受体相互作用来调节VSMC功能。生长因子如血管内皮生长因子（vascular endothelial growth factor，VEGF）、成纤维细胞生长因子（fibroblast growth factor，FGF）、胰岛素样生长因子（insulin like growth factor-1，IGF-1）和血小板衍生生长因子（platelet-derived growth factor，PDGF）与RTK结合并调节通常影响细胞生长的信号通路，在导致血管肥大和重构的心血管疾病过程中发挥重要作用。本章重点介绍GPCR和RTK及其信号转导通路，以及它们如何调节VSMC功能。

二、G蛋白偶联受体

GPCR是一类整合膜蛋白，能特异性地结合配体，通过激活细胞内的信号转导通路将细胞外信号转化为细胞应答。血管活性肽、激素和神经递质与GPCR结合，形成结构核心的7TM区域与特异性配体结合，并通过构象变化将此信息转导至细胞内区域。细胞内区域与细胞质信号蛋白质相互作用并诱导信号通路的活化。GPCR与G蛋白相互作用，后者由Gα、Gβ和Gγ 3个蛋白亚基组成。Gα和Gγ亚基都将G蛋白锚定在质膜上。在失活状态下，Gα与Gβγ二聚体和鸟苷二磷酸（guanosine diphosphate，GDP）结合。G蛋白介导的信号转导起始于激动剂分子与GPCR细胞外区域的结合，导致其构象变化并因此导致其活化。据文献报道，部分GPCR也可作为鸟嘌呤核苷酸交换因子（guanine nucleotide exchange factor，GEF）而发挥作用，继而促进GDP交换为与Gα亚基相关的鸟苷三磷酸（guanosine triphosphate，GTP）。激活的GPCR催化Gα亚基上GTP与GDP的交换。在这些构象变化期间，Gβγ二聚体从Gα解离，游离的Gα和Gβγ具有它们自己的第二信使以启动细胞内信号转导反应。随后，活化的Gα-GTP酶将结合的GTP（Gα-GTP）水解为GDP，并通过Gα与Gβγ重新结合使G蛋白复合物失活。GDP再次与G蛋白复合物中的Gα结合（Gα-GDP），完成激活和失活的循环[1-3]。

Gα亚基分为$G\alpha_s$、$G\alpha_i$、$G\alpha_q$和$G\alpha_{12}$ 4个亚家族。所有Gα亚基都有4个GTP结合位点，并可水解GTP。含有$G\alpha_s$亚基G蛋白通过腺苷酸环化酶（adenylate cyclase，AC）驱动环磷酸腺苷（cyclic adenosine monophosphate，cAMP）的产生。$G\alpha_i$亚家族包括8个结构密切相关的成员。3个$G\alpha_i$成员（$G\alpha_{i1}$、$G\alpha_{i2}$、$G\alpha_{i3}$）抑制AC。$G\alpha_{i3}$（又称$G\alpha_k$）刺激受体调节的钾通道。$G\alpha_q$亚家族激活磷脂酶C（phospholipase C，PLC），其将磷脂酰肌醇4,5-二磷酸（phosphatidylinositol 4,5-bisphosphate，PIP_2）转化为二酰基甘油（diacylglycerol，DAG）和肌醇1,4,5-三磷酸（inositol 1,4,5-trisphosphate，IP_3）。IP_3诱导钙从细胞内储存库中释放，促进钙依赖性信号转导。此外，钙与DAG作用以激活蛋白激酶C（protein kinase C，PKC）的某些亚型。这个家族也被称为$G\alpha_{q/11}$，包括$G\alpha_{14}$、$G\alpha_{15}$、$G\alpha_q$和$G\alpha_{11}$。$G\alpha_{15}$在造血细胞中特异性表达。$G\alpha_{12}$亚家族有2个成员（分别是12和13），并且都促进Ras同系物RhoA（一种调节肌动蛋白重组的小GTP酶）。目前，人们对Gβ和Gγ亚基的了解相对较少[1,3,4]。

（一）GPCR介导的调节血管平滑肌收缩的信号转导通路

经典的血管收缩因子（如AngⅡ、ET-1和血管升压素）通过GPCR与G_q/G_{11}和G_{12}/G_{13}的G蛋白偶联而起作用，而与G_i家族G蛋白偶联的程度较低。在配体与受体结合后，G_q/G_{11}激活PLC的β-异构体，导致IP_3的形成和细胞内钙储存的释放。这是由细胞内Ca^{2+}动员增加和肌球蛋白轻链（myosin light chain，MLC）磷酸化引发的VSMC收缩调节的核心过程。MLC通过钙调蛋白激活的肌球蛋白轻链激酶（MLC kinase，MLCK）磷酸化，最终导致肌球蛋白和肌动蛋白的相互作用和横桥形成增加，从而引发收缩，增加血管张力（图8-1）。MLC被肌球蛋白轻链磷酸酶（MLC phosphatase，MLCP）去磷酸化。重要的是，Ca^{2+}跨膜内流也受到钙通道刺激，如电压依赖性L型钙通道和瞬时受体电位（transient receptor potential，TRP）阳离子通道[2-4,6]。

MLCK的调控依赖Ca^{2+}，而MLCP受Ca^{2+}非依赖的信号通路调控，包括小GTP结合蛋白RhoA。RhoA刺激Rho激酶，后者进一步磷酸化并抑制MLCP。在VSMC中，G_{12}/G_{13}将受体与RhoA/Rho激酶通路相连。当血管收缩剂与受体结合并激活G_{12}/G_{13}时，会激活Rho鸟嘌呤核苷酸交换因子（Rho guanine nucleotide exchange factors，RhoGEF），从而促进活性RhoA的形成，最终而导致血管收缩。此外，G_q/G_{11}可以通过Ca^{2+}和Jak2依赖性RhoGEF激活间接激活RhoA。例如，AngⅡ通过AT1受体诱导RhoA依赖的VSMC收缩。此外，一些GPCR可与Gi家族的G蛋白偶联，其配体通过释放βγ亚基表现出促收缩活性，导致PLCβ同工酶的激活，或通过抑制AC，从而降低细胞内cAMP水平[2,4,7]。

关于G_q/G_{11}和G_{12}/G_{13}介导的信号转导，已在平滑肌特异性$G\alpha_q/G\alpha_{11}$和$G\alpha_{12}/G\alpha_{13}$缺失的小鼠体内进行了研究。这些动物的离体血管显示，多种促收缩受体同时利用G_q/G_{11}和G_{12}/G_{13}介导的信号转导途径来增强血管平滑肌张力。相比之下，α_1-肾上腺素受体被确定为仅通过G_q/G_{11}进行信号转导来促进收缩。使用相同方法的研究结果表明，基础血管张力和基础血压需要

VSMC 中 G_q/G_{11} 介导的信号转导；而在血压升高期间，血管张力的增加需要同时激活 G_q/G_{11} 和 G_{12}/G_{13}。对血管平滑肌松弛的调节主要通过 NO、cAMP 和环磷酸鸟苷（cyclic guanosine phosphate，cGMP）等途径进行[4,6,8,9]。

（二）G_s 和 G_i 介导的信号转导

G_s 偶联受体会增加 cAMP 水平，从而影响 Ca^{2+} 依赖性和 Ca^{2+} 非依赖的 Rho/Rho 激酶介导的信号通路，导致血管平滑肌松弛。cAMP 诱导 VSMC 松弛的主要介质是被 cAMP 激活的蛋白激酶 A（protein kinase A，PKA）和蛋白激酶 G（protein kinase B，PKG）（图 8-1）。PKA 和 PKG 抑制促收缩信号转导的分子机制包括通过磷酸化并激活 G 蛋白信号转导调节器 2（regulator of G protein signaling 2，RGS2）调节因子来抑制 G_q/G_{11} 介导的信号转导、酸化并抑制 MLCP，抑制 IP_3 诱导的细胞内 Ca^{2+} 释放，以及抑制 RhoA[4,5,7]。

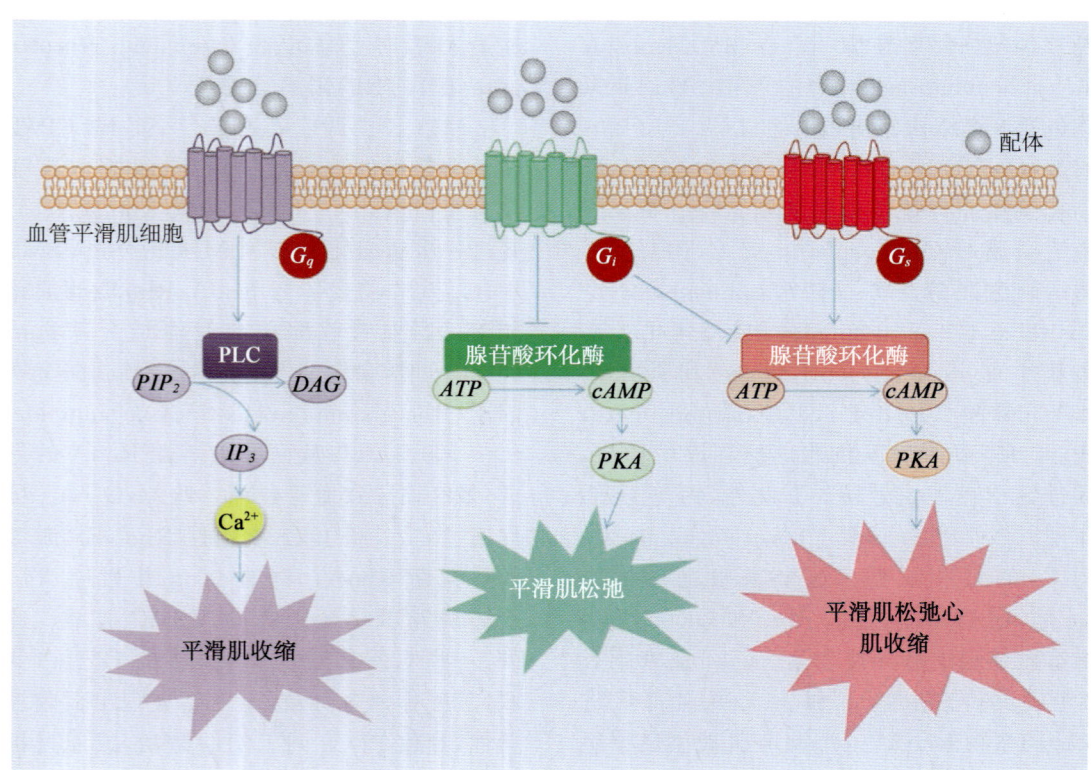

图 8-1 VSMC 中 GPCR 介导的信号转导原理图

注：$G_q.\ G_q$ 亚基；PLC. 磷脂酶 C；PIP_2. 磷脂酰肌醇-4,5-二磷酸；DAG. 甘油二酯；IP_3. 肌醇三磷酸；Ca^{2+}. 钙离子；$G_i.\ G_i$ 亚基；ATP. 腺苷三磷酸；cAMP. 环磷酸腺苷；PKA. 蛋白激酶 A；$G_s.\ G_s$ 亚基。通常，G 蛋白通过 GPCR 介导信号转导。当配体与 GPCR 结合时，信号转导开始。G_s 激活 AC，导致 cAMP 的产生和 PKA 的激活，从而促进 VSMC 的松弛。G_q 控制 PLC 的活性，PLC 水解 PIP_2 生成 IP_3 和 DAG。IP_3 和 DAG 进而导致细胞内游离 Ca^{2+} 浓度的增加和许多蛋白激酶和诱导 VSMC 收缩的途径的激活。G_i 抑制 AC 的激活，从而降低 VSMC 中 cAMP 水平和 PKA 的激活，导致 VSMC 松弛。G_i 还可以通过降低 AC 活性来调节被 G_s 激活的信号。

由 G_s 介导的细胞内 cAMP 水平升高会影响 G_q/G_{11} 和 G_{12}/G_{13} 介导的信号转导。G_s 诱导的 cAMP 水平升高及其效应物 PKA 的激活,与 PDGF 诱导的 VSMC 中细胞外调节激酶 1/2(extracellular signal-regulated kinase 1/2,ERK1/2)激活中断,这支持了 G_s 在 VSMC 去分化中的作用。在大鼠颈动脉球囊损伤模型中,注入 cAMP 升高剂可抑制 VSMC 的生长和增殖,以及新生内膜的形成。这些临床前结果支持了使用磷酸二酯酶(phosphodiesterase,PDE)抑制剂作为血管保护剂的临床研究。与这些数据一致,体内不同 G_s 偶联受体的激活可阻止 VSMC 增殖和血管重构。这些研究表明,介导受体依赖性刺激(G_s)或抑制(G_i) AC 的 G 蛋白参与了 VSMC 可塑性和血管重构的调控(图 8-2)[4,5,10,11]。

G_i 偶联受体与血管内皮细胞过度增殖、迁移和病理性血管重构有关。大多数 GPCR 优先与 G_i 家族成员结合,而 G_i 家族似乎是许多细胞类型中表达最丰富的异三聚体 G 蛋白。G_i 激活通常与 G_s 刺激的 AC 活性受到抑制有关,从而导致 cAMP 减少,而这与生长因子受体的反式激活增强,以及通过 ERK1/2 诱导丝裂原活化蛋白激酶(mitogen-activated protein Kinase,MAPK)信号转导有关。由于 G_i 的表达量相对较高,其受体依赖性激活会导致相对较高的 βγ-复合物释放量。因此,G_i 的激活被认为是与 βγ 介导的信号过程激活有关的主要耦合机制。例如,体外激动剂诱导的 MAPK 激活和 VSMC 增殖主要由 G 蛋白 βγ 亚基介导[3,5-9]。

三、受体型酪氨酸激酶

RTK 是具有内在酪氨酸激酶活性的单通道膜受体,该活性是一个利用磷酸基团从腺苷三磷酸(adenosine triphosphate,ATP)转移到蛋白质底物中的酪氨酸残基的过程。

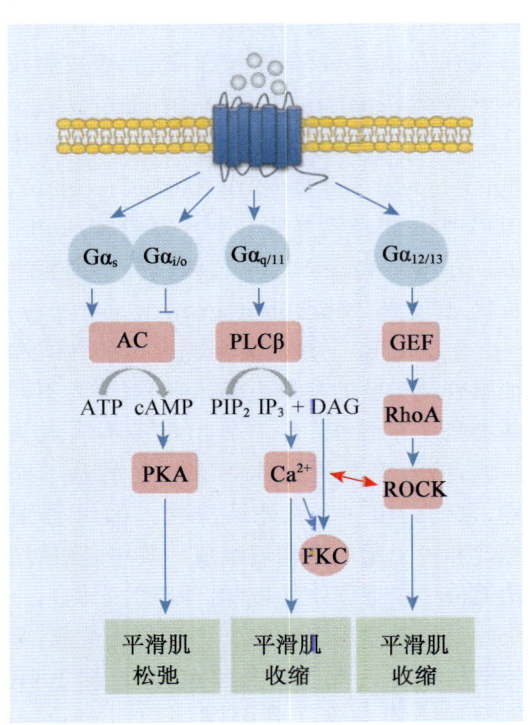

图 8-2 VSMC 中不同亚型 GPCR 及其激活的细胞内信号级联

注:AC. 腺苷酸环化酶;ATP. 腺苷三磷酸;cAMP. 环磷酸腺苷;PKA. 蛋白激酶 A;PIP_2. 磷脂酰肌醇-4,5-二磷酸;IP_3. 肌醇三磷酸;DAG. 甘油二酯;Ca^{2+}. 钙离子;PKC. 蛋白激酶 C;GEF. 鸟嘌呤核苷酸交换因子;RhoA. Rho 蛋白 A。G_s 导致 cAMP 的产生和 PKA 的激活,促进 VSMC 的松弛,而 G_i 抑制 AC 的激活,从而降低 cAMP 的水平,也导致 VSMC 的松弛。G_q 水解 PIP_2 生成 IP_3 和 DAG,IP_3 和 DAG 调节细胞内游离 Ca^{2+} 浓度,诱导 VSMC 收缩。在 VSMC 中,G 蛋白 G_{12}/G_{13} 将受体连接到 RhoA/ROCK 通路。一旦被血管收缩剂与受体结合激活,G_{12}/G_{13} 激活 Rho 鸟嘌呤核苷酸交换因子(Rho guanine nucleotide exchange factors,RhoGEFs),其促进活性 RhoA 的形成,从而导致血管收缩。G_q/G_{11} 可以通过 Ca^{2+} 和 Jak2 依赖性的 RhoGEF 激活间接激活 RhoA。

这些受体可促进多种生长因子的信号转导,介导细胞增殖、迁移、分化、代谢、存活和细胞周期控制等效应。人类基因组中的 RTK 家族至少由 58 种受体类型组成,包括血管内皮生长因子受体（vascular endothelial growth factor receptor，VEGFR）、表皮生长因子受体（epidermal growth factor receptor，EGFR）、血小板衍生生长因子受体（platelet-derived growth factor receptor，PDGFR）、胰岛素样生长因子受体（insulin-like growth factor，IGFR）和成纤维细胞生长因子受体（fibroblast growth factor receptor，FGFR）。根据其同源配体的性质和细胞外结构域的模块组成，它们被分为不同的类别。尽管 RTK 家族由许多不同成员组成，但该家族的受体具有相同的基本结构，它们均由一个胞外结构域、一个单跨膜螺旋和一个胞质结构域组成。其中，胞质结构域由一个近膜结构域（毗邻膜的一侧）、一个酪氨酸激酶序列和一个 C 端尾部组成；胞外结构域包含配体结合位点，并根据 RTK 类型的不同包含了免疫球蛋白（immunoglobulin，Ig）样结构域、富半胱氨酸结构域和纤连蛋白Ⅲ型样结构域[12-14]。

一般来说，配体与胞外结构域结合会导致构象变化，从而诱导并稳定受体二聚化，导致其胞质结构域发生自身磷酸化，进而激活 RTK。除胰岛素受体（insulin receptor，IR）家族外，所有已知的 RTK（如 VEGFR、EGFR）在细胞膜上都是单体。位于近膜区和 C 端结构域的其他酪氨酸残基被磷酸化，成为与衔接蛋白结合的对接位点。这一角色是由带有 Src 同源结构 2（Src homology 2，SH2）或磷酸酪氨酸结合（phosphotyrosine-binding，PTB）结构域的蛋白质扮演，包括具有酶活性的蛋白质（如 Src 和 PLC）及衔接蛋白（如 Grb2），这些蛋白进一步激活信号转导级联。被激活的 PLC 会导致 DAG 的产生和 PKC 的激活，进而激活 MAPK 信号通路。此外，PLC 还会生成 IP_3，介导细胞内储存的 Ca^{2+} 释放增加。然后，Ca^{2+} 与钙调蛋白结合，钙调蛋白进而激活了 Ca^{2+}/钙调蛋白依赖性蛋白激酶家族。此外，DAG 和 Ca^{2+} 都能激活 PKC 蛋白激酶家族的激动剂成员[12-14]。

Grb2 的招募会导致 Ras/Raf 激活，从而诱导 ERK1/2 磷酸化并激活参与细胞生长和增殖的转录因子。此外，RTK 还能激活磷酸肌醇 3-激酶（phosphoinositide 3-kinase，PI3K），进而促进蛋白激酶 B（protein kinase B，PKB；也称 Akt）的激活并诱导细胞存活途径（cell survival pathways）。PI3K 依赖性激活 Akt 会导致 BAD 磷酸化和失活。BAD 的磷酸化进而阻止其与凋亡蛋白 Bcl-2 和 Bcl-xl 形成复合物，从而防止细胞凋亡。因此，RTK 可形成信号平台，激活多个转录因子，调控多种细胞过程（图 8-3）[12,13]。

RTK 通过蛋白酪氨酸磷酸酶（protein tyrosine phosphatase，PTP）进行内化、降解或去磷酸化调节。除激活信号通路外，RTK 还会影响转录抑制因子和磷酸酶，从而降低信号幅度。激活后，这些受体内化并通过网格蛋白-动力蛋白通路进行内吞作用；随后，它们被泛素化，成为溶酶体降解的靶标。有多种 RTK 对于血管的发育和血管功能的维持至关重要，包括 EGFR、PDGFR、FGFR、IGFR 及 VEGFR。RTK 除了在调节血管发育和功能方面发挥重要作用外，还与肿瘤发生有关。RTK 失调与血管生成失控和癌症有关[14,16,17]。

（一）RTK 作为重要的药物靶点

已有多种 RTK 抑制剂被批准用于癌症的治疗，并广泛应用于多种实体肿瘤，包括肾癌、结肠癌和脑癌。这些药物可分为两类：小分子抑制剂和单克隆抗体。由于它们靶向蛋白激酶的 ATP 结合位点，许多小分子 RTK 抑制剂除了最初的预期靶点外，还会影响其他酪氨酸激酶。例如，伊马替尼最初被确定为 PDGFR 抑制剂，但它也可能抑制 KIT 和非受体型酪氨酸激酶 c-Abl；舒尼替尼可阻断多种RTK和非受体型酪氨酸

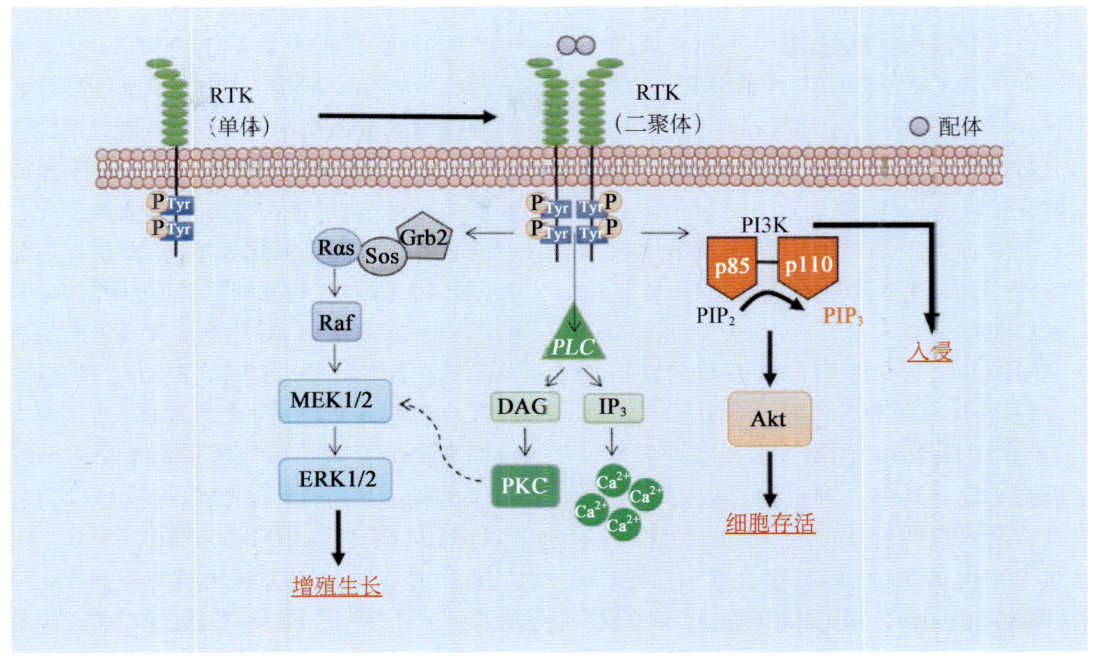

图 8-3 RTK 复合物的配体激活信号转导

注：RTK. 受体型酪氨酸激酶；MEK1/2. 丝裂原活化蛋白激酶激酶 1/2；ERK1/2. 细胞外调节蛋白激酶 1/2；PTyr. 磷酸化酪氨酸；PLC. 磷脂酶 C；DAG. 甘油二酯；PKC. 蛋白质激酶 C；Ca^{2+}. 钙离子；IP_3. 肌醇三磷酸；PI3K. 磷脂酰肌醇 3 激酶；PIP_2. 磷脂酰肌醇-4,5-二磷酸；PIP_3. 磷脂酰肌醇三磷酸；Akt. 蛋白激酶 B。

生长因子与其 RTK 结合会诱导 RTK 二聚化，导致胞内结构域的酪氨酸残基磷酸化。RTK 激活会诱导多种下游信号通路的磷酸化和激活，包括 Ras/Raf/MEK/ERK、PI3K/Akt、PLC/PKC 和 IP_3/Ca^{2+}。酪氨酸磷酸化受体与 Shc 和 Grb2 等衔接蛋白结合，导致 Sos 招募和 Ras/MAPK 通路激活。此外，调节亚基 p85 通过其 Src 同源 2（SH2）结构域与 RTK 的细胞内磷酸化酪氨酸残基结合，并招募催化亚基 p110 形成完全活化的 PI3K 酶，从而激活 Akt，这对细胞存活非常重要。RTK 也会激活 PLC，从而导致 DAG 的形成，进而激活 PKC 和 IP_3，以及细胞内 Ca^{2+} 的动员。通过这些信号事件，RTK 调节增殖、生长、细胞存活和侵袭。

激酶的酪氨酸激酶活性，包括 KIT、VEGFR2、PDGFR 和 Flt3。另一方面，EGFR 抑制剂（如吉非替尼）具有更强的特异性，能够选择性地抑制 EGFR。与 EGFR 胞外结构域结合的单克隆抗体已被用于治疗乳腺癌、结直肠癌和头颈部癌症。VEGFR 抑制剂（包括舒尼替尼、索拉非尼、帕唑帕尼、舒尼替尼和伐他拉尼）是有效的抗血管生成药物，能显著延长癌症患者的生存期。然而，这些药物会产生包括心血管疾病在内的不良反应。VEGF/VEGFR 抑制剂会导致 80%～90% 接受治疗的患者血压升高，40%～60% 的患者会出现高血压。导致这种现象的机制尚不清楚，但可能与内皮功能障碍、ET-1 生成增加、血管稀疏（血管密度降低）和氧化应激有关[14-18]。

（二）RTK 和 GPCR 的反式激活

RTK 和 GPCR 是血管信号转导的关键组成部分，它们之间的相互作用影响着连接和多样化信号转导通路的重要机制。在某些情况下,它们可以协同作用,而在其他情况下,它们可以通过拮抗相互作用来调节生理过程。GPCR 的激活可以刺激 RTK 的信号转导活性,从而将 GPCR 的广泛多样性与 RTK 的强大信号转导能力联系起来。这种分子机制称为"反式激活",最早是在受到 GPCR 激动剂刺激的成纤维细胞中被描述的,这些激动剂诱导了表皮 EGFR 发生快速酪氨酸磷酸化。GPCR 诱导的 EGFR 酪氨酸磷酸化与少量 EGF 对受体的激活相似,都是快速且短暂的[3,4,12,16,18]。

GPCR 对 RTK 的反式激活通过多种分子机制实现。其中一种机制是通过膜结合的基质金属蛋白酶(matrix metalloproteinases,MMP)的激活,如解整合素-金属蛋白酶(A disintegrin and metalloprotease,ADAM)家族成员,这种方式不依赖配体。在这种机制中,GPCR 的刺激会触发多种第二信使的激活,例如,钙离子、PKC、非受体型酪氨酸激酶 Src、β 抑制蛋白和活性氧(reactive oxygen species,ROS),进而诱导酪氨酸磷酸化并随后激活 RTK[4,6,12,14,18]。

有多种 MMP 参与了 GPCR 介导的不同 RTK 的反式激活,如 EGFR、VEGFR 和 PDGFR,这与 MMP 介导的配体脱落导致生长因子受体激活有关。例如,MMP-2 和 MMP-9 会参与 EGFR 配体的胞外结构域脱落,进而参与 EGFR 的反式激活。激动剂结合的 GPCR 也会激活 ADAM 家族,从而在多个细胞系中反式激活不同的 RTK。ADAM 是金属蛋白酶家族的一种,通过胞外结构域脱落产生多种生物活性细胞因子和生长因子,并调节许多重要的细胞过程,包括细胞的生长、黏附和运动。ADAM10、ADAM12 和 ADAM17 是 EGFR 配体在各种脱落刺激物(如 GPCR 激动剂、生长因子、佛波酯和细胞因子)作用下产生的脱落酶。在心肌细胞中,Ang Ⅱ 与 Ang Ⅱ 1 型(Ang Ⅱ type 1,AT1)受体(一种 GPCR)结合,并通过 ADAM17 介导的机制诱导 EGFR 的反式激活[6,13,16,18]。

ROS 也被认为是 GPCR-RTK 反式激活的信号转导中间体。ROS 可通过多种机制调控酪氨酸激酶活性。例如,通过改变蛋白质与蛋白质的相互作用来激活许多蛋白酪氨酸激酶;通过蛋白酪氨酸磷酸酶催化位点的半胱氨酸残基氧化失活,从而诱导酪氨酸激酶活化;通过刺激抑制酪氨酸激酶活性的调节蛋白的蛋白水解作用来活化酪氨酸激酶。在细胞受到 GPCR 激动剂刺激时,通常会观察到 ROS 生成的增加,这主要是由烟酰胺腺嘌呤二核苷酸磷酸(nicotinamide adenine dinucleotide phosphate,NADPH)氧化酶家族催化的。在 VSMC 中,Ang Ⅱ 通过 NADPH 氧化酶激活和 EGFR 的反式活化诱导 ROS 生成。在这些细胞中,c-Src 是 EGFR 反式激活的上游调节因子,也是 ROS 生成所必需的。此外,在肺癌细胞中,GPCR 甲酰基肽受体的激活会诱导 EGFR 的反式激活(取决于 c-Src 的活性)。另外,一些 GPCR 激动剂会激活 G_q 蛋白家族,从而产生 IP_3 和 DAG。DAG 的主要细胞内靶标是 PKC 的异型体,而 IP_3 会引发内质网储存的 Ca^{2+} 调动,导致细胞内 Ca^{2+} 水平升高。在 VSMC 中,ROS 诱导的 EGFR 反式激活可能涉及细胞内 Ca^{2+} 浓度的增加,这是 Ang Ⅱ 依赖性 EGFR 反式激活所必需的条件。在小鼠胚胎细胞中,H_2O_2 会增加细胞内 Ca^{2+} 浓度和 PKC、ERK、p38MAPK 和 c-Jun 氨基端激酶(c-Jun N-terminal kinase,JNK)的磷酸化,以及 EGFR 的反式激活,进而诱导细胞增殖。与 EGFR 类似,PDGFR 不仅可被其配体激活,还能以与配体无关的方式被其他刺激物激活。例如,在 VSMC 中,H_2O_2 会诱导 PDGFR 的配体非依赖性酪氨酸磷酸化,以及 PKCδ 与 PDGFRβ 和 c-Src 的结合。值得注意的是,RTK 的活性也受蛋白质氧化的严格调控。许多 GPCR 激动剂能够激活 PKC 异型体,PKCα 尤其能够介导 GPCR 刺激时 RTK 反式激活的反馈抑制[4,6,8,13,15]。

GPCR 刺激后未出现可检测数量值的 EGF 配体，这表明 GPCR 诱导的反式激活也可由细胞内信号通路触发，而这需要 Ca^{2+}、PKC 和非受体型酪氨酸激酶的激活。有多种分子机制可促进 GPCR 诱导的 Src 家族激酶（RTK 所用信号转导机制的一个组成部分）的激活，在细胞生长和恶性转化中发挥关键作用。相反，Src 活性在控制 GPCR 反应中发挥着核心作用。在许多情况下，Src 通过与细胞质受体结构域直接相互作用，或者与 GPCR 相关蛋白（如异三聚体 G 蛋白亚基或 β 抑制蛋白）结合而与 GPCR 相关联[4,6,9,15,18]。

RTK 配体激活 GPCR 的分子模型取决于 GPCR-RTK 配对的性质，且与 GPCR 激动剂用于反式激活 RTK 的分子模型相似。在某些情况下，GPCR 的反式激活是通过合成和分泌反式激活的 GPCR 的配体，以配体依赖的方式进行。这种配体是以自分泌和/或旁分泌的方式激活 GPCR。在其他情况下，RTK 激动剂对 GPCR 的反式激活以不依赖配体的方式发生，并且需要形成 GPCR-RTK 复合物。有多种蛋白质参与了这一过程，如 c-Src，它能促进 GPCR 的细胞质酪氨酸残基磷酸化。这一过程对于 β 抑制蛋白招募至关重要，而 β 抑制蛋白招募进而促进 GPCR-RTK 复合物的内化和细胞内信号级联反应[4,14,15,18]。

结论和临床前景

信号转导对细胞功能至关重要。细胞外信号（可能是刺激性的或抑制性的）通过以配体结合至严格受调节的细胞膜相关受体（特别是 GPCR 和 RTK）来介导细胞反应。GPCR 的激活通常会诱导 Ca^{2+} 的增加和 MAPK 的激活，这对 VSMC 的收缩、松弛、迁移和应激反应非常重要；生长因子与 RTK 的结合则对 VSMC 的生长、凋亡和分化起着关键的调节作用。除了配体诱导的受体激活外，机械力和压力等与配体无关的因素也能刺激受体。GPCR 和 RTK 之间的相互作用会导致信号转导通路之间复杂的网络关系，最终决定了细胞的表型和功能反应。目前使用的许多心血管药物都以 GPCR 为靶点，例如，AngⅡ受体阻滞剂、β 受体阻滞剂和 ET-1 受体拮抗剂。RTK 也是抗癌药物的靶点。

> **知识空白**
> - GPCR 是人类发现的最大跨膜受体家族，据估计，1/2 以上的现代药物都是以这些受体为靶点。然而，这些药物只针对极少数 GPCR，这意味着该领域的药物开发仍具有巨大潜力。深入了解调控 G 蛋白信号通路的机制归于研究某些细胞功能（如 VSMC）。特别是，GPCR 的光谱及其 G 蛋白耦合特性，以及它们在特定生理和病理生理学条件下的表达水平，都是需要探索的重要问题。此外，解析 GPCR 的结构和功能多样性也是开发更精准的疾病靶向药物的必要条件。这一任务充满挑战，因为许多 GPCR 的三维结构仍尚不明确。
> - 在多个 RTK 家族中都发现了胞外结构域突变，这导致了结构性受体二聚化。在受体分子的水平上，直接受体信号相互作用或异/同二聚化对信号特异性的重要性尚不清楚，内化和细胞内运输发挥的确切作用也不明确。很明显的是，VSMC 中由 GPCR 和 RTK 激活的信号通路通过蛋白质网络相互连接，但人们对连接信号分子的调节过程，以及相似通路的激活如何在健康和疾病中导致不同的细胞功能反应的认识仍有空白。

（王浩　翻译；高凌根　审核）

参考文献

[1] Vass M, Kooistra AJ, Yang D, Stevens RC, Wang MW, de Graaf C. Chemical diversity in the G protein-coupled receptor superfamily. Trends Pharmacol Sci. 2018;39(5):494-512.

[2] Gurevich VV, Gurevich EV. Molecular mechanisms of GPCR signaling: a structural perspective. Int J Mol Sci. 2017;18(12).

[3] Hilger D, Masureel M, Kobilka BK. Structure and dynamics of GPCR signaling complexes. Nat Struct Mol Biol. 2018;25(1):4-12.

[4] Jong YI, Harmon SK, O'Malley KL. GPCR signalling from within the cell. Br J Pharmacol. 2017; https://doi.org/10.1111/bph.14023.

[5] Latorraca NR, Venkatakrishnan AJ, Dror RO. GPCR dynamics: structures in motion. Chem Rev. 2017;117(1):139-55.

[6] Touyz RM, Alves-Lopes R, Rios FJ, Camargo LL, Anagnostopoulou A, Arner A, Montezano AC. Vascular smooth muscle contraction in hypertension. Cardiovasc Res. 2018;114(4):529-39.

[7] Pavlos NJ, Friedman PA. GPCR signaling and trafficking: the long and short of it. Trends Endocrinol Metab. 2017;28(3):213-26.

[8] Strassheim D, Karoor V, Stenmark K, Verin A, Gerasimovskaya E. A current view of G protein-coupled receptor-mediated signaling in pulmonary hypertension: finding opportunities for therapeutic intervention. Vessel Plus. 2018;2:29.

[9] Thal DM, Vuckovic Z, Draper-Joyce CJ, Liang YL, Glukhova A, Christopoulos A, Sexton PM. Recent advances in the determination of G protein-coupled receptor structures. Curr Opin Struct Biol. 2018;51:28-34.

[10] J Agata, Miao RQ, Yayama K, Chao L, Chao J. Bradykinin B(1) receptor mediates inhibition of neointima formation in rat artery after balloon angioplasty. Hypertension. 2000;36(3):364-70.

[11] Todaka T, Yokoyama C, Yanamoto H, Hashimoto N, Nagata I, Tsukahara T, Hara S, Hatae T, Morishita R, Aoki M, Ogihara T, Kaneda Y, Tanabe T. Gene transfer of human prostacyclin synthase prevents neointimal formation after carotid balloon injury in rats. Stroke. 1999;30(2):419-26.

[12] Chiasson-MacKenzie C, McClatchey AI. Cell-cell contact and receptor tyrosine kinase signaling. Cold Spring Harb Perspect Biol. 2018;10(6):a029215.

[13] Critchley WR, Pellet-Many C, Ringham-Terry B, Harrison MA, Zachary IC, Ponnambalam S. Receptor tyrosine kinase ubiquitination and De-ubiquitination in signal transduction and receptor trafficking. Cell. 2018;7(3):22.

[14] Simons M, Gordon E, Claesson-Welsh L. Mechanisms and regulation of endothelial VEGF receptor signalling. Nat Rev Mol Cell Biol. 2016;17:611-25.

[15] Du Z, Lovly CM. Mechanisms of receptor tyrosine kinase activation in cancer. Mol Cancer. 2018;17(1):58.

[16] Lai Y, Zhao Z, Zeng T, Liang X, Chen D, Duan X, Zeng G, Wu W. Crosstalk between VEGFR and other receptor tyrosine kinases for TKI therapy of metastatic renal cell carcinoma. Cancer Cell Int. 2018;18:31.

[17] Montor WR, Salas AROSE, Melo FHM. Receptor tyrosine kinases and downstream pathways as druggable targets for cancer treatment: the current arsenal of inhibitors. Mol Cancer. 2018;17(1):55.

[18] Small HY, Montezano AC, Rios FJ, Savoia C, Touyz RM. Hypertension due to antiangiogenic cancer therapy with vascular endothelial growth factor inhibitors: understanding and managing a new syndrome. Can J Cardiol. 2014;30:534-43.

血管活性肽：肾素-血管紧张素-醛固酮系统

Katrin Nather, Christopher M. Loughrey, and Stuart A. Nicklin

一、肾素-血管紧张素-醛固酮系统 / 94
    （一）血管紧张素转换酶 / 94
    （二）血管紧张素Ⅱ / 95
    （三）局部组织特异性肾素-血管紧张素-醛固酮系统 / 97
二、以肾素-血管紧张素-醛固酮系统经典轴为靶向的药物 / 98
    （一）血管紧张素转换酶抑制剂 / 98
    （二）血管紧张素Ⅰ型受体阻滞剂 / 99
三、肾素-血管紧张素-醛固酮系统的逆调节轴 / 100
    （一）血管紧张素转换酶 2 / 100
    （二）血管紧张素-(1-7)和血管紧张素-(1-9) / 100
    （三）其他肾素-血管紧张素-醛固酮系统的肽类代谢物 / 100
参考文献 / 101

© Springer Nature Switzerland AG 2019
R. M. Touyz, C. Delles (eds.), *Textbook of Vascular Medicine*,
https://doi.org/10.1007/978-3-030-16481-2_9

> **关键概念**
> - 肾素-血管紧张素-醛固酮系统（renin angiotensin aldosterone system，RAAS）通过其效应激素血管紧张素Ⅱ（angiotensin Ⅱ，Ang Ⅱ），在心血管稳态中发挥重要调节器的作用。
> - RAAS的过度激活与心血管疾病的发生、发展相关。
> - RAAS的逆调节轴增加了经典RAAS的复杂性，并提供了对Ang Ⅱ作用的内源性调节机制。
> - 通过药物抑制Ang Ⅱ的生成或作用是治疗多种心血管疾病的主要方法。
> - 为减少患者的不良反应，目前正在开发能够更精准抑制RAAS的下一代药物干预措施。

一、肾素-血管紧张素-醛固酮系统

RAAS是一个参与血压、体液和电解质平衡急性调节的内分泌系统。从肝脏释放的底物血管紧张素原生成的效应肽——Ang Ⅱ是经典RAAS的核心（图9-1）。血管紧张素原是一种由肝脏持续分泌并能被循环中的肾素酶切割的非活性14肽。肾素由非活性前体——肾素原合成，随后被裂解并从肾小球旁器的入球小动脉分泌为活性酶。肾灌注压降低、肾单位超滤液中钠水平降低或血压下降导致肾小球旁器的交感神经刺激时会引起它的释放。血管紧张素原被肾素裂解，生成一种10肽——Ang Ⅰ，随后被血管紧张素转换酶（angiotensin converting enzyme，ACE）代谢为活性8肽——Ang Ⅱ。此外，Ang Ⅱ还可以通过人体心脏组织中发现的糜蛋白酶对Ang Ⅰ进行裂解的非ACE依赖途径产生。受Ang Ⅱ刺激分泌的醛固酮能激活盐皮质激素受体，从而调节钠的重吸收并调控包括氧化应激、细胞增殖和纤维化在内的其他不良心血管影响。近期发现的RAAS逆调节轴能拮抗Ang Ⅱ的作用。该调节轴的核心是通过ACE同源酶——ACE2将Ang Ⅱ裂解为血管紧张素-(1-7)[Ang-(1-7)]，随后Ang-(1-7)通过与其受体Mas结合，抑制Ang Ⅱ的有害作用，并介导独立的治疗效果。此外，最近有研究显示，其他血管紧张素肽类代谢物也参与了RAAS的功能。在各种组织中发现的RAAS成分，形成了"局部"组织特异性RAAS的表征。这种局部RAAS独立于全身性通路发挥作用，进一步丰富了人们对该系统复杂调控网络的理解。

（一）血管紧张素转换酶

ACE是一种锌二肽基羧肽酶，是参与Ang Ⅱ生成的主要酶。ACE不具有特异性，其不仅裂解Ang Ⅰ，还裂解其他如缓激肽、P物质和胆囊收缩素等多种肽类。ACE主要作为一种质膜结合酶存在于多种类型的细胞中，尤其在肺内皮细胞和肾脏及肠道的刷状缘膜中含量丰富。从质膜上脱落的ACE可在多种体液中检测到，包括血液、尿液和脑脊液，其分泌水平的变化可能与多种疾病有关。该酶由2个同源的催化结构域组成，分别为N-结构域和C-结构域（图9-2）。尽管2个结构域序列相似，但在功能特性和底物特异性方面表现出很大的差异。2个结构域对缓激肽的裂解效率相同，但C-结构域对Ang Ⅰ具有更高的亲和力[1]；而且Ang Ⅱ是C-结构域的天然竞争性抑制剂，因此，能够调节其自身生成。研究证实，与造血和组织纤维化相关的一些其他底物，如肽乙酰基（peptide acetyl）-丝氨酸（Serine，Ser）-天冬氨酸（Aspartate，Asp）-赖氨酸（Lysine，Lys）-脯氨酸（Proline，Pro）（以上肽链简称为ac-SDKP），主要被N-结构域裂解，这对于研究ACE抑制剂（ACEi）的临床应用和潜在的不良反应具有重要意义。

9 血管活性肽:肾素-血管紧张素-醛固酮系统

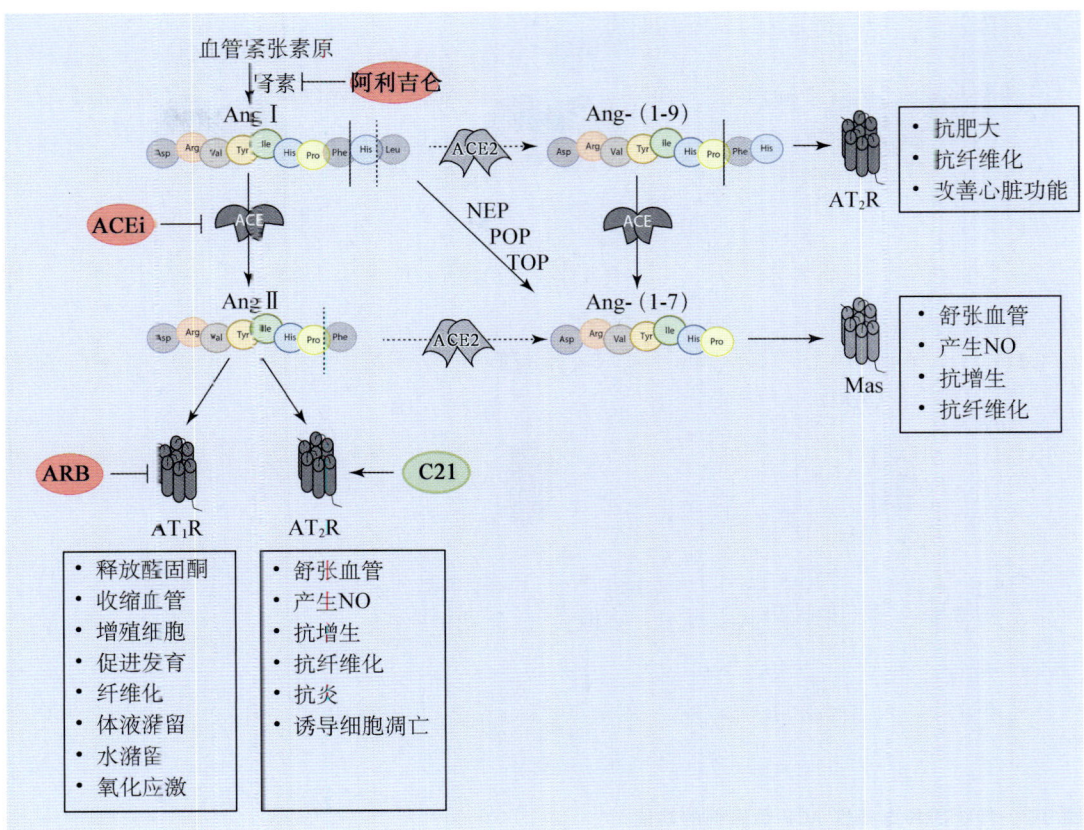

图 9-1 肾素-血管紧张素-醛固酮系统

注:AT_1R.血管紧张素Ⅰ型受体;ACEi.血管紧张素转换酶抑制剂;ACE.血管紧张素转换酶;NEP.氨肽酶;POP.脯氨酰寡肽酶;TOP.胸腺寡肽酶;ARB.AngⅠ型受体阻滞剂;AT_2R.血管紧张素Ⅱ型受体。肾脏因灌注压下降而释放的活性肾素会裂解肝脏中的血管紧张素原来形成 AngⅠ。ACE 在苯丙氨酸-组氨酸(Phe-His)键处裂解 AngⅠ,生成 AngⅡ,后者作用于 AT_1R 和 AT_2R。AngⅠ也可被 ACE2 在组氨酸-亮氨酸(His-Leu)键处裂解,生成 Ang-(1-9)。Ang-(1-7)由 ACE2 裂解 AngⅡ生成,Ang-(1-9)由 ACE 或直接由寡肽酶(NEP、POP、TOP)裂解 AngⅠ生成。Ang-(1-9)与 AT_2R 相互作用,Ang-(1-7)与 Mas 相结合。AngⅡ分别与 AT_1R 或 AT_2R 结合来介导病理的或有益的心血管反应。肾素抑制剂阿利吉仑、ACEi 和 ARB 等多种药物可有效治疗高血压和心血管疾病。最近,用于治疗肺纤维化的首个口服 AT_2R 激动剂 C21 已完成开发并进入临床试验阶段。

(二)血管紧张素Ⅱ

AngⅡ的前体 AngⅠ被 C-末端 2 个残基裂解而生成的活性八肽即 AngⅡ。血压正常的健康个体循环血浆中 AngⅡ的水平范围为 5～15 pg/ml,在循环中平均半衰期为 3 s。然而,循环中的 AngⅡ会在心脏、肾脏和肾上腺中积累,这使得其半衰期延长至约 15 min。在血管中,AngⅡ会导致小动脉和肾出球小动脉的血管收缩,这与肾脏对钠的重吸收增加及垂体释放抗利尿激素有关。在心脏中,AngⅡ会增加心肌收缩力,且慢性暴露会导致心肌细胞肥大。AT_1R 和 AT_2R 是 2 种特征明确但完全不同的 AngⅡ受体(图 9-1)。两者都是七跨

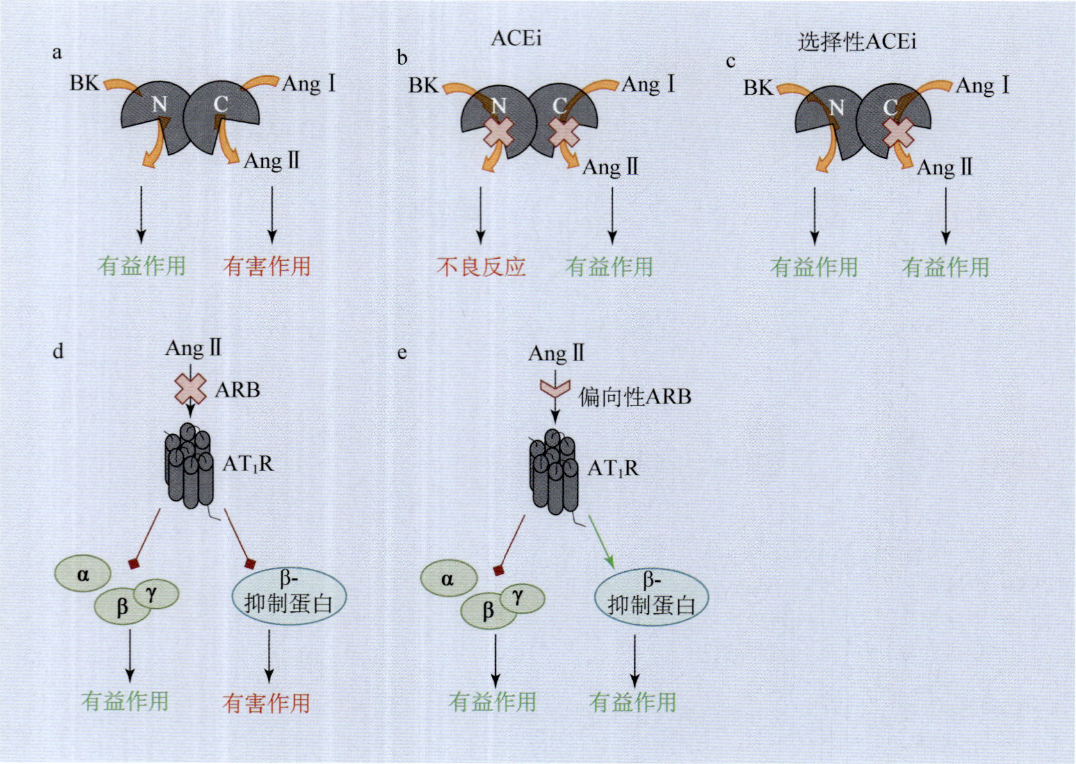

Ⅱ 药理学与信号转导

图 9-2 传统的和选择性 ACE 阻滞剂的功能

注:BK. 缓激肽;N. N-结构域;C. C-结构域;Ang Ⅰ. 血管紧张素 Ⅰ;Ang Ⅱ. 血管紧张素 Ⅱ;ACEi. 血管紧张素转换酶抑制剂;ARB. 血管紧张素 Ⅰ 型受体阻滞剂;AT_1R. 血管紧张素 Ⅰ 型受体。

a. ACE 包含 2 个结构域,即 N-结构域和 C-结构域。C-结构域优先将 Ang Ⅰ 裂解为 Ang Ⅱ,而 N-结构域优先降解血管扩张剂 BK。b. ACEi 同时阻断 2 个结构域,抑制 Ang Ⅰ 转化为 Ang Ⅱ,从而介导有益作用。但阻断 BK 的分解会导致不良反应。c. 被设计为仅靶向 ACE 的一个结构域的选择性 ACEi 会选择性抑制 C-结构域阻止 Ang Ⅱ 的形成,但允许 N-结构域降解 BK,从而减少 ACEi 的不良反应。d. ARB 阻断 Ang Ⅱ 与 AT_1R 的结合,从而阻断有害的 G 蛋白依赖性信号通路,但也抑制有益的 β-抑制蛋白依赖性通路。e. 偏向性 ARB 阻碍了 Ang Ⅱ 诱导的有害 G 蛋白信号转导,但允许 β-抑制蛋白介导的信号转导,从而产生有益的效果。

膜 GPCR,它们与不同的信号通路偶联,介导相反的反应。

1. AT_1R AT_1R 是一个位于人体 3 号染色体上的单一亚型。在啮齿动物有 AT_{1a} 和 AT_{1b} 2 种亚型,其中 AT_{1a} 与人体变异体相似。AT_1R 介导经典的 Ang Ⅱ 作用,并在肾脏、血管、心脏、大脑和肾上腺中大量表达,从而调节血压和血容量[2]。当体液丢失时,AT_1R 被激活并迅速引发协同反应,通过介导血管收缩、肾上腺分泌醛固酮和肾对钠的重吸收,以及增加交感神经张力、增加心肌收缩力和刺激口渴,来维持血容量。RAAS 的慢性激活通常是由于疾病相关的血流动力学改变,如心力衰竭时心输出量减少,可能导致体液潴留,从而引起血压升高,即使并无体积收缩。AT_1R 激活后通过 β-抑制蛋白介导的内吞作用而脱敏。然而,AT_1R 的长期激活会引发心脏和血管肥大,并促进心脏和血管中胶原蛋白的沉积,导致硬化和收缩功能障碍。AT_1R 阻滞剂（ARB）如氯沙坦或坎地沙坦可选择性结合 AT_1R，并且它们作为抗高血压药物，可以不受血压的影响而阻断心脏和血管的结构改变。AT_1R 与多种 G 蛋白偶联，包括 $G_{q/11}$、G_i 和 $G_{12/13}$，从而介导通过磷脂酶 A2、C 和 D 的信号转导，细胞内 Ca^{2+} 的释放，以及丝裂原活化蛋白激酶（mitogen-activated protein kinase，MAPK）的激活。AT_1R 的信号转导会受到与受体相关的各种调节蛋白，以及受体二聚化的影响。研究证实，AT_1R 二聚体的形成可以增强受体的信号转导，但 AT_1R 和 AT_2R 的二聚体会抑制 Ang Ⅱ 在 AT_1R 处的信号转导。在通过 β-抑制蛋白介导的配体结合受体内吞过程中，血管紧张素受体相关蛋白在终止和内化 AT_1R 上发挥着重要作用，导致受体的下调和脱敏。相反，人们认为，AT_1R 相关蛋白 1（ARAP1）可以稳定质膜上的 AT_1R，增加受体回收利用，并与心血管疾病相关。

2. AT_2R 与 AT_1R 相似，AT_2R 是一种位于大多数哺乳动物的 X 染色体上的由 *Agtr2* 基因编码的 GPCR，但其与 AT_1R 的序列同源性仅为 34%。AT_2R 是一种非经典 GPCR，介导不依赖于 G 蛋白的反应[2]。激活 AT_2R 可以拮抗 AT_1R 介导的作用，包括通过释放缓激肽和产生 NO 来实现血管舒张和促进钠的排泄，从而参与血压调节。此外，AT_2R 信号转导会降低细胞增殖并诱导凋亡，抵消 Ang Ⅱ 在 AT_1R 中的促增殖作用。AT_2R 是胎儿发育期间的主要亚型，但其水平在出生后就迅速下降。在成年人中，AT_2R 主要存在于大脑、心脏、肾上腺髓质、肾脏和生殖器官中，但在 CVD 状态下，AT_2R 的表达显著增加。这意味着 AT_2R 在疾病中发挥了代偿作用。不同于 AT_1R，AT_2R 在与 Ang Ⅱ 结合后不会被内吞，并且没有证据显示受体在长期 Ang Ⅱ 刺激后会发生脱敏。AT_2R 对 ARB 的亲和力很低，但对作为拮抗剂发挥作用的肽类 PD123319 和 PD123177 有很高的亲和力。此外，CGP42112 在该受体上作为部分激动剂起作用。近期研究表明，一种口服 AT_2R 激动剂-化合物（C21）在 CVD 治疗中具有广泛的应用前景，可作为新型干预措施（图 9-1）。C21 是首个合成的非肽类口服 AT_2R 激动剂，已被广泛用于评估 AT_2R 的生理功能，目前正处于治疗肺纤维化的临床试验阶段[3]。有研究证明，C21 可通过减少梗死面积和防止不良心室重塑从而在心肌梗死后保护心脏功能，且在实验模型中可以诱导血管舒张。目前研究显示，有 3 种主要信号通路参与 AT_2R 的信号转导：①刺激 NO 释放和环鸟苷酸单磷酸的形成；②激活磷脂酶 A2；③激活蛋白磷酸酶，如含 Src 同源区 2-结构域的磷酸酶-1、丝裂原活化蛋白激酶-1 和蛋白磷酸酶 2A。近期在啮齿动物中的研究表明，雌性具有更高的 AT_2R 表达，因此，具有比雄性更高的 AT_2R 介导效应，这将是一个很有趣的进一步探索方向。

（三）局部组织特异性肾素-血管紧张素-醛固酮系统

在心脏、肾脏和大脑等各种组织中发现的 RAAS 的成分，促使人们认识到一种局部组织特异性 RAS 的描述。该系统独立于内分泌系统性 RAAS 途径发挥作用[4]。在此背景下，研究者已描述了涉及胃促胰酶 G、激肽释放酶和糜蛋白酶的独立的 Ang Ⅱ 生成系统，这些系统存在于包括心脏、肾脏、血管和免疫细胞在内的多种组织中。例如，在人类血管中，据估计超过 1/2 的 Ang Ⅱ 是通过非 ACE 途径产生；而在人类心脏中，丝氨酸蛋白酶糜蛋白酶途径产生的 Ang Ⅱ 是主要来源。

二、以肾素-血管紧张素-醛固酮系统经典轴为靶向的药物

以 RAAS 为靶向的药物是高血压患者的一线主要治疗方法。Ang Ⅱ生成的第一步也是限速步骤,可以通过使用肾素抑制剂阿利吉仑进行靶向治疗(图 9-1)。阿利吉仑于 2007 年问世,它通过与肾素结合来阻止血管紧张素原转化为 Ang Ⅰ。然而,阿利吉仑在糖尿病或肾功能损害患者中禁用,尤其是当这些患者同时服用 ACEi 或 ARB 时。

(一)血管紧张素转换酶抑制剂

首个天然 ACEi 是从巴西矛头蛇蛇毒中分离出来的,这一发现促成了针对 ACE 合成肽类抑制剂的合成研发。自 1981 年卡托普利问世以来,已有多种 ACEi 应用于临床(如依那普利、赖诺普利)。所有 ACEi 都与 ACE 的催化位点结合并抑制其活性,阻止 Ang Ⅰ 裂解为 Ang Ⅱ,从而降低循环中的 Ang Ⅱ水平并减少醛固酮的分泌。这进一步减少了交感神经激活和血管升压素分泌,并提高血管舒张剂缓激肽的水平。由于抑制了 Ang Ⅱ 的生成,循环中的肾素水平因缺乏 Ang Ⅱ 对肾脏的负反馈作用而升高。ACEi 是一类结构异质性药物,由于结构和药代动力学特性决定了吸收率、半衰期和抑制动力学,从而为具有各种合并症的患者提供最佳治疗(表 9-1)[5]。例如,某些 ACEi,如依那普利和赖诺普利,以前药形式给药,需在肝脏中酯化后才能被激活。以前药形式给药相比直接活性的 ACEi 提高了口服生物利用度。研究表明,ACEi 对血压和心血管病理的影响与其对组织中 ACE 的抑制更相关,而非对循环中 ACE 的抑制。ACEi 的效果在慢性用药期间得以维持。但据观察,尽管长期抑制 ACE 并保持降压效果,Ang Ⅱ 的水平仍有可能会恢复到正常或超常水平。人们认为这种"Ang Ⅱ逃逸"至少部分是由于 Ang Ⅱ生成途径中的非 ACE 途径,以及 ACE 转录和催化活性的增加造成的。这表明,ARB 可能在治疗高血压和预防 Ang Ⅱ 逃逸方面更有效;然而,ACEi 和 ARB 的比较研究并未发现两者在疗效方面存在差异,并建议将 ACEi 作为原发性高血压的一线治疗药物[6]。

表 9-1 ACEi 和 ARB 的药理特性

ACEi							
药物名称	以前药形式给药	消除途径	剂量/mg	生物利用率/%	血清半衰期/h	持续时间/h	达峰时间/h
贝那普利	是	肾	5~80	<37	10~11	24	2~4
卡托普利	否	肾	6.25~300	75~91	<2	6~12	1~1.5
依那普利	是	肾	2.5~40	60	11	24	4~6
福辛普利	是	肾、肝	10~80	36	11	24	2~6
赖诺普利	否	肾	5~40	6~60	13	24	6
莫西普利	是	肾	7.5~30	13	2~9	24	4~6
喹那普利	是	肾	5~80	>60	2	24	2
雷米普利	是	肾	1.25~20	50~60	13~17	24	3~6
群多普利	是	肾、肝	1~8	70	16~24	24	6~80

续表

ARB 药物名称	以前药形式给药	消除途径	剂量/mg	生物利用率/%	血清半衰期/h	AT_1R 拮抗作用
坎地沙坦(CV11974)	是	肝＞肾	4～16	—42	3.5～4(3～11)	不可逆
依普沙坦	否	肝＞肾	400～800	15	5～7	竞争性
厄贝沙坦	否	肝＞肾	150～300	70	11～15	不可逆
氯沙坦(EXP-3174)	是	肝＞肾	50～100	33	2(6～9)	竞争性
奥美沙坦	是	肝＞肾	20～40	26	13	不可逆
替米沙坦	否	肝	40～80	43	24	不可逆
缬沙坦	否	肝＞肾	80～230	25	9	竞争性

注：ACEi. 血管紧张素转换酶抑制剂；ARB. 血管紧张素Ⅱ受体阻滞剂；AT_1R. 血管紧张素Ⅰ型受体。数据引自 Zaman et al.[5] Brown 和 Vaughan[9]；Burner[10]。

由于缓激肽的积累，当前 ACEi 对 ACE 的 C-结构域和 N-结构域具有相似的亲和力，这可能导致诸如咳嗽和血管神经性水肿等不良反应的发生。ACE 的 C-结构域单独介导了 Ang Ⅰ 负荷输注的升压效应，而 N-结构域是 ac-SDKP 清除的主要途径[7]。因此，选择性抑制一个 ACE 结构域在临床上可能有助于减少不良反应的发生（图 9-2a～c）。选择性抑制 ACE 的 N-结构域可以使具有抗纤维化和抗炎作用的肽类 ac-SDKP 积累，并且可在不影响全身血压调节的情况下用于治疗纤维化和炎症性疾病。相反，选择性抑制 ACE 的 C-结构域将阻止 Ang Ⅰ 的转化并影响血压调节，但仍允许缓激肽的裂解，从而减少不良反应。研究表明，赖诺普利的一种 C 端选择性类似物 Lis-W 在降低循环中的 Ang Ⅱ 水平和降低血压方面与赖诺普利同样有效，但不会导致缓激肽的积累[8]。这些治疗选择目前正在实验模型中进行探索，并可能为高血压和 CVD 的治疗提供更优化且高效的治疗方法。

(二)血管紧张素Ⅰ型受体阻滞剂

随着 1995 年氯沙坦的上市，ARB 成为治疗高血压的新药类别之一。其通过阻断 Ang Ⅱ 与 AT_1R 的结合，拮抗病理效应，降低血压并增加心脏保护作用。与 ACEi 相比，ARB 导致 AT_1R 负反馈的丧失，从而引起 Ang Ⅱ 水平升高。理论上，此过程可能会通过激活 AT_2R 来增加信号传递，从而介导心脏保护作用。截至目前，已有多种 ARB 获得了临床使用许可，其中最新获批的一种 ARB 类药物是阿齐沙坦酯[11]。ARB 在结构上有所不同，并具有不同的药代动力学特性（表 9-1）。氯沙坦、缬沙坦和依普沙坦是可逆性拮抗剂，可被高浓度的 Ang Ⅱ 取代；相反，厄贝沙坦、坎地沙坦和奥美沙坦是不可逆性拮抗剂，它们与 AT_1R 的解离非常缓慢，不能被 Arg Ⅱ 取代。高血压治疗的新进展已从单一靶点的 ARB 转向双重抑制和具有偏向激动作用的 ARB。在这一领域，药物开发取得了新的进展，例如，LCZ696 的问世，它同时具有 AT_1R 拮抗作用和中性内肽酶抑制作用[11]。肾素是一种中性内肽酶，可通过裂解多种血管舒张剂和血管收缩剂来影响血压调节。据推测，在 AT_1R 处阻断血管收缩剂并同时抑制肾素会导致血管舒张剂的积累，从而导致净血管舒张。在 8 周后，与相同剂量的缬沙坦相比，LCZ696 在降低坐位收缩压和舒张压方面效果更佳，这是高血压治疗领域的一项有前景的进展[12]。

偏向激动作用的概念源于β-抑制蛋白被招募到配体结合的受体时，这导致了受体内化和β-抑制蛋白依赖性信号通路诱导的发现，这些通路不同于经典的 GPCR 反应[13]。这一现象已在 AT_1R 中被描述（图 9-2d,e），包括β-抑制蛋白介导的信号转导的细胞质信号隔离，以及对基因转录、细胞存活和正性肌力的抑制[13]。这为开发偏向性 AT_1R 拮抗剂类药品开辟了新的途径，这类拮抗剂通过β-抑制蛋白允许通过 AT_1R 传递有益信号，同时抑制通过经典 GPCR 信号通路介导的病理作用。β-抑制蛋白偏向性 AT_1R 配体 TRV120027 拮抗 Ang Ⅱ 在 AT_1R 处的信号转导，但会诱导β-抑制蛋白募集 AT_1R，从而降低血压，提高心脏功能，并在疾病模型中有维持心脏和肾脏功能的作用[14]。这些结果对于未来开发高血压和心力衰竭新型治疗方法带来了希望。

三、肾素-血管紧张素-醛固酮系统的逆调节轴

（一）血管紧张素转换酶 2

ACE 的同源物 ACE2 是一种跨膜锌金属蛋白酶，它与 ACE 有 40% 的同源性，但不会被常见的 ACEi 所抑制（图 9-1）[15]。ACE2 对 Ang Ⅱ 具有高度特异性，可生成 Ang-(1-7)，还可裂解 Ang Ⅰ 生成 Ang-(1-9)。ACE2 通过其降解 Ang Ⅱ 并拮抗 ACE 的作用成为 RAAS 的重要调节因子。与 ACE 相反，ACE2 主要存在于心脏、肾脏和睾丸中的内皮细胞和上皮细胞中。在心脏和血管中，ACE2 通过阻碍 Ang Ⅱ 信号转导而成为心脏和血管功能的重要调节因子。ACE2 基因的多样性与 CVD 风险增加相关。

（二）血管紧张素-(1-7)和血管紧张素-(1-9)

七肽 Ang-(1-7) 是由 ACE2 裂解 Ang Ⅱ 的末端苯丙氨酸残基裂解产生，是 G 蛋白偶联受体 Mas 的内源性配体，介导其有益作用（图 9-1）。Ang-(1-7) 在心血管系统中有广泛的治疗作用，Ang-(1-7) 和 Mas 正在被研究作为包括心脏疾病、血管疾病和糖尿病在内的心血管疾病的新型治疗靶点[16]。

十肽 Ang-(1-9) 由 ACE2 裂解 Ang Ⅰ 的末端亮氨酸残基裂解产生，可被 ACE 进一步代谢为 Ang-(1-7)[16]（图 9-1）。尽管与 Ang-(1-7) 相比，人们对 Ang-(1-9) 的研究较少，但其也具有治疗作用。研究发现，与 Ang Ⅰ 相比，Ang-(1-9) 的水解速度显著较慢，所以可作为一种天然 ACEi。此外，研究发现，Ang-(1-9) 通过在 AT_2R 处的功能效应，在实验模型中对心脏重构和功能产生有益影响。

（三）其他肾素-血管紧张素-醛固酮系统的肽类代谢物

近年来，人们对 RAAS 的了解有了实质性的扩展。随着 Ang Ⅱ 的生成替代途径的发现，人们进一步鉴定出更多的血管紧张素肽片段，其中一些已被证明具有生物活性。本章无法详细涵盖其他的肽类代谢物，但 Ang-(1-12)、Ang Ⅲ、Ang Ⅳ 及阿拉曼丁（alamandine）等肽类尤其值得关注[17]。Ang-(1-12) 是一种替代的血管紧张素原衍生底物，用于生成 Ang Ⅱ，最初在小肠中被分离出来；此外，Ang-(1-12) 在心脏组织中也较为丰富，并且可通过糜蛋白酶转化为 Ang Ⅱ。这表明，可能存在不依赖肾素的 Ang Ⅱ 生成途径，且这些途径可能在病理生理过程中具有相关性。Ang Ⅲ 是由氨基肽酶 A 介导 Ang Ⅱ 裂解产生的，会导致 Ang Ⅱ 水平降低。研究发现，Ang Ⅲ 是 AT_2R 的配体，并能刺激醛固酮的分泌。Ang Ⅳ 是通过氨基肽酶 N 介导的 Ang Ⅲ 裂解而产生。研究显示，其可作用于被称为胰岛素调节氨基肽酶新型受体的 AT_4R。

阿拉曼丁是一种 Ang-(1-7) 的脱羧衍生物，作为 Mas 相关 G 蛋白偶联受体 D 亚型的配体，它可降低血压并减少组织纤维化。总的来说，这些例子充分展示了 RAAS 的复杂性。

结论和临床前景

自 RAAS 被发现以来，人们对其在 CVD 中的作用进行了广泛研究。针对 Ang Ⅱ 生成及其作用的靶向药物已成为治疗高血压和其他 CVD 的主要手段。新一代新型 ACEi 和 ARB 的开发有望提供更具选择性和疗效，同时减少不良反应的治疗方法。此外，首个口服 AT_2R 激动剂 C21 的成功开发，通过增强 AT_2R 的有益信号转导，已在临床前模型中被证明对 CVD 的治疗有效，并已进入Ⅰ期临床试验阶段[3]。RAAS 逆调节轴的发现，以及 ACE2 和 Ang-(1-7) 在多种疾病中的有益作用，为药物开发奠定了基础。

知识空白

- RAAS 逆调节轴的发现挑战了人们对经典 RAAS 的认知，增加了该系统的复杂性。然而，RAAS 的许多生理和病理作用仍有待进一步阐明。
- 除 Ang-(1-7) 外，其他已被证明具有生物活性的 Ang Ⅰ 和 Ang Ⅱ 肽类，如 Ang-(1-9)、Ang-(1-12)、Ang Ⅲ、Ang Ⅳ 和阿拉曼丁，其生理和病理作用还有待确定。
- 不依赖于 Ang Ⅰ，而是通过 Ang-(1-12) 和糜蛋白酶生成 Ang Ⅱ 途径的发现，以及血管紧张素肽类和受体的进一步研究，引发了当前我们对 RAAS 的理解提出诸多疑问。

（李萍　翻译；付晓东　审核）

参考文献

[1] Bernstein KE, Ong FS, Blackwell WL, Shah KH, Giani JF, Gonzalez-Villalobos RA, Shen XZ, Fuchs S, Touyz RM. A modern understanding of the traditional and nontraditional biological functions of angiotensin-converting enzyme. Pharmacol Rev. 2013;65:1-46.

[2] Dinh DT, Frauman AG, Johnston CI, Fabiani ME. Angiotensin receptors: distribution, signalling and function. Clin Sci (Lond). 2001;100:481-92.

[3] Steckelings UM, Larhed M, Hallberg A, Widdop RE, Jones ES, Wallinder C, Namsolleck P, Dahlöf B, Unger T. Non-peptide AT2-receptor agonists. Curr Opin Pharmacol. 2011;11:187-92.

[4] De Mello WC. Local renin angiotensin aldosterone systems and cardiovascular diseases. Med Clin N Am. 2017;101:117-27.

[5] Zaman MA, Oparil S, Calhoun DA. Drugs targeting the renin-angiotensin-aldosterone system. Nat Rev Drug Discov. 2002;1:621-36.

[6] Li EC, Heran BS, Wright JM. Angiotensin converting enzyme (ACE) inhibitors versus angiotensin receptor blockers for primary hypertension. Cochrane Database Syst Rev. 2014;(8):CD009096. doi: https://doi.org/10.1002/14651858.CD009096.pub2.

[7] Junot C, Gonzales MF, Ezan E, Cotton J, Vazeux G, Michaud A, Azizi M, Vassiliou S, Yiotakis A, Corvol P, Dive V. RXP 407, a selective inhibitor of the N-comain of angiotensin I-converting enzyme, blocks in vivo the degradation of hemoregulatory peptide acetyl-Ser-Asp-Lys-Pro with no effect on angiotensin I hydrolysis. J Pharmacol Exp Ther. 2001;297:606-11.

[8] Burger D, Reudelhuber TL, Mahajan A, Chibale K, Sturrock ED, Touyz RM. Effects of a domain-selective ACE inhibitor in a

mouse model of chronic angiotensin Ⅱ-dependent hypertension. Clin Sci (Lond). 2014;127:57-63.

[9] Brown NJ, Vaughan DE. Angiotensin-converting enzyme inhibitors. Circulation. 1998; 97:1411-20.

[10] Burnier M. Angiotensin Ⅱ type 1 receptor blockers. Circulation. 2001;103:904-12.

[11] Paulis L, Steckelings UM, Unger T. Key advances in antihypertensive treatment. Nat Rev Cardiol. 2012;9: 276-85.

[12] Ruilope LM, Dukat A, Böhm M, Lacourcière Y, Gong J, Lefkowitz MP. Blood-pressure reduction with LCZ696, a novel dual-acting inhibitor of the angiotensin Ⅱ receptor and neprilysin: a randomised, double-blind, placebo-controlled, active comparator study. Lancet. 2010;375:1255-66.

[13] Rajagopal S, Rajagopal K, Lefkowitz RJ. Teaching old receptors new tricks: biasing seven-transmembrane receptors. Nat Rev Drug Discov. 2010;9:373-86.

[14] Whalen EJ, Rajagopal S, Lefkowitz RJ. Therapeutic potential of β-arrestin-and G protein-biased agonists. Trends Mol Med. 2011; 17:126-39.

[15] Lambert DW, Hooper NM, Turner AJ. Angiotensin-converting enzyme 2 and new insights into the reninangiotensin system. Biochem Pharmacol. 2008;75: 781-6.

[16] McKinney CA, Fattah C, Loughrey CM, Milligan G, Nicklin SA. Angiotensin-(1-7) and angiotensin-(1-9): function in cardiac and vascular remodelling. Clin Sci (Lond). 2014;126:815-27.

[17] Hussain M, Awan FR. Hypertension regulating angiotensin peptides in the pathobiology of cardiovascular disease. Clin Exp Hypertens. 2018;40:344-52.

10 醛固酮

Scott M. MacKenzie, Aurelie Nguyen Dinh Cat, Josie C. van Kralingen, and Eleanor Davies

一、概述 / 104

二、醛固酮的生物合成 / 104

三、醛固酮生物合成的调节 / 106

 （一）肾素-血管紧张素系统 / 106

 （二）钾 / 107

 （三）促肾上腺皮质激素 / 107

四、醛固酮的作用 / 109

五、原发性醛固酮增多症 / 111

六、遗传多态性对醛固酮分泌的影响 / 112

七、醛固酮对心血管的直接作用 / 112

八、醛固酮在高血压中的疗效减弱 / 113

参考文献 / 115

> **关键概念**
> - 醛固酮的生物合成是一个受到严密调控的过程，这对于维持心血管功能的正常生理调节至关重要。
> - 从原发性醛固酮增多症（primary aldosteronism，PA）中可以看出，不恰当的醛固酮分泌过多会导致高血压和心血管损伤。
> - PA 是最常见的可治愈的高血压类型之一，但在提高其诊断及更有效地针对其不同亚型进行治疗方面，仍亟待进一步研究。

一、概述

在 20 世纪 50 年代中期，James 和 Sylvia Tait 发现了一种具有盐皮质激素作用的新型类固醇激素，其能促进肾脏对钠的重吸收和钾的排泄。这种被命名为"醛固酮"的激素很快就通过 Jerome Conn 的研究证实其在血压稳态中起关键作用。Conn 首次描述了 1 例 PA 病例，该患者的高血压和低钾血症是由肾上腺腺瘤分泌醛固酮引起。醛固酮相对过剩通常定义为血浆醛固酮/肾素浓度比值（aldosterone to renin ratio，ARR）升高。在随后数年里，醛固酮相对过剩已被认为是高血压的常见致病因素，而且研究证实，对其进行纠正具有显著疗效。此外，药物阻断醛固酮作用的临床研究表明，这种激素不仅限于对血压的影响，还在包括心脏和血管在内的多种组织中具有生理和病理生理作用。因此，为了降低心血管疾病风险并更好地针对高血压患者进行干预，了解醛固酮的合成、调节和作用机制至关重要[1]。本文总结了在过去 60 年中关于醛固酮生物合成、调节和作用机制的相关知识，并重点介绍了未来科学突破和医疗治疗中的关键领域。

二、醛固酮的生物合成

肾上腺包裹在一个纤维囊中，并嵌入每个肾脏上方的脂肪中。该腺体由分泌儿茶酚胺的髓质和包围髓质的分泌类固醇激素的皮质组成。皮质由 3 个同心层组成，每一层都由不同类型细胞构成，并且由于每一层所表达的类固醇生成酶不同，因此，它们产生的激素也不同[2]。位于纤维囊下方的球状带（zona glomerulosa，ZG）最外层细胞集群负责醛固酮的生物合成。在大鼠中，ZG 会形成薄而完整的一层；但在人体肾上腺皮质中，这些细胞往往聚集形成像"篮子"一样的小团块，围绕着皮质边缘。一些小团块也可能覆盖在向髓质方向引流的向心血管。ZG 下方有一个更大更厚的束状带（zona fasciculate，ZF），主要负责人体皮质醇生物的合成（在啮齿动物中为皮质酮）。ZF 与髓质之间存在网状带（zona reticularis，ZR），它产生肾上腺雄激素脱氢表雄酮（dehydroepiandrosterone，DHEA）和肾上腺脱氢表雄酮硫酸酯（DHEA-sulphate，DHEA-S）。

醛固酮是由胆固醇通过一系列酶促反应合成的，这些反应完全发生在肾上腺皮质细胞内（图 10-1）。醛固酮合成酶是一种由 CYP11B2 基因编码的类固醇生成酶，它执行醛固酮生物合成的最后阶段，对醛固酮的产生至关重要。由于 CYP11B2 的表达局限于 ZG，因此，醛固酮的生物合成也同样局限于此。

所有类固醇生成过程都始于线粒体内膜上的 P450scc 酶将胆固醇转化为孕烯醇酮。胆固醇是由存在于所有类固醇生成组织中的类固醇生成急性调节蛋白（steroidogenic acute regulatory protein，StAR）从外膜转运至内膜。StAR 是醛固酮生物合成中的限速步骤（可使胆固醇转化为孕烯醇酮的速度提高约 7 倍），但其作用机制尚未完全了解。从 StAR 基因突变中可以明显看出

10 醛固酮

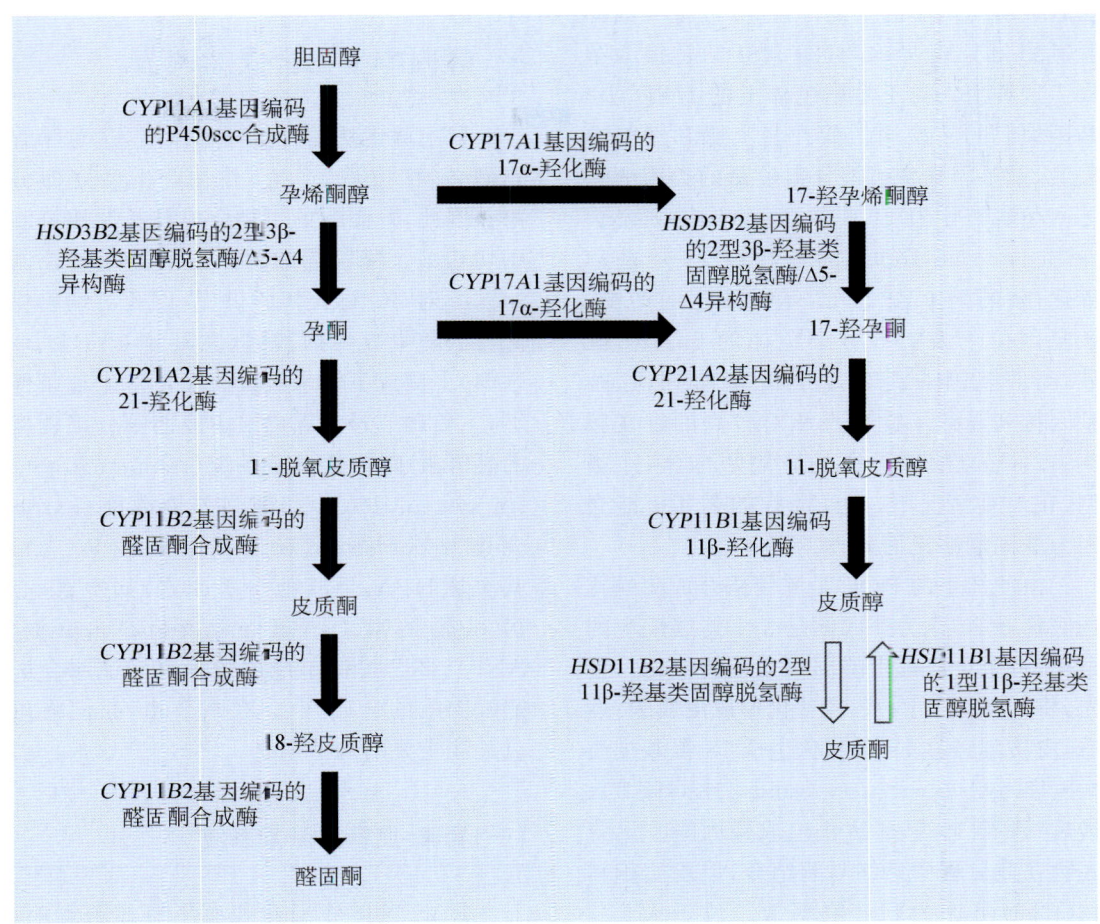

图 10-1 简化的人体类固醇生成途径摘要

注：该途径位于肾上腺皮质内，是醛固酮和皮质醇的共同产生途径。在特定区域产生不同激素是皮质内酶表达差异的结果，例如，醛固酮合成酶仅限于球状带。在外周组织中（白色箭头所示部分），皮质醇和其无活性形式皮质酮可以通过11β-羟基类固醇脱氢酶（11β-HSD）酶的作用相互转化。11β-HSD2 负责将皮质醇转化为皮质酮，从而在表达该酶的组织中赋予醛固酮选择性；11β-HSD1 能够进行双向转化，但如图所示，主要在外质形成皮质醇。

StAR 对类固醇生成的意义，该突变会导致脂质性先天性肾上腺皮质增生症（congenital adrenal hyperplasia，CAH）。CAH 的特征是类固醇激素生物合成严重受损、ACTH 水平升高和肾上腺增大，其肾上腺积累了高水平的胆固醇和胆固醇酯[2]。

在胆固醇转运之后，P450scc 才能开始醛固酮的生物合成。P450scc 与在该途径中更晚起作用的 21-羟化酶和醛固酮合成酶一样，是以血红素作为辅助因子的细胞色素 P450 酶超级家族的成员。为了形成孕烯醇酮，P450scc 在同一个活性位点催化 3 个反应，包括 C-20 到 C-22 键的断裂（数字是指胆固醇骨架上相关碳的位置）。P450scc 对类固醇生成细胞至关重要，例如，人类 15 号染色体上 CYP11A1 基因的罕见突变导致 P450scc 失活，进而阻止类固醇生成，并导致与 StAR 突变引起的脂质性 CAH 非常相似的疾病。

新形成的孕烯醇酮被释放到细胞质中，

然后被滑面内质网上的 2 型 3β-羟基类固醇脱氢酶/Δ5-Δ4 异构酶（3β-HSD2）转换为孕酮。这种由人类 1 号染色体上的 *HSD3B2* 基因编码的 2 型同工酶在肾上腺和性腺中表达，该基因突变可能导致致命的类固醇缺乏。孕酮转化为 11-脱氧皮质酮（11-deoxy-corticosterone，DOC）的过程由 21-羟基酶催化，该酶是 *CYP21A2* 基因表达的产物。该基因位于人类 6 号染色体的 6p21.1 区域，与假基因 *CYP21A1P* 串联排列，这种基因排列导致了此位点相对较高的突变频率。21-羟化酶缺乏症是最常见的 CAH 类型，在严重情况下，未经治疗的婴儿可能会因为醛固酮缺乏而死亡。

由此产生的 DOC 是醛固酮合成酶的首选底物，其转化为醛固酮是 3 个连续反应的结果，每个反应都由醛固酮合成酶催化。首先，将 DOC 进行 11β-羟基化形成皮质酮；然后，皮质酮经过 18-羟基化生成 18-羟基皮质酮（18-hydroxycorticosterone，18-OH-B）；最后，进行 18-甲基氧化生成醛固酮。尽管底物在此过程中始终与酶结合，但皮质酮和 18OH-B 可作为副产物释放。位于人类 8 号染色体上的 *CYP11B2* 基因编码醛固酮合成酶，与其串联排列的 *CYP11B1* 基因编码 11β-羟化酶，负责皮质醇生成的最后阶段（图 10-1）。这 2 个基因在其基因序列上高度相似，这一点也体现在它们共有的 11β-羟基化功能上。然而，这 2 个基因表达的区域性调节截然不同。作为在生成皮质醇过程中最后发挥作用的类固醇生成酶，11β-羟化酶在 ZF 中强烈表达，而在 ZG 中完全不表达；相反，*CYP11B2* 的表达则仅限于 ZG。这些基因之间的调控差异在很大程度上解释了皮质醇分泌与醛固酮分泌调控之间的区别——皮质醇分泌主要受下丘脑-垂体-肾上腺轴（hypothalamic-pituitary-adrenal，HPA）调节，而醛固酮的分泌调控与之不同。

三、醛固酮生物合成的调节

肾上腺无法储存类固醇激素，这意味着它们必须"按需"产生，并在产生后立即分泌。因此，醛固酮的生物合成与其调控机制密切相关。醛固酮的调节主要是通过控制胆固醇向 ZG 线粒体的供应，以及对编码相关类固醇生成酶的基因（尤其是 *CYP11B2* 基因）上调或下调来实现。在正常生理条件下，主要调节肾上腺皮质中醛固酮分泌程度的是肾素-血管紧张素系统（renin-angiotensin system，RAS）和细胞外钾浓度（extra-cellular potassium concentration，$[K^+]_e$），其次是 HPA，但其他一些因素，如瘦素、心房利尿钠肽（atrial natriuretic peptide，ANP）、多巴胺和 5-羟色胺等也已证明会影响醛固酮的合成[3,4]。在本节中，我们将重点关注主要的调节系统。

（一）肾素-血管紧张素系统

RAS 对体液平衡和血压有显著影响，这在很大程度上是通过调节醛固酮的分泌来实现。RAS 通过颈动脉窦中的压力感受器监测到血管内压力或容量降低时，或者在肾脏致密斑细胞监测到钠浓度降低时会被激活。激活的 RAS 会刺激肾素原裂解形成肾素，并将肾素从肾脏入球小动脉的肾小球球旁细胞释放到血液循环中。循环中的肾素随后催化肝脏分泌的血管紧张素原水解，形成具有生物惰性的十肽 Ang Ⅰ。血管紧张素转换酶（ACE）进一步切割 2 个残基，生成该系统的活性成分，即八肽 Ang Ⅱ。Ang Ⅱ 具有多种升压作用，其通过增加交感神经活动和心肌收缩力直接收缩血管来升高血压，还通过刺激肾上腺醛固酮的产生来增强肾脏对盐和水的潴留。在肾上腺皮质中，Ang Ⅱ 作用于血管紧张素 Ⅰ 型受体（AT_1R）。这些位于 ZG 细胞膜上的 G 蛋白偶联受体的结合会诱导信号转导,导致细胞内磷脂酶C(PLC)的激活。这进而刺激了磷脂酰肌醇-4,5-二磷酸(PIP_2)的水解,产生肌醇1,4,5-三磷酸(IP_3)和二酰甘油(DAG)。

钙(Ca^{2+})是调节ZG细胞内醛固酮生物合成重要的第二信使,Ang Ⅱ以多种途径诱导细胞内Ca^{2+}的升高。例如,通过IP_3与内质网上的受体结合来释放细胞内储存的Ca^{2+}。细胞外Ca^{2+}随后会对最初的Ca^{2+}激增进行补充,其会通过在ZG细胞去极化时打开的电压依赖性钙通道进入细胞。静息状态下,ZG细胞由于跨膜K^+浓度梯度而带有很强的负电荷。Ang Ⅱ可通过抑制钾通道的功能引起去极化,导致电压门控钙通道的开放,Ca^{2+}涌入细胞质。同样地,由Ang Ⅱ生成的DAG抑制了TWIK相关的酸敏感K^+(TASK)通道,导致细胞膜去极化和Ca^{2+}内流。

在ZG细胞的细胞基质中,Ca^{2+}浓度升高会导致Ca^{2+}/钙调蛋白依赖性蛋白激酶(CaMK)的激活,其中CaMK Ⅱ对ZG中的醛固酮反应似乎尤为重要。当Ca^{2+}浓度增加时,StAR的磷酸化水平也会相应增加,从而刺激胆固醇向线粒体的供应,以及类固醇生成的早期阶段。向线粒体输送更多的Ca^{2+}可以提高对线粒体细胞色素P450酶功能至关重要的辅因子水平,从而有助于P450scc和醛固酮合成酶的活动。为了满足ZG细胞对胆固醇的需求增加,Ang Ⅱ通过其他机制发挥作用:它一方面增加对高密度脂蛋白(HDL)和低密度脂蛋白(LDL)的摄取;另一方面,在细胞内部激活激素敏感脂肪酶(hormone-sensitive lipase,HSL),以释放储存在脂滴中的酯化胆固醇。

在较长期的过程中,可以通过提高各种类固醇生成相关成分的表达来增强醛固酮的生产。CaMK能激活多种转录因子,这些转录因子能与 *CYP11B2* 和 *StAR* 基因上游的特定顺式作用响应元件结合,以促进它们的转录。*CYP11B2* 中的 Ad-5 顺式元件可以与类固醇生成因子1(steroidogenic factor 1,SF-1)、NGFI-B家族成员和鸡卵白蛋白上游启动子-转录因子(chicken ovalbumin upstream promoter-transcription factor,COUP-TF)结合。此外,NGFI-B家族孤儿核受体的成员NURR1在ZG中含量较高,并且其水平可被Ang Ⅱ上调。在醛固酮分泌肿瘤中,NURR1的表达也显著增加。

(二) 钾

醛固酮分泌受$[K^+]_e$刺激,从而通过K^+的排泄维持其稳态。ZG细胞对K^+的增加极为敏感,其许多效应与Ang Ⅱ的效应协同作用。如前所述,$[K^+]_e$增加提高了ZG细胞去极化的可能性,这会导致钙通道的开放和CaMK的激活。因此,Ang Ⅱ和K^+对 *CYP11B2* 转录的刺激是通过共同途径进行。与Ang Ⅱ相比,一些证据表明,K^+也可能使用环磷酸腺苷(cAMP)作为第二信使,尽管其水平较低。促肾上腺皮质激素(adrenocorticotropic hormone,ACTH)通过cAMP来刺激醛固酮的产生,这意味着K^+可能与ACTH共享调节途径。

(三) 促肾上腺皮质激素

作为肾上腺皮质分泌皮质醇的主要调节因子,ACTH是应激响应的HPA的组成部分之一。ACTH是一种由39个氨基酸组成的肽类,作为较大前体分子阿黑皮素原(pro-opiomelanocortin,POMC)的一部分而合成,并且在垂体前叶下按照昼夜节律分泌,其水平在早晨最高,在夜晚最低。从血浆皮质醇浓度的变化中可以明显看出,维持这种节律性的是一种持续性的脉冲波动。在紧急情况下,ACTH通过结合与细胞膜结合的G蛋白偶联受体——促黑素2型受体（melanocortin type 2 receptor，MC2R）来刺激肾上腺血流并增加醛固酮的产生，从而产生更高水平的细胞内 cAMP。这一过程反过来又激活了蛋白激酶 A（protein kinase A，PKA），后者可以通过磷酸化蛋白质（如 StAR）来诱导类固醇生成，并通过具有 cAMP 应答元件（cAMP-responsive element，CRE）的启动子来诱导基因表达。在 ACTH 诱导的磷酸化作用下，CRE 结合蛋白（CREB）的转录因子可以刺激包括 CYP11B2 在内的这类基因的表达。StAR 启动子在其启动子区域缺乏典型的 CRE 序列，但其仍能被 cAMP 激活。这是因为其含有类似激活蛋白-1（activator protein-1，AP1）的元件，这个元件可与 CREB 结合。PKA 也可能通过磷酸化钙通道来刺激 Ca^{2+} 的内流。早期关于 ACTH 及其对醛固酮分泌影响的研究表明，尽管 ACTH 显然是人类受试者中醛固酮急性调节的重要因子之一，但长期给予 ACTH 会导致醛固酮在 72 h 内下降至基础水平，之后才出现初步的升高。醛固酮分泌和 CYP11B2 表达在此条件下受到抑制的具体机制尚未可知，但这一现象导致人们普遍认为 ACTH 在长期控制醛固酮方面的作用有限，特别是在与 Ang Ⅱ 和 K^+ 相比时。然而，越来越多的证据支持 ACTH 作为醛固酮关键调节因子的作用[5]。敲除小鼠 POMC 基因的研究显示，其肾上腺皮质形态异常，醛固酮水平降低但仍可检测到，这表明 ACTH 对正常醛固酮合成是必需的。ACTH 和醛固酮都表现出类似的昼夜节律已经存在，两者均在早晨达到峰值，并在白天逐渐下降。此外，对人类受试者以更能反映体内 ACTH 的分泌情况的脉冲式方式长期给予 ACTH，发现并不会导致醛固酮水平受到抑制，醛固酮水平在整个过程中保持升高。因此，ACTH 可能在调节醛固酮对主要调节因子 Ang Ⅱ 和 K^+ 的反应中具有生理作用。当调节紊乱时，这种效果可能会变得更加明显。最近一项关于原发性高血压患者的研究发现，其中 1/4 的患者对超低剂量 ACTH 表现出"超敏感"，其循环中的醛固酮水平比剩余的高血压患者和正常血压对照组高出 4 倍，而皮质醇分泌反应在两组之间没有差异[6]。通过以低强度的体育锻炼的形式对研究对象进行低水平压力测试也获得了相似结果。这些结果表明，大部分高血压个体的 ZG 细胞可能会变得对压力诱导的 ACTH 分泌敏感，这可能是由于某些基因突变使 ZG 细胞更容易作出反应。值得注意的是，高水平的皮质醇还能通过上调 AT_1R 的表达，使肾上腺对 Ang Ⅱ 更加敏感，这进一步证明了应激反应与醛固酮分泌之间的相互作用。由此可以推测，压力较大的生活方式可能通过此类机制对心血管健康产生显著的负面影响，这仍需进一步研究。

除了肾上腺产生醛固酮外，许多研究（包括笔者自己的研究）都集中在胆固醇在肾上腺以外的组织中进行醛固酮生物合成的可能性上，特别是血管、中枢神经系统（central nervous system，CNS）和脂肪组织。在这些组织中，醛固酮的产生与其受体的接近性意味着它可能以旁分泌或自分泌的方式发挥作用。尽管早期研究具有前景，例如，在啮齿动物大脑中观察到的包括 CYP11B2 在内的关于类固醇生成酶的表达，但人体组织的研究要么未能找到这种表达的持续性证据，要么发现其表达在一个很低的水平，以至于是否能产生任何生理影响都值得怀疑[7]。对于人体组织中存在肾上腺外生物合成的显著证据，仍有待进一步研究证实。

近年来，人们也开始关注表观遗传调控机制在控制醛固酮分泌方面的作用。尽管已经有一些关于染色质调节和 DNA 甲基化的研究[8]，但大多数研究仍集中在非编码 RNA 上，尤其是小分子 RNA（miRNA）。这是一类小型单链 RNA 分子，约由 22 个核苷酸组成，能对特定目标基因的表达进行

"微调"。这种调节是通过转录后部分互补的结合 miRNA 到目标 mRNA 的 3′非翻译区实现的，它诱导 mRNA 的降解或抑制其翻译，以降低 mRNA 的表达。通过抑制肾上腺皮质细胞内所有 miRNA 的产生，我们的研究证明，miRNA 在调控醛固酮分泌中发挥重要的作用[9]。我们随后的研究主要集中在识别肾上腺中表达的针对类固醇生成机制中的特定组成部分的单个 miRNA。这些特定组成部分包括以 CYP11B2 的 mRNA 为靶向的 miR-24、mir-125a-5p 和 miR-125b-5p 和以 CYP11A1 为靶向的 miR-320a-3p。其他研究已经证实了 miRNA 对 StAR 的调控，同时 miR-34 和 miR-23 针对钾通道表达的影响也会影响醛固酮和 CYP11B2 表达水平[10]。因此，研究者不仅对哪些 miRNA 靶向哪些 mRNA 感兴趣，而且对单个 miRNA 水平本身，特别是在 Ang Ⅱ 刺激等生理相关条件下的调控机制同样感兴趣。虽然与更传统的遗传调控机制相比，单一 miRNA 对单个靶向 mRNA 的影响可能很小，但多个 miRNA 靶向单个 mRNA 类别的能力，或者单一 miRNA 类别同时靶向许多不同 mRNA 的能力，意味着这些非编码 RNA 可能在醛固酮稳态中非常重要，从而成为疾病诊断和治疗的宝贵的生物标志物。事实上，已证明在醛固酮生成腺瘤（aldosterone-producing adenoma，APA）（见下文）中，miRNA 水平相对于非病变肾上腺组织存在失调[9]，而这类比较可能有助于识别对醛固酮分泌发挥重要作用的 miRNA。此外，某些 miRNA 由组织分泌到血浆中，并在血浆中以相对稳定的方式循环，这为那些从病变肾上腺组织中提取的某些 miRNA 提供了潜在的应用前景——它们可以轻松地被采样和识别，用于诊断目前难以准确诊断的疾病，如 PA 亚型（见下文）。

总而言之，肾上腺皮质分泌的醛固酮受到严格的调控以维持循环血容量和 K^+ 的稳态。Ang Ⅱ 对醛固酮的作用因 K^+ 的状态而被放大，说明了防范高钾血症的重要性。同时也有越来越多的证据表明，当醛固酮的正常调节崩溃时，ACTH 可能具有重要的代偿作用。这种调节故障对心血管功能的影响将会在后文进行讨论。

四、醛固酮的作用

与其他类固醇激素合成后一样，醛固酮能自由地通过靶细胞的细胞膜进行扩散，以作用于细胞内的受体。根据定义，任何表达该受体的细胞都是醛固酮的目标。醛固酮的经典效应是通过受体是 NR3C2 基因的产物盐皮质激素受体（mineralocorticoid receptor，MR）来介导的。MR 与糖皮质激素受体（glucocorticoid receptor，GR）、孕酮受体及雄激素受体一样，是核受体亚家族 3C 的一员。这是一组大而多样的转录因子[11]。MR 和 GR 具有高度结构同源性，这反映了皮质类固醇配体之间的高度相似性。GR 广泛表达，MR 的分布却十分有限，但其仍存在于肾脏、结肠、CNS、心脏、汗腺和脂肪组织等多种组织中。

在未结合状态下，MR 主要位于靶细胞的细胞质中，并通过多种热休克蛋白（heat shock protein，HSP）维持其稳定性。醛固酮（或另一种与受体具有亲和力的配体）与 MR 的结合诱导受体发生构象变化，HSP 发生解离，并将醛固酮-MR 复合物转运至细胞核[12]。在这里，该复合物作为转录因子，与特定激素反应元件（hormone response element，HRE）序列的靶向基因启动子区域结合，从而影响转录（图 10-2）。这些被称为醛固酮/MR 基因组的作用主要是诱导参与 Na^+ 重吸收的蛋白质的表达。这些蛋白质包括 Na^+/K^+-ATP 酶、一种位于肾小管远端基底膜上的泵，以及同样结构顶端膜上的上皮钠通道（epithelial sodium channel，ENaC），还包括参与 Na^+ 和液体运

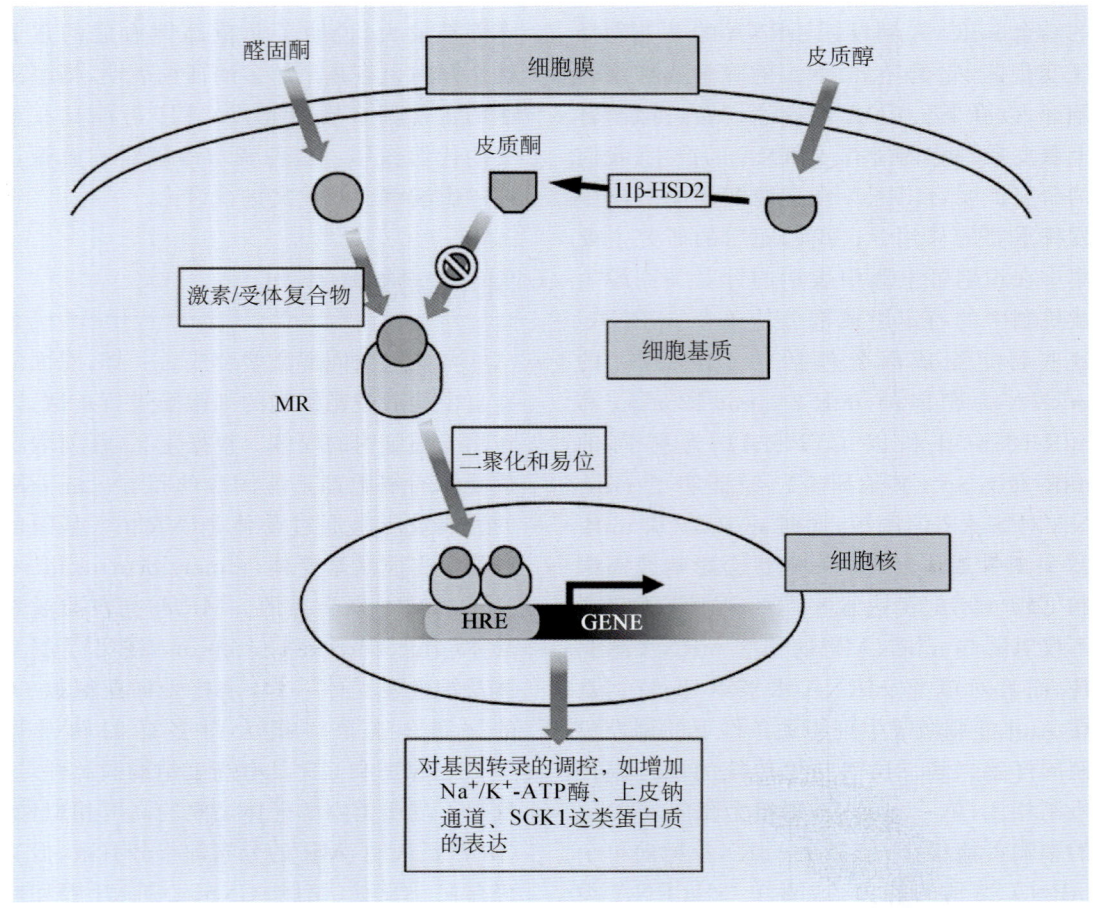

图 10-2 醛固酮通过基因机制在靶组织中发挥作用

注：11β-HSD2. *HSD11B2* 基因编码的 2 型 11β-羟基类固醇脱氢酶；MR. 盐皮质激素受体；HRE. 激素反应元件；GENE. 基因启动子区域；SGK1. 糖皮质激素诱导的激酶 1。醛固酮可自由通过细胞膜，与细胞质中的游离 MR 结合。然后激素/受体复合物形成二聚体，进入细胞核，与选定基因中的 HRE 结合，从而刺激或抑制它们的表达。皮质醇也能与 MR 结合，但在对醛固酮选择性的组织中，由于 11β-HSD2 的作用，它被转化为无生物活性的皮质酮，从而阻止其结合。

输的身体其他部位的蛋白质。Na^+/K^+-ATP 酶将 Na^+ 从细胞内运输到细胞基底外侧的细胞间隙中，它是一种反向转运蛋白，每当将 3 个 Na^+ 输送到细胞间隙时，就会将 2 个 K^+ 输送到细胞内。MR 激活还会上调血清和糖皮质激素诱导的激酶 1（serum and glucocorticoid-induced kinase 1，SGK1）的表达。SGK1 是丝氨酸/苏氨酸蛋白激酶家族的一员，它通过直接作用或靶向各种其他蛋白质来调节钠通道的功能。例如，SGK1 磷酸化了泛素-蛋白连接酶神经前体细胞表达的发育下调因子-4（neural precursor cell-expressed developmentally down-regulated-4，NEDD4），降低其对 ENaC 亚基的亲和力，从而导致这些钠通道在翻译后激活和钠转运的增加。增强 ENaC 在顶端膜上的表达和活性可以促进 Na^+ 的重吸收。总之，醛固酮的主要作用包括通过激活基底外侧的 Na^+/K^+-ATP 酶泵，以促进远端肾小管顶端膜对 Na^+ 和 K^+ 的通透性，以及促

进 Na^+ 重新吸收到血液中、K^+ 分泌到尿液中。醛固酮还可刺激集合管中的闰细胞分泌 H^+，调节血浆碳酸氢盐水平和酸碱平衡。醛固酮还可通过神经垂体释放抗利尿激素，从而通过其对肾小管重吸收的影响来保存水分。

MR 作用的控制会因以下事实而显著复杂化：在体外，皮质醇和醛固酮对受体的亲和力相似；而在人体中，皮质醇的循环浓度为醛固酮的 100～1000 倍。这意味着在所有条件相同的情况下，大多数 MR 在任何给定时间内均会被皮质醇所结合，在许多表达 GR 的组织中则似乎确实如此。然而，在肾脏等某些重要脏器内，有一个系统可以保护 MR 免受皮质醇的占领，从而为醛固酮的进入留下清晰的通道。这是通过存在于这些盐皮质激素敏感细胞中的酶——11β-羟基类固醇脱氢酶 2 型（11β-hydroxysteroid dehydrogenase type 2，11β-HSD2）而实现的，其可将生物活性的皮质醇转化为非生物活性的皮质酮。由于皮质酮无法与 MR 结合，因此，表达 11β-HSD2 的细胞具有了受体选择性[13]。因此，肾脏的 MR 是因 11β-HSD2 的表达而具有了选择性；而在海马体中，尽管 MR 高度表达但 11β-HSD2 不表达，故大多数受体都被皮质醇结合（值得注意的是，不要将 11β-HSD2 与 11β-HSD1 酶相混淆，后者在多种组织中广泛表达，通常会导致皮质酮转化回活性的皮质醇，从而在某些组织中提高皮质醇的水平）。

除了由醛固酮结合的 MR 介导的基因组效应外，还观察到醛固酮的其他作用。这些作用发生得过于迅速，不符合上述醛固酮作用的"经典"或"基因组"机制，该机制要求新生成的蛋白质只在转录和翻译完成后才发挥作用。因此，醛固酮在给药后 30 min 内仍可检测到的表型效应归因于"非基因组"机制，该机制导致各种信号分子的快速激活，包括中间酪氨酸激酶（intermediate tyrosine kinase，IPYK）、PLC、IP_3、DAG、PKC 及细胞内 Ca^{2+} 的增加[14]。最初，这种效应被假认为是由一种与 MR 完全不同的特定的膜结合醛固酮受体介导的。但尽管在过去 30 年里进行了大量研究，仍未发现此种受体。与此同时，对 MR 敲除模型和 MR 拮抗剂的研究支持了 MR 本身能够进行非基因组作用的理论。但人们对快速非基因组的醛固酮作用机制仍知之甚少。

五、原发性醛固酮增多症

原发性醛固酮增多症（PA）是指由于肾上腺分泌过多的醛固酮导致严重的高血压，并显著增加心肌梗死、卒中和左心室肥厚风险的疾病。虽然人们曾认为该疾病十分罕见，但现在普遍认为，在高血压患者中 PA 的发病率通常为 10%～15%。PA 的特点是 ARR 升高，这是由醛固酮升高和肾素受抑制造成的，约 1/4 的 PA 患者会出现低钾（低钾血症）。几乎所有患者均由单侧 APA 或双侧肾上腺增生［即两边肾上腺均增生（bilateral adrenal hyperplasia，BAH）］引起的，这 2 种情况的发生频率大致相等。手术切除单侧 APA 可恢复醛固酮水平，并使血压回至正常水平。而在 BAH 的情况下，此类手术需切除双侧肾上腺，因此，显然不是一个可行的选择。这种双侧病变的疾病是用盐皮质激素受体拮抗剂（mineralocorticoid receptor antagonist，MRA）治疗的，如螺内酯或依普利酮，并且与其他抗高血压药物一起使用。这 2 种治疗方法截然不同，因此，对 APA 和 BAH 进行准确的鉴别诊断十分必要。但在实际操作中，鉴别诊断既复杂又具有有创性，既耗时又昂贵。因此，当前研究中一个高度活跃的领域是开发更优的诊断方法，包括改进成像技术或基于组学策略（可能涉及循环中的小分子 RNA"信号"）[4,15]。

近期，在确定 APA 的潜在病因方面取

得了显著进展。目前,已知至少 1/2 的病例是由离子通道和 ATP 酶发生体细胞突变而引起,这些突变破坏了细胞膜电位,并导致醛固酮分泌失调[16]。编码 G 蛋白激活型内向整流钾通道 GIRK4(或 KIR3.4)的 *KCNJ5* 基因突变是 APA 最常见的可识别原因,约占所有病例的 38%(尽管这个比例在不同人群之间存在显著差异,据报道在日本患者中的比例高达 70%)。其他常见的突变基因包括编码一个电压依赖性 Cav1.3 钙通道的亚单位的 *CACNA1D* 基因,以及编码一个 Na^+/K^+-ATP 酶亚单位的 *ATP1A1* 基因。

其他引起 PA 的原因包括肾上腺癌和遗传性疾病家族性醛固酮增高症 Ⅰ 型(familial hyperaldosteronism type Ⅰ,FH-Ⅰ),尽管这些疾病的发生率远低于上述疾病。在 FH-Ⅰ 中,*CYP11B1* 的调控区与 *CYP11B2* 的编码区融合导致醛固酮合成酶在整个 ZF 中表达,并随之导致醛固酮的过度分泌[2]。尽管这种情况不常见,但它确立了一个原则,即 *CYP11B2* 基因的单一突变即可导致醛固酮生物合成的剧烈变化,并伴随严重的心血管后果。

六、遗传多态性对醛固酮分泌的影响

有严重影响的突变,如谷胱甘肽(GSH)(译者注:原文仅有"GSH"缩写,上下文未注明其英文全称,谷胱甘肽为译者加注),可能会发生在任何类固醇生成基因上,但这些突变在普通人群中十分罕见。然而,显然,这些基因位点上存在的大量常见多态性中,有一些具有微妙的功能效应,在某些情况下已被证明会影响类固醇的生物合成和血压。醛固酮分泌率及其血浆浓度是遗传性状,因此,研究者特别关注 *CYP11B2* 基因的多态性,该基因仅与醛固酮的生物合成相关。这个位点上研究最多的多态性是一个 *C/T* 单核苷酸多态性(single nucleotide polymorphism,SNP)rs1799998,它位于 *CYP11B2* 转录起始位点(transcription start site,TSS)上游第 344 个碱基处。这是一个常见的 SNP,其次要等位基因 *T* 在西欧人群中的频率约为 0.43,并与醛固酮的主要尿液代谢产物四氢醛固酮(tetrahydroaldosterone,THaldo)排泄量增加显著相关。然而,对该 SNP 的功能性研究未能发现其对 *CYP11B2* 基因功能有显著影响。随后,笔者的研究表明,rs1799998 与基因功能的关联可能是由于它与另一个 SNP 紧密连锁不平衡,笔者已鉴定出这一 SNP。这个 *C/T* SNP(rs13268025)位于 TSS 上游第 1651 个碱基处,并且在其次要 *C* 形式中,通过破坏转录抑制因子 APEX1 的结合,显著增加了 *CYP11B2* 的转录[17]。对于这个次要的 *C* 等位基因(平均频率为 0.47)纯合子个体,它们分泌的 THaldo 显著多于那些主要 *T* 等位基因的对应个体。这一例子及其他类似的研究证明了这样一个原则:某些位于类固醇生成位点的常见多态性可微妙但显著地影响激素分泌,并对血压产生可测量的影响[5]。进一步鉴定那些通过改变转录或 miRNA 调控来干扰基因功能的此类多态性变异的工作正在持续进行,并且已经扩展到包括调节类固醇生成的基因,以及那些直接参与生物合成的酶的基因。值得注意的是,几乎一半的人群携带至少 1 个破坏性 *C* rs13268025 等位基因,这表明针对抗高血压治疗的目标人群可能非常庞大。随着更多多态性的发现,这些多态性累积解释了越来越多的血压遗传性,这种"个性化"方法的潜在影响将越来越大。

七、醛固酮对心血管的直接作用

除了在肾脏中调节血压的作用外,醛固酮还能直接对许多表达 MR 的非上皮组织产生效应,包括心脏和血管组织。尽管这些心血管中的 MR 在正常生理学中的作用尚不清楚,但很明显,在高盐状态下,它们的激活会促进心力衰竭中心肌组织的病理变化,尤其是心脏纤维化。在心脏纤维化过程中,细胞外基质蛋白的沉积与交联会使组织变硬并降低其收缩力,最终导致心输出量减少和心力衰竭[18]。

MR 对这一过程的影响最初是在食用高盐饮食的大鼠中观察到的,这些大鼠在醛固酮输注后出现了心脏纤维化。这些动物实验促成了一些临床研究试验,其中最著名的是 RALES 试验[19]。这些试验证明,在心力衰竭患者中使用如螺内酯等 MRA,可以显著降低死亡率。这种效应在很大程度上归因于心脏纤维化的减少。最近的一项研究显示,在急性心肌梗死患者中使用依普利酮能显著降低循环中各种心脏细胞细胞外基质形成的生物标志物的水平。这种 MRA 疗法的最大益处来自纤维化的减少,同时产生了其他影响,包括逆转心肌肥厚、改善内皮功能及减少心律失常[20]。

MR 拮抗作用后纤维化的减少不依赖血压的影响,因此,人们认为是由于阻断了心脏和血管中 MR 的原因。MR 在许多种心血管细胞中表达,包括内皮细胞、血管平滑肌细胞(vascular smooth muscle cell,VSMC)和心肌细胞。情况因 11β-HSD2 的表达分布有限而变得复杂,这种酶赋予 MR 对醛固酮的选择性(见上文)。在血管系统中,11β-HSD2 主要存在于内皮细胞中,而其心脏中的整体表达较低,可能仅限于冠状动脉[13]。然而,似乎这些 MR 的激活会导致血管硬化和心脏纤维化。有一种机制涉及被激活的内皮细胞 MR 会增加内皮型 ENaC(EnNaC)的表达。这增强了 Na^+ 进入细胞的过程,进而减少了 NO 的生成并增加了内皮硬化[21]。血管平滑肌也在其中发挥了作用。在啮齿动物中进行的组织特异性 MR 基因敲除实验表明,这种操作可以减少醛固酮和盐诱导的动脉弹性硬化。因此,阻断此类 MR 很可能会减少因高血压和衰老引起的血管重构,而这种重构是心血管疾病的致病因素之一[22]。

八、醛固酮在高血压中的疗效减弱

尽管 MRA 最初主要用于治疗包括心力衰竭和 PA 在内的某些特定疾病,但近年来,人们对于将 MRA 的使用扩展到高血压治疗领域的研究兴趣日益增长。这源于这样一种认识:醛固酮可能对患有顽固性高血压(即同时使用 3 种或更多不同类别的抗高血压药物仍不能控制血压升高)的患者具有特殊意义,因此,阻断 MR 可能成为一种特别有效的治疗方法(事实上,之前提到的那部分原发性高血压患者中,他们的醛固酮分泌对 ACTH 的反应"过度敏感",其血压对 MRA 治疗的反应远好于那些对 ACTH 反应"正常"的患者[6])。此外,RALES 试验和 EPHESUS 试验的结果证明,MRA 治疗显著改善了患病率和死亡率,这至少部分归因于 MR 阻断对内皮功能带来的显著益处[23]。尽管有这些积极结果,但由于其存在的不良反应,MRA 的广泛应用受到限制,这些不良反应包括高钾血症,以及在使用螺内酯时出现的男性乳房发育。因此,开发新一代能够特异性地阻断 MR 激活且不会引起血清钾升高的药物非常有必要,目前相关研究仍在持续进行中[24]。

最后,另一种替代性的治疗策略,也是当前研究的话题,是通过抑制醛固酮的合成来实现。如前所述,醛固酮合成酶是醛固酮生物合成所特有的必需酶,但与其他任何皮质类固醇的生成无关。因此,从理论上讲,这种酶的抑制剂可以调和醛固酮的生成水平,减轻其过量带来的诸多不良后果,同时不良反应有限。迄今为止,这一策略的主要障碍在于醛固酮合成酶(CYP11B2)和 11β-羟化酶(CYP11B1)之间的高度相似性。因此,开发一种能够特异性抑制醛固酮产生的同时而不影响皮质醇产生的抑制剂虽然十分困难,但并非不可能[25]。主要问题在于,通过这种方式降低醛固酮水平能否有效预防与 MR 激活相关的心血管损伤。

结论和临床前景

在临床环境中,醛固酮的重要性在被称为 PA(或 Conn 综合征)的疾病中最为明显。在这种疾病中,醛固酮分泌相对于钠水平过高,不受 Ang Ⅱ 和血浆 K^+ 等主要调节因子的充分控制,并且不受钠负荷的抑制。由此导致的血压升高和心血管损伤需要进行准确诊断和有效治疗。内分泌协会最近发布的临床实践指南推荐,对于血压测量连续 3 天 ≥150/100 mmHg 的患者,或者对用常规抗高血压药物控制血压出现抵抗性的患者,应进行 PA 的筛查。低钾血症、早期发病的高血压、睡眠呼吸暂停及一级亲属患有 PA 也是强烈的筛查指标[26]。此类患者推荐进行血浆 ARR 评估。然而,由于多种因素,包括检测可靠性、采样时间,以及某些(但并非全部)抗高血压药物的干扰效应,ARR 测试并不完美。在诊断 PA 时,关于确定 ARR 的"截止值"也存在分歧。因此,为使那些假阳性 ARR 患者免受后续有创性定位程序的困扰,进一步的确认性测试至关重要。这类程序包括昂贵的影像学检查和肾上腺静脉采样(adrenal vein sampling,AVS),旨在区分可通过手术切除受影响的腺体来治愈的单侧病变与更倾向于药物治疗的双侧病变。然而,AVS 是一种高度专业化操作,需要经验丰富的放射科医师,而药物治疗严重依赖 MRA,如螺内酯和依普利酮,这两者因不良反应和成本问题而存在一定争议。因此,在 PA 的诊断和治疗各个方面均有改进的需求和潜力。此外,显然我们需要扩大对 PA 的定义,以涵盖那些可能从 MRA 等药物治疗中获益的患者,例如,对 ACTH 表现为"高反应性"的醛固酮失调患者[27]。

简而言之,过去的 60 年里,人们在对醛固酮的生成和作用的理解上取得了显著的进展,但也不可避免地提出了越来越多的问题。在前文中,我们尝试总结了醛固酮的生物合成、调节和作用的要点,同时强调了我们认为在当前最亟待解决、最有趣或具有最大治疗潜力的知识空白,但仍存在着更多的知识空白,该领域其他杰出的研究人员也强调了他们对未来研究的优先事项[27,28]。当前这些众多研究领域凸显了这一系统的复杂性,但不可否认的是,对醛固酮的更深入理解已在医疗保健领域带来了巨大的益处,并且有能力实现更多的成果。正如前面所提到,由于诊断水平的提高,PA 在总体人群中的识别水平已经稳步上升。这使得越来越多的患者能从有效的高血压治疗中受益,这些治疗旨在对抗最常见且可治愈的高血压病因。通过提高对醛固酮作用、调控及其失调的认识,人们可进一步改进诊断标准,并识别出目前仍未被发现的更多患者。新兴的生物标志物,如循环中的小分子 RNA,可能在诊断这些个体方面具有重要价值,并可能提供对新机制的见解,从而发现新型的治疗方案。此类药物可能具有潜在的普遍适用性,如同 MR 阻滞剂一样;若个体化医疗得以实现,人们也许能更紧密地将患者的治疗与其特定疾病类型相匹配。遗传分析已将 APA 分解为多个主要亚型,我们非常期待看到这种更精确的 PA 分类在未来几年的发展趋势,并可能会为患者进行分层及提出个体化治疗方案。

> **知识空白**
> - 表观遗传调控形式（如小分子 RNA）在醛固酮分泌中的意义是什么？
> - 非基因组醛固酮作用的机制是什么？
> - 如何改善 PA 的诊断来识别那些目前未被检测到的患者，以更好地区分其不同亚型，以及在重要脏器损害发生之前进行诊断？
> - 已识别出许多驱动 APA 形成的突变，但 BAH 的相应驱动因素是什么？
> - 除 PA（就目前定义来说）外，高血压人群中还有哪些形式的醛固酮失调可能通过阻断 MR 来进行治疗？

致谢

S. M. M.、J. C. v. K. 和 E. D. 是 ENS@T-HT 项目的成员，该项目是一个由欧盟资助的"地平线 2020"研究和创新项目，致力于高血压和个性化治疗的研究（网址：http://www.ensat-ht.eu）。

（马文君　翻译；李桃　审核）

参考文献

[1] Connell JMC, MacKenzie SM, Freel EM, Fraser R, Davies E. A lifetime of aldosterone excess: long-term consequences of altered regulation of aldosterone production for cardiovascular function. Endocr Rev. 2008;29:133-54.

[2] Miller WL, Auchus RJ. The molecular biology, biochemistry, and physiology of human steroidogenesis and its disorders. Endocr Rev. 2011;32:81-151.

[3] Bollag WB. Regulation of aldosterone synthesis and secretion. Compr Physiol. 2014;4:1017-55.

[4] Stowasser M, Gordon RD. Primary aldosteronism: changing definitions and new concepts of physiology and pathophysiology both inside and outside the kidney. Physiol Rev. 2016;96:1327-84.

[5] MacKenzie SM, Freel EM, Connell JM, Fraser R, Davies E. ACTH and polymorphisms at steroidogenic loci as determinants of aldosterone secretion and blood pressure. Int J Mol Sci. 2017;18:579.

[6] Markou A, Sertedaki A, Kaltsas G, et al. Stress-induced aldosterone hyper-secretion in a substantial subset of patients with essential hypertension. J Clin Endocrinol Metab. 2015;100:2857-64.

[7] MacKenzie SM, Connell JMC, Davies E. Non-adrenal synthesis of aldosterone: a reality check. Mol Cell Endocrinol. 2011;350:163-7.

[8] Takeda Y, Demura M, Wang F, et al. Epigenetic regulation of aldosterone synthase gene by sodium and angiotensin II. J Am Heart Assoc. 2018;7:e008281.

[9] Robertson S, MacKenzie SM, Alvarez-Madrazo S, Diver LA, Lin J, Stewart PM, Fraser R, Connell JM, Davies E. MicroRNA-24 is a novel regulator of aldosterone and cortisol production in the human adrenal cortex. Hypertension. 2013;62:572-8.

[10] Lenzini L, Caroccia B, Campos AG, et al. Lower expression of the TWIK-related acid-sensitive K^+ channel 2 (TASK-2) gene is a hallmark of aldosterone-producing adenoma causing human primary aldosteronism. J Clin Endocrinol Metab. 2014;99:E674-82.

[11] Baker ME, Katsu Y. Evolution of the mineralocorticoid receptor: sequence, structure and function. J Endocrinol. 2017;234:T1-T16.

[12] Shibata S. Mineralocorticoid receptor and NaCl transport mechanisms in the renal distal nephron. J Endocrinol. 2017;234:T35-47.

[13] Chapman K, Holmes M, Seckl J. 11β-hydroxysteroid dehydrogenases: intracellular gate-keepers of tissue glucocorticoid action. Physiol Rev. 2013;93:1139-206.

[14] Ruhs S, Nolze A, Hübschmann R, Grossmann C. Nongenomic effects via the miner-

alocorticoid receptor. J Endocrinol. 2017；234：T107-24.

[15] Piaditis G, Markou A, Papanastasiou L, Androulakis Ⅱ, Kaltsas G. Progress in aldosteronism: a review of the prevalence of primary aldosteronism in pre-hypertension and hypertension. Eur J Endocrinol. 2015；172：R191-203.

[16] Zennaro M-C, Boulkroun S, Fernandes-Rosa F. An update on novel mechanisms of primary aldosteronism. J Endocrinol. 2015；224：R63-77.

[17] McManus F, Sands W, Diver L, MacKenzie SM, Fraser R, Davies E, Connell JM. A-PEX1 regulation of aldosterone synthase gene transcription is disrupted by a common polymorphism in humans. Circ Res. 2012；111：212-9.

[18] Tesch GH, Young MJ. Mineralocorticoid receptor signaling as a therapeutic target for renal and cardiac fibrosis. Front Pharmacol. 2017；8：313.

[19] Pitt B, Zannad F, Remme WJ, Cody R, Castaigne A, Perez A, Palensky J, Wittes J. The effect of spironolactone on morbidity and mortality in patients with severe heart failure. Randomized Aldactone Evaluation Study Investigators. N Engl J Med. 1999；341：709-17.

[20] DuPont JJ, Jaffe IZ. The role of the mineralocorticoid receptor in the vasculature. J Endocrinol. 2017；234：T67-82.

[21] Jia G, Habibi J, Aroor AR, Hill MA, Yang Y, Whaley-Connell A, Jaisser F, Sowers JR. Epithelial sodium channel in aldosterone-induced endothelium stiffness and aortic dysfunction. Hypertension. 2018；72：731-8. HYPERTENSIONAHA. 118. 11339

[22] Jia G, Aroor AR, Hill MA, Sowers JR. Role of renin-angiotensin-aldosterone system activation in promoting cardiovascular fibrosis and stiffness. Hypertension. 2018；122：624-38. HYPERTENSIONAHA. 118. 11065

[23] Pitt B. Effect of aldosterone blockade in patients with systolic left ventricular dysfunction: implications of the RALES and EPHESUS studies. Mol Cell Endocrinol. 2004；217：53-8.

[24] Kolkhof P, Bärfacker L. Mineralocorticoid receptor antagonists: 60 years of research and development. J Endocrinol. 2017；234：T125-40.

[25] Bernhardt R. The potential of targeting CYP11B. Expert Opin Ther Targets. 2016；20：923-34. 14728222. 2016. 1151873

[26] Funder JW, Carey RM, Mantero F, Murad MH, Reincke M, Shibata H, Stowasser M, Young WF. The management of primary aldosteronism: case detection, diagnosis, and treatment: an endocrine society clinical practice guideline. J Clin Endocrinol Metab. 2016；101：1889-916.

[27] Funder JW. Primary aldosteronism: the next five years. Horm Metab Res. 2017；49：977-83.

[28] Miller WL. Steroidogenesis: unanswered questions. Trends Endocrinol Metab. 2017；28：771-93.

11 一氧化氮

James Leiper

一、一氧化氮的合成 / 118
二、一氧化氮的作用靶点 / 119
三、一氧化氮的生理学作用 / 120
　（一）内皮型一氧化氮合酶 / 120
　（二）神经型一氧化氮合酶 / 121
　（三）诱导型一氧化氮合酶 / 121
四、心血管一氧化氮合成的调控 / 121
　（一）细胞内定位 / 122
　（二）磷酸化 / 122
　（三）底物、辅因子和抑制剂的可用性 / 122
　（四）蛋白-蛋白相互作用 / 122
五、增加或增强一氧化氮信号转导的药理学方法 / 123
　（一）促进一氧化氮的化合物 / 123
　（二）提高一氧化氮的生物利用度 / 124
　（三）激活下游信号转导 / 124
六、病理条件下一氧化氮的过度产生 / 124
　抑制诱导型一氧化氮合酶 / 124
参考文献 / 126

> **关键概念**
> - 一氧化氮（nitric oxide，NO）是存在多种器官系统中具有复杂功能的一种信号分子。
> - NO 是一种高度反应性、氧化还原敏感的分子，其生物半衰期非常短。
> - NO 合成具备严格时空调控，是维持心血管功能稳态所必需，且通过多种调控机制整合信号来实现。
> - NO 信号的治疗性干预应用推广受阻一直受到治疗窗口狭窄、剂量过大或剂量不足的显著不良反应的影响。

一、一氧化氮的合成

在 20 世纪 80 年代，NO 被确定为第一个内源性产生的气体信号分子[1]。Robert Furchgott 的开创性研究将内皮依赖性舒张因子（endothelium-derived relaxing factor，EDRF）描述为血管反应性的关键决定因素。Furchgott 实验室的研究发现了一种从血管内皮细胞释放的高度不稳定的因子，可以诱导平滑肌细胞（smooth muscle cells，SMC）的快速松弛。在器官培养实验中，去除内皮细胞可消除对乙酰胆碱等介质的松弛反应。用内皮细胞培养基处理去内皮的血管节段会导致快速血管舒张；然而，研究者观察到这种效应极其不稳定，其半衰期以秒计，并在血红蛋白存在的情况下猝灭。Ferid Murad 实验室对可溶性鸟苷酸环化酶（soluble guanylate cyclase，sGC）的同步研究确定了 NO 是 VSMC 中 sGC 活性的有效激活剂。血管 SMC 环磷酸鸟苷（cyclic guanosine monophosphate，cGMP）升高激活了信号级联反应，导致血管舒张。Furchgott、Ignarro 和 Murad 的进一步研究将 NO 确定为 EDRF，该项工作于 1998 年获得了诺贝尔生理学或医学奖[2]。NO 是由 L-精氨酸在一氧化氮合酶（nitric oxide synthases，NOS）家族催化的反应中合成的。目前已经确定了 3 种 NOS 同工酶，包括内皮型一氧化氮合酶（endothelial nitric oxide synthases，eNOS）、神经型一氧化氮合酶（neuronal nitric oxide synthases，nNOS）及诱导型/炎症型一氧化氮合酶（inducible or inflammatory nitric oxide synthases，iNOS）（图 11-1）。这些酶在氨基酸序列水平上具有进化保守性，催化还原型烟酰胺腺嘌呤二核苷酸磷酸（nicotinamide adenine dinucleotide phosphate，NADPH）和氧气（oxygen，O_2）依赖的 L-精氨酸氧化生成 NO 和瓜氨酸，并形成羟基-L-精氨酸作为中间体。NOS 是黄素酶，仅在二聚体形式时具有活性。每个单体都有一个羧基末端的二氢黄酮还原酶结构域和一个氨基末端的氧化酶结构域。二聚体化通过固定铁来激活该酶，产生精氨酸和必需辅助因子四氢生物蝶呤（tetrahydrobiopterin，BH_4）的高亲和力结合位点，并允许电子从还原酶结构域的黄素转移到加氧酶结构域的血红素。此外，BH_4 活性还取决于结合的钙调蛋白。在 iNOS 中，钙调蛋白紧密结合；而在 eNOS 和 nNOS 中，钙调蛋白的结合依赖钙。因此，酶活性是钙依赖的。钙调蛋白结合增强了从还原酶到氧化酶结构域的电子转移速率。

为了具备酶活性，NOS 必须二聚化并结合 BH_4、血红素、黄素单核苷酸（flavin mononucleotide，FMN）和黄素腺嘌呤二核苷酸（flavin adenine dinucleotide，FAD）。在结合钙调蛋白（calmodulin，CAL）时，该酶催化 L-精氨酸氧化为瓜氨酸和 NO，并需要分子氧和 NADPH 作为共底物。每个 NOS 二聚体配位一个锌（Zn）原子。

除通过辅因子和钙调节 NO 合成外，NOS 的活性还可通过翻译后修饰和蛋白-蛋白相互作用而改变。例如，eNOS 活性通过 Ser1179 的磷酸化而增加，而通过与膜蛋白 caveolin-1 的支架结构域相互作用时受到抑制。

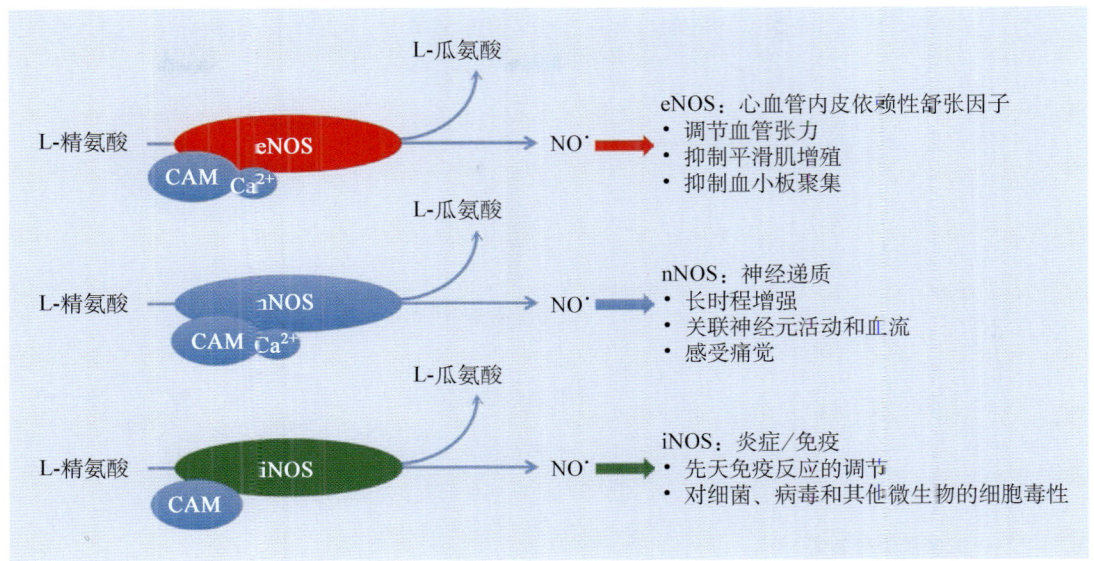

图 11-1　哺乳动物一氧化氮合酶

注：CAM. 钙调蛋白；Ca^{2+}. 钙离子；eNOS. 内皮型一氧化氮合酶；nNOS. 神经型一氧化氮合酶；iNOS. 诱导型一氧化氮合酶；NO. 一氧化氮。由独立基因编码的 NOS 同工酶存在于哺乳动物中。这些酶根据首次发现它们时的细胞类型或条件来命名。eNOS 和 nNOS 是持续表达的，依赖于钙-钙调蛋白，产生相对较低水平的 NO。相反，iNOS 仅在某些细胞类型（如单核细胞和巨噬细胞）被激活后才会表达。iNOS 持续结合钙调蛋白，因此，iNOS 的活性与钙无关。诱导后，iNOS 产生相对高水平的 NO。所有哺乳动物的 NOS 酶通过半必需氨基酸 L-精氨酸的连续氧化和还原产生 NO，并产生瓜氨酸作为副产物。

二、一氧化氮的作用靶点

sGC 是首次被描述的 NO 生理靶点[3]。NO 与 sGC 的血红素部分中的铁结合并产生构象变化，导致酶活化（图 11-2）。随后 cGMP 的升高解释了 NO 的许多生理效应，并被描述为"经典"NO 信号（图 11-2）。然而，NO 有可能直接或间接地与金属、硫醇和氧化物相互作用，并影响蛋白质、核酸、脂质和糖。NO 与某些蛋白质中的半胱氨酸和酪氨酸残基结合，从而改变蛋白质功能的能力被称为"非经典"NO 信号转导，且一直作为活性研究意义的焦点和热点。NO 对蛋白质中巯基残基的可逆修饰构成了一种新的翻译后修饰，这种修饰似乎广泛存在，且无论在生理状态还是病理生理状态中均

发挥重要作用[4]。事实上，由于 NO 是自由基（具有未成对电子），氮可以各种氧化状态存在，生成硝基离子（NO^-）、NO 自由基（NO·）、亚硝基离子（NO^+）、亚硝酸盐离子（NO_2^-）或硝酸盐离子（NO_3^-）。因此，NO 的生物化学是极为复杂的，其在生物系统内的潜在作用也是多种多样的。

NO 最快的反应速率是与超氧离子形成过氧亚硝酸根（$ONOO^-$），后者是一种能够通过硝化修饰蛋白质和脂质的强氧化剂。NO 与金属的反应速率也很高，但除某些血红素蛋白（如可溶性胍基环化酶）外，金属中心通常不易与 NO 发生反应。与巯基的反应，如半胱氨酸残基的 S-亚硝化，可以可逆的方式影响蛋白质功能。离子通道、酶、转录因子和 G 蛋白都可通过这种方式进行修饰，尽管目前基于氨基酸序列识别潜在靶标

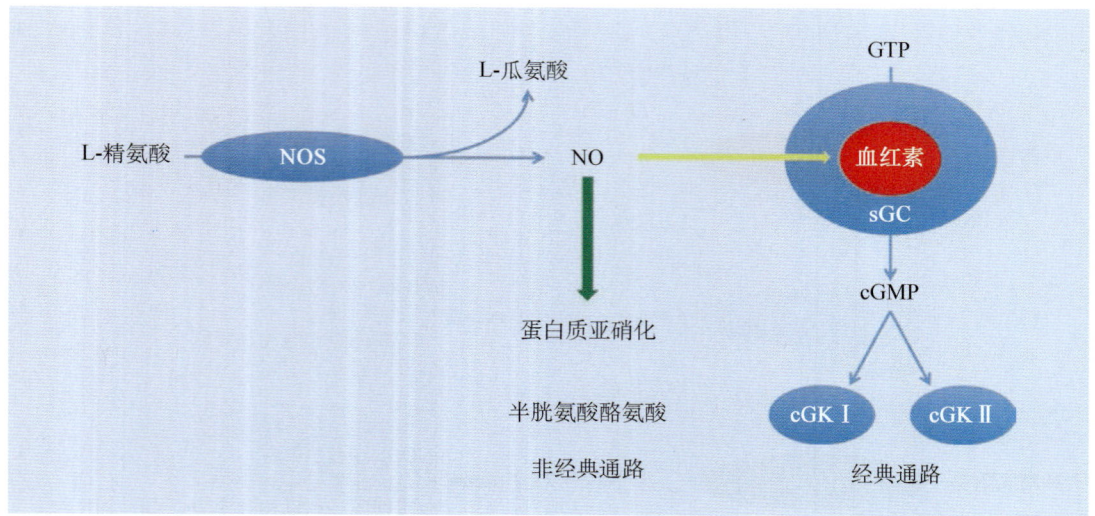

图 11-2　一氧化氮信号转导

注：NOS. 一氧化氮合酶；NO. 一氧化氮；GTP. 三磷酸鸟苷；sGC. 可溶性鸟苷酸环化酶；cGMP. 环磷酸鸟苷；cGK Ⅰ. 环磷酸鸟苷依赖性蛋白激酶 Ⅰ；cGK Ⅱ. 环磷酸鸟苷依赖性蛋白激酶 Ⅱ。NO 是一种自由基气体，可迅速扩散到产生细胞并进入邻近的靶细胞，发挥自分泌和旁分泌作用。已描述了 NO 的 2 个主要信号通路。经典 NO 信号转导涉及 NO 与 sGC 的血红素部分结合，引起酶的构象变化，从而激活 cGMP 的合成。增加的 cGMP 浓度激活许多下游信号分子，其中以 cGMP 依赖性蛋白激酶为突出靶点。近期研究更详细地描述了 NO 直接与靶蛋白中的某些半胱氨酸或酪氨酸残基反应的非经典 NO 信号转导。经典与非经典信号通路对 NO 介导效应的贡献取决于细胞类型和 NO 的酶源。

S-亚硝化的共有序列的确定尚不完整。这些观察结果表明，NO 信号转导受细胞氧化还原状态的影响，并可能与许多信号转导途径相互作用。NO 的这些多重作用及其对硫醇浓度和氧化还原状态的高度依赖性可能解释了 NO 既有保护作用又有有害作用的原因。NO 与呼吸链酶的相互作用阐释了其中许多机制，NO 能可逆地结合到细胞色素 c 氧化酶的血红蛋白部分，NO^+ 样反应可导致线粒体复合物 Ⅰ 的可逆 S-亚硝基化，$ONOO^-$ 的产生则会不可逆地抑制多种复合体，包括乌头酸酶。这些作用激活质子泄漏和渗透性转变孔，导致细胞死亡[5]。

三、一氧化氮的生理学作用

本文所描述的 NO 的生理作用已按照 NO 合成关联的 NOS 同工酶进行分类。尽管此为区分 NO 生理作用的有效方法，但值得注意的是，在许多组织中，多个 NOS 同工酶同时表达，因此，可能存在一定程度的 NOS 同工酶功能重叠现象。

（一）内皮型一氧化氮合酶

内皮生成的 NO 对于维持血管舒张功能、防止血小板和白细胞黏附、抑制平滑肌细胞增殖至关重要[6]。与这些作用相一致的是，NOS 的药理学抑制会导致实验动物的血管收缩、高血压和血小板激活增强并增加动脉粥样硬化形成。利用遗传学技术特异性 eNOS 基因敲除小鼠，除了证实 eNOS 的药理学功效外，还同时证明了 eNOS 可调节血管内皮生长因子（vascular endothelial growth factor，VEGF）表达进而促进血管生成。

(二)神经型一氧化氮合酶

在外周神经通过 nNOS 合成的 NO 对于舒张血管和非血管平滑肌也十分重要[7]。它可使海绵体松弛,从而引起阴茎勃起;使膀胱、尿道和肠道括约肌松弛;可改变气道反应性。nNOS 基因敲除小鼠表现为膀胱扩张,且排尿频率增加。此外,幽门狭窄和胃扩张是 nNOS 基因敲除小鼠的突出表型。然而,nNOS 基因缺失小鼠海绵体条在电场刺激下松弛,可以实现阴茎勃起。勃起组织对 nNOS 缺失的明显不敏感性可能是由于某些品系的转基因小鼠的 nNOS 不完全缺失。nNOS 基因敲除小鼠的突出表型之一是攻击性和不恰当的交配行为增加,这表明中枢神经系统中 nNOS 源性的 NO 可能是行为抑制的介质。与小脑中高水平的 nNOS 表达一致,nNOS 基因缺失小鼠显示出协调和平衡方面的缺陷。

在骨骼肌和心肌中,nNOS 高水平表达,促使了多项遗传学和药理学研究,旨在明确其生理功能。使用选择性抑制剂的药理学研究表明,nNOS 来源的 NO 在维持小动脉张力、调节肌肉收缩和肌肉内的葡萄糖摄取等方面具有多重功效。组织学研究表明,nNOS 蛋白定位于肌营养不良蛋白复合物中,提示其在肌营养不良症中发挥作用。在心脏组织中,nNOS 和 eNOS 可能具有相反的作用,nNOS 源性的 NO 作为正性肌力反应,而 eNOS 源性的 NO 通过 L 型钙通道降低 β-肾上腺素受体诱导的心肌收缩。在气道中,nNOS 源性的 NO 似乎能有效保护免受实验性诱导的气道高反应性的影响。

(三)诱导型一氧化氮合酶

iNOS 最初在为巨噬细胞中被发现,作为巨噬细胞毒性的机制之一[8]。iNOS 在多种细胞类型中受到细菌内毒素或促炎性细胞因子的刺激后迅速转录诱导。虽然最初认为,未受刺激的细胞中不存在 iNOS 表达,但似乎该亚型在某些细胞类型中可能不表达,尽管这些观察结果的生理意义尚不明确。一旦表达,iNOS 会产生大量 NO,且其活性不依赖于细胞内的钙离子浓度(图 11-1)。越来越多的证据表明,在特定的物种、组织和细胞条件下可诱导活性 iNOS 的表达。与氨基酸水平上跨物种的相对高度保守性相反,DNA 转录起始位点上游的序列分析表明启动子区域在物种之间变化很大。除启动子变异外,人类中有 5 种 iNOS 基因拷贝被发现,而在啮齿动物中只有 1 种拷贝。似乎只有 1 个人类 iNOS 基因拷贝可以产生活性酶。这些差异提示我们,在将 iNOS 的作用从啮齿动物推断到人类时需要谨慎。尽管存在这些差异,但显而易见的事实表明,iNOS 活性对于杀死或宿主防御某些原生动物、细菌、真菌和病毒至关重要。同样也已证实,iNOS 在明显不参与宿主防御的细胞和没有活体生物存在的情况下被诱导。感染病理情况下引发的 NO 过量生成似乎显著促进细胞死亡和组织损伤。同样,iNOS 的慢性诱导在炎症性疾病状态下介导的组织损伤中发挥着重要作用。

总而言之,上述研究结果表明,NO 在维持多器官系统的稳态中发挥着关键作用。尤其是在心血管系统中,NO 的调控作用最为突出。自 20 世纪 80 年代发现 NO 信号以来,大量学术和药学研究活动主要集中在调控 NO 信号以维持低水平生成性 NO 产生的心血管保护作用和防止 NO 过量产生的有害影响。在本章其余部分,笔者将总结心血管组织 NO 调控及其当前的治疗性干预策略。

四、心血管一氧化氮合成的调控

值得注意的是,鉴于 NO 的众多生理信号作用,NO 的合成受到非常严格的调控。

调控 NO 合成的机制已在其他领域进行了详细综述,但不在本章范围内。本章重点概述心血管系统中 eNOS 活性的急性调节功效及其机制,并强调其在心血管疾病发生、发展中的具体作用机制。

(一)细胞内定位

在内皮细胞内,eNOS 定位于膜限制结构。膜结合是通过翻译后的棕榈酰化和肉豆蔻酰化蛋白所介导,导致 eNOS 在质膜、高尔基体、线粒体和核膜中的积累。在质膜上,eNOS 定位于被称为小窝的富含胆固醇和鞘脂的区域。内皮细胞暴露于氧化型低密度脂蛋白(oxidised lipoprotein,ox-LDL)会消耗质膜上的胆固醇,导致 eNOS 从质膜中丢失,进而减少 NO 的合成。

(二)磷酸化

eNOS 活性受磷酸化过程的动态调节。越来越多的研究已证实,某些磷酸化位点能增强或减弱 eNOS 的活性,而这些位点的磷酸化由多种激酶催化完成,包括蛋白激酶 B(protein kinase B,Akt)、钙调蛋白激酶Ⅱ、腺苷单磷酸活化蛋白激酶(adenosine monophosphate-activated protein kinase,AMPK)和蛋白激酶 C(protein kinase C,PKC)。因此,当内皮细胞受到剪切应力刺激时,Akt 会促使 eNOS 磷酸化,从而增加该酶的还原酶结构域中的电子流,并激活酶活性。

(三)底物、辅因子和抑制剂的可用性

所有 NOS 均利用半必需氨基酸 L-精氨酸作为底物,需要辅酶(如 NADPH 和 BH_4)的存在,并受内源性产生的抑制剂如非对称二甲基精氨酸(asymmetric dimethylarginine,ADMA)的竞争性抑制。据报道,在某些疾病状态下,如高胆固醇血症和慢性炎症,L-精氨酸水平会下降到可能限制 NO 产生的水平。多项临床前和临床试验已测试了 L-精氨酸补充的治疗效用,但迄今尚未在人类中复制的临床前模型中取得有希望的结果。BH_4 是一种氧化还原敏感的辅因子,对 NOS 酶内的电子流至关重要。BH_4 水平降低或 BH_4 氧化为双氢生物蝶呤(BH_2)会损害 NOS 活性,并可能导致酶"解偶联",其中 NOS 更倾向于产生超氧化物而非 NO。据报道,在多种心血管疾病状态下,已观察到超氧化物的过量产生和 NO 的合成减少,这促进了人们对 BH_4 补充试验的开展。然而,尽管在临床前模型中取得了令人鼓舞的结果,但这些效果尚未能在人类中得到复制。内源性 NOS 抑制剂 ADMA 水平在许多常见心血管疾病状态中都有报道。临床前模型表明,内源性 ADMA 水平的降低可能会改善血管反应性。但迄今为止,人们尚未发现降低 ADMA 水平的药物干预措施,相反,在脓毒症和癌症等 NO 过量产生导致疾病的情况下,降低 ADMA 水平的小分子药物具有相当大的治疗应用潜力[9]。

(四)蛋白-蛋白相互作用

所有 3 种 NOS 酶均与一种小分子钙结合蛋白——钙调蛋白结合。NOS 与钙调蛋白结合会释放 NOS 蛋白中的自抑制环,并通过增强 NOS 酶内的电子流促进酶活性。eNOS 和 nNOS 仅在钙存在的情况下与钙调蛋白结合;而 iNOS 可在无钙的情况下与钙调蛋白紧密结合,提示 iNOS 活性不受钙的影响。eNOS 已被证明可直接与小泡蛋白结合,这是一种集中在小泡中的膜结合蛋白。eNOS 与钙调蛋白结合会抑制 eNOS 活性,但钙结合的钙调蛋白可以将钙调蛋白从 eNOS 中置换下来,从而解除抑制并激活 eNOS 的活性。此外,已经证明 eNOS 还与其他多种蛋白结合,包括 Hsp90、NOSIP 和

NOSTRIN,这些蛋白要么调节酶活性,要么调节其细胞内定位。关于 eNOS 的蛋白-蛋白相互作用的研究表明,eNOS 作为一个更大的蛋白质复合物的催化核心之一,通过整合细胞内和细胞外的信号通路,在高度动态且空间定义的模式下调控 NO 的合成速率。

五、增加或增强一氧化氮信号转导的药理学方法

早在阐明 NO 的生理和病理生理作用的研究开展之前,已有提高 NO 信号药物的在临床使用。早在 1847 年,Ascanio Sobrero 首先研制出硝酸甘油(glyceroltrinitrate,GTN);1876 年,William Murrell 将其用于治疗心绞痛患者。Sobrero 和 Murrell 都不知道的是,GTN 在体内代谢后可释放 NO,通过扩张血管进而缓解心绞痛症状。随着 NO 被确定为 EDRF,以及 NO 的合成与信号转导机制的阐明,新的提升 NO 信号转导的途径已被开发。这些方法大致可分为 3 类:①促进 NO 的药物;②防止 NO 分解的化合物;③直接刺激 NO 下游途径的干预措施。

(一)促进一氧化氮的化合物

这些化合物的开发延续了 Sobrero 和 Murrell 的工作,旨在通过直接提供游离的 NO、增强 NOS 活性或提供在体内代谢最终释放 NO 的化合物来增加 NO 的量。通过吸入 NO 气体的方式,在呼吸系统中实现了 NO 的直接输送[10]。该策略已成功用于治疗新生儿持续性肺动脉高压,并可能由于 NO 的内分泌作用而带来一些全身效益。近期出现了一种新策略,旨在将 NO 的有益作用与当前使用的药物结合起来,以增强作用或减轻已知的不良反应。例如,非甾体抗炎药(non-steroidal anti-inflammatory drugs,NSAID)已被证明会引起血压升高,因此,人们开发了 NO-NSAID 来抵消使用 NSAID 对血压的影响。不幸的是,这些化合物未能显著改善 NSAID 的特性,并且受限于 NO 与 NSAID 的 1:1 比例,无法反映这些化合物在体内的生物学效力。

另一种方法是增加 NOS 酶活性。这可以通过增加底物和辅因子的可用性,或者防止 NOS 抑制剂的积累来实现。膳食补充 NOS 底物 L-精氨酸在高胆固醇患者的小型血管功能研究中显示出应用前景,但在周围血管疾病患者的大型随机试验中并无明显受益证据[11]。已有研究表明,这种疗效缺失可能与精氨酸在体内的许多作用有关,除了参与 NO 的生成外,它还参与多胺的合成。同样,增加 NOS 辅因子 BH_4 水平可改善实验动物的血管功能,但在人体研究中并未显示出疗效。在这些研究中,口服 BH_4 不足以提高血管内的水平,因为 BH_4 会被氧化还原失活而产生 BH_2。提高 NOS 活性的另一种方法是降低由所有细胞产生的内源性 NOS 抑制剂(如 ADMA)的水平[12]。ADMA 是由二甲基精氨酸二甲氨基水解酶(dimethylarginine dimethylaminohydrolase,DDAH)主动代谢的,通过遗传方法提高 DDAH 活性可降低 ADMA 水平,并改善实验动物的心血管功能。目前尚未发现能够激活 DDAH 的小分子化合物,因此,对 DDAH 的治疗性调控可能需要依赖基因治疗方法。

近期报道了一种 NO 在体内产生的新途径。在这一途径中,膳食硝酸盐通过口腔内的肠-唾液菌转化为亚硝酸盐;然后,亚硝酸盐通过肠道被吸收,并在金属蛋白氧化还原酶(如黄嘌呤氧化酶)的作用下还原为 $NO^{[13]}$。已证明膳食硝酸盐可以降低血压,并保护实验动物免受心血管疾病的侵害,也可降低人类血压。目前正在开展多项临床试验,评估膳食硝酸盐在各种心血管疾病状态中的功效。

（二）提高一氧化氮的生物利用度

NO 是一种带有未配对电子的自由基气体，其化学性质具有高反应性，易受活性氧（reactive oxygen species，ROS）等活性分子灭活。在哺乳动物中，ROS 是通过多种途径产生的副产物。氮氧化物（nitrogen oxides，NOX）酶家族的主要功能是产生 ROS 和 H_2O_2，因此，抑制 NOX 活性是提高 NO 生物利用度的一种有效策略[14]。在心血管系统中，有 2 种方法可减少 NOX 介导的 ROS 产生。第一种方法是，ACEi 和 ATI 拮抗剂靶向血管紧张素 Ⅱ（Ang Ⅱ）通过血管紧张素 I 型受体（AT_1R）诱导 *NOX* 基因表达以增加 NO 的生物利用度；另一种方法是，开发 NOX 同工酶（主要是 NOX1、2 和 4）的小分子抑制剂。虽然研究者已通过筛选鉴定出一系列分子，但由于缺乏效力/选择性，或者存在与慢性疾病环境中的免疫抑制有关的担忧，迄今为止，还没有一种分子进入临床应用。

（三）激活下游信号转导

cGMP 特异性磷酸二酯酶抑制剂（如西地那非）的开发就是这种方法的典型例子[15]。这些化合物可以阻止由 NO 激活的 sGC 生成的 cGMP 的降解（图 11-2）。通过这种方式，磷酸二酯酶抑制剂增强了内源性 NO 信号转导，并保留了其重要的时间和空间活动模式。西地那非最初被批准用于治疗勃起功能障碍，但在治疗包括肺动脉高压、外周动脉疾病、缺血性心力衰竭和心肌病在内的广泛心血管疾病中也展现出显著的潜力。

除了磷酸二酯酶外，NO 的另一个下游靶点——sGC 也吸引了大量的制药开发关注[16]。sGC 激动剂能模拟 NO 的作用，在肺动脉高压的治疗中尤其显示出疗效。除血管舒张作用外，在心力衰竭、心脏纤维化和肥厚的实验模型中，还提示了其他显著益处。与增强 NO 信号的磷酸二酯酶抑制剂相反，sGC 激动剂能够在缺乏 NO 的情况下激活下游效应物。因此，低血压是使用 sGC 激动剂的一个重要不良反应，可能会限制其使用范围。

六、病理条件下一氧化氮的过度产生

NO 的产生增加，无论是单独的还是在其他自由基（如超氧化物）存在的情况下，几乎都与每个器官系统的病理生理变化有关[17]，对 NO 生成、NOS 同工酶表达及 NOS 抑制剂（通常是同工酶非选择性）作用的研究已证明了这一点。在绝大多数情况下，病理性 NO 的过量产生与 iNOS 的表达有关。在感染性休克、炎症性和非炎症性疼痛、关节炎、炎症性肠病、哮喘模型、缺血或创伤后的大脑，以及各种神经退行性或脑炎模型中，都可以看见 iNOS 的诱导。人类样本中也有证据表明，iNOS 在各种病理组织中表达。*iNOS* 敲除小鼠的研究结果证明了 iNOS 在病理生理学中的潜在重要性。

抑制诱导型一氧化氮合酶

显而易见，阻断 iNOS 具有潜在的治疗益处。但其难点在于实现同工酶的特异性，靶向特定的细胞或组织，并确保达到正确的抑制程度。对于任何抑制剂而言，关键问题在于其对其他 NOS 同工酶的选择性，以及 NOS 的特异性相对于其他潜在靶点的区分能力。基于底物的 NOS 抑制剂可能影响多种精氨酸代谢或转运蛋白，目前关于其对 DDAH、精氨酸甘氨酸氨基转移酶、精氨酸酶、精氨基酸琥珀酸合酶或肽精氨酸脱亚胺酶等影响的可用信息很少。

人们已开发了一系列方法旨在降低

iNOS的表达/活性，包括小分子底物类似物、二聚化抑制剂、辅因子抑制剂和转录调节剂。这些文献已在其他地方进行了广泛的综述，超出了本文范围。出于选择性、效力和毒性等原因，这些分子都未能成功进入临床应用[17]。开发iNOS抑制剂用于治疗败血症休克的过程展示了以NO为靶点的药物开发所面临的一些挑战，以及潜在的新方法。

在脓毒症休克患者中，同工酶非特异性抑制剂NG-单甲基-L-精氨酸（NG-monomethyl-L-arginine，L-NMMA）可恢复血压并改善血流动力学。但迄今为止，最大规模的研究显示其对预后有不良影响[18]。一项事后分析表明，低剂量可能有益；而当使用大剂量（并达到非常高的环境浓度的L-NMMA）时，就会产生危害。有趣的是，L-NMMA是一种内源性产生的天然存在的氨基酸。蛋白质上的精氨酸残基在蛋白质精氨酸甲基转移酶（protein arginine methyltransferase，PRMT）的作用下发生甲基化，生成3种甲基精氨酸：L-NMMA、ADMA和对称二甲基精氨酸（symmetric dimethylarginine，SDMA）。不对称甲基化精氨酸残基（ADMA和L-NMMA）抑制所有3种NOS同工酶，而SDMA并非NOS抑制剂。在DDAH的作用下，ADMA和L-NMMA的循环浓度通常保持在约0.5 μM（1μM=10^{-6} mol/L），DDAH分别催化其转化为瓜氨酸和二甲胺或一甲基胺。这一途径代表了通过竞争性抑制来调控NO产生的内源性机制。DDAH的药理抑制导致ADMA水平升高，足以阻断NO的生成，提供了一种阻断NO过量产生的新方法[9]。

目前，研究者已经鉴定出2种DDAH的亚型，一种分布广泛（DDAH1），另一种在免疫细胞和心脏中高水平表达（DDAH2）。与直接抑制NOS同工酶相比，选择性抑制DDAH1亚型可能提供了一种不同的NOS抑制方法。显然，抑制DDAH1不会选择性抑制NOS同工酶，因为ADMA和L-NMMA阻断了所有3种同二酶。内源性ADMA或L-NMMA也不太可能增加到足以抑制NOS超过30%的水平。然而，抑制DDAH可能会部分抑制NOS组织特异性。与此假设一致的是，DDAH1的选择性小分子抑制剂能够在体外减弱iNOS介导的血管舒张，在体内阻断内毒素诱导的低血压。在腹膜炎啮齿动物模型中，DDAH1的选择性抑制改善了血流动力学表现，并提高了生存率[19]。与DDAH亚型的组织分布一致，DDAH1抑制对实验性败血症中的免疫功能或心脏功能没有影响。虽然啮齿动物和人类对败血症的反应存在显著差异，但降低DDAH1活性的有益作用似乎在物种间具有保守性。因此，在人类中，与较低的DDAH1表达和活性，以及更高的ADMA水平相关联的DDAH1基因多态性变异，与脓毒症休克患者更高的生存率相关。DDAH1的小分子抑制剂将很快进入脓毒症的临床试验，并可能对其他NO生成过量导致病理生理的适应证有益。

优先抑制过量NO的产生，同时保持生理性NO产生不受影响的概念也奠定了靶向细胞内促进精氨酸再生的酶的研究基础。至少在某些情况下，精氨酸琥珀酸合酶活性似乎是高输出NO合成所必需的，因此，可能成为药物作用的靶点。近期可能出现的另一种策略是针对NO作用的单个蛋白质，在抑制NO的特定不良影响的同时，保留其他NO信号转导通路的完整性。

结论和临床前景

将NO确定为一种具有生物学功效的分子已有大量文献报道，目前每年发表的相关文献约为3000篇。众所周知，NOS活性具有相当重要的生理学意义，NOS活性或NO生物活性的功能失衡可能会导致机体损害。然而，将NO开发为治疗药物靶点即从科学发现转化为有效的治疗方法面临一个主要问题,即 NO 涉及的过程范围广泛,甚至在单一疾病中 NO 的作用可能相互对立。NO 在癌症生物学领域提供了一个很好的例子。巨噬细胞或肿瘤细胞本身产生的高输出 NO 可以杀死肿瘤并预防转移。然而,iNOS 在一些肿瘤细胞中构成性表达[20],它通过诱导肿瘤抑制基因 TP53 突变和上调 VEGF 表达来促进肿瘤生长、新生血管和侵袭性导致肿瘤恶化。此外,在其他类型的肿瘤中,eNOS 的表达与肿瘤恶性和血管性相关[21]。开发针对 NO 的新疗法面临的主要挑战是在不产生一系列不良反应的情况下获得选择性益处。确定 NO 信号作为适合特定适应证的单一治疗靶点将是该领域取得进展的关键要素。

知识空白
- 尽管有大量文献证实了 NO 在健康和疾病中的调控作用,但仍缺乏对这些信息的完全整合,以确定特定疾病状态的特定治疗靶点。
- 目前,对决定特定细胞和组织 NO 输出的内源性调节途径的阐述仍有待深入探讨。
- 通过"调节调节因子"能够逆转或减轻 NO 信号介导的病理改变的具体程度尚未完全阐明。

(钟久昌 翻译;王淼 审核)

参考文献

[1] Furchgott RF,Zawadzki JV. The obligatory role of endothelial cells in the relaxation of arterial smooth muscle by acetylcholine. Nature. 1980;288(5789):373.

[2] Smith O. Nobel prize for NO research. Nat Med. 1998;4(11):1215.

[3] Murad F. Cyclic guanosine monophosphate as a mediator of vasodilation. J Clin Invest. 1986;78(1):1.

[4] Wynia-Smith SL,Smith BC. Nitrosothiol formation and S-nitrosation signaling through nitric oxide synthases. Nitric Oxide. 2017;63:52.

[5] Brown GC. Regulation of mitochondrial respiration by nitric oxide inhibition of cytochrome c oxidase. Biochim Biophys Acta. 2001;1504(1):46.

[6] Napoli C,Ignarro LJ. Nitric oxide and atherosclerosis. Nitric Oxide. 2001;5(2):88.

[7] Rand MJ. Nitrergic transmission:nitric oxide as a mediator of non-adrenergic, non-cholinergic neuroeffector transmission. Clin Exp Pharmacol Physiol. 1992;19(3):147.

[8] Hibbs JB Jr,Taintor RR,Vavrin Z,Rachlin EM. Nitric oxide:a cytotoxic activated macrophage effector molecule. Biochem Biophys Res Commun. 1988;157(1):87.

[9] Leiper J,Nandi M. The therapeutic potential of targeting endogenous inhibitors of nitric oxide synthesis. Nat Rev Drug Discov. 2011;10(4):277.

[10] Frostell C,Fratacci MD,Wain JC,Jones R,Zapol WM. Inhaled nitric oxide. A selective pulmonary vasodilator reversing hypoxic pulmonary vasoconstriction. Circulation. 1991;83(6):2038.

[11] Wilson AM,Harada R,Nair N,Balasubramanian N,Cooke JP. L-arginine supplementation in peripheral arterial disease:no benefit and possible harm. Circulation. 2007;116(2):188.

[12] Vallance P,Leiper J. Cardiovascular biology of the asymmetric dimethylarginine:dimethylarginine dimethylaminohydrolase pathway. Arterioscler Thromb Vasc Biol. 2004;24(6):1023.

[13] Gee LC,Ahluwalia A. Dietary nitrate lowers blood pressure:epidemiological, pre-clinical experimental and clinical trial evidence. Curr Hypertens Rep. 2016;18(2):17.

[14] Touyz RM, Briones AM, Sedeek M, Burger D, Montezano AC. NOX isoforms and reactive oxygen species in vascular health. Mol Interv. 2011;11(1):27.

[15] Goldstein I, Lue TF, Padma-Nathan H, Rosen RC, Steers WD, Wicker PA. Oral sildenafil in the treatment of erectile dysfunction. Sildenafil Study Group. N Engl J Med. 1998;338(20):1397.

[16] Ghofrani HA, D'Armini AM, Grimminger F, Hoeper MM, Jansa P, Kim NH, Mayer E, Simonneau G, Wilkins MR, Fritsch A, Neuser D, Weimann G, Wang C,-S. Group. Riociguat for the treatment of chronic thromboembolic pulmonary hypertension. N Engl J Med. 2013;369(4):319.

[17] Vallance P, Leiper J. Blocking NO synthesis: how, where and why? Nat Rev Drug Discov. 2002;1(12):939.

[18] Lopez A, Lorente JA, Steingrub J, Bakker J, McLuckie A, Willatts S, Brockway M, Anzueto A, Holzapfel L, Breen D, Silverman MS, Takala J, Donaldson J, Arneson C, Grove G, Grossman S, Grover R. Multiple-center, randomized, placebo-controlled, double-blind study of the nitric oxide synthase inhibitor 546C88: effect on survival in patients with septic shock. Crit Care Med. 2004;32(1):21.

[19] Wang Z, Lambden S, Taylor V, Sujkovic E, Nandi M, Tomlinson J, Dyson A, McDonald N, Caddick S, Singer M, Leiper J. Pharmacological inhibition of DDAH1 improves survival, haemodynamics and organ function in experimental septic shock. Biochem J. 2014;460(2):309.

[20] Glynn SA, Boersma BJ, Dorsey TH, Yi M, Yfantis HG, Ridnour LA, Martin DN, Switzer CH, Hudson RS, Wink DA, Lee DH, Stephens RM, Ambs S. Increased NOS2 predicts poor survival in estrogen receptor-negative breast cancer patients. J Clin Invest. 2010;120(11):3343.

[21] Iwata S, Nakagawa K, Harada H, Oka Y, Kumon Y, Sakaki S. Endothelial nitric oxide synthase expression in tumor vasculature is correlated with malignancy in human supratentorial astrocytic tumors. Neurosurgery. 1999;45(1):24.

12 活性氧

Livia de Lucca Camargo and Rhian M. Touyz

一、概述 / 129
二、活性氧 / 129
　（一）抗氧化剂 / 130
　（二）活性氧的来源 / 131
　（三）翻译后氧化修饰 / 133
三、血管系统中的氧化还原信号 / 133
四、血管病理生理中的活性氧 / 135
参考文献 / 136

© Springer Nature Switzerland AG 2019
R. M. Touyz, C. Delles (eds.), *Textbook of Vascular Medicine*,
https://doi.org/10.1007/978-3-030-16481-2_12

关键概念

- 由活性氧（reactive oxygen species, ROS）诱导的蛋白质氧化翻译后修饰是调控血管细胞中关键细胞功能相关信号通路的重要机制。
- ROS 的产生受到酶源和抗氧化剂的严格调节，以维持氧化还原状态并防止有害 ROS 的积累。
- 在病理条件下，高浓度的 ROS 通过破坏氧化还原信号通路，以及与血管炎症和功能障碍相关的异常信号而导致氧化应激。
- 识别血管 ROS 的分子靶点和特定来源将有助于开发针对心血管疾病氧化应激的新治疗策略。

一、概述

氧化还原信号是指通过氧化还原反应对信号分子进行修饰的过程。ROS 是氧化还原信号的主要介质，包括超氧阴离子（$O_2^{·-}$）和过氧化氢（H_2O_2）。ROS 影响细胞功能的主要机制之一是通过下游蛋白靶点的翻译后氧化修饰。蛋白质中的半胱氨酸残基特别容易被氧化，并充当氧化还原开关，激活或抑制蛋白质功能。由于其反应特性，ROS 也可与 DNA 和脂质等其他细胞成分发生反应，造成损伤。因此，ROS 的产生和清除是一个受严密控制的过程。人们认为，氧化还原信号转导是在氧化还原模块中发生的，该模块内 ROS 来源与靶蛋白和抗氧化系统相邻。血管内发生的多种细胞事件是通过氧化还原敏感途径调节的。ROS 参与血管收缩和舒张，以及细胞生长、迁移、分化、存活和凋亡等病理生理过程[1]。

在病理条件下，ROS 生成增加和/或抗氧化能力受损会导致氧化应激。ROS 生物利用度的增加与异常的氧化还原信号转导相关，这会导致内皮细胞和血管平滑肌细胞（vascular smooth muscle cell，VSMC）功能失调，进而引发血管损伤。高水平的 ROS 已被证明与血管过度收缩、内皮功能障碍、炎症、钙化和纤维化有关，而这些正是与心血管疾病（如高血压）相关的血管功能障碍的标志性特征[2]。

二、活性氧

ROS 是由分子氧不完全还原而产生的小摩尔分子。血管细胞产生的 ROS 主要包括超氧阴离子（$O_2^{·-}$）、过氧化氢（H_2O_2）、羟基阴离子（OH^-）和一氧化氮（NO）。NO 是一种有效的血管扩张剂，主要由内皮细胞产生。

在存在一个自由电子的情况下，氧的减少会导致自由基 $O_2^{·-}$ 的产生。$O_2^{·-}$ 的产生是线粒体呼吸作用的副产物，也是 NADPH 氧化酶等酶源的副产物。由于其高反应性、短半衰期和带电性质，$O_2^{·-}$ 无法自由穿越生物膜，从而限制了其效应。然而，大部分 $O_2^{·-}$ 会自发地或通过酶催化转化为 H_2O_2，其中超氧化物歧化酶（superoxide dismutase，SOD）起催化作用[3]。

根据定义，H_2O_2 并非自由基，因为它不具有自由电子，但作为一种小且无电荷的反应性分子，它能够穿过细胞膜。这些特性赋予了 H_2O_2 比其前体更长的半衰期和到达更多信号靶标的能力。过氧化氢酶可清除 H_2O_2，这一反应会生成 H_2O 和 O_2，从而控制其效应。因此，H_2O_2 被认为比 $O_2^{·-}$ 更适合作为信号分子和第二信使。此外，H_2O_2 还能与蛋白质中的半胱氨酸（cysteine，Cys）残基发生反应，改变下游靶点的构象和功能[4]。

H_2O_2 与金属（如铁和铜）反应会生成 $OH^{·-}$，这一过程被称为 Fenton 反应，并可能导致氧化损伤的增加[5]。$OH^{·-}$ 是一种极具活性的自由基，能促进大多数细胞成分如蛋白质、DNA和脂质的氧化。因此，ROS在细胞中的生成是一个极其复杂的、受严密控制的过程，涉及ROS的酶源产生途径，以及包括SOD、过氧化氢酶和过氧化物酶在内的抗氧化系统。

（一）抗氧化剂

ROS的作用部分是通过与抗氧化剂的反应来控制的。超氧阴离子突变是由SOD催化的。3种SOD同工酶（SOD1、SOD2和SOD3）在细胞定位和活性所需的辅助因子方面有所不同。SOD1（Cu/Zn SOD）主要表达于细胞质中，但也存在于线粒体膜间隙；SOD2（Mn SOD）存在于线粒体基质中；SOD3是一种细胞外Cu/Zn SOD，也称为ecSOD，这种同工酶是细胞外血管间隙中的主要SOD，存在于细胞外基质和细胞表面[3]。

H_2O_2可被过氧化氢酶、谷胱甘肽过氧化物酶（glutathione peroxidases，GPx）和过氧化物酶清除。过氧化氢酶主要存在于过氧化物酶体中，与H_2O_2反应生成H_2O和O_2[4]。

GPx在其催化位点上含有硒代半胱氨酸（selenocysteine），能够迅速与H_2O_2发生反应。此外，GPx还能将过氧化物自由基还原为H_2O和醇。GPx使用谷胱甘肽（glutathione，GSH）作为H_2O_2还原的辅助因子。GSH是一种重要的含有易氧化的巯基（—SH）的肽。因此，GSH作为一种抗氧化剂和ROS清除剂，能为许多氧化还原反应提供还原等价物。GPx有4种形式，即GPx1～4，它们在不同组织中差异表达。GPx1普遍表达，存在于所有细胞类型的细胞质、线粒体和过氧化物酶体中；GPx2在胃肠道上皮细胞中高表达；GPx3是细胞外异构体；GPx4与膜结合[6]。GPx1在调控细胞内H_2O_2水平中发挥重要作用，GPx1的缺乏与氧化性血管损伤有关[7]。

过氧化氧还蛋白（peroxiredoxins，Prx）组成了一个重要的H_2O_2清除系统，这是一种不需要额外的辅助因子来维持其活性的Cys依赖酶。典型的Prx在其催化位点有2个Cys残基，即过氧化Cys和溶解Cys。与H_2O_2反应会导致过氧化的Cys直接氧化，然后与溶解的胱氨酸发生反应，形成一个稳定Prx分子的二硫键。硫氧还蛋白或类似硫氧还蛋白的酶可以还原Prx，恢复其抗氧化剂的功能。Prx1～4是典型的2-Cys Prx，分布在细胞内的不同区域中。Prx1和Prx2存在于细胞质和细胞核中；Prx3存在于线粒体中；Prx4存在于内质网中。Prx5是一种非典型2-Cys Prx，存在于过氧化物酶体、线粒体和细胞质中。Prx6同样存在于细胞质中，因为它的结构中缺乏分解Cys，因此它是1-Cys Prx[8]。H_2O_2可引起Prx的过度氧化从而使酶失活。这种效应可能有助于使蛋白质靶点氧化，从而达到信号转导的目的。然而，近期研究表明，Prx的高氧化导致氧化还原传感器和参与细胞信号转导的伴侣分子的转换。因此，Prx是H_2O_2信号转导的重要调节因子，也可以具有独立的作用[9]。此外，Prx2参与PDGF诱导的VSMC细胞增殖[10]。

另一个重要的抗氧化系统是硫氧还蛋白系统，由硫氧还蛋白（thioredoxin，Trx）、NADPH、硫氧还蛋白还原酶（thioredoxin reductase，TrxR）和硫氧还蛋白相互作用蛋白（thioredoxin interaction protein，TXNIP）组成。Trx系统可以还原蛋白质中的氧化Cys残基。Trx活性位点与氧化的Cys反应形成二硫键，由TrxR和NADPH还原。Trx有3种亚型，分别是细胞质Trx1、线粒体Trx2和Trx3，主要在精子中表达。Trx1除了控制细胞质内的细胞氧化还原环境外，还可转运至细胞核，调控缺氧诱导因子1α（hypoxia-induced factor 1α，HIF-1α）核因子kappa b（nuclear factor kappa B），NF-κB）、AP-1、Nrf2、p53等转录因子，从而影响基因表达。Trx在内皮细胞和VSMC中广泛表达，在防御H_2O_2诱导的毒性中具有重要作用[11]（图12-1）。

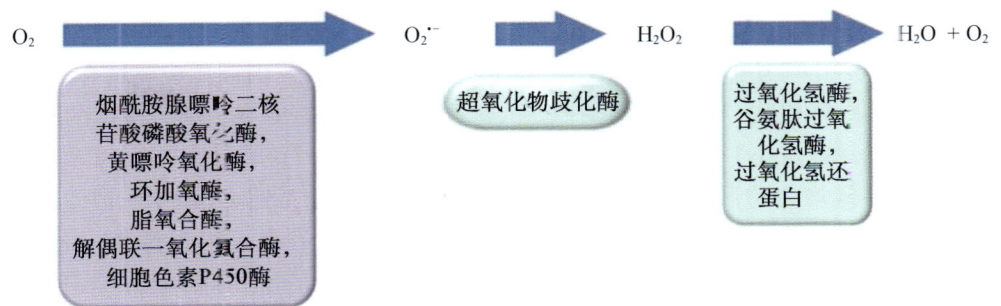

图 12-1 活性氧的产生和抗氧化系统

注：O_2. 氧气；$O_2^{·-}$. 自由基超氧阴离子；H_2O_2. 过氧化氢；H_2O. 水。在一个游离电子存在下，氧的还原导致 $O_2^{·-}$ 产生。超氧化物的酶来源包括烟酰胺腺嘌呤二核苷酸磷酸氧化酶、黄嘌呤氧化酶、环加氧酶、脂氧合酶、细胞色素 P450 酶、解偶联一氧化氮合酶和线粒体。超氧化物阴离子自发或由 SOD 催化转化为 H_2O_2。H_2O_2 被过氧化氢酶、GPx 和 Prx 清除。

(二) 活性氧的来源

ROS 是细胞内代谢和酶活性的副产物。超氧阴离子是线粒体呼吸链氧化还原的自然产物[12]。过氧化氢是在内质网经氧化蛋白折叠过程产生的[13]。ROS 的酶源包括还原型烟酰胺腺嘌呤二核苷酸磷酸氧化酶（NADPH oxidase, Nox）、黄嘌呤氧化酶、非偶联型一氧化氮合酶（uncoupled nitric oxide synthase, NOS）、环加氧酶、脂氧合酶和细胞色素 P450 酶[14]。

1. 线粒体活性氧 线粒体负责多种基本的细胞过程，包括 ATP 合成、氧感应、生物合成途径、细胞内 Ca^{2+} 稳态和程序性细胞死亡的调节。此外，在大多数细胞类型中，线粒体是 ROS 产生的主要位点之一。ATP 的合成需要通过酶促复合物（复合物 Ⅰ～Ⅳ）转移电子，最终转移到分子氧中。在此过程中，1%～4% 的氧不完全还原为 $O_2^{·-}$。复合物 Ⅰ 和复合物 Ⅲ 主要参与线粒体内膜 ROS 的生成。将 O_2 释放到线粒体基质和膜间空间。此外，血管细胞中线粒体 ROS 的其他来源包括生长因子适配蛋白 p66Shc 和单胺氧化酶（monoamine oxidases, MAO）[16]。

在生理条件下，正常的细胞呼吸会导致持续低水平 ROS 生成。线粒体配备了抗氧化酶，如 SOD，可以催化 $O_2^{·-}$ 转化为 H_2O_2。此外，过氧化氢酶、GPx 和 Prx 可以清除线粒体产生的 H_2O_2。然而，$O_2^{·-}$ 可通过线粒体通透性转换孔（mitochondrial permeability transition pore, MPTP）扩散到细胞质中，而 H_2O_2 可以穿过线粒体膜。此外，在金属离子存在的情况下，H_2O_2 可通过 Fenton 反应转化为 $OH^{·-}$。因此，线粒体中产生的活性氧可以靶向细胞质和其他细胞隔室中的分子[17]。

与心肌细胞等相比，血管组胞的线粒体含量相对较低，能量需求也较低。因此，有证据表明，线粒体产生的 ROS 在细胞信号转导中发挥重要作用，而非能量产生[18]。在内皮细胞中，有丝分裂线粒体参与了剪切应力诱导的血管舒张和缺氧信号转导等重要功能。线粒体 ROS 增加可引起线粒体成分损伤，进而导致线粒体功能障碍。相反，功能失调的线粒体会进一步增加 ROS 的生成，这些 ROS 可扩散至其他细胞室，从而影响细胞过程。来自线粒体的过量 ROS 参与血管内功能障碍和血管炎症，这是高血压和动脉粥样硬化等心血管疾病的共同特征[17,18]。

2. NADPH 氧化酶 Nox 家族酶是已知的唯一具有 ROS 生成功能的酶。Nox 家族由 7 个同工异构体组成,以催化亚基命名,分别是 Nox1～5、Duox1 和 Duox2。所有 Nox 同工异构体均为跨膜蛋白,它们通过将电子从 NADPH 转移到氧中,产生 $O_2^{\cdot-}$,后者迅速转化为 H_2O_2[15]。Nox1、Nox3、Nox4 和 Nox5 存在于血管系统的所有细胞类型中,是心血管系统中 ROS 的主要酶源。Nox 酶的激活需与调节蛋白和/或发生翻译后修饰,这一过程可由重要的血管活性药物如血管紧张素Ⅱ(angiotensin Ⅱ,Ang Ⅱ)和内皮素-1(endothelin-1,ET-1)触发[14]。多种 Nox 同工酶参与了脉管系统中不同的细胞功能。

(1) Nox2:Nox2 是最早在吞噬细胞中发现的 Nox 异构体,它在吞噬作用中发挥重要作用[19]。Nox2 是一种由 5 个亚基组成的酶复合物,其激活需要复杂的组装。Nox2 与 p22 phox 共同构成膜结合酶核,也称为黄细胞色素 b558。细胞质中的亚基包括 p47 phox、p67 phox、p40 phox 和激活后转运到细胞膜上的小 G 蛋白 Rac1。在血管系统中,Nox 2 存在于内皮细胞、成纤维细胞和 VSMC 中。关于细胞下定位,Nox2 表现为质膜和核周分布,也与小泡/脂筏和细胞骨架有关[15]。吞噬细胞中的 Nox 2 基因缺乏导致慢性肉芽肿病(chronic granulomatous disease,CGD),由于 $O_2^{\cdot-}$ 产生减少,宿主防御系统受损,从而导致持续和严重的感染。CGD 患者具有高血流介导的血管舒张,提示 Nox2 在调节血管张力中的作用[20]。事实上,由 Nox2 衍生的 ROS 参与了血管收缩反应,以增加管腔内压力并调节血流紊乱[21](图 12-2)。

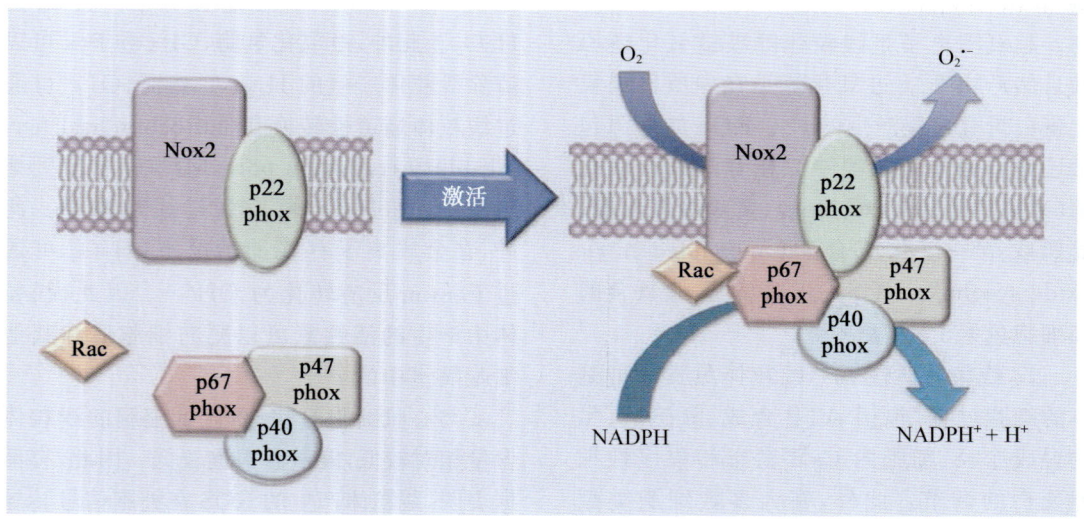

图 12-2　NADPH 氧化酶的激活机制

注:在静息状态下,Nox2 与细胞膜内上 p22 phox 相关,而 p67 phox、p47 phox、p40 phox 和 Rac 存在于细胞质中。当细胞被激活时,p47 phox 被磷酸化,细胞质亚基转移到细胞膜上,并组装呈完整的 NADPH 氧化酶复合物。

(2) Nox1:Nox1 在所有血管细胞类型中均有表达,并且似乎在 VSMC 的生长因子信号转导中发挥重要作用。Nox1 以诱导的方式产生 $O_2^{\cdot-}$,其激活可由生长因子、细胞因子、脂多糖、氧化低密度脂蛋白和剪切应力等刺激触发。与 Nox2 类似,Nox1 也与 p22 phox 相关,在激活后,细胞质亚基 NoxO1(Nox 组织者 1,p47 phox 同系物)、

NoxA1(Nox 激活剂 1，p67 phox 同系物)、p40 phox 和 Rac1 转位到细胞膜上形成活性酶复合物。Nox1 通常存在于细胞膜、小泡/脂筏、内体和内质网中。在血管系统中，Nox1 已被证明在 VSMC 增殖和血管肥大中起重要作用。生长因子(PDGF、FGF 和 EGF)、血管活性因子(Ang Ⅱ、ET-1)、凝血酶、IL-18 和细胞外 ROS 在 SMC 均可通过 Nox1 介导 VSMC 增殖反应。Nox1 在培养 VSMC 中的过表达可诱导细胞生长和增殖[22]。

(3)Nox4：Nox4 同样在所有血管细胞类型中均有表达，并且似乎在内皮细胞存活和 VSMC 分化中发挥作用。不同于其他异构体，Nox4 只与质膜上的 p22 phox 结合，其激活不需要经典的 NADPH 氧化酶细胞质亚基。Nox4 主要与 H_2O_2 的产生相关，这得益于其第 3 个胞外环的独特结构，该结构能作为促进 O_2^- 突变的质子来源。Nox4 具有组成性活性，负责维持基础水平的 H_2O_2。Nox4 存在于质膜和核周区域，并定位于内质网[15]。Nox4 在 VSMC 的分化中起关键作用。Nox4 缺失会导致 VSMC 去分化[23]。此外，Nox4 与心血管的保护作用和损伤作用相关[24,25]。

(4)Nox5：人类和高等哺乳动物表达另一种 NADPH 氧化酶异构体 Nox5，这种亚型在啮齿动物中并不存在。与其他异构体不同，Nox5 不需要任何额外的亚基来激活，并且可通过 Ca^{2+} 结合其 N 端 EF 臂来激活。已知有 5 种剪接变体，分别是 Nox5α、Nox5β、Nox5γ、Nox5δ 和 Nox5S(一种没有 Ca^{2+} 结合域的简短形式)。多种异构体在人类血管内皮细胞和 VSMC 中表达，并对导致心血管疾病的激动剂作出响应。Nox5 在内皮细胞中被 Ang Ⅱ 和 ET-1 激活，其过表达会导致内皮细胞增殖和血管生成增加[2]。此外，最近研究表明，Nox5 在氧化还原敏感性收缩中扮演重要角色，可调节 VSMC 中的 Ca^{2+} 和 ROS 以激活促收缩分子机制[26]。

(三)翻译后氧化修饰

ROS 在细胞中产生后通过翻译后氧化修饰(post-translational oxidative modification)影响信号蛋白。根据 ROS 的类型和靶蛋白的结构，可能发生多种对氧化还原敏感的过程。蛋白内半胱氨酸残基的修饰是氧化还原信号调节蛋白质功能的关键组成部分。半胱氨酸硫醇(cysteine thiols，—SH)最初可被氧化成亚磺酸(sulfenic acid，Cys-SOH)，这一过程也称蛋白质亚砜化。ROS 可进一步将所产生的半胱氨酸 S-亚砜化氧化为可逆的氧化修饰(如形成二硫键、谷胱甘肽化等)[27]。可逆半胱氨酸氧化是氧化还原信号转导的关键，为蛋白质功能和细胞功能提供了一种氧化还原开关机制。这些过程对正常的细胞信号转导至关重要，且通常情况下氧化是可逆的。

然而，由于不受控制的高水平 ROS 的产生会导致半胱氨酸硫醇中磺酸(—SO_2H)形成亚硫酸(—SO_3H)，从而导致不可逆的蛋白质氧化。不可逆氧化会导致信号转导发生改变。在高血压大鼠的 VSMC 中，Ang Ⅱ 诱导的磷酸酶 SHP-2 氧化增加，导致蛋白激酶 B(protein kinase B，AKT)信号通路的持续激活[28]。此外，还可能发生其他类型的不可逆氧化，如蛋白羰基化(氨基酸侧链修饰为羰基衍生物)，这会导致蛋白质损伤、降解和细胞死亡[29](图 12-3)。

三、脉管系统中的氧化还原信号

ROS 现在被认为是第二信使，是参与多种细胞功能的血管细胞信号转导的重要组成部分。为了实现特异性，ROS 的产生在离散的亚细胞微域和细胞器中受到严格控制。Nox 家族和抗氧化酶在细胞内的差异定位有助于激活特定的信号分子和维持

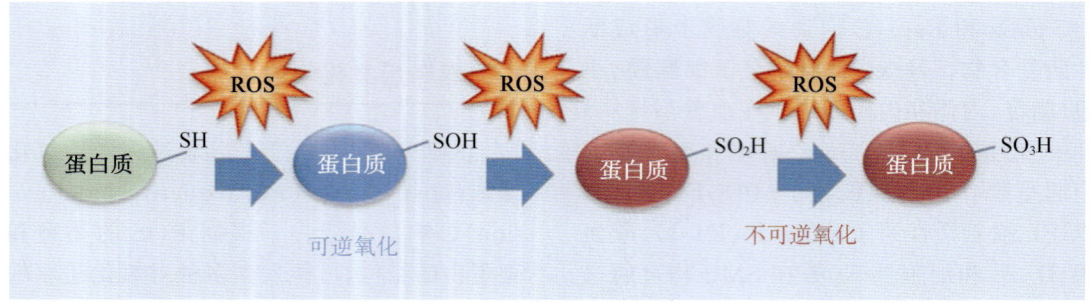

图 12-3 蛋白质内半胱氨酸残基的翻译后氧化修饰

注：ROS. 活性氧。ROS 氧化蛋白质中的半胱氨酸残基，影响蛋白质功能。这种氧化可以是可逆的，如半胱氨酸修饰成亚磺酸（SOH）；也可以是不可逆的，如在半胱氨酸残基上形成亚磺酸（SO_2H）和磺酸（SO_3H）。

低的 ROS 水平。在血管系统中，ROS 是内皮细胞和 VSMC 重要生理功能的介质。

控制 ROS 的产生对于正常的内皮细胞功能至关重要。ROS 参与了发育过程中新血管的形成和对血管损伤的反应，这一过程称为血管生成。内皮细胞的增殖、黏附和迁移也可通过 ROS 介导。此外，由于内皮细胞是血液和其他组织之间的屏障，它们暴露于不同的生化和机械刺激，这些刺激会诱导 ROS 的产生，如生长因子（PDGE、FGF 和 EGF）、血管活性因子（Ang Ⅱ、ET-1）、细胞因子和机械刺激（剪切应力、压力）[30]。同样，在 VSMC 中，ROS 参与多种生理过程，如细胞生长、迁移、收缩、分化和细胞外基质的调节[14]。

ROS 可以通过对蛋白质进行可逆的氧化转位后修饰来介导多种作用，这种修饰可以调节受体和非受体型酪氨酸激酶、丝裂原活化蛋白激酶（mitogen-activated protein kinases，MAPK）、蛋白酪氨酸磷酸酶（protein tyrosine phosphatases，PTP），以及离子通道和转录因子的功能。例如，酪氨酸激酶 Src、蛋白激酶 C（protein kinase C，PKC）、蛋白激酶 B（protein kinase B，PKB/AKT）和 p38 MAPK，它们直接被 ROS 氧化，并参与血管细胞中生长因子诱导的氧化还原信号转导。

在这种情况下，PTP 的氧化尤为重要，因为其氧化会导致酶失活，进而引起参与血管功能调节的下游激酶磷酸化。

有研究在血管张力的控制中观察到氧化还原依赖机制。超氧阴离子作为血管收缩剂，而 H_2O_2 在一些血管床中作为血管舒张剂。活性氧影响钙通道，如第二信使操作的钙通道（second messenger-operated Ca^{2+} channel，SMOC）、受体操作的钙通道（receptor-operated Ca^{2+} channel，ROC）、电压门控的钙通道（voltage-gated Ca^{2+} channel，VOC）、Na^+-Ca^{2+} 交换器（Na^+-Ca^{2+} exchanger，NCX）和瞬态受体阳离子通道（transient receptor cation channels，TRP），增加跨膜钙内流，导致细胞内钙水平升高。这对血管收缩-牵拉的启动至关重要。通过 ROS 的作用，血管活性药物也通过激活 IP 受体（IP receptors，IP_3R）和雷诺丁受体（ryanodine receptors，RyR），促进 Ca^{2+} 从肌质网中释放。氧化是激活这些钙通道的一种机制。此外，将钙泵回肌质网的肌质网钙泵（sarcoplasmic reticulum Ca^{2+} pump，SERCA）被氧化激活，进一步促进氧化应激条件下细胞内钙的增加。ROS 还参与与血管收缩相关的钙独立通路。小的 GTPase RhoA 被血管剂激活，氧化导致 Rho 激酶的激活及随后的肌凝蛋白轻链磷酸酶的抑制,从而允许肌凝蛋白-肌动蛋白相互作用,从而引发收缩[1]。

氧化翻译后修饰的靶标还包括转录因子,使 ROS 成为血管细胞中基因表达的调节剂。例如,Nrf2 的激活,参与了抗氧化基因的转录。在正常情况下,Nrf2 受到抑制剂 Keap1 的抑制,后者促使 Nrf2 通过蛋白酶途径降解。Keap1 的氧化导致 Keap1-Nrf2 复合物的破坏,并促使 Nrf2 发生核易位[31]。

四、血管病理生理中的活性氧

虽然存在多种调控机制控制着 ROS 的产生和氧化还原信号,但 ROS 生物利用度的增加可能导致氧化应激。ROS 生成增加和/或抗氧化能力不足与病理状态下的氧化应激有关。高水平的 ROS 会破坏氧化还原信号通路,导致血管功能改变。ROS 的生成增加,特别是通过 Nox 家族发生的 ROS 的增加与多种心血管疾病密切相关,如高血压、动脉粥样硬化、缺血性心脏病、心肌梗死和脑卒中[14]。

ROS 生成增加或失调对脉管系统有重要影响。内皮细胞产生 NO,这是一种重要的内皮源性血管扩张剂,可被过量的 O_2^{-} 猝灭,从而导致血管舒张受损。此外,该反应导致过氧亚硝酸盐(ONOO—)的形成,这是一种高活性的氮物质,也会导致蛋白质氧化。四氢生物蝶呤(tetrahydrobiopterin,BH_4)是 eNOS 的一个重要因子,其被过氧亚硝酸盐失活会加重血管功能障碍[32]。这些现象是内皮功能障碍的特征,这是与多种心血管疾病相关的血管损伤的潜在机制。

血管功能障碍还包括 VSMC 的改变,导致血管的功能、结构和机械改变。VSMC 是控制血流和血压的关键收缩细胞。然而,在病理条件下,它们会发生去分化,表现出收缩、增殖、迁移和凋亡的增加。高水平的 ROS 与这些过程共同称为血管重构。不受控制的 ROS 生成会破坏氧化还原信号通路,导致信号转导异常,进而导致 VSMC 功能失调[2](图 12-4)。

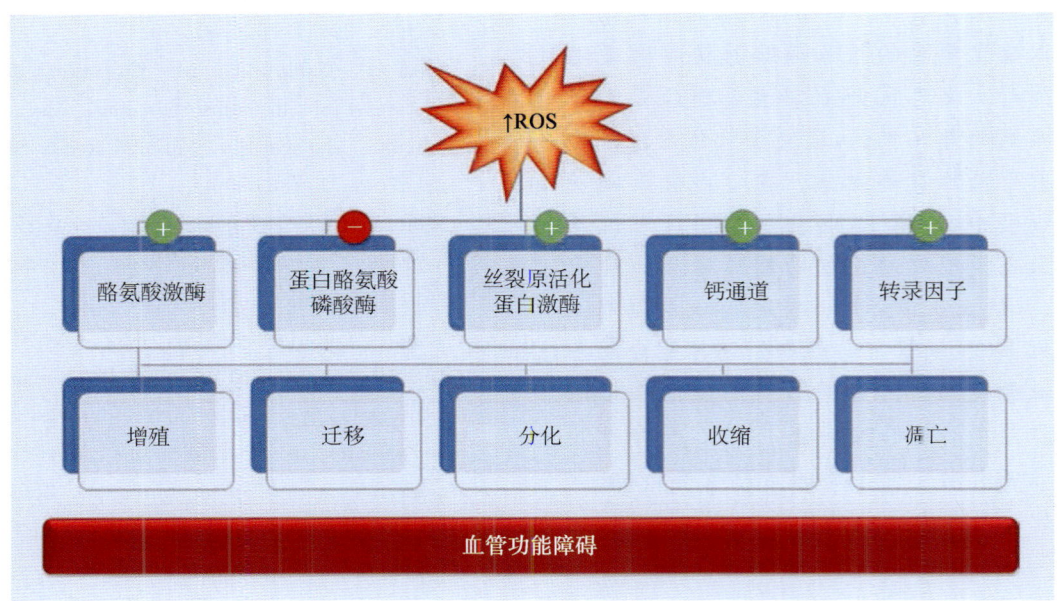

图 12-4 ROS 生成增加在血管功能障碍中发挥关键作用

注:ROS. 活性氧。通过氧化翻译后修饰,ROS 调节受体和非受体型酪氨酸激酶、丝裂原活化蛋白激酶、蛋白酪氨酸磷酸酶的功能,以及钙通道和转录因子。在病理条件下,高水平的 ROS 破坏氧化还原信号通路,导致信号异常和随之而来的 VSMC 功能失调,导致血管功能障碍,这一过程称为血管重构。

在病理条件下,高浓度的ROS促进蛋白质靶点发生不可逆氧化,导致蛋白质损伤和降解[25]。特别是不可逆的PTP氧化可导致持续的酶活性,增强生长因子信号转导。氧化还原敏感激酶如Src和p38 MAPK的氧化增加也参与了VSMC中生长信号通路的过度激活。此外,失调的ROS生成影响钙通道、转录因子和细胞骨架蛋白的功能,导致细胞骨架的收缩、迁移、凋亡和重排和破坏改变[14]。此外,Nox家族在调节VSMC功能中发挥着重要作用。Nox4对于维持VSMC处于分化的收缩表型是必需的[23]。另一方面,Nox1来源的ROS增加介导了VSMC从收缩表型向增殖表型的转换[22]。最近的证据表明,Nox5是一种重要的促收缩Nox亚型[26]。

结论和临床前景

ROS是血管细胞信号转导的关键介质。一些涉及血管生理功能的细胞事件,如收缩、舒张、增殖、迁移和分化,都是对氧化还原敏感的。然而,ROS的生成增加可以改变重要的信号通路并诱导血管功能障碍。改变ROS的产生和清除是心血管疾病的潜在机制,这使得氧化应激成为治疗干预的有趣靶点。在心血管疾病动物模型中,降低ROS生物利用度可改善高血压模型中的内皮功能障碍和血管重构,并使血压正常化。特定Nox抑制剂和其他ROS调节剂的临床研究可能会改善心血管疾病的治疗。识别病理性氧化还原信号中涉及的疾病特异性ROS分子和来源将有助于开发新的治疗策略,以减少氧化应激和血管损伤。

知识空白

- ROS在脉管系统中的差异作用的分子机制尚不清楚。
- 需要进一步研究来了解空间-时间方式中ROS的产生,以及氧化修饰如何影响健康和疾病中的血管功能。
- 确定特定的ROS靶点和特定的ROS来源将有助于开发针对心血管疾病氧化应激的新治疗策略。
- 目前尚无法在体内或临床中准确评估ROS。

(刘宝华 翻译;成昱 审核)

参考文献

[1] Brown DI, Griendling KK. Regulation of signal transduction by reactive oxygen species in the cardiovascular system. Circ Res. 2015;116:531-49.

[2] Montezano AC, Tsiropoulou S, Dulak-Lis M, Harvey A, Camargo Lde L, Touyz RM. Redox signaling, nox5 and vascular remodeling in hypertension. Curr Opin Nephrol Hypertens. 2015;24:425-33.

[3] Fukai T, Ushio-Fukai M. Superoxide dismutases: role in redox signaling, vascular function, and diseases. Antioxid Redox Signal. 2011;15:1583-606.

[4] Winterbourn CC. The biological chemistry of hydrogen peroxide. Methods Enzymol. 2013;528:3-25.

[5] Thomas C, Mackey MM, Diaz AA, Cox DP. Hydroxyl radical is produced via the fenton reaction in submitochondrial particles under oxidative stress: implications for diseases associated with iron accumulation. Redox Rep: Commun Free Radic Res. 2009;14:102-8.

[6] Lubos E, Loscalzo J, Handy DE. Glutathione peroxidase-1 in health and disease: from molecular mechanisms to therapeutic opportunities. Antioxid Redox Signal. 2011;15:1957-97.

[7] Oelze M, Kroller-Schon S, Steven S, Lubos E, Doppler C, Hausding M, Tobias S, Brochhausen C, Li H, Torzewski M, Wenzel P, Bachschmid M, Lackner KJ, Schulz E, Munzel T, Daiber A. Glutathione peroxidase-1 deficiency potentiates dysregulatory modifications of endothelial nitric oxide synthase and vascular dysfunction in aging. Hypertension. 2014;63;390-6.

[8] Perkins A, Nelson KJ, Parsonage D, Poole LB, Karplus PA. Peroxiredoxins: guardians against oxidative stress and modulators of peroxide signaling. Trends Biochem Sci. 2015;40;435-45.

[9] Veal EA, Underwood ZE, Tomalin LE, Morgan BA, Pillay CS. Hyperoxidation of peroxiredoxins: gain or loss of function? Antioxid Redox Signal. 2018;28; 574-90.

[10] Choi MH, Lee IK, Kim GW, Kim BU, Han YH, Yu DY, Park HS, Kim KY, Lee JS, Choi C, Bae YS, Lee BI, Rhee SG, Kang SW. Regulation of pdgf signalling and vascular remodelling by peroxiredoxin ii. Nature. 2005;435; 347-53.

[11] Whayne TF Jr, Parinandi N, Maulik N. Thioredoxins in cardiovascular disease. Can J Physiol Pharmacol. 2015;93;903-11.

[12] Nickel A, Kohlhaas M, Maack C. Mitochondrial reactive oxygen species production and elimination. J Mol Cell Cardiol. 2014;73;26-33.

[13] Cao SS, Kaufman RJ. Endoplasmic reticulum stress and oxidative stress in cell fate decision and human disease. Antioxid Redox Signal. 2014;21;396-413.

[14] Montezano AC, Touyz RM. Reactive oxygen species, vascular noxs, and hypertension: focus on translational and clinical research. Antioxid Redox Signal. 2014;20;164-82.

[15] Bedard K, Krause KH. The nox family of ros-generating nadph oxidases: physiology and pathophysiology. Physiol Rev. 2007;87; 245-313.

[16] Angelova PR, Abramov AY. Functional role of mitochondrial reactive oxygen species in physiology. Free Radic Biol Med. 2016;100; 81-5.

[17] Zhang DX, Gutterman DD. Mitochondrial reactive oxygen species-mediated signaling in endothelial cells. Am J Physiol Heart Circ Physiol. 2007;292;H2023-31.

[18] Caja S, Enriquez JA. Mitochondria in endothelial cells: sensors and integrators of environmental cues. Redox Biol. 2017;12;821-7.

[19] Babior BM, Lambeth JD, Nauseef W. The neutrophil nadph oxidase. Arch Biochem Biophys. 2002;397; 342-4.

[20] Violi F, Sanguigni V, Carnevale R, Plebani A, Rossi P, Finocchi A, Pignata C, De Mattia D, Martire B, Pietrogrande MC, Martino S, Gambineri E, Soresina AR, Pignatelli P, Martino F, Basili S, Loffredo L. Hereditary deficiency of gp91(phox) is associated with enhanced arterial dilatation: results of a multicenter study. Circulation. 2009; 120; 1616-22.

[21] Li Y, Pagano PJ. Microvascular nadph oxidase in health and disease. Free Radic Biol Med. 2017;109;33-47.

[22] Gimenez M, Schickling BM, Lopes LR, Miller FJ Jr. Nox1 in cardiovascular diseases: regulation and pathophysiology. Clin Sci. 2016;130;151-65.

[23] Clempus RE, Sorescu D, Dikalova AE, Pounkova L, Jo P, Sorescu GP, Schmidt HH, Lassegue B, Griendling KK. Nox4 is required for maintenance of the differentiated vascular smooth muscle cell phenotype. Arterioscler Thromb Vasc Biol. 2007;27;42-8.

[24] Schroder K, Zhang M, Benkhoff S, Mieth A, Pliquett R, Kosowski J, Kruse C, Luedike P, Michaelis UR, Weissmann N, Dimmeler S, Shah AM, Brandes RP. Nox4 is a protective reactive oxygen species generating vascular nadph oxidase. Circ Res. 2012;110; 1217-25.

[25] Camargo LL, Harvey AP, Rios FJ, Tsiropoulou S, Da Silva RNO, Cao Z, Graham D,

McMaster C, Burchmore RJ, Hartley RC, Bulleid N, Montezano AC, Touyz RM. Vascular nox (nadph oxidase) compartmentalization, protein hyperoxidation, and endoplasmic reticulum stress response in hypertension. Hypertension. 2018;72:235-46.

[26] Montezano AC, De Lucca Camargo L, Persson P, Rios FJ, Harvey AP, Anagnostopoulou A, Palacios R, Gandara ACP, Alves-Lopes R, Neves KB, Dulak-Lis M, Holterman CE, de Oliveira PL, Graham D, Kennedy C, Touyz RM. Nadph oxidase 5 is a procontractile nox isoform and a point of crosstalk for calcium and redox signaling-implications in vascular function. J Am Heart Assoc. 2018;7:e009388.

[27] Poole LB, Nelson KJ. Discovering mechanisms of signaling-mediated cysteine oxidation. Curr Opin Chem Biol. 2008;12:18-24.

[28] Tabet F, Schiffrin EL, Callera GE, He Y, Yao G, Ostman A, Kappert K, Tonks NK, Touyz RM. Redox-sensitive signaling by angiotensin ii involves oxidative inactivation and blunted phosphorylation of protein tyrosine phosphatase shp-2 in vascular smooth muscle cells from shr. Circ Res. 2008;103:149-58.

[29] Niforou K, Cheimonidou C, Trougakos IP. Molecular chaperones and proteostasis regulation during redox imbalance. Redox Biol. 2014;2:323-32.

[30] Panieri E, Santoro MM. Ros signaling and redox biology in endothelial cells. Cell Mol Life Sci: CMLS. 2015;72:3281-303.

[31] Velichkova M, Hasson T. Keap1 regulates the oxidation-sensitive shuttling of nrf2 into and out of the nucleus via a crm1-dependent nuclear export mechanism. Mol Cell Biol. 2005;25:4501-13.

[32] Xia Y, Tsai AL, Berka V, Zweier JL. Superoxide generation from endothelial nitric-oxide synthase. A ca2 +/calmodulin-dependent and tetrahydrobiopterin regulatory process. J Biol Chem. 1998;273:25804-8.

13 转化生长因子β在血管病理生物学中的作用

Julian Tristan Schwartze, Emma Louise Low, and Angela Caire Bradshaw

一、概述 / 140
二、转化生长因子β超家族信号转导 / 140
三、血管形态发生 / 141
四、由转化生长因子β超家族信号缺陷引起的遗传性血管疾病 / 144
　（一）遗传性出血性毛细血管扩张症 / 145
　（二）遗传性肺动脉高压 / 146
　（三）Loeys-Dietz综合征 / 148
参考文献 / 150

关键概念

- 转化生长因子 β(transforming growth factor-β, TGF-β)超家族包括 32 种细胞因子,它们与血管中细胞的增殖、迁移、凋亡、分化和细胞外基质(excellent cell manager, ECM)的维持、产生和重构有着密切联系。
- TGF-β 超家族成员通过不同的 I 型和 II 型跨膜丝氨酸/苏氨酸激酶受体信号转导,激活经典 SMAD 信号通路和多种非经典信号通路。
- 编码 TGF-β 超家族信号组分的基因缺陷导致血管形态发生/稳态受损和心脏瓣膜疾病(heart valve disease, HVD)。
- 晚期实体瘤患者引入新型抗血管生成药物达兰西普(dalantercept)、PF-03446962 和卡妥昔单抗(carotuximab),以及遗传性出血性毛细血管扩张症(hereditary hemorrhagic telangiectasia, HHT)患者引入贝伐珠单抗(bevacizumab)治疗均为有前景的新治疗策略。
- 持续研究 TGF-β 超家族在肿瘤血管生成、HVD 和获得性心血管疾病中的信号转导,将催生特异性靶向这些通路的新型治疗方法。

一、概述

TGF-β 超家族由 32 种多效生长因子组成,包括 3 种 TGF-β 亚型(TGF-$β_1$、TGF-$β_2$ 和 TGF-$β_3$)、多种骨形态发生蛋白(bone morphogenetic protein, BMP)、活化素、抑制素和肌生成抑制素[1]。该生长因子超家族的成员调控许多不同的细胞功能,这些功能对胚胎的正常发育和成年后维持全身稳态至关重要[1]。

二、转化生长因子 β 超家族信号转导

所有 TGF-β 亚型都是以大型单体蛋白的形式合成的。在粗面内质网转运过程中去除信号肽后,2 个单体之间形成 3 个二硫键,形成 pro-TGF-β[2]。然后,内源性蛋白酶转化酶会在高尔基体内裂解 pro-TGF-β,导致潜伏相关蛋白(latency-associated protein, LAP)同源二聚体和成熟 TGF-β 同源二聚体分离[2]。然而,这 2 个同源二聚体通过非共价键结合形成小型潜伏复合体(small latent complex, SLC)[2]。然后,SLC 与大型潜伏 TGF-β 结合蛋白(latent TGF-β-binding protein, LTBP)共价结合,形成大型潜伏复合物(large latent complex, LLC),后者由细胞分泌,以非活性形式储存在 ECM 中[2]。TGF-β 亚型在 LTBP 蛋白质水解并从 LAP 中释放后被激活[2]。

迄今为止,已发现 7 种跨膜丝氨酸/苏氨酸激酶 TGF-β 超家族 I 型受体和 5 种跨膜丝氨酸/苏氨酸激酶 II 型受体[1]。TGF-β 超家族成员与 TGF-β I 型受体(TβR I)和 II 型受体(TβR II)的胞外结构域结合(图 13-1)。此外,与膜结合的 TGF-β III 型共受体(TβR III)β 多糖和内皮因子(endoglin, ENG)也能结合 TGF-β 超家族配体,并与 TβR I 或 TβR II 形成复合物[1,3]。

尽管图 13-1 描述的高度保守的经典信号通路是一个相对简单且线性的级联,但实际上 TGF-β 超家族信号转导要复杂得多,并且取决于许多变量。不同的配体-受体亲和力、不同的 TGF-β 超家族表达水平、不同的 TβR I/TβR II 和 TβR I/TβR II/TβR III 相互作用,以及严格调节的自抑制反馈机制,使得不同细胞类型中的复杂信号以时间和空间依赖方式转导。图 13-2 简要概述了参与正常血管形态发生和稳态的 TGF-β 超家族成员信号通路。

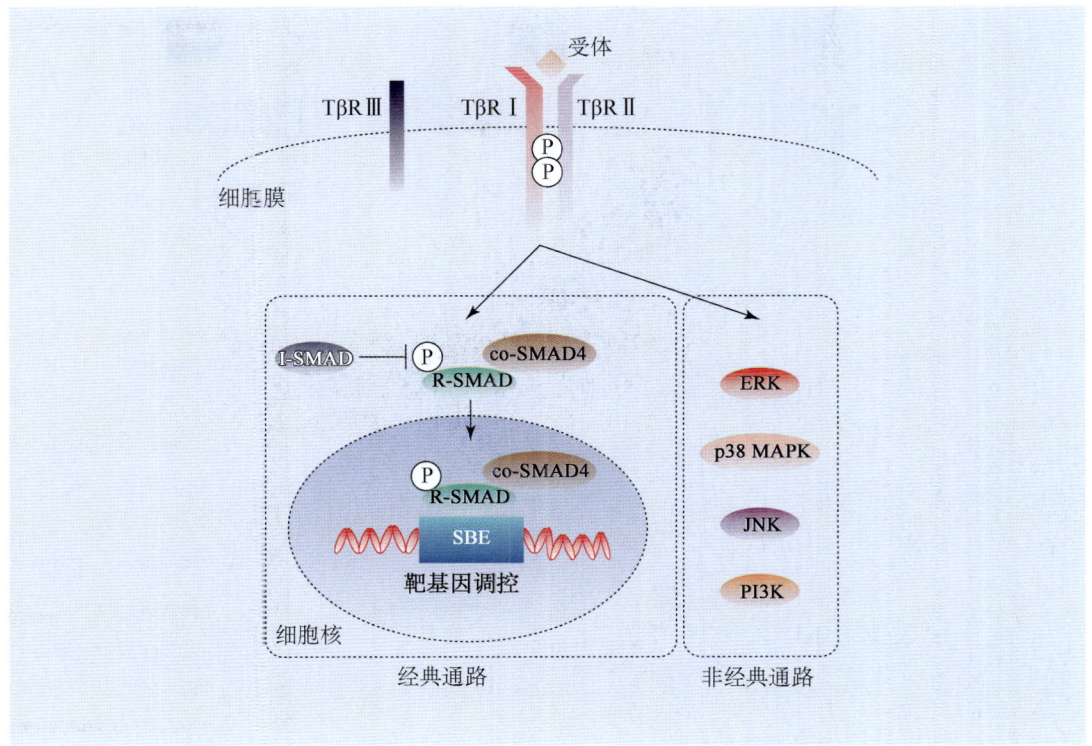

图 13-1 TGF-β 超家族信号通路示意图

注：ERK. 细胞外调节激酶；MAPK. 微管相关蛋白激酶；JNK. c-Jun N 端激酶；PI3K. 磷酸肌醇 3-激酶。受体-配体相互作用触发 TβRⅠ和 TβRⅡ之间的受体转磷酸化，从而激活典型的 SMAD 信号通路或非典型通路，如 ERK、JNK、p38 MAPK 或 PI3K 信号通路[1,3]。磷酸化的 R-SMAD（SMAD1、SMAD2、SMAD3、SMAD5、SMAD8）与共同的 co-SMAD4 形成异构体复合物，以便转运到细胞核[1,3]。在细胞核内，该复合物直接与 SMAD 结合元件(SBE)结合或与其他转录因子相互作用，以调控靶基因的表达。典型 R-SMAD 信号的增强也会导致自动抑制，具体方法是：①增加抑制性(I)-SMAD(SMAD6 和 SMAD7)的产生，阻止 R-SMAD 磷酸化；②内化和降解 TβRⅠ或 TβRⅡ[1,3]。膜结合的 TβRⅢ也能结合配体并与 TβRⅠ或 TβRⅡ相互作用[1,3]（图改编自 David 等[1]和 Bobik 等[3]的文献）。

尽管在稳态状态下，血管平滑肌细胞(vascular smooth muscle cell, VSMC)中配体诱导的 SMAD2/3 信号多于 SMAD1/5/8 信号，并且内皮细胞中配体诱导的 SMAD1/5/8 信号多于 SMAD2/3 信号，但在上述每种细胞类型中均同时存在经典途径和多种非经典途径，并保持着稳定的生理平衡。下文将讨论完整的 TGF-β 信号在血管形态发生过程中的重要性，以及 TGF-β 信号转导成分的遗传缺陷如何导致 HVD。

三、血管形态发生

血管形态发生包括血管生成和血管新生 2 个过程[6]。血管生成指的是血管的全新形成，而血管新生指的是在原有血管的基础上形成新的血管。血管新生也会发生在成年期，促进生理性血管稳态及受伤后的组织再生[6]。值得注意的是，在某些类型肿瘤中，过度的血管生成和血管新生会促进肿瘤生长，并有助于肿瘤细胞向远处扩散，从而

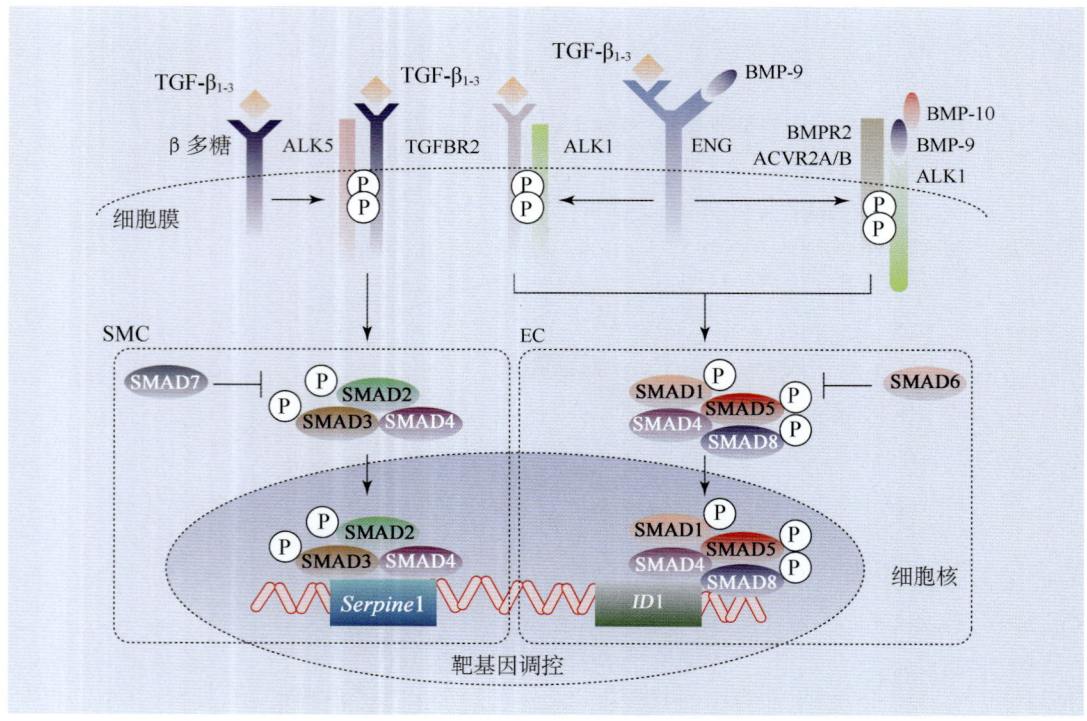

图 13-2　ALK5 和 ALK1 信号通路示意图

注：ALK5. 活化素受体样激酶 5；TGFBR2. 转化生长因子-β 受体 2；P. 磷酸化；ALK1. 活化素受体样激酶 1；ENG. 内皮因子；BMP. 骨形态发生蛋白；BMPR2. BMP 受体Ⅱ型；ACVR2. 活化素 A 受体Ⅱ型；SMC. 平滑肌细胞；EC. 内皮细胞；ID1. 编码分化抑制因子 1。所有 3 种活性 TGF-β 亚型都与 TGFBR2 的胞外结构域结合，TGFBR2 属于 TβRⅡ家族[1,3]。VSMC 上的配体结合主要触发与 TβRⅠ类活化因子激酶 5 受体形成复合物，导致 SMAD2/3 磷酸化，随后与 co-SMAD4 形成异构体复合物以进入细胞核[3]。Serpine1 基因（编码 PAI-1）是这一途径的著名靶点之一[3]。TβRⅢ β-多糖可与所有 3 种 TGF-β 亚型结合，并促进 TGFBR2/ALK5 复合物的形成[1]。有效的 TGF-β$_2$ 信号转导尤其依赖于 β-多糖的存在，因为该异构体本身对 TGFBR2 的亲和力较低[4]。相反，内皮细胞上形成的 TGF-β$_1$/TGFBR2 复合物也能招募另一类 TβRⅠ ALK1，使得 SMAD1/5/8 磷酸化[3]。在与 co-SMAD4 形成异构复合物后，该复合物也会转运到细胞核，并在那里诱导 ID1 基因表达。此外，ALK1 还能与 BMP-9 和 BMP-10 结合，与 BMPR2 或 ACVR2A/B 复合物结合，从而触发 SMAD1/5/8 磷酸化[1,5]。内啡肽主要在内皮细胞中表达，也能与 BMP-9 结合[5]。内啡肽的激活可促进 ALK1 与其Ⅱ型受体之间形成复合物[1]（图改编自 David 等[1]、Bobik 等[3] 和 Roman 等[5] 的文献）。

促进肿瘤转移[7]。

胚胎发育过程中血管形态发生的正常与否在很大程度上取决于一系列复杂事件的精细调控，从而形成了功能正常的健康循环系统[6]。多项动物基因缺失研究表明，在血管形态发生的各个阶段，完整和平衡的 TGF-β 超家族信号传递非常重要。

中胚层祖细胞到内皮细胞的分化启动了血管生成，形成初级毛细血管丛（primary capillary plexus，PCP）[6]。随后，内皮细胞的端对端发芽和内生血管生长将 PCP 转化为新血管[6]。纯合子 TGF-β$_1$ 基因缺陷的 C57BL/6 小鼠会因内皮分化受损导致毛细血管形成不足而死亡，这突显了该配体在血管生成过程中的重要性[6,8]。同样,tgfbr1(编码 ALK5)和 tgfbr2(编码 TGFBR2)缺陷小鼠显示出广泛的血管缺陷,导致产前死亡[6]。

由祖细胞到 SMC/ECM 分化、SMC/ECM 募集和 ECM 沉积增加所驱动的完整血管壁肌肉化进一步依赖于功能性 TGF-β 信号通路[6]。与 TGF-β 可诱导祖细胞到 SMC 的分化的体外研究结果一致,TGF-β$_1$ 缺陷小鼠除了表现出血管脆弱、细胞黏附性降低外,还表现出 SMC 分化受损[4,8,9]。此外,SMC 向血管壁的募集取决于内皮细胞与 SMC 之间的直接接触,而这需要能量的存在,因为小鼠体内的能量缺乏会导致 SMC 血管覆盖率降低,进而导致血管壁扩张和血管脆弱增加[6]。肌肉化作用之后是血管规范化,这是一个早期的血管发育成动脉、静脉或淋巴管的过程。小鼠中 ALK1 的缺失会导致动脉规格化受损,其特征是动脉标志物 ephrin-B2 的动脉表达量减少[6]。此外,ENG 缺失小鼠动脉表达静脉标志物鸡卵清蛋白上游启动子转录因子(chicken ovalbumin upstream promoter transcription factor,COUPTF)Ⅱ的表达证明了功能性 ALK1 和 ENG 在血管规格化过程中的重要性[6]。

血管规格化后,进一步血管新生过程随之发生[6]。这一阶段大致可分为激活阶段和分解阶段[6]。简而言之,这 2 个阶段的特点是内皮细胞向顶端细胞或柄细胞分化,后者动态增殖和迁移,从而形成新的血管分支[6]。研究表明,血管分化受损会破坏正常的顶端细胞和柄细胞分化,导致血管分支异常[6]。除了完整的缺氧诱导因子(hypoxic-inducible factor,HIF)1-α 和 NOTCH 信号在血管生成过程中的重要性外,体外和体内研究还表明,功能性 ALK1 也需要调节这一系列复杂的细胞事件[5,6,10]。

总而言之,完整的血管 TGF-β 超家族信号对于正常的血管形态发生和稳态至关重要。编码该家族成员基因的遗传缺陷会导致广泛的血管缺陷,这突显了 TGF-β 超家族在胚胎血管发育各个阶段的重要性(表 13-1)。

表 13-1 TGF-β 通路成分基因缺失小鼠的表型

基因	动物模型/临床症状
tgfb1	基因敲除:胚胎致死,伴血管缺陷或自身免疫性疾病的产后致死
tgfb2	基因敲除:主动脉弓和心隔缺损,围产期致死率
tgfb3	基因敲除:腭裂,肺发育迟缓,出生后不久死亡
gdf2	基因敲除:动脉导管不完全闭合
bmp10	基因敲除:胚胎致死,心脏发育和功能受损
tgfbr1	基因敲除:胚胎致命性血管生成缺陷
tgfbr2	基因敲除:胚胎致命,血管缺陷
tgfbr3	基因敲除:心隔形成不良,心室壁压实不全
acvrl1	基因敲除:胚胎致死,动静脉畸形,动脉特性受损,血管扩张,丛神经重构受损,血管平滑肌细胞覆盖率降低
bmpr2	基因敲除:血管生成前致死性 转基因 bmpr2 突变等位基因:肺动脉高压
eng	基因敲除:胚胎致死,无或仅有小动静脉畸形,血管扩张,丛神经重构受损,血管平滑肌细胞覆盖率降低,心脏缺陷

续表

基因	动物模型/临床症状
	杂合子：类似于遗传性出血性毛细血管扩张症的血管瘤
madh 1	基因敲除：由于绒毛膜-尿囊循环缺陷而致胚胎死亡
madh 3	基因敲除：因转移性结直肠癌在 1~8 个月内死亡
madh 4	基因敲除：胚胎致命
madh 5	基因敲除：由于血管生成缺陷导致胚胎致死
madh 6	基因敲除：心脏异常，主动脉骨化和血压升高
madh 7	基因敲除：心血管缺陷导致胚胎致死
madh 9	突变等位基因：缺陷性肺血管重构

注：改编自 Pardali 等[6,11]、Levet 等[12]和 Chen 等[13]。*gdf* 2 基因编码 BMP-9，*tgfbr* 3 基因编码 β-glycan，*acvrl* 1 基因编码 ALK1，*madh* 1 基因编码 SMAD1，*madh* 3 基因编码 SMAD3，*madh* 4 基因编码 SMAD4，*madh* 5 基因编码 SMAD5，*madh* 6 基因编码 SMAD6，*madh* 7 基因编码 SMAD7，*madh* 9 基因编码 SMAD8。

四、由转化生长因子 β 超家族信号缺陷引起的遗传性血管疾病

上述小鼠基因缺失研究强调了完整的 TGF-β 超家族信号在血管形态发生各阶段的重要性。不出所料，TGF-β 超家族信号通路基因的缺陷与 HVD 有关。HVD 虽然罕见，但往往预后不良，会引发危及生命的并发症，严重影响患者的生活质量。导致人类 HVD 的 TGF-β 超家族信号通路基因缺陷的详细概述见表 13-2。

表 13-2 TGF-β 超家族信号转导组件遗传缺陷列表

基因	临床症状	人类疾病
FBN1	主动脉根动脉瘤，虹膜外翻，骨过长	MFS
TGFB2	胸骨畸形，关节活动度过高，颈椎不稳定，主动脉瘤/切除	LDS Ⅳ 型
TGFB3	纹路，天鹅绒般的皮肤，半透明的皮肤，容易瘀伤，棒状足，主动脉瘤/夹层	LDS Ⅴ 型
GDF2	动静脉畸形，血管扩张	HHT 5
ENG	动静脉畸形，血管扩张，肺动脉高压	HHT 1，HHT 相关肺动脉高压
TGFBR1	动脉曲张，主动脉/动脉瘤	LDS Ⅰ 型
ACVRL1	动静脉畸形，血管扩张，肺动脉高压	HHT 2，HHT 相关肺动脉高压
TGFBR2	二尖瓣异常，远端畸形，小舌裂主动脉瘤/夹层	LDS Ⅱ 型
BMPR2	肺动脉高压	HPAH
BMPR1B	肺动脉高压	HPAH
MADH1	肺动脉高压	HPAH

续表

基因	临床症状	人类疾病
MADH3	腭裂、裂后遗症、早发性骨关节炎、主动脉瘤/夹层	LDS Ⅱ型
MADH4	动静脉畸形、毛细血管扩张、结肠息肉、结直肠癌	JP-HHT综合征
MADH5	肺动脉高压	HPAH
MADH9	肺动脉高压	HPAH
SKI	婴儿张力低下,智力低下,颅缝紧闭、突出、睑裂下陷,小颌畸形,二尖瓣脱垂,主动脉根部扩张	SGS

注:表格改编自Kritharis等[14]、Ruiz-Llorente等[15]、Girerd等[23]、Soubrier等[24]和Cannaerts等[27]的文献。MFS.马方综合征;LDS.Loeys-Dietz综合征;HHT.遗传性出血性毛细血管扩张症;JP-HHT.幼年息肉病遗传性出血性毛细血管扩张症;HPAH.遗传性肺动脉高压;SGS.Shprintzen-Goldberg综合征。*FBN*1.基因编码纤连蛋白-1;*SKI*.基因编码v-ski禽肉瘤病毒癌基因同源物。

(一)遗传性出血性毛细血管扩张症

1. 定义和流行病学 HHT又称Osler-Weber-Rendu病,是一种常染色体显性遗传综合征,主要表现为皮肤黏膜毛细血管扩张(小血管扩张)和内脏无毛细血管床的动静脉畸形(arteriovenous malformation,AVM)[14]。这种综合征的发病率约为1/5000[14]。

2. 临床症状 AVM和毛细血管瘤内的血管壁极其脆弱,容易反复出血[14]。根据AVM/毛细血管瘤的位置和大小,这可能导致致命的颅内、肺内、肝内、胃肠道(gastrointestinal,GI)及反复鼻出血(鼻衄)。慢性贫血、肝功能衰竭和心力衰竭是由于反复出血和血流动力学相关的旁室分流导致的,是HHT患者的常见症状[14]。

3. 诊断 Curaçao标准适用于诊断HHT,包括自发性反复鼻出血、特征性部位毛细血管扩张、内脏AVM和一级亲属患有HHT[14]。

4. 发病机制 迄今为止,已识别出编码TGF-β超家族信号元件的4个不同基因存在缺陷,这些缺陷构成了疾病发生和发展的潜在机制[15]。*ENG*基因(HHT1)突变是导致HHT的最常见原因,其次是*ACVRL*1基因(HHT2)突变[14,15]。*GDF*2(HHT5)和*MADH*4(幼年息肉病-HHT综合征)基因突变导致的HHT患者为数不多[14,15]。*ENG*和*ACVRL*1基因突变最有可能导致单倍体功能不全,这意味着任何受影响的细胞只携带一个功能完整的*ENG*/*ACVRL*1基因拷贝[5,15]。突变的*ENG*和*ACVRL*1基因转录会导致ENG和ALK1受体功能失调,从而导致TGF-β/BMP信号失衡[5,15]。

病理性AVM的发生很可能是遗传缺陷和环境损伤的综合结果,导致血管形态发生受损,以及血管在胚胎发育和成年期对剪切应力和损伤的反应失调[5,15]。小鼠的*acvrl*1和*eng*基因的纯合子缺失是胚胎致死性的,导致神经丛重构失败、血管扩张和VSMC覆盖率下降[6]。然而,*acvrl*1基因缺失与*eng*基因缺失不同,前者会导致AVM的形成和动脉特性的破坏,后者则不会出现或仅出现小的AVM[5]。一项体内研究表明,当血管生成刺激与他莫昔芬诱导内皮特异性*eng*成体基因敲除小鼠的*eng*基因缺失相结合时,会发生AVM[16],这支持了环境血管损伤导致血管反应失调的假说。同样,在他莫昔芬诱导内皮细胞特异性*acvrl*1成体基因敲除小鼠中,机械性损伤会导致皮下血管形成AVM[17]。这些研究表明,正常的血管形态发生和修复依赖于功能完善的 ENG 和 ALK1 受体。相比之下,小鼠杂合子 acvrl1 和 eng 基因缺失(模拟人类假定的单倍体缺失)不会致死,仅表现出较轻微的血管表型和不完全的穿透性[5]。

考虑到所有这些体内研究结果,以及 HHT 严重程度和发病年龄因人而异的事实,很可能需要第二个触发因素(如动脉剪切应力增加或血管损伤)来引发 AVM[15]。先前的研究表明,剪切应力增加、缺氧和炎症等形式的血管损伤会诱导内皮 ENG 和 ALK1 表达的上调,这突显了这 2 种受体在损伤反应中的重要性[15]。第二次触发假说认为,损伤时的促血管生成刺激会导致已经失衡的 TGF-β/BMP 信号进一步恶化,从而导致血管反应失调。与这一假设相一致的是,体外研究表明,在 3D 血管新生发芽实验中,ALK1 通路活性增强会抑制内皮细胞的增殖和迁移,通路抑制会促进内皮细胞的发芽[5]。进一步的体内研究表明,内皮 ALK1 表达的缺失会损害内皮细胞极化并增强内皮细胞的迁移,从而导致远端血管增厚和房室分流的形成[5]。这些研究表明,内皮 ALK1 促进内皮细胞极化和逆动脉血流迁移的能力对正常的动脉成熟至关重要。

VEGF 通路活性增加和内皮 ALK1 信号的抗增殖性丧失是内皮细胞异常增殖的临床相关机制之一[15]。在临床上,HHT 患者的循环 VEGF 水平升高;而在体内研究中,血液中 VEGF 水平正常化,从而解决了 AVM 的问题[15]。此外,ALK1 信号转导的增强已被证实可抑制 VEGF 的表达[14]。

5. 管理 在开始治疗之前,需要对患者进行全面检查。遗憾的是,迄今为止,还没有直接针对功能失调的 ALK1 和 ENG 的治疗方法可用于 HHT 患者。疾病管理的重点是支持性措施,如补充铁剂、控制血压和病变特异性治疗,包括介入放射学和/或外科手术[14]。由于遗传风险和妊娠会增加女性 HHT 患者的出血风险,因此建议提供遗传咨询[14]。

贝伐珠单抗是一种针对 VEGF-A 的单克隆抗体,已被批准用于多种癌症、老年性黄斑变性和糖尿病视网膜病变的抗血管生成治疗。使用贝伐珠单抗治疗 HHT 患者具有充分的理论依据,因为这些患者全身促血管生成的 VEGF-A 血浆水平升高[14,15]。一项单中心 Ⅱ 期研究表明,25 例患有严重肝血管瘤和高心输出量的 HHT 患者静脉注射贝伐珠单抗后,鼻衄发作的持续时间和次数显著减少,心输出量也有所下降[18]。2017 年的另一项单中心回顾性研究表明,34 例患者静脉注射贝伐珠单抗后,输注红细胞的次数明显减少,证明该疗法可改善与反复鼻衄和消化道出血相关的严重贫血[19]。

此外,沙利度胺(thalidomide)作为一种免疫调节药物,通过刺激壁细胞募集来改善血管壁缺陷,从而促进 eng-杂合子小鼠血管的成熟[20]。随后的一项小型临床研究表明,每日口服一剂沙利度胺可显著降低 HHT 患者鼻衄的严重程度和频率[20]。此外,鼻黏膜活检组织学分析显示,沙利度胺治疗患者的鼻黏膜血管周围显示出更多的 SMC 层,这表明该药物可能是治疗血管畸形的一种新策略[20]。

(二)遗传性肺动脉高压

1. 定义和流行病学 遗传性肺动脉高压(hereditary pulmonary arterial hypertension,HPAH)是一种罕见的常染色体显性遗传病,具有不完全外显性,可导致静息时肺动脉压异常升高超过 25 mmHg[21]。HPAH 是 Ⅰ 类肺动脉高压(pulmonary arterial hypertension,PAH)的一个亚型。每 100 万人中约有 15 人患有 Ⅰ 类 PAH,且在 50% 的病例中,受影响患者的 Ⅰ 类 PAH 是由特发性 PAH(IPAH)、HPAH 或药物诱发的 PAH 引起的[21]。

2. 临床症状 肺动脉阻塞和过度收缩导致 PAH 和右心室（right ventricular, RV）负荷增加，导致运动耐量受损[21,22]。肺动脉重构导致血氧饱和度受损和呼吸困难[21]。如不及时治疗，HPAH 会迅速发展为右心室衰竭（right ventricular failure, RVF）并导致死亡[21,22]。

3. 诊断 临床诊断需要对患者进行全面检查，包括详细询问患者病史、进行全面的临床检查、进行全面的血液检查，以及进行广泛的无创检查（6 min 步行距离、心电图、超声心动图、身体体积脉搏图、胸部 X 线片、高分辨率计算机断层扫描）和有创性（右心导管和血管活性）诊断程序，以排除其他形式的 PAH[21]。

4. 发病机制 编码 TGF-β 超家族信号元件的不同基因的遗传缺陷被认为是疾病发生和发展的潜在机制。约 75% 的 HPAH 患者存在 BMPR2 基因突变，最近又发现 ALK1、ENG、SMAD1、SMAD5、SMAD8 和 BMPR1B（编码骨形态发生蛋白受体 1B 型）基因存在缺陷[23,24]。近期的大量研究都集中在 BMPR2 基因突变携带者的 HPAH 发病机制上，而对 ACVRL1 和 ENG 基因突变患者的 HPAH 发病机制知之甚少[23]。由于 ACVRL1 和 ENG 基因突变也与 HHT 发病机制直接相关，这些患者可能同时表现出 PAH 和血管畸形[23]。

由于没有证据表明 HPAH 患者的 BMPR 位点存在直接的杂合性缺失，BMPR2 表达水平的降低很可能是无义介导的 mRNA 衰变（nonsense-mediated mRNA decay, NMD）导致 mRNA 降解增加的结果[24]。由于并非所有 BMPR2 基因突变携带者都会发展成 PAH，因此，疾病的发生可能是由继发性肺血管损伤引起的[23,24]。这很可能加剧本已失衡的肺血管 TGF-β/BMP 信号转导，导致 BMPR2 减少，而 ALK5 信号转导增加，导致肺动脉内皮细胞（pulmonary arterial endothelial cell, PAEC）和肺动脉 SMC（PASMC）行为失调[22,24,25]。总体而言，与 PASMC 相比，PAEC 中发现的染色体异常更多，这可能强调了肺血管内皮功能障碍在疾病发生和发展中的重要性[24]。研究认为，PAEC 的初始凋亡导致功能失调的存活 PAEC 不受控制地增殖和扩张，也导致 PASMC 增殖和血管周围炎症增加，造成阻塞性管腔动脉病变[22]。此外，肺内皮功能障碍会导致内皮依赖性血管扩张受损，进而导致阻塞性管腔动脉病变[22]。肺动脉病变的形成是 TGF-β/BMP 信号失衡的结果，也可被视为一种肿瘤过程[24]。微卫星不稳定性是一种因 DNA 错配修复受损而导致的基因高突变性的病症，存在于 PAH 患者的肺动脉病变中[2-]。在 IPAH 患者中，微卫星不稳定性通常出现在 PAEC 中[26]。由于基因的高突变性，某些肿瘤抑制基因如 BAX（编码 bcl-2-like protein 4）也可能发生框架移位突变，从而阻止 PAEC 的可控凋亡，促进不受控制的克隆扩增[26]。

5. 管理 迄今为止，尚无直接针对 BMPR2 信号缺陷的治疗方法可用于 HPAH 患者。因此，疾病管理的重点是缓解症状，包括监督康复、社会心理支持、氧气补充、对有 RVF 和液体潴留症状的患者进行利尿剂治疗、特定 PAH 药物治疗及最终的肺移植[21]。由于存在遗传风险，而且妊娠会大大增加高致病性肺气肿患者的心血管疾病风险，因此，建议进行遗传咨询[21,23]。

在右心导管术中，通过动脉内给予钙通道阻滞剂（calcium channel blocker, CCB）来检测肺血管活性[21]。反应性患者的特征是在使用 CCB 后肺动脉压显著下降[21]。这些患者可考虑继续接受大剂量口服 CCB 治疗（硝苯地平、氨氯地平或地尔硫䓬）[21]。对动脉内 CCB 给药无反应的高血压患者可考虑进一步单独或联合使用磷酸二酯酶抑制剂（西地那非、他达拉非）、内皮素受体拮抗剂(氨布里森坦、波生坦、马昔腾坦)、鸟苷酸环化酶刺激剂(瑞西奎等)、前列环素类似物(环氧前列醇、伊洛前列素)和前列环素受体激动剂(司来帕格)进行降压治疗[21]。

(三)Loeys-Dietz 综合征

1. 定义和流行病学 Loeys-Dietz 综合征(Loeys-Dietz syndrome,LDS)是一种罕见的马方样常染色体显性遗传结缔组织病,可导致广泛的器官生成障碍,包括肺动脉瘤和迂曲、眼眶间距过大(两眼间距离增加)、悬雍垂双裂或腭裂、颈椎不稳、马蹄内翻足、关节活动过度和早发性骨关节炎[27]。

2. 临床症状 不同基因的突变决定了临床表型,因此,LDS 患者的症状也各不相同[27]。一般来说,心血管表现比马方综合征(Marfan syndrome,MFS)患者更严重,主动脉和脑动脉断裂/破裂发生的年龄更小[27]。大出血有可能危及患者生命,并常导致终身残疾。

3. 诊断 综合上述症状可提示存在 LDS。进一步评估需要对患者进行全面检查和基因检测,以确定疾病的全貌[28]。应进行诊断性影像学检查,以评估动脉瘤和迂曲的数量和范围[28]。

4. 发病机制 潜在的发病机制是由 TGFBR1(导致 LDS Ⅰ型)、TGFBR2(导致 LDS Ⅱ型)、MADH3(导致 LDS Ⅲ型)、TGFB2(导致 LDS Ⅳ型)和 TGFB3(导致 LDS Ⅴ型)基因的杂合无义突变引起的[27]。这些基因突变可导致功能缺失(loss of function,LOF),进而导致血管 TGF-β 信号通路失调[27]。尽管从理论上讲,LOF 基因突变会抑制血管 TGF-β 信号转导,但这些缺陷会导致 TGF-β 信号转导的过度激活,LDS 患者主动脉壁中 TGF-β 信号转导成分水平的升高就证明了这一点[27]。

对于携带 TGFBR1 和 TGFBR2 基因突变的小鼠,已知会导致血管病理生物学中的 TGF-β 中的 LDS 人类显示主动脉前壁增厚,其中含有更多的 $CD45^+$ 白细胞,显示 pSmad2 存在增加[29]。这些发现伴随着主动脉根壁 TGFB1 表达升高[29]。重要的是,已知具有 TGF-β 信号转导特性的 ARB 洛沙坦,而非特异性 β-受体阻滞剂普萘洛尔能改善这些 LDS 小鼠的主动脉瘤[29]。进一步体内研究发现,小鼠体内特异性 SMC tgfbr2 基因缺失会导致胸主动脉瘤(thoracic aortic aneurysm,TAA)的形成,显示主动脉壁外膜纤维化增加、TGF-β 配体表达增加和磷酸-p38/磷酸-ERK1/2(phospho-p38/phospho-ERK1/2)的存在增加[29]。在该小鼠模型中,虽然非典型的 TGF-β 信号增加,但典型的 pSmad2 信号并未受到影响。基于这些体内研究结果,LDS 相关基因突变最有可能导致血管 ALK5 信号增加,促进内侧 SMC 和外膜成纤维细胞/炎症细胞功能障碍,导致动脉壁逐渐恶化,促进动脉瘤和迂曲的形成[29]。动脉瘤和动脉迂曲使 LDS 患者容易发生潜在的危及生命的出血事件。

总之,LDS 患者的 TGF-β 信号悖论仍是一个持续研究的问题。一些研究表明,突变受体的细胞表面循环改变、依赖 SMAD 与不依赖 SMAD 的信号转导失衡、TGFB1 表达增加和细胞自主信号转导的转变可能解释了这一现象[27]。

5. 管理 患者管理可分为非手术治疗策略和手术治疗策略[28]。应限制体育锻炼,以保护心血管系统免受心率和血压反复升高的影响[28]。由于给 LDS 小鼠服用氯沙坦可改善动脉瘤的形成,因此,可考虑单独使用 ARB 或与 BB 联用,以降低全身血压、减慢心率并减缓动脉瘤的生长[29]。手术主动脉根部置换也可用于预防 TAA 夹层[28,29]。终身随访是必要的,因为即使 LDS 得到最佳控制,仍有发生动脉夹层、心律失常和左心室扩张的风险[28,29]。对患者的进一步管理包括遗传咨询,因为遗传会给潜在后代带来风险,而妊娠会大大增加女性

LDS 患者的心血管疾病风险[28,29]。此外，应避免高血压、血脂异常和糖尿病等心血管疾病风险因素[29]。

结论和临床前景

- 正常的血管形态发生和稳态需要功能性 TGF-β 超家族信号。
- 先进的临床突变筛选和基础科学研究极大地促进了人们更好地了解 TGF-β 信号缺陷如何导致血管形态发生障碍和 HVD，以及这将如何促进新型治疗策略的开发。
- ALK1 和 ENG 是血管形态发生中的促血管生成因子，这导致了具有配体捕获功能的 ALK1-Fc 融合蛋白达仑特罗、ALK1 中和抗体 PF-03446962 和 ENG 抗体卡妥昔单抗的开发[30,31]。这些药物已经或正在与受体型酪氨酸激酶抑制剂（receptor tyrosine kinase inhibitors，RT-KI）进行单药或联合治疗，在晚期实体瘤、头颈部鳞状细胞癌、子宫内膜癌、卵巢/输卵管/原发性腹膜癌、晚期肾细胞癌、晚期恶性间皮瘤、复发或难治性尿路上皮癌和晚期血管肉瘤患者中进行多项Ⅰ期、Ⅱ期和Ⅲ期试验[30,31]。
- 在 HHT 患者中发现 ENG 和 ACVRL1 基因突变会导致全身 VEGF-A 增高，从而产生了用单克隆 VEGF-A 抗体贝伐珠单抗治疗 HHT 患者的新治疗策略。目前，贝伐珠单抗是减少复发性出血事件和贫血的一种很有前景的治疗选择。迄今为止，有多项针对 HHT 患者的临床试验正在进行，旨在研究贝伐珠单抗、雷尼珠单抗（针对 VEGF-A 的单克隆抗体片段）、奥曲肽（人体生长激素类似物）和帕唑帕尼的局部和全身给药[14]。
- 在许多不同形式的 PAH 中均观察到肺血管中 BMPR2 表达水平的降低。因此，在不久的将来，以这种受体为靶点可能成为一种可行的治疗策略。令人鼓舞的是，最近的一项研究表明，经 BMP-9 处理的 PAEC 在 TNF-α 的作用下，BMPR2 表达水平升高，细胞凋亡减少。此外，给携带已知会导致 NMD 和 PAH 的人类 R899X BMPR2 突变的小鼠注射重组 BMP-9，可恢复肺内皮屏障的完整性并逆转 PAH[32]。因此，旨在恢复肺血管 BMPR2/SMAD1 信号的药物可能是治疗 HPAH 患者的一种新策略。
- 血管 ALK5 信号增强很可能是 LDS 患者动脉瘤和迂曲形成的原因。氯沙坦已被证明可以抑制 TGF-β 信号转导并有效降低全身血压。因此，ARB 现已成为 LDS 患者的常规用药，因为这类药物可抑制主动脉根部的生长速度，还能通过降低全身动脉压来保护心血管系统。

> **知识空白**
>
> - 由于并非每个 HVD 基因突变携带者都会出现明显的临床表型，因此，目前的研究还须关注是哪种继发性血管损伤引发了疾病的发生和发展。
> - 由于血管 TGF-β 超家族信号与许多其他信号通路相互作用，因此，需要更好地了解癌症和 HVD 中这种串扰是如何失调的，以便找到新的治疗靶点。
> - 由于 TGF-β 超家族也对全身稳态起着至关重要的调节作用，因此，需要新的治疗策略（如基因疗法）来特异性地靶向血管 TGF-β 超家族信号，以避免脱靶效应。
> - 需要进行更多前瞻性、多中心、双盲和随机临床试验，以测试和确认新型抗血管生成和 HVD 药物治疗策略。

（陈厚早　翻译；李萍　审核）

参考文献

[1] David CJ, Massagué J. Contextual determinants of TGFβ action in development, immunity and cancer. Nat Rev Mol Cell Biol. 2018;19(7):419-35.

[2] Martelossi Cebinelli GC, Paiva Trugilo K, Badaró Garcia S, Brajão de Oliveira K. TGF-β1 functional polymorphisms: a review. Eur Cytokine Netw. 2016;27(4):81-9.

[3] Bobik A. Transforming growth factor-betas and vascular disorders. Arterioscler Thromb Vasc Biol. 2006;26(8):1712-20.

[4] ten Dijke P, Arthur HM. Extracellular control of TGFbeta signalling in vascular development and disease. Nat Rev Mol Cell Biol. 2007;8(11):857-69.

[5] Roman BL, Hinck AP. ALK1 signaling in development and disease: new paradigms. Cell Mol Life Sci. 2017;74(24):4539-45.

[6] Pardali E, Goumans MJ, ten Dijke P. Signaling by members of the TGF-beta family in vascular morphogenesis and disease. Trends Cell Biol. 2010;20(9):556-67.

[7] Zuazo-Gaztelu I, Casanovas O. Unraveling the role of angiogenesis in cancer ecosystems. Front Oncol. 2018;8:1-13.

[8] Dickson MC, Martin JS, Cousins FM, Kulkarni AB, Karlsson S, Akhurst RJ. Defective haematopoiesis and vasculogenesis in transforming growth factor-beta 1 knock out mice. Development. 1995;121(6):1845-54.

[9] Adams RH, Alitalo K. Molecular regulation of angiogenesis and lymphangiogenesis. Nat Rev Mol Cell Biol. 2007;8(6):464-78.

[10] Krock BL, Skuli N, Simon MC. Hypoxia-induced angiogenesis: good and evil. Genes Cancer. 2011;2(12):1117-33.

[11] Pardali E, ten Dijke P. TGFβ signaling and cardiovascular diseases. Int J Biol Sci. 2012;8(2):195-213.

[12] Levet S, Ouarné M, Ciais D, Coutton C, Subileau M, Mallet C, et al. BMP9 and BMP10 are necessary for proper closure of the ductus arteriosus. Proc Natl Acad Sci U S A. 2015;112(25):E3207-15.

[13] Chen H, Shi S, Acosta L, Li W, Lu J, Bao S, Chen Z, et al. BMP10 is essential for maintaining cardiac growth during murine cardiogenesis. Development. 2004;131(9):2219-31.

[14] Kritharis A, Al-Samkari H, Kuter DJ. Hereditary hemorrhagic telangiectasia: diagnosis and management from the hematologist's perspective. Haematologica. 2018;103(9):1433-43.

[15] Ruiz-Llorente L, Gallardo-Vara E, Rossi E, Smadja DM, Botella LM, Bernabeu C. Endoglin and alk1 as therapeutic targets for hereditary hemorrhagic telangiectasia. Expert Opin Ther Targets. 2017;21(10):933-47.

[16] Mahmoud M, Allinson KR, Zhai Z, Oakenfull R, Ghandi P, Adams RH, et al. Pathogenesis of arteriovenous malformations in the absence of endoglin. Circ Res. 2010;106(8):1425-33.

[17] Park SO, Wankhede M, Lee YJ, Choi EJ, Fliess N, Choe SW, et al. Real-time imaging of de novo arteriovenous malformation in a mouse model of hereditary hemorrhagic telangiectasia. J Clin Invest. 2009;119(11):3487-96.

[18] Dupuis-Girod S, Ginon I, Saurin JC, Marion D, Guillot E, Decullier E, et al. Bevacizumab in patients with hereditary hemorrhagic telangiectasia and severe hepatic vascular malformations and high cardiac output. JAMA. 2012;307(9):948-55.

[19] Iyer VN, Apala DR, Pannu BS, Kotecha A, Brinjikji W, Leise MD, et al. Intravenous bevacizumab for refractory hereditary hemorrhagic telangiectasia-related epistaxis and gastrointestinal bleeding. Mayo Clin Proc. 2018;93(2):155-66.

[20] Lebrin F, Srun S, Raymond K, Martin S, Van Den Brink S, Freitas C, et al. Thalidomide stimulates vessel maturation and re-

duces epistaxis in individuals with hereditary hemorrhagic telangiectasia. Nat Med. 2010; 16(4):420-8.

[21] Galiè N, Humbert M, Vachiery JL, Gibbs S, Lang I, Torbicki A, et al. 2015 ESC/ERS guidelines for the diagnosis and treatment of pulmonary hypertension. Eur Respir J. 2015;46(6):903-75.

[22] Frump A, Prewitt A, de Caestecker M. BMPR2 mutations and endothelial dysfunction in pulmonary arterial hypertension. Pulm Circ. 2018;8(2):2045894018765884.

[23] Girerd B, Weatherald J, Montani D, Humbert M. Heritable pulmonary hypertension: from bench to bedside. Eur Respir Rev. 2017;26(145):1-9.

[24] Soubrier F, Chung WK, Machado R, Grünig E, Aldred M, Geraci M, et al. Genetics and genomics of pulmonary arterial hypertension. J Am Coll Cardiol. 2013;62(25):D13-21.

[25] Thomas M, Docx C, Holmes AM, Beach S, Duggan N, England K, et al. Activin-like kinase 5 (ALK5) mediates abnormal proliferation of vascular smooth muscle cells from patients with familial pulmonary arterial hypertension and is involved in the progression of experimental pulmonary arterial hypertension induced by monocrotaline. Am J Pathol. 2009;174(2):380-9.

[26] Yeager ME, Halley GR, Golpon HA, Voelkel NF, Tuder RM. Microsatellite instability of endothelial cell growth and apoptosis genes within plexiform lesions in primary pulmonary hypertension. Circ Res. 2001; 88(1):E2-E11.

[27] Cannaerts E, van de Beek G, Verstraeten A, Van Laer L, Loeys B. TGF-β signalopathies as a paradigm for translational medicine. Eur J Med Genet. 2015;58(12):695-703.

[28] MacCarrick G, Black JH, Bowdin S, El-Hamamsy I, Frischmeyer-Guerrerio PA, Guerrerio AL, et al. Loeys-Dietz syndrome: a primer for diagnosis and management. Genet Med. 2014;16(8):576-87.

[29] Takeda N, Yagi H, Hara H, Fujiwara T, Fujita D, Nawata K, et al. Pathophysiology and Management of Cardiovascular Manifestations in Marfan and Loeys-Dietz syndromes. Int Heart J. 2016;57(3):271-7.

[30] Hawinkels LJ, Garcia de Vinuesa A, Ten Dijke P. Activin receptor-like kinase 1 as a target for anti-angiogenesis therapy. Expert Opin Investig Drugs. 2013; 22 (11): 1371-83.

[31] Kaplon H, Reichert JM. Antibodies to watch in 2018. MAbs. 2018;10(2):183-203.

[32] Long L, Ormiston ML, Yang X, Southwood M, Gräf S, Machado RD, et al. Selective enhancement of endothelial BMPR-Ⅱ with BMP9 reverses pulmonary arterial hypertension. Nat Med. 2015;21(7):777-85.

14 血管系统中的微RNA和长链非编码RNA

Margaret D. Ballantyne, Katey J. Rayner, Duncan J. Stewart, Andrew H. Baker, and Kenny Schlosser

一、概述：非编码 RNA / 153

二、微 RNA / 153

　（一）微 RNA 的生物发生和调控 / 153

　（二）微 RNA 在血管发育和生理学中的作用 / 155

　（三）微 RNA 在血管病理学中的作用 / 156

　（四）微 RNA 在肺动脉高压中的作用 / 156

　（五）微 RNA 在动脉粥样硬化中的作用 / 157

　（六）微 RNA 在血管重构中的作用 / 158

三、长链非编码 RNA / 158

　（一）长链非编码 RNA 的生物学发生和功能 / 158

　（二）长链非编码 RNA 在血管生理病理学中的作用 / 159

参考文献 / 160

© Springer Nature Switzerland AG 2019
R. M. Touyz, C. Delles (eds.), *Textbook of Vascular Medicine*,
https://doi.org/10.1007/978-3-030-16481-2_14

> **关键概念**
> - 微 RNA(microRNA,miRNA)和长链非编码 RNA(long noncoding RNA,lncRNA)构成了血管细胞内转录调控的主要层面。
> - miRNA 在血管生理和疾病中发挥着广泛作用。
> - lncRNA 在血管病理生理中扮演着新的角色。

一、概述:非编码 RNA

过去,基因调控的传统观点都围绕着一个简单的概念,即 DNA 转录为信使 RNA(messenger RNA,mRNA),然后翻译成蛋白质,以支持细胞的结构、功能和调控要求。然而,过去十年中,大量研究揭示了真核生物基因调控的复杂性和不同层次,并提出了大量新的见解。人类基因组测序显示,90% 以上的基因可能处于活跃转录状态,但令人惊讶的是,只有约 2% 的基因编码蛋白质[1]。因此,生物体的功能复杂性似乎不仅取决于编码基因的绝对数量,还取决于利用非编码 RNA(non-coding RNA,ncRNA)广泛转录的能力。非编码转录组的大小随着生物体复杂性的增加而增加,而蛋白质编码内容基本保持不变,这一观察结果支持了这一概念[2,3]。

ncRNA 种类在大小、丰度、结构和功能方面差异很大,但可根据其长度进行大致分类。小型非编码 RNA 一般少于 200 个核苷酸,包括 miRNA、转移 RNA、Piwi-相互作用 RNA(Piwi-interacting RNA,piRNA)和小型核/核仁 RNA。根据定义,lncRNA 是指超过 200 个核苷酸的非蛋白编码转录本[4]。这是一个任意但实用的阈值,它将 lncRNA 与大多数已知的小型调控和基础结构相关的 RNA 种类区分开来。在各种类型的小型 ncRNA 中,miRNA 作为基因表达的关键调控因子引起了人们的极大兴趣,据预测,miRNA 可控制 60% 以上的蛋白质编码基因[5],已成为血管生物学和疾病的潜在生物标志物、信使和/或介质[6]。miRNA 在大多数类型的哺乳动物细胞中均有不同程度的表达,估计平均每个细胞的分子数与 mRNA 相近(即每个细胞分别有 $1\times10^5 \sim 3\times10^5$ 和 $3\times10^5 \sim 10\times10^5$ 个分子)[4]。哺乳动物物种间的 miRNA 序列也高度保守,已报道的特有的成熟 miRNA 超过 2500 个(miRBase 第 22 版,2018 年 3 月)[7],但大多数 miRNA 的功能仍有待阐明。

研究还证明,lncRNA 通过多种不同机制在血管生物学和疾病中发挥重要作用,这些机制包括蛋白质基因表达的负向和正向调控、选择性 RNA 剪接、miRNA 的调控,以及蛋白质定位和活性的调控[8]。lncRNA 是最新的 RNA 分子之一,也是特征最不明显的 RNA 分子。据估计,人类不同种类的 lncRNA 转录本数量高达 53 000 个以上[4],但其中只有很小一部分的功能得到了验证。深入了解 lncRNA 的调控和功能仍具有挑战性,这可归因于很多因素,包括其相对较低的表达水平(即比 miRNA 低 1~2 个数量级)、跨物种的序列保守性差,以及高度的组织/细胞特异性[4]。表 14-1 强调了 miRNA 和 lncRNA 的一些相似之处和不同之处。

二、微 RNA

(一)微 RNA 的生物发生和调控

miRNA 是一种小的(18~22 个核苷酸)非编码 RNA 分子,它以序列依赖的方式与目标 mRNA 结合,随后诱导 mRNA 降解或阻断蛋白质合成的翻译,从而负向调节基因表达。图 14-1 所示的调控途径包括 2 个

表 14-1　miRNA 与 lncRN 之间的对比

属性	miRNA	lncRNA
长度	18～22 nt	>200 nt
不同人类转录本的数量	>2500（成熟类型）	>50 000
表达水平	类似于 mRNA	比 miRNA 低 2 个数量级
进化守恒	高	低
功能	基因表达的负调控	基因表达的负性和正性调控 选择性 RNA 剪接 miRNA 调控 蛋白质定位和活性的调节

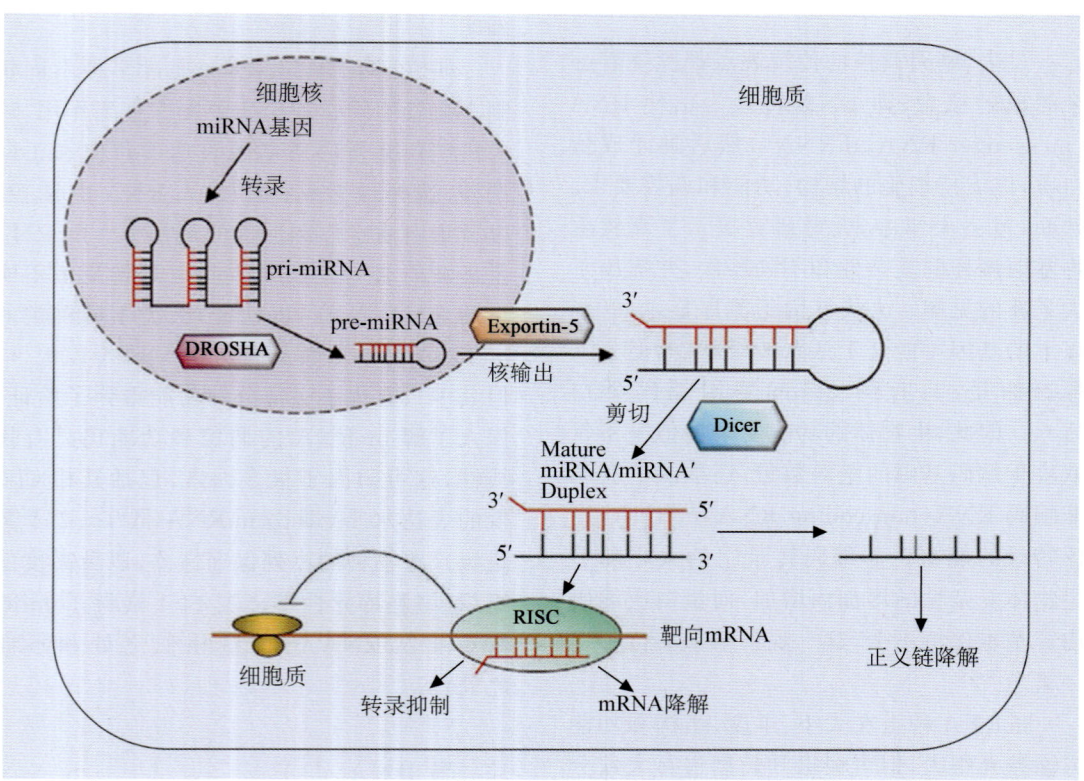

图 14-1　miRNA 生物发生和加工途径

注：miRNA. 微 RNA；pri-miRNA. 初级微 RNA；pre-miRNA. 前体微 RNA；DROSHA. 德罗沙核糖核酸酶Ⅲ；Exportin-5. 输出蛋白-5；Dicer. 核糖核酸酶Ⅲ；RISC. RNA 诱导的沉默复合物；mRNA. 信使 RNA。miRNA 的表达和成熟始于较长 pri-miRNA 的产生，随后是涉及 DROSHA、Exportin-5 和 Dicer 蛋白作用的多个连续处理步骤，以生成最终成熟的 miRNA。成熟的 miRNA 与 RISC 核糖核蛋白复合物结合，促进靶 mRNA 的翻译抑制或降解（改编自文献[9]）。

主要加工过程,最终形成成熟的 miRNA。首先,长的初级 miRNA(pri-miRNA)从基因组转录,在细胞核中通过德罗沙核糖核酸酶Ⅲ(Drosha ribonuclease Ⅲ,DROSHA)加工成 1 个或多个较小的前体 miRNA(pre-miRNA),然后,通过输出蛋白-5 转运到细胞质中。双链,60~90 nt 的 pre-miRNA 形成经典的发夹式茎环结构,如图 14-1 所示。在细胞质中,pre-miRNA 被核糖核酸酶Ⅲ(Dicer)切割,生成成熟的双链 miRNA,随后进行解旋。成熟的 miRNA 双链中的一条链(称为引导链)被纳入一个多亚基蛋白复合物[称为 RNA 诱导的沉默复合物(RNA-induced silencing complex,RISC)],该复合物可阻止 mRNA 翻译或促进 mRNA 降解。miRNA 引导链通常通过在 mRNA 的 3′非翻译区(3′UTR)内进行部分碱基配对来识别特定的 mRNA 靶标,而未被纳入 RISC 的另一条 miRNA 链(称为客链)通常会被降解[9]。

成熟 miRNA 的传统命名法由"miR"前缀和连字符组成,连字符和独特的识别编号是按照 miRNA 被发现的顺序依次分配的,但也有一些明显的例外,如第一个 miRNA let-7 和 lin-4,出于历史目的,它们保留了原来的名称。不同物种的 miRNA 用物种缩写表示(如人 = hsa,小鼠 = mmu),后接 miRNA 名称。小写的"mir"指 pre-miRNA,大写的"MIR"指编码 miRNA 的基因。与序列密切相关的成熟 miRNA 用小写字母后缀标注(如 miR-146a 和 miR-146b),并可根据成熟序列是由发夹前体的 5′臂或者是 3′臂产生,进一步用"-5p"或"-3p"后缀加以区分[7,10]。

(二)微 RNA 在血管发育和生理学中的作用

血管系统需要复杂的调控机制来协调血管发育和正常生理功能,miRNA 已被证明对内皮细胞的正常活动至关重要。在体外实验中,通过有针对性地损失关键处理酶(如 Dicer)来干扰全部 miRNA 的生物生成,可以看到内皮细胞的表型发生了实质性变化,包括内皮细胞生长减少、血管生成特性和 NO 信号通路中断。研究还表明,特定的 miRNA 在血管中发挥着重要作用。例如,miR-155 是内皮型一氧化氮合酶(endothelial nitric oxide synthase,eNOS)的负调控因子。炎症刺激,如肿瘤坏死因子 α(tumor necrosis factor-α,TNF-α)会增加 miR-155 的表达,敲除 miR-155 已被证明可防止 TNF-α 诱导的 eNOS 和 NO 下调,以及内皮依赖性血管舒张功能障碍[11]。

血管新生受内皮细胞内分子信号的控制。miR-126 在内皮细胞中大量表达,在斑马鱼模型中已被证明能介导体内发育性血管生成;靶向缺失这种 miRNA 会导致血管完整性丧失,包括血管渗漏和出血。研究还表明,miR-126 可通过抑制生长相关 EVH1 结构域 1(EVH1 domain 1,SPRED-1)(一种细胞内血管生成抑制剂)来增强 VEGF-A 的促血管生成作用。miR-125b 的表达已被证明会在 VEGF 刺激或缺血后短暂增加,并通过下调血管黏连蛋白抑制体外管形成(即血管生成试验)[12]。此外,miR-34b-5p 和 miR-205 也被证明能调节癌症的血管生成。在大量甲状腺癌细胞系和患者组织样本中,miR-34b-5p 的表达水平明显下降,并与甲状腺癌的病理 T 分期相关[13]。同样,在小鼠肿瘤异种移植模型中实验性过表达 miR-205 被证明能抑制肿瘤的生长、侵袭和血管化,其潜在机制包括调节 VEGF-A 和其他多种促血管生成和上皮-间质(epithelial-mesenchymal transition,EMT)蛋白因子的调控[14]。

除了对内皮细胞的影响外,miRNA 还能通过影响 SMC 的增殖和迁移能力来调节 SMC 的表型。miR-21 是首批被证实能调节 VSMC 增殖和存活的 miRNA 之一,其作用机制包括降低磷酸酶和张力蛋白同源物（phosphatase and tensin homolog, PTEN）的表达和增加 B 细胞淋巴瘤 2（B-cell lymphoma-2，Bcl-2）的表达，它们共同帮助赋予 VSMC 一种促增殖和抗凋亡的表型。研究还表明，miR-21 可通过抑制程序性细胞死亡蛋白 4 的表达来调节 SMC 的收缩表型，从而导致 SMC 限制性收缩蛋白增加。此外，研究表明，miR-143 和 miR-145 可在血管损伤的情况下调节 SMC 的表型转换，引起相对收缩和增殖状态的改变。这些效应被认为是通过多种效应因子介导的，其中包括多种转录因子，如 KLF4、KLF5 和 ELK-1[15]。

miR-26a 也与 SMC 表型转换有关。缺乏 miR-26a（通过实验性敲除）的细胞显示细胞周期进展明显下降，并且不太可能向生长因子/血清梯度迁移。miR-26a 会改变 TGF-β 信号通路的下游成分以发挥这一功能，miR-26a 水平的降低会导致关键的 TGF-β 信号转导子（如 SMAD-1 和 SMAD-4）的显著增加[16]。

（三）微 RNA 在血管病理学中的作用

miRNA 表达的改变与多种病理生理状况（包括心、肺血管疾病）相关的功能异常有关。在许多情况下，在血管细胞或相关动物模型中进行的功能获得和/或功能丧失实验已经证明了 miRNA 在疾病病理学中的因果作用。

（四）微 RNA 在肺动脉高压中的作用

肺动脉高压（pulmonary hypertension，PH）是一种以肺微血管稀疏和右心衰竭为特征的多因素且进展性的疾病（关于 PH 病理生理学的更多细节见第 41 章）。越来越多的 miRNA 被证明与该疾病的病理有关，其证据包括：观察性研究显示，在 PH 患者切除的组织和细胞中，miRNA 的表达失调；实验性研究显示，miRNA 的过表达和/或抑制对特定分子信号通路有影响，并对 PH 啮齿类模型中的肺血管重构和血流动力学有影响。总之，这些研究有助于确定 miRNA 在 PH 的发生和发展过程中的作用，并且揭示了不同层次的调控机制[17]。关于 miRNA 在 PH 中发挥的各种作用可见其他文献综述[17]。本章将重点介绍几个值得关注的 miRNA。

骨形态发生蛋白受体 2（bone morphogenetic protein receptor 2，BMPR2）基因的功能缺失突变与肺血管内皮细胞存活和增殖不良有关，是已知的导致遗传性 PH 的基因之一。有多种 miRNA 与 BMPR2 表达和/或相关信号的失调有关，包括 miR-302、miR-322、miR-17-92 簇、miR-21、miR-145、miR-96、miR-140-5p 和 miR-130/301。这些 miRNA 中的大多数已被证明与在普通小鼠或大鼠 PH 模型中诱导的实验性 PH 有因果关系[17]。

大量 miRNA 也与暴露于慢性缺氧（即低氧暴露）引发的 PH 有关，这导致与血管增生和僵化、炎症和能量代谢（即从氧化磷酸化到糖酵解）有关的数条通路发生紊乱，从而引发 PH。这些生物效应在很大程度上是通过缺氧诱导因子（hypoxia-inducible factor，HIF）通路和其他 PH 相关通路的信号转导介导的，这些通路可能会改变 miRNA 的表达和/或成为 miRNA 相互调控的对象。在许多与缺氧有关的 miRNA 中，包括 miR-210、miR-451、miR-130/301、miR-27b、miR-424/503、miR-124、miR-223、miR-204 和 miR-143 在内的多种已被证明在啮齿类动物模型中具有保护作用，并能调节 PH 表型的严重程度[17]。

虽然前文提到的大多数 miRNA 都单独与 PH 相关，但 miR-130/301 家族值得特别强调，因为它被认为是另外 2 个 miRNA 控制通路的上游主调控因子，而这 2 个通路在肺血管的细胞增殖中发挥着重要作用，这为控制 PH 进展的整合 miRNA 策略提供了启示。值得一提的是，研究表明，miR-130/301 家族能调节内皮细胞中的 apelin-miR-424/503-FGF2 信号轴，同时调节 SMC 中的 STAT3-miR-204 信号。miR-424/503 簇和 miR-204 之前都被证明与 PH 有关；在啮齿动物模型中，通过评估 miR-130/301 的过表达和抑制作用，同样证实了 miR-130/301 对 PH 表型的生物学重要性[18]。

一般来说，虽然旨在提高或降低 miRNA 水平的基因和药理策略已在 PH 的临床前动物模型中显示出潜在的治疗效果，但 miRNA 的作用通常无法完全逆转疾病表型。虽然技术上的局限性（如药理剂量不理想）可能会导致这种效果，而且在任何实验环境中一般都不能排除这种可能性，但这些结果也有助于强调这样一个概念，即 miRNA 在更广泛的调控网络中发挥作用，其合作（即多个 miRNA 靶向一条生物通路的不同成分）和/或冗余（即多个 miRNA 靶向一条通路中的相同效应蛋白）机制旨在帮助微调而非开关基因表达和相关生物活动。这种 miRNA 介导的调控机制并非 PH 所独有，而是在心血管生物学中已广泛观察到[6]。

虽然人们主要研究 miRNA 在调节基因表达方面的细胞作用，但人们对其在血液循环中潜在的细胞外作用越来越感兴趣。循环中的无细胞 miRNA 通过与 RNA 结合蛋白复合物结合或包含在纳米或微囊中而免受血液中核糖核酸酶的消化，并可能促进血管和免疫细胞之间的细胞间通信[17]。一些研究还报道了循环 miRNA 在帮助诊断、预测或分类疾病方面的潜在作用。miR-150 是第一个被报道为动脉型肺动脉高压（pulmonary arterial hypertension, PAH）潜在循环生物标志物的 miRNA[19]。在对一小批 PAH 患者和健康对照受试者进行微阵列分析后，研究发现，血浆中有 58 个 miRNA 发生了不同程度的改变。在这些发生变化的 miRNA 中，miR-150 在患者血浆中的下调幅度最大，其水平的降低也与 PAH 患者的存活率较低有关[19]。尽管这些发现很有前景，但要确定 miR-150 是否可作为一种可靠的临床生物标志物，或者其是否也在发病机制中发挥作用，还需要进一步的研究。一份独立报告显示，与各自的健康对照组相比，PAH 患者和野百合碱（monocrotaline，MCT）诱导的 PAH 大鼠血浆中的 miR-26a 含量一致降低[20]。在患者中，miR-26a 的血浆水平与功能损伤和疾病严重程度的临床标志物——运动能力（即 6 min 步行距离）直接相关，相应的受试者工作特征曲线下的高面积（AUC＝0.85）反映了其潜在的诊断效用。此外，MCT 诱导的大鼠中血浆中 miR-26a 水平的降低模拟了组织表达的潜在变化，包括肺部和心脏右心室中 miR-26a 水平的降低[20]。虽然这些观察结果表明 miR-26a 与 PAH 有关，但要确定它是否与疾病生物学有因果关系，仍需要进一步的研究。

（五）微 RNA 在动脉粥样硬化中的作用

动脉粥样硬化也是一种进行性疾病，其特征是脂质和纤维成分在大动脉中堆积（有关动脉粥样硬化病理生理学的更多详情，见第 20 章）。研究表明，巨噬细胞的脂质摄取和炎症反应受 miR-155 和 miR-125a 的调控，抑制这些 miRNA 可减少泡沫细胞在内膜的积聚。miR-33 是一个在动脉粥样硬化中被广泛评估的 miRNA，它控制胆固醇外排机制和炎症基因的表达。研究表明，拮抗或删除 miR-33 可减缓动脉粥样硬化病变的进展，促进巨噬细胞清除胆固醇，并诱导现有病变的消退，因此，miR-33 是一种重要的促动脉粥样硬化 miRNA[21]。

动脉粥样硬化的致病特征是血管对损伤做出反应的炎症过程。动脉粥样硬化易感区（如主动脉弓）的部分血管显示 miR-

10a 表达明显减少。有研究在培养的内皮细胞中敲除 miR-10a,然后进行转录组芯片分析,结果显示出核因子 κB(nuclear factor kappa-light-chain-enhancer of activated B cell,NF-κB)通路等显著的促炎症通路上调,同时,NF-κB 和 miR-10a 的表达增加,这些数据表明,miR-10a 在调节与动脉粥样硬化易感区相关的促炎细胞因子和细胞黏附分子[如 MCP-1、IL-6、IL-8、VCAM-1 和 E 选择素(E-selectin)]中发挥作用。总之,这些数据表明,miR-10a 在调节与血管粥样硬化易感区相关的促炎症内皮表型中发挥作用[22]。

(六)微 RNA 在血管重构中的作用

血管重构是指通过细胞生长、细胞死亡、细胞迁移和细胞外基质的产生或降解等生物过程改变血管的结构和排列(有关血管重构的更多详情,见第 18 章)。如上所述,多种 miRNA 可改变平滑肌细胞,促进其迁移和增殖表型。虽然这种改变对血管修复是必需的,但这一过程的失调是血管重构的标志。研究表明,miR-221 和 miR-222 可刺激 VSMC 从"收缩"表型向"合成"表型转换,而"合成"表型与诱导增殖和运动有关。有趣的是,在内皮细胞中却观察到了相反效果,即 miR-221 和 miR-222 抑制了内皮细胞的增殖[23]。这种细胞类型特异性差异效应的原因尚不清楚。

如上所述,miR-21 在多种细胞类型的增殖和凋亡中起着调节作用。在人源化大鼠模型中,miR-21 在大血管机械损伤后上调,在该模型中阻断 miR-21 的活性可防止血管再狭窄[24]。在多种静脉移植疾病模型中,miR-21 的表达也会升高,miR-21 基因敲除小鼠在体内静脉移植后,新生内膜会明显减少[25]。

使用 miR-143/145 敲除小鼠的遗传策略进一步揭示了 miR-143/145 在血管系统中的生物学作用。对这些基因敲除小鼠的组织标本进行的显微镜研究发现了可收缩的平滑肌细胞的结构差异,以及主动脉和其他动脉中平滑肌细胞层的减少。血管厚度的减少归因于肌动蛋白纤维的减少,这表明这些 miRNA 影响了细胞骨架的组装。此外,miR-143/145 还在 SMC 对血管损伤的反应中发挥重要作用。多项研究表明,在实验诱导的病变血管中,miR-143/145 在球囊损伤或颈动脉结扎后表达下降。因此,用 miR-143/145 腺病毒递送载体恢复 miR-143/145 的水平,可通过血管 SMC 的增殖和迁移机制减少球囊损伤诱导的新内膜形成,证明 miR-143 和 miR-145 可调节体内血管重构[23]。

miRNA 有助于微调血管过程的变化以维持体内平衡,并能通过控制细胞迁移和增殖来改变内皮细胞和平滑肌细胞的表型。此外,细胞内的 miRNA 可释放到血液循环中,并可作为疾病活动的标志物。miRNA 在血管重构和疾病中的重要作用表明,用于提高 miRNA 水平或抑制其活性的治疗策略可能是进一步临床研究的一种有前景的方法。

三、长链非编码 RNA

(一)长链非编码 RNA 的生物学发生和功能

lncRNA 从整个基因组的各个区域转录而来,与 mRNA 有一些共同特点,即它们均由 RNA 聚合酶 Ⅱ 转录,通常(但不总是)进行选择性剪接和多聚腺苷酸化。lncRNA 利用多种不同的机制来调节基因表达,其中可能涉及与 DNA、RNA 或蛋白质的相互作用。以前,人们将 lncRNA 使用的各种分子机制归纳为 4 种基本功能原型,包括:①信号原型,lncRNA 在其中发挥转录活性分子信号或指示剂的作用;②诱饵原型,lncRNA

可与其他调控 RNA 或蛋白质结合并将其滴定；③指导原型，lncRNA 指导特定的核糖核蛋白定位到其特定的目标；④支架原型，lncRNA 充当支持性结构平台，为其他相关成分提供支撑，以帮助稳定核结构或信号复合体[9]。

值得注意的是，目前尚无统一的 lncRNA 命名系统，通常是给 lncRNA 分配一个唯一的缩写或描述性名称的首字母缩写，以便对其功能/或基因组背景（如果功能未知）有一定的了解。不过，HUGO 基因命名委员会已经提出了多项补充指南，为人类基因组中的所有 lncRNA 基因提供清晰、信息丰富的名称，这些名称可参阅相关文献[26]。

（二）长链非编码 RNA 在血管生理病理学中的作用

lncRNA 因其在发育生物学和癌症等疾病中的作用而受到广泛关注。虽然有关 lncRNA 在血管中的作用的报道相对较少，但越来越多的研究揭示了 lncRNA 在内皮细胞和平滑肌细胞生物学和病理学中的潜在作用。本文重点介绍数个与血管生理和疾病有关的 lncRNA，包括 lnc-Ang362、MALAT1、Tie-1AS 和 LEENE。

lnc-Ang362 的鉴定使人们深入了解了 lncRNA 如何作为 miRNA 的宿主转录本发挥作用，这些 miRNA 在血管活性刺激下被共同调控。研究发现，大鼠 VSMC 在血管紧张素Ⅱ（一种肽类激素和血管收缩剂，与动脉粥样硬化和高血压有关）刺激后，lnc-Ang362 和 2 个近端 miRNA（miR-221 和 miR-222）会同时上调。研究表明，使用靶向小干扰 RNA 敲低 lnc-Ang362 的表达可减少这 2 种 miRNA 的表达，表明它们之间存在共同调控机制。此外，lnc-Ang362 水平的降低与 VSMC 增殖的减少有关，而血管内皮细胞增殖是 miR-221 和 miR-222 先前已得以证明可调控的生物功能[8]。

MALAT1 是一种在细胞核内发现的基因间 lncRNA。研究表明，MALAT1 在内皮生理和疾病中发挥重要作用，并且在缺氧条件下显著上调。体外研究表明，沉默 MALAT1 可促进内皮细胞迁移，同时抑制其增殖。此外，MALAT1 基因消减或药物抑制已被证明可减少体内血管的生长[8]。

Tie-1AS 是含有免疫球蛋白和表皮生长因子同源结构域-1（Tie-1）的酪氨酸激酶的反义转录本，Tie-1 是一种富含内皮细胞的孤儿受体，被证明对正常的血管发育和功能至关重要，并与动脉粥样硬化的进展有关。有趣的是，虽然 lncRNA 在物种间的保守性通常很低，但研究发现，Tie-1AS 存在于斑马鱼、小鼠和人类的基因组中，这表明其在血管生物学中具有共同的功能联系。在胚胎斑马鱼中，Tie-1AS 转录本与 Tie-1 mRNA 共同在空间和时间上表达。体外和体内研究表明，Tie-1AS lncRNA 与 Tie-1 结合并调节 Tie-1 的转录水平，从而调节内皮细胞连接的完整性。因此，Tie-1 编码转录本和 Tie-1AS 非编码转录本之间的相互作用可能是血管发育过程中的一个重要调控机制[8]。

近期，lncRNA LEENE 被鉴定为 eNOS 表达的增强剂，进一步证明了 lncRNA 对血管功能，特别是内皮稳态的重要性。研究表明，LEENE 可促进 RNA 聚合酶Ⅱ向 eNOS 启动子的募集，从而增加 RNA 转录。此外，设计提高或降低 LEENE 功能的实验表明，eNOS 表达和内皮功能在反应中均发生了不同程度的改变[27]。

结论和临床前景

在过去十年中，二代 RNA 测序技术的发展极大地扩展了人们对转录组，以及短链和长链非编码 RNA 在血管生物学中的功能影响的理解。miRNA 和 lncRNA 被证明是蛋白质编码基因表达的重要和普遍的调节因子，从而控制内皮细胞和平滑肌细胞,以及本章未涉及的许多其他细胞类型的多种生物功能。miRNA 和 lncRNA 的表达失调与许多血管疾病有关。越来越多的临床前研究表明,恢复这些 RNA 种类的正常水平或活性的针对性干预措施可能具有治疗益处,值得进一步的临床研究。

知识空白

- 尽管迄今为止,通过 RNA 测序工作已鉴定出数千种 miRNA 和 lncRNA,但大多数这些非编码 RNA 的潜在功能尚未明确定义。所有这些转录本是发挥离散的生物学功能,还是替代代表非功能性转录噪声仍是一个重要问题。对 RNA 结构如何决定功能的进一步研究可以揭示有助于区分这 2 种可能性的深刻见解。同样,旨在更好地了解 miRNA、lncRNA 和其他生物分子如何在更大的共同调控网络中相互作用的综合分析,也可能会通过关联提供更多的功能线索。最后,需要进一步的转化研究来确定动物模型中报告的 miRNA 和 lncRNA 的临床前治疗效果是否可以转化为对血管疾病患者有意义的健康结果。

(陈龙 翻译;马文君 审核)

参考文献

[1] Alexander RP, Fang G, Rozowsky J, Snyder M, Gerstein MB. Annotating non-coding regions of the genome. Nat Rev Genet. 2010; 11(8):559-71.

[2] Szymanski M, Barciszewski J. Regulatory RNAs in mammals. Handb Exp Pharmacol. 2006;(173):45-72.

[3] Cech TR, Steitz JA. The noncoding RNA revolution-trashing old rules to forge new ones. Cell. 2014; 157(1):77-94.

[4] Palazzo AF, Lee ES. Non-coding RNA: what is functional and what is junk? Front Genet. 2015;6:2.

[5] Friedman RC, Farh KK, Burge CB, Bartel DP. Most mammalian mRNAs are conserved targets of microRNAs. Genome Res. 2009; 19(1):92-105.

[6] Small EM, Olson EN. Pervasive roles of microRNAs in cardiovascular biology. Nature. 2011;469(7330):336-42.

[7] Kozomara A, Griffiths-Jones S. miRBase: annotating high confidence microRNAs using deep sequencing data. Nucleic Acids Res. 2014;42(Database issue):D68-73.

[8] Uchida S, Dimmeler S. Long noncoding RNAs in cardiovascular diseases. Circ Res. 2015;116(4):737-50.

[9] Ballantyne MD, McDonald RA, Baker AH. lncRNA/ MicroRNA interactions in the vasculature. Clin Pharmacol Ther. 2016;99(5): 494-501.

[10] Ambros V, Bartel B, Bartel DP, Burge CB, Carrington JC, Chen X, et al. A uniform system for microRNA annotation. RNA. 2003;9(3):277-9.

[11] Sun HX, Zeng DY, Li RT, Pang RP, Yang H, Hu YL, et al. Essential role of microRNA-155 in regulating endothelium-dependent vasorelaxation by targeting endothelial nitric oxide synthase. Hypertension. 2012;60(6): 1407-14.

[12] Hata A. Functions of microRNAs in cardiovascular biology and disease. Annu Rev Physiol. 2013;75:69-93.

[13] Maroof H, Islam F, Ariana A, Gopalan V, Lam AK. The roles of microRNA-34b-5p in angiogenesis of thyroid carcinoma. Endocrine. 2017;58(1):153-66.

[14] Vosgha H, Ariana A, Smith RA, Lam AK. miR-205 targets angiogenesis and EMT concurrently in anaplastic thyroid carcinoma. Endocr Relat Cancer. 2018;25(3):323-37.

[15] Maegdefessel L, Spin JM, Adam M, Raaz

U, Toh R, Nakagami F, et al. Micromanaging abdominal aortic aneurysms. Int J Mol Sci. 2013;14(7):14374-94.

[16] Leeper NJ, Raiesdana A, Kojima Y, Chun HJ, Azuma J, Maegdefessel L, et al. MicroRNA-26a is a novel regulator of vascular smooth muscle cell function. J Cell Physiol. 2011;226(4):1035-43.

[17] Negi V, Chan SY. Discerning functional hierarchies of microRNAs in pulmonary hypertension. JCI Insight. 2017;2(5):e91327.

[18] Bertero T, Lu Y, Annis S, Hale A, Bhat B, Saggar R, et al. Systems-level regulation of microRNA networks by miR-130/301 promotes pulmonary hypertension. J Clin Invest. 2014;124(8):3514-28.

[19] Rhodes CJ, Wharton J, Boon RA, Roexe T, Tsang H, Wojciak-Stothard B, et al. Reduced microRNA-150 is associated with poor survival in pulmonary arterial hypertension. Am J Respir Crit Care Med. 2013;187(3):294-302.

[20] Schlosser K, White RJ, Stewart DJ. miR-26a linked to pulmonary hypertension by global assessment of circulating extracellular microRNAs. Am J Respir Crit Care Med. 2013;188(12):1472-5.

[21] Rotllan N, Price N, Pati P, Goedeke L, Fernandez-Hernando C. microRNAs in lipoprotein metabolism and cardiometabolic disorders. Atherosclerosis. 2016;246:352-60.

[22] Fang Y, Shi C, Manduchi E, Civelek M, Davies PF. MicroRNA-10a regulation of proinflammatory phenotype in athero-susceptible endothelium in vivo and in vitro. Proc Natl Acad Sci U S A. 2010;107(30):13450-5.

[23] Wei Y, Schober A, Weber C. Pathogenic arterial remodeling: the good and bad of microRNAs. Am J Physiol Heart Circ Physiol. 2013;304(8):H1050-9.

[24] Wang D, Deuse T, Stubbendorff M, Chernogubova E, Erben RG, Eken SM, et al. Local MicroRNA modulation using a novel anti-miR-21-eluting stent effectively prevents experimental in-stent restenosis. Arterioscler Thromb Vasc Biol. 2015;35(9):1945-53.

[25] McDonald RA, White KM, Wu J, Cooley BC, Robertson KE, Halliday CA, et al. miRNA-21 is dysregulated in response to vein grafting in multiple models and genetic ablation in mice attenuates neointima formation. Eur Heart J. 2013;34(22):1636-43.

[26] Wright MW. A short guide to long non-coding RNA gene nomenclature. Hum Genomics. 2014;8:7.

[27] Miao Y, Ajami NE, Huang TS, Lin FM, Lou CH, Wang YT, et al. Enhancer-associated long non-coding RNA LEENE regulates endothelial nitric oxide synthase and endothelial function. Nat Commun. 2018;9(1):292.

15 细胞间通信中的微粒和外泌体

Francisco J. Rios, Rhian M. Touyz, Augusto C. Montezano, and Dylan Burger

一、概述 / 163

二、外泌体 / 164

 （一）外泌体形成 / 164

 （二）外泌体在细胞激活和心血管疾病中的作用 / 165

三、微粒 / 167

 （一）微粒形成 / 167

 （二）细胞间通信中的微粒 / 167

 （三）胞外囊泡在细胞激活和心血管疾病中的作用 / 167

 （四）微粒作为心血管疾病的生物标志物 / 168

四、胞外囊泡的分离 / 169

五、胞外囊泡作为治疗递送系统 / 169

参考文献 / 170

关键概念

- 胞外囊泡(extracellular vesicles, EV)主要有两类,即外泌体/小 EV 和微粒(microparticle, MP)/大 EV,它们的大小和分子组成不同。
- 在正常和应激条件下,外泌体和 MP 被释放到细胞外空间,并且可通过大小和来自亲代细胞的蛋白质来轻松识别。它们可作为原始细胞健康状况的生物标志物。
- 尽管外泌体和 MP 的形成机制不同,但它们都通过携带大量的蛋白质、RNA、miRNA、多肽、转录因子和脂质介质来改变靶细胞的生理状态。
- EV 与靶细胞相互作用的机制包括受体-配体相互作用、通过内吞作用和/或吞噬作用的内化,或与递送内容物的靶细胞膜融合。
- 循环外泌体和 MP 的数量和特征在不同的心血管疾病中发生改变。

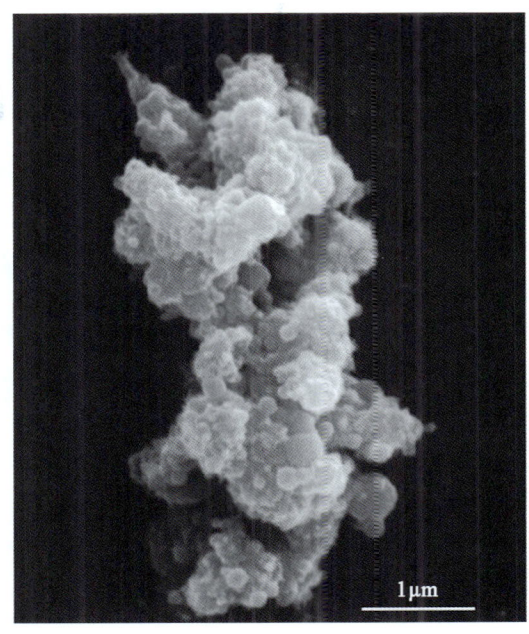

图 15-1　胞外囊泡

注:通过超速离心从人血浆中分离出胞外囊泡簇,并通过透射电子显微镜观察。比例尺=1 μm(引自个人档案)。

一、概述

EV 由一组循环小囊泡组成,这些小囊泡在可溶性核心周围含有磷脂双层。它们从亲代细胞释放到细胞外空间,包括血浆、母乳、尿液和唾液等体液(图 15-1),并且可以反映它们所衍生的亲代细胞的激活状态和表型。EV 能够与细胞相互作用,并以自分泌、旁分泌或内分泌方式影响其功能[1]。EV 将其内容物(货物),包括蛋白质、脂质介质、RNA、miRNA 或酶转移到局部或远处细胞,并与多种疾病的发病机制和进展有关,包括心血管疾病、免疫紊乱、炎症和肿瘤生长[1]。

EV 包括任何膜包裹的囊泡,其中最具特征的群体是外泌体、MP 和凋亡小体。每个群体都有不同的大小和产生机制(图 15-2)。外泌体大小为 40～100 nm,通过泛素化蛋白的富集和溶酶体相关膜蛋白 1(lysosomal-associated membrane protein 1, Lamp1;也称 CD107a)、Lamp3(CD63)、CD9、CD81 或肿瘤易感基因 101(*TSG101*)的存在来识别。MP(也称微泡或胞外体)大小为 100～1000 nm,可通过其表面存在的磷脂酰丝氨酸(phosphatidylserine, PS)及亲代细胞的膜标记来识别。凋亡小体(1～5 μm)是在细胞凋亡过程中形成的,比外泌体和 MP 更大。凋亡小体含有细胞蛋白质、脂质、核碎片和细胞器。它们还可通过其表面存在磷脂酰丝氨酸来识别;然而,它们可以通过大小和增加的膜渗透性与 MP 区分开来[1,2]。

许多研究都集中在 EV,尤其是外泌体和 MP 在多种疾病的发病机制和进展中的作用。EV 还显示出作为新型诊断和治疗工具的巨大潜力。它们可能是疾病的生物标志物,并且通过其承载"货物"的潜力,可以充当药物递送的策略。

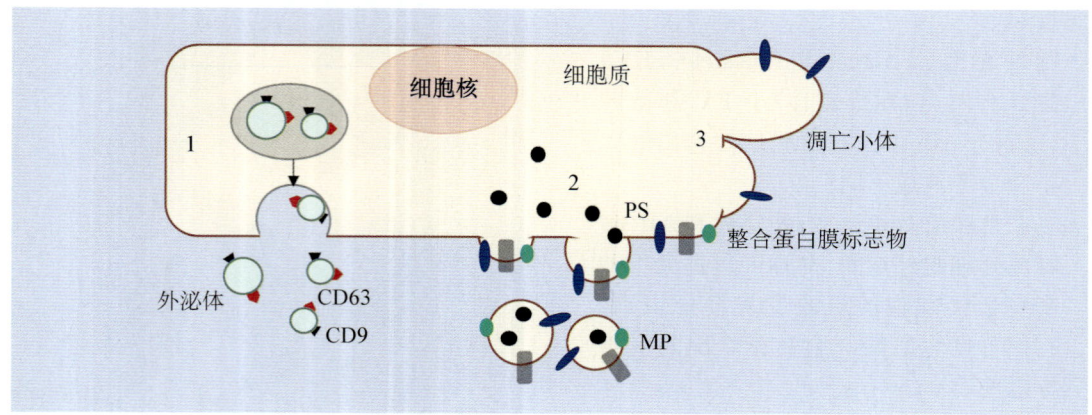

图 15-2 胞外囊泡的形成

注：PS. 磷脂酰丝氨酸；MP. 微粒。

1. 外泌体由内体运输形成，由多泡内泌体（MVE）调控，随后与质膜融合，并将其内容物释放到细胞外环境。外泌体表达 CD63、CD9、CD81 和/或 TSG101。
2. MP 是由质膜向外"出芽"并随后脱落到细胞外空间形成的。MP 通过外部存在的 PS 进行识别，并呈现亲代细胞的膜标记。
3. 凋亡小体是细胞凋亡过程中形成的，比外泌体和 MP 更大。凋亡小体也表达 PS。

二、外泌体

（一）外泌体形成

外泌体起源于内体运输的后期，由多泡内泌体（multivesicular endosome，MVE）调控，随后融合到质膜上并将其内容物作为外泌体释放到细胞外环境中（图 15-2）。在循环系统中已鉴定出来自 VSMC、内皮细胞、成纤维细胞、血小板、单核细胞/巨噬细胞、淋巴细胞、肥大细胞、造血细胞和肿瘤相关细胞的外泌体。来自脂肪组织的细胞也是外泌体产生的重要来源。外泌体存在于所有体液中，包括血浆、母乳、唾液、尿液和脑脊液。它们含有脂筏微区、膜片段和细胞质，是 RNA、miRNA、蛋白质和脂质介质的重要载体，并且富含泛素化蛋白质[3]。

外泌体的形成需要复杂的细胞内机制，并且首先通过晚期内体或多囊泡的限制膜向内出芽形成管腔内囊泡；随后，这些囊泡与细胞膜融合并将其内容物作为外泌体释放到细胞外环境中。在外泌体形成的多种机制中，最具有特征的是运输所需的内体分选复合物（endosomal sorting complex required for transport，ESCRT）的参与，它是一种复合物或蛋白质，能够驱动泛素结合膜蛋白的分选进入囊泡，囊泡进入 MVE 管腔，随后与溶酶体融合。对来自不同细胞类型的纯化外泌体进行的蛋白质组学分析也发现了 ESCRT 成分，例如，TSG101 和 ALIX（它们也是内溶酶体系统的调节因子）及其"货物"中的泛素化蛋白质。外泌体的形成也可与 ESCRT 无关，并依赖于脂质代谢酶，如鞘磷脂酶和磷脂酶 D2（phospholipase D2，PLD2），它们分别将鞘磷脂水解为神经酰胺，将磷脂酰胆碱水解为磷脂酸[4]。肝素酶还通过裂解和激活多聚糖的硫酸乙酰肝素在外泌体形成中发挥重要作用。多聚糖是跨膜蛋白聚糖的一个小家族，携带 3～5 个硫酸乙酰肝素和硫酸软骨素链。由于多聚糖是多种生长因子和黏附分子的共同受体,还参与细胞骨架组织,因此,它可能在外泌体"货物"的形成和磷酸化受体、生长因子和其他依赖硫酸肝素活性的蛋白质的整合中发挥重要作用[5]。参与外泌体形成的另一种机制需要四跨膜蛋白介导的蛋白质组织,如淀粉样蛋白和前黑素体蛋白[6]。除介导生理效应的能力之外,一些miRNA和其他非编码RNA携带某些特定的基序,控制它们在外泌体中的定位。这些机制需要一种称为异质核核糖核蛋白A2B1(hnRNPA2B1)蛋白苏酰化的转录后修饰,这会增加其与非编码RNA中存在的基序结合的能力,并控制它们装载到外泌体中[7]。一旦外泌体在细胞内空间中形成,它们就会被释放到细胞外环境,这些机制部分依赖于Rab GTPases,特别是Rab27a和Rab27b,这些蛋白已被证明与分泌颗粒和与溶酶体相关的细胞器的分泌有关[4,6]。参与外泌体形成的多种机制大大增加了分泌囊泡的异质性,使其所含内容物不同,从而在不同靶细胞上产生不同的功能效果。此外,外泌体还携带来自其母细胞的膜和细胞质碎片。

外泌体中已鉴定出多种蛋白质,包括Lamp1、CD9、CD63、CD89、CD81和CD82、flotillin、膜联蛋白、cofilin-1、热休克蛋白(HSP70和HSP90)、TSG101和酶(enolase-1、醛缩酶-A、PGK1和LDH-A)[3]。

根据当前的外泌体数据库,不同生物体和细胞类型的外泌体中已鉴定出4563种蛋白质、194种脂质、1639种mRNA和764种miRNA。外泌体通过在相似和不同细胞群之间转移蛋白质和遗传物质来促进细胞激活。因此,外泌体被认为是通过细胞间旁分泌和内分泌方式进行基因转移的重要来源。实际上,外泌体携带大量的mRNA和非编码RNA。非编码RNA是一类不翻译蛋白质的RNA,根据序列长度分为:长链非编码RNA(>200个碱基)和小非编码RNA(<200个碱基)。miRNA是一种大约由22个碱基组成的非编码RNA。miRNA通过与靶mRNA的3'-非翻译区(3'-UTR)多个位点互补结合,导致mRNA降解并抑制蛋白质合成。尽管化学计量测量表明大多数外泌体中仅含有少量特定的miRNA,但血浆和唾液中的大部分miRNA都是通过外泌体携带的[8]。

(二)外泌体在细胞激活和心血管疾病中的作用

来自血管和免疫系统的细胞在动脉粥样硬化过程中发挥重要作用,介导慢性炎症反应和动脉粥样硬化斑块的发展[9]。内皮细胞是与血液直接接触的血管细胞,这使得它们成为循环中存在的可溶性因子(包括外泌体)的主要靶标。在生理条件下,外泌体在正常情况下生成,发挥维持体内稳态的重要功能。然而,当血管细胞受到刺激时,如炎症介质或缺氧条件下,外泌体的量会显著增加。在肿瘤坏死因子-α(TNF-α)等促炎细胞因子的刺激下,内皮细胞产生携带与氧化应激[超氧化物歧化酶2(SOD2)]、炎症和免疫反应相关[单核细胞趋化蛋白1(MCP-1)、白介素8(IL-8)、血管细胞黏附分子1(VCAM-1)],以及NF-κB通路的基因和蛋白质。此外,在缺氧条件下,内皮细胞释放出携带应激反应相关基因[N-myc下游调节1(NDRG-1)、冷诱导RNA结合蛋白(CIRBP)]及细胞凋亡相关基因[BCL2/腺病毒E1B 19 kDa相互作用蛋白3(BNIP3)]的外泌体[10]。来自红细胞的外泌体携带TNF-α,诱导炎症;而来自血小板的外泌体可能通过依赖于外泌体产生的活性氧(ROS)的机制增加内皮细胞的凋亡。巨噬细胞产生的外泌体诱导内皮细胞中细胞间黏附分子1(ICAM-1)的表达和转录因子NF-κB的激活。来源于淋巴细胞、巨噬细胞和树突状细胞的外泌体通过表达Fas配体(CD95L),结合靶细胞中的Fas受体,从而调节细胞凋亡机制。此外,源自淋巴细胞或脂肪细胞的外泌体诱导巨噬细胞分化为泡沫细胞,泡沫细胞存在于动脉粥样硬化发展的所有阶段[11]。此外,外泌体在脂肪细胞和血管组织之间转移致动脉粥样硬化介质。受刺激的巨噬细胞和血小板产生的外泌体表达 miR-150,它在免疫细胞中具有促炎特性,并促进内皮细胞迁移和凋亡[12]。值得注意的是,患有严重动脉粥样硬化和 2 型糖尿病患者血浆中的 miR-150 水平较高,但抗血小板治疗可逆转这种情况。同样,致动脉粥样硬化的巨噬细胞衍生的外泌体携带 miR-146a,可抑制巨噬细胞迁移[13]。血小板衍生的外泌体表达 miR-320,后者通过减少黏附分子 ICAM-1 的表达而发挥抗凝和抗炎特性。肥大细胞的外泌体中也存在抗凝介质。研究还表明,富含 miR-486-5p 的内皮祖细胞来源的外泌体可通过减少内皮细胞凋亡来防止实验性肾损伤[14]。

长非编码 RNA(lncRNA)是一种长度超过 200 个碱基的非蛋白质编码 RNA 的异质亚型。lncRNA 已被证明在表观遗传修饰和转录、翻译、RNA 代谢调节、干细胞维持和分化、细胞自噬和凋亡,以及胚胎发育中发挥重要作用。此外,lncRNA 与多种主要疾病有关,包括不同类型的癌症,以及神经和心血管疾病。一些已经被确认与心脏微血管功能障碍有关的 lncRNA 包括心肌梗死相关转录本(myocardial infarction-associated transcript,MIAT)和 PUNISH-ER,它们与心肌梗死和血管生成相关[15]。具有组织和细胞类型特异性表达的 lncRNA 存在于血浆外泌体中,也可用作疾病进展和诊断的生物标志物[16]。lncRNA 在外泌体中的功能备受关注,因为递送到其他细胞的遗传物质会引发细胞激活表型的改变,从而将靶细胞编程为激活状态[17]。

动脉粥样硬化和高血压等心血管疾病的特点是 ROS 产生过多和氧化应激。据报道,在动脉粥样硬化条件下,巨噬细胞会产生富含硫氧还蛋白(thioredoxin,TRX-1)和过氧化氧还蛋白(peroxiredoxin,PRDX-1)的外泌体[18]。TRX-1 和 PRDX-1 是氧化应激的标志物,在不稳定心绞痛和动脉瘤患者的血浆中观察到浓度升高,并且与动脉粥样硬化的严重程度相关。外泌体表达血管紧张素Ⅰ型受体(AT_1R),且已被证明在抗性动脉中促进 AT_1R 的表达,从而增强血管紧张素Ⅱ对血管的作用[19]。

尿液外泌体可反映肾脏生理功能。正常受试者尿液中约 3% 的总蛋白存在于外泌体中。一项研究通过蛋白质组学分析报告了尿外泌体中的 295 种不同蛋白质[20,21]。糖尿病肾病患者的尿液外泌体表现出明胶酶活性降低和铜蓝蛋白水平升高,这些都是肾功能不全的生物标志物。此外,急性肾损伤患者的尿液外泌体中含有高浓度的胎球蛋白-A,这是一种主要由肝脏合成的成骨因子,与血管钙化和糖尿病密切相关。新近证据表明,钠转运蛋白存在于尿外泌体中,在各种高血压疾病中表达水平发生改变。例如,与健康对照相比,Ⅱ型假性醛固酮增多症患者的 EV 中 NaCl 协同转运蛋白(NaCl cotransporter,NCC)水平升高。囊泡钠转运蛋白的水平可能取决于肾素-血管紧张素-醛固酮系统(RAAS)的激活状态。RAAS 激活的增加会增加外泌体中上皮钠通道(exosomal epithelial sodium channel,ENaC)肽的含量[22]。有趣的是,也有报道称,外泌体还可通过涉及 3-磷酸甘油醛脱氢酶的机制抑制 ENaC 活性[23]。

此外,尿液外泌体携带 miRNA,并可能调节肾脏中的管状转运蛋白[24]。微量白蛋白尿患者的尿液外泌体中 miR-155、miR-424 和 miR146a 水平降低,而 miR-130a 和 miR-145 水平升高。这些过程可能对 TGF-β 介导的作用十分重要,而 TGF-β 在肾纤维化中发挥作用。

三、微粒

(一) 微粒形成

MP 是由质膜向外"出芽"形成的 EV，并脱落到细胞外空间（图 15-2）。血液循环中已发现来自多种细胞类型的 MP，包括来自血管的细胞（内皮细胞、平滑肌细胞、成纤维细胞）、循环细胞（血小板、红细胞、白细胞）、免疫细胞（中性粒细胞、淋巴细胞、单核细胞/巨噬细胞）和祖细胞。它们是在生理条件下，以及细胞激活和细胞应激过程中形成的。在细胞中引发 MP 形成的重要分子过程包括：细胞内钙水平升高、氧化应激、Rho 激酶激活、膜小窝（caveolae）的形成及细胞骨架的重组[2]。膜磷脂重排和磷脂酰丝氨酸暴露与膜出芽和 MP 形成密切相关，是 MP 的典型特征。

Scott 综合征患者体内暴露磷脂酰丝氨酸对 MP 形成的重要性已被证明，这是一种以暴露质膜磷脂酰丝氨酸能力受损和凝血能力不足为特征的遗传病。这些患者血液中循环的血小板 MP 数量减少。在缺乏 ATP 结合盒转运蛋白（ATP-binding cassette subfamily A member 1, ABCA1）的患者中也发现了循环 MP 减少，ABCA1 是一种参与细胞胆固醇代谢和脂质稳态（包括磷脂酰丝氨酸穿梭）的蛋白质。细胞膜中富含胆固醇的微区（如小窝、脂筏微区）有助于 MP 形成，因为小窝/脂筏的破坏会导致 MP 形成减少[2]。

(二) 细胞间通信中的微粒

MP 是细胞激活的重要介质，因为它们以旁分泌和内分泌方式传递信息。与外泌体类似，MP 携带 RNA、miRNA、蛋白质、脂质介质和生长因子。外泌体与 MP 之间的内容有相当大的重叠。但 MP 在大小、膜蛋白和表面磷脂酰丝氨酸上有所区别。MP 的内容物会根据来源细胞的状态发生变化，例如，细胞处于激活、应激、凋亡或坏死状态时，MP 的内容物各不相同。它们的含量也会根据其来源细胞所受到的刺激而变化，如葡萄糖、血管活性肽、生长因子和细胞因子[25]。

MP 介导的细胞间通信不仅发生在相似的细胞类型之间，如内皮细胞 MP 影响内皮细胞；也发生在不同细胞类型之间，如血小板 MP 影响内皮细胞等。这种相互作用促进了不同细胞群之间的对话。

(三) 胞外囊泡在细胞激活和心血管疾病中的作用

MP 和外泌体与靶细胞之间的相互作用很复杂，可能涉及以下多种机制：① 配体-受体结合；② 与细胞膜直接融合；③ 受体细胞的摄取（图 15-3）。

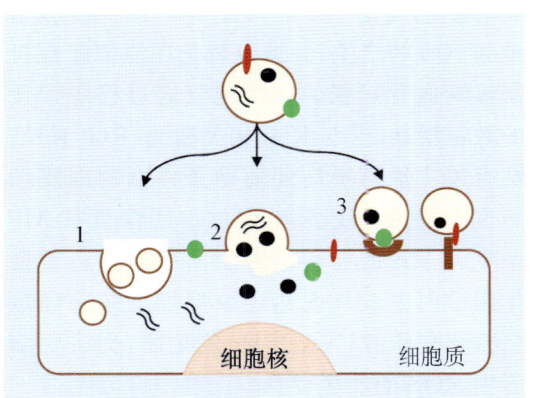

图 15-3　胞外囊泡与靶细胞的相互作用

注：胞外囊泡可与靶细胞相互作用，通过（1）内吞作用、（2）膜融合或（3）受体相互作用与靶细胞相互作用并传递 mRNA、miRNA、蛋白质和信号分子，诱导靶细胞活化。

1. 配体-受体结合　EV 的膜表达生物活性脂质，包括花生四烯酸，它们通过立体特异性脂质过氧化作用代谢，产生各种信号分子。通过表达磷脂酰丝氨酸，MP 可与主要在吞噬系统细胞中表达的清道夫受体相互作用。清道夫受体 CD36 与 MP、凋亡细胞和氧化磷脂中的磷脂酰丝氨酸基序相互作用,并参与 MP 信号转导和清除[26]。同样,一些 EV 携带血管生成生长因子,如 EGF 和 VEGF,它们可能分别与靶细胞中的 EGFR 或 VEGFR 结合。

2. 与细胞膜直接融合 EV 与细胞膜相互作用的第二种方式是与受体细胞脂质双层融合,这在来自同一谱系的细胞中十分常见,因为它们携带相似的脂质成分[27]。

3. 受体细胞的摄取 胞吞作用和内化是 EV 与靶细胞相互作用的另一种机制。这些过程导致 EV 内容物释放到受体细胞,从而影响细胞信号转导和功能(图 15-3)。

氧化应激是心血管疾病中细胞活化和损伤的重要因素。实验数据表明,用促炎性细胞因子 TNF-α 刺激培养的人脐静脉内皮细胞(human umbilical vein endothelial cells,HUVEC)会产生富含与氧化应激相关的蛋白质的 MP。内皮 MP 减少细胞增殖和 NO 的产生,并通过氧化还原依赖性机制影响血管舒张。在细胞衰老过程中,MP 的数量增加,这与 Rho 相关激酶(ROCK)活性有关。暴露于高葡萄糖条件下的内皮细胞也会导致 MP 产生增加。活性氧在 MP 产生和 MP 诱导的细胞激活中发挥着重要作用。内皮 MP 表达还原型烟酰胺腺嘌呤二核苷酸磷酸(NADPH)氧化酶,促进靶细胞中 ROS 的产生[28,29]。

此外,MP 携带对细胞激活很重要的遗传物质。例如,在 MP 中观察到内皮型一氧化氮合酶(eNOS)、磷酸肌醇 3-激酶(PI3k)和 Akt 的 mRNA。这些物质的转移可以改变关键的细胞过程,包括 NO 的产生、葡萄糖代谢、细胞凋亡、细胞增殖、转录和细胞迁移。内皮 MP 还携带促进骨髓细胞分化为内皮细胞的介质。此外,MP 通过依赖 MAPK 和 NF-κB 激活的机制,诱导内皮细胞的促炎表型,增加 IL-6、MCP-1、iNOS 和 COX-2 的表达。MP 介导的金属蛋白酶(MMP)-2、MMP-3、MMP-9 和 MMP-13(MMP 与斑块动脉粥样硬化不稳定和破裂相关)的转移与动脉粥样硬化的血管重构有关[30]。

VSMC 来源的 MP 还可能通过释放 MP 来影响内皮细胞,从而减少 NO 的产生并损害血管舒张,但其机制仍需阐明。在肺中观察到不同细胞群之间携带 MP 蛋白的另一个例子。肺泡巨噬细胞持续产生携带细胞因子信号转导抑制蛋白(suppressor of cytokine signalling,SOCS)的 MP,这些蛋白与肺泡上皮细胞相互作用,并通过涉及信号转导和转录激活因子(STAT)的机制减少炎症反应[31]。吸烟后,这种保护作用会减弱。值得注意的是,SOCS 蛋白仅在由 MP 或外泌体携带时才存在于细胞外环境中。

(四)微粒作为心血管疾病的生物标志物

MP 在健康个体的血浆中以低水平存在。在各种心血管疾病、糖尿病、肥胖症、肾病和癌症中,MP 的循环水平会升高。因此,一个重要的研究领域是确定在健康和疾病状态下差异表达的 MP 群体,作为潜在的生物标志物。例如,在代谢综合征和动脉粥样硬化患者中,来源于白细胞的 MP 增加,并与 C 反应蛋白(C-reactive protein,CRP)水平相关。同样,MP 的数量与 Framingham 研究[32]中观察到的心血管疾病评分风险相关,该研究是一项针对马萨诸塞州 Framingham 市居民的长期、持续的心血管队列研究。在终末期肾病患者中,循环内皮 MP 水平升高比 Framingham 风险评分或年龄更能预测未来心血管疾病风险[33]。高脂肪饮食会损害内皮功能并增加氧化应激,还会导致年轻健康男性体内 MP 急剧增加。高血压患者的血浆中,来自内皮细胞、血小板和单核细胞的 MP 也有所增加。

某些治疗干预措施已被证明能够影响

循环 MP 水平。在高血压和 2 型糖尿病患者中，使用辛伐他汀和氯沙坦治疗可降低源自内皮细胞、血小板和单核细胞的 MP 水平。研究观察到的减少不仅与循环 MP 总数有关，还与表达谱有关[34]。他汀类药物可降低 2 型糖尿病患者的 MP 水平，以及纤维蛋白原受体的 MP 表达，这与血栓形成和心血管事件的减少有关[35]。补充鱼油会降低循环内皮源性 MP 水平[36]。更广泛地说，高血压的治疗与循环内皮 MP 的降低有关，尽管这一降低并未达到健康个体的水平。同样，血糖控制与循环中内皮细胞和血小板衍生 MP 的减少相关，而循环内皮细胞和血小板衍生的 MP 与糖尿病患者的葡萄糖耐量相关[37,38]。

有趣的是，疾病也可能影响 MP 的生物活性。在脑卒中中，MP 源自单核细胞和血小板，影响血管钙化、斑块不稳定、破裂和卒中的发展[39]。同样，来自代谢综合征患者的 MP 会损害 NO 的产生，并减少离体血管中的内皮依赖性舒张作用；而来自健康个体的 MP 对这些功能的影响甚微[40]。

四、胞外囊泡的分离

在本章前文中提到 MP 和外泌体通过大小来区分，这些物理特征对于分离 EV 以进行更具体的分子研究非常重要。从血浆样品中分离 MP（大小为 100～1000 nm）需要两步离心：①血浆样品在 1500～2500×g 下离心 10 min 以去除细胞碎片；② 17 000～20 000×g 进行超速离心 20 min。含有 MP 的沉淀可溶解在盐水中用于进一步研究[41]。关于超速离心的详细操作步骤，应参考专业文献。

外泌体的分离需要更多步骤以避免蛋白质、细胞器或 MP 的污染。在前述 MP 分离之后，为避免这些污染，需将上清液通过 0.1 μm 滤膜过滤，以去除＞100 nm 的污染物；然后，在 4 ℃下以 100 000～120 000×g 超速离心 90 min。这些是最常用的技术，但使用差速离心法分离外泌体可能会出现蛋白聚集物的共同沉淀或非特异性结合蛋白的共同纯化问题。为避免这种污染，研究者开发了其他方案，包括密度梯度离心（density-gradient centrifugation，DGC）、蔗糖密度梯度离心和凝胶渗透色谱（gel permeation chromatography，GPC）。这些方案在纯度上存在一些差异，也会影响外泌体的最终浓度。此外，抗原亲和捕获也被认为可提高 EV 的纯度。这种亲和捕获基于外泌体中的特异性标志物（如四跨膜蛋白 CD9、CD81 和 CD63），以及 MP 中的标志物（如 Anexin V）的含量[4]。

五、胞外囊泡作为治疗递送系统

EV 具有许多特征，使其成为有吸引力的药物递送系统。它们能够将蛋白质和遗传物质运输到全身，同时为其"货物"提供保护。此外，基于其内容物的性质，EV 可用于治疗目的。这些效应可以通过免疫疗法观察到，其中 EV 可以促进淋巴细胞的激活，从而改善传染病和癌症的治疗。使用 EV 作为药物输送具有一些优势，并且对于改善疾病的治疗十分有意义。EV 具有相容性，且根据其来源细胞的不同，它们可能是免疫惰性的，例如来自间充质干细胞或未成熟的树突状细胞的 EV。EV 的重要特性之一是能够穿过血脑屏障。实际上，已有研究报道了包含沉默 RNA 的外泌体成功递送至大脑[42,43]。

外泌体可以在人工系统中进行改造，使其表达外源蛋白、miRNA 和干扰小 RNA（small interfering RNA，siRNA），以及携带药物。它们可以装载腺病毒，从而改善递送至靶细胞的能力。因此，开发 EV 作为治疗工具具有十分巨大的潜力。然而，尽管有这些优点，但其应用仍存在严峻的挑战，包括缺乏特异性、未知的药代动力学和胞质递送效率不足[44]。因此，仍需要进一步研究，以确立 EV 作为药物传递系统的有效性。

结论和临床前景

包括外泌体和 MP 在内的 EV 是细胞间通信的重要参与者，涉及生理和病理过程。所有细胞都有产生 EV 的潜力，EV 通常在循环中含量较低。心血管疾病、糖尿病、代谢综合征、肥胖、肾病和癌症与血浆 EV 水平升高有关。EV 如何与靶细胞相互作用尚不清楚，并且可能涉及多个过程，包括配体-受体相互作用、细胞膜融合、内吞作用，以及 MP"货物"向受体细胞的转移与释放。除作为细胞间通信介质作用外，EV 也是疾病的重要生物标志物，并且有潜力充当药物、蛋白质、miRNA 和其他分子的治疗递送系统。

知识空白

- 需要改进分离 EV 纯化部分的方法，以避免污染。
- EV 可通过内吞作用、受体相互作用或膜融合与靶细胞相互作用，但尚不清楚这些不同的相互作用过程是否导致靶细胞的激活模式存在差异。
- EV 由多种囊泡组成，其复杂性在病理状态下增加。同一细胞产生不同亚类的 EV 具体功能仍是未来研究的一个挑战，而决定其生物活性的核心分子身份也尚未明确。
- MP 作为疾病的诊断和治疗方法仍需要临床验证。

（熊兴东　翻译；钟久昌　审核）

参考文献

[1] Colombo M, Raposo G, Thery C. Biogenesis, secretion, and intercellular interactions of exosomes and other extracellular vesicles. Annu Rev Cell Dev Biol. 2014;30:255-89.

[2] Burger D, et al. Microparticles: biomarkers and beyond. Clin Sci (Lond). 2013;124(7):423-41.

[3] Kowal J, Tkach M, Thery C. Biogenesis and secretion of exosomes. Curr Opin Cell Biol. 2014;29:116-25.

[4] Xu R, et al. Extracellular vesicle isolation and characterization: toward clinical application. J Clin Invest. 2016;126(4):1152-62.

[5] Roucourt B, et al. Heparanase activates the syndecan-syntenin-ALIX exosome pathway. Cell Res. 2015;25(4):412-28.

[6] Maas SLN, Breakefield XO, Weaver AM. Extracellular vesicles: unique intercellular delivery vehicles. Trends Cell Biol. 2017;27(3):172-88.

[7] Villarroya-Beltri C, et al. Sumoylated hnRNPA2B1 controls the sorting of miRNAs into exosomes through binding to specific motifs. Nat Commun. 2013;4:2980.

[8] Chevillet JR, et al. Quantitative and stoichiometric analysis of the microRNA content of exosomes. Proc Natl Acad Sci U S A. 2014;111(41):14888-93.

[9] Loyer X, et al. Microvesicles as cell-cell messengers in cardiovascular diseases. Circ Res. 2014;114(2):345-53.

[10] de Jong OG, et al. Cellular stress conditions are reflected in the protein and RNA content of endothelial cell-derived exosomes. J Extracell Vesicles. 2012;1.

[11] Xie Z, et al. Adipose-derived exosomes exert proatherogenic effects by regulating macrophage foam cell formation and polarization. J Am Heart Assoc. 2018;7(5):e007442.

[12] Qin B, et al. MicroRNA-150 targets ELK1 and modulates the apoptosis induced by ox-LDL in endothelial cells. Mol Cell Biochem. 2017;429(1-2):45-58.

[13] Nguyen MA, et al. Extracellular vesicles secreted by atherogenic macrophages transfer microRNA to inhibit cell migration. Arterio-

scler Thromb Vasc Biol. 2018;38(1):49-63.

[14] Vinas JL, et al. Transfer of microRNA-486-5p from human endothelial colony forming cell-derived exosomes reduces ischemic kidney injury. Kidney Int. 2016;90(6):1238-50.

[15] Gomes CPC, et al. The function and therapeutic potential of long non-coding RNAs in cardiovascular development and disease. Mol Ther Nucl Acids. 2017;8:494-507.

[16] Shan K, et al. Role of long non-coding RNA-RNCR3 in atherosclerosis-related vascular dysfunction. Cell Death Dis. 2016;7(6):e2248.

[17] Sun Z, et al. Emerging role of exosome-derived long non-coding RNAs in tumor microenvironment. Mol Cancer. 2018;17(1):82.

[18] Madrigal-Matute J, et al. Thioredoxin-1/peroxiredoxin-1 as sensors of oxidative stress mediated by NADPH oxidase activity in atherosclerosis. Free Radic Biol Med. 2015;86:352-61.

[19] Pironti G, et al. Circulating exosomes induced by cardiac pressure overload contain functional angiotensin II type 1 receptors. Circulation. 2015;131(24):2120-30.

[20] Pisitkun T, Shen RF, Knepper MA. Identification and proteomic profiling of exosomes in human urine. Proc Natl Acad Sci U S A. 2004;101(36):13368-73.

[21] Choi DS, et al. Proteomics of extracellular vesicles: exosomes and ectosomes. Mass Spectrom Rev. 2015;34(4):474-90.

[22] Qi Y, et al. Activation of the endogenous renin-angiotensin-aldosterone system or aldosterone administration increases urinary exosomal sodium channel excretion. J Am Soc Nephrol. 2016;27(2):646-56.

[23] Jella KK, et al. Exosomal GAPDH from proximal tubule cells regulate ENaC activity. PLoS One. 2016;11(11):e0165763.

[24] Gracia T, et al. Urinary exosomes contain MicroRNAs capable of paracrine modulation of tubular transporters in kidney. Sci Rep. 2017;7:40601.

[25] Burger D, et al. High glucose increases the formation and pro-oxidative activity of endothelial microparticles. Diabetologia. 2017;60(9):1791-800.

[26] Ghosh A, et al. Platelet CD36 mediates interactions with endothelial cell-derived microparticles and contributes to thrombosis in mice. J Clin Invest. 2008;118(5):1934-43.

[27] Montecalvo A, et al. Mechanism of transfer of functional microRNAs between mouse dendritic cells via exosomes. Blood. 2012;119(3):756-66.

[28] Burger D, et al. Microparticles induce cell cycle arrest through redox-sensitive processes in endothelial cells: implications in vascular senescence. J Am Heart Assoc. 2012;1(3):e001842.

[29] Burger D, et al. Endothelial microparticle-derived reactive oxygen species: role in endothelial signaling and vascular function. Oxidative Med Cell Longev. 2016;2016:5047954.

[30] Shimoda M, Khokha R. Metalloproteinases in extracellular vesicles. Biochim Biophys Acta. 2017;1864(11 Pt A):1989-2000.

[31] Bourdonnay E, et al. Transcellular delivery of vesicular SOCS proteins from macrophages to epithelial cells blunts inflammatory signaling. J Exp Med. 2015;212(5):729-42.

[32] Amabile N, et al. Association of circulating endothelial microparticles with cardiometabolic risk factors in the Framingham Heart Study. Eur Heart J. 2014;35(42):2972-9.

[33] Amabile N, et al. Predictive value of circulating endothelial microparticles for cardiovascular mortality in end-stage renal failure: a pilot study. Nephrol Dial Transplant. 2012;27(5):1873-80.

[34] Nomura S, et al. Effects of losartan and simvastatin on monocyte-derived microparticles in hypertensive patients with and without type 2 diabetes mellitus. Clin Appl Thromb Hemost. 2004;10(2):133-41

[35] Sommeijer DW, et al. Pravastatin reduces fibrinogen receptor gpIIIa on platelet-derived microparticles in patients with type 2 diabe-

tes. J Thromb Haemost. 2005;3(6):1168-71.

[36] Wu SY, et al. Fish-oil supplementation alters numbers of circulating endothelial progenitor cells and microparticles independently of eNOS genotype. Am J Clin Nutr. 2014;100(5):1232-43.

[37] Cheng V, et al. Restoration of glycemic control in patients with type 2 diabetes mellitus after bariatric surgery is associated with reduction in microparticles. Surg Obes Relat Dis. 2013;9(2):207-12.

[38] Rodrigues KF, et al. Circulating microparticles levels are increased in patients with diabetic kidney disease: a case-control research. Clin Chim Acta. 2018;479:48-55.

[39] Wang B, et al. Circulating microparticles in patients after ischemic stroke: a systematic review and meta-analysis. Rev Neurosci. 2018;11. https://doi.org/10.1515/revneuro-2017-0105.

[40] Agouni A, et al. Endothelial dysfunction caused by circulating microparticles from patients with metabolic syndrome. Am J Pathol. 2008;173(4):1210-9.

[41] Munkonda MN, et al. Podocyte-derived microparticles promote proximal tubule fibrotic signaling via p38 MAPK and CD36. J Extracell Vesicles. 2018;7(1):1432206.

[42] Vader P, et al. Extracellular vesicles for drug delivery. Adv Drug Deliv Rev. 2016;106 (Pt A):148-56.

[43] EL Andaloussi S, et al. Extracellular vesicles: biology and emerging therapeutic opportunities. Nat Rev Drug Discov. 2013;12(5):347-57.

[44] Ohno S, Drummen GP, Kuroda M. Focus on extracellular vesicles: development of extracellular vesicle-based therapeutic systems. Int J Mol Sci. 2016;17(2):172.

血管疾病的病理生理学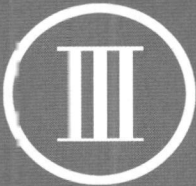

16　高血压基因组学 / 175
Sandosh Padmanabhan, Alisha Aman, and Anna F. Dominiczak

17　内皮功能障碍 / 185
Heather Yvonne Small, Gemma Currie, and Christian Delles

18　血管重构 / 195
Carmine Savoia

19　动脉僵硬度 / 204
Carmel M. McEniery and Kathleen Connolly

20　动脉粥样硬化 / 215
John Mercer and Tomasz J. Guzik

21　血管疾病中的炎症与免疫 / 229
Lucy McShane, Andrew P. Sage, and Pasquale Maffia

22　炎症的诊断和靶向性治疗 / 240
Tomasz J. Guzik

23　血管周围脂肪组织 / 249
Saad Javed, Mariam Alakrawi, and Adam S. Greenstein

24　肿瘤化疗药物的血管生物学 / 263
Alan C. Cameron, Rhian M. Touyz, and Ninian N. Lang

25　冠状动脉微血管疾病 / 273
Novalia Purnama Sidik, Peter McCartney, and Colin Berry

26　脑小血管病与血管性认知障碍:临床前基础部分 / 279
Anne M. Dorrance, Bana Abolibdeh, and Janice M. Diaz-Otero

27　种族特点与心血管疾病 / 290
Aletta E. Schutte

16 高血压基因组学

Sandosh Padmanabhan, Alisha Aman, and Anna F. Dominiczak

一、高血压的复杂病因 / 177

二、原发性高血压遗传基础的证据 / 177

三、常见变异体或罕见变异体 / 178

四、单基因型高血压和低血压 / 179

五、多基因型高血压 / 179

参考文献 / 184

Ⅲ 血管疾病的病理生理学

> **关键概念**
> - 血压和高血压为多基因性状关系。
> - 全基因组关联研究已确定了超过 900 个与血压相关的单核苷酸多态性（single nucleotide polymorphism，SNP），解释了其遗传性的近 20%。
> - 单基因型高血压和低血压是罕见的，这些血压类型主要由影响肾脏和肾上腺途径的单基因突变所致。

基因组学对理解疾病的分子基础做出了重大贡献，并在一定程度上不断推动了有效治疗方法的发展。在 2001 年人类基因组序列草图发布之前，心血管遗传学主要研究少数罕见的孟德尔综合征[1]。然而，大多数具有重要公共卫生意义的心血管疾病，如冠状动脉疾病（coronary artery disease，CAD）和高血压（hypertension，HTN），具有多因素遗传特征，反映了多基因风险等位基因与环境诱因之间复杂的相互作用。因此，剖析心血管疾病的遗传结构具有挑战性。从流行病学和临床的角度来看，血压在正常人群分布较高与心血管死亡率和发病率的风险增加相关。血压、心输出量和总外周阻力的主要决定因素是由涉及肾脏、神经、内分泌、血管和其他机制的相互作用途径组成的复杂网络控制的。这个系统中的每个系统都有多个基因参与调节血压的特殊功能。因此，许多基因可能会导致高血压的发生发展。根据定义，血压是一种复杂性状，是指任何不表现出经典孟德尔遗传特征的表型，由单个基因以及多个基因与环境因素之间的相互作用所致（简单性状和复杂性状之间的差异见表 16-1，HTN 的复杂诱因见图 16-1）。在人群中的血压呈正态分布，支持血压调节的复杂多因素基础[2]。然而，如图 16-1 所示，在血压谱的右端，有罕见的单基因型 HTN 或低血压（"简单性状"）。这些单基因型 HTN 或低血压在人群中十分罕见，相较于原发性 HTN 与全球成年人中超过 25% 的患病率，他们对公共卫生的影响微乎其微。单基因型血压失调为血压调节提供了宝贵见解，并扩展了人们对 HTN 机制及其治疗的理解。约有 25 个基因突变与基因功能紊乱及随之引起的血压失调有关[3]。挑战在于将这些成功的例子扩展到与原发性 HTN 相关的基因图谱。

表 16-1　简单性状与复杂性状

简单或单基因性状	复杂性状
通常是由于单一基因缺陷	涉及多个基因和环境因素的多基因性状
由于有害突变	不是由于罕见的有害突变，而是由于人群中频繁的自然变异
明确的遗传模式——常染色体显性、常染色体隐性或性别关联	家族中的聚集，但没有显示出明确的孟德尔遗传模式
完全外显率	可变外显率
无表型	存在表型
高等位基因异质性	表型和遗传异质性
通常发生在早期生命阶段	通常为迟发性疾病
基因发现是通过参数连锁分析进行的	有多种方法可以发现致病基因变异。关联研究是最常用的方法，但尚无理想的解决方案
例子	例子
长 QT 综合征	冠状动脉疾病
家族性高胆固醇血症	高血压
Liddle 综合征	糖尿病

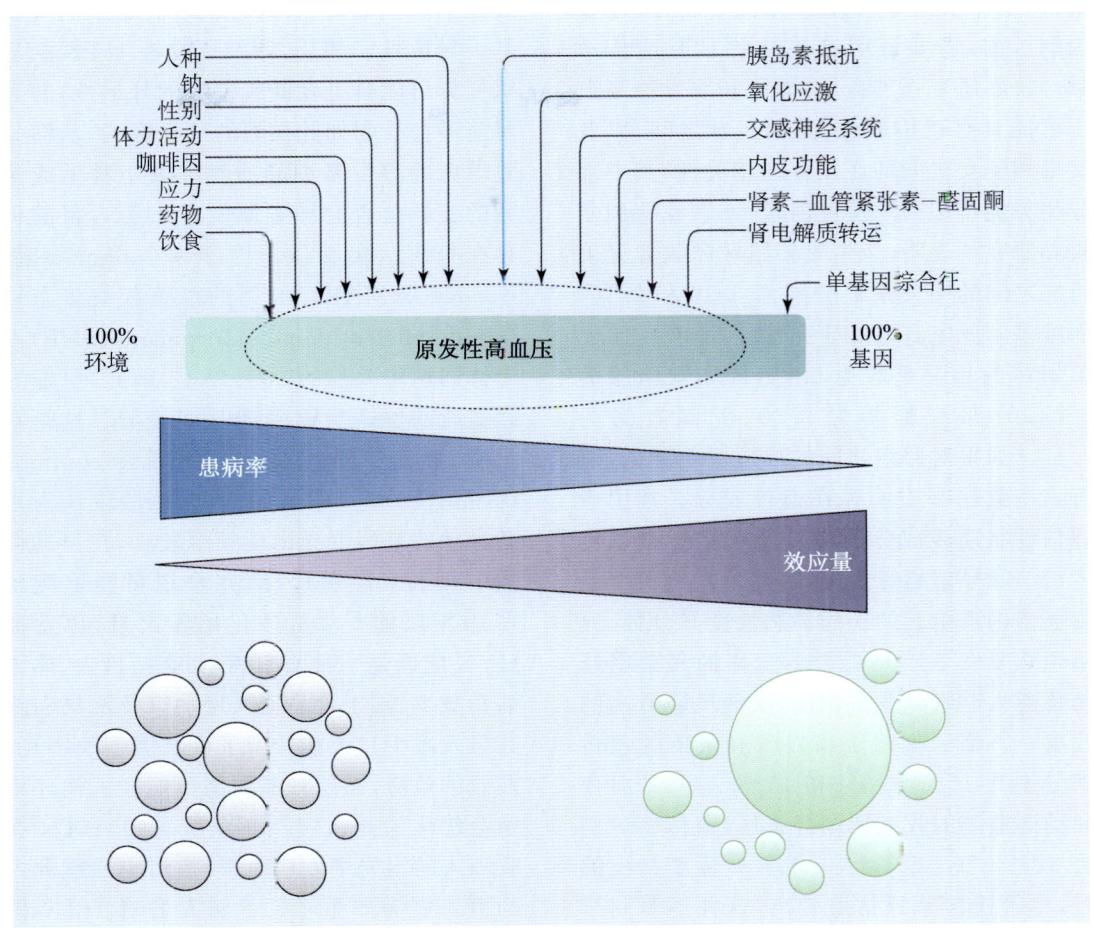

图 16-1 遗传和环境因素在原发性高血压发病中的复杂多因素相互作用。单基因型高血压完全由遗传决定，是普通人群中高血压的罕见原因

一、高血压的复杂病因

尽管血压和 HTN 在临床水平上表现为单一表型，但在遗传和病因学层面，它们实际上可能是一组异质性、潜在重叠的疾病[3]。高血压可能是由于可改变的环境因素（高盐摄入）、结构因素（肾动脉狭窄），以及人体测量因素（肥胖或男性）所致，因此，血压或 HTN 标签并不代表单一的表型。这一发现对遗传研究有重要意义，因为多重潜在机制对解释遗传研究的结果有重大影响，并可能导致负面的研究结果[4,5]。HTN 的复杂病因如图 16-1 所示。应对潜在遗传异质性和可能导致表型变异的复杂病因网络，有一种策略是直接研究定量风险因素，这些因素反映表型变异的不同潜在方面，预期这些中间表型在遗传上相对不那么复杂，并且可能具有更强的遗传信号。例如，为了识别盐敏感性 HTN 的基因标记，合理的做法是将盐敏感性作为研究的表型，而非直接研究血压。然而，这需要对性状进行准确测量，同时需要考虑筛查和测量的相关成本。

二、原发性高血压遗传基础的证据

虽然 HTN 的单基因综合征提供了基因功能紊乱可能对血压产生重大影响的证

据,但是探索正常的血压或原发性 HTN 基因解析前,需要证明这些性状具有遗传贡献。家庭研究强烈提示:血压和原发性高血压可能具有遗传成分,兄弟姐妹之间,以及父母和子女之间的血压存在相关性,其中部分相关性可归因于遗传因素[2,3]。蒙特利尔收养研究[6]表明,亲生兄弟姐妹和收养兄弟姐妹之间的相关系数分别为 0.38 和 0.16,而维多利亚家庭心脏研究估计,非双胞胎兄弟姐妹的相关系数为 0.44,同卵双胞胎为 0.78,异卵双胞胎为 0.50,配偶之间为 0.12。如果对照组之间的环境影响相似,所有这些数据都表明存在遗传成分。常用于评估性状遗传成分的另外 2 个指标是遗传率(h^2)和兄弟姐妹复发风险(λs),遗传率是由遗传因素引起的疾病易感性变异分数,兄弟姐妹复发危险是受影响个体的兄弟姐妹与普通人群家庭成员相比,疾病风险升高的程度[7]。临床收缩压和临床舒张压的遗传率分别为 15%～40% 和 15%～30%,而夜间动态监测的收缩压和舒张压,遗传率分别为 32%～70% 和 32%～50%。需要指出的是,尽管遗传率评估值较高,这并不等同于遗传效应的大小。这是因为估计遗传率的分母包含测量误差和由基因、共同环境、非共同环境以及未测定的决定因素引起的变异。遗传率也是研究人群的一个特性,低遗传率表明,该表型的基因很难定位。兄弟姐妹中 HTN 复发风险为 1.2～1.5,结合遗传率和相关性评估,HTN 和血压可以视为是一种相对适度的遗传效应性状[1,7]。

三、常见变异体或罕见变异体

成功地进行基因定位需要对某一性状的遗传结构有充分的了解。基因结构包含存在的疾病变异数量、等位基因频率、它们带来的风险以及多基因和环境因素之间的相互作用。导致孟德尔型 HTN 的突变有高度渗透性、非常强的选择性,使得它们持续处于低频率突变,同时呈现高水平的等位基因异质性。相反,涉及原发性 HTN 的易感变异可能具有较低或中等的外显性,并且可能不会受到如此强烈的选择影响,从而导致较低的等位基因异质性。关于常见或罕见的变异是否会导致原发性 HTN,目前仍存在争议。次等位基因频率(minor allele frequency,MAF)>1% 的单核苷酸多态性(single nucleotide polymorphisms,SNP)占个体间遗传差异的 90% 以上,因此,可能导致血压的群体变异,而非罕见变异。这是常见病/常见变异(common disease/common variant,CDCV)假说的基础,该假说认为复杂性状的基因变异出现频率较高,在早期群体中几乎未经历选择,并且很可能追溯到 10 万年以前[2]。从进化角度来看,原发性 HTN 的确是一种文明病(如高盐摄入、体力活动减少、加工食品摄入增加以及水果和蔬菜摄入减少),可能保留了该基因型的不良、多效的效应,而这种基因型可能在古代环境中会优化了其适应性。众所周知,HTN 在非洲人的祖先中发病更早,病情也比欧洲人的祖先更为严重[8]。不同人群对 HTN 的易感性差异可能仅反映了不同的进化选择压力("瓶颈效应"),以及人群不具有相同祖先历史这一事实。此外,预计对生殖健康没有影响的等位基因会达到高度平衡频率,而影响 HTN 的基因很可能正是如此。HTN 另一个竞争模型是常见病罕见变异假说,遗传效应的大小与等位基因频率成反比。该模型认为,疾病常见的原因是高度和普遍的环境影响,而不是人群中常见等位基因的影响。对这一假说的支持来自普通人群中 3 个基因 SLC12A3、SLC12A1 和 KCNJ1 的罕见变体的研究(其主要突变分别导致 Gitelman 综合征、Bartter 综合征 1 型和 Bartter 综合征 2 型),临床表现为显著的血压降低,并且可防止 HTN 的进展[9]。最有可能的情况是,疾病变异的等位基因谱与所有疾病变异的一般谱相同。在这个中性模型下，尽管大多数易感变异的次等位基因频率（MAF）<1%，但 MAF>1% 的 SNP 将占个体间遗传差异的 90% 以上。这些常见变异可能对常见疾病具有重大影响的说法是合理的，该疾病的易感等位基因可能没有经历强烈的负向选择。对于整个基因组，预计在预期的 1000 万～1500 万个 MAF>1% 的 SNP 中，大约 1/2 的 MAF>10%。鉴于寻致轻度至中度风险的疾病变异数量可能较为庞大，有数百个常见和罕见的变异共同作用，从而引发 HTN 的家族性高发。

四、单基因型高血压和低血压

表 16-2 总结了罕见的单基因型 HTN 形式，帮助我们理解血压调节及靶向治疗的机制[1]。

五、多基因型高血压

通过全基因组关联研究（genomewide association studies，GWAS），在识别与血压和 HTN 相关的常见变异方面取得了重要进展。GWAS 是一种大规模关联分析方法，无需对致病变异的基因组位置或功能做任何假设，从而提供了一种全面的方法来验证常见等位基因是否对可遗传的表型变异有作用的假设。GWAS 依赖于 SNP 与功能性变异之间的连锁不平衡（linkage disequilibrium，LD）及关联模式，因此，已知的 SNP 通常可替代未测定的功能性变异。在典型的 GWAS 实验中会对全基因组范围内 50 万～100 万个 SNP 进行基因分型，根据人群的不同，这一数量的 SNP 足以检测 80% 的次等位基因频率（MAF）>5% 的常见 SNP。为调整多重检验并减少 I 类错误（假阳性率），统计检验的标准通常依赖于严格的 P 值，通常设定为 $P<5\times 10^{-8}$。图 16-2 总结了通过 GWAS 识别出的与血压和 HTN 相关的主要位点，其中包括 Warren 等在《自然遗传学》2018 年发表的 901 个以上的常见变异位点[10]。共同解释了约 20% 的收缩压和舒张压的遗传率[1-15]。这是一个成功的 HTN GWAS 采用了极端病例对照设计，代表了瑞典血压分布中前 2% 和后 9% 的人群。结合对 19 845 例病例和 16 541 例对照者的随访验证分析，研究人员在 Uromodulin（UMOD）基因附近发现了一个位点[12]。UMOD 基因主要在肾脏中表达，提示发现的变异可能对钠稳态有影响。Trudu 等[16]研究表明，呋塞米治疗显著增强了转基因小鼠、等位基因纯合且 UMOD 高表达的高血压个体的利钠能力，降低了血压水平，使其成为高血压和肾脏疾病潜在的、值得研究的靶点。这一发现现已成为一项临床试验（www.clinicaltrials.gov NCT03354897）的基础，旨在将袢利尿剂重新作为高血压的治疗方法。

GWAS 的一个重要局限性在于，全基因组的显著 SNP 通常只是标记，而不能提供有关致病变异的直接信息。为了将这些信号转化为生物学功能，后续研究是必要的。另一个问题是，目前所有已识别的 GWAS 位点仅能解释血压人群变异的极小部分（<1%）及其遗传率（约 2%），这可以用迄今为止发现的所有 GWAS 位点的集体效应来解释。这种"缺失的遗传力"[17]的难题并非血压基因学独有，而是在大多数常见表型中都能观察到。

尽管与血压和 HTN 相关的变异的发现速度越来越快，但这些变异单独或作为复合风险评分的一部分，其预测效用仍然有限，这是值得关注的问题[18]。一种最大化利用这些基因信息的方法是创建综合基因风险评分，对所有与血压、GWAS、SNP 相关的风险等位基因的存在与否及其数量进行编码[18]。在国际血压基因组关联研究联盟的研究中[15]，在风险评分的最高和最低五分位数之间，研究人员检测到了 4.6 mmHg

表 16-2 高血压的单基因形式

基因座	位置 (GRCh38/hg38)	基因/最邻近基因	遗传方式	基因组和表型注释	高血压治疗策略
1p36.13	16043752-16057308	CLCNKB	常染色体隐性	Bartter 综合征，3 型，OMIM♯607364 低血压。Henle 袢粗段氯离子重吸收受损，导致钠重吸收受损，低钾性代谢性碱中毒。血浆肾素和醛固酮水平升高	补充钠和钾 醛固酮抑制剂和血管紧张素转化酶（ACE）抑制剂 吲哚美辛
1p36.13	17018730-17054170	SDHB	常染色体显性	嗜铬细胞瘤 4，OMIM115310 多发性分泌儿茶酚胺的头颈部嗜铬细胞瘤和嗜铬细胞瘤，成人发病	嗜铬细胞瘤的 α-肾上腺素能拮抗剂
1q23.3	161314376-161364745	SDHC	常染色体显性	嗜铬细胞瘤 3，OMIM♯605373 肿瘤或肾外肾上腺外嗜铬细胞瘤相关的嗜铬细胞瘤	嗜铬细胞瘤的 α-肾上腺素能拮抗剂
2q36.2	224470150-224585397	CUL3	常染色体显性	假性醛固酮不足症，Ⅱ E 型，OMIM﹡603136 高血压，高钾血症，氯负荷性代谢性酸中毒	噻嗪类利尿剂
3p25.3	10141635-10153670	VHL	常染色体显性	von Hippel-Lindau 综合征，OMIM♯193300 与视网膜、小脑和脊髓血管母细胞瘤、肾细胞癌（RCC）、嗜铬细胞瘤及胰腺相关肿瘤	嗜铬细胞瘤的 α-肾上腺素能拮抗剂
4q31.2	148078764-148442520	NR3C2	常染色体显性	妊娠期高血压加重，OMIM♯605115 矿物质皮质激素受体的错义突变（S810L）。低肾素、低醛固酮和低钾血症。缺乏 21-羟基的孕酮及其他类固醇，通常为矿物质皮质激素受体拮抗剂，也可变成强效激动剂	禁用螺内酯
				假性醛固酮不足症 Ⅰ 型，OMIM177735 生长发育不良。肾脏对矿物质皮质激素的无反应。低钠血症、高钾血症、代谢性酸中毒。肾素和醛固酮水平升高	氯化钠治疗
5p15.3	218241-256699	SDHA	常染色体显性	嗜铬细胞瘤 5，OMIM♯614165 肿瘤或肾上腺外副神经节相关性嗜铬细胞瘤	α-肾上腺素能阻滞剂治疗嗜铬细胞瘤
5q31.2	137617500-137736090	KLHL3	常染色体显性/隐性	假性醛固酮减少症，Ⅱ D 型，OMIM♯614495 高氯血症代谢性酸中毒	噻嗪类利尿剂

续表

基因座	位置 (GRCh38/hg38)	基因/最邻近基因	遗传方式	基因组和表型注释	高血压治疗策略
7p22.3-7p22.1	10001-7239940		常染色体显性	家族性醛固酮增多症 2 型,OMIM♯605635	噻嗪类利尿剂
7q36.1	150991056-151014599	ABP1,KCNH2,NOS3,ACCN3		地塞米松不能抑制肾上腺皮质增生引起的醛固酮增多症 NOS3 妊娠高血压,OMIM+163729 一氧化氮在维持心血管和肾脏稳态中发挥着重要作用	
8q24.3	142872357-142917843	CYP11B1,CYP11B2	常染色体显性	家族性醛固酮增多症 1 型,糖皮质激素可治愈的醛固酮增多症 (GRA),OMIM♯103900,嵌合基因,血浆和尿醛固酮对 ACTH 敏感;地塞米松在 48 h 内可抑制。醛固酮升高,肾素降低	地塞米松抑制高血压
			常染色体显性	皮质酮甲基氧化酶Ⅱ缺乏症,OMIM♯61060 CYP11B2 酶缺陷导致醛固酮减少和盐消耗,身材矮小,醛固酮和肾素升高	氯化钠补充和氟氢可的松
			常染色体显性	类固醇 11β-羟化酶缺乏症,OMIM♯202010 CYP11B1 皮质醇低和尿醛固酮对促肾上腺皮质激素(ACTH)的敏感性增加。缺乏各种激素前体的产生,男性化,新生儿发病	糖皮质激素可减少促肾上腺皮质激素驱动的肾上腺增生和各种激素前体的产生。保钾利尿剂
10q11.2	4077069-43130349	RET	常染色体显性遗传	多发性内分泌腺瘤,ⅡA 型,OMIM♯171400 与多种内分泌肿瘤相关,包括甲状腺髓样癌、嗜铬细胞瘤和甲状旁腺腺瘤	α 肾上腺素受体阻滞剂治疗嗜铬细胞瘤
10q24.3	102830531-102837533	CYP17A1	常染色体隐性遗传	17-α 羟化酶缺乏症,OMIM202110 高血压,低钾性碱中毒。促肾上腺皮质激素和卵泡刺激素增加。缺乏性成熟	糖皮质激素可减少促肾上腺皮质激素驱动的肾上腺增生和各种激素前体的产生。保钾利尿剂
11q12.2	61430125-61446767	SDHAF2	常染色体显性遗传	嗜铬细胞瘤 2,OMIM♯601650 肿瘤或肾上腺外副神经节相关嗜铬细胞瘤	α 肾上腺素受体阻滞剂治疗嗜铬细胞瘤
11q23.1	112086847-112095794	SDHD	常染色体显性遗传	嗜铬细胞瘤 1,OMIM♯16800 肿瘤或肾上腺外副神经节相关嗜铬细胞瘤	α 肾上腺素受体阻滞剂治疗嗜铬细胞瘤

续表

基因座	位置 (GRCh38/hg38)	基因/最邻近基因	遗传方式	基因组和表型注释	高血压治疗策略
11q24.3	128838020-128867373	KCNJ1	常染色体隐性遗传	Bartter综合征，产前，2型 OMIM♯241200 钾循环减少会导致钠再吸收受损。血浆肾素和醛固酮将升高。低钾血症、低氯酸血症、高前列腺素尿症	补充钠和钾
12p12.3-12p11.1	19847067-33147066	PDE3A	常染色体显性遗传	高血压伴短指，Bilginturan综合征，OMIM%112410 腕骨、短指骨、短掌骨	醛固酮抑制剂和血管紧张素转换酶（ACE）抑制剂
12p12.3	752923-911452	WNK1	常染色体显性遗传	假性低醛固酮血症ⅡC型 Gordon综合征，OMIM♯614492 WNK1功能突变。高氧血症代谢性酸中毒。血浆肾素水平低，钾正常或升高	碱化剂，钾结合树脂，前列腺素抑制剂和利尿剂
15q21.1	48206301-48304078	SLC12A1	常染色体隐性遗传	Bartter综合征，产前，1型，OMIM♯601678 钠-钾-氯转运蛋白-2基因纯合或复杂合突变	钠和钾补充剂醛固酮抑制剂和血管紧张素转换酶（ACE）抑制剂和吲哚美辛
16p12.2	23302270-23216879	SCNN1B, SCNN1G	常染色体显性遗传	Liddle综合征，OMIM♯177200 上皮钠转运蛋白 ENaC的组成性激活。血浆肾素和醛固酮水平低，低钾血症	氨氯或氨苯蝶啶
16q13	56865207-56915850	SLC12A3	常染色体隐性遗传	Gitelman综合征，OMIM♯263800 低血压。功能丧失突变导致钠重吸收降低。血浆肾素和醛固酮增加。肾脏钾和镁流失	钾和镁补充剂。氯化钠摄入量
16q22.1	67431133-67437551	HSD11B2	常染色体隐性遗传	表观盐皮质激素过量，OMIM♯218030 血浆促肾上腺皮质激素升高。尿皮质醇/可的松比值升高。低血浆肾素和醛固酮	螺内酯
17q21.2	42780631-42797066	WNK4	常染色体显性遗传	假性醛固酮减少症ⅡB型 Gordon综合征，OMIM♯614491 WNK4功能丧失突变。血浆肾素低，K^+正常或升高	碱化剂，钾结合树脂，前列腺素抑制剂和利尿剂

16 高血压基因组学

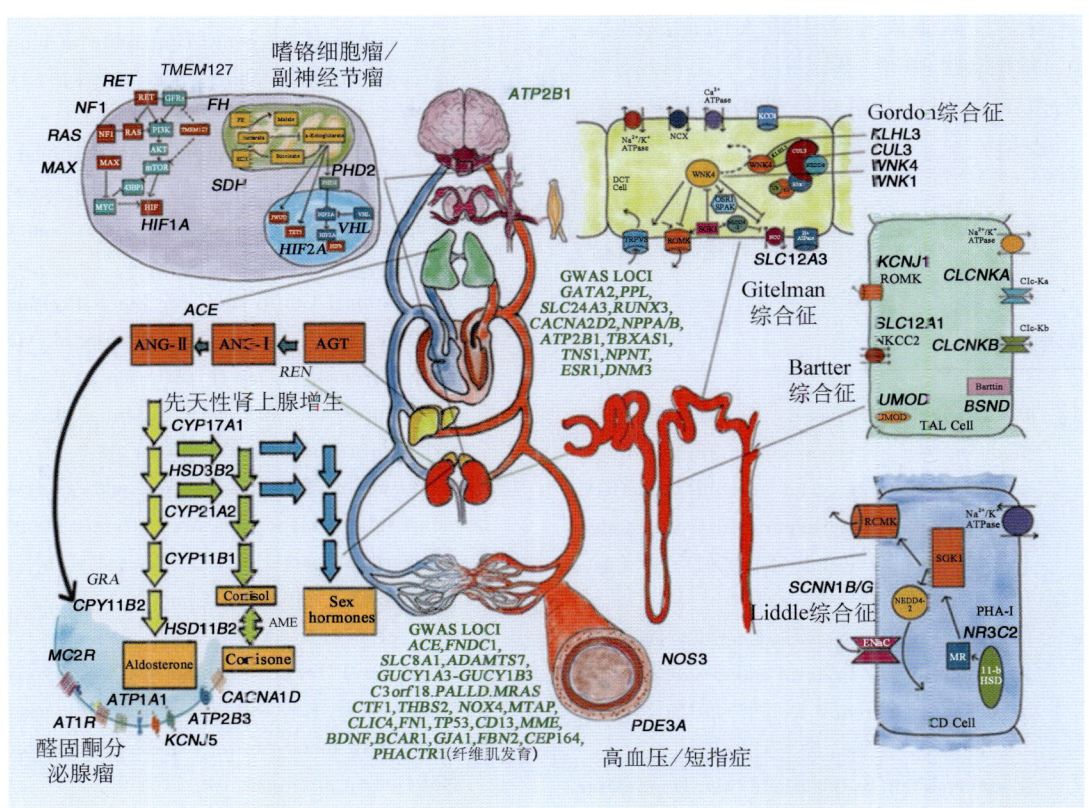

图 16-2 全基因组关联研究和连锁研究中血压和 HTN 的单基因和多基因基因组位点

的收缩压差异和 3.0 mmHg 的舒张压差异，HTN 的患病率在最高和最低十分位数中分别为 29% 和 16%。该评分还与早期和晚期靶器官损伤相关，包括左心室肥厚、卒中和 CAD，但与慢性肾病或肾功能标志物无关[15]。血压风险评分与肾功能之间缺乏关联表明高血压与肾脏疾病分子起源可能不同，这为进一步研究验证或推翻这一观察结果开辟了新的方向。显然，使用遗传标志物组合来预测风险的区分能力非常有限，而 GWAS 方法的实用性主要在于识别新的途径。

结论和临床前景

高通量基因组学的进展极大地提升了我们对血压和高血压遗传结构的理解。与血压和 HTN 相关的基因变异列表不断增加，为细化 HTN 的分子分类及推动精准医学新药的发现提供了现实基础。临床应用中，基因组学新发现在单基因型 HTN 的治疗策略上已有明显体现。然而，对于多基因型 HTN，GWAS 的临床转化需要对信号进行功能解析，并开展新药研发或药物再定位研究。

> **知识空白**
> - GWAS 提供基于人群的风险估计，因此用于个体水平的预测性测试的应用是不合适的，需要进一步研究。
> - GWAS 信号反映关联，而非因果关系。确定因果变量基因是临床转化的关键第一步。

- 复杂性状基因组学中最大的挑战是揭示多效性、基因-基因相互作用,以及基因-环境相互作用在最终表型发展中的作用。

(刘宝华 翻译;刘宝华 审核)

参考文献

[1] Padmanabhan S, Joe B. Towards precision medicine for hypertension: a review of genomic, epigenomic, and microbiomic effects on blood pressure in experimental rat models and humans. Physiol Rev. 2017; 97(4): 1469-528.

[2] Padmanabhan S, Newton-Cheh C, Dominiczak AF. Genetic basis of blood pressure and hypertension. Trends Genet. 2012; 28(8): 397-408.

[3] Padmanabhan S, Caulfield M, Dominiczak AF. Genetic and molecular aspects of hypertension. Circ Res. 2015;116(6):937.

[4] Padmanabhan S, et al. Hypertension and genome-wide association studies: combining high fidelity phenotyping and hypercontrols. J Hypertens. 2008;26(7):1275-81.

[5] Ioannidis JP. Genetic associations: false or true? Trends Mol Med. 2003;9(4):135-8.

[6] Annest JL, et al. Familial aggregation of blood pressure and weight in adoptive families. Ⅱ. Estimation of the relative contributions of genetic and common environmental factors to blood pressure correlations between family members. Am J Epidemiol. 1979;110(4):492-503.

[7] Bochud M. Estimating heritability from nuclear family and pedigree data. Methods Mol Biol. 2017;1666: 195-210.

[8] Burt VL, et al. Prevalence of hypertension in the US adult population. Hypertension. 1995;25(3):305-13.

[9] Ji W, et al. Rare independent mutations in renal salt handling genes contribute to blood pressure variation. Nat Genet. 2008;40(5): 592-9.

[10] Evangelou E, et al. Genetic analysis of over 1 million people identifies 535 new loci associated with blood pressure traits. Nat Genet. 2018;50(10):1412-25.

[11] International Consortium for Blood Pressure Genome-Wide Association Studies, et al. Genetic variants in novel pathways influence blood pressure and cardiovascular disease risk. Nature. 2011;478(7367):103-9.

[12] Padmanabhan S, et al. Genome-wide association study of blood pressure extremes identifies variant near UMOD associated with hypertension. PLoS Genet. 2010; 6(10):e1001177.

[13] Surendran P, et al. Trans-ancestry meta-analyses identify rare and common variants associated with blood pressure and hypertension. Nat Genet. 2016;48(10): 1151-61.

[14] Warren HR, et al. Corrigendum: genome-wide association analysis identifies novel blood pressure loci and offers biological insights into cardiovascular risk. Nat Genet. 2017;49(10):1558.

[15] International Consortium for Blood Pressure Genome-Wide Association Studies. Genetic variants in novel pathways influence blood pressure and cardiovascular disease risk. Nature. 2011;478(7367):103-9.

[16] Trudu M, et al. Common noncoding UMOD gene variants induce salt-sensitive hypertension and kidney damage by increasing uromodulin expression. Nat Med. 2013; 19(12):1655-60.

[17] Manolio TA, et al. Finding the missing heritability of complex diseases. Nature. 2009; 461(7265):747-53.

[18] Padmanabhan S. Prospects for genetic risk prediction in hypertension. Hypertension. 2013;61(5):961.

17 内皮功能障碍

Heather Yvonne Small, Gemma Currie, and Christian Delles

一、内皮细胞介绍 / 186
二、内皮功能的体外与离体评估：基础与转化研究 / 186
 （一）内皮功能的体外研究 / 186
 （二）内皮功能的离体研究 / 188
三、人体内皮功能的评估 / 188
 （一）评估人体内皮功能的侵入性方法 / 188
 （二）评估人体内皮功能的非侵入性方法 / 189
四、内皮功能的循环生物标志物 / 191
 （一）炎症标志物 / 192
 （二）一氧化氮生成和可用性的标志物 / 192
 （三）细胞黏附分子 / 192
 （四）凝血因子 / 192
五、内皮功能的细胞生物标志物 / 192
 （一）微颗粒 / 192
 （二）内皮祖细胞 / 193
参考文献 / 193

© Springer Nature Switzerland AG 2019
R. M. Touyz, C. Delles (eds.), *Textbook of Vascular Medicine*,
https://doi.org/10.1007/978-3-030-16481-2_17

> **关键概念**
> - 内皮细胞通过调节血管张力、分子跨血管壁转运、细胞黏附、血管生成、凝血和纤溶,在血管功能中发挥关键作用。
> - 体外和离体研究更详细地探讨了内皮功能,其中肌电图和器官浴槽起着重要作用。
> - 由于内皮承担多种任务,尚无单一检测能够全面评估内皮功能。
> - 在临床研究中,非侵入性内皮依赖性血管舒张评估提供了内皮功能的有用替代指标,特别是当与生物标志物研究相结合时。

一、内皮细胞介绍

内皮是一层由单层扁平细胞组成的单细胞层,衬覆在血管的内壁上。内皮细胞曾被认为仅作为间质与血管壁之间的半透膜,但我们现在意识到内皮是一种能够发挥多种生物功能的组织,包括分泌、合成、代谢和免疫功能[1]。内皮通过各种功能在血管生物学中发挥重要作用,包括:①小分子的主动运输与降解;②凝血和纤溶;③炎症细胞的黏附与迁移;④血管生成。

内皮功能障碍是一个广泛使用的术语,在本文中,其用于描述血管活性因子的生成和释放显著减少,导致内皮依赖性血管舒张丧失。内皮功能的一个核心机制是活性氧(reactive oxygen species,ROS)与血管扩张剂一氧化氮(nitric oxide,NO)之间的微妙平衡。超氧阴离子(superoxide anion,$\cdot O_2^-$)与NO的反应速度快于$\cdot O_2^-$与主要的细胞内抗氧化剂超氧化物歧化酶的反应;在心血管疾病中,超氧化物的增加使得平衡发生变化,导致由于反应生成过氧亚硝酸盐(ONOO$^-$)而损失更多的NO。而过氧亚硝酸盐是一种强氧化分子,在内皮中,内皮型一氧化氮合酶(endothelial nitric oxide,eNOS)通过以下反应生成NO:

$$2L\text{-arginine} + 3NADPH + 3H^+ + 4O_2 \rightleftharpoons$$
$$2L\text{-citrulline} + 2NO + 4H_2O + 3NADP+$$

eNOS必须以二聚体形式才能生成NO,并且可以结合五种辅因子:黄素腺嘌呤二核苷酸(flavin adenine dinucleotide,FAD)、黄素单核苷酸(flavin mononucleotide,FMN)、血红素、四氢生物蝶呤(BH$_4$)和钙调素。eNOS通过FAD和FMN将电子从烟酰胺腺嘌呤二核苷酸磷酸(nicotinamide adenine dinucleotide phosphate,NADPH)转移到血红素基团。然后,这个电子可还原一个氧分子,从而氧化L-精氨酸生成L-瓜氨酸和NO。血红素对于eNOS的二聚化至关重要,这使得电子能够从一个单体流向另一个单体。BH$_4$为这一反应提供额外电子,这也至关重要。

为了正常发挥功能,eNOS需要过量的底物L-精氨酸和辅因子BH$_4$。当这两者中的任意一种缺失时,eNOS停止生成NO,产生ROS,这就是eNOS解偶联。eNOS解偶联可能成为一种自行延续的机制,导致ROS的产生,这会氧化BH$_4$辅因子,使其无法与eNOS结合,从而进一步导致eNOS失偶联[2](图17-1)。

二、内皮功能的体外与离体评估:基础与转化研究

(一)内皮功能的体外研究

内皮细胞的体外培养是一种实用技术,能够研究分子信号转导,并提供一个明确的系统以研究内皮细胞的功能,例如迁移、增殖、免疫细胞黏附和管腔形成。评估内皮细胞功能的两种最常见、最直接的体外试验是划痕试验和管腔形成试验。划痕试验是在融合的单层内皮细胞上划痕,监测其随时间

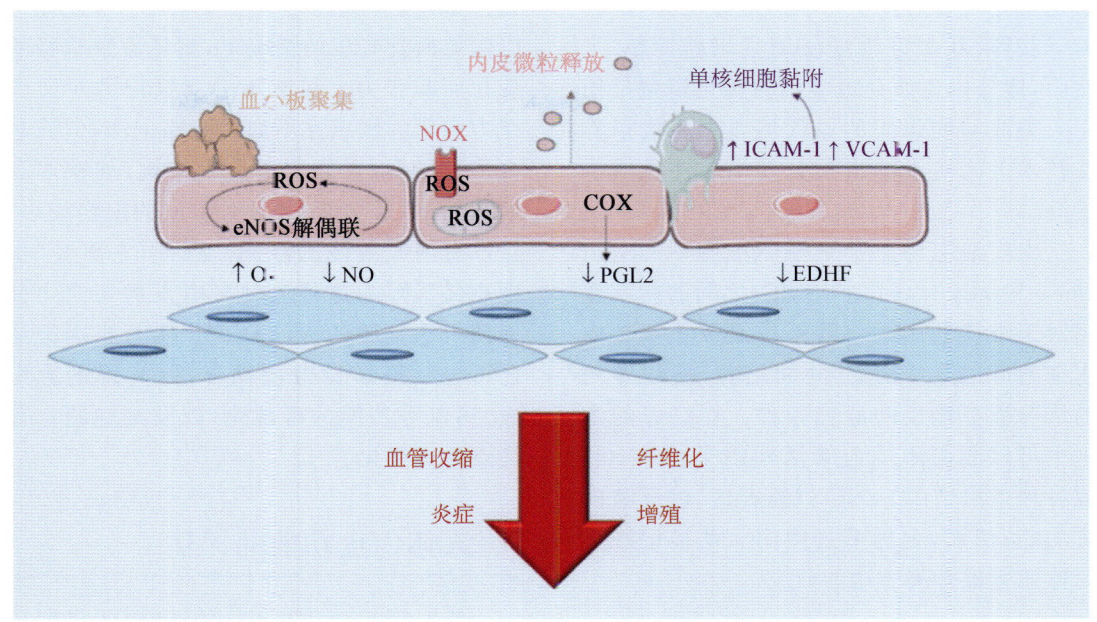

图 17-1 内皮功能障碍的机制

注:内皮细胞(粉红色)功能障碍影响 VSMC(蓝色),导致心血管疾病最重要病变,如过度血管收缩、炎症、纤维化和不受控制的增殖。前列腺素和血栓素的失衡会导致血小板聚集。血小板聚集是由于表面糖蛋白表达的增加而发生的,并且通过循环纤维蛋白原进一步增强。血小板被血栓素相互黏附,以及血管壁等因素联合激活,可导致血管堵塞,导致缺血和动脉粥样硬化病变加重。内皮细胞内的活性氧(ROS)通过多种机制增加,例如,NADPH 氧化酶(NOX)酶或线粒体功能障碍。这可能导致超氧化物分子本身的氧化损伤,并通过与血管舒张剂 NO 反应形成过氧亚硝酸盐或参与内皮型一氧化氮合酶(eNOS)解偶联的前馈回路来降低其生物利用度。内皮细胞在应激状态下,会脱落由质膜起泡形成的微粒。微粒正在作为内皮损伤的生物标志物进行研究,但也可能在介导内皮细胞修复中发挥积极作用。NO 的缺乏和促炎细胞因子(如肿瘤坏死因子-α 和白介素-6)的存在会导致内皮细胞活化,其定义为细胞表面表达黏附分子(血管细胞黏附分子 1、细胞间黏附分子 1)。这些黏附分子吸引免疫细胞的浸润。内皮细胞活化有助于抑制 eNOS 和诱导活性氧。因此,内皮功能障碍的主要机制是紧密相连的,并且经常诱导出相似的途径。总之,内皮功能障碍可导致血管收缩、炎症、纤维化和增殖——心血管疾病(cardiovascular disease,CVD)的主要特征(此图改编自 Servier Medical Art,根据 Creative Common Attribution 3.0 获得许可证。通用许可证于网址为 http://smart.servier.com/)。

的推移以愈合划痕。划痕试验必须通过使用 Boyden 室等替代迁移试验进行验证,并辅以增殖试验,以确保划痕的闭合是细胞迁移的结果,而不是细胞数量的增加。管腔形成试验是评估内皮细胞对血管生成能力的指标。诱导血管生成在对于心肌梗死等组织缺血的恢复中至关重要。人脐静脉内皮细胞(human umbilical vein endothelial cells,HUVEC)是体外应用最广泛的内皮细胞模型。这些原代细胞易于从脐静脉中提取,自 1973 年被发现至今,已被科学界广泛使用。HUVEC 在培养中大约只能维持十次传代,之后便会达到衰老状态,且细胞特性可能会因提取和培养方法的不同而有所差异。此外,HUVEC 也无法反映大血管与微血管内皮细胞的生物学差异。因此,为了克服这些问题,开发了永生化的内皮细胞系。永生化细胞系包括来自大动脉的内皮细胞(如 EA.hy926)和来自小血管的内皮细胞(如 HMEC-1)。HUVEC 和内皮细胞系是研究内皮细胞生物学的理想工具,因其易于获得、基本可重复使用且培养简单[3]。然而,体外内皮研究最常用的转化模型是使用人类或动物组织的原代培养。原代培养在技术上比使用细胞系更具挑战性且成本更高。

内皮细胞与血管平滑肌细胞(vascular smooth muscle cells,VSMC)之间的相互作用对于维持健康的血管系统至关重要。内皮细胞可以与 VSMC 共同培养,使用专门的培养板更能反映原位条件。在培养的细胞中可以测量不同血管活性因子(如 NO)或各种蛋白质(如 eNOS)的表达,以反映内皮功能;然而,金标准是使用肌动描记法对离体血管进行离体功能研究。

(二) 内皮功能的离体研究

血管可以从动物模型或患者样本中进行取材,并安装在肌动描记仪器上。肌描记法可用于评估从主动脉等大动脉到小阻力血管的血管,具体取决于所研究的病理情况。

在肌描记术中,血管被固定在 2 个导线上,这些导线穿过血管,并由实验者固定在一个装有生理盐水的 37 ℃ 的浴槽中。然后对血管进行标准化以产生基线张力,以便在同一次实验中和不同实验组之间进行比较。随后可以在浴槽中逐渐添加血管活性物质,测量张力[4]。对于直径>1 mm 的大动脉和静脉,也可使用类似器官浴方式进行评估。在该技术中,血管被固定在固定的针脚上[5]。

这是一种常见的实验方法,该方法先评估血管对去甲肾上腺素的收缩反应,然后评估对乙酰胆碱和硝普钠的舒张反应。血管对卡巴胆碱(乙酰胆碱的合成形式)的舒张依赖于内皮细胞内的功能性 eNOS,而 SNP 是一种 NO 供体,可引起内皮非依赖性舒张。压力肌描记与导线肌描记法的不同之处在于,血管被固定在 2 个导管上,这样可以保持血管等压的情况下,测量血管直径的变化而非张力。虽然压力肌描记术对血管张力变化的敏感性不如线肌描记法,但其具有多种优点:它能测量血管结构(如壁厚和横截面积)及功能,并且对内皮的损伤较小,且没有内腔灌注的限制。因此,它更具"生理意义",因为这种流动可引发剪切应力并促使一些基础的 NO 释放。压力肌描记法还可与共聚焦显微镜耦合,以实现细胞组成、钙流等功能的可视化,以及细胞凋亡等终点的可视化。

三、人体内皮功能的评估

心血管疾病中内皮功能障碍的早期出现,以及将内皮视为血管健康整体指标的概念,引发了人们对其临床评估的极大兴趣。血管内皮的异质性使得这种评估具有挑战性,因为没有单一的检测方法能够全面反映整个血管树的生理状况。因此,大多数技术主要关注血管张力的调节,因其作为 NO 介导血管舒张反应、特定激动剂或剪切应力作用的替代调节方法。这些技术最初是在冠状血管领域中开发的,随后应用于前臂或指端循环,这使得更具实用性的非侵入性和可重复性研究成为可能,被认为是冠状微血管功能的代表性研究。

(一) 评估人体内皮功能的侵入性方法

上述离体肌动描记研究的原理也可以应用于人体的临床研究。有多种技术来评估内皮依赖性血管扩张剂如乙酰胆碱的效果。然而,现在还有一些值得注意的技术挑战。

全身性地使用血管扩张剂或血管收缩剂将不可避免地产生全身效应,如血压降低或升高。这不仅会影响血流量使测量结果不可靠,还会使受试者面临风险。

动脉局部给药是可行的。这利用了因子离开局部血管床进入中央静脉时血管活性物质的短半衰期和稀释作用。然而,这种局部注射只能通过动脉给药来实现。

与离体器官浴槽实验或肌电图实验中不同的是,血管舒张不能精确测量张力。然而,血流量或血管直径评估提示血管舒张或收缩的效果。

在冠状动脉造影中,将动脉导管送至冠状动脉,以注射造影剂使冠状动脉在 X 线下显影。一旦导管就位,它还可以将乙酰胆碱或硝普钠等血管活性物质输送到冠状动脉,并可以测量肱动脉血流或动脉直径的变化[8]。因为是在对心血管疾病非常重要的血管床上进行的,而且直径和血流量可以非常精确地测量,这项技术被视为人类侵入性内皮功能测试的"金标准"。

局部(或以较低剂量全身)应用血管活性物质和测量血流量变化的原则,被应用于器官特异性血管床,包括肾脏[9]和视网膜循环[10]。

(二) 评估人体内皮功能的非侵入性方法

尽管冠状动脉循环的评估可以预测心血管疾病,但因其是一种侵入性且昂贵的技术,仅限于需要或愿意接受冠状动脉造影的患者。这些特征意味着,如果需要连续测量,冠状动脉的侵入性研究是具有挑战性的。因此,许多技术现在已经转移到外周循环,以便在临床环境中对内皮功能进行可重复和无创的评估。

1. 肱动脉血流介导的扩张 前臂动脉的血流导引扩张(flow-mediated dilatation, FMD)是评估内皮功能最广泛使用的非侵入性方法。该技术是在反应性充血期间,通过高分辨率超声对肱动脉进行成像。患者仰卧,通过使用止血带或血压袖带充气至收缩压以上,动脉血流受阻 5 min,引发前臂或手部缺血。袖带松解后末梢微血管扩张,血流相关剪切应力变化,从而引发反应性充血。在充血期间观察到的血管直径从基线到峰值的变化幅度表明了整体内皮功能。建议同时采集脉冲波速信号,以量化该程序产生的剪切应力(图 17-2)。

重要的是,肱动脉的 FMD 已被证明与冠状动脉内皮功能障碍有关。FMD 受损是冠状动脉疾病和高血压患者的心血管疾病的预测指标[7]。最近的研究表明,FMD 可预测健康受试者的心血管疾病,当与 Framingham 评分结合使用时,FMD 可以提高心血管风险预测[11]。因此,该技术目前被公认为是评估外周血管反应性的非侵入性"金标准"[12]。

2. 指端外周动脉张力测定 指端外周动脉张力测定(digital peripheral arterial tonometry, PAT)是基于在基线和诱导反应性充血后,测量指尖脉搏振幅。该技术涉及通过双侧放置气动手指探头,捕捉数字脉搏幅度的逐次体积描记记录。与 FMD 一样,将血压袖带放在上臂上,在一段时间的基线记录后,袖带充气至收缩压以上。血流受阻 5 min 后,袖带放气,引发该手臂上的反应性充血,此时受影响的手指信号消失。受影响指尖动脉血容量的增加会导致测量信号的增加。该系统会将未出现充血的对侧手指作为内部控制,以调整全身效应。在未戴袖带的手臂上,经过读数校正的血流介导充血程度称为"反应性充血指数"(reactive hyperaemia index, RHI)(图 17-3)。

部分研究表明,使用 PAT 评估数字化微血管功能具有可重复性。人工分析软件意味着观察者之间的差异是有限的。尽管 PAT 更加标准化和独立于操作员,但应该记住的是,数字化微血管舒张能力在很大程度上依赖于交感神经张力。因此,来自受控研究环境的发现可能无法在人群水平上推广。研究表明,较低的 RHI 与肥胖、糖尿病、胆固醇和吸烟等传统心血管危险因素[13],以及冠状动脉内皮功能障碍有关。

Ⅲ 血管疾病的病理生理学

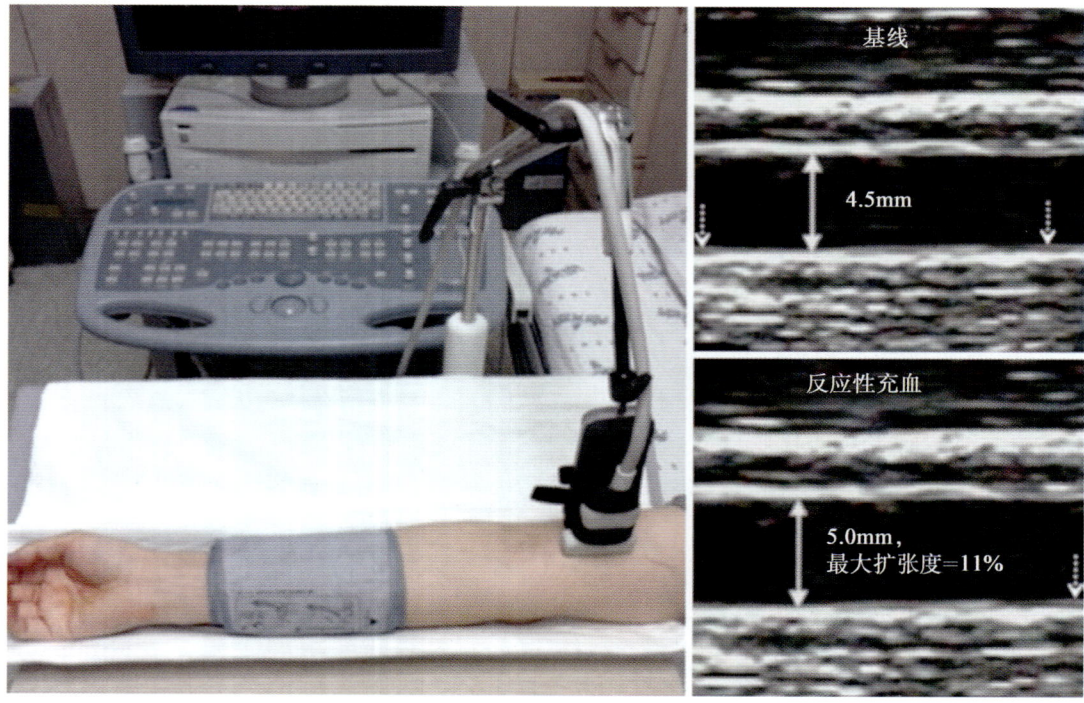

图 17-2 标准 FMD 检查,在前臂远端充气袖带并在纵向视图下将线性超声探头置于肱动脉(右图显示反应性充血之前和期间血管的外观)

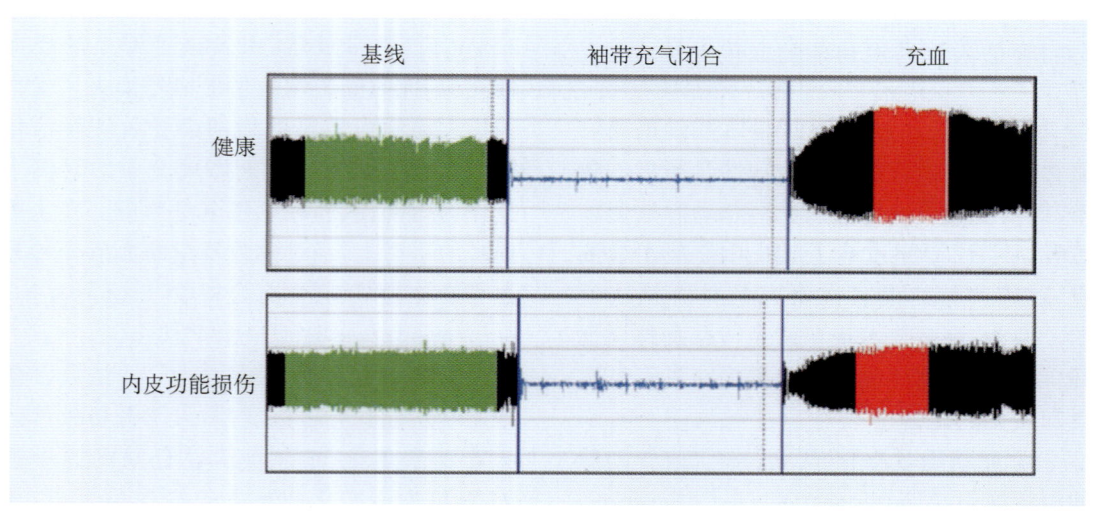

图 17-3 健康对照与内皮功能受损患者的三相 PAT 记录样本

注:第 1 阶段记录双侧基线脉搏幅度;第 2 阶段标记单侧袖带充气期,其中测试手指中的血流受阻,但对照手指中的血流保持不变;第 3 阶段记录袖带释放后的情况。在健康个体中,袖带释放后脉搏幅度应迅速上升,而对照手指的变化很小。在内皮功能受损患者中,脉搏幅度反应不那么迅速。

然而，因为这2种技术测量的是血管生物学的不同方面，目前尚未证明PAT与FMD具有一致的相关性，FMD检查大血管动脉的舒张能力，而PAT评估终末血管床的微血管功能。

3. 静脉闭塞容积描记术 与测量动脉直径变化的FMD相比，静脉闭塞体积描记术通常结合通过肱动脉使用血管活性药物来测量前臂血流的变化[14]。该技术基于以下原理：在短暂中断静脉引流的同时，动脉流入保持不变；因此，血液可以进入前臂，但不会流走，导致前臂体积呈线性增加，与动脉流入量成正比。标准操作中，测量时通常将手部循环排除在外，因为它包含大量的动静脉分流。在实际操作中，通过在测量前60 s将手腕袖带快速充气，模拟至远大于正常收缩压力的水平。由于手部局部缺血，测量时间受到限制；然而，时常最长可达13 min，不会产生不良影响。

该技术最重要的用途之一是研究前臂血管中血管活性介质的局部作用。此外，另一只手臂可用作内部对照。

静脉闭塞体积描记术已被证实可以预测冠状动脉疾病和高血压患者的心血管事件[7]。然而，个体患者之间初始动脉压、前臂大小和血流量不同，这意味着尽管该方法非常适合于测量单个患者的血流差异，但在患者组之间进行比较，甚至在同一个患者的连续研究中可能价值有限。

4. 激光多普勒血流测定 皮肤的可及性使其成为内皮功能外周评估的另一个合适部位。皮肤的微血管功能可以使用激光多普勒血流仪来测量，以确定对药物、动脉闭塞或热变化等刺激的反应[15]。该过程基于激光束的反射，激光束在照射到移动的血细胞时会发生波长变化，称为"多普勒频移"。这种波长变化的幅度和频率与血细胞的数量和速度相对应。红细胞通量是最常用的信号，是测量一定体积内移动血细胞的速度和浓度的乘积，以任意性灌注单位（perfusion units，PU）表示。基本程序包括将探头放置在皮肤表面，该探头连接到来自光源激光器的传输光纤以及用于信号检测和处理的采集光纤[16]。

5. 非侵入性技术总结 尽管上述微创方法大大提高了日常临床研究中测量内皮功能的能力，但它们作为临床实践工具的应用尚未得到认证，也未得到国家或国际一级或二级心血管预防指南的认可。

四、内皮功能的循环生物标志物

生化测量通常价格低廉、无创、可重复性更强，并能深入了解内皮病理机制，因此近年来人们对其作为内皮功能障碍和心血管风险替代标志物的兴趣日益浓厚。对可用于评估内皮功能障碍的循环生物标志物，其详细文献综述不在本章的讨论范围内；但下文将讨论一些有趣的内容，并总结于表17-1。

表17-1 内皮功能生化指标示例总结

生物学过程	生物标志物示例
NO可用性	ADMA
	ROS
细胞黏附	s-VCAM
	s-ICAM
	E-selectin
	vWF
炎症	CRP
	IL-6
	TNF-α
凝血	PAI-1

注：ADMA. 不对称二甲基精氨酸；ROS. 活性氧；s-VCAM. 可溶性血管细胞黏附分子；s-ICAM. 可溶性细胞间黏附分子；vWF. von Willebrand因子；CRP. C反应蛋白；IL-6. 白介素-6；TNF-α. 肿瘤坏死因子α；PAI-1. 纤溶酶原激活剂抑制剂-1。

(一)炎症标志物

C反应蛋白(C-reactive protein,CRP)已成为动脉粥样硬化最重要的炎症标志物之一,并已被证明是心血管发病率和死亡率的独立预测因子[17]。此外,有证据表明,CRP也是动脉粥样硬化病变形成的介质,它直接影响细胞因子的产生、黏附分子的表达、NO和内皮素-1(endothelin-1,ET-1)可用性的调节,以及促进内皮细胞凋亡。心血管事件与其他炎症标志物如白介素-6(interleukin-6,IL-6)和肿瘤坏死因子-α(tumour necrosis factor-α,TNF-α)之间的关系也已被证实[17],但CRP目前似乎是最强大的预测因子。

(二)一氧化氮生成和可用性的标志物

内皮细胞NO生成是内皮依赖性血管扩张的主要决定因素。由于NO是一种半衰期较短的自由基,因此人们重点关注NO合成或降解的标志物,将其作为替代指标。NO降解产物的血浆水平被认为不能准确反映内皮NO的生成,因为这些介质会受外界因素影响。不对称二甲基精氨酸(asymmetric dimethylarginine,ADMA)是一种替代NO产生的标志物。ADMA作为NOS血浆中NO生成的强效竞争性抑制剂,其水平与eNOS活性以及内皮功能障碍相关[18]。·O_2^-通过减少NO的利用抑制血管舒张,ROS的测量也被认为是内皮功能障碍的非特异性生物标志物[19]。

(三)细胞黏附分子

血管细胞黏附分子调控白细胞向血管壁的迁移,因此在炎症过程中起着调节作用。这些黏附分子,如血管细胞黏附分子(vascular cell adhesion molecule,VCAM)、细胞间黏附分子(intercellular adhesion molecule,ICAM)和E-选择素与内皮功能障碍有关,其水平会随着糖尿病、高脂血症、吸烟和高血压等传统血管危险因素而增加。此外,一些临床研究发现ICAM与未来心血管疾病的风险相关,而E-选择素与动脉粥样硬化疾病的结构及功能相关[20]。

(四)凝血因子

内皮激活的促凝作用可以通过研究组织纤溶酶原激活物和纤溶酶原激活物抑制物-1(plasminogen activation inhibitor-1,PAI-1)及其内源性抑制剂之间的平衡来评估。PAI-1的增加与内皮功能障碍有关。同样,血管性血友病因子(von Willebrand factor,vWF)是内皮细胞损伤后血小板聚集的关键介质,在高血压和血管疾病中已被证实升高[20]。

五、内皮功能的细胞生物标志物

迄今为止,大多数用于临床研究的内皮生物标志物都是循环或蛋白质标志物。最新证据表明,细胞标志物如微粒或内皮祖细胞可能成为评估内皮功能障碍的有效工具。

(一)微颗粒

微粒由所有细胞类型形成,直径通常可达1.0μm。这些是核细胞膜片段,含有细胞表面蛋白和细胞质物质,在压力下从细胞中脱落。血浆样品的流式细胞术通常用于根据细胞表面抗原的大小和表达来鉴定微粒。越来越多的证据表明,源自内皮细胞、血小板和白细胞的微粒与多种疾病状态(如高血压、糖尿病和肾病)有关,还有研究表明,这些标志物与功能性内皮评估相关[21];然而,它们的预测潜力尚未得到充分评估。

(二)内皮祖细胞

内皮祖细胞(endothelial progenitor cells,EPC)可在血浆和骨髓中检测到。这些微小的免疫前体细胞很难与循环中的内皮细胞区分开来,它们反映的是内皮修复过程,而不是内皮细胞损伤,即 EPC 的减少可能表明内皮功能障碍。EPC 可以通过细胞表面标志物(CD133、CD34 和 VEGFR2 被认为是最可靠的组合)的流式细胞术或体外集落形成试验进行鉴定。同样,在与内皮功能障碍相关的疾病中,如糖尿病、衰老、高血压和肾脏疾病,EPC 的绝对数量会减少,并与 FMD 等内皮功能的临床指标相关。此外,血浆 EPC 减少与冠状动脉疾病患者的心血管发病率和死亡率有关[19]。

结论和临床前景

- 内皮细胞在调节血管张力中发挥着至关重要的作用,它通过控制血管活性介质的释放,以及调节血小板活化和聚集、白细胞黏附和血栓形成来调节血管张力。通过这种方式,内皮细胞平衡控制血管收缩、炎症、氧化应激、纤维化和血栓形成的反向调节途径——这些都是心血管疾病的关键机制。
- 内皮功能障碍与多种心血管疾病有关,包括高血压、动脉粥样硬化、冠状动脉疾病、2 型糖尿病、肥胖和代谢综合征、慢性肾病和先兆子痫。
- 内皮功能障碍不仅会导致动脉粥样硬化形成,而且已表明在血管形态学变化之前出现,对于有血管疾病既往史的患者和群体,它似乎能够成为心血管疾病的独立预测因素。在此背景下,评估内皮功能是心血管研究的重点。

知识空白

- 需要更多研究来了解内皮功能的细节,特别是活性氧和 NO 利用度之间的相互作用。
- 为了促进跨研究组间数据的比较,需要在基础和临床研究环境中采用标准化方法来研究内皮功能。
- 内皮功能作为"真实世界"临床实践中风险分层工具的作用尚不清楚。

(陈国兵 翻译;陈厚早 审核)

参考文献

[1] Fishman AP. Endothelium: a distributed organ of diverse capabilities. Ann N Y Acad Sci. 1982;401:1-8.

[2] Cai H, Harrison DG. Endothelial dysfunction in cardiovascular diseases: the role of oxidant stress. Circ Res. 2000;87:840-4.

[3] Bouis D, Hospers GA, Meijer C, Molema G, Mulder NH. Endothelium in vitro: a review of human vascular endothelial cell lines for blood vessel-related research. Angiogenesis. 2001;4:91-102.

[4] Spiers A, Padmanabhan N. A guide to wire myography. Methods Mol Med. 2005;108:91-104.

[5] Angus JA, Wright CE. Techniques to study the pharmacodynamics of isolated large and small blood vessels. J Pharmacol Toxicol Methods. 2000;44:395-407.

[6] Arribas SM, Daly CJ, Gonzalez MC, McGrath JC. Imaging the vascular wall using confocal microscopy. J Physiol (Lond). 2007;584:5-9.

[7] Flammer AJ, Anderson T, Celermajer DS, Creager MA, Deanfield J, Ganz P, Hamburg NM, Lüscher TF, Shechter M, Taddei S, Vita JA, Lerman A. The assessment of endothelial function: from research into clinical

[8] Anderson TJ, Uehata A, Gerhard MD, Meredith IT, Knab S, Delagrange D, Lieberman EH, Ganz P, Creager MA, Yeung AC, Selwyn AP. Close relation of endothelial function in the human coronary and peripheral circulations. J Am Coll Cardiol. 1995;26:1235-41.

[9] Delles C, Jacobi J, Schlaich MP, John S, Schmieder RE. Assessment of endothelial function of the renal vasculature in human subjects. Am J Hypertens. 2002;15:3-9.

[10] Delles C, Michelson G, Harazny J, Oehmer S, Hilgers KF, Schmieder RE. Impaired endothelial function of the retinal vasculature in hypertensive patients. Stroke. 2004;35:1289-93.

[11] Yeboah J, Folsom AR, Burke GL, Johnson C, Polak JF, Post W, Lima JA, Crouse JR, Herrington DM. Predictive value of brachial flow-mediated dilation for incident cardiovascular events in a population-based study: the multi-ethnic study of atherosclerosis. Circulation. 2009;120:502-9.

[12] Thijssen DH, Black MA, Pyke KE, Padilla J, Atkinson G, Harris RA, Parker B, Widlansky ME, Tschakovsky ME, Green DJ. Assessment of flow-mediated dilation in humans: a methodological and physiological guideline. Am J Physiol Heart Circ Physiol. 2011;300:H1-H12.

[13] Kuvin JT, Patel AR, Sliney KA, Pandian NG, Sheffy J, Schnall RP, Karas RH, Udelson JE. Assessment of peripheral vascular endothelial function with finger arterial pulse wave amplitude. Am Heart J. 2003;146:168-74.

[14] Linder L, Kiowski W, Bühler FR, Lüscher TF. Indirect evidence for release of endothelium-derived relaxing factor in human forearm circulation in vivo. Blunted response in essential hypertension. Circulation. 1990;81:1762-7.

[15] Holowatz LA, Thompson-Torgerson CS, Kenney WL. The human cutaneous circulation as a model of generalized microvascular function. J Appl Physiol. 2008;105:370-2.

[16] Rajan V, Varghese B, van Leeuwen TG, Steenbergen W. Review of methodological developments in laser Doppler flowmetry. Lasers Med Sci. 2009;24:269-83.

[17] Ridker PM, Hennekens CH, Buring JE, Rifai N. C-reactive protein and other markers of inflammation in the prediction of cardiovascular disease in women. N Engl J Med. 2000;342:836-43.

[18] Paiva H, Kahonen M, Lehtimaki T, Alfthan G, Viikari J, Laaksonen R, Hutri-Kahonen N, Laitinen T, Taittonen L, Raitakari OT, Juonala M. Levels of asymmetrical dimethylarginine are predictive of brachial artery flow-mediated dilation 6 years later. The cardiovascular risk in Young Finns study. Atherosclerosis. 2010;212:512-5.

[19] Burger D, Touyz RM. Cellular biomarkers of endothelial health: microparticles, endothelial progenitor cells, and circulating endothelial cells. J Am Soc Hypertens. 2012;6:85-99.

[20] Verma S, Buchanan MR, Anderson TJ. Endothelial function testing as a biomarker of vascular disease. Circulation. 2003;108:2054-9.

[21] Boulanger CM, Amabile N, Tedugi A. Circulating microparticles: a potential prognostic marker for atherosclerotic vascular disease. Hypertension. 2006;48:180-6.

18 血管重构

Carmine Savoia

一、概述 / 196
二、高血压中小导管动脉和大导管动脉的重构 / 196
  小动脉重构 / 196
三、血管重构机制 / 200
参考文献 / 202

> **关键概念**
> - 血管重构的定义为大动脉和小动脉的结构改变,导致管腔大小和直径发生变化。
> - 激素系统的激活(如肾素-血管紧张素系统)及血管炎症是血管重构的重要病理生理机制。
> - 阻力动脉的功能和结构改变被认为是高血压早期血管改变,这些改变可能通过波反射导致大动脉僵硬,并与预后相关。特别是在小阻力动脉中,中膜与管腔比率的增加与心血管预后密切相关。
> - 小动脉和大动脉之间的串扰可能加剧大动脉损伤,形成恶性循环。

一、概述

血管重构的定义为大动脉和小动脉的结构变化,导致管腔大小和直径的改变。激素系统的激活(如肾素-血管紧张素系统)及血管炎症是血管重构的重要病理生理机制。阻力动脉(包括小动脉和微动脉——血管直径在 $100\sim300\ \mu m$ 之间)的重构特征是管腔变窄,即使在完全扩张(没有血管张力)和血管壁厚度增加的情况下,也可能增加血管阻力。因此,小阻力动脉的中膜与管腔比可能会增加,并在增强血管阻力方面发挥重要作用。这可能是对血流动力学负荷增加的适应性反应,也是血管收缩刺激反应增强和与促炎、促血栓状态相关的内皮功能受损的结果。

高血压的血管表型与年龄有关。在血压升高的年轻人中,血管重构主要发生在小动脉和微动脉中。当血压长时间升高或年龄超过 50 岁时,血管变化主要发生在大动脉,如主动脉,随着动脉硬化的发展,主动脉变得更硬,导致搏动增加,进而脉压增加。特别是慢性高血压会引起血管伸展,从而启动复杂的信号转导级联反应,导致大动脉的血管重构。小动脉和大动脉的重构都会导致高血压进展和并发症的出现。

系统性高血压重构过程进展所涉及的分子机制尚不清楚。由于血压和剪切应力的机械效应,血压升高对血管造成影响。此外,激素系统的作用会影响重构,如肾素-血管紧张素-醛固酮系统(renin-angiotensin-aldosterone system,RAAS)、内皮素、儿茶酚胺、血管周围脂肪中产生的物质、炎症介质(如不同的细胞因子和趋化因子),以及免疫介质(如淋巴细胞和巨噬细胞及其产物)。在本章中,笔者简要回顾了高血压可能导致的动脉重构基本原理和病理生理学。

二、高血压中小导管动脉和大导管动脉的重构

小动脉重构

系统性高血压的病理生理学是复杂且多因素的;然而,外周血管阻力增加是原发性高血压的标志。阻力血管的直径和顺应性主要由外周阻力决定,从而成为控制血压的关键因素,这是由于小动脉和小动脉中的能量消耗一般会导致阻力动脉增加外周血管对血流的阻力,尤其在年轻人群中高发。微循环的结构变化也可能直接影响血压。在高血压中,阻力动脉会经历血管重构(血管腔减少,中膜厚度增加),这可能是功能性的、机械性或结构性的。在小动脉中,平滑肌细胞和细胞外基质(extracellular matrix,ECM)成分围绕较小的血管进行重构(或重塑),动脉壁增厚的管腔也可能在增加血管阻力方面发挥重要作用(图 18-1a)。根据 Poiseuille 定律,阻力与半径的四次幂成反比。因此,阻力动脉管腔的轻微改变会对血管阻力产生重要影响。因此,增厚的动脉壁加上缩小的管腔(中膜与管腔之比增加)在血管阻力增加中发挥重要作用。这是对血流动力学负荷增加的适应性反应,但血管重

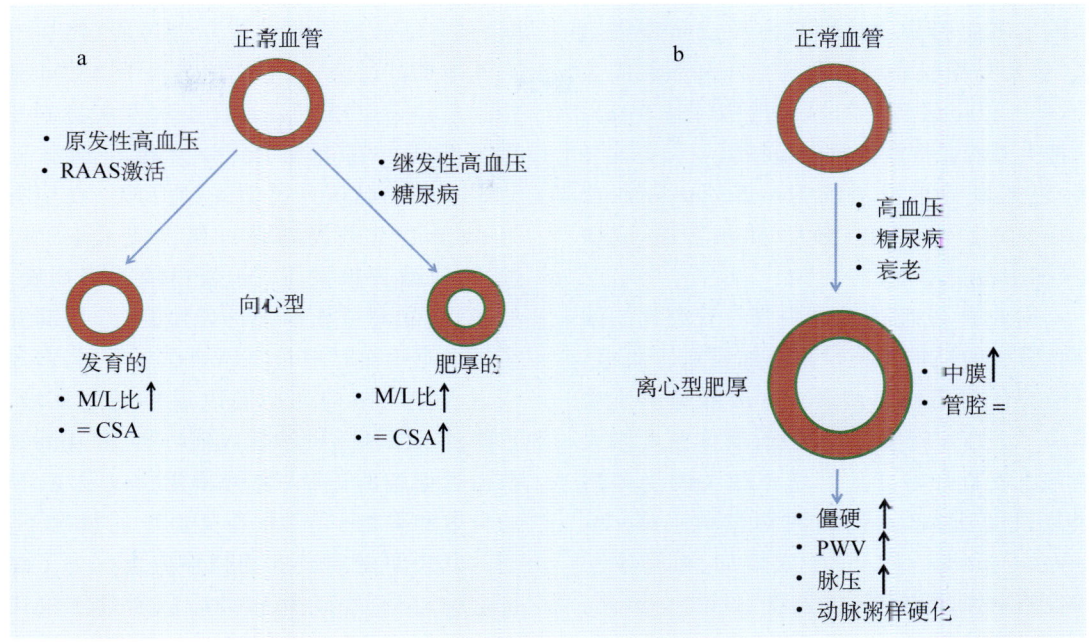

图 18-1 高血压中的血管重构

注：a. 位于阻力动脉中；b. 位于大导管动脉中。RAAS. 肾素血管紧张素-醛固酮系统；M/L 比. 中膜与管腔之比；CSA. 横截面积；PWV. 脉搏波速度。

构的机制尚不完全清楚。有研究表明，当暴露于急性动脉压升高时，小动脉和微动脉通过肌源性反射发生收缩（在管腔内压力增加时，独立于神经支配或内皮功能发生的一种内在反射）。控制肌源性张力的机制包括细胞内钙离子、蛋白激酶、二酰基甘油的变化、瞬时受体电位样通道的调节和离子转运。根据 Laplace 定律，肌源性反射的激活可能导致管腔减小和管壁厚度增加，从而使增加的血管壁压力趋于正常。在高血压中，阻力动脉的反射性收缩会持续存在，最终导致内皮功能障碍和动脉中膜轻度炎症。由此，随着慢性血管收缩，血管嵌入重构的 ECM 中，这可以防止血管舒张。因此，这种改变是永久性的，并且会发生结构变化（即血管重构）。这些过程导致原发性高血压患者的阻力动脉中膜厚度增加，管腔减小，中膜与管腔比增加。

1. 血管重构的类型 目前，已经描述了不同类型的血管重构。管腔变化而不改变数量（血管壁横截面积）或物质特性的过程称为发育型重构。该过程可能涉及壁横截面积的增加（肥厚重构）或减少（营养不良重构）。管腔直径的增加或减少分为外部和内部重构。研究表明，在高血压中，至少可能发生 2 种类型的重构，取决于中膜横截面积是否扩大，这是真正肥大的表现，分别为向心型发育和向心型肥大性重构。在原发性或原发性高血压中，发育型重构通常发生在人和实验模型中，如自发性高血压大鼠[（spontaneously hypertensive rats，SHR），肾素-血管紧张素系统甚至轻度激活]；在这种类型的血管重构中，通常会发现相同数量的管壁物质在较小的血管腔周围重新排列，而没有细胞生长（图 18-1a）。向心型发育重构的机制尚不清楚，但可能是由内向生长与外周细胞凋亡相结合或由扩张的 ECM 中嵌入的血管收缩引起的。另一方面，在继发性高血压中，如肾血管性高血压、原发性醛固酮增多症和盐依赖性高血压或嗜铬细胞瘤，以及与糖尿病相关的高血压和肢端肥大症，都已经记录到了肥厚性重构（图18-1a）。这种类型的血管重构特点是细胞生长更加显著，包括血管平滑肌细胞（vascular smooth muscle cells，VSMC）肥大（体积增加）或增生（细胞数量增加）。

据推测，小阻力动脉中膜与管腔比的增加和管腔的结构性狭窄都会加剧血管收缩，以应对任何高血压刺激。这可能是由于受体水平上特定药物浓度增加、受体密度增大或与血管紧张素Ⅱ信号增强相关的受体后信号改变所致，从而导致活性氧（reactive oxygen species，ROS）生成增加、血管生长和收缩增强（即"血管放大器"假说）。因此，在高血压动物模型和人身上，当血管中膜与管腔之比增加时，一些血管收缩剂的作用可能会更加明显。然而，这一假设最近受到了质疑。

目前尚不清楚血压值的升高是先于还是随后于这些微血管改变的发生。但有研究表明小动脉重构可能是高血压靶器官损害的第一个表现，因为小阻力动脉中膜与管腔比的增加可能很早就出现了，但其严重程度与血压值的增加成正比。

2. 大导管动脉的重构　高血压是加速血管衰老（即血管早期衰老）的重要因素，导致心血管疾病提前发生。动脉高血压、衰老和其他心血管危险因素（包括糖尿病）可能会诱发重构并增加大动脉的僵硬性。重构使动脉能够承受增加的压力负荷，但会导致血管变得比其原始状态更僵硬，而顺应性的降低会减弱其抑制血压周期性变化的能力，导致脉压升高（即脉搏波搏动性增强）。在动脉压升高的情况下，主动脉等大动脉不能自主调节收缩，因此会出现肥厚，使升高的血管壁压力变为正常（离心型肥大重构）的同时维持血管腔大小。这些适应性反应的程度取决于心血管相关危险因素、动脉粥样硬化的进展，以及内膜斑块中脂质的炎性积聚，还有部分原因是内皮功能障碍（将在本书其他章节讨论）。在这种情况下，ECM重构是多种高血压相关血管疾病发病机制的重要步骤。在高血压中，大弹性动脉的VSMC因动脉压升高而受到拉伸。在稳态下，动脉管壁的周期性拉伸维持了VSMC静止、收缩表型及ECM蛋白的缓慢周转。然而，当物理或化学条件发生变化时，动脉会通过重构血管壁对新环境作出反应，即改变血管壁的结构和功能以适应新的环境。重构涉及激活多种细胞内信号通路，从而调节血管细胞的迁移、增殖和死亡以及ECM的合成和降解。例如，在高血压的情况下，动脉壁长期受到过度的拉伸应变。为了抵抗这种力量，小动脉和微动脉通过VSMC增生来应对，大动脉则表现出VSMC肥大和ECM重组。

3. 小动脉与导管动脉之间的相互作用　小动脉和大动脉之间的串扰（即功能相互作用）可能会加剧动脉损伤。尽管波的反射部位的正确位置可能难以确定，但微血管结构不仅是血管阻力产生的部位，而且可能是大多数波反射的起源，从而升高中心收缩压，尤其多见于老年人群中。因此，小动脉壁腔比增加是平均血压升高的主要因素之一，这反过来可能会通过在高血压水平下增加动脉壁僵硬的负荷来增加大动脉的僵硬性，从而导致脉搏波搏动增加。据推测，在动脉壁顺应性较好的年轻人中，脉压从中央动脉到外周动脉逐渐增加。这是由于入射波（向动脉树外周传播的脉搏波）和反射波（从外周传播回来的脉搏波）融合所致。该情况集中在舒张期，在主动脉脉搏波形中的重搏切迹之后（图18-2a）。反射波可能起源于血管分支的不同部位，尤其是在阻力动脉（血管阻抗增加的区域）。随着导管动脉变得越来越僵硬（由于衰老、高血压或其他风险因素），这些反射波会以更快的速度返回，并对入射脉搏波施加压力，使其在主动脉脉

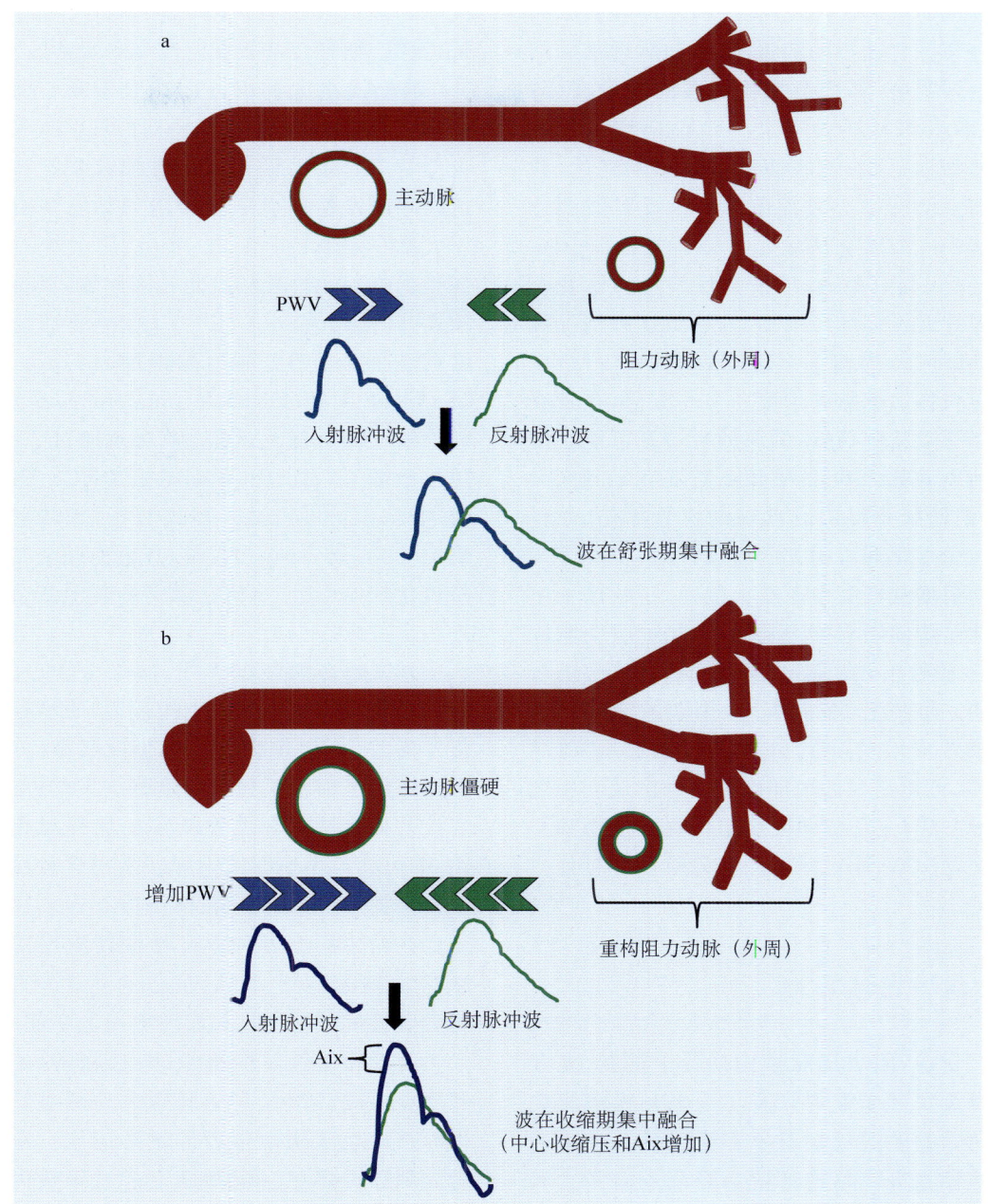

图 18-2 导管动脉与阻力动脉之间的相互作用

注：a. 年轻人血压正常时；b. 高血压、糖尿病和老龄化时。a. 在年轻的血压正常个体中，入射波（向动脉树外周传播的脉搏波）在舒张时间内与反射波（从外周传播回来的脉搏波）在中心融合，位于主动脉脉搏波形的重搏切迹之后。b. 随着导管动脉因衰老、高血压或其他风险因素而变硬，反射波以更快的速度返回并对入射脉搏波增加压力，在主动脉脉搏波形的重搏切迹之前融合，导致收缩压升高。这种效应在主动脉近端更为明显，因为那里反射波比远端动脉多。因此，血管越硬，前向波和反射波就越快，它们在心动周期中到达得越早，从而放大了主动脉中心收缩压。PWV. 脉搏波速度；Aix. 增强指数

搏波形的重搏切迹之前合并，从而导致收缩压升高。与远端动脉相比，主动脉近端的影响更为明显，那里会接收更多的反射波（图18-2b）。较硬的血管会导致前向波和反射波的加速，这些波在心动周期早期到达，并增加主动脉中心收缩压。由于反射波到达引起的压力增加决定了增强指数（augmentation index，Aix），该指数反映主动脉及其周围收缩压和脉压增加，并导致这种情况没有继续向外周增加。这也有助于进一步增加中央弹性动脉的硬度。另一方面，在较硬的导管动脉中，脉压的增加反过来可能会传导到小动脉，并可能导致不同器官（心脏、大脑、视网膜、肾脏）小动脉的血管损伤，并且通常加重靶器官损伤的进展。

根据欧洲高血压指南的建议，临床中主动脉血管僵硬程度可通过颈动脉-股动脉脉搏波速度（pulse wave velocity，PWV）进行评估。事实上，如前所述，较硬的动脉将脉搏波更快地传导到外周。颈动脉-股动脉PWV可能是目前最准确的主动脉僵硬程度测量方法，主动脉僵硬度与靶器官损伤和心血管发病率、死亡率增加的风险显著且独立相关。

三、血管重构机制

目前，阻力动脉重构的分子机制，尤其是导致发育型重构以及与衰老和疾病相关的动脉僵硬的机制尚不完全明确。由于较小的管腔和较厚的管壁会降低周向张力和中膜应力（根据Laplace定律），发育型重构可能代表了血管壁对血压升高的保护机制。最近的实验数据表明，长期的血管收缩可能促进发育型重构。神经激素系统的激活，包括RAAS（将在另一章中广泛讨论）和内皮素系统、主要与ROS生成增加有关的细胞内信号转导、炎症和生长途径的激活以及ECM成分的修饰都可能参与这些过程。在高血压中，VSMC的增生和肥大在不同程度上导致血管重构，伴有细胞凋亡、细胞伸长、重组、细胞外基质蛋白改变和炎症。

RAAS的几种组分在高血压和心血管疾病（cardiovascular disease，CVD）的病理生理学中起着关键作用。血管紧张素Ⅱ通过诱导原发性高血压患者阻力动脉和高血压大鼠小动脉的VSMC增生、肥大来刺激细胞生长。血管紧张素Ⅱ和醛固酮，以及内皮素-1（endothelin-1，ET-1）通过激活还原型烟酰胺腺嘌呤二核苷酸磷酸（nicotinamide adenine dinucleotide phosphate，NADPH）氧化酶并表达其亚基，从而通过cSrc、蛋白激酶C（protein kinase C，PKC）、磷脂酶A2（phospholipase A2，PLA2）和磷酸化酶D（phospholipase D，PLD）途径调节基础超氧化物的产生（这将在本书的其他章节中进一步讨论）。

越来越多的证据表明，刺激ROS和炎症介质生成可能有助于重构过程，激活细胞信号通路，例如丝裂原活化蛋白激酶，这些通路作用于细胞核和细胞质靶点，诱导细胞生长。炎症过程和几种激素的促纤维化特性，都可能与小血管壁内弹性蛋白含量减少以及相关的胶原蛋白沉积增加有关。这些改变在糖尿病患者和原发性醛固酮增多症患者中都很常见。ECM成分的适应性可能与微血管机械性变化和僵硬度增加有关。

血管和血管周围组织（包括脂肪）中的低度炎症被认为是小动脉和大动脉血管重构以及高血压病理生理的重要因素。特别是大动脉炎症在一定程度上通过导致内皮功能障碍和增加血管僵硬来发挥作用。炎症有助于血管重构，促进VSMC生长和增殖。炎症的特征是血管壁中黏附分子和配体的表达增加、白细胞外渗、氧化应激增加、细胞因子产生、激活免疫细胞和促炎信号通路。

内皮功能障碍反过来也可能通过诱导血管收缩物质、黏附分子和生长因子的产生而促使血管炎症发生。血压本身或RAAS

的激活可能会引发炎症,从而参与血管重构,并可能加速衰老和 CVD 中血管的损伤。

动脉僵硬与血管纤维化有关,血管纤维化涉及细胞外基质蛋白,如胶原蛋白、弹性蛋白、原纤维蛋白、纤连蛋白和蛋白聚糖在血管壁中的积累。胶原蛋白和 ECM 其他成分的沉积有助于阻力动脉肥大性重构中的中膜增厚和发育型重构中的血管壁成分重组。细胞生长和 ECM 沉积可能是血压升高或生长促进因子,包括血管紧张素Ⅱ、醛固酮、ET-1 和儿茶酚胺引起的。ECM 增加也可能是由于基质金属蛋白酶(matrix metalloproteinases,MMP)活性降低所致,MMP 在血管壁 ECM 的稳态中起着核心作用,导致不同类型的胶原蛋白沉积。

已有报道,先天免疫在导致高血压低度炎症反应机制中发挥作用。最近的证据表明,当促炎 Th1、Th2 和 Th17 与抗炎 T 调节(T regulatory,Treg)亚群之间不平衡时,T 淋巴细胞的不同亚群可能参与了导致心脏病和代谢性疾病炎症反应的机制。特别是,研究表明,Treg 适应性转移降低了血压,并保护输注血管紧张素Ⅱ或醛固酮的小鼠免受血管重构。T 淋巴细胞参与高血压和外周炎症的机制之一是增加氧化应激。血管紧张素Ⅱ的中枢升压作用对于 T 细胞活化和血管炎症的发展也至关重要。

有趣的是,循环内皮祖细胞(endothelial progenitor cells,EPC)似乎是内皮功能的重要决定因素。高血压 2 型糖尿病患者和盐负荷高血压大鼠的循环 EPC 显著减少。此外,EPC 数量减少与动脉僵硬和内皮功能下降有关。

结论和临床前景

高血压的并发症包括大动脉和小动脉的结构和功能的改变,以及加速动脉粥样硬化。尤其是高血压的血管疾病通过加剧组织灌注不足和动脉粥样硬化的进展,导致心肌缺血和心血管事件、心力衰竭、卒中、肾硬化和慢性肾脏疾病以及外周血管疾病。

微血管结构改变和大导管动脉机械性改变是预后有力预测因素。此外,临床观察表明,高血压患者大动脉僵硬度的一些指标与皮下小阻力动脉的中膜管腔比有关。小动脉重构具有预后意义,因为中膜-管腔比较高的高血压患者,特别是与其净生长(横截面积增加)相关的患者,心血管事件的发生率会增加。多项研究表明,微循环的结构变化(皮下小动脉中膜-管腔比增加)和大动脉机械性改变是预测心血管结局的两个最重要因素。此外,中膜-管腔比与肱动脉收缩压和脉压、中心收缩压与脉搏压显著相关。中膜-管腔比与颈动脉-股动脉 PWV 以及主动脉增强指数呈正相关;在调整了年龄和平均血压后,这些相关性仍然具有统计学意义。

动脉僵硬性脉压和 PWV 等血流动力学指标与卒中、痴呆和认知功能下降有关。此外,似乎已证实脑、肾微血管损伤与年龄和大动脉僵硬性指标(脉压、PWV 和增强指数)之间存在密切关系。

高血压引起的微血管和大血管系统损伤可通过药物纠正。其中 β 受体阻滞剂和利尿剂对微血管结构影响较小,而 RAAS 拮抗剂和钙离子阻滞剂具有良好作用,可改善大动脉机制并可能减少中心波反射。一些干预研究表明,使用血管紧张素转换酶(angiotensin-converting enzyme,ACE)抑制剂、钙通道阻滞剂和血管紧张素Ⅱ受体阻滞剂(angiotensin Ⅱ receptor blockers,ARBs)可改善甚至几乎完全恢复正常皮下小阻力动脉的结构。相反,β 受体阻滞剂阿替洛尔和利尿剂氢氯噻嗪对阻力血管和肱动脉脉压没有影响,尽管血压降低作用与 ACE 抑制剂相似。

知识空白

- 动脉僵硬度也会随着心血管危险因素的增加而增加，包括高血压、代谢综合征、糖尿病、肥胖和高胆固醇血症。然而，它不是一个可以在临床上轻松测量以对风险进行分层的参数。特别是阻力动脉重构的研究是通过侵入性技术进行的，例如使用导线或压力微肌电图方法直接从原发性高血压患者的皮下和视网膜脂肪组织中获得的小阻力动脉，研究其动脉的变化。另外，视网膜动脉的研究也可以通过扫描激光多普勒血流测量法进行，尽管这种技术尚未广泛使用，而且需要进一步验证和标准化。
- 血管重构的机制，尤其是分子水平的机制尚未完全了解；需要进一步的研究来更好地了解几种病理条件下血管重构的发展，以便制定特定的治疗方法。
- 尽管已充分证实阻力动脉中膜与管腔比例的增加与心血管预后相关，但通过治疗、干预降低该比率是否与心血管预后的改善相关尚不明确。

（陈厚早 翻译；陈龙 审核）

参考文献

[1] Briet M, Schiffrin EL. Treatment of arterial remodeling in essential hypertension. Curr Hypertens Rep. 2013;15:3-9.

[2] Hill JM, Zalos G, Halcox JP, et al. Circulating endothelial progenitor cells, vascular function, and cardiovascular risk. N Engl J Med. 2003;348(7):593-600.

[3] Humphrey JD. Mechanisms of arterial remodeling in hypertension: coupled roles of wall shear and intramural stress. Hypertension. 2008;52(2):195-200.

[4] Lemarie CA, Tharaux PL, Lehoux S. Extracellular matrix alterations in hypertensive vascular remodeling. J Mol Cell Cardiol. 2010;48:433-9.

[5] Park JB, Schiffrin EL. Small artery remodeling is the most prevalent (earliest?) form of target organ damage in mild essential hypertension. J Hypertens. 2001;19:921-30.

[6] Rizzoni D, Agabiti Rosei C, Agabiti Rosei E. Hemodynamic consequences of changes in microvascular structure. Am J Hypertens. 2017;30(10):939-46.

[7] Rizzoni D, Porteri E, Boari GEM, De Ciuceis C, Sleiman I, Muiesan ML, et al. Prognostic significance of small-artery structure in hypertension. Circulation. 2003;108:2230-5.

[8] Savoia C, Sada L, Zezza L, et al. Vascular inflammation and endothelial dysfunction in experimental hypertension. Int J Hypertens. 2011;2011:281240.

[9] Savoia C, Schiffirn EL. Inflammation in hypertension. Curr Opin Nephrol Hypertens. 2006;15:152-8.

[10] Schiffrin EL, Touyz RM. From bedside to bench to bedside: role of renin-angiotensin-aldosterone system in remodeling of resistance arteries in hypertension. Am J Physiol Heart Circ Physiol. 2004;287:H435-46.

[11] Schiffrin EL. Immune modulation of resistance artery remodelling. Basic Clin Pharmacol Toxicol. 2012;110:70-2.

[12] Schiffrin EL. Vascular remodeling in hypertension mechanisms and treatment. Hypertension. 2012;59.part 2:367-74.

[13] Urbich C, Dimmeler S. Endothelial progenitor cells: characterization and role in vascular biology. Circ Res. 2004;95(4):343-53.

[14] Virdis A, Savoia C, Grassi G, et al. Evaluation of microvascular structure in humans: a 'state-of-the-art' document of the Working Group on Macrovascular and Microvascular Alterations of the Italian Society of Arterial Hypertension. J Hypertens. 2014;32(11):2120-9.

[15] Vlachopoulos C, Aznaouridis K, O'Rourke MF, et al. Prediction of cardiovascular events and all-cause mortality with central haemodynamics: a systematic review and meta-analysis. Eur Heart J. 2010;31:1865-71.

[16] Williams B, Mancia G, Spiering W, et al. 2018 practice guidelines for the management of arterial hypertension of the European Society of Hypertension and the European Society of Cardiology: ESH/ESC Task Force for the Management of Arterial Hypertension. J Hypertens. 2018;36(12):2284-309.

19 动脉僵硬度

Carmel M. McEniery and Kathleen Connolly

一、概述 / 205
二、大动脉的生理作用 / 205
三、动脉硬化的机制 / 206
四、动脉硬化的临床结局 / 206
五、动脉硬化的评估 / 207
　（一）动脉硬化的直接测量 / 208
　（二）动脉硬化的区域测量 / 210
　（三）动脉波形分析衍生的指标 / 212
六、动脉硬化的治疗 / 212
参考文献 / 213

> **关键概念**
> - 大动脉在心室射血期间缓冲血压的周期性变化，以保持低收缩压和维持舒张压（灌注压）。
> - 动脉僵硬度随年龄和血压的增加而升高，是心血管疾病事件的关键独立预测因素。
> - 动脉硬化通过多种机制促进心血管疾病过程，包括导致左心室负荷增加、向靶器官传递破坏性脉搏压力，以及弹性蛋白退化导致的恶性循环，从而导致更高的脉搏压力。
> - 目前可以使用简单易用的无创设备评估动脉僵硬度，适用于常规临床环境。

一、概述

"动脉的硬化"并不是一个新概念。实际上，动脉脉搏作为一种诊断工具，数千年来一直备受关注。人们很早就意识到脉搏的形状和"触感"可以提供有关动脉弹性的信息。虽然 19 世纪曾被誉为是评估和阐明动脉波形的黄金时代，但由于血压计的问世，这一黄金时代有所削弱。因为血压计可以更精确地量化收缩压和舒张压，进而显著提高风险预测能力。然而，随着计算机化和科技的飞速发展，我们现在拥有了诸多技术和设备来评估动脉僵硬度。这推动了过去的 30~40 年间对动脉硬化及其潜在决定因素的深入研究，动脉僵硬度目前被认为是心血管风险的一个重要独立决定因素。尽管如此，关于动脉硬化的基本过程及其在常规临床评估中的地位仍有许多未知之处。

二、大动脉的生理作用

要了解动脉硬化的病理生理学，就必须研究大动脉在健康个体中的生理作用。血液从左心室间歇性地泵入主动脉，引起动脉血压的周期性变化（临床上测量为收缩压和舒张压）。在健康的年轻人中，大动脉具有很强的弹性，在收缩期扩张以容纳每搏输出量，在舒张期因储存能量而回缩。这种连续的扩张和回缩循环常被比作一个 windkessel——德语的意思是"空气室"，是 18 世纪用于消防车上将手动水泵的脉动水流转换为消防水管喷嘴的连续水流的装置。动脉 "windkessel" 在扩张阶段保持低收缩压，同时在回缩阶段维持舒张压。维持舒张压对于保证舒张期冠状动脉的充分灌注和血液向组织的有效分布至关重要。因此，脉动的每搏输出量转变为流向微循环和外周组织的"平滑"和连续的血液，最大限度地提高组织有效灌注的效率。

探究大动脉的结构特性是理解它们在心室射血中反应性扩张和回缩能力的关键。如前面章节所论述的，血管壁包含血管平滑肌细胞（vascular smooth muscle cells, VSMC）和细胞外基质（extracellular matrix, ECM），这两个组成部分都对大动脉的力学特性有贡献。动脉壁的主要承压成分是 ECM 中的弹性纤维和胶原纤维。弹性纤维更具弹性或可扩张性，而胶原纤维本身较硬。由于这些纤维在血管壁上的排列方式，在较低的扩张压力下，弹性纤维相互连接承担主要的承压功能，允许动脉扩张以吸收搏出量。相反，随着扩张压力的增加，较硬的胶原纤维越来越多地参与承压[1]。这种参与模式有助于防止健康大动脉在收缩期过度扩张，并在舒张期产生回弹。因此，动脉壁会以非线性方式随着扩张的增加而变硬。此外，弹性纤维和胶原纤维之间的关系也解释了为什么血管扩张压力（临床测量为平均动脉压）可能是血管僵硬度最重要的生理决定因素[2]。动脉壁还含有一种"基质"，其中富含葡糖氨基葡聚糖（glycosaminoglycans, GAG）。GAG 的水和离子结合能力也可能直接或间接影响动脉壁力学[3]，然而 GAG 对大动脉僵硬度的实际意义尚不清楚。

三、动脉硬化的机制

动脉硬化的机制尚未完全阐明，仍是一个活跃的研究领域。尽管如此，动脉硬化通常与动脉壁的物理和力学特征变化有关。由于循环系统的搏动性，大动脉在整个生命过程中承受着持续的、周期性的应变。事实上，动脉随着年龄的增长逐渐硬化是公认的。这是一种被称为动脉硬化（arteriosclerosis）的退行性过程，影响着大动脉壁。重要的一点是，动脉硬化不应与动脉粥样硬化（atherosclerosis）混淆，后者特征是动脉内膜表面的炎症和斑块形成，尽管这两个过程很可能是同时发生的。弹性纤维的半衰期约为 40 年，是体内最稳定的蛋白质之一。但尽管有这种稳定性，弹性纤维仍会发生疲劳，以 60 岁为例，近端主动脉在心室收缩期间经历了超过 20 亿次的扩张。含弹性纤维的动脉长期存在这种循环应力会导致弹性纤维的结构紊乱、疲劳和最终断裂——如果血管扩张压力很高，情况会更差。鉴于衰老对弹性蛋白疲劳和动脉硬化的显著影响，人们很容易推测出动脉硬化是不可避免的。然而，在真正的农村或土著人口中，动脉硬化的增加速度似乎要慢得多[4]，这表明在"西方化"社会中出现的与年龄相关的动脉硬化实际上有很大一部分是病理性的（pathological）。ECM 的其他结构变化也在发生，包括更硬的胶原纤维的增殖和钙沉积。晚期糖基化终产物的积累，改变了弹性纤维和胶原纤维的物理特性，并随着时间的推移和血浆葡萄糖水平的升高而积累[5]，也被认为是动脉硬化的重要决定因素。此外，平滑肌张力的变化能够主动调节动脉壁的僵硬度，即使在主动脉等大动脉中也是如此[6]。所有这些过程都会改变动脉壁的应力-应变特性，导致在给定的扩张压力下动脉壁更硬，并在心动周期内完全丧失对血压周期性变化的重要缓冲作用。

四、动脉硬化的临床结局

高血压、高胆固醇血症、吸烟和糖尿病等心血管危险因素都与动脉硬化增加有关，因此，人们认为动脉硬化是心血管疾病的重要生物标志物。然而，越来越多人认为动脉硬化加速各种疾病进展，故其本身就是一个重要的危险因素。事实上，动脉硬化重要性的最有力证据来自最近一项对 17 635 名个体进行结局研究的荟萃分析[7]。一项使用 17 项不同研究队列中个体参与者数据的荟萃分析表明，主动脉脉搏波传导速度（pulse wave velocity, PWV）作为动脉僵硬度的可靠测量指标，可以预测未来致命和非致命的冠心病和卒中事件，在调整了年龄、收缩压、吸烟、糖尿病和胆固醇等既定心血管危险因素后，风险比（hazard ratio, HR）约为 1.30。为说明这一点，使用超过 165 000 名个体组成的新兴风险因素协同研究（the Emerging Risk Factors Collaboration study）[8]进行分析，PWV 对心血管疾病的预测价值与收缩压相似，但似乎比总胆固醇的预测价值更好（HR 约为 1.2）。然而，吸烟（HR 约为 1.8）和糖尿病（HR 约为 2.0）对心血管疾病的预测价值更高。有趣的是，荟萃分析提示，PWV 与较年轻个体的预后结局有更强的关联。人们不禁推测动脉硬化测量的最大临床价值可能在于较年轻个体（即那些处于中等风险而非高风险的人），在这些个体中对动脉硬化的了解可能会为风险预测算法增加价值。

将动脉硬化的增加和心血管疾病风险的升高联系起来的因素可分为以下三大类。

1. 脉压差增大导致单纯收缩期高血压和心室后负荷增加。随着年龄的增长，大动脉逐渐僵硬导致脉压差变大。这是因为随着时间的推移健康年轻的动脉在收缩期出现的正常动脉扩张受到限制，导致在给定每搏输出量下收缩压升高。此外，维持正常舒张压所需的回弹力减小导致舒张压降低。最终，这一过程表现为孤立性收缩期高血压（isolated systolic hypertension，ISH），这是目前英国和美国最常见的高血压形式，其卒中风险增加 3 倍，心脏病风险增加 1 倍[9]。收缩压升高还会增加左心室后负荷，促进左心室肥厚、心室僵硬和心肌需氧量增加。舒张压的降低会导致冠状动脉血流量减少而加剧这种变化，从而导致心脏缺血。最终这些变化导致心肌氧需求和供应之间的不平衡匹配，其后果可能是舒张功能障碍和心力衰竭。高收缩压也会增加动脉壁周向应力，导致弹性蛋白纤维进一步或加速疲劳断裂。进一步加剧动脉硬化，导致其缓冲能力下降，收缩压升高，从而形成恶性循环。

2. 反射压力波的速度增加。动脉压力波形由左心室射血产生的正向波和由于阻抗不匹配（即动脉逐渐变细和血管僵硬度差异）而产生的后行反射波共同组成[10]。动脉硬化会加快正向波和反射波的传播速度，导致反射波更快地返回，并与正向波更早地叠加，从而增加主动脉收缩压，导致左心室后负荷进一步增加。

3. 脉动压力的缓冲作用降低，更多的脉压传递到低阻力器官。硬化的主动脉对脉动压力的缓冲作用减弱，并将其传递到其他动脉（如颈动脉）。这些动脉经过重构以降低管壁的应力，从而导致内膜-中层厚度增加。此外，目前有充分证据表明，硬化的动脉使脉动压力更多地传递到微血管，从而损害高流量、低阻力器官（如大脑和肾脏）中的毛细血管[11]。

五、动脉硬化的评估

动脉僵硬度可通过多种技术和方法评估，如表 19-1 所示。这些方法大致分为在某一离散位置直接测量动脉僵硬度，或全身动脉僵硬度的整体测量。每种测量方法都有其优势和劣势。同时也必须意识到每种测量方法都提供了关于血管结构和功能的细微不同信息。因此，不同的动脉僵硬度测量指标并不一定可以互换。此外，如前所述，动脉壁的弹性特性高度依赖于血管的扩张压力，在测量动脉僵硬度或解释动脉僵硬度数值时应始终考虑这一点。

表 19-1 动脉硬化评估的方法

方法	定义	公式	常用的测量方法
动脉僵硬度的直接测量			
杨氏弹性模量	单位面积弹性模量，理论上从静止长度拉伸至 100% 延伸所需的每平方厘米压力阶跃	$(\Delta P \times D)/(\Delta D \times h)$ mmHg/cm	拉伸试验（体内）超声、磁共振（体外）
动脉顺应性	对于给定的压力阶跃，直径（或面积）的绝对变化	$\Delta D/\Delta P$ cm/mmHg 或 cm^2/mmHg	拉伸试验（体内）超声、磁共振（体外）
动脉扩张性	对于给定的压力变化，直径（或面积）的相对变化，弹性模量的反演	$\Delta D/(\Delta P \times D)$/mmHg	拉伸试验（体内）超声、磁共振（体外）
僵硬度指数	对数（收缩压/舒张压）与直径相对变化的比值	$Ln(P_s/P_d)/[(D_s - D_d)/D_d]$ 没有单位	超声、磁共振

续表

方法	定义	公式	常用的测量方法
特征阻抗	无波反射状态下,压力变化与流速的关系		超声、磁共振
动脉僵硬度的整体测量			
脉搏波传导速度	脉搏沿动脉段的传播速度	$\Delta t/D$ m/s 或 cm/s	压力感知导管(有创) 磁共振 超声 测量张力的压力传感器 容积袖带
动态动脉硬化指数	1 减去 24 h 内收缩压和舒张压记录之间的线性回归线的回归斜率	1-slope	标志示波袖带
心-踝血管指数	收缩压与舒张压比值的自然对数对抗动脉壁的延展性	$a[(2\rho/\Delta P) \cdot \ln(P_s/P_d) \cdot PWV^2]+b$	示波袖带
波形分析衍生的指标			
系统动脉顺应性	流量的变化对于体循环动脉压变化的关系	$Ad/[R \times (P_s - P_d)]$	眼压计和多普勒测速仪
反射波增强指数	用第 2 个和第 1 个收缩压峰值的差值表示脉压的百分比	$((P_2-P_1)/PP) \times 100\%$	超声 测量张力的压力传感器 容积袖带

(一)动脉硬化的直接测量

僵硬度可定义为弹性体(即动脉壁)在施加力时对变形的抵抗。所有直接或间接测量动脉硬化的方法都与施加到动脉上的力(应力)相关,由此产生机械应变。

1. 杨氏弹性模量(Young's elastic modulus) 应力/应变的比值,更确切地说,从无应力状态开始应力-应变斜率的关系由杨氏弹性模量(E)给出。在动脉的背景下,E描述了动脉在血液对动脉壁施加压力下从无应力状态到变形的程度。僵硬的动脉会抵抗变形,因此它们被描述为具有较高E。然而血管的压力-形变(或应力-应变)关系是明显非线性的,因此一条动脉的E值不可能是单一的。此外体内无应力状态下确定动脉的应力-应变特性是不可能的。取而代之的是增量弹性模量(incremental elastic modulus,E_{inc})。E_{inc}表示血管在特定压力(如 100 mmHg)下的应力-应变曲线的斜率。通过这种方式可以分析血管在生理压力下的机械僵硬度。

其他许多将动脉内压力的变化与体积的变化联系起来的局部动脉硬化指标也可以使用。在实践中,体内动脉体积的变化很难评估,因此使用血管直径或横截面积的变化来代替。一个重要的问题是这些指标除了受到管壁僵硬度的影响,也受到其他因素的影响,如壁厚和动脉大小(直径)。

2. 动脉顺应性和扩张性(arterial compliance and distensibility) 动脉顺应性将体积变化与压力变化联系起来。动脉扩张性与顺应性相似,但动脉大小正常。重要的是顺应性和扩张性不仅受到管壁僵硬度的影响,还受到动脉直径和管壁厚度的影响,这些参数都需要测量。

3. β僵硬度指数（β stiffness index） 该方法相对依赖于瞬时血压的变化，与其他直接测量僵硬度的方法相比克服了对扩张压力的依赖，然而也受到管壁厚度的影响。

4. 特性阻抗（characteristic impedance，Zc） 这是一个重要的血流动力学指标，与动脉壁的僵硬度直接相关。Zc 不是由应力（或压力）-应变关系推导出的，而是从压力-流量关系推导出的，描述了在没有任何反射压力波时压力-流量的斜率。因此动脉的 Zc 决定了给定流量变化下的压力变化。

动脉僵硬度的直接测量可以使用离体和体内测量方法，然而大多数与人体动脉僵硬度相关的测量都是通过体内测量进行的。离体方法通常涉及对完整的圆柱形主动脉环或主动脉条的拉伸测试，通过计算 E 或 E_{inc} 直接反映主动脉壁僵硬度（图 19-1）。然而这种方法的局限性在于使用主动脉硬化动物模型，因为物种之间主动脉壁结构存在显著差异，这可能被认为是人类主动脉硬化的不良替代品。进一步的局限性与血管平滑肌的活性丧失有关，这意味着拉伸试验不一定能预测平滑肌对机械僵硬度的贡献，以及获取离体人体主动脉组织进行研究的困难。体内方法通常使用超声壁面跟踪技术（ultrasound wall tracking techniques），尽管组织多普勒成像和磁共振成像（magnetic resonance imaging，MRI）越来越多地被采用。这些技术允许测量壁厚，但超声测量需要高空间分辨率，限制了在浅表部位测量，如颈动脉或股动脉。鉴于管壁僵硬度对扩张压力的依赖性，理想情况下应在同一时间或非常接近的时间测量血压和动脉直径。理想情况下也应在同一部位测量血压。这是因为从中心动脉到外周动脉收缩压和脉压差会增高，并且这种增高的程度在个体之间是可变的[12]。相反平均血压和舒张压没有明显变化。现在可以使用探头或传感器无创地获得局部（即颈动脉）压力波形。然

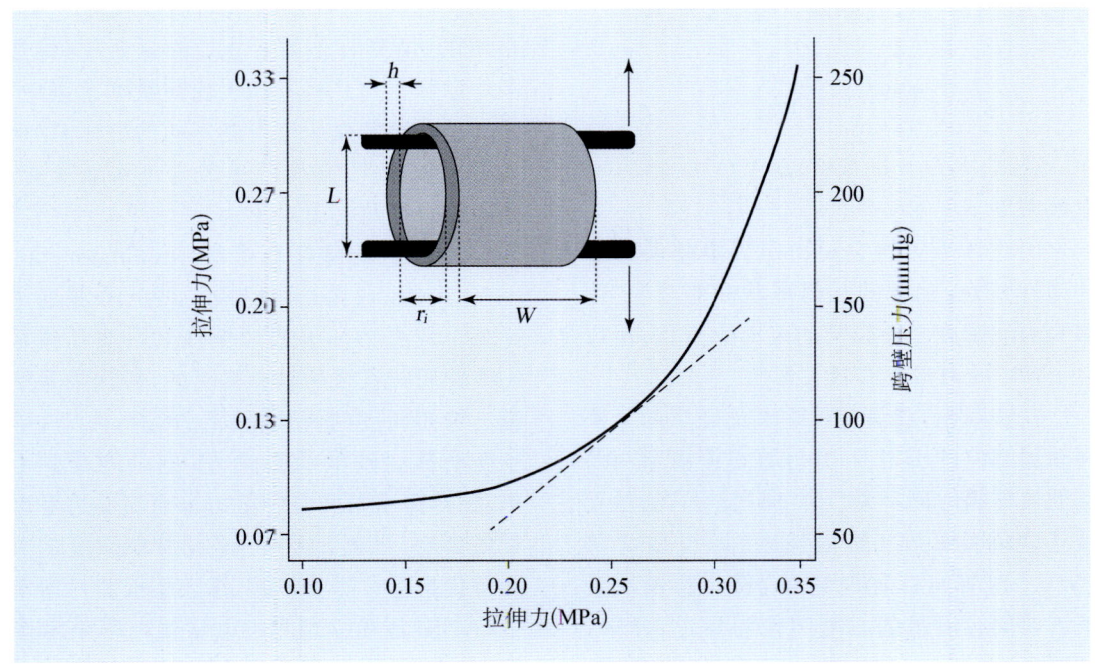

图 19-1 主动脉样本的拉伸试验

注：将主动脉切割成圆环并安装在拉力试验机上。由此得到的应力-应变曲线用于计算弹性模量。L. 管壁直径（$2r_i$）；横截面积为壁厚（h）乘以环的宽度（W）的 2 倍。

后在肱动脉处使用标准袖带测量的平均血压值和舒张压值来校准波形。直接动脉硬度测量的主要优点是通过详细的机械学研究可以获得有关动脉壁特性的非常精确的信息。缺点是获得高质量数据所需的费用和操作员专业知识水平,将此类技术限制在专业研究环境中。

(二)动脉硬化的区域测量

动脉硬化的区域或整体测量比直接的局部测量更常见,这主要是因为简单易用的非侵入性设备的广泛可用性,同时越来越多的证据表明,这些设备测量的指标可以预测临床结果。

1. 脉搏波传导速度(pulse wave velocity,PWV) PWV 也许是最广泛报道和临床相关的测量指标,它表示压力波形沿着动脉树的传播速度。动脉或动脉树越僵硬,波的传播速度越快。根据 1922 年 Bramwell-Hill 方程,脉搏波速度与动脉扩张度呈负相关。

$$PWV=\sqrt{\frac{1}{D\rho}}$$

公式中:D=扩张度;$\Delta(V/V)/\Delta p$,ρ=血液密度。

因此,PWV 的主要决定因素是动脉壁的弹性特性、动脉的几何形状和血液黏度,因为血液密度多在较窄的范围内变化,所以对 PWV 的测量没有较大影响。

在实践中,测量 PWV 涉及记录两个不同动脉部位的压力波,并计算每个波形"脚"处的波传播时间("脚"到"脚"法)。测量记录点之间的距离(路径长度)即可以计算 PWV。波形可以同时或依次记录,依次记录需要同时测量的心电图作为参考。PWV 可以通过有创的方法测量,通常在主动脉中,使用间隔已知距离的双压力传感器导管,或在已知距离使用单个传感器导管,将导管拉回已知距离,以计算 PWV(图 19-2)。MRI 也可用于计算主动脉 PWV,可以在整个主动脉路径上或者在预定义的节段内进行,这提供了有关主动脉僵硬度的区域变化的信息,这些变化可能会随着年龄或疾病而发生。除了主动脉高度迂曲的情况外,主动脉或节段路径长度的测量都能达到合理的精确度[13]。

PWV 的无创测量可以通过采用压力或体积传感器或袖带各种设备进行,也可以使用超声波方法。路径长度使用卷尺测量,或者更理想的是使用卡尺,这样可以避免在肥胖人群中过高估计路径长度,但无法克服对主动脉迂曲个体测量的不准确性。PWV 可以在任何能记录动脉脉搏的外周动脉部位之间进行无创评估。然而最常报道的是颈动脉-股动脉 PWV,因为它反映了主动脉僵硬度并与大多数结局数据相关。因此颈动脉-股动脉 PWV 被认为是衡量动脉僵硬度的金标准。肱-踝 PWV 易于测量并预测心血管事件[14]。然而,结果数据主要局限于日本人群,还需要在其他人群中进一步收集数据。最后,与直接测量动脉僵硬度一样,必须在 PWV 评估前后立即测量血压(优选平均动脉压),并将其纳入任何数据解读中,尤其是在比较血压值可能不同的群体时(例如男性和女性、高血压患者与正常血压者、代谢综合征与健康对照)。

2. 动态动脉硬化指数(ambulatory arterial stiffness index,AASI) AASI 是通过计算 1 减去 24 h 动态收缩压和舒张压读数的线性回归直线的斜率得出的,被认为是衡量动脉僵硬度的替代指标。然而,AASI 除了受动脉僵硬度的影响外,也可能受到心率、每搏输出量和血管阻力等血流动力学因素的影响,因此,似乎不是动脉僵硬度的有力替代指标。尽管如此,在大型前瞻性研究中,AASI 能独立预测心血管死亡率[15]和卒中[16],证明了它是一个有趣的全身血流动力学测量指标,并似乎为风险预测提供了额外的价值。这可能与在日常工作中越来越多地使用诊室外血压测量特别相关。

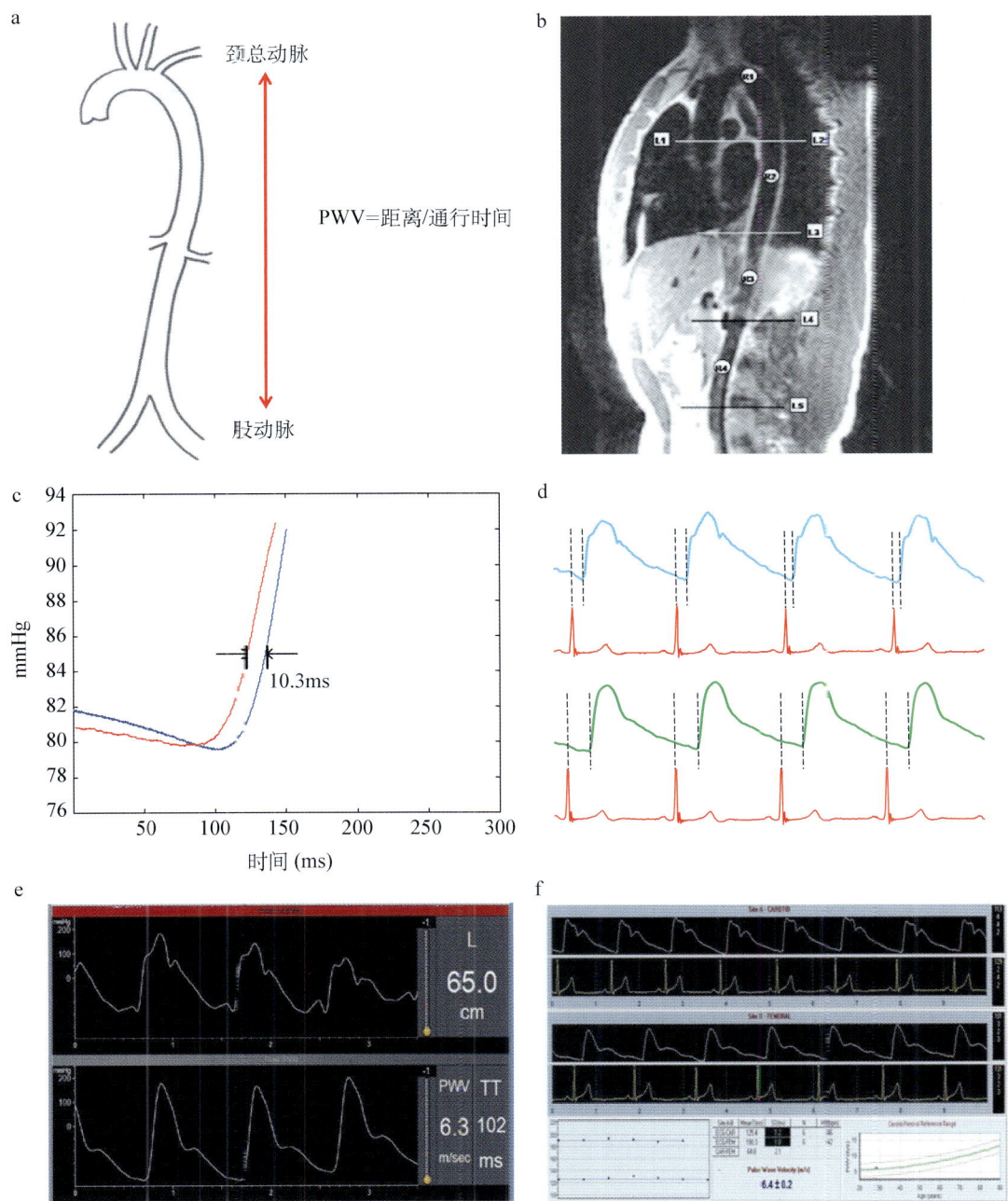

图 19-2　主动脉脉搏波传导速度的测量方法

注：a. 可以测量通过颈动脉和股动脉部位的压力波形的距离和度过的时间计算主动脉 PWV。b. MRI 还可以用于测量主动脉"节段"PWV，提供沿主动脉的僵硬度局部变化。c. 通过识别每个压力波形的"脚"并测量它们之间的时间延迟（"脚"到"脚"法），可以从同时测量的压力（或流量）波形计算 PWV。d. 同时记录的 ECG 作为参考，波形也可以顺利测量。这种情况下，使用 ECG 参考点和压力波形的脚部之间的差值，即距离/Δt。e. 使用 Vicorder 装置同时测量波形。f. 使用 SphygmoCor 装置依次测量波形。

3. 心-踝血管指数（cardio-ankle vascular index，CAVI） 这是 Shirai 于 2006 年提出的一种相对较新的动脉僵硬度替代指标[17]。CAVI 被认为可以代表从主动脉起到脚踝的动脉树的僵硬度，并且是基于对血压和动脉直径呈指数关系的观察结果。根据这种压力-直径关系，结合 Bramwell-Hill 方程将 PWV 与血压和直径的变化联系起来，就得到了 CAVI 的测量值。在实际应用中，使用袖带放置在脚踝周围，根据心电图和容积体积描记术（volume plethysmography）计算心-踝 PWV，同时测量肱动脉血压。然后使用表 19-1 中给出的方程将 PWV 转换为 CAVI。CAVI 测量简单、无创且不受血压的影响，在日本人群中已有大量研究，在其他人群还需要进一步收集数据。

（三）动脉波形分析衍生的指标

尽管这些指标并不直接与动脉壁僵硬度相关，但通过对动脉压力或流量波形的分析可以得出各种指标，如系统动脉顺应性和反射波增强指数。

1. 系统动脉顺应性（systemic arterial compliance） 通过在胸骨上切迹放置多普勒血流测速仪测量主动脉血流和在颈动脉使用张力计测量压力来测量系统动脉顺应性。用平均动脉压除以平均血容量流量估算总外周阻力。系统动脉顺应性的测量基于包含许多假设的理论模型，迄今为止尚无证据表明其对心血管疾病事件具有独立的预测价值。

2. 反射波增强指数（augmentation index，AIx） AIx 通常被认为是动脉僵硬度和反射波的综合指标。如前所述，动脉波由正向（入射）和反向（反射）波组成，动脉僵硬度的增加将导致反射波在心动周期的早期返回升主动脉并与正向波相加。这具有增大或升高主动脉收缩压的作用。反射波增强指数表示相对于主动脉脉压的这种压力增强水平。因此，33% 的 AIx 表明约 1/3 的主动脉压是由于反射压力波的叠加作用引起的。虽然 AIx 不是动脉僵硬度的直接测量指标，但 AIx 与未来心血管疾病事件独立相关[18]。

六、动脉硬化的治疗

值得注意的是大多数在人体中的研究都集中在不同种类的抗高血压药的作用上，所有这些抗高血压药都是通过降低平均动脉压的被动作用来降低动脉僵硬度，而不是对动脉壁本身的任何直接作用。目前，能够在人体中进行测试的新型逆转动脉硬化药物的需求尚未得到满足。最终这些药物都需要进行精心设计且充分有力的干预研究。

结论和临床前景

- 在全球几乎所有人群中，动脉僵硬度随年龄和血压呈指数增长。然而在真正的农村或土著人口中，这种增长似乎缓慢很多，这表明与年龄有关的硬化的主要部分是病理性的，因此不应被认为是老龄化过程中不可避免的一部分。
- 从长远来看，减少或预防动脉僵硬及其不良临床后果的策略很可能对心血管健康产生重大影响。
- 得益于简单易用、非侵入性测量设备的广泛使用，动脉僵硬度成为引入常规临床环境的首选指标。

知识空白

- 如何治疗？需要进一步的研究明确病理性动脉硬化的确切机制，以及理想的治疗或预防策略。
- 何时治疗？合适的治疗阈值尚待建立。在这方面，针对年龄和性别的风险评估参考值或阈值可能没有帮助或不合适。

- 在常规临床实践中广泛采用动脉硬化测量是可能的,但最终将取决于制定适当的临床决策所依据的指南。

(丁俊军 翻译;熊兴东 审核)

参考文献

[1] Wolinsky H, Glagov S. Structural basis for the static mechanical properties of the aortic media. Circ Res. 1964;14:400-13.

[2] Cox RH. Pressure dependence of the mechanical properties of arteries in vivo. Am J Phys. 1975;229:1371-5.

[3] Lorentzen KA, Chai S, Chen H, Danielsen CC, Simonsen U, Wogensen L. Mechanisms involved in extracellular matrix remodeling and arterial stiffness induced by hyaluronan accumulation. Atherosclerosis. 2016;244:195-203.

[4] Avolio AP, Deng FQ, Li WQ, Luo YF, Huang ZD, Xing LF, O'Rourke MF. Effects of aging on arterial distensibility in populations with high and low prevalence of hypertension: comparison between urban and rural communities in China. Circulation. 1985;71:202-10.

[5] Brownlee M. Advanced protein glycosylation in diabetes and aging. Annu Rev Med. 1995;46:223-34.

[6] Dobrin PB, Rovick AA. Influence of vascular smooth muscle on contractile mechanics and elasticity of arteries. Am J Physiol. 1969;217:1644-51.

[7] Ben-Shlomo Y, Spears M, Boustred C, May M, Anderson SG, Benjamin EJ, Boutouyrie P, Cameron J, Chen CH, Cruickshank JK, Hwang SJ, Lakatta EG, Laurent S, Maldonado J, Mitchell GF, Najjar SS, Newman AB, Ohishi M, Pannier B, Pereira T, Vasan RS, Shokawa T, Sutton-Tyrell K, Verbeke F, Wang KL, Webb DJ, Willum Hansen T, Zoungas S, McEniery CM, Cockcroft JR, Wilkinson IB. Aortic pulse wave velocity improves cardiovascular event prediction: an individual participant meta-analysis of prospective observational data from 17,635 subjects. J Am Coll Cardiol. 2014;63:636-46.

[8] Emerging Risk Factors C, Di Angelantonio E, Gao P, Pennells L, Kaptoge S, Caslake M, Thompson A, Butterworth AS, Sarwar N, Wormser D, Saleheen D, Ballantyne CM, Psaty BM, Sundstrom J, Ridker PM, Nagel D, Gillum RF, Ford I, Ducimetiere P, Kiechl S, Koenig W, Dullaart RP, Assmann G, D'Agostino RB Sr, Dagenais GR, Cooper JA, Kromhout D, Onat A, Tipping RW, Gomez-de-la-Camara A, Rosengren A, Sutherland SE, Gallacher J, Fowkes FG, Casiglia E, Hofman A, Salomaa V, Barrett-Connor E, Clarke R, Brunner E, Jukema JW, Simons LA, Sandhu M, Wareham NJ, Khaw KT, Kauhanen J, Salonen JT, Howard WJ, Nordestgaard BG, Wood AM, Thompson SG, Boekholdt SM, Sattar N, Packard C, Gudnason V, Danesh J. Lipid-related markers and cardiovascular disease prediction. JAMA. 2012;307:2499-506.

[9] Nielsen WB, Vestbo J, Jensen GB. Isolated systolic hypertension as a major risk factor for stroke and myocardial infarction and an unexploited source of cardiovascular prevention: a prospective population-based study. J Hum Hypertens. 1995;9:175-80.

[10] Nichols WW. Clinical measurement of arterial stiffness obtained from noninvasive pressure waveforms. Am J Hypertens. 2005;18:3S-10S.

[11] Mitchell GF. Aortic stiffness, pressure and flow pulsatility and target organ damage. J Appl Physiol (1985). 2018;125(6):1871-80.

[12] McEniery CM, Cockcroft JR, Roman MJ, Franklin SS, Wilkinson IB. Central blood pressure: current evidence and clinical importance. Eur Heart J. 2014;35:1719-25.

[13] Sugawara J, Hayashi K, Yokoi T, Tanaka

H. Age-associated elongation of the ascending aorta in adults. JACC Cardiovasc Imaging. 2008;1:739-48.

[14] Ichikawa K, Sakuragi S, Nishihara T, Tsuji M, Mori A, Yokohama F, Wada T, Hasegawa D, Kawamoto K, Tanakaya M, Katayama Y, Ito H. Influence of arterial stiffness on cardiovascular outcome in patients without high blood pressure. Heart. 2018; 104: 318-23.

[15] Dolan E, Thijs L, Li Y, Atkins N, McCormack P, McClory S, O'Brien E, Staessen JA, Stanton AV. Ambulatory arterial stiffness index as a predictor of cardiovascular mortality in the Dublin Outcome Study. Hypertension. 2006;47:365-70.

[16] Hansen TW, Staessen JA, Torp-Pedersen C, Rasmussen S, Li Y, Dolan E, Thijs L, Wang JG, O'Brien E, Ibsen H, Jeppesen J. Ambulatory arterial stiffness index predicts stroke in a general population. J Hypertens. 2006;24:2247-53.

[17] Shirai K, Utino J, Otsuka K, Takata M. A novel blood pressure-independent arterial wall stiffness parameter; cardio-ankle vascular index (CAVI). J Atheroscler Thromb. 2006; 13:101-7.

[18] Vlachopoulos C, Aznaouridis K, O'Rourke MF, Safar ME, Baou K, Stefanadis C. Prediction of cardiovascular events and all-cause mortality with central haemodynamics: a systematic review and meta-analysis. Eur Heart J. 2010;31:1865-71.

20 动脉粥样硬化

John Mercer and Tomasz J. Guzik

一、概述 / 216
    (一) 动脉粥样硬化的研究历史和 Anichkov / 216
    (二) Russell Ross 的损伤反应假说 (1929—1999) / 217
二、动脉粥样硬化的危险因素 / 218
三、动脉粥样硬化的发展：简言 / 218
    氧化应激、炎症反应和内皮功能障碍 / 219
四、内皮功能障碍启动动脉粥样硬化 / 220
    斑块成熟 / 220
五、斑块破裂与疾病结局 / 221
六、临床进展、技术和治疗 / 222
七、动脉粥样硬化的治疗 / 223
    (一) 降低循环胆固醇水平 / 223
    (二) 前蛋白转化酶枯草溶菌素 9 / 223
    (三) 降低血压 / 223
    (四) 抗炎治疗 / 223
八、疾病模型与研究视角 / 224
九、动脉粥样硬化中的线粒体功能障碍：摘选动脉粥样硬化研究亮点 / 224
    (一) 线粒体 / 224
    (二) 治疗方法 / 224
    (三) 异质性转变 / 224
    (四) mtDNA 治疗 / 225
    (五) 细胞治疗 / 225
    (六) 线粒体药物治疗 / 225
    (七) 运动诱导的基因转移 / 225
    (八) 替代方法：代谢重编程 / 225
参考文献 / 227

© Springer Nature Switzerland AG 2019
R. M. Touyz, C. Delles (eds.), *Textbook of Vascular Medicine*,
https://doi.org/10.1007/973-3-030-16481-2_20

Ⅲ 血管疾病的病理生理学

关键概念
- 动脉粥样硬化斑块破裂
- 线粒体功能障碍
- 血管平滑肌细胞的能量转换

一、概述

心血管疾病仍是西方世界最常见的疾病及死亡原因,据世界卫生组织(World Health Organization,WHO)统计,其导致的死亡人数超过所有癌症的总和。了解和确定可以减少心血管疾病及其相关并发症影响的治疗方法迫在眉睫。

心血管疾病 2/3 以上的死亡原因是动脉粥样硬化。由血管平滑肌细胞(vascular smooth muscle cell,VSMC)覆盖的斑块帽完整性,导致纤维脂肪病变的动脉血管斑块破裂,流入血流形成栓塞,进而阻断心脏和大脑的细小动脉。动脉粥样硬化斑块是包含不同细胞类型的异质性池。VSMC 是细胞外基质(extracellular matrix,ECM)、蛋白多糖和胶原蛋白的来源,负责维持斑块的张力。当炎症细胞尝试处理斑块但最终驱动其进展时,正是 VSMC 为斑块提供了结构稳定性。研究表明,在加速衰老的部位,斑块破裂伴随着高水平的 DNA 损伤和线粒体功能障碍。这些斑块处的平滑肌细胞的活力和存活率的下降最终导致斑块脆弱和破裂(图 20-1)。

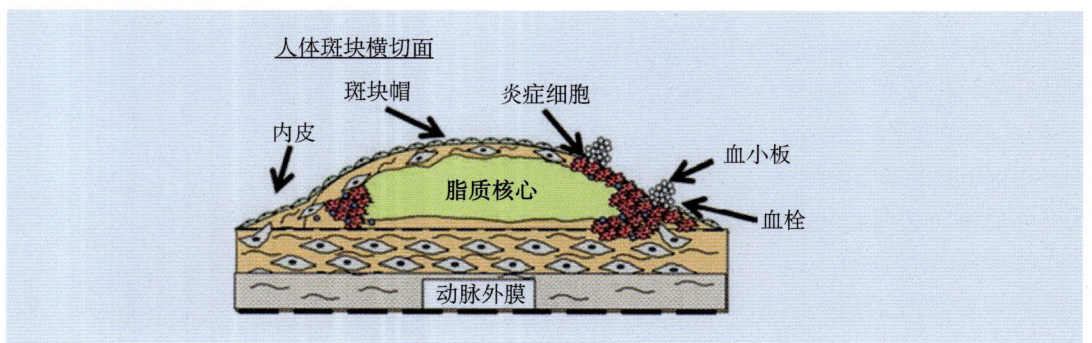

图 20-1 理想的人体动脉粥样硬化斑块横截面[1]

成熟斑块是氧化脂质、炎症细胞和细胞因子构成的毒性环境,可促进衰老和细胞死亡。线粒体和吞噬细胞通过烟酰胺腺嘌呤二核苷酸磷酸(nicotinamide adenine dinucleotide phosphate,NADPH)氧化酶代谢途径缺陷产生过量的活性物质(reactive species,RS)进而损伤 DNA 并降低 VSMC 的活性。近期的研究将这一机制延伸到了 VSMC 的 ATP 生成细胞器——线粒体。线粒体缺乏保护 DNA 的组蛋白和修复酶,其 DNA、脂质和蛋白质更容易受到损伤,从而损害能量合成,并促进斑块中的凋亡细胞死亡和细胞衰老。

减少在血管脆弱区域导致血管衰老和功能障碍的危险因素,预计可以改善斑块性质。重编程 VSMC,从而延缓细胞衰老或寻找替代能源途径,是一种具有研究基础的有望在未来预防斑块破裂的替代方法。

(一)动脉粥样硬化的研究历史和 Anichkov

动脉粥样硬化是冠状动脉疾病、脑血管疾病和其他相关疾病(如外周血管病)等主要心血管疾病和功能失调的病理基础。它也是包括高血压、肥胖和糖尿病在内的代谢综合征疾病的主要诱因。纵观历史,自早期人类文明至今动脉粥样硬化一直是人类疾病的一部分[2]。然而，直到最近的100年左右才对其病因学的认识有所进展。

德国病理学家 Felix Marchand（1846—1929年）根据来自希腊文的"athero"，意为粥或燕麦粥，以及"sclerosis"，意为硬化，首次提出动脉粥样硬化（atherosclerosis）用以描述动脉斑块。虽然其他人已经发现了斑块中的胆固醇，但在第一次世界大战期间苏联医师 Nikolai Anichkov（1885—1964年）才提出了第一个被接受的导致动脉粥样硬化的理论。他成功地将过量的膳食胆固醇与疾病的发展联系起来，这项开创性的工作常被视为20世纪最伟大的发现之一。在1913年，他想出一个聪明的主意即用鸡蛋作为高脂肪饮食来测试兔子动脉粥样硬化病变的产生。取得成功之后，他直觉地将富含胆固醇的蛋黄与无胆固醇的蛋白分开，并重复他的实验以识别致病成分。

通过上述实验，他建立了动脉粥样硬化的第一个体内模型，将过量的胆固醇与动脉粥样硬化联系起来。

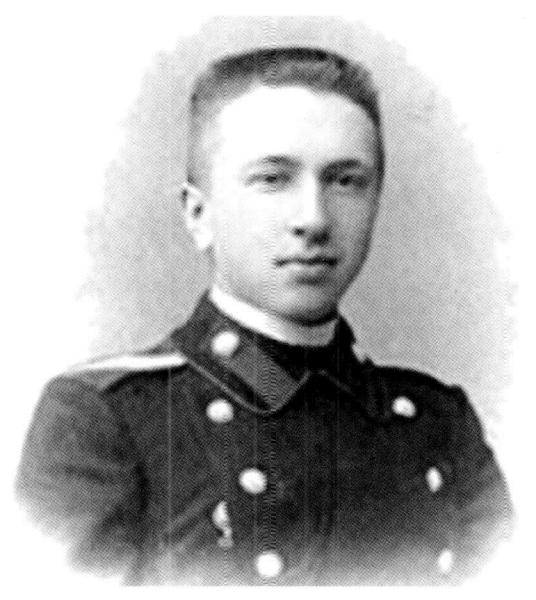

Nikolai Anichkov

胆固醇是一种生物合成的脂质，可从不同的饮食来源中获得（占15%~50%），其余的由动物肝细胞从 Kreb 循环的前体乙酰辅酶A中产生。它是所有细胞膜的重要脂质成分，是维持细胞柔韧性和动态形态所必需的。它也是类固醇激素的前体，如糖皮质激素、盐皮质激素、雄激素和雌激素。

血液中的极性特性要求肝脏将从肠道接收到乳糜微粒与蛋白质载体如低密度脂蛋白（low-density lipoproteins，LDL）重新包装后释放到血液中。

当过量时，这些颗粒会附着在受损血管的内部或管腔表面，并促进血管壁增厚，称为新生内膜。血管的损伤可以来自于循环中的毒素如吸烟的副产物，也可以来自血流动力学和炎性反应，其中内皮细胞、平滑肌细胞和吞噬细胞等循环组胞释放自由基。这些自由基氧化 LDL，生成对细胞有毒性的氧化型低密度脂蛋白（ox-LDL）。为了吞噬这些颗粒而聚集的白细胞，如单核细胞和巨噬细胞，通常会被困在病变中无法离开。这些细胞随后死亡形成泡沫细胞（首次被 Anichkov 鉴定），并在血管内皮层下形成一条脂纹。这是血管壁中可见的动脉粥样硬化的首个标志，随着时间的推移将发展成动脉粥样硬化斑块。

（二）Russell Ross 的损伤反应假说（1929—1999）

Russell Ross 提出动脉粥样硬化是对内皮损伤的反应[3]。作为一名牙医，他对伤口愈合富有兴趣，并将这一兴趣用于研究动脉粥样硬化的血管壁。他首次发现血管壁损伤并将其与相关损伤因素联系起来，如 Anichkov 的低胆固醇血症、吸烟、高血压和糖尿病。他开发了从动脉壁培养 VSMC 的方法，并将血小板衍生生长因子（platelet-derived growth factor，PDGF）确定为对损

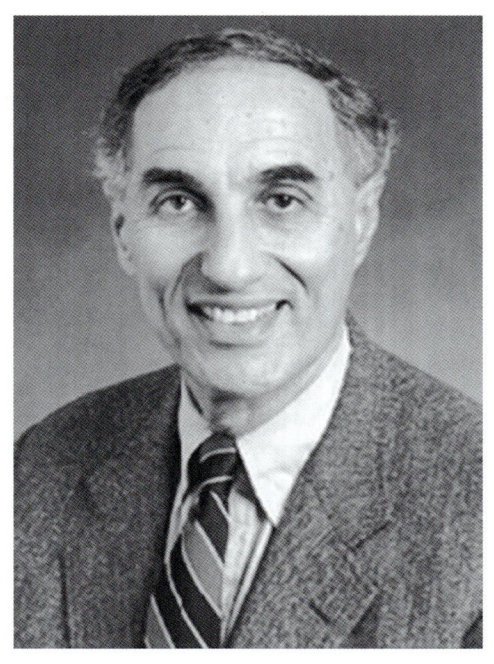

Russell Ross

伤产生反应的关键物质,即刺激平滑肌细胞增殖和迁移。他还提出了动脉粥样硬化的另一个重要概念,即过度增生性伤口反应,专业术语为血管再狭窄。他正确地识别了低剪切力区域,如主动脉弓和冠状动脉的血管分支点,这些区域的血流紊乱减少了内皮细胞的极性,从而特别容易发生动脉粥样硬化。他的进一步的研究也解释了运动对血管内皮健康的益处,从而延缓动脉粥样硬化。

尽管动脉粥样硬化被认为是一种"老年人"或老年疾病,但实际上动脉粥样硬化的基础在生命中发生得更早。事实上,Renu Virmani 的研究已经表明,朝鲜和越南战争退伍的年轻军人在平均年龄只有 21 岁时就患有动脉阻塞症[4]。最近的研究表明产前编程和母体饮食也可能在疾病的遗传发展中起作用[5]。随着测序技术的出现,全基因组关联研究(genome-wide association studies,GWAS)试图通过识别数量性状(quantitative trait,QT)的遗传倾向来解释个体的心血管表型或风险。迄今为止,已经有超过 150 项针对不同疾病的单独研究。对候选基因和单核苷酸多态性(single nucleotide polymorphisms,SNP)的评估已经识别出数百种但个体效应较小的遗传因素。至今为止尚未有能用于解释心血管疾病(cardiovascular disease,CVD)遗传风险的因果变异[6]。此外,外部环境因素如污染和内部生物学因素如饮食、运动、压力都可以共同增加或降低个体患病的风险;这些将在下文进行探讨,但从根本上说,这都是脂质驱动的过程。

二、动脉粥样硬化的危险因素

动脉粥样硬化疾病的发生始于儿童期,大量儿童在主动脉中出现脂肪条纹形成和斑块。虽然斑块的形成主要是由过量胆固醇驱动的,但疾病的进展受许多系统性危险因素的调节和启动(表 20-1)。

三、动脉粥样硬化的发展:简言

动脉粥样硬化斑块发展的特征是病理性活化的细胞和伴随着的动脉粥样硬化斑块组织(胆固醇、ECM 等)在血管壁的沉积。越来越多的研究表明,这种沉积在整个衰老过程中都在发生,血管系统可能是多余脂肪和脂质的存储库或沉积池。斑块弥漫性积聚在脉管系统内,尸检时多达 50% 的斑块不影响血流,但有破裂的风险。正是病灶的局灶性破裂引起了急性的病理症状。参与动脉粥样硬化斑块脂质核心的形成的细胞包括内皮细胞、免疫细胞、脂质细胞(泡沫细胞)、VSMC 及血管成纤维细胞。越来越多的证据表明,骨髓来源的祖细胞和循环细胞来源的微粒的调节也参与调节动脉粥样硬化。

表 20-1 动脉粥样硬化的危险因素

不可变的	年龄
	男性
	早发动脉粥样硬化家族史
可变的	血脂异常（高胆固醇血症、高水平低密度脂蛋白、低水平高密度脂蛋白）
	糖尿病
	高血压
	吸烟
	肥胖或代谢综合征
新兴/正在研究中的	高C反应蛋白水平
	高小而密的低密度脂蛋白
	高脂蛋白(a)水平
	高同型半胱氨酸血症
	高胰岛素血症
	高甘油三脂血症
	血栓前状态
	空气污染
社会因素	酒精摄入量（除适量外）
	社会经济地位
	心理社会因素（A型人格、抑郁、焦虑）
	肾功能不全
	久坐生活方式

注：基于 Merck manual；Lam，等的研究。

氧化应激、炎症反应和内皮功能障碍

内皮功能障碍是斑块形成的早期病理事件。炎症和氧化应激共同驱动血管壁内的病理改变，即由单核/巨噬细胞聚集介导，并转分化为充满脂质的泡沫细胞。上述讨论的动脉粥样硬化的系统性危险因素引起内皮功能障碍，而内皮功能障碍又很大程度上是由氧化应激引起的。内皮功能障碍对血管壁的主要损伤是一氧化氮（nitric oxide，NO）生物利用度的丧失，导致内皮黏附分子的上调和内皮抗炎特性的丧失。这使得T细胞和单核细胞等炎症细胞能够黏附和聚集到血管壁。这一过程先在血管周围进行，随后在正在形成的动脉粥样硬化斑块中进行。这些免疫细胞会改变局部微环境，当暴露于脂质分子（氧化和天然LDL）时就会激活，释放细胞因子和趋化因子，使血管炎症持续，导致新生内膜的产生。这在亚临床动脉粥样硬化中已经表现出来，并且可以通过超声监测到内膜中层厚度（intima-media thickness，IMT）的增加。聚集的单核细胞转分化为血管巨噬细胞，与驻留细胞协同吞噬在缓慢形成的新生内膜间隙中的脂质。许多受体参与了这一过程，包括巨噬细胞清道夫受体（macrophage scavenger receptors，SCRA1-5）及Toll样受体（Toll-like receptors，TLR1-10）。这种含有脂质的巨噬细胞变成含有大的脂滴具有"泡沫样外观"的泡沫细胞。虽然启动这一过程是为了清除血管壁上的脂质，但泡沫细胞会被高度激活并持续病理性发展。同时它们也会发生细胞凋亡和细胞死亡而被困在病灶内，释放的胆固醇形成新月形晶体裂隙，通常在脂质核心内部可见。这一过程在动脉粥样硬化斑块生长过程中持续进行，形成恶性循环。同时斑块内的成纤维细胞、纤维细胞和 VSMC 产生的胶原蛋白加强了斑块的结构。

这促成了纤维斑块和薄纤维帽动脉斑块（thin-capped fibroatheroma，TCFA）形成。斑块的生长限制了血管腔，在代谢需求增加的情况下，影响增加血液供应的能力，导致运动性心绞痛的临床症状。

持续的炎症促进巨噬细胞和其他免疫细胞的聚集，与平滑肌细胞一起产生金属蛋白酶（metalloproteinases，MMP）。这些酶降解 ECM，使斑块不稳定。这种斑块因容易破裂被称为"易损斑块"。斑块破裂反而将强烈的促血栓斑块核心暴露于流动的血液中，从而导致造成血管闭塞和血供障碍的快速血栓形成。这些事件的临床结局取决于破裂的动脉粥样硬化斑块的位置，包括心肌梗死或缺血性卒中。

关键问题是——所有列出的危险因素都是全身性的，为什么动脉粥样硬化斑块会在局部易感部位发展？为什么动脉系统的某些区域更容易发生病变？这显然与动脉分叉和血流紊乱有关。答案是在这些区域氧化应激、炎症和内皮功能障碍特别高，剪切去极化内皮细胞的丢失从而启动动脉粥样硬化斑块的发展。但在现实中整个血管系统都受到影响，只是这些区域比其他区域受影响更大，更容易患病。

四、内皮功能障碍启动动脉粥样硬化

内皮细胞层的功能障碍是动脉粥样硬化斑块发生发展的主要事件之一。在临床研究中，冠状动脉内局部内皮功能障碍的部位在随后几年里表现出明显的动脉粥样硬化斑块发展。这些区域是导致心肌梗死的罪魁祸首病变。由于 Toll 样受体的激活和细胞因子的作用激活内皮细胞，从而产生活性氧。虽然线粒体产生的活性氧（reactive oxygen species，ROS）占细胞内活性氧的很大一部分，但它们也可以通过 NADPH 氧化酶系统的激活而产生。病原体相关分子模式分子（pathogen-associated molecular pattern molecules，PAMP）和损伤相关分子模式分子（damage-associated molecular patterns molecules，DAMP）是血管系统中启动和维持免疫反应的细胞来源的化合物。主转录因子，如 NF-κB 和 AP-1，也持续引发对内皮细胞功能障碍的反应。细胞因子和趋化因子以及血流动力学因素可以驱动额外的表观遗传修饰，促进内皮功能的丧失，并促进所谓的脂肪条纹的发展。

内皮各种保护功能（抗炎、抗增殖、血管舒张、抗血小板聚集）的改变也被称为内皮细胞功能障碍，已被证明在实验动物模型和人类中均有发生。这种改变的关键特征是 NO 生物利用的丧失，因为 NO 可以调节所有这些功能。已在高血压、高胆固醇血症、糖尿病动脉粥样硬化本身及心力衰竭模型中发现这些改变。人类血管功能的研究是通过在体内使用血流介导的扩张、前臂体积描记法或血管造影进行，或通过体外器官浴实验进行。

人类血管舒张功能显著受损与动脉粥样硬化及动脉粥样硬化的临床危险因素相关。在冠心病患者中即使造影正常的冠状动脉节段也会显示出对乙酰胆碱的反常收缩。冠状动脉血管内皮功能障碍的程度也与动脉粥样硬化的临床危险因素相关。

斑块成熟

随着时间的推移，伴随着炎症细胞和脂质浸润逐渐增加，病变逐渐变大。一些炎症细胞困在病灶内无法排出，细胞死亡从而形成无细胞区，最终形成钙化。随着病变的增长，血管壁通过扩张来进行补偿，这一过程称为正重构。当病变开始侵入腔道时，这种补偿达到最大，此时负重构占主导地位。部分斑块在此阶段可以稳定也可以继续扩大，原因尚不清楚，可能是弱化的原因。经历反复的心动周期后，脂质唱受到显著的拉伸应变，其细胞外物质逐渐疲劳[8]。当斑块破裂时，斑块的致血栓核心启动凝血级联反应，阻塞血管。如果这种情况发生在心脏的细小冠状动脉，就会导致心脏病发作。冠状动脉树越高，如左前降支（left anterior descending，LAD），对心脏的缺血性损害越严重。外周病变可能是逐渐侵蚀而非破裂，如颈部颈动脉病变。当循环血流暴露于侵蚀斑块表面的组织因子时，会迅速发生血栓形成。随后，斑块和血小板聚集发生，可导致栓子滞留在大脑的细小动脉中而引起卒中。

研究表明，斑块中 VSMC 比周围血管壁细胞更衰老，它们的端粒更短[9]，活性氧（reactive oxygen species，ROS）水平和 DNA 损伤程度更高[10]。缩短的端粒可以启动 DNA 损伤反应，驱动复制性衰老和斑块老化。ROS 可由胞内酶如 NADPH 氧化酶产生，但它们也是线粒体呼吸链产生能量的天然副产物。它们的活性通常与具有谷胱甘肽等化合物的抗氧化剂相平衡。研究证明，谷胱甘肽在响应戊糖磷酸途径活性时被上调，从而确保多余的自由基被清除。然而，谷胱甘肽和其他在其活性过程中被氧化的还原剂的生产也需要能量。在某个时刻，斑块维持这种平衡的能力减弱，活性物质（reactive species，RS）的破坏开始占据主导地位。

当自由基的产生多于清除时，很容易在斑块来源的细胞等检测到过量的 DNA 损伤[10]。斑块的衰老和凋亡细胞比率较高[9]，而纤维帽对斑块的稳定性至关重要，如果没有 VSMC 产生基质和胶原，斑块就一定会破裂。事实上有证据证明，人类斑块破裂发生在 VSMC 数量最少的部位。这不但有助于理解细胞内的能量产生，而且开辟了一个新的潜在干预治疗靶点。

五、斑块破裂与疾病结局

脂纹条纹成熟为晚期动脉粥样硬化斑块通常需要数年（图 20-2），但在遗传性高脂血症等例外情况下也可能出乎意料地迅速[7]。在早期病变发展过程中，VSMC 增殖、迁移并分泌血管壁修复所需的基质蛋白。

尤其是基质金属蛋白酶（metalloproteinases，MMP）（锌指蛋白酶）在斑块稳定性中提供血管重构的细胞外环境（extracellular matrix，ECM）。生长因子、细胞因子和激素促进其活性，转化生长因子 β（transforming growth factor β，TGF-β）和皮质类固醇抑制其活性，MMP-2 和 MMP-9 依赖的降解促进早期病变形成，同时也在成熟斑块中发现有活性的 MMP-1/8/13。MMP 的转录抑制因子是 MMP 组织抑制因子（tissue inhibitors of matrix metalloproteinases，TIMP）。MMP 的激活和 TIMP 的失活与包括动脉瘤形成和动脉粥样硬化在内的一系列心血管疾病的易感性有关。研究 MMP 抑制剂可能是有用的治疗方法[17]。事实上一些临床试验已经观察到他汀类药物治疗可以降低 MMP，从而增加斑块的稳定性。炎症反应在 VSMC 活化和斑块稳定性中也起着重要作用。

最终，由斑块内部的扩张力和血流剪切力共同产生的机械力超过了斑块帽的抗拉强度。斑块的破裂启动血栓级联反应，血小板活化，导致纤维蛋白沉积和血凝块积累，从而阻塞通往心脏的重要动脉，限制血流引起急性缺血。如果血流不能迅速恢复，组织就会死亡和坏死，丧失心脏功能。如果栓子从血凝块中释放出来，它们可以阻断大脑循环的细小动脉，导致卒中。

六、临床进展、技术和治疗

基于上述动脉粥样硬化斑块自然病理生物学过程的认识已经研发了许多针对这些过程的治疗方式：①预防动脉粥样硬化斑块的发展；②促进动脉粥样硬化逆转的治疗方法；③预防斑块破裂的治疗方法。

尽管许多药物已经测试并显示出中等的有效性，但预防动脉粥样硬化斑块发展的最有效方法是通过减少脂质促进斑块稳定的药物。这种理论解释了他汀类药物的成功。他汀类药物是 HMG-CoA 还原酶抑制剂，与降低危险因素治疗方式（如生活方式改变，包括运动）联合进行，可阻断胆固醇的生物合成，是降低全因死亡率最有效的方法。破裂易损斑块帽的特征是 VSMC 加速衰老、DNA 损伤和线粒体功能障碍，导致细胞周期阻滞、细胞凋亡和衰老。

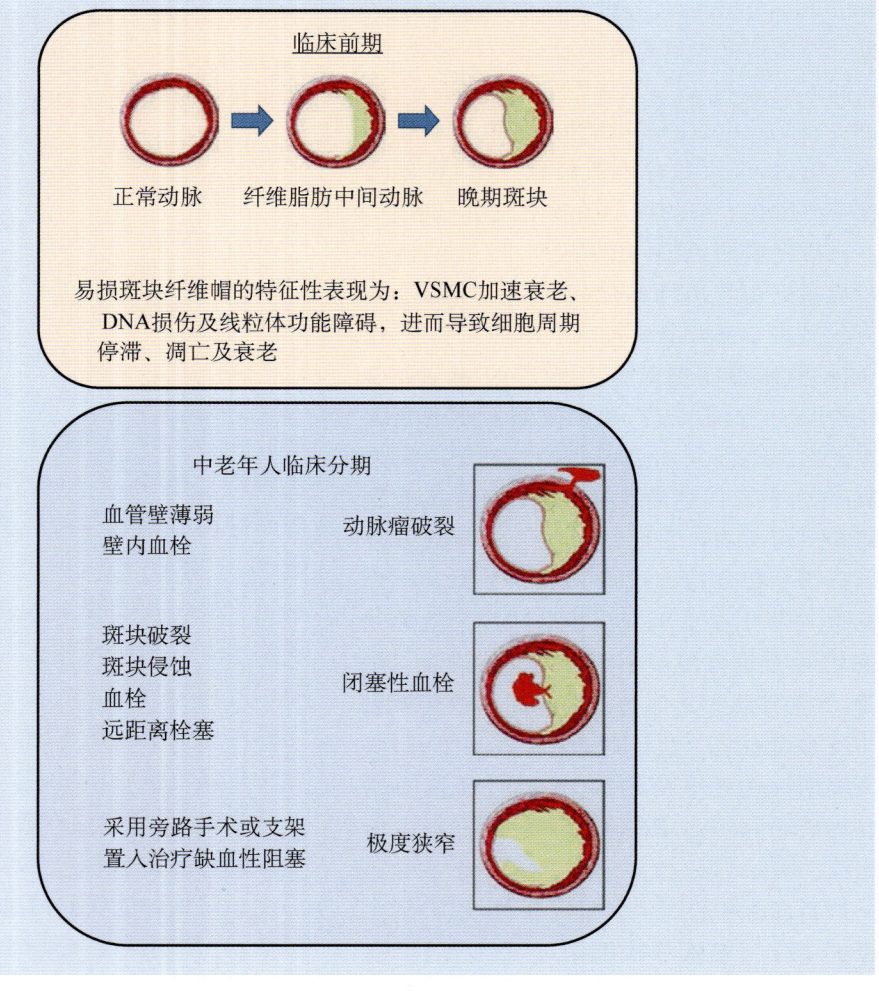

图 20-2 动脉粥样硬化的自然发展过程伴随着临床前斑块进展阶段，其特征是脂质积累和炎症驱动的斑块增长。这导致 VSMC 斑块帽加速衰老，易发生斑块破裂。临床阶段包括导致动脉瘤形成的血管壁薄弱，急性斑块破裂和动脉的严重狭窄以致需要旁路手术或血管成形术来放置支架

其他临床进展包括尝试通过快速降脂来限制动脉粥样硬化,如单采术,从血液中去除如 Lp-a 等的脂质组分。虽然这种方法一直存在争议,但一些研究显示其能明显地抑制动脉粥样硬化进展,甚至是轻微逆转斑块形成。PCSK9 抑制剂试验快速降脂,从而起到动脉粥样硬化治疗/逆转可能更明显,因为这些新型降脂单克隆抗体的有效性超过了其余快速降脂方案。目前,可用于降低循环 LDL 水平的任何其他药物及方法将在下文中讨论。

七、动脉粥样硬化的治疗

(一)降低循环胆固醇水平

他汀类药物是非常常用的药物。他汀类药物或 HMG-CoA 还原酶抑制剂靶向控制胆固醇生成的限速步骤。进行他汀类药物靶向治疗时胆固醇和 LDL-C 的生物合成显著减少。循环胆固醇的减少降低了脂蛋白颗粒进入动脉壁、内皮功能障碍和脂肪条纹形成的生物发生的可能性,进而降低了斑块形成的可能性。此外,研究发现,他汀类药物对 VSMC 的迁移和增殖,以及细胞因子的释放具有抑制作用,为限制斑块进展提供了额外的益处。

(二)前蛋白转化酶枯草溶菌素 9

前蛋白转化酶枯草溶菌素 9(proprotein convertase subtilisin/kexin type 9,PCSK9)是肝脏合成的一种丝氨酸蛋白酶,通过促进与 LDL 结合之后的肝脏 LDL 受体的降解而降低受体的数量,从而调节 LDL 的水平。PCSK9 功能丧失则产生相反的效应:降血脂,降低动脉粥样硬化和心血管疾病的风险。目前已发现多种 PCSK9 抑制剂,其中一些已在临床应用,如人源化单克隆抗体(monoclonal antibody,mAb)依洛尤单抗(evolocumab)。Blom 等于 2014 年进行了依洛尤单抗的安慰剂对照试验;在 52 周期间每 4 周给患者 420 mg,与安慰剂组相比,这项 3 期试验使 LDL 胆固醇水平降低了 57%。

(三)降低血压

随着血压降低,动脉壁应变减小,内皮得到保护,因此,发生动脉粥样硬化损伤的可能性降低。针对动脉粥样硬化高血压的 3 类主要药物是血管紧张素转换酶(angiotensin-converting enzyme,ACE)抑制剂、钙通道阻滞剂(calcium channel blockers,CCB)和利尿剂。这些药物类别的组合经常被用于降低血压,进而减少动脉粥样硬化发展的机会。

(四)抗炎治疗

已经有一些研究对抗炎的作用进行评估。这些研究旨在评估限制慢性低度炎症的干预措施对治疗动脉粥样硬化有效性。这既包括系统药物,也包括在涂层支架上使用抗炎化合物。这些方法的效果有限,介入治疗仍是预防和治疗该疾病并发症的最有效的方法。

为了成功地在疾病相对较早阶段进行干预,我们需要开发动脉粥样硬化的生物标志物。许多生物标志物被提出,但欧洲心脏病学会(European Society of Cardiology,ESC)指南仅推荐在急性冠状动脉综合征(acute coronary syndromes,ACS)中使用高敏肌钙蛋白用于诊断和预后管理,同时评估血脂谱、肌酐和血糖。同样的,在其他形式的动脉粥样硬化性疾病如稳定性冠状动脉疾病中,这些指南不建议检测除血脂、肌酐、血糖和糖化血红蛋白以外的任何生物标志物,仅在怀疑心力衰竭时加入 B 型利尿钠肽(脑利尿钠肽)(B-type natriuretic peptide,BNP)或利尿钠肽前体(natriuretic peptide proBNP,NT-proBNP)。重要的是,尽管炎症在动脉粥样硬化的发病机制中具有明确的重要性,但不建议使用超敏 C 反应蛋白（high-sensitive C-reactive protein,hsCRP）或任何其他新型炎症生物标志物。正在研究的未来新型生物标志物可能包括微粒、纳米颗粒、HDL、microRNA,以及可能通过蛋白质组学和代谢组学方法建立的新型生物标志物集合。

八、疾病模型与研究视角

动脉粥样硬化的研究依赖于在确定的条件下测试细胞和组织的行为。这些模型依赖于用于体外研究的来源于原始组织外植体的分离细胞,或者是在活体疾病模型的使用。对于动脉粥样硬化的研究,现代转基因工作的核心是动脉粥样硬化小鼠模型。载脂蛋白 E(apolipoprotein E,ApoE)小鼠缺乏从循环中正确摄取 LDL 颗粒所需的 *ApoE* 基因。这些小鼠在短短的几周内就发展出有"类人"样病变的极度动脉粥样硬化,而不需要发生在人类多年甚至几十年的过程。该模型可以与其他感兴趣的转基因模型杂交,以产生双重或三重基因敲除,其中感兴趣的基因可以在特定的细胞谱系中被切除,并用报告基因产物进行追踪。这些基因重排可以用微量的天然化合物进行,如紫杉醇,它来源于太平洋紫杉树的树皮,被添加到正常或高脂肪饮食中,以激活相应的酶剪接出目的基因。新的体内基因编辑技术,如 CRISPR 和 TARGAAT,将取代一些更传统的方法,减少开发这些模型所需的时间。这些针对动脉粥样硬化的新方法现在概述如下,重点介绍 VSMC DNA 损伤和线粒体功能障碍的作用。

九、动脉粥样硬化中的线粒体功能障碍：摘选动脉粥样硬化研究亮点

目前有许多的领域正在进行新兴的心血管研究,这些领域包括新的抗脂治疗,免疫治疗和联合治疗,如复方制剂。在这里,我们专注于新的 VSMC 治疗方法,即提高 VSMC 寿命,从而预防或延缓斑块破裂。强调线粒体功能障碍是改善 VSMC 健康的新机制的进展。其他转化研究方法包括内皮功能障碍研究、氧化应激或血管炎症疗法,将分别在单独的章节中讨论。

(一)线粒体

线粒体(mitochondria,Mt)是细菌来源的细胞内细胞器,其自身具有 16 kb 的母系遗传基因组。在人类动脉粥样硬化性疾病和动物模型中均观察到高水平的线粒体功能障碍。线粒体最重要的 3 种稳态功能是：①ATP 和 ROS 的主要来源；②调节蛋白质和酶的功能所必需的钙平衡；③调节内在凋亡级联反应。

ATP 是细胞的能量货币。从转录和翻译到 DNA 修复和抗氧化剂合成,它是所有代谢反应所必需的。这种能量产生能力的丧失对疾病和 VSMC 的存活具有重要意义。寻找方法来改善线粒体功能超越细胞自身的能力是一项挑战。绝大多数有缺陷的线粒体会经历线粒体自噬,这是一种吞噬性包裹和蛋白酶体降解的形式,而不是依赖于线粒体 DNA(mtDNA)修复[11,12]。然而提高 VSMC 的能量容量将有助于提高细胞的存活率。

(二)治疗方法

为了减少"突变"线粒体的病理影响,在疾病过程的早期进行干预是研究的重点。许多改善线粒体功能的方法都依赖于与野生型 DNA 分子共存从而改变线粒体致病突变的丰度,这种状态被称为异质性。

(三)异质性转变

可以利用去除内源性线粒体的途径为

细胞提供快速且稳定的替代物。这项工作被其他研究者扩展到选择性删除表达独特限制位点的线粒体基因组。虽然这种情况较为罕见，但已经在小鼠和人类细胞系的体外实验中取得成功。近期观察到去除线粒体的肿瘤细胞能够从健康细胞中劫持线粒体。研究者提出内源性纳米管的形成和线粒体 DNA 的转移是衰老和耗竭的细胞恢复线粒体功能的潜在机制[13]。

（四）mtDNA 治疗

抗基因组治疗是一种通过抑制突变 mtDNA 复制的方法，从而防止其传播到子细胞中。这种方法通过增加野生型基因组，并去除有缺陷或突变的 mtDNA 基因组，以重新建立呼吸链的活性。在体外实验中利用肽核酸（peptide nucleic acids，PNA）靶向线粒体基因组，已取得了一定的成功[14]。

（五）细胞治疗

一些研究团队已经尝试用祖细胞的方法，这些细胞对 mtDNA 损伤的敏感性较低，但仍然保留了分化为宿主组织的能力，从而减少 mtDNA 损伤的影响。最近干细胞技术已经发展到能够从人类多能干细胞（human pluripotent stem cells，hPSC）中分化成新生的 VSMC。2012 年 Cheung 和 Sinha 开始尝试采用一种新型的化学方案，直到 2016 年成功诱导出特定起源的 VSMC 亚型。可以预见，这种技术方法将在模拟起源依赖的疾病易感性，以及开发用于转化和再生医学的生物工程血管移植物方面具有广阔的应用前景。

（六）线粒体药物治疗

靶向线粒体的药物和探针是近年来为解决线粒体功能障碍而发展的新技术。抗氧化剂 MitoQ 能够特异性地在线粒体中积累，从而减少氧化损伤。研究表明，MitoQ 在心脏肥大和缺血再灌注损伤中具有保护作用。该系列已开发了多种 Mito 化合物，包括 MitoB、MitoSOX 和 MitoPerox 等探针。MitoSNO 是一种 S-硝基硫醇和 NO 生成剂，已被证明对缺血再灌注损伤有保护作用[15]。该研究者详细地描述了其机制，即通过对线粒体复合物 1 进行 S-亚硝基化作用，从而影响 NADH 进入呼吸链的电子传递。Murphy 等目前的研究表明，在缺血组织再氧合的最初数分钟内，线粒体复合物 1 的可逆 S-亚硝基化减缓了呼吸链的再激活，从而降低了 ROS 的产生、氧化损伤和组织坏死。随着可生物降解纳米载体的问世，更先进的递送方法已经出现，这些载体可以靶向特定组织，并具有传递药物和基因编辑载体的潜在功能。

（七）运动诱导的基因转移

缺乏运动和久坐不动的生活方式被认为是心血管疾病和动脉粥样硬化的主要危险因素。研究表明，通过促进靶组织增殖，可能可以实现线粒体生物发生。抗阻和耐力训练已被证明能促进线粒体生物发生，并减少 mtDNA 的损伤。这与呼吸链能力的改善以及在多种组织中观察到的部分病理性细胞凋亡减少相关。尽管运动无疑对多种疾病有显著的好处，但它并不容易针对特定的区域，例如血管的某些部位。此外，研究还表明，限制卡路里摄入可以降低线粒体呼吸链活性和 ROS 的生成，可能也是有用的辅助措施。

（八）替代方法：代谢重编程

虽然线粒体氧化磷酸化是生成能量的首选方法，但它也确实存在产生活性物质的缺点。细胞可以使用糖酵解和磷酸戊糖途径（pentose phosphate pathway，PPP）作为替代方法,这被称为有氧糖酵解。T 细胞、诱导多能干细胞及癌细胞在快速生长过程中都会发生这种代谢转变。尽管其效率较低,但有研究表明,这种转变有助于通过减少对氧的依赖来清除活性氧物质,并为细胞重新调整其能量需求提供途径。

这种能量重编程是可行的,并且可以通过对关键通路的转基因操作来增强。腺苷酸活化蛋白激酶(AMP-activated protein kinases,AMPK)是一个潜在的靶点,被视为细胞生物能量代谢的主要调节因子。AMPK 与延长寿命相关,并在包括心血管疾病在内的多种疾病模型中表现出有利的变化。AMPK 能够在急性能量应激状态下启动能源利用的转换。例如,在线粒体消亡期间,PTEN 诱导的假激酶 1(PTEN-induced putative kinase 1,Pink-1)标志线粒体膜电位(m$\Delta\Psi$)的丧失,并似乎促进能量重编程从而加快斑块 VSMC 的糖酵解[16]。这个过程是复杂的,可能涉及己糖激酶Ⅱ在线粒体外膜上的稳定,以及其他重要的糖酵解中间产物,包括 IGF 激活的促生存激酶 Akt,其与 AMPK 一起可以诱导缺氧诱导因子(hypoxia-inducing factor,HIF-1)。HIF 上调有利于糖酵解的葡萄糖转运蛋白和中间产物,但在 ATP 耗竭、ADP 水平升高时也可以激活 AMPK。这些动态变化发生的速度很快,预计在转录调控开始之前的几秒到几分钟内就会发生。然而,转录效应最终是这些变化成为永久性的必要条件。

结论和临床前景:从基础科学到临床视角

动脉粥样硬化是一种多因素的血管疾病,主要由过量脂质及随之而来的血管壁炎症引发的并发症所驱动。目前的临床诊断、药物治疗和介入疗法对改善患者的死亡率和发病率具有深远贡献。然而,新的 VSMC 动脉粥样硬化研究正试图超越这些现有方法,力求进一步改善治疗效果。

在细胞层面,VSMC 的存活对于防止斑块破裂至关重要。斑块中的 VSMC 表型与线粒体健康密切相关,而线粒体的健康已被证明在疾病的发展中起关键作用。线粒体不仅产生了损害相关细胞的 nDNA 和 mtDNA 的活性物质(RS),还加速了血管壁衰老,最终促进血管疾病的发生。

线粒体的损伤会影响氧化磷酸化所需的呼吸链蛋白,从而减少 ATP 的合成。对细胞来说,直接的后果是可用于正常功能的自由能量减少。尝试了解疾病过程中发生的细胞和分子缺陷(例如能量代谢缺陷),希望可以开发出针对患者的个性化治疗方案。改变细胞的能量利用方式,以期延长 VSMC 的寿命,就是这样的目标之一。关键的目标是改变动脉粥样硬化易损斑块的特征,即提高细胞的活力和增殖能力,逆转基质和胶原合成能力的丧失,同时延缓凋亡和衰老。

通过阐明细胞中最大化能量生产所需的关键通路,从而提供一种可能的临床解决方案,这不仅适用于动脉粥样硬化,也可能适用于其余多种能量生成受损的心血管疾病。了解这些复杂的通路,并针对血管进行靶向干预,开辟一条可能延长宿主细胞寿命并最终延缓疾病症状的新途径。正是这些新型疗法将推动未来新的转化和靶向临床治疗发展。

> **知识空白**
>
> - 心血管疾病和动脉粥样硬化不仅在英国,在全球范围内都是一个普遍存在的问题,目前的治疗方法和药物并非完全有效,大多数情况下用于缓解疾病的症状,而不是解决或预防其根本原因和发展。本章节讨论的新型疗法靶向动脉粥样硬化疾病模型的特定部分,而不是针对外周效应。然而这些新兴疗法也各有其问题。

- 在很大程度上,缺乏针对性和有效性限制了当前治疗方法更广泛的使用。随着英国肥胖问题的日益严重,受动脉粥样硬化影响的患者数量不断增加。他汀类药物的成功表明,通过限制循环LDL胆固醇水平,可以降低动脉粥样硬化发展,进而减少CVD的发生。然而,这类药物并不完美,患者的依从性是一个重要问题。对PCSK9的研究建议未来给高风险患者如家族性高胆固醇血症患者接种疫苗,或许能有效地替代他汀类药物。虽然目前的证据表明,试验性的疫苗研究并没有显著降低循环中的LDL胆固醇。但未来将更多资源集中在了解机制和工程设计上,疫苗将成为一种可行的治疗方案。
- 动脉粥样硬化的研究自Anichkov以来取得了长足的进展,但我们对其认识仍有诸多空白,例如有效减少DNA损伤和衰老的方法。控制这些基本过程将直接影响细胞的寿命、对损伤的反应以及修复能力。未来的治疗应侧重于改进动脉粥样硬化模型,包括成像技术,以及完善重新编程代谢所需的工具,以改善血管壁对损伤的反应。

(张澄 翻译;刘宝华 审核)

参考文献

[1] Weissberg P. Mechanisms modifying atherosclerotic disease — from lipids to vascular biology. Atherosclerosis. 1999;147(Suppl 1):S3-10. https://doi.org/10.1016/S0021-9150(99)00249-X.

[2] Thomas GS, et al. Why did ancient people have atherosclerosis?: From autopsies to computed tomography to potential causes. Glob Heart. 2014;9:229-37. https://doi.org/10.1016/j.gheart.2014.04.002.

[3] Newby AC. An overview of the vascular response to injury: a tribute to the late Russell Ross. Toxicol Lett. 2000;112-113:519-29.

[4] Virmani R, et al. Coronary artery atherosclerosis revisited in Korean war combat casualties. Arch Pathol Lab Med. 1987;111:972-6.

[5] Leduc L, Levy E, Bouity-Voubou M, Delvin E. Fetal programming of atherosclerosis: possible role of the mitochondria. Eur J Obstet Gynecol Reprod Biol. 2010;149:127-30. https://doi.org/10.1016/j.ejogrb.2009.12.005.

[6] Manolio TA, et al. Finding the missing heritability of complex diseases. Nature. 2009;461:747-53. https://doi.org/10.1038/nature08494.

[7] Sajid Muneer Mirza NAH, Dalia A, Cho D. 21-year-old male with severe coronary atherosclerosis. J Cardiol Cases. Cases. 2013;7:e123-54.

[8] Zhongzhao T, et al. How does juxtaluminal calcium affect critical mechanical conditions in carotid atherosclerotic plaque? An exploratory study. IEEE Trans Biomed Eng. 2014;61:35-40. https://doi.org/10.1109/TBME.2013.2275078.

[9] Matthews C, et al. Vascular smooth muscle cells undergo telomere-based senescence in human atherosclerosis: effects of telomerase and oxidative stress. Circ Res. 2006;99:156-64. https://doi.org/10.1161/01.RES.0000233315.38086.bc.

[10] Mahmoudi M, Mercer J, Bennett M. DNA damage and repair in atherosclerosis. Cardiovasc Res. 2006;71:259-68. https://doi.org/10.1016/j.cardiores.2006.03.002.

[11] Launay N, et al. Oxidative stress regulates the ubiquitin-proteasome system and immunoproteasome functioning in a mouse model of X-adrenoleukodystrophy. Brain J Neurol. 2013;136:891-904. https://doi.org/10.1093/brain/aws370.

[12] Launay N, et al. Oxidative stress regulates

the ubiquitin-proteasome system and immunoproteasome functioning in a mouse model of X-adrenoleukodystrophy. Brain. 2013;136:891-904. https://doi.org/10.1093/Brain/Aws370.

[13] Tan AS, et al. Mitochondrial genome acquisition restores respiratory function and tumorigenic potential of cancer cells without mitochondrial DNA. Cell Metab. 2015;21:81-94. https://doi.org/10.1016/j.cmet.2014.12.003.

[14] Chinnery PF, et al. Peptide nucleic acid delivery to human mitochondria. Gene Ther. 1999;6:1919-28. https://doi.org/10.1038/sj.gt.3301061.

[15] Prime TA, et al. A mitochondria-targeted S-nitrosothiol modulates respiration, nitrosates thiols, and protects against ischemia-reperfusion injury. Proc Natl Acad Sci U S A. 2009;106:10764-9. https://doi.org/10.1073/pnas.0903250106.

[16] Docherty CK, Carswell A, Friel E, Mercer JR. Impaired mitochondrial respiration in human carotid plaque atherosclerosis: a potential role for Pink1 in vascular smooth muscle cell energetics. Atherosclerosis. 2018;268:1-11. https://doi.org/10.1016/j.atherosclerosis.2017.11.009. Epub 2017 Nov 13.

[17] Johnson J. Metalloproteinases in atherosclerosis. Eur J Pharmacol. 2017;816:93-106. https://doi.org/10.1016/j.ejphar.2017.09.007.

General Reading

[18] Weber C, Noels H. Atherosclerosis: current pathogenesis and therapeutic options. Nat Med. 2011;17(11):1410-22.

[19] Ross R. Atherosclerosis-an inflammatory disease. N Engl J Med. 1999;340(2):115-26.

[20] Borissoff JI, Spronk HM, ten Cate H. The hemostatic system as a modulator of atherosclerosis. N Engl J Med. 2011;364(18):1746-60.

[21] Hansson GK. Inflammation, atherosclerosis, and coronary artery disease. N Engl J Med. 2005;352(16):1685-95.

[22] Hoefer IE, Steffens S, Ala-Korpela M, Bäck M, Badimon L, Bochaton-Piallat ML, Boulanger CM, Caligiuri G, Dimmeler S, Egido J, Evans PC, Guzik TJ, Kwak BR, Landmesser U, Mayr M, Monaco C, Pasterkamp G, Tuñón J, Weber C, ESC Working Group Atherosclerosis and Vascular Biology. Novel methodologies for biomarker discovery in atherosclerosis. Eur Heart J. 2015;36(39):2635-42.

21 血管疾病中的炎症与免疫

Lucy McShane, Andrew P. Sage, and Pasquale Maffia

一、概述 / 230

二、动脉粥样硬化斑块中的血管炎症 / 231

 （一）巨噬细胞 / 232

 （二）树突状细胞 / 233

 （三）T 细胞 / 233

 （四）B 细胞 / 234

三、炎症和斑块稳定性 / 234

四、动脉粥样硬化的实验模型 / 234

 （一）饮食改变 / 235

 （二）基因修饰 / 235

 （三）遗传回交和嵌合体 / 235

 （四）诱导性动脉粥样硬化 / 235

五、高血压中的炎症和免疫 / 235

六、血管疾病中的炎症循环生物标志物 / 236

 （一）C 反应蛋白 / 236

 （二）细胞因子和趋化因子 / 236

 （三）免疫细胞 / 236

 （四）总结 / 237

参考文献 / 237

© Springer Nature Switzerland AG 2019
R. M. Touyz, C. Delles (eds.), *Textbook of Vascular Medicine*,
https://doi.org/10.1007/978-3-030-16481-2_21

> **关键概念**
> - 炎症和免疫机制在动脉粥样硬化、高血压和其他血管疾病的发生发展中起着关键作用。
> - 动物模型中的研究在识别特定的免疫通路方面非常有用,这些通路可以作为治疗血管疾病的有效靶点。
> - 炎症最终决定了动脉粥样硬化斑块破裂的易发性,并可能导致危及生命的临床结局,例如心肌梗死或卒中。
> - 尽管尚处于起步阶段,但靶向血管炎症的临床治疗有望成为未来控制血管病变的一种可行方法。

一、概述

2016年全球心血管疾病死亡人数约为1760万,85%的死亡人数可以追溯到缺血性心脏病和脑血管疾病,这两种疾病在很大程度上都是由动脉粥样硬化驱动的[1]。几十年来,这种疾病一直被认为具有明显的炎症成分,这在文献中已有广泛描述。此外,已经证明,全身和血管炎症的程度可以提高我们预测心肌梗死(myocardial infarction,MI)或卒中等临床表现的能力。目前大量研究都集中在提高我们对驱动心血管疾病(cardiovascular diseases,CVD)的免疫和炎症过程的理解,以及如何利用这些知识进行诊断和治疗[2]。

免疫系统是人体抵御伤害、传染性生物和其他入侵者的防御系统。它可以分为先天性和适应性免疫反应。先天免疫是抵抗感染或伤害的第一道防线,相关细胞不断巡逻各种组织以识别潜在的危害。一些先天免疫细胞,如巨噬细胞和中性粒细胞,表达模式识别受体[Toll样受体(Toll-like receptors,TLR)],使它们具有有限但广泛和快速的能力来识别损害或感染相关的分子模式[损伤相关分子模式分子(damage-associated molecular patterns molecules,DAMP)或病原体相关分子模式分子(pathogen-associated molecular pattern molecules,PAMP)],从而能够启动免疫反应和炎症级联反应。此外,抗原呈递细胞(antigen-presenting cells,APC),如树突状细胞(dendritic cells,DC),不断搜寻抗原,并将其展示在其表面,供次级淋巴器官(脾脏和淋巴结)内的适应性免疫系统细胞识别。适应性免疫(也称为获得性免疫)具有特异性,能够识别更多种类的抗原,适应性免疫系统中的每个细胞都能够识别并响应一种特定的抗原。适应性免疫涉及两种主要的细胞类型,B淋巴细胞和T淋巴细胞(或B细胞和T细胞)。当这些细胞在正确的环境中被呈递抗原时,它们会被激活并扩增以对抗病原体。B淋巴细胞产生抗体,这些抗体能够识别该B细胞的特异性抗原,并靶向该抗原,以便其他免疫细胞将其清除;这一过程通常被称为体液反应。T淋巴细胞根据其表面蛋白CD8或CD4的表达,分为细胞毒性T细胞或辅助性T细胞。正如其名,细胞毒性T细胞通过杀死受感染的细胞来发挥作用,而辅助性T细胞则帮助其他免疫细胞对抗感染。免疫学家对辅助性T细胞特别关注,因为它们几乎参与了适应性反应的所有阶段。适应性反应已经进化到能够对无害的抗原(如自身抗原)产生免疫耐受。这主要由调节性T细胞(Tregs)介导的,以防止潜在的有害的且不必要的免疫系统激活。免疫细胞产生各种小蛋白质,称为细胞因子,以便与其他细胞通信,以诱导、维持或抑制炎症进程。

研究发现,炎症与多种血管疾病有关,如动脉粥样硬化、高血压和血管炎[3,4]。

在本章中,笔者将主要关注动脉粥样硬化病理学中涉及的免疫和炎症过程,因为这在文献中已经得到很好的证实,并且如上所述,在全球心血管死亡中占很大比例。

二、动脉粥样硬化斑块中的血管炎症

动脉粥样硬化具有多方面的病理学特征,这从血管中形成的斑块的复杂成分中可见一斑。众所周知,从病理学发病到疾病进展阶段,免疫系统都发挥着广泛且全面的作用(图21-1)。

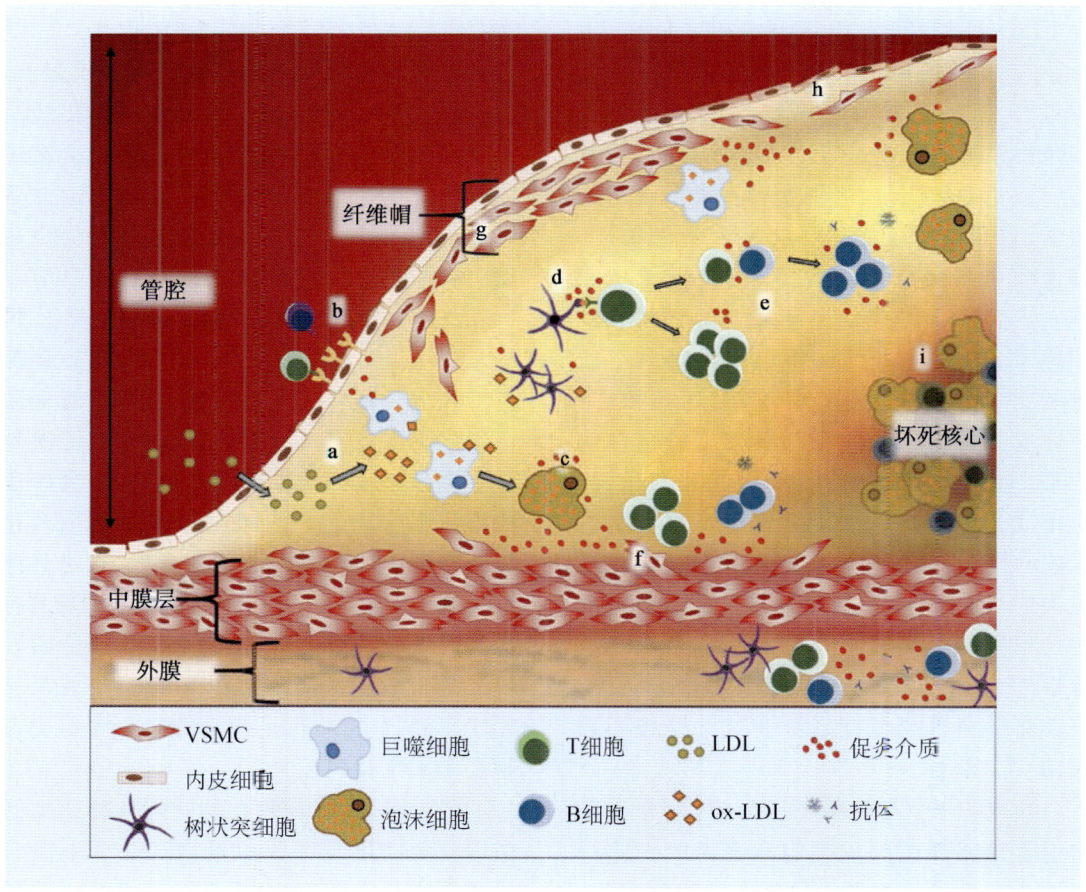

图 21-1 动脉粥样硬化斑块形成中的免疫细胞和炎症

注:a. 与 LDL 结合的循环胆固醇扩散穿过动脉血管壁的内皮层并在此处积累,并可通过氧化修饰成为 ox-LDL。b. ox-LDL 激活组织驻留的先天免疫细胞,例如巨噬细胞,然后分泌促炎介质和趋化因子,将更多免疫细胞募集到血管中。c. 巨噬细胞继续吞噬 ox-LDL,直到它们充满胆固醇,无法继续进行胞吞作用或离开血管壁。这些被称为泡沫细胞,它们可以持续分泌促炎细胞因子。d. 血管壁中存在的树突状细胞,或由于炎症而被募集的树突状细胞,在其主要组织相容性复合体(major histocompatibility complex,MHC)Ⅰ类或Ⅱ类表面摄取血管抗原。e. 能够识别 MHC 结合抗原的 T 细胞将被激活,导致其增殖、分泌各种细胞因子和激活 B 细胞,B 细胞能够分泌抗体。f. 各种免疫细胞分泌这些促炎介质激活中膜层的 VSMC,然后 VSMC 迁移并增殖到血管的内膜层,形成斑块周围的纤维帽。g. 纤维帽的厚度和斑块的后续稳定性很大程度上取决于促炎免疫细胞的数量和分泌的炎性介质。h. 一些炎性组织分泌消化酶,降解纤维帽,导致其变薄、不稳定并容易破裂。i. 斑块内死细胞和碎片清除效率低下导致坏死核心的形成。这是促炎介质的强有力来源,这些介质由垂死的细胞分泌,并影响斑块的整体大小和稳定性。
VSMC. 血管平滑肌细胞;LDL. 低密度脂蛋白;ox-LDL. 氧化型 LDL。

当血液中低密度脂蛋白（low-density lipoprotein, LDL）浓度过高时，就会引发病理过程，导致动脉壁对 LDL 的摄取和滞留增加。这在剪切应力较低的部位尤其普遍，例如血管的分支或弯曲部位。在这种环境中 LDL 会被氧化修饰，导致氧化 LDL（oxidised low-density lipoprotein, ox-LDL）的积累，进而获得 DAMP 的特性，从而刺激先天免疫系统。随后是一个复杂的过程，涉及适应性免疫细胞，内皮细胞和平滑肌细胞的激活，这反过来又促进了炎症过程的加剧，并伴随更多免疫细胞的流入（包括单核细胞），然后其可以分化为巨噬细胞和树突状细胞[3]。非常晚期的斑块可以根据其组成进展到多个阶段。一些斑块在"坏死核心"中形成了炎症及死细胞与低密度脂蛋白的积聚，而其他斑块则变成纤维状和钙化，甚至形成骨样组织。斑块钙化受炎症机制的影响，可能影响斑块的稳定性和脆弱性。现在人们认识到，斑块的成分与其堵塞血管内腔的程度一样重要，决定了其引起急性心血管事件（如心脏病发作或卒中）的可能性。下文将详细讨论免疫系统在这一分歧中的作用。

长期以来，人们一直认为 LDL 介导的对血管易感部位内皮细胞和平滑肌细胞的损伤会引发病变的形成和免疫细胞的募集。然而，现在人们认识到，血管系统内的常驻固有免疫细胞一直存在，它可能在疾病的最初阶段发挥关键作用。在血管内斑块形成部位，由此而来的炎症最终将病理学推向疾病的晚期。在病理学的晚期阶段，有证据表明在小鼠斑块近端外膜内形成称为动脉三级淋巴器官（artery tertiary lymphoid organs, ATLO）的结构。有趣的是，这些 ATLO 已被发现有助于调节适应性免疫反应，并已被证明在晚期动脉粥样硬化中具有保护作用[5]，这突显了免疫系统在不同病理阶段的相反作用。

需要提到的是，健康血管中也存在广泛的免疫细胞亚群，然而在动脉粥样硬化等病理过程中，这些细胞的比例、活化和绝对含量显著增加。

(一) 巨噬细胞

巨噬细胞在动脉粥样硬化中作用显著，因为它们积极参与所有阶段的病理过程。当 ox-LDL 存在于血管壁内时，它就会被试图清除它的巨噬细胞吞噬。通过清除血管中的 ox-LDL，巨噬细胞将被激活为促炎表型，释放促炎细胞因子如肿瘤坏死因子-α（tumour necrosis factor-alpha, TNF-α）、白介素（interleukin, IL）-6 或 IL-12，导致局部炎症增加。随着时间的推移，这个过程导致巨噬细胞本身充满胆固醇，此时它们无法作为吞噬细胞发挥功能或离开血管，成为所谓的泡沫细胞。这些泡沫细胞在血管壁内积累到在解剖的动脉中可见的程度，称之为脂肪条纹。有趣的是，这些病变早在儿童和青少年时期就可以在主动脉和冠状动脉内发现。由于泡沫细胞无法离开血管，炎症反应无法得到解决，它们反而会继续分泌促炎细胞因子来维持炎症。

最近的数据表明，在动脉粥样硬化血管中观察到的巨噬细胞数量增加主要取决于局部巨噬细胞增殖，而不是循环单核细胞的募集[6]。通过对这些细胞进行凋亡染色，可观察到它们保留在病变内，并有助于形成上述坏死核心，该核心是斑块内的结构之一，由垂死的、坏死的细胞和周围受损血管层的组织碎片组成。巨噬细胞凋亡的程度和坏死核心的无效清除被认为是导致晚期动脉粥样硬化中斑块不稳定的主要因素之一[7]。

促溶解巨噬细胞通过以下方式发挥其炎症消退功能：①吞噬凋亡细胞和细胞碎片；②分泌抗炎细胞因子，如 IL-10；③释放能促进组织修复或稳定斑块纤维帽的因子，如胶原蛋白[3]。巨噬细胞在斑块内向不同功能极化的机制在很大程度上仍然未知。

一种假设认为,一群来源于胚胎卵黄囊的组织驻留巨噬细胞增殖以产生促溶解群体,促炎巨噬细胞则由浸润的单核细胞分化而来。然而,最近的一项研究发现,促溶解巨噬细胞也可能来源于募集的单核细胞[8]。

(二)树突状细胞

树突状细胞(DC)的贡献对于推动动脉粥样硬化的炎症病理过程也至关重要。但对其了解仍然较少。这主要是由于血管髓样细胞亚群的确切身份特征不明确,因为它们是根据有限数量的标志物的表达来定义的。质谱流式细胞技术[9]或单细胞RNA测序(single-cell RNA sequencing, scRNA-Seq)等新技术现在正在帮助从单细胞水平上对主动脉免疫细胞的异质性进行分析[10]。

作为专业的抗原呈递细胞,DC在连接先天免疫和适应性免疫方面起着关键作用,并且已有研究表明,多种DC亚群在动脉粥样硬化中发挥着重要作用。例如,在小鼠的研究中发现,在特定DC亚群(称为浆细胞样DC)中,抗原呈递所需分子[主要组织相容性复合体(MHC)Ⅱ类]的选择性缺失,最终可以保护机体免受促动脉粥样硬化的T细胞免疫[11]。此外,在小鼠和人类的研究中均发现,在病变发展过程中,成熟DC会在斑块内积聚,这表明抗原呈递和DC成熟都参与了动脉粥样硬化的驱动。然而,有证据表明,DC激活T效应细胞可能不是DC影响病理的唯一机制。在高胆固醇血症条件下,DC从外周组织向淋巴器官的迁移严重受损。因此,它们无法离开血管可能与巨噬细胞的影响类似,如持续分泌促炎细胞因子,进而招募更多的免疫细胞[12]。

在人类中,DC已被发现在斑块的易破裂区域形成簇集,在这些区域,可以观察到它们与T细胞频繁接触[13]。这些相互作用背后的抗原性质尚不清楚,尽管没有明确的鉴定,但研究者已提出了各种候选抗原。

(三)T细胞

在动脉粥样硬化斑块中已鉴定出多种T细胞亚群,它们通过原位释放多种细胞因子来调节病理过程的发展,并显著影响斑块的稳定性和破裂风险。在人类病变中鉴定的大量T细胞表现出活化的T效应细胞表型,其中约2/3是辅助性T细胞(Th细胞),另外1/3是细胞毒性T细胞[14]。辅助性T细胞可根据其分泌的细胞因子类型及其引发的免疫反应进一步细分为更小的亚群。传统上,辅助T细胞1型(Th1细胞)分泌包括干扰素(interferon, IFN)-γ、IL-2和TNF-α在内的多种细胞因子,这些细胞因子可驱动细胞介导的免疫反应,在动脉粥样硬化中占主导地位。Th2细胞通过释放包括IL-4、IL-5和IL-13在内的多种白介素以对细胞外寄生虫作出反应,这些白介素可促进体液抗体介导的免疫力。与Th1表型相比,Th2在血管疾病中的作用并不普遍。最后,最近被描述的亚群是Th17细胞,其表型与Th1细胞相似,但其特征是分泌细胞因子IL-17。在动脉粥样硬化条件下,这些细胞的数量也显著增加。在自身免疫疾病中免疫耐受被破坏时,也观察到血管炎症中Th1和Th17的偏向。

T细胞是最早被招募到病变发展中的免疫细胞之一,并且在病理的晚期阶段持续流入。这表明存在一种由抗原驱动的慢性免疫反应,进一步支持这一观点的是,从斑块中分离出的T效应细胞群具有单克隆T细胞受体,这意味着它们都识别一种特定的抗原。驱动T细胞反应的特定抗原尚不清楚,但人们认为它是天然和修饰的LDL的表位(小肽片段)[15]。

在免疫反应过程中,炎症的严重程度可能取决于T效应细胞(尤其是Th1和Th17)与免疫抑制性Treg细胞的比例。已有研究表明，Treg 细胞能够抑制泡沫细胞的形成，并促使巨噬细胞表现出抗炎表型。然而，在动脉粥样硬化的背景下，控制这一比例的机制尚不完全清楚[3,14]。

(四)B 细胞

B 细胞可以大致分为 2 个不同的细胞亚群，即 B1 细胞和 B2 细胞。B1 细胞在动脉粥样硬化发展中具有保护作用，而 B2 细胞被认为对病理过程有害，尽管一些研究对此存在争议。一项研究首次强调了 B 细胞在动脉粥样硬化中的作用，该研究发现，在小鼠中去除脾脏（B 细胞成熟的部位）会加重疾病过程。随后转移已暴露于病理的成熟 B 淋巴细胞不仅足以挽救表型，而且还提供了比假手术组更强的保护作用。特异性转移 B1 细胞也可以实现这种逆转，现在认为这个亚群具有最强的保护作用。B 细胞的整体保护作用受到随后研究的挑战，在这些研究中，B2 细胞的耗竭导致病变范围减小，这可能是因为 B 细胞影响了与它们相互作用的致病性辅助 T 细胞。这催生了一种现在被广泛接受的模型，即不同的 B 细胞亚群具有相反作用，类似于巨噬细胞等其他免疫细胞[14,16]。

三、炎症和斑块稳定性

纤维帽是覆盖和保护动脉粥样硬化斑块的结构，防止其内容物与循环血液混合。它由纤维结缔组织组成，其厚度和组成决定了斑块的稳定性和易损性。在斑块破裂的情况下，动脉粥样硬化的内容物泄漏到血流中，导致血栓形成。这可能导致血管堵塞，阻止血液流动和向下游组织输送氧气，这个过程称为缺血。如果缺血发生在冠状动脉或脑动脉中——阻止血液流向心脏或大脑组织，这在临床上表现为心肌梗死或卒中。易损斑块的独特生物学特征包括存在薄纤维帽［薄帽纤维粥样斑块（thin-cap fibroatheromas，TCFA）］及富含巨噬细胞和 T 淋巴细胞的核心[17]。急性冠状动脉综合征（acute coronary syndromes，ACS）中的罪犯病变表现出特别强烈的免疫激活和巨噬细胞数量增加[3,7]。基质金属蛋白酶（matrix metalloproteinases，MMP）是由活化的巨噬细胞和泡沫细胞释放的组织降解酶，通过消化纤维帽导致斑块不稳定。不稳定斑块中的免疫细胞也产生活性氧（reactive oxygen species，ROS），它们能够激活 MMP 并加剧内皮功能障碍。

近年来，肥大细胞在动脉粥样硬化的研究中也受到关注。这些细胞是先天免疫细胞，通常与防御寄生虫或过敏相关，在对抗原（如花粉）的炎症反应中释放组胺。它们更易在斑块侵蚀和破裂的部位被发现。肥大细胞产生的促炎细胞因子、组胺、白三烯、血栓素和蛋白酶（如类胰蛋白酶和糜酶）可以诱导 MMP，导致斑块不稳定和/或斑块内出血。

值得一提的是，最近的研究显示，不同于斑块的其他动脉层在血管炎症中也起着关键作用，尤其是血管外膜和血管周围脂肪组织（perivascular adipose tissue，PVAT）已成为现在的研究热点。

重要的是，循环生物标志物对于识别易损斑块具有重要意义，而常规使用的侵入性和非侵入性诊断方法无法在所需的分子分辨率上工作，以充分区分稳定斑块和不稳定斑块。最近关于理解血管炎症在导致斑块破裂过程中的作用方面取得的进展，将为该领域的进一步发展铺平道路[18]。

四、动脉粥样硬化的实验模型

动脉粥样硬化中的炎症和免疫机制已在实验小鼠模型中得到广泛研究[19]。研究人员利用多种不同的模型来探究斑块发展的病理过程，但没有一种模型能完全模拟复杂的人类病理学。

(一)饮食改变

早期小鼠研究采用富含饱和脂肪、胆固醇和胆酸盐的改良饮食来产生病理作用。有趣的是，这些研究发现，C57BL/6 近交系小鼠比 BALB/c 和 C3H 小鼠更容易发生病变，这是由于它们对氧化脂质的促炎反应具有遗传易感性。尽管如此，在改良饮食条件下，C57BL/6 小鼠仅会出现早期小病变，故对这一品系进行了进一步的基因修饰。

(二)基因修饰

全身敲除载脂蛋白 E(Apoe)$^{-/-}$ 或低密度脂蛋白受体(Ldlr)$^{-/-}$ 是 2 种最常使用的基因修饰。Apoe$^{-/-}$ 小鼠自发出现高胆固醇血症，因此，在正常和高脂饮食喂养下也会出现病变，而 Ldlr$^{-/-}$ 小鼠需要高脂饮食。两者都会出现早期富含泡沫细胞的脂肪条纹病变，随着时间的推移，这些病变将发展成更晚期的斑块，并伴有更多的免疫细胞浸润和纤维帽形成。

经典的 Apoe$^{-/-}$ 和 Ldlr$^{-/-}$ 小鼠模型在帮助人们理解病变发生和发展过程中的各种病理和炎症过程方面发挥了关键作用，特别是通过将这些模型与其他基因突变相结合。例如，早期使用免疫缺陷小鼠与 Apoe$^{-/-}$ 背景杂交的研究发现，它们的病理学表现有所减轻。当将 T 细胞转移到这些小鼠体内导致病理学加重时，这种效应可以逆转，这清楚地表明免疫系统在疾病过程中起着致病作用[14]。

(三)遗传回交和嵌合体

基因敲除是剖析特定基因或基因调控的细胞类型在疾病发展中的作用的有效工具。在动脉粥样硬化研究中，这已经通过将主要 Apoe$^{-/-}$ 或 Ldlr$^{-/-}$ 小鼠与感兴趣基因缺陷的小鼠进行回交，或研究嵌合体小鼠来实现。为了产生用于动脉粥样硬化研究的嵌合体，通过致死性辐射消融 Apoe$^{-/-}$ 或 Ldlr$^{-/-}$ 小鼠的造血细胞，然后通过骨髓移植(bone marrow transfer，BMT)，用另一只经过基因修饰的小鼠的造血细胞进行替换，从而产生一种动脉粥样硬化易感小鼠，其具有基因修饰的免疫系统，专门用于免疫细胞功能如何影响病理的研究。

(四)诱导性动脉粥样硬化

近年来，已经开发出一种无须基因工程即可在小鼠模型中诱导高胆固醇血症和动脉粥样硬化的新方法[20]。通过腺相关病毒(adeno-associated viral，AAV)载体基因传递在小鼠中过表达血浆蛋白转化酶枯草杆菌蛋白酶/Kexin9 型(protein convertase subtilisin/kexin type 9，PCSK9)，导致肝脏 LDL 受体降解，进而引发高胆固醇血症，当与高脂饮食结合时，会导致动脉粥样硬化病理[20]。这种方法允许测试多种突变的遗传相互作用，而无须与基因修饰高脂血症小鼠进行困难且耗时的回交。

所有动脉粥样硬化模型的主要局限性在于缺乏临床事件，例如，在人类中发生。尽管一些研究声称小鼠的斑块可以破裂，但这仍存在相当大的争议[19]。

五、高血压中的炎症和免疫

血管疾病中的炎症不仅仅指动脉粥样硬化，其他血管疾病也具有显著的免疫成分，如血管炎、腹主动脉瘤和高血压。这些疾病都涉及氧化应激的病理过程，其发生是由于系统内 ROS 的生成与清除能力失衡，导致其无法有效解毒，且它们造成的损伤难以修复。血管内 ROS 和活性氮物质的过度产生会使血管内皮层渗透性增加，增加脂蛋白（如 LDL）的流入，随后在氧化环境中被修饰为 ox-LDL，如前所述，这会刺激先天免疫系统。抑制产生 ROS 的酶烟酰胺腺嘌呤二核苷酸磷酸（nicotinamide adenine dinucleotide phosphate，NADPH）氧化酶可以减少高血压大鼠模型中的巨噬细胞积聚[4]。此外，免疫抑制可以降低大鼠的高血压，而从高血压动物转移免疫细胞可以在正常大鼠中诱导病理变化。这些数据表明，免疫反应与高血压病理相关。Guzik 等 2007 年发表的一项关键研究发现，缺乏成熟 B 细胞和 T 细胞的 RAG1 免疫缺陷小鼠在使用两种不同的实验方法诱导高血压后不会出现高血压。有趣的是，T 细胞而非 B 细胞的移植恢复了这些小鼠的病理。T 细胞在高血压中的这种病理作用被证明依赖于激素血管紧张素Ⅱ，这是肾素-血管紧张素系统的一个关键介质，是高血压的主要调节因素。与动脉粥样硬化类似，在高血压中引发适应性免疫反应的特定抗原仍然未知。

六、血管疾病中的炎症循环生物标志物

鉴于免疫炎症反应在血管病理中的重要贡献，炎症生物标志物常用于评估心血管风险。

（一）C 反应蛋白

C 反应蛋白（C-reactive protein，CRP）是由肝脏产生的炎症标志物，是医学血液检测中经常用于患者诊断、疾病管理或作为预后的生物标志物。CRP 水平已被广泛证明与心血管事件风险增加相关，并且 CRP 被认为在动脉粥样硬化本身中起着重要作用。它可以在动脉粥样硬化病变中发现，与 LDL 结合，并与各种免疫细胞共定位。然而，CRP 在小鼠动脉粥样硬化中的研究一直很困难，因为它不是一种小鼠的急性期蛋白。当人 CRP 在 $Apoe^{-/-}$ 小鼠中过表达时，病理增加，尽管幅度不大且仅限于雄性小鼠。尽管如此，孟德尔随机化研究发现，CRP 在心血管疾病中不是致病因素，这表明小鼠研究在确定病理学影响因素方面存在潜在的不可靠性[2]，同时也说明生物标志物不一定是致病因素。CRP 本身不是诊断或预测不稳定斑块的有效生物标志物，主要是由于其非特异性；CRP 的表达可以被任何急性系统性炎症触发，如病原体感染。因此，只有当与其他更具体的疾病特征结合使用时，它才有助于确定患者风险。

（二）细胞因子和趋化因子

在小鼠和人类中，几种循环细胞因子——免疫反应的介质和控制器——是可被检测并已被验证可作为生物标志物。促炎 Th1 相关细胞因子（如 IFN-γ、IL-18、IL-12 等）已知可促进疾病发展，而抗炎性 Treg 分泌的细胞因子（如 IL-10）发挥抗动脉粥样硬化活性。IL-6 水平的降低与冠心病临床结果改善相关。这得到孟德尔随机化数据的支持，该数据表明，导致循环中 IL-6 受体增加的遗传变异在冠心病中具有保护作用[2]。这得到实验证据的支持，该证据揭示 IL-6 由促炎巨噬细胞在 ox-LDL 刺激后分泌，以及平滑肌细胞响应炎症和损伤而分泌，导致血管壁黏附分子表达增加，促进免疫细胞的流入。然而，这一点受到来自 ApoE/IL-6 双敲除模型的证据的质疑，在该模型中斑块稳定性降低。趋化因子对血管炎症的贡献已得到广泛综述[22]。不幸的是，并非所有在斑块中观察到的促炎介质都能在外周血中检测到。

（三）免疫细胞

多年来一直有报道称，ACS 与总循环白细胞计数增加相关，特别是 T 淋巴细胞

和单核细胞比例增加[23]。正如预期的那样，在ACS患者的外周血中检测到活化的Th1效应细胞水平更高，而Treg细胞水平降低。Th17细胞在晚期动脉粥样硬化和ACS患者中也增加，尽管关于Th17在动脉粥样硬化发展和斑块稳定性中作用的研究结果存在分歧，因为一个患者队列研究显示低IL-17（Th17细胞的标志性细胞因子）水平与心血管事件风险增加相关。因此，需要更清楚地了解不同T细胞亚群的独特作用，才能有效地将它们用作心血管风险的生物标志物。ACS中的单核细胞亚群似乎也发生了改变。

（四）总结

总的来说，小鼠研究支持将细胞因子和急性期蛋白等循环生物标志物作为动脉粥样硬化发展的病理学指标。此外，各种全身性炎症指标通常被认为可以为人类动脉粥样硬化的风险分层提供线索[2]。相较于全身性线索，关注血管壁内局部免疫事件、不稳定斑块或冠状动脉血栓可能更有用处。

结论和临床前景

值得注意的是，2017年9月，Canakinumab抗炎血栓研究（Canakinumab Anti-inflammatory Thrombosis Outcomes Study，CANTOS）发表了相关结论[24]。CANTOS是一项大规模（涉及39个国家的10 061名参与者）、随机、双盲、安慰剂对照的临床试验，该试验使用针对IL-1β（首个被鉴定的炎症细胞因子）的单克隆抗体，对先前患有心肌梗死且CRP水平较高的患者进行二级预防。接受Canakinumab单抗治疗的患者，其二级心血管事件发生率显著降低，但全因死亡率并未降低。这项试验最终证实了针对心血管疾病炎症治疗的可行性。然而，该领域仍需进行更多研究，旨在开发出更新、更具选择性和耐受性更好的免疫调节疗法，以治疗动脉粥样硬化，并开发出更好的血管炎症早期诊断和疾病进展监测方法。

总结

- 免疫系统在血管病理中扮演着复杂且至关重要的角色；尽管如此，常规临床治疗和诊断仍未解决这一问题。
- 动脉粥样硬化斑块的稳定性很大程度上取决于其炎症特征。然而，使用当前的临床诊断工具，我们无法轻易区分稳定和不稳定斑块。
- 小鼠模型已经是也仍然是剖析特定炎症通路非常有用的工具，这些通路对整体疾病负担有很大影响，可作为有效潜在靶点的指示。

> **知识空白**
> - 我们仍需深入了解动脉粥样硬化的免疫机制，以确定潜在的新型和选择性治疗靶点。
> - 抗原特异性T细胞在心血管疾病中激活的确切过程尚不清楚。需要进一步研究来解释血管壁内表位的识别如何驱动适应性免疫反应。这些知识将有助于开发新的潜在疫苗接种策略。
> - 随着检查和针对炎症治疗在临床环境中越来越受到重视，我们迫切需要更多确凿的证据来支持心血管疾病中抗炎疗法的有效性。

（熊兴东　翻译；陈国兵　审核）

参考文献

[1] Global, regional, and national age-sex specific mortality for 264 causes of death, 1980-2016: a systematic analysis for the Global

Burden of Disease Study 2016. Lancet. 2017; 390(10100):1151-210.

[2] Welsh P, Grassia G, Botha S, Sattar N, Maffia P. Targeting inflammation to reduce cardiovascular disease risk: a realistic clinical prospect? Br J Pharmacol. 2017; 174 (22): 3898-913.

[3] Tabas I, Lichtman AH. Monocyte-macrophages and T cells in atherosclerosis. Immunity. 2017;47(4):621-34.

[4] Harrison DG, Guzik TJ, Lob HE, Madhur MS, Marvar PJ, Thabet SR, Vinh A, Weyand CM. Inflammation, immunity, and hypertension. Hypertension. 2011; 57 (2): 132-40.

[5] Hu D, Mohanta SK, Yin C, Peng L, Ma Z, Srikakulapu P, Grassia G, MacRitchie N, Dever G, Gordon P, Burton FL, Ialenti A, Sabir SR, McInnes IB, Brewer JM, Garside P, Weber C, Lehmann T, Teupser D, Habenicht L, Beer M, Grabner R, Maffia P, Weih F, Habenicht AJ. Artery tertiary lymphoid organs control aorta immunity and protect against atherosclerosis via vascular smooth muscle cell lymphotoxin β receptors. Immunity. 2015;42(6):1100-15.

[6] Robbins CS, Hilgendorf I, Weber GF, Theurl I, Iwamoto Y, Figueiredo JL, Gorbatov R, Sukhova GK, Gerhardt LM, Smyth D, Zavitz CC, Shikatani EA, Parsons M, van Rooijen N, Lin HY, Husain M, Libby P, Nahrendorf M, Weissleder R, Swirski FK. Local proliferation dominates lesional macrophage accumulation in atherosclerosis. Nat Med. 2013;19(9):1166-72.

[7] Gonzalez L, Trigatti BL. Macrophage apoptosis and necrotic core development in atherosclerosis: a rapidly advancing field with clinical relevance to imaging and therapy. Can J Cardiol. 2017;33(3):303-12.

[8] Rahman K, Vengrenyuk Y, Ramsey SA, Vila NR, Girgis NM, Liu J, Gusarova V, Gromada J, Weinstock A, Moore KJ, Loke P, Fisher EA. Inflammatory Ly6Chi monocytes and their conversion to M2 macrophages drive atherosclerosis regression. J Clin Invest. 2017;127(8):2904-15.

[9] Cole JE, Park I, Ahern D, Kassiteridi C, Danso Abeam D, Goddard M, Green P, Maffia P, Monaco C. Immune cell census in murine atherosclerosis: cytometry by time of flight illuminates vascular myeloid cell diversity. Cardiovasc Res. 2018; 114 (10): 1360-71.

[10] Winkels H, Ehinger E, Vassallo M, Buscher K, Dinh HQ, Kobiyama K, Hamers AAJ, Cochain C, Vafadarnejad E, Saliba AE, Zernecke A, Pramod AB, Ghosh AK, Anto Michel N, Hoppe N, Hilgendorf I, Zirlik A, Hedrick CC, Ley K, Wolf D. Atlas of the immune cell repertoire in mouse atherosclerosis defined by single-cell RNA-sequencing and mass cytometry. Circ Res. 2018;122(12): 1675-88.

[11] Sage AP, Murphy D, Maffia P, Masters LM, Sabir SR, Baker LL, Cambrook H, Finigan AJ, Ait-Oufella H, Grassia G, Harrison JE, Ludewig B, Reith W, Hansson GK, Reizis B, Hugues S, Mallat Z. MHC class II-restricted antigen presentation by plasmacytoid dendritic cells drives proatherogenic T cell immunity. Circulation. 2014; 130 (16):1363-73.

[12] Cybulsky MI, Cheong C, Robbins CS. Macrophages and dendritic cells: partners in atherogenesis. Circ Res. 2016; 118 (4): 637-52.

[13] Bobryshev YV, Lord RS. Mapping of vascular dendritic cells in atherosclerotic arteries suggests their involvement in local immune-inflammatory reactions. Cardiovasc Res. 1998;37(3):799-810.

[14] Sage AP, Mallat Z. Readapting the adaptive immune response -therapeutic strategies for atherosclerosis. Br J Pharmacol. 2017; 174 (22):3926-39.

[15] Caligiuri G, Paulsson G, Nicoletti A, Maseri A, Hansson GK. Evidence for antigen-driven

T-cell response in unstable angina. Circulation. 2000;102(10):1114-9.

[16] Sage AP, Tsiantoulas D, Binder CJ, Mallat Z. The role of B cells in atherosclerosis. Nat Rev Cardiol. 2019;16(3): 180-96.

[17] Hansson GK, Libby P, Tabas I. Inflammation and plaque vulnerability. J Intern Med. 2015;278(5):483-93.

[18] MacRitchie N, Grassia G, Noonan J, Garside P, Graham D, Maffia P. Molecular imaging of atherosclerosis: spotlight on Raman spectroscopy and surface-enhanced Raman scattering. Heart. 2018;104(6):460-7.

[19] Daugherty A, Tall AR, Daemen MJAP, Falk E, Fisher EA, García-Cardeña G, Lusis AJ, Owens AP 3rd, Rosenfeld ME, Virmani R. American Heart Association Council on arteriosclerosis, thrombosis and vascular biology; and council on basic cardiovascular sciences. Recommendation on design, execution, and reporting of animal atherosclerosis studies: a scientific statement from the American Heart Association. Circ Res. 2017; 121(6):e53-79.

[20] Roche-Molina M, Sanz-Rosa D, Cruz FM, García-Prieto J, López S, Abia R, Muriana FJ, Fuster V, Ibáñez B, Bernal JA. Induction of sustained hypercholesterolemia by single adeno-associated virus-mediated gene transfer of mutant hPCSK9. Arterioscler Thromb Vasc Biol. 2015;35(1):50-9.

[21] Guzik TJ, Hoch NE, Brown KA, McCann LA, Rahman A, Dikalov S, Goronzy J, Weyand C, Harrison DG. Role of the T cell in the genesis of angiotensin II induced hypertension and vascular dysfunction. J Exp Med. 2007;204(10):2449-60.

[22] Zernecke A, Weber C. Chemokines in the vascular inflammatory response of atherosclerosis. Cardiovasc Res. 2010;86(2):192-201.

[23] Flego D, Liuzzo G, Weyand CM, Crea F. Adaptive immunity dysregulation in acute coronary syndromes: from cellular and molecular basis to clinical implications. J Am Coll Cardiol. 2016;68(19):2107-17.

[24] Ridker PM, Everett BM, Thuren T, MacFadyen JG, Chang WH, Ballantyne C, Fonseca F, Nicolau J, Koenig W, Anker SD, Kastelein JJP, Cornel JH, Pais P, Pella D, Genest J, Cifkova R, Lorenzatti A, Forster T, Kobalava Z, Vida-Simiti L, Flather M, Shimokawa H, Ogawa H, Dellborg M, Rossi PRF, Troquay RPT, Libby P, Glynn RJ. CANTOS Trial Group. Antiinflammatory therapy with Canakinumab for atherosclerotic disease. N Engl J Med. 2017;377(12):1119-31.

22 炎症的诊断和靶向性治疗

Tomasz J. Guzik

一、概述 / 241

二、血管病理诊断中的炎症评估 / 241

三、靶向血管炎症的治疗策略 / 243

（一）传统血管药物疗法的抗炎作用 / 243

（二）血管炎症中的免疫代谢重编程 / 244

（三）针对自身免疫病理中血管炎症的治疗策略 / 244

（四）针对心血管疾病中血管炎症的治疗策略 / 245

（五）针对系统性慢性炎症的治疗策略 / 246

（六）针对局部性血管炎症的治疗策略 / 246

参考文献 / 246

关键概念

- 炎症在血管功能中发挥关键作用,它通过介导内皮功能紊乱和动脉粥样硬化血栓形成的过程影响血管健康。
- C反应蛋白(C-reactive protein,CRP)、白介素(interleukin,IL)-6及肿瘤坏死因子(tumour necrosis factor,TNF)-α与心血管疾病风险之间的关系已被系统地阐述。尤其是,在孟德尔随机化研究中发现,IL-6可能与心血管疾病风险存在因果关系。
- 动脉粥样硬化和动脉粥样硬化血栓形成主要是局部发生的。因此,通过使用氟代脱氧葡萄糖(fluorode-oxyglucose,FDG)-正电子发射断层扫描(positron emission tomography,PET)靶向炎症或纳米分子靶向免疫细胞的方法,均已被证实可用于诊断炎性不稳定斑块。最近,血管周围脂肪的CT衰减值也已被用于监测血管炎症导致的血管周围反应。
- 2项重要的临床随机试验发现,使用卡那单抗针对IL-1β靶向免疫治疗(CANTOS试验)能有效降低心肌梗死风险,但使用甲氨蝶呤抗炎治疗(CIRT试验)并未显示出这种治疗效果。
- 大多数研究表明,针对免疫系统的干预措施对系统性红斑狼疮(systemic lupus erythematosus,SLE)或关节炎等自身免疫性疾病患者的血管风险和血管功能紊乱具有显著疗效。
- 研究发现,牙周病的治疗不仅能消除局部牙周炎症,还能改善血管功能障碍。
- 总而言之,靶向免疫技术可用于多种血管疾病的诊断和治疗,并有望在近期内进一步揭示其潜力。

一、概述

对炎症与血管疾病发病机制之间因果关系的深入了解,促使人们迫切需要靶向炎症的治疗和诊断策略。尽管在动脉粥样硬化、心力衰竭、高血压及糖尿病等疾病模型的研究中,基因调控和药物干预已经成功缓解血管疾病的进展,但要将这些研究发现转化为临床应用仍面临重大挑战。本章将对此进行详细探讨。

二、血管病理诊断中的炎症评估

在动脉粥样硬化血管研究中发现了炎症性浸润,研究者一直致力于探索血管壁局部炎症与病理发展之间的关系。这种联系在不稳定动脉粥样斑块中得到了有力的证明,然而,炎症性浸润也在早期动脉粥样硬化病变及高血压患者的血管周围脂肪组织(perivascular adipose tissue,PVAT)中有所发现。

早期的研究思路集中在炎症生物标志物的系统性表达上,如CRP、超敏C反应蛋白(hypersensitive C-reactive protein,hs-CRP)、IL-6和TNF-α。这些标志物已被证实与心血管风险和高血压的进展密切相关[1]。尽管早期大量研究聚焦于CRP水平在血管疾病的预测作用[2],但最近多项荟萃分析和孟德尔随机化研究的有力证据表明,IL-6作为循环系统中关键的血管疾病生物标志物,可能是血管疾病发展的病因。然而,循环系统生物标志物(如TNF-α、IL-6)主要局限于其特异性相对不足。这意味着这些标志物的水平可能反映机体其他部位的炎症,而不仅仅是血管疾病的炎症。此外,某些器官功能异常也可能对其产生影响,例如,肝功能紊乱会影响CRP水平,使其难以准确反映血管疾病的状况。

因此,研究人员投入大量精力去识别血管壁内的免疫细胞,其中包括动脉粥样硬化斑块和血管炎症早期阶段的血管周围脂肪和外膜中的免疫细胞。目前,血管壁中的免疫细胞通常通过检测其活跃的代谢(糖酵解)来识别。免疫细胞活跃的代谢导致FDG在血管壁中积累,从而能够通过使用 PET 检测;或者通过使用特定的磁性纳米颗粒标记免疫细胞的积聚区域,再利用磁共振成像(magnetic resonance imaging,MRI)进行检测。最近,研究者提出了一种更有特异性的检测方案,将纳米颗粒的应用与表面增强拉曼光谱(surface-enhanced Raman spectroscopy,SERS)检测相结合。目前,FDG-PET 成像主要用于检测高代谢率的肿瘤细胞和相关炎症。尽管该技术在血管疾病诊断的精准度尚有局限,但随着正电子发射断层扫描-计算机断层扫描(positron emission tomography-computed tomography,PET-CT)和 PET-心脏磁共振成像(cardiac magnetic resonance,CMR)的引入,其临床应用价值已显著提高。

FDG-PET 首次用于血管炎症成像已有超过 15 年的历史,但与癌症领域不同,它在血管医学中仍主要作为一种研究工具使用,而不是用于非常规的诊断手段[3]。血管对 FDG 的摄取反映了粥样斑块中巨噬细胞的浸润程度,这与斑块的不稳定性密切相关。通过这种方法检测的血管炎症被认为是心血管风险的独立预测因子。尽管相关的前瞻性数据有限,目前的研究表明,抑制血管炎症的治疗手段(如多效性他汀类药物)可能有效降低心血管疾病风险。在检测血管炎症方面,研究者还测试了其他可能更具特异性的试剂,包括 ^{18}F-氟化钠(sodium fluoride,NaF)。该试剂不仅能反映血管炎症,还可用于评估血管钙化情况[3]。

基于磁共振的炎症检测技术主要依赖于磁性纳米颗粒的特性实现,这些颗粒不仅容易被巨噬细胞吞噬,还可与靶向特定免疫分子或细胞的抗体相结合,从而进行炎症的精准检测。这些信号可以通过 MRI 或 PET 以高分辨率进行可视化。目前,研究人员正在开发各种放射性示踪剂,用以结合 PET 和 MRI 的方法来实现血管炎症的可视化诊断。针对不同促炎因子的纳米抗体放射性示踪剂已被开发,包括靶向血管细胞黏附分子(vascular cell adhesion molecule,VCAM)-1、类凝集素氧化低密度脂蛋白受体(lectin-like oxidized low-density lipoprotein receptor,LOX)-1,以及巨噬细胞甘露糖受体(macrophage mannose receptor,MMR)的纳米抗体。这些纳米抗体通过铜-64 或镓-68 标记,可用于通过活体 PET/MRI 组合技术,可视化检测高脂血症载脂蛋白 E 敲除($ApoE^{-/-}$)小鼠和动脉粥样硬化兔子主动脉中的炎症[4]。这些半衰期短且已广泛应用于临床的 PET/MRI 造影剂在血管炎症诊断研究中的应用,为其快速转化应用创造了可能。

SERS 技术的发展为检测特定和独特的 Raman 信号提供了一种独特的方法,这些信号通过靶向免疫细胞或促炎黏附因子[如 VCAM-1 或细胞间黏附分子-1(intercellular adhesion molecule-1,ICAM-1)]的贵金属纳米颗粒得到了增强。初步研究表明,通过纳米颗粒表面的报告分子产生指纹样 Raman 信号,可在动物模型和人类冠状动脉的炎症血管中检测到 ICAM-1、VCAM-1 或 P-选择素[5]。这为该方法在血管炎症检测中的应用提供了概念性证明。此外,这些信号的独特特征和异质性使得该方法在同时检测多种炎症分子方面具有潜在的应用价值。

炎症对脂肪细胞的形态和功能有重大影响。最近,这一广为人知的现象被转化为一种简单且极具潜在价值的技术。研究者研发出一种全新的 CT 血管造影分析方法,通过评估血管周围脂肪 CT 衰减来检测血管炎症。这种技术巧妙地利用了血管炎症导致 PVAT 中前脂肪细胞脂质积累减少的现象。这种方法通过检测血管炎症来诊断不稳定的动脉粥样斑块,已成功应用于心血管风险预测,并有望成为一种极具潜力且相对廉价的无创诊断策略[6]。

总体而言,目前的科学研究既关注系统性炎症,也重视局部炎症。在系统层面上,研究采用了简单的方法来揭示 CRP、IL-6 或 TNF-α 等系统性炎症指标与心血管风险之间的关系。然而,动脉粥样硬化和动脉粥样硬化血栓形成等血管疾病主要是局部病理过程。因此,使用 FDG-PET,以及最近发展的纳米医学方法来靶向血管局部炎症已经成为血管疾病诊断的研究热点。此外,最新观察表明,血管炎症会改变血管周围脂肪的特性,这为使用血管周围脂肪 CT 衰减来检测血管炎症提供了一个简单可行的方法。这些进展对筛选适合接受抗炎治疗的患者至关重要。

三、靶向血管炎症的治疗策略

鉴于炎症是血管功能障碍发展的固有部分,并且其可在血管疾病患者中通过临床检测手段可视化,研究者们针对血管炎症的治疗策略也随之发展(图 22-1)*[7,8]。这些策略涵盖范围广泛,包括初期非特异性抗炎方法、中期针对特定免疫通路(先天性/适应性)的特异性抑制方法,以及最近研究针对血管功能障碍相关的单个细胞因子和趋化因子的靶向抑制方法。

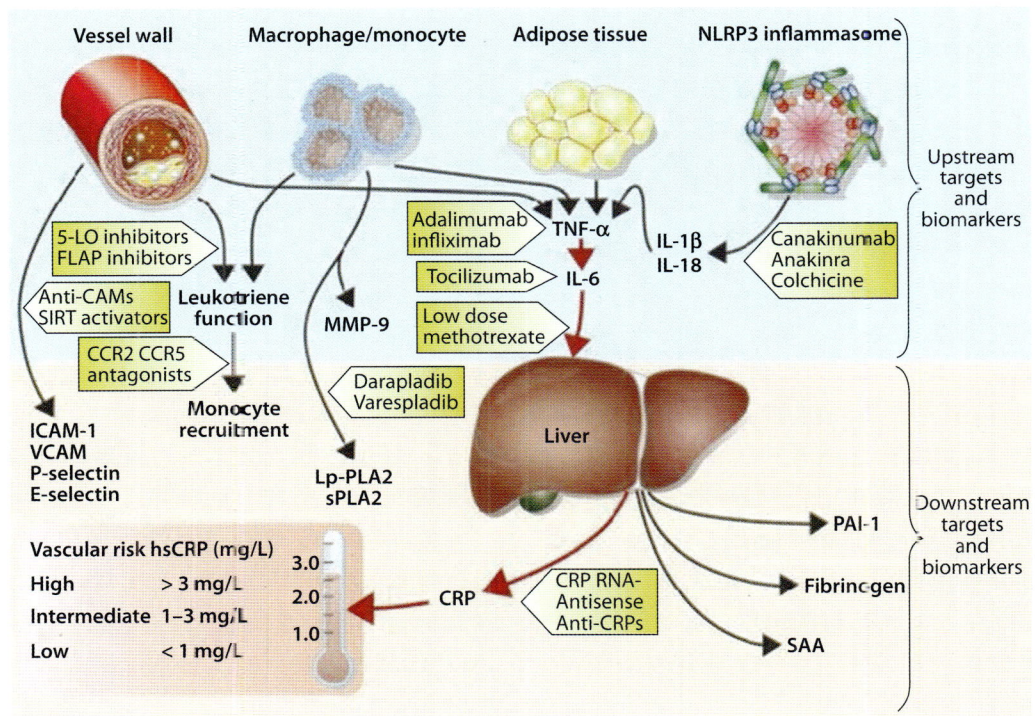

Fig. 22-1 Targeting specific immune pathways in vascular biology. (Taken from Ridker, Luscher, 2015, *Eur Heart J* [7,8] → NEED LICENSE)

(一)传统血管药物疗法的抗炎作用

HMG-CoA 还原酶抑制剂(他汀类药物)在心血管疾病预防中被广泛认可。通过多种机制,他汀类药物能够预防血管功能障碍的发生发展。作为强效的降脂药物,他汀类药物还具有显著的抗炎特性。这种抗炎

---

*译者注:原著引用其他著作,未经原作者授权,故此处保留原图。

作用主要通过降低血管壁中黏附因子的表达、抑制血管细胞、炎症细胞中 NF-κB(nuclear factor kappa-light-chain-enhancer of activated B cell)的激活,以及调节新生内膜或斑块中巨噬细胞的内容物和 M1/M2 极化实现的。他汀类药物还能够抑制 T 细胞和巨噬细胞释放炎症细胞因子,并在动脉粥样硬化模型中发现其可抑制 RANTES 等趋化因子的表达上调。JUPITER 试验首次通过随机双盲的方式证明,即使在血脂正常但高敏感性 CRP 水平升高的受试者中,他汀类药物也能降低重大心血管事件的发生概率[9]。他汀类药物同时降低低密度脂蛋白(low-density lipoprotein,LDL)胆固醇和 CRP 水平的能力,表明其潜在的协同作用是预防心血管疾病的主要机制[10]。

然而,除他汀类药物外,临床上还有其他具有显著抗炎作用的药物。例如,包括雷米普利[11]及血管紧张素Ⅱ受体阻滞剂(angiotensin Ⅱ receptor blockers,ARB)[12]在内的血管紧张素转换酶(angiotensin-converting enzyme,ACE)抑制剂也具有免疫调节作用,这种作用最初在肾脏中被发现,随后在自身免疫疾病患者中观察到的血管炎症和内皮功能障碍中得到进一步证实。另一项小型研究中也发现,ARB 在 SLE 患者中具有抗蛋白尿的作用[13]。然而,这些小型研究存在如缺乏随机化和合适对照组、联用多种免疫抑制治疗、治疗时间较短等局限性。

(二)血管炎症中的免疫代谢重编程

对免疫代谢的深入理解促进了靶向免疫细胞内脂肪酸氧化和糖酵解以缓解血管炎症的新方法的研发。例如,经典药物二甲双胍[5′AMP 激活蛋白激酶(activated protein kinase,AMPK)激活剂]通过抑制 Th1 和 Th17 细胞同时增强调节性 T 细胞,从而调节 T 细胞分化[14]。这种治疗方法的核心理念是通过实现免疫细胞的代谢重编程。具体来说,通过抑制丙酮酸激酶减少糖酵解可以将巨噬细胞重编程为 M2 表型,而抑制糖酵解(如使用 2-脱氧葡萄糖)可以促使 T 细胞从 Th17 表型转化为调节性 T 细胞[15],后者已被证实具有抗动脉粥样硬化的作用。

(三)针对自身免疫病理中血管炎症的治疗策略

传统上用于治疗自身免疫疾病的抗炎疗法同样可以减轻血管炎症,在血管炎、动脉粥样硬化,以及与高血压相关血管免疫细胞浸润等血管病症中展示显著的抗炎作用。高血压在多种自身免疫疾病中的发病率显著增高,而这些药物对伴随高血压的血管炎症的作用为研究该现象提供了很好的模型。例如,霉酚酸酯(mycophenolate mofetil,MMF)能够减少同时患有银屑病关节炎和类风湿性关节炎(rheumatoid arthritis,RA)且伴有原发性高血压患者的血管炎症和肾脏炎症,其应用还显著缓解了患者的高血压症状[16]。其他药物也有类似的效果,例如,氯诺昔康在 RA 患者中的使用[17]。此外,特异性抗 TNF 治疗在改善血管功能方面的益处已得到确凿证据,特别是在提高内皮功能和降低主动脉硬度方面[18,19]。最近的研究还发现,这些药物对微血管系统的改善作用在脊柱关节病患者中同样得以验证。类似的抑制血管炎症效果也在 RA 患者中使用托珠单抗[针对 IL-6 受体(IL-6 receptor,IL-6R)的人源化单克隆抗体]时得到证实[20],但在治疗过程中需要关注其对脂蛋白代谢的影响[20-22]。尽管大多数关于免疫细胞在血管功能障碍中的作用研究都以 T 细胞和巨噬细胞为主,但靶向 B 细胞的治疗(如妥昔单抗)也展现了有效抑制动脉粥样硬化、高血压相关的血管功能障碍,以及血管重构的能力[23]。

（四）针对心血管疾病中血管炎症的治疗策略

如前文所讨论，在血管疾病的动物模型中对血管炎症进行的基因和药理学靶向治疗研究，深化了人们对动脉粥样硬化、高血压和血管功能障碍中炎症机制的理解[24-26]，这些研究还为使用免疫靶向治疗改善血管功能提供了临床前证据。例如，靶向抑制细胞因子（如 IL-1β、TNF-α）和趋化因子（如 CCL-2、RANTES）能够在多种动物模型中预防内皮功能障碍的发生[24-27]。此外，靶向关键炎症机制也被证明可以缓解高血压和动脉粥样硬化模型中的血管重构。例如，靶向血管 T 细胞来源的细胞因子 IL-17A 可抑制主动脉外膜和中膜中胶原的沉积[28]，从而防止主动脉硬化。细胞因子如 TNF-α 可通过协同作用进一步促进炎症反应[28]。TNF-α 拮抗剂依那西普则已被证实在类风湿关节炎患者和高血压小鼠中表现出减少内皮功能障碍、降低脉搏波速度和降低主动脉硬度的作用。

积累了这些基础证据后，临床试验开始验证靶向炎症是否可以降低心血管风险的假设。最近 2 项重要结果探讨了靶向炎症在心血管风险患者中是否有益的关键问题。在第一项研究 Canakinumab 试验（Canakinumab Anti-inflammatory Thrombosis Outcomes Trial，CANTOS）中使用单克隆抗体 Canakinumab 对 IL-1β 进行特异性抑制，证明其可以减少心血管事件复发[29]。虽然这种特定干预治疗引发了广泛讨论，但选用这种治疗策略的主要理由是研究表明 Canakinumab 能够剂量依赖性地显著降低 IL-6 和 CRP 水平。这一点至关重要，因为产生 IL-1β 的 NOD 样受体蛋白 3（nod-like receptor pyrin domain 3，NLRP-3）炎症小体已被证明与动脉粥样硬化、高血压及血管功能障碍的发病机制密切相关。在第二项研究 CIRT 试验（Cardiovascular Inflammation Reduction Trial）中，研究人员测试了一种特异较低的干预方法，即使用低剂量甲氨蝶呤（每周 15～20 mg）。

虽然低剂量甲氨蝶呤在关节炎患者中已被证明可以降低 CRP、IL-6 和 TNF-α 水平[30]，但这 2 项研究显示了截然不同的结果，为靶向血管炎症的前景和未来方向提供了重要启示。

总的来说，虽然针对 IL-1β 的靶向免疫干预在缓解心肌梗死风险方面显示出效果（CANTOS 试验），但在使用甲氨蝶呤治疗的普通人群中并未观察到这种效果（CIRT 试验）。需要指出的是，在 CANTOS 试验中，患者 IL-6、CRP 和 TNF-α 水平都因治疗而降低，而低剂量甲氨蝶呤未能影响稳定心血管疾病患者体内的这些生物标志物的水平。这一发现很重要，因为它有助于解释 CIRT 试验与较小规模研究之间的差异，后者显示了免疫靶向干预对 SLE 或关节炎等自身免疫疾病患者的血管风险和功能障碍具有明确的缓解作用。CIRT 试验是在稳定性冠状动脉疾病患者中进行的。因此，当斑块稳定时，低剂量甲氨蝶呤可能无法达到预期的临床效果。

总之，我们必须认识到血管疾病中可能存在多种潜在的炎症机制，因此，不同的血管疾病可能需要使用不同的靶向免疫治疗策略。目前的证据表明，靶向 IL-1β-IL-6 通路在缓解血管疾病方面具有显著效果，这提示了 NLRP3 相关的先天免疫在其中发挥重要作用。因此，正在进行的秋水仙碱治疗或 NLRP3 直接抑制剂的试验可能会为靶向性免疫治疗血管疾病提供更多有价值的信息。最近，低剂量秋水仙碱（0.5 mg/d；LoDoCo 试验）被证实可以降低稳定冠状动脉疾病（coronary artery disease，CAD）患者复发性急性心血管事件的风险[31]。

（五）针对系统性慢性炎症的治疗策略

靶向慢性炎症从而激活系统性免疫系统也是一种治疗血管疾病的潜在方法。例如，强化治疗牙周炎不仅能消除局部的牙周炎症，还能够改善系统性血管内皮功能障碍[32]。研究表明，这种改善与牙周疾病的缓解及关键全身性促炎标志物（如 CRP 和 IL-6）的下降密切相关[32]。这一发现为使用类似治疗方法缓解残余炎症性心血管风险提供了有力的概念性证据。

（六）针对局部性血管炎症的治疗策略

我们知道，虽然血管和内皮功能障碍是全身性问题，但动脉粥样硬化是在局部发生的。尽管目前局部血管炎症进行靶向的治疗策略临床转化程度较低，但这一现象提示了我们一个重要概念：未来的血管疾病治疗需要侧重于局部靶向血管炎症。目前，研究者正在开发特定纳米粒子以靶向局部心血管炎症，用于心血管疾病的管理。这种方法将允许靶向递送抗动脉粥样硬化、抗炎或溶栓药物。此外，细胞标记与纳米颗粒结合的细胞治疗也有望增强再生医学方法的效果[33]。最近的一项研究提供了令人鼓舞的证据，表明可以使用纳米医学载体靶向动脉粥样硬化斑块中的巨噬细胞。在这项研究中，研究者将泼尼松龙包裹在脂质体纳米粒子中。在静脉注射后，这些纳米粒子成功定位于从动脉粥样硬化斑块分离的巨噬细胞[34]。虽然这种方法对病理发展的长期影响尚待确定，但这种局部靶向治疗的概念已得到初步证实。

结论和临床前景

总而言之，靶向性免疫治疗在多种诊断和治疗方法中展现出巨大潜力，其临床实用性可能在短期内逐渐展现。初期的概念验证试验已经清楚地表明，特定的免疫系统靶向治疗在血管医学中具有关键作用。然而，科学研究仍需要通过各种方法进行更多深入研究，以确定最可行和最安全的治疗策略。

知识空白

在针对血管炎症的治疗领域，目前正处于关键时刻，仍存在许多关键问题有待解答：
- 哪种血管炎症成像方式在临床上最有用，最能预测心血管事件？
- 诊断和治疗中应针对哪种免疫细胞？在不同心血管疾病中，靶向的免疫细胞是否相同？
- 靶向治疗的特异性需要达到什么水平？
- 患者分层或精准医学在血管炎症靶向治疗设计和临床应用中将扮演什么角色？
- 免疫检查点抑制剂的作用是什么？
- 如何提高免疫靶向治疗的安全性？

（付晓东 翻译；陈厚早 审核）

参考文献

[1] Kaptoge S, Seshasai SR, Gao P, Freitag DF, Butterworth AS, Borglykke A, et al. Inflammatory cytokines and risk of coronary heart disease: new prospective study and updated meta-analysis. Eur Heart J. 2014; 35 (9): 578-89.

[2] Ridker PM. High-sensitivity C-reactive protein: potential adjunct for global risk assessment in the primary prevention of cardiovascular disease. Circulation. 2001; 103 (13): 1813-8.

[3] Teague HL, Ahlman MA, Alavi A, Wagner DD, Lichtman AH, Nahrendorf M, et al. Unraveling vascular inflammation: from im-

[4] Senders ML, Hernot S, Carlucci G, van de Voort JC, Fay F, Calcagno C, et al. Nanobody-facilitated multiparametric PET/MRI phenotyping of atherosclerosis. JACC Cardiovasc Imaging. 2018.

[5] Noonan J, Asiala S, Grassia G, MacRitchie N, Gracie K, Carson J, et al. In vivo molecular imaging of multiple biomarkers of vascular inflammation using surface-enhanced Raman spectroscopy. Theranostics. 2018;8(22):6195-209.

[6] Oikonomou EK, Marwan M, Desai MY, Mancio J, Alashi A, Hutt Centeno E, et al. Non-invasive detection of coronary inflammation using computed tomography and prediction of residual cardiovascular risk (the CRISP CT study): a post-hoc analysis of prospective outcome data. Lancet. 2018;392(10151):929-39.

[7] Ridker PM. Targeting inflammatory pathways for the treatment of cardiovascular disease. Eur Heart J. 2014;35(9):540-3.

[8] Ridker PM, Luscher TF. Anti-inflammatory therapies for cardiovascular disease. Eur Heart J. 2014;35(27):1782-91.

[9] Ridker PM, Danielson E, Fonseca FA, Genest J, Gotto AM Jr, Kastelein JJ, et al. Rosuvastatin to prevent vascular events in men and women with elevated C-reactive protein. N Engl J Med. 2008;359(21):2195-207.

[10] Ridker PM, Danielson E, Fonseca FA, Genest J, Gotto AM Jr, Kastelein JJ, et al. Reduction in C-reactive protein and LDL cholesterol and cardiovascular event rates after initiation of rosuvastatin: a prospective study of the JUPITER trial. Lancet. 2009;373(9670):1175-82.

[11] Flammer AJ, Sudano I, Hermann F, Gay S, Forster A, Neidhart M, et al. Angiotensin-converting enzyme inhibition improves vascular function in rheumatoid arthritis. Circulation. 2008;117(17):2262-9.

[12] Kitamura N, Matsukawa Y, Takei M, Sawada S. Antiproteinuric effect of angiotensin-converting enzyme inhibitors and an angiotensin II receptor blocker in patients with lupus nephritis. J Int Med Res. 2009;37(3):892-8.

[13] Kanda H, Kubo K, Tateishi S, Sato K, Yonezumi A, Yamamoto K, et al. Antiproteinuric effect of ARB in lupus nephritis patients with persistent proteinuria despite immunosuppressive therapy. Lupus. 2005;14(4):288-92.

[14] Kang KY, Kim YK, Yi H, Kim J, Jung HR, Kim IJ, et al. Metformin downregulates Th17 cells differentiation and attenuates murine autoimmune arthritis. Int Immunopharmacol. 2013;16(1):85-92.

[15] Guzik TJ, Cosentino F. Epigenetics and Immunometabolism in diabetes and aging. Antioxid Redox Signal. 2018;29(3):257-74.

[16] Herrera J, Ferrebuz A, MacGregor EG, Rodriguez-Iturbe B. Mycophenolate mofetil treatment improves hypertension in patients with psoriasis and rheumatoid arthritis. J Am Soc Nephrol. 2006;17(12 Suppl 3):S218-25.

[17] Tsurko VV, Parnes E, Krasnosel'skii M. Clinical efficacy of xefocam and its effect on arterial pressure and heart rhythm variability in patients with rheumatoid arthritis in combination with arterial hypertension. Ter Arkhiv. 2002;74(5):63-6.

[18] Cardillo C, Schinzari F, Mores N, Mettimano M, Melina D, Zoli A, et al. Intravascular tumor necrosis factor α blockade reverses endothelial dysfunction in rheumatoid arthritis. Clin Pharmacol Ther. 2006;80(3):275-81.

[19] Mäki-Petäjä KM, Hall FC, Booth AD, Wallace SML, Yasmin BPWP, et al. Rheumatoid arthritis is associated with increased aortic pulse-wave velocity, which is reduced by anti-tumor necrosis factor-α therapy. Circulation. 2006;114(11):1185

[20] Protogerou AD, Zampeli E, Fragiadaki K, Stamatelopoulos K, Papamichael C, Sfikakis PP. A pilot study of endothelial dysfunction and aortic stiffness after interleukin-6 receptor inhibition in rheumatoid arthritis. Atherosclerosis. 2011;219(2):734-6.

[21] Lee JS, Chapman MJ, Piraino P, Lamerz J, Schindler T, Cutler P, et al. Remodeling of plasma lipoproteins in patients with rheumatoid arthritis: Interleukin-6 receptor-alpha inhibition with tocilizumab. Proteomics Clin Appl. 2016;10(2):183-94.

[22] Gabay C, McInnes IB, Kavanaugh A, Tuckwell K, Klearman M, Pulley J, et al. Comparison of lipid and lipid-associated cardiovascular risk marker changes after treatment with tocilizumab or adalimumab in patients with rheumatoid arthritis. Ann Rheum Dis. 2016;75(10):1806-12.

[23] Tay C, Liu YH, Hosseini H, Kanellakis P, Cao A, Peter K, et al. B-cell-specific depletion of tumour necrosis factor alpha inhibits atherosclerosis development and plaque vulnerability to rupture by reducing cell death and inflammation. Cardiovasc Res. 2016;111(4):385-97.

[24] Nosalski R, Guzik TJ. Perivascular adipose tissue inflammation in vascular disease. Br J Pharmacol. 2017;174(20):3496-513.

[25] Podolec J, Kopec G, Niewiara L, Komar M, Guzik B, Bartus K, et al. Chemokine RANTES is increased at early stages of coronary artery disease. J Physiol Pharmacol: Off J Pol Physiol Soc. 2016;67(2):321-8.

[26] Small HY, Migliarino S, Czesnikiewicz-Guzik M, Guzik TJ. Hypertension: focus on autoimmunity and oxidative stress. Free Radic Biol Med. 2018;125:104-15.

[27] Vinh A, Chen W, Blinder Y, Weiss D, Taylor WR, Goronzy JJ, et al. Inhibition and genetic ablation of the B7/CD28 T-cell costimulation axis prevents experimental hypertension. Circulation. 2010;122(24):2529-37.

[28] Wu J, Thabet SR, Kirabo A, Trott DW, Saleh MA, Xiao L, et al. Inflammation and mechanical stretch promote aortic stiffening in hypertension through activation of p38 mitogen-activated protein kinase. Circ Res. 2014;114(4):616-25.

[29] Ridker PM, Everett BM, Thuren T, MacFadyen JG, Chang WH, Ballantyne C, et al. Antiinflammatory therapy with Canakinumab for atherosclerotic disease. N Engl J Med. 2017;377(12):1119-31.

[30] Everett BM, Pradhan AD, Solomon DH, Paynter N, Macfadyen J, Zaharris E, et al. Rationale and design of the cardiovascular inflammation reduction trial: a test of the inflammatory hypothesis of atherothrombosis. Am Heart J. 2013;166(2):199-207 e15.

[31] Nidorf SM, Eikelboom JW, Budgeon CA, Thompson PL. Low-dose colchicine for secondary prevention of cardiovascular disease. J Am Coll Cardiol. 2013;61(4):404-10.

[32] Tonetti MS, D'Aiuto F, Nibali L, Donald A, Storry C, Parkar M, et al. Treatment of periodontitis and endothelial function. N Engl J Med. 2007;356(9):911-20.

[33] Cicha I, Chauvierre C, Texier I, Cabella C, Metselaar JM, Szebeni J, et al. From design to the clinic: practical guidelines for translating cardiovascular nanomedicine. Cardiovasc Res. 2018;114(13):1714-27.

[34] van der Valk FM, van Wijk DF, Lobatto ME, Verberne HJ, Storm G, Willems MC, et al. Prednisolone-containing liposomes accumulate in human atherosclerotic macrophages upon intravenous administration. Nanomedicine. 2015;11(5):1039-46.

23 血管周围脂肪组织

Saad Javed, Mariam Alakrawi, and Adam S. Greenstein

一、概述 / 250

二、血管周围脂肪组织与脂肪因子 / 252

 （一）脂联素 / 252

 （二）瘦素 / 253

 （三）肾上腺髓质素 / 253

 （四）其他因素 / 253

三、血管周围脂肪组织与双向通信 / 253

四、外膜功能障碍与疾病 / 255

 （一）动脉粥样硬化 / 255

 （二）高血压 / 255

 （三）肥胖 / 255

 （四）胰岛素抵抗与糖尿病 / 256

参考文献 / 257

© Springer Nature Switzerland AG 2019
R. M. Touyz, C. Delles (eds.), *Textbook of Vascular Medicine*,
https://doi.org/10.1007/978-3-030-16481-2_23

> **关键概念**
> - 血管周围脂肪组织（perivascular adipose tissue，PVAT）通常被认为只是一种简单的脂肪储备，但它拥有广泛的生物武器库，被动员时可以调节血管功能。
> - PVAT 在疾病中的功能障碍与其分泌谱的改变有关，可产生收缩和促炎作用。
> - PVAT 功能障碍可能与多种疾病的共病和死亡有关，尤其是肥胖导致的高血压——目前是世界上死亡的主要原因之一。
> - 近期研究发现，PVAT 可作为冠状动脉炎症的感受器。这可以通过使用一种新的 CT 衍生的指标来检测，代表了 PVAT 生物学临床转化的首次尝试。

一、概述

肥胖已成为一个全球性的流行病，影响着全球超过 6.5 亿人。肥胖定义为体重指数大于 30 kg/m², 其患病率正以惊人的速度增长[1,2]。肥胖高发病率带来了无数后果，但最令人担忧的是心血管和代谢性疾病发病率的上升，两者共同导致了肥胖个体过早死亡[3]。

肥胖的特征是全身脂肪堆积的普遍增加。传统观点认为脂肪组织是由脂肪细胞构成的结缔组织，是储存和动员能量的场所，现在已经演变为[4]：脂肪组织在代谢上非常活跃，实际上是动态的，能够产生许多被称为脂肪因子的生理活性分子，这些分子通过旁分泌和内分泌信号影响器官功能[5,6]。脂肪无处不在，包括堆积在腹部器官之间的腹部脂肪，位于心脏和冠状动脉周围的心外膜脂肪，以及位于皮下的皮下脂肪，反映了它们在人体生理中的不同作用。

肥胖导致高血压的高发病率被认为占新发高血压的 64% 以上[7]。然而，体重增加导致血压升高的确切细胞机制仍不清楚。从中枢神经系统的角度来看，交感神经放电增加，副交感神经活动减少[8,9]。在整个血管系统中传递的交感神经活性的增加导致小动脉张力的增加，而这种外周阻力的增加提高了中心压。一旦血压升高，就会出现以低心指数-高阻力模式为特征的血流动力学特征，这是现在公认的早期高血压的标志[10]。

除了中枢机制外，肥胖还通过局部效应增加小动脉的收缩力。这些局部效应包括内皮功能障碍、血管平滑肌内钙（Ca^{2+}）信号转导的改变及循环系统内小动脉周围脂肪的炎症。本章将重点讨论小动脉 PVAT 调节动脉收缩的机制。已描述的研究几乎全部与白色脂肪组织有关，而不是棕色脂肪组织。在健康状态下，PVAT 并不仅仅以一种惰性的方式包裹动脉，实际上对小动脉发挥血管舒张作用。换言之，小动脉周围的脂肪具有固有的特性，使邻近动脉发生轻微扩张。然而，在一系列的研究中，我们发现在人类肥胖时，PVAT 的这种血管舒张能力消失了。从心血管角度来看，PVAT 对周围小动脉的血管舒张作用及其随后在肥胖时的损失是非常显著的。小动脉收缩力是外周阻力和血压的主要决定因素。因此，从整体上看，当人体的脂肪组织处于健康状态时，小动脉扩张，从而使血压维持在较低水平。然而，在肥胖患者中，这种血管舒张作用的丧失导致阻力性动脉发生更大的收缩。在中枢循环水平，这导致外周阻力升高，从而导致血压升高。此外，PVAT 对血管活性的影响并不局限于阻力小的动脉。牛津大学 Antoniades 团队的一系列开创性研究在脂肪组织和邻近冠状动脉之间发现了一个对血管健康至关重要的复杂的双向沟通通道。该小组随后开发了一种新的临床方法，用于 PVAT 炎症的常规评估，本章将对此进行长篇幅讨论。

在实验室中，研究 PVAT 血管舒张功能的主要方法是导丝肌电图。图 23-1 显示了来自离体样本的 2 个相邻的动脉段——一个在没有 PVAT 的情况下进行研究,另一个在 PVAT 完整的情况下进行研究。伴随的累积剂量-反应曲线表明,PVAT 完整的动脉比 PVAT 未完整的动脉收缩更少。PVAT 的这些动态特性挑战了传统观点,即 PVAT 仅仅是血管结构的结构支撑[11]。随着注意力转移到脂肪组织对血管功能的作用,我们对 PVAT 的认识正在不断更新。越来越多的证据表明,血管壁的外层,即外膜和 PVAT,释放出广泛的血管活性物质,称为脂肪细胞或外膜衍生的舒张因子(adventitium-derived relaxing factors, AD-RFs)[12,13]。因此,与内皮细胞类似,健康和功能性外膜可能参与维持血管稳态,同样,其作用的受损——"外膜功能障碍"可能导致疾病。进一步的证据表明,这种外膜功能障碍源于观察到的 PVAT 结构和功能特性,而这取决于受试者的代谢和血管表型。在这里,旨在将 PVAT 概念化为血管壁中具有生理重要性的一个组成部分,总结关键进展并突出未来研究可能关注的突出领域。

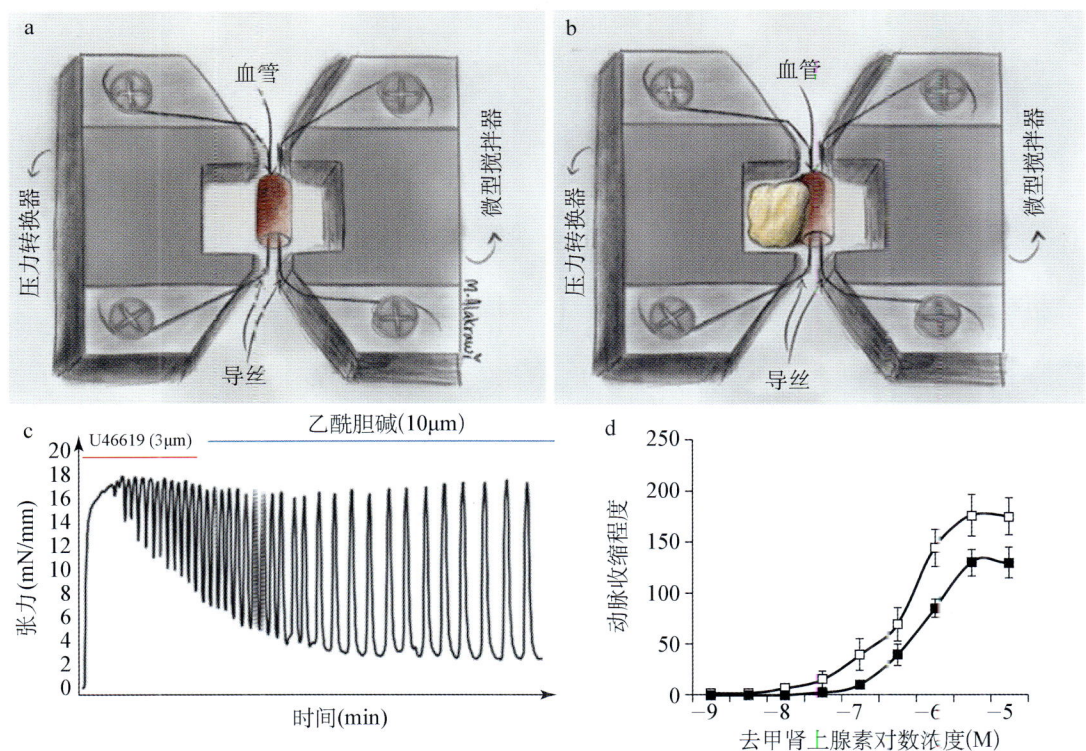

图 23-1　展示线描技术的肌电图

注:为了以这种方式研究动脉,需要将细线穿过动脉,然后通过拉开细线来施加一定程度的人工张力。当动脉收缩时,导线会感应到张力的增加,从而可以研究动脉段的生物功能。为了研究 PVAT 对动脉的影响,从动脉的一部分移除 a 的脂肪组织,但保留相邻部分 b 的脂肪组织。然后,将动脉段安装在金属丝肌电图机上。c 中显示了检测到张力的代表性轨迹。当使用收缩剂(U46119)时,张力会上升。随后施加血管扩张剂(乙酰胆碱),动脉张力逐渐减弱。在图中所示情况下,动脉表现出一种被称为"血管运动"的锯齿状运动。d 显示了对去甲肾上腺素收缩激动剂的累积剂量反应曲线。透明方框是没有 PVAT 的动脉节段所引起的张力,黑色节段则来自具有完整 PVAT 的动脉段。从图中可以推断出,有 PVAT 的动脉在去甲肾上腺素的作用下不会像没有 PVAT 的动脉那样收缩,即 PVAT 发挥了"抗收缩"作用。

二、血管周围脂肪组织与脂肪因子

各种脂肪因子已被研究以阐明其血管调节特性，最近的一篇综述对此进行了总结[14]。图 23-1 和图 23-2 说明了血管壁与外膜和 PVAT 释放的各种 ADRF 之间的复杂相互作用。

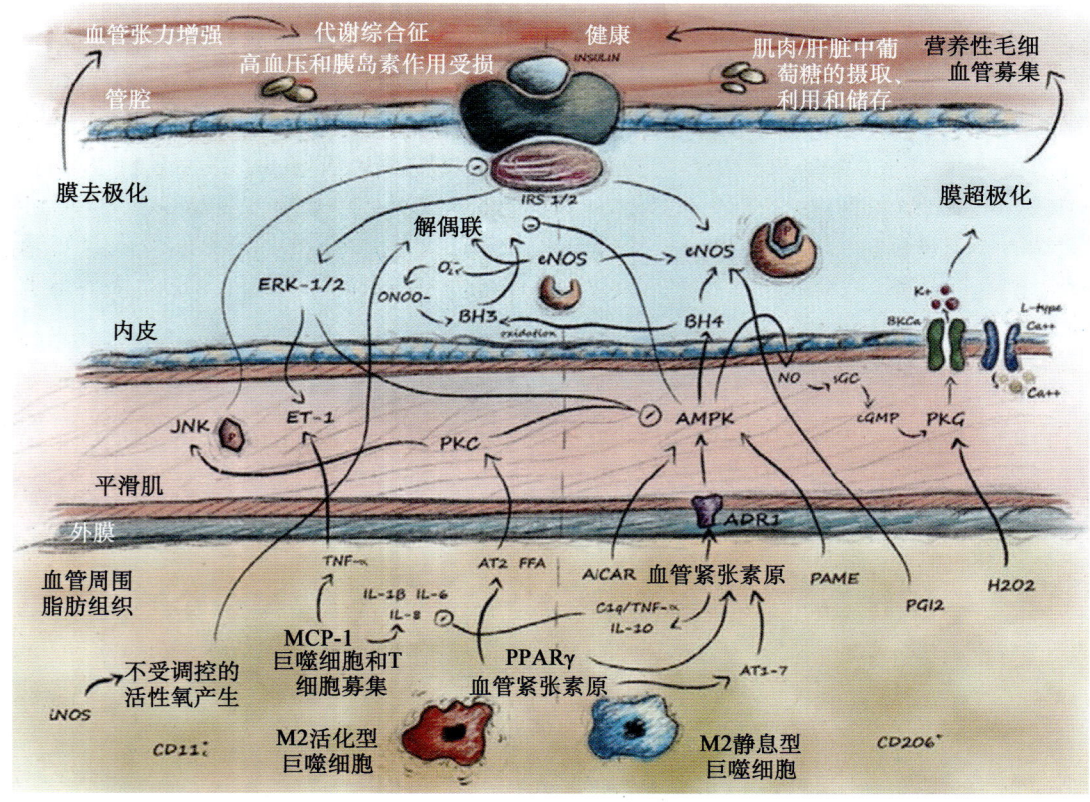

图 23-2　一个示意图，展示了在健康状态下血管生成和血管调节因子（ADRF）与血管壁之间的复杂关系，以及在"代谢综合征"中这种关系是如何被破坏的

注：iNOS. 诱生型一氧化氮合酶；eNOS. 内皮型一氧化氮合酶；BH_4. 四氢生物蝶呤；ROS. 活性氧；TNF. 肿瘤坏死因子；MCP-1. 单核细胞趋化蛋白-1；PPARγ. 过氧化物酶体增殖物激活受体 γ。

（一）脂联素

脂联素是含量最丰富的脂肪因子，是一种 28 kDa 的蛋白质，专门由脂肪组织释放[15]。已鉴定出多种不同的形式[16]，包括全长形式和较短的球状片段，它们通过内皮受体增加一氧化氮合酶（NOS）活性。较短的形式通过 AdipoR1 受体发挥作用，而全长形式通过 AdipoR2 受体发挥作用，尽管人体内 AdipoR1 水平大约是 AdipoR2 的 15 倍，但两者均广泛分布[15]。在大鼠主动脉样本中，脂联素通过减少 5-羟色胺（5-hydroxytryptamine，5-HT）介导的血管收缩来表现出抗收缩作用。先前已有证据表明[17]，脂联素由小鼠和人类 PVAT 分泌，并通过增加一氧化氮（NO）生物利用度来影响血管收缩性。值得注意的是，这种血管舒张作用因肥胖症患者脂肪细胞肥大而减弱，导致缺氧、炎症和氧化应激。虽然脂联素对 PVAT 功能特性的贡献无疑是十分重要的，但其作用机制尚不清楚。例如，直接施加脂联素并不影响关键小动脉舒张离子通道的活性、小动脉钙信号，或者小动脉对生理腔内压力（肌源性收缩）的反应直径[18]。然而，肥胖的特征是脂联素水平的降低，这与PVAT舒张能力的降低密切相关[14]。

（二）瘦素

瘦素也具有显著的血管调节作用，对人前臂主动脉[19]和兔主动脉[20]均有抗收缩作用。瘦素从白色脂肪组织（white adipose tissue，WAT）释放，通过内皮和NO依赖性机制发挥作用，同时通过作用于下丘脑来调节食欲和激活交感神经系统（sympathetic nervous system，SNS）[21]。有趣的是，有人提出了一个脑-脂肪轴，即除了集中调节食物摄入外，瘦素诱导的PVAT中SNS神经末梢的激活可能引起外周血管扩张[22]。其他研究[23]表明，瘦素可能增加小鼠模型的血压，但与之矛盾的是，体内输注瘦素与血压下降有关。来自犬模型的研究[24]表明，高瘦素水平与内皮功能障碍有关。Payne等[25]报道了类似的发现，他们发现在代谢综合征猪模型中，瘦素通过蛋白激酶C-β依赖性途径损害冠状动脉内皮功能。鉴于瘦素作为一种促炎脂肪因子，具有血管舒张和心脏保护作用[26]，瘦素在肥胖（一种伴有瘦素抵抗的促炎状态）中的水平升高的作用机制尚不清楚。

（三）肾上腺髓质素

已发现这种蛋白质从包括WAT在内的多个位点释放[27]。早期研究报告称，肾上腺髓质素对啮齿动物血管具有强效的剂量依赖性血管舒张作用[28]。随后在人类中的研究[29]进一步证实了肾上腺髓质素在肺动脉高压中的血管舒张作用。然而，尽管已发现肾上腺髓质素可以降低血管平滑肌细胞（VSMC）中的活性氧（ROS）水平[30]，但其在调节血管张力中的作用尚未完全阐明。

（四）其他因素

功能定义较差的脂肪因子，包括抵抗素，可能也在PVAT的抗收缩作用中发挥作用。尽管研究不足，但抵抗素[31]已被证明通过改变蛋白质表达，以及细胞因子和巨噬细胞募集来发挥间接作用[31]。由于尚未确定特异性受体或来源，因此，需要进一步研究这种蛋白。硫化氢也被确定为PVAT释放的一种因子，可以调节邻近动脉的收缩性。

三、血管周围脂肪组织与双向通信

动脉粥样硬化作为全球主要的死亡原因，其发病机制正进行深入研究。传统上，血管疾病的发病机制被认为是一个"由内而外"的过程，即炎症始于管腔表面并向外发展。然而，最近人们越来越认识到，冠状动脉外的因素能够诱导动脉内的管腔变化。虽然动脉粥样硬化和PVAT之间的联系尚未直接研究，但外膜通过一种由外而内的信号转导机制参与了动脉粥样硬化的发生[32]。该理论提出，PVAT分泌的促进炎症和趋化性的介质导致巨噬细胞和其他淋巴细胞的分化和浸润，进而导致内皮功能障碍和斑块形成。早期实验还表明，冠状动脉损伤会导致动脉粥样硬化斑块和新生内膜形成[33,34]。两项研究表明，外膜内的氧化应激抵消了NO的血管舒张作用[35,36]。关于内外机制的进一步证据来自对心外膜脂肪组织（epicardial adipose tissue，EAT）的研究。Mazurek等[37]检测了42例接受冠状动脉旁路移植术的多种心血管危险因素患者的腿部皮下脂肪和EAT结果显示，与皮下脂肪相比，EAT具有更多的促炎特性，表现为肿瘤坏死因子-α（TNF-α）、单核细胞趋化蛋白-1（MCP-1）、白介素（IL）-1β和IL-

6 mRNA 表达增加,以及炎症细胞浸润。在另一项研究中,de Vos 等[38]研究了冠状动脉周围 EAT 与绝经后妇女心血管危险因素之间的关系。他们报道了心血管危险因素与使用多排探测器计算机断层扫描测量的 EAT 之间存在显著的统计学关系;同样,也发现 EAT 与冠状动脉钙化之间存在关系。作者提出,脂肪组织以旁分泌或内分泌的方式诱导局部动脉粥样硬化病变。

在这些认识的基础上,人们的注意力集中在冠状动脉和心外膜 PVAT 的成像上,以便对心血管疾病进行风险分层。人们已尝试了许多不同的成像技术,包括经食管超声心动图、心脏 CT 和 MR 成像。最有希望的是通过常规 CT 血管造影对冠状动脉 PVAT 成像,其已被用作冠状动脉炎症和血管疾病的替代标志物[39]。其背后的原理是,血管本身释放促炎介质到邻近的 PVAT 中,抑制了血管周围前脂肪细胞向成熟的、富含脂质的细胞转化。该技术依赖于使用从 CT 冠状动脉血管造影中算法导出的脂肪衰减指数(fat attenuation index,FAI),以证明包绕冠状动脉的成熟脂肪细胞中脂质积累的程度。这种 FAI 已得到广泛验证,与健康受试者相比,冠状动脉疾病患者的 FAI 显著增加。有趣的是,与稳定性冠状动脉疾病患者相比,急性心肌梗死患者病变周围的 FAI 也较高。图 23-3 概述了这种 PVAT 成像方法,用于识别心血管风险增加的患者。

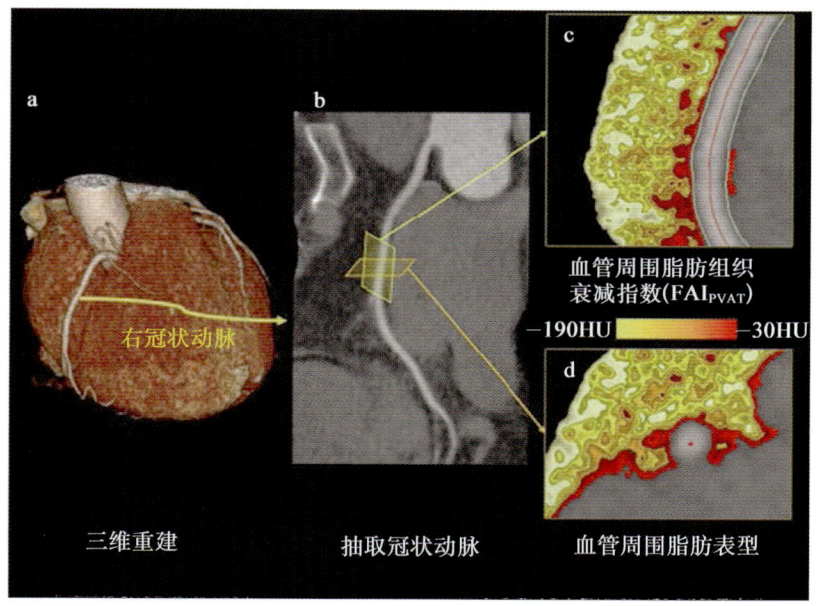

图 23-3 计算机断层扫描表型用于检测冠状动脉炎症的血管周围脂肪组织炎症

注:出现冠状动脉炎症时,血管壁释放炎症介质导致脂肪细胞分化受损和细胞内脂质在血管周围空间积聚。这些表型变化现在可以通过一种基于计算机断层扫描(CT)的新型技术检测到。该技术首先在标准冠状动脉 CT 血管造影 a 和 b 中追踪冠状动脉血管,然后在血管周围空间进行分割。通过应用衰减阈值(−190 至 −30 HU),计算得出的脂肪衰减指数(FAI_{PVAT})作为衡量血管周围脂肪衰减的指标,可用作血管炎症的标记。与非血管周围脂肪衰减相比,发炎血管靠近血管壁的 FAI_{PVAT} 值(c、d 中红色)与数厘米外的非血管周围脂肪(c、d 中黄色)相比更高(图片由牛津大学的 Antonopoulos 及其同事提供,经许可使用)。

四、外膜功能障碍与疾病

(一)动脉粥样硬化

尽管已证明PVAT可影响动脉粥样硬化斑块形成,但评估其确切作用的研究很少。一项尸检研究显示[40],PVAT质量和巨噬细胞累积程度与动脉粥样硬化斑块大小直接相关。在人类和大鼠动脉粥样硬化模型中均已描述了促趋化作用[41],有趣的是,缺乏PVAT的冠状动脉部分更有可能发生促动脉粥样硬化改变[42]。Ohman等[43]的研究提供了进一步证据,他们发现,将功能失调的WAT移植到ApoE基因敲除小鼠颈动脉中可促进动脉粥样硬化斑块的发展,但健康WAT未能重复这些结果。相比之下,Chang等[44]报道,在低温条件下PVAT活性增加,产生抗动脉粥样硬化作用;保持在16 ℃的小鼠斑块形成减少,作者认为这是由于PVAT诱导的脂质清除率增加所致,表现为在此温度下甘油三酯的水平降低。此外,在这一温度下,PVAT的表达模式改变,更接近于BAT。鉴于主动脉PVAT在表型上与BAT相似[45],而BAT的主要功能之一是提供适应性产热[46],因此,有可能受热产生影响的PVAT在其对血管生理学的影响中发挥作用。因此,PVAT可能既具有由炎症介导的促动脉粥样硬化特性,也具有保护性抗动脉粥样硬化特性。

(二)高血压

鉴于PVAT在血管调节中发挥主要作用,因此,PVAT功能可能在高血压状态下发生改变。然而,只有少数研究考察了PVAT在高血压中的作用,但这些研究一致表明PVAT质量减少和舒张作用丧失。事实上,在自发性诱导[47]、AngⅡ诱导[48]和DOCA盐诱导[49]的大鼠高血压模型中,PVAT质量和脂肪细胞大小均减少。Galvez-Prieto等[50]的研究表明,这些发现与自发性高血压大鼠的血管收缩和PVAT功能障碍有关。作者还发现PVAT衍生的瘦素分泌减少,表现为mRNA和蛋白质表达下降,NO释放相应减少。Ruan等[49]报道称,大量PVAT衍生的补体3(complement 3,C3)是补体依赖性免疫反应途径的关键组成部分,导致成纤维细胞迁移和间质重构。一项干预研究使用血管紧张素转换酶(angiotensin-converting enzyme,ACE)抑制剂治疗高血压大鼠改善了其PVAT介导的血管调节。然而值得注意的是,PVAT主要是在盐诱导或遗传性高血压模型的背景下进行研究的,而在许多情况下,高血压往往与肥胖和胰岛素抵抗并存。此外,在某些高血压模型中,PVAT的抗收缩作用实际上是完整的[47]。因此,虽然高血压可能通过PVAT对局部血管调节和血管重构产生类似肥胖的影响,但这一机制尚未完全确定。

动脉僵硬与高血压密切相关,尽管其确切的病理生理学机制仍不清楚[51]。动脉硬化部分是由于血管结构的年龄相关变化所致,即顺应性弹性蛋白被较僵硬的胶原蛋白取代。有人认为这会增加血压,导致血管重构以缓解壁应力。Fleenor等[52]最近检验了PVAT促进与衰老相关的大动脉僵硬的假设。他们将来自年轻和年老供体小鼠的PVAT移植到年轻受体小鼠的腹主动脉中。结果显示,年老PVAT受体小鼠动脉僵硬增加,超氧化物离子产生增加。

(三)肥胖

肥胖的特点是能量过剩,即能量摄入与消耗不平衡[53]。这导致脂肪组织质量增加,脂肪细胞扩张和增殖,以满足储存需求。除质量增加外,还发生复杂的变化,包括脂滴组成的变化和细胞外基质(extracellular matrix,ECM)重构,以及免疫细胞浸润[54,55]。在肥胖中，脂肪组织的特点是持续性炎症、氧化应激、缺氧和胰岛素抵抗[56,57]。因此，这些变化推动了肥胖对 PVAT 结构和功能影响的研究，特别是因为 Framingham 心脏研究[58]表明，主动脉 PVAT 质量与高血压、糖尿病和血管钙化直接相关。

人类肥胖患者 PVAT 质量和脂肪细胞大小的增加，以及相关的缺氧和炎症，与抗收缩作用受损有关[17]。IL-6 和 TNF-α 对 PVAT 的这些抑制作用可通过 TNF-α 拮抗剂和超氧化物歧化酶（superoxide dismutase，SOD）减轻。此外[59]，实验诱导的缺氧导致巨噬细胞活化和募集，进而增加自由基的产生，导致 PVAT 的血管舒张作用减弱。在另一项肥胖小鼠研究中[60]，去除 PVAT，或者应用 ROS 清除剂或 NADPH 氧化酶抑制剂（apocynin）治疗可减轻高脂饮食（high-fat diet，HFD）引起的内皮功能障碍。同样，新西兰肥胖小鼠的 PVAT 也表现出 ROS 产生增加、巨噬细胞募集过多和 SOD 活性降低[61]。此外，PVAT 的脂肪因子也参与肥胖的抗收缩作用。瘦素的正常血管舒张和钙抑制作用（促进 NO 释放）在肥胖 Zucker 大鼠中丧失，导致其血管收缩[62]。另一方面，肥胖的特点是具有抗炎和血管舒张特性的脂联素释放显著受损[63]。

已有证据表明，功能失调的 PVAT 可刺激 Wistar-Kyoto 大鼠和 HFD 诱导的肥胖大鼠血管平滑肌增殖[64]，提示肥胖中 PVAT 可能导致动脉壁增厚。尽管机制尚未完全阐明，但这些变化可能是由于 PVAT 脂肪因子释放的改变所致，如瘦素、抵抗素、内脂素和脂联素。事实上，已证实脂联素缺乏可加剧新生内膜增生[65]。此外，内脂素在大鼠和猴子主动脉的 PVAT 中优先表达，可通过胰岛素依赖性烟酰胺单核苷酸途径刺激 VSMC 增殖[66]。瘦素和抵抗素也被证明具有促增殖特性[31,63]。相比之下，脂联素已知对平滑肌细胞增殖具有抗增殖影响，当脂联素水平降低（如肥胖）时，这种影响可能受损[67]。

总的来说，这些研究表明，肥胖时脂肪组织的组成会发生变化，这导致脂肪内动脉的结构和功能改变。这些变化与高血压及其他微血管疾病的发展有关。因此，了解肥胖通过何种细胞和分子机制改变脂肪组织，可能产生新的、更有针对性的治疗方法，以克服与肥胖相关的心血管疾病。

（四）胰岛素抵抗与糖尿病

长期以来，胰岛素一直被认为可以影响小动脉直径。虽然这些作用的确切机制尚不完全清楚，但有人提出了引起血管舒张的代谢酶 AMP 激酶。有证据表明，在肥胖中，由于 Akt 和 eNOS 磷酸化减少，胰岛素抵抗受试者的微循环特征表现为 NO 生成受损[68]，平衡向胰岛素介导的血管收缩倾斜。这种从血管舒张到血管收缩的转变可能是由于正常胰岛素底物信号转导机制功能障碍所致。

与此一致的是，Eringa 小组的一项出色工作表明，PVAT 参与胰岛素介导的血管调节[69,70]。因此，研究表明，健康小动脉胰岛素的血管舒张作用需要完整的 PVAT，而脂联素暴露可增强这种胰岛素介导的血管舒张。然而，当分离的动脉与 HFD 诱导的肥胖和糖尿病小鼠的 PVAT 孵育时，胰岛素的这种舒张作用丧失。进一步的小鼠研究也支持 PVAT 控制微血管循环中胰岛素依赖性血管调节的观点。有趣的是，在健康情况下，PVAT 可能通过激活血管壁中的 AMPKα2 引起血管舒张[71]。在肌肉阻力动脉中，胰岛素的舒张作用被炎症性激酶 Jun NH2-末端激酶（Jun NH2-terminal kinase，JNK）介导的另一条炎症通路所拮抗。与此一致的是，肥胖小鼠的 PVAT 抑制了阻力动脉的血管舒张，但通过抑制 JNK 通路恢复了血管舒张，这表明 PVAT 的炎症可能在决定 2 型糖尿病和肥胖的血管舒张中发挥作用。PVAT 释放的舒张性脂肪因子（如脂联素）[72]减少，以及肥胖中促炎细胞因子（如 TNF-α）[73]的增加，可能是这种从抗收缩到收缩的胰岛素血管调节作用转变的基础。

之前也有人提出，在较瘦的受试者中，胰岛素通过调节血管张力来调节餐后营养血流的增加[13]。然而，小动脉周围 PVAT 的积聚会干扰胰岛素的血管调节特性，降低其血管舒张作用并刺激血管收缩[74]。在这种情况下，PVAT 可能作为一种防御机制存在，以防止在长期能量供应增加的情况下肌肉损伤。然而，PVAT 过度积聚产生的细胞因子过量可能导致内皮功能障碍、炎症和动脉粥样硬化[37]。

结论和临床前景

由于与心血管系统密切相关，PVAT 在心血管科学中特别受到关注。虽然传统上仅仅被视为一个简单的脂质储备，但人们对血管周围组织的认识正在发生转变。显然，PVAT 拥有令人印象深刻的脂肪因子、细胞因子和其他生物分泌物，它们在健康状态下通过复杂的方式调节血管功能。然而，疾病状态下 PVAT 功能障碍与其分泌谱的改变有关，可导致血管收缩和促炎效应。现在人们也了解到，PVAT 在感知冠状动脉炎症方面发挥作用。这可以使用一种新的 CT 衍生指标来检测，代表了将人们日益增长的 PVAT 生物学知识向临床转化的首次尝试。

> **知识空白**
> - 导致肥胖、高血压和动脉粥样硬化这些变化的事件顺序尚不清楚，进一步阐明其潜在过程将有助于制定靶向 PVAT 功能的治疗策略。
> - 显而易见，内膜和外膜之间存在通信，但允许在血管壁外层和内层之间进行转运的机制和网络仍不清楚。
> - 虽然 PVAT 成像代表了在临床转化 PVAT 生物学方面的一个有吸引力的发展，但其作用尚未在前瞻性队列中得到验证，也尚未完全整合到临床风险分层中。

（李桃 翻译；丁俊军 审核）

参考文献

[1] Ng M, Fleming T, Robinson M, Thomson B, Graetz N, Margono C, et al. Global, regional, and national prevalence of overweight and obesity in children and adults during 1980-2013: a systematic analysis for the Global Burden of Disease Study 2013. Lancet. 2014; 384(9945): 766-81.

[2] Wang YC, McPherson K, Marsh T, Gortmaker SL, Brown M. Health and economic burden of the projected obesity trends in the USA and the UK. Lancet. 2011; 378(9793): 815-25.

[3] Whitlock G, Lewington S, Sherliker P, Clarke R, Emberson J, Halsey J, et al. Body-mass index and cause-specific mortality in 900 000 adults: collaborative analyses of 57 prospective studies. Lancet. 2009; 373(9669): 1083-96.

[4] Lee HY, Després JP, Koh KK. Perivascular adipose tissue in the pathogenesis of cardiovascular disease. Atherosclerosis. 2013; 230(2): 177-84.

[5] Oriowo MA. Perivascular adipose tissue, vascular reactivity and hypertension. Med Princ Pract. 2014;24 Suppl 1: 29-37.

[6] Lee DE, Kehlenbrink S, Lee H, Hawkins M, Yudkin JS. Getting the message across: mechanisms of physiological cross talk by ad-

ipose tissue. Am J Physiol Endocrinol Metab. 2009;296(6):E1210-29.

[7] Bramlage P, Pittrow D, Wittchen HU, Kirch W, Boehler S, Lehnert H, et al. Hypertension in overweight and obese primary care patients is highly prevalent and poorly controlled. Am J Hypertens. 2004;17(10):904-10.

[8] Esler M, Julius S, Zweifler A, Randall O, Harburg E, Gardiner H, et al. Mild high-renin essential hypertension. Neurogenic human hypertension? N Engl J Med. 1977;296(8):405-11.

[9] Julius S, Pascual AV, Sannerstedt R, Mitchell C. Relationship between cardiac output and peripheral resistance in borderline hypertension. Circulation. 1971;43(3):382-90.

[10] Heagerty AM, Heerkens EH, Izzard AS. Small artery structure and function in hypertension. J Cell Mol Med. 2010;14(5):1037-43.

[11] Rosen ED, Spiegelman BM. What we talk about when we talk about fat. Cell. 2014;156(1-2):20-44.

[12] Ouwens DM, Sell H, Greulich S, Eckel J. The role of epicardial and perivascular adipose tissue in the pathophysiology of cardiovascular disease. J Cell Mol Med. 2010;14(9):2223-34.

[13] Yudkin JS, Eringa E, Stehouwer CD. "Vasocrine" signalling from perivascular fat: a mechanism linking insulin resistance to vascular disease. Lancet. 2005;365(9473):1817-20.

[14] Aghamohammadzadeh R, Withers S, Lynch F, Greenstein A, Malik R, Heagerty A. Perivascular adipose tissue from human systemic and coronary vessels: the emergence of a new pharmacotherapeutic target. Br J Pharmacol. 2012;165(3):670-82.

[15] Kern PA, Di Gregorio GB, Lu T, Rassouli N, Ranganathan G. Adiponectin expression from human adipose tissue: relation to obesity, insulin resistance, and tumor necrosis factor-alpha expression. Diabetes. 2003;52(7):1779-85.

[16] Kadowaki T, Yamauchi T. Adiponectin and adiponectin receptors. Endocr Rev. 2005;26(3):439-51.

[17] Greenstein AS, Khavandi K, Withers SB, Sonoyama K, Clancy O, Jeziorska M, et al. Local inflammation and hypoxia abolish the protective anticontractile properties of perivascular fat in obese patients. Circulation. 2009;119(12):1661-70.

[18] Baylie R, Ahmed M, Bonev AD, Hill-Eubanks DC, Heppner TJ, Nelson MT, et al. Lack of direct effect of adiponectin on vascular smooth muscle cell BKCa channels or Ca(2+) signaling in the regulation of small artery pressure-induced constriction. Phys Rep. 2017;5(16)

[19] Nakagawa K, Higashi Y, Sasaki S, Oshima T, Matsuura H, Chayama K. Leptin causes vasodilation in humans. Hypertens Res Off J Japan Soc Hypertens. 2002;25(2):161-5.

[20] Sahin AS, Bariskaner H. The mechanisms of vasorelaxant effect of leptin on isolated rabbit aorta. Fundam Clin Pharmacol. 2007;21(6):595-600.

[21] Kimura K, Tsuda K, Baba A, Kawabe T, Bohoka S, Ibata M, et al. Involvement of nitric oxide in endothelium-dependent arterial relaxation by leptin. Biochem Biophys Res Commun. 2000;273(2):745-9.

[22] Guzik TJ, Marvar PJ, Czesnikiewicz-Guzik M, Korbut R. Perivascular adipose tissue as a messenger of the brain-vessel axis: role in vascular inflammation and dysfunction. J Physiol Pharmacol Off J Pol Physiol Soc. 2007;58(4):591-610.

[23] Frühbeck G. Pivotal role of nitric oxide in the control of blood pressure after leptin administration. Diabetes. 1999;48(4):903-8.

[24] Knudson JD, Dincer UD, Zhang C, Swafford AN Jr, Koshida R, Picchi A, et al. Leptin receptors are expressed in coronary arteries,

and hyperleptinemia causes significant coronary endothelial dysfunction. Am J Physiol Heart Circ Physiol. 2005;289(1):H48-56.

[25] Payne GA, Borbouse L, Kumar S, Neeb Z, Alloosh M, Sturek M, et al. Epicardial perivascular adipose-derived leptin exacerbates coronary endothelial dysfunction in metabolic syndrome via a protein kinase C-beta pathway. Arterioscler Thromb Vasc Biol. 2010;30(9):1711-7.

[26] Shek EW, Brands MW, Hall JE. Chronic leptin infusion increases arterial pressure. Hypertension. 1998;31(1 Pt 2):409-14.

[27] Fukai N, Yoshimoto T, Sugiyama T, Ozawa N, Sato R, Shichiri M, et al. Concomitant expression of adrenomedullin and its receptor components in rat adipose tissues. Am J Physiol Endocrinol Metab. 2005;288(1):E56-62.

[28] Nuki C, Kawasaki H, Kitamura K, Takenaga M, Kangawa K, Eto T, et al. Vasodilator effect of adrenomedullin and calcitonin gene-related peptide receptors in rat mesenteric vascular beds. Biochem Biophys Res Commun. 1993;196(1):245-51.

[29] Nagaya N, Nishikimi T, Uematsu M, Satoh T, Oya H, Kyotani S, et al. Haemodynamic and hormonal effects of adrenomedullin in patients with pulmonary hypertension. Heart. 2000;84(6):653-8.

[30] Yoshimoto T, Gochou N, Fukai N, Sugiyama T, Shichiri M, Hirata Y. Adrenomedullin inhibits angiotensin Ⅱ-induced oxidative stress and gene expression in rat endothelial cells. Hypertens Res Off J Japan Soc Hypertens. 2005;28(2):165-72.

[31] Shyu KG, Lien LM, Wang BW, Kuan P, Chang H. Resistin contributes to neointimal formation via oxidative stress after vascular injury. Clin Sci. 2011;120(3):121-9.

[32] Verhagen SN, Visseren FL. Perivascular adipose tissue as a cause of atherosclerosis. Atherosclerosis. 2011;214(1):3-10.

[33] Shi Y, O'Brien JE, Fard A, Mannion JD, Wang D, Zalewski A. Adventitial myofibroblasts contribute to neointimal formation in injured porcine coronary arteries. Circulation. 1996;94(7):1655-64.

[34] Booth RF, Martin JF, Honey AC, Hassall DG, Beesley JE, Moncada S. Rapid development of atherosclerotic lesions in the rabbit carotid artery induced by perivascular manipulation. Atherosclerosis. 1989;76(2-3):257-68.

[35] Pagano PJ, Clark JK, Cifuentes-Pagano ME, Clark SM, Callis GM, Quinn MT. Localization of a constitutively active, phagocyte-like NADPH oxidase in rabbit aortic adventitia: enhancement by angiotensin Ⅱ. Proc Natl Acad Sci U S A. 1997;94(26):14483-8.

[36] Wang HD, Pagano PJ, Du Y, Cayatte AJ, Quinn MT, Brecher P, et al. Superoxide anion from the adventitia of the rat thoracic aorta inactivates nitric oxide. Circ Res. 1998;82(7):810-8.

[37] Mazurek T, Zhang L, Zalewski A, Mannion JD, Diehl JT, Arafat H, et al. Human epicardial adipose tissue is a source of inflammatory mediators. Circulation. 2003;108(20):2460-6.

[38] de Vos AM, Prokop M, Roos CJ, Meijs MF, van der Schouw YT, Rutten A, et al. Peri-coronary epicardial adipose tissue is related to cardiovascular risk factors and coronary artery calcification in post-menopausal women. Eur Heart J. 2008;29(6):777-83.

[39] Antonopoulos AS, Sanna F, Sabharwal N, Thomas S, Oikonomou EK, Herdman L, et al. Detecting human coronary inflammation by imaging perivascular fat. Sci Transl Med. 2017;9(398).

[40] Verhagen SN, Vink A, van der Graaf Y, Visseren FL. Coronary perivascular adipose tissue characteristics are related to atherosclerotic plaque size and composition. A post-mortem study. Atherosclerosis. 2012;225(1):99-104.

[41] Henrichot E, Juge-Aubry CE, Pernin A,

Pache JC, Velebit V, Dayer JM, et al. Production of chemokines by perivascular adipose tissue: a role in the pathogenesis of atherosclerosis? Arterioscler Thromb Vasc Biol. 2005;25(12):2594-9.

[42] Ishikawa Y, Akasaka Y, Ito K, Akishima Y, Kimura M, Kiguchi H, et al. Significance of anatomical properties of myocardial bridge on atherosclerosis evolution in the left anterior descending coronary artery. Atherosclerosis. 2006;186(2):380-9.

[43] Ohman MK, Luo W, Wang H, Guo C, Abdallah W, Russo HM, et al. Perivascular visceral adipose tissue induces atherosclerosis in apolipoprotein E deficient mice. Atherosclerosis. 2011;219(1):33-9.

[44] Chang L, Villacorta L, Li R, Hamblin M, Xu W, Dou C, et al. Loss of perivascular adipose tissue on peroxisome proliferator-activated receptor-gamma deletion in smooth muscle cells impairs intravascular thermoregulation and enhances atherosclerosis. Circulation. 2012;126(9):1067-78.

[45] Brown NK, Zhou Z, Zhang J, Zeng R, Wu J, Eitzman DT, et al. Perivascular adipose tissue in vascular function and disease: a review of current research and animal models. Arterioscler Thromb Vasc Biol. 2014;34(8):1621-30.

[46] Dawkins MJ, Scopes JW. Non-shivering thermogenesis and brown adipose tissue in the human new-born infant. Nature. 1965;206(980):201-2.

[47] Galvez B, de Castro J, Herold D, Dubrovska G, Arribas S, Gonzalez MC, et al. Perivascular adipose tissue and mesenteric vascular function in spontaneously hypertensive rats. Arterioscler Thromb Vasc Biol. 2006;26(6):1297-302.

[48] Lee RM, Lu C, Su LY, Gao YJ. Endothelium-dependent relaxation factor released by perivascular adipose tissue. J Hypertens. 2009;27(4):782-90.

[49] Ruan CC, Zhu DL, Chen QZ, Chen J, Guo SJ, Li XD, et al. Perivascular adipose tissue-derived complement 3 is required for adventitial fibroblast functions and adventitial remodeling in deoxycorticosterone acetate-salt hypertensive rats. Arterioscler Thromb Vasc Biol. 2010;30(12):2568-74.

[50] Galvez-Prieto B, Somoza B, Gil-Ortega M, Garcia-Prieto CF, de Las Heras AI, Gonzalez MC, et al. Anticontractile effect of perivascular adipose tissue and leptin are reduced in hypertension. Front Pharmacol. 2012;3:103.

[51] Payne RA, Wilkinson IB, Webb DJ. Arterial stiffness and hypertension: emerging concepts. Hypertension. 2010;55(1):9-14.

[52] Fleenor BS, Eng JS, Sindler AL, Pham BT, Kloor JD, Seals DR. Superoxide signaling in perivascular adipose tissue promotes age-related artery stiffness. Aging Cell. 2014;13(3):576-8.

[53] Hirsch J, Batchelor B. Adipose tissue cellularity in human obesity. Clin Endocrinol Metab. 1976;5(2):299-311.

[54] Weisberg SP, McCann D, Desai M, Rosenbaum M, Leibel RL, Ferrante AW. Obesity is associated with macrophage accumulation in adipose tissue. J Clin Invest. 2003;112(12):1796-808.

[55] Szasz T, Bomfim GF, Webb RC. The influence of perivascular adipose tissue on vascular homeostasis. Vasc Health Risk Manag. 2013;9:105-16.

[56] Karalis KP, Giannogonas P, Kodela E, Koutmani Y, Zoumakis M, Teli T. Mechanisms of obesity and related pathology: linking immune responses to metabolic stress. FEBS J. 2009;276(20):5747-54.

[57] Xu H, Barnes GT, Yang Q, Tan G, Yang D, Chou CJ, et al. Chronic inflammation in fat plays a crucial role in the development of obesity-related insulin resistance. J Clin Invest. 2003;112(12):1821-30.

[58] Lehman SJ, Massaro JM, Schlett CL, O'Donnell CJ, Hoffmann U, Fox CS. Peri-aor-

tic fat, cardiovascular disease risk factors, and aortic calcification: the Framingham Heart Study. Atherosclerosis. 2010;210(2):656-61.

[59] Withers SB, Agabiti-Rosei C, Livingstone DM, Little MC, Aslam R, Malik RA, et al. Macrophage activation is responsible for loss of anticontractile function in inflamed perivascular fat. Arterioscler Thromb Vasc Biol. 2011;31(4):908-13.

[60] Ketonen J, Shi J, Martonen E, Mervaala E. Periadventitial adipose tissue promotes endothelial dysfunction via oxidative stress in diet-induced obese C57BL/6 mice. Circ J. 2010;74(7):1479-87.

[61] Marchesi C, Ebrahimian T, Angulo O, Paradis P, Schiffrin EL. Endothelial nitric oxide synthase uncoupling and perivascular adipose oxidative stress and inflammation contribute to vascular dysfunction in a rodent model of metabolic syndrome. Hypertension. 2009;54(6):1384-92.

[62] da Silva AA, do Carmo J, Dubinion J, Hall JE. The role of the sympathetic nervous system in obesity-related hypertension. Curr Hypertens Rep. 2009;11(3):206-11.

[63] Tilg H, Moschen AR. Adipocytokines: mediators linking adipose tissue, inflammation and immunity. Nat Rev Immunol. 2006;6(10):772-83.

[64] Barandier C, Montani JP, Yang Z. Mature adipocytes and perivascular adipose tissue stimulate vascular smooth muscle cell proliferation: effects of aging and obesity. Am J Physiol Heart Circ Physiol. 2005;289(5):H1807-13.

[65] Kubota N, Terauchi Y, Yamauchi T, Kubota T, Moroi M, Matsui J, et al. Disruption of adiponectin causes insulin resistance and neointimal formation. J Biol Chem. 2002;277(29):25863-6.

[66] Wang P, Xu TY, Guan YF, Su DF, Fan GR, Miao CY. Perivascular adipose tissue-derived visfatin is a vascular smooth muscle cell growth factor: role of nicotinamide mononucleotide. Cardiovasc Res. 2009;81(2):370-80.

[67] Lamers D, Schlich R, Greulich S, Sasson S, Sell H, Eckel J. Oleic acid and adipokines synergize in inducing proliferation and inflammatory signalling in human vascular smooth muscle cells. J Cell Mol Med. 2011;15(5):1177-88.

[68] Okon EB, Chung AW, Rauniyar P, Padilla E, Tejerina T, McManus BM, et al. Compromised arterial function in human type 2 diabetic patients. Diabetes. 2005;54(8):2415-23.

[69] Meijer RI, Serne EH, Smulders YM, van Hinsbergh VW, Yudkin JS, Eringa EC. Perivascular adipose tissue and its role in type 2 diabetes and cardiovascular disease. Curr Diab Rep. 2011;11(3):211-7.

[70] Eringa EC, Bakker W, van Hinsbergh VW. Paracrine regulation of vascular tone, inflammation and insulin sensitivity by perivascular adipose tissue. Vasc Pharmacol. 2012;56(5-6):204-9.

[71] Meijer RI, Bakker W, Alta CL, Sipkema P, Yudkin JS, Viollet B, et al. Perivascular adipose tissue control of insulin-induced vasoreactivity in muscle is impaired in db/db mice. Diabetes. 2013;62(2):590-8.

[72] Bradley EA, Eringa EC, Stehouwer CD, Korstjens I, van Nieuw Amerongen GP, Musters R, et al. Activation of AMP-activated protein kinase by 5-aminoimidazole-4-carboxamide-1-beta-D-ribofuranoside in the muscle microcirculation increases nitric oxide synthesis and microvascular perfusion. Arterioscler Thromb Vasc Biol. 2010;30(6):1137-42.

[73] Eringa EC, Stehouwer CD, Walburg K, Clark AD, van Nieuw Amerongen GP, Westerhof N, et al. Physiological concentrations of insulin induce endothelin-dependent vasoconstriction of skeletal muscle resistance arteries in the presence of tumor necrosis fac-

tor-alpha dependence on c-Jun N-terminal kinase. Arterioscler Thromb Vasc Biol. 2006; 26(2):274-80.

[74] Wallis MG, Wheatley CM, Rattigan S, Barrett EJ, Clark AD, Clark MG. Insulin-mediated hemodynamic changes are impaired in muscle of Zucker obese rats. Diabetes. 2002; 51(12):3492-8.

24 肿瘤化疗药物的血管生物学

Alan C. Cameron, Rhian M. Touyz, and Ninian N. Lang

一、概述 / 264

二、生长因子信号通路 / 265

  血管内皮生长因子抑制剂 / 265

三、针对雌激素受体信号通路的化疗 / 268

四、烷化剂 / 269

  （一）基于铂的化合物 / 269

  （二）环磷酰胺 / 269

五、抗代谢药物 / 269

  氟尿嘧啶 / 269

六、抗癌抗生素 / 270

  （一）蒽环类药物 / 270

  （二）博来霉素 / 270

七、微管靶向药物（紫杉醇类和长春碱类）/ 270

参考文献 / 271

© Springer Nature Switzerland AG 2019
R. M. Touyz, C. Delles (eds.), Textbook of Vascular Medicine,
https://doi.org/10.1007/978-3-030-16481-2_24

> **关键概念**
> - 抗癌治疗的发展显著改善了癌症患者的预后。
> - 抗癌治疗的不良血管效应包括高血压、动脉和静脉血栓形成以及蛋白尿。
> - 随着患者寿命延长,抗癌药物的不良心血管效应变得更加相关。
> - 新型抗癌疗法带来了新的挑战,出现了一系列最初未预料到的急性血管毒性事件。

一、概述

癌症治疗的进展改善了多种恶性肿瘤患者的预后,这主要归功于新型抗癌药物的发展[1]。这些药物影响了癌细胞生长和存活的关键细胞通路[2]。这些通路通常与正常健康细胞的信号通路重叠,因此,可能导致不必要甚至是意外的不良反应,尤其是对心血管系统的影响(图 24-1)。

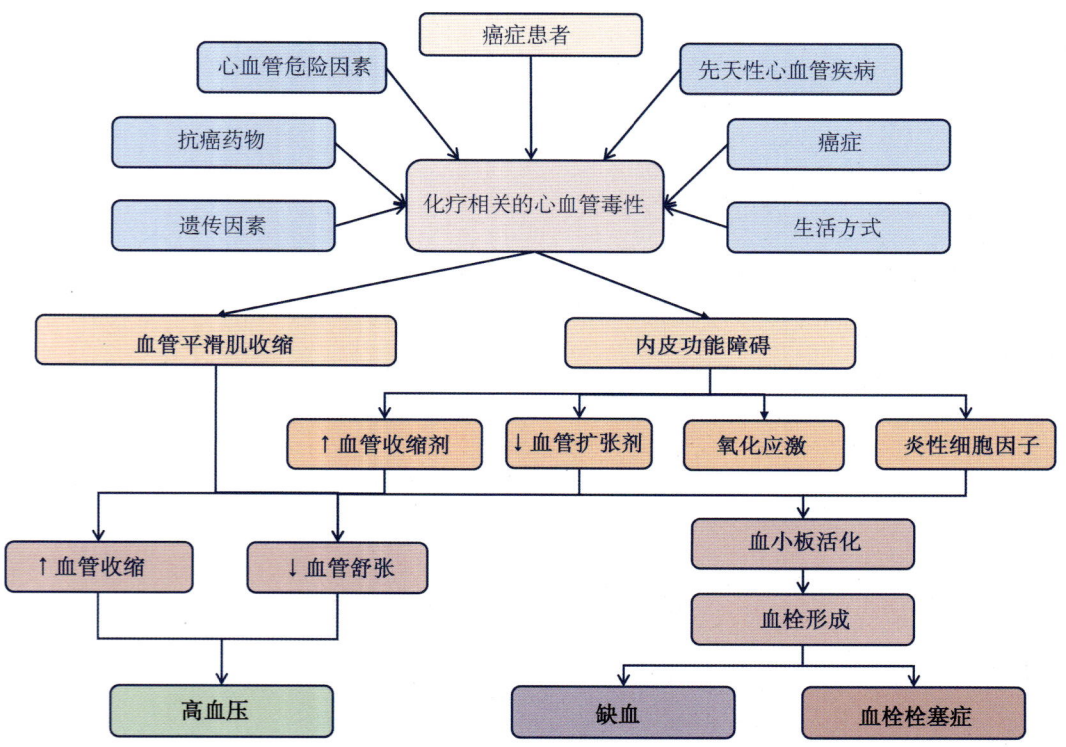

图 24-1 化疗相关血管毒性的影响因素
注:包括多个潜在刺激因素,例如,基础心血管风险因素、既往心血管疾病、遗传和生活方式因素、癌症本身及抗癌药物。这些因素会影响血管功能和动脉结构,导致血管张力改变、内皮功能受损和血小板活化。这些过程会导致包括高血压、心肌缺血和血栓栓塞在内的心血管疾病,而这些疾病可能会受到抗癌化疗药物的促进和加重。

血管新生,即新血管形成的过程,在癌细胞的生长和转移中发挥重要作用,抗血管新生药物则代表了抗癌治疗领域的一个重要进展。血管新生对健康血管的形成至关重要,由于这种生物学上的重叠,这些药物与广泛的心血管并发症相关,包括左心室功能障碍、心力衰竭、高血压、心肌梗死和血栓栓塞。众所周知,包括烷化剂、抗代谢药物和抗癌抗生素在内的更成熟的化疗药物与心脏毒性作用有关,尤其是左心室功能障碍和心力衰竭(表24-1)。这些局限性可能会影响治疗的整体效果,并对癌症患者的治疗产生负面影响。近年来,肿瘤学专家与心血管病学专家之间的合作越来越受到重视,旨在确保癌症相关生存率的提高,同时确保不会增加心血管不良反应[1]。

本章概述了常见化疗药物对血管的影响,并探讨了此类药物诱发血管毒性的潜在作用机制。此外,文中重点阐述了相关发现的临床意义。

表 24-1 具有主要心血管并发症、常见癌症适应证和潜在机制的化疗药物

化疗药物类别	化疗药物	适应证	主要心血管并发症		潜在机制
血管内皮生长因子信号通路抑制剂					
	贝伐单抗	结直肠癌	高血压	++++	内皮功能障碍
	舒尼替尼	肾细胞癌	蛋白尿		↓无信号
	索拉非尼	肝细胞癌			ET 信号↑
					毛细血管稀疏
					血管重构
					氧化应激
			局部缺血	+	血小板活化
			血栓栓塞		↓NO 和 PGI$_2$ 信号
用于血液恶性肿瘤的酪氨酸激酶抑制剂					
	普纳替尼	慢性髓细胞白血病	局部缺血	+++	急性动脉血栓形成
	尼罗替尼				
	达沙替尼	急性淋巴细胞白血病			
烷化剂					
	顺氯氨铂	睾丸癌	高血压	++	内皮功能障碍
		肺癌	局部缺血	+++	血小板活化
		宫颈癌	血栓栓塞		↓NO 和 PGI$_2$ 信号
		卵巢癌			血管痉挛
			肾毒性	++++	肾小管损伤
抗代谢物					
	氟尿嘧啶	结直肠癌	局部缺血	+++	血管痉挛
		乳腺癌			
蒽环类抗生素					
	阿霉素	乳腺癌	心脏毒性	+++	肌细胞凋亡
	表阿霉素	急性白血病			
		淋巴瘤			

注:NO. 一氧化氮;ET. 内皮素;PGI$_2$. 前列环素。

二、生长因子信号通路

血管内皮生长因子抑制剂

血管内皮生长因子(vascular endothelial growth factor,VEGF)是参与血管生成的重要生长因子之一。这种 45 kDa 的糖蛋白由多种细胞类型产生,包括内皮祖细胞、内皮细胞、肾上皮细胞、成纤维细胞、巨噬细胞以及某些肿瘤细胞。VEGF 基因经过选择性剪接形成多个亚型,包括 VEGF-A、VEGF-B、VEGF-C、VEGF-D 和胎盘生长因子(placental growth factor,PlGF)(图 24-2a)。其

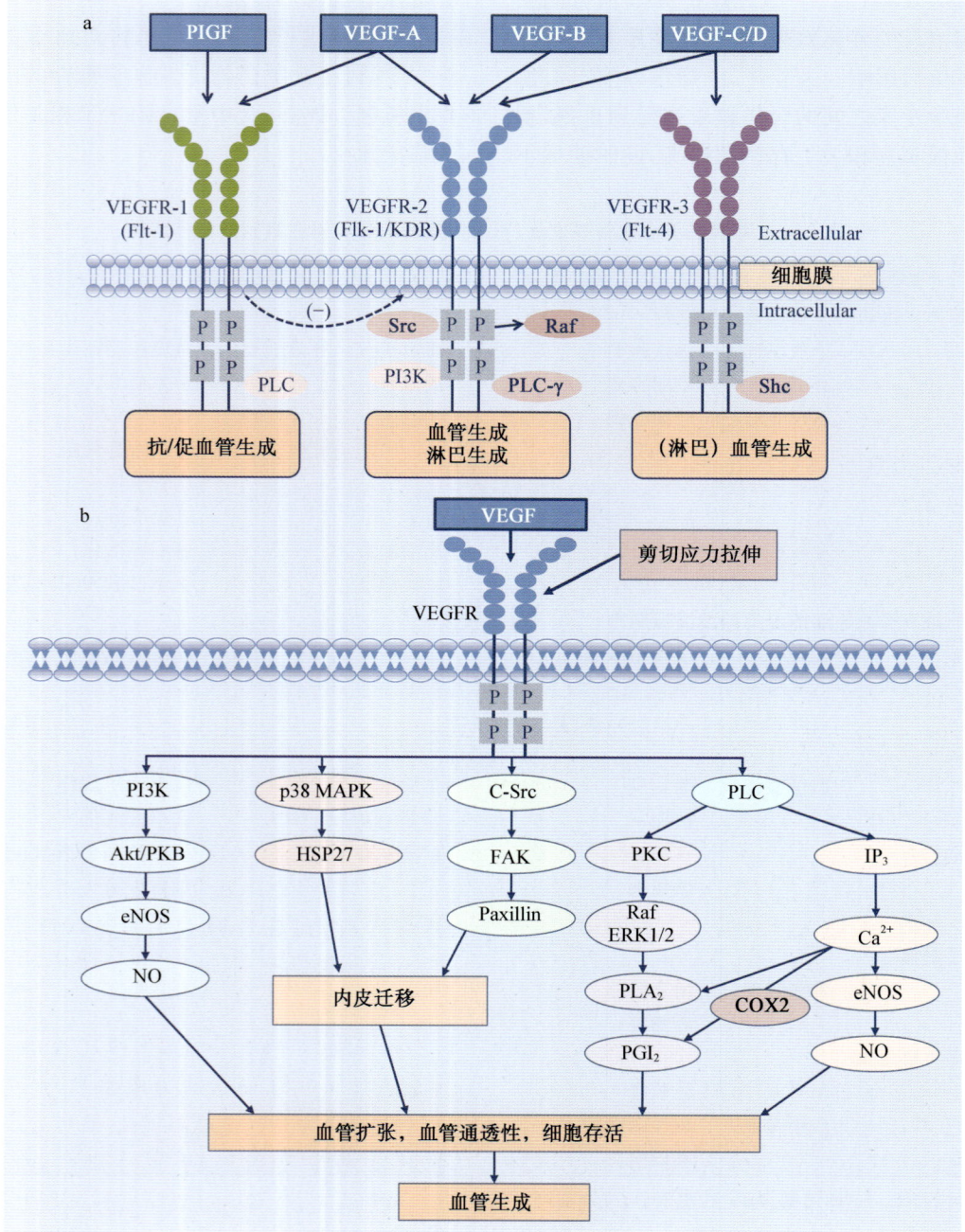

图 24-2 VEGF 信号通路

注：a. 血管内皮生长因子配体（VEGF-A/VEGF-B/VEGF-C/VEGF-D）与 VEGF 受体（VEGFR-1/VEGFR-2/VEGFR-3）相互作用，导致血管生成和/或淋巴管生成。VEGFR-1 被认为对 VEGFR-2 具有负调节作用。Flt-1. 类 Fms 酪氨酸激酶 1；Flk-1. 胎肝激酶 1；KDR. 激酶结构域受体。b. 通过酪氨酸激酶依赖的磷酸化途径，VEGF/VEGFR 信号通路促进血管生成。配体结合到 VEGFR 后激活的信号通路包括 PI3K/Akt/PKB、PLC 和 Raf/ERK 级联反应。这导致 eNOS 和 COX-2 活性增加，进而增加 NO 和 PGI_2 的产生，这些都是血管张力和功能的重要调节因子。

中，VEGF-A 是研究最为深入的，能够与 3 种酪氨酸激酶受体结合，分别是 VEGFR1（Flt-1）、VEGFR2（Flk-1/KDR）和 VEGFR3（Flt4）。VEGFR1 和 VEGFR2 主要在内皮细胞中表达，VEGF-A 与 VEGFR-2 相结合具有主要的血管效应[3]。

VEGFR-2 的激活刺激了包括 PI3K/AKT/蛋白激酶 B-哺乳动物雷帕霉素靶蛋白（mammalian target of rapamycin，mTOR）、内皮型一氧化氮合酶（endothelial nitric oxide synthase，eNOS）和前列环素（prostacyclin，PGI_2）等通路，这些通路调节血管舒张和炎症反应（图 24-2b）[3]。VEGF 还通过磷脂酶 C（phospholipase C，PLC）、Raf-1 和促分裂原激活蛋白（mitogen-activated protein，MAP）激酶传导信号，这些信号调节内皮细胞的存活、增殖、迁移和通透性。

虽然 VEGF 抑制剂（VEGF inhibitors，VEGFI）直接阻断 VEGF 信号转导，但这也是"经典"细胞毒药物的不良反应发生的原因，包括抗代谢药物、紫杉烷类药物、蒽环类药物和烷化剂[2]。

VEGFI 目前已成为多种实体肿瘤和血液恶性肿瘤的抗癌治疗基础。VEGFI 主要分为以下 4 类。①针对 VEGF 的单克隆抗体（如贝伐单抗）。此类药物选择性结合 VEGF，抑制 VEGF 与 VEGFR 的相互作用。②细胞内酪氨酸激酶的小分子抑制剂（如索拉非尼、舒尼替尼）。这些药物并不特异性针对 VEGFR-2，还能抑制其他受体酪氨酸激酶，包括血小板源生长因子（platelet-derived growth factor，PDGF）和 c-Kit 信号，这些都与肿瘤血管生成有关。其增强了抗癌效果，但也会增加心血管不良反应[4]。③VEGF"捕获"剂（如英夫利昔单抗）。这是一种重组融合蛋白，包含 VEGFR-1 和 VEGFR-2 的 VEGF 结合区域。④针对 VEGFR 的单克隆抗体（如拉莫西单抗）。这些药物靶向 VEGFR2 受体，以防止 VEGF 结合[5]。

阻断 VEGF 信号转导与不良心血管反应及临床后遗症相关，包括高血压、左心室收缩功能障碍、心肌梗死、卒中和静脉血栓栓塞[2]。

1. 高血压 高血压是与 VEGFI 相关的最常见心血管并发症。在接受这些药物治疗的患者中，几乎普遍呈现血压升高，约 80% 的患者会发展为高血压。VEGFI 相关的高血压通常较为严重且难以治疗[3]。VEGFI 相关高血压的机制尚未完全明确，可能包括内皮功能障碍、NO 生成减少、ET-1 生物可利用性增加、毛细血管稀疏（毛细血管密度减少）、血管重构和氧化应激等因素（图 24-3）[3]。治疗开始后的数小时到数天内，血压会出现急性、剂量依赖性的升高[3]，这种效应在停药后会逆转。VEGFI 相关的高血压是治疗反应的标志之一[6]，支持高血压在一定程度上是靶向效应的假设。具有高血压病史的患者及联合使用 VEGFI 的患者，高血压风险特别高[3]。蛋白尿也是 VEGFI 治疗中一种剂量依赖性的不良反应，发生率高达 60%，虽然大多数病例并不严重，但 3 级或 4 级蛋白尿的发生率可达 6%[7,8]。肾血栓性微血管病与 VEGFI 相关，当这种情况发生时，可能会带来严重临床不良影响[9]。

2. 血栓形成 VEGFI 与血栓形成和出血不良反应相关，但以促血栓形成效应为主。虽然静脉和动脉血栓形成都与 VEGFI 有关，但动脉血栓形成的风险似乎更大[5]。有研究显示，VEGFI 治疗导致心肌梗死的风险增加 3.5 倍，动脉血栓形成的风险增加 1.8 倍[6]。

许多 VEGFI，如舒尼替尼和索拉非尼，以小分子受体酪氨酸激酶为靶点，并伴有心血管不良反应，包括心力衰竭、高血压、血栓形成和血栓栓塞。其他用于治疗血液系统恶性肿瘤的多靶点酪氨酸激酶抑制剂（tyrosine kinase inhibitors，TKI），如普纳替尼、尼洛

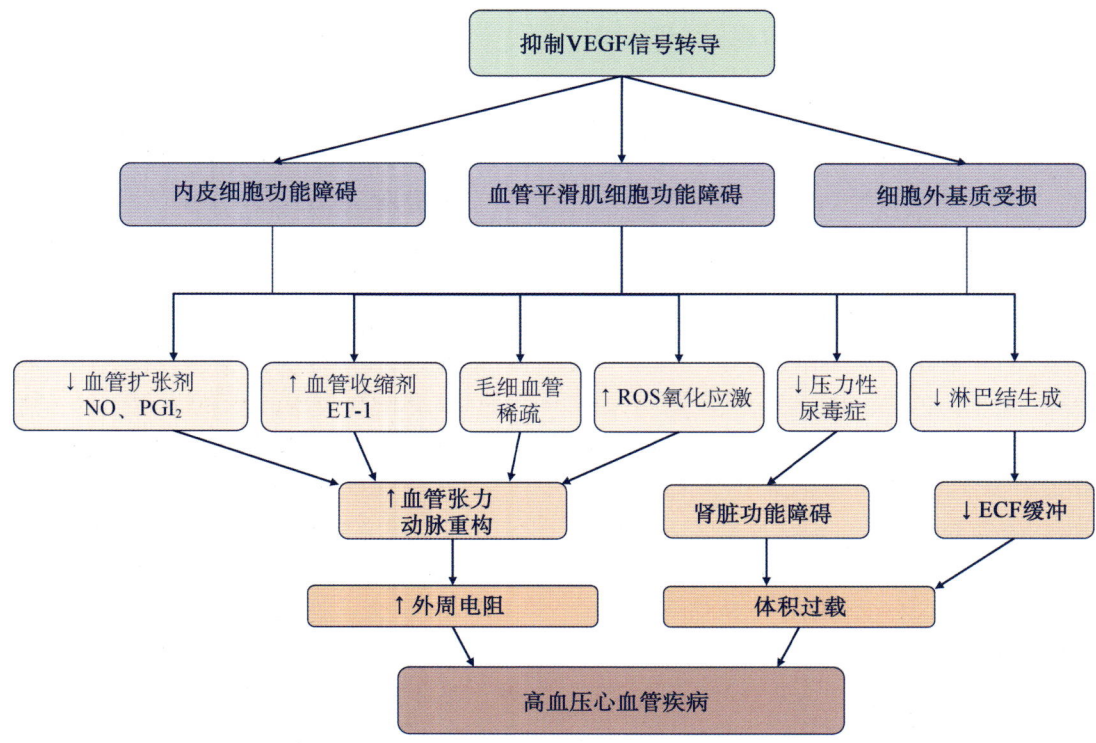

图 24-3 VEGFI 促进高血压发展的可能机制

注:这些机制主要与内皮功能障碍有关,包括血管舒张因子的减少(如 NO、PGI_2)、血管收缩因子的增加(如 ET-1)、氧化应激和毛细血管稀疏化。这些因素导致总外周阻力增加,而压力排钠的减少和淋巴功能的受损也导致容量超负荷,这进一步促进了血压升高。ECF. 细胞外液;ROS. 活性氧;NO. 一氧化氮;PGI_2. 前列腺素 I_2;ET-1. 内皮素-1。

替尼和达沙替尼,与动脉血栓形成的高发病率有关[1]。普纳替尼是一种针对致癌融合基因 Bcr-Abl 的高效多靶点 TKI,用于治疗对传统 TKI 产生耐药或不耐受的慢性髓细胞性白血病(chronic myeloid leukaemia,CML)和费城染色体阳性急性淋巴细胞白血病[10]。研究表明,普纳替尼在 2 年内动脉血栓事件的发生率接近 12%[10]。静脉血栓事件的发生率也在 3% 左右[10]。

关于普纳替尼和尼洛替尼相关的急性动脉事件高发生率的原因或机制尚不清楚。然而,值得注意的是,并非所有抗 Bcr-Abl TKI 都存在这种高风险,且在 10 年的时间内,尼洛替尼导致渐进性外周动脉疾病的风险是原型抗 Bcr-Abl TKI 伊马替尼的 14 倍。这种差异性可能反映了尚未发现的非靶向效应[10]。

三、针对雌激素受体信号通路的化疗

雌激素受体(oestrogen receptor,ER)信号通路参与了 ER 阳性乳腺癌的生长和发展,这一群体占乳腺癌患者的比例高达 80%[11]。因此,靶向 ER 信号通路及负责雌激素合成早期步骤的芳香化酶的化疗药物被用于治疗 ER 阳性的乳腺癌患者。

他莫昔芬是一种使用超过 30 年的抗雌激素药物,对于乳腺癌患者的无病生存率和总体生存率的改善产生了重大影响。

阿那曲唑和来曲唑是芳香化酶抑制剂，也用于治疗 ER 阳性的乳腺癌患者，同样对这类患者预后的改善产生了重要影响[12]。使用他莫昔芬和芳香酶抑制剂等药物阻断雌激素信号，会增加血栓栓塞和高血压的风险。

四、烷化剂

(一)基于铂的化合物

顺铂与不良心血管效应相关，包括高血压、心肌缺血和梗死、卒中及血栓栓塞[1,2,13]。

1. 血栓形成 静脉和动脉血栓栓塞是顺铂类化疗最令人担忧的血管毒性事件。顺铂会引发内皮功能障碍，并伴有血小板活化和血管性血友病因子(von Willebrand factor, vWF)增加的高凝状态。NO 的生物可利用性受损似乎是一个关键机制。除了动脉血栓栓塞的潜在影响外，血管并发症还可能因内皮功能障碍导致血栓形成而发生[2]。

除了顺铂类治疗导致急性血管毒性的这一问题外，还有人担心这种治疗可能导致早期心血管疾病，其可能在癌症治疗数年后出现。在接受转移性睾丸癌治疗的患者中，顺铂与 14 年内发生重大心脏事件的风险增加 7 倍（6% 的患者）有关[13]。接受含铂药物治疗的患者会表现出持久的不良心血管风险，包括高血压和高脂血症[13]。然而，尽管最近一项大型人群研究显示顺铂治疗后第 1 年的心血管死亡率几乎增加了 5 倍[14]，但血栓并发症的风险在 1 年后下降。此外，在使用肱动脉血流介导扩张(flow-mediated dilatation, FMD)进行评估时，顺铂相关的内皮功能障碍并未随着时间的推移而持续存在。在接受铂类化疗后的 10 周内未观察到 FMD 的变化[15]，在治疗后即刻[16]和 1 年后[17]则观察到明显下降。因此，内皮损伤的时间过程仍未完全明确。在治疗后可能立即出现"超急性"和部分可逆的内皮毒性，随后由于持续的不良心血管风险而下降，这可能是一种双相反应[1]。

2. 高血压 高血压常与顺铂化疗相关。顺铂相关高血压的发生率不一，有研究报道，在中位随访 11 年的患者中，有 53% 出现高血压（$OR = 2.3$；$95\% CI$ $1.5 \sim 3.7$）[18]。内皮细胞损伤和功能障碍被认为是重要的诱因[2]。

3. 肾毒性 顺铂长期以来与剂量依赖性肾毒性相关。顺铂引起的急性肾损伤可能需要中断化疗方案，并减少后续使用的顺铂剂量。内皮功能障碍似乎是病理生理过程中的核心因素，在完成顺铂化疗后 10 年内，高达 22% 的患者出现微量白蛋白尿[13]。

(二)环磷酰胺

环磷酰胺作为一种烷化剂，通过破坏癌细胞的 DNA 来发挥抗癌作用。它与多种血管并发症相关，包括高血压、心肌梗死、卒中、静脉血栓形成和雷诺现象[1]。值得注意的是，持续低剂量的环磷酰胺给药会导致循环中 VEGF 浓度降低。这可能部分解释了环磷酰胺和 VEGF 抑制剂相关的血管毒性之间的重叠。环磷酰胺还与间质性肺炎和肺纤维化相关。对患者的肺活检显示血管硬化和肺动脉高压迹象[1,2]。这可能是中性粒细胞和单核细胞附着在受损的肺血管内皮上，伴随血小板聚集的结果[1,2]。

五、抗代谢药物

氟尿嘧啶

氟尿嘧啶(5-fluorouracil, 5-FU)及其口服前药卡培他滨与心肌缺血相关，这很可能反映了冠状动脉痉挛，但血栓形成或内皮功能障碍也起到一定作用。心肌缺血的表现为心电图上无症状的 ST 段改变,以及心绞痛、心肌梗死和猝死[19]。当这些药物(5-FU)以持续输注和高剂量给药时,缺血的风险最大。这些药物对内皮细胞的直接毒性作用会降低 eNOS 的活性,从而促进动脉紧张度和痉挛的增加。此外,血管收缩与蛋白激酶 C 的作用有关,与内皮无关[2]。冠状动脉内皮对这些影响特别敏感。5-FU 还会增加红细胞黏稠度,导致血流速度降低,从而增加血栓形成的可能性[1]。然而,5-FU 与冠状动脉粥样硬化的快速发展无关[1]。

冠状动脉疾病是 5-FU 相关冠状动脉缺血的主要危险因素,这与血管痉挛往往发生在血栓和斑块形成部位的观察结果相吻合[20]。不幸的是,重复使用 5-FU 或卡培他滨往往会导致症状反复出现,因此,如果出现这种情况,应使用替代药物[1]。

六、抗癌抗生素

(一)蒽环类药物

蒽环类药物,如阿霉素和表柔比星,是公认的强效化疗药物,广泛用于治疗实体肿瘤(主要是乳腺癌和肉瘤)及血液系统恶性肿瘤(如白血病和淋巴瘤)。它们的主要不良心血管效应是左心室功能障碍。尽管内皮毒性在病因学中越来越受到重视,但这主要是一种与剂量相关的直接心脏毒性效应,而非血管毒性,例如,全身性高血压和动脉或静脉血栓形成[5]。

(二)博来霉素

博来霉素破坏细胞骨架并损伤 DNA。在此过程中,它展现了抗癌特性,但也导致内皮细胞生长显著减少并诱导细胞凋亡。相关的心血管并发症包括心肌缺血和梗死、血栓形成和血栓栓塞、肺纤维化及雷诺现象,这些并发症部分是由内皮细胞毒性作用引起的[1,2]。

七、微管靶向药物(紫杉醇类和长春碱类)

微管靶向药物包括紫杉醇类(如紫杉醇、多西紫杉醇)和长春碱类(如长春新碱和长春碱)。这些紫杉醇类药物破坏细胞骨架,并具有显著的抗血管生成特性[2]。它们的效应与剂量相关,在较低剂量时,阻断关键的信号通路,防止细胞运动和细胞间相互作用[2];在较高剂量时,它们会导致内皮细胞脱落和凋亡,以及微管缺陷[2]。紫杉醇与 c-Jun 激酶(c-Jun kinase,JNK)的选择性激活相关,后者可增强组织因子的表达,并可能进一步导致血栓并发症[2]。紫杉烷类药物引起的毛细血管漏会导致外周水肿,以及胸腔积液和心包积液。

长春新碱和长春碱通过与微管蛋白结合来发挥其抗癌作用,从而导致细胞死亡。它们主要用于治疗白血病和淋巴瘤,对心血管系统的主要不良反应是心肌缺血和梗死。这些现象往往发生在治疗期间或治疗后不久,可能是细胞缺氧引起的冠状动脉痉挛[1]。

结论和临床前景

恶性肿瘤患者从抗癌药物的快速扩张和发展中获益匪浅。虽然癌症存活率有所提高,但与治疗相关的血管毒性和血管疾病发生率也随之增加。新一代抗癌药物的急性血管毒性效应最初未被充分重视,且至今尚未完全理解,这已成为人们关注的主要问题。

抗癌药物的持续开发现在必须更加关注心血管毒性的潜在风险,临床试验设计应纳入心血管终点和数据收集。为在抗癌效果与血管毒性之间实现高效治疗,要求对肿瘤生物学、血管生物学以及药物的"靶向"和"非靶向"效应之间的交叉有清晰的理解。这突显了临床学科间跨专业合作的重要性，尤其是心血管医学、肿瘤学及其他相关领域的专家之间的协作。

关于癌症患者心血管疾病管理的临床指南非常少，尽管欧洲心脏病学会最近发布了一份立场声明[21]。在开始与心血管毒性相关的抗癌治疗之前，仔细评估心血管风险因素是非常重要的。这可以帮助识别高风险患者并处理可改变的心血管风险因素，也有助于适当解读化疗过程中可能出现的后续结果或变化。我们必须继续努力，以揭示抗癌药物导致心血管疾病的机制。目前迫切需要更好地识别治疗策略，以确保良好的肿瘤反应不会带来不可接受的心血管代价。

知识空白

- 尽管心血管肿瘤学这一领域最近迅速发展，我们对抗癌药物相关心血管疾病的机制，以及心血管并发症的检测和治疗方法有了更深入的理解，但我们的认知仍存在一些空白，需要引起重视。
- 抗癌治疗的进展持续加快，免疫检查点抑制剂已迅速推出，并用于治疗快速扩展的多种癌症类型，通常与具有自身血管毒性不良反应的药物联合使用。这些免疫疗法与少量但重要的心肌炎（通常是致命的）发生率相关[21]，但其长期血管影响尚不明确，与其他治疗类别（如 VEGFI）联合使用的影响也是如此。
- 对于可能接受或正在接受抗癌药物治疗的患者，其冠状动脉疾病检测尚无可靠证据。事实上，目前大多数途径只是建议使用适用于非癌症患者的诊断算法。目前尚不清楚这种方法是否合适，或者对接受与心肌缺血相关的药物的无症状患者进行冠状动脉疾病筛查是否可以预防潜在心脏事件的发生。后一种方法可能会导致不必要的或过早地停止使用重要的抗癌药物[22]。
- 导致 VEGFI 相关性高血压的潜在机制仍未完全确定。然而，与全身性高血压的发病机制相比，其病因学存在明显差异。事实上，肾素-血管紧张素-醛固酮系统（renin-angiotensin-aldosterone system，RAAS）似乎并未深入参与 VEGFI 诱导高血压的发病过程。NO 介导的血管舒张减少和/或 ET-1 介导的血管收缩增加似乎至关重要。未来的研究应着重阐明 VEGFI 诱导高血压的机制，以便开发出更有效、更具针对性的方法来治疗和预防 VEGFI 引起的血压升高[22]。

（王淼 翻译；张澄 审核）

参考文献

[1] Cameron AC, Touyz RM, Lang NN. Vascular complications of cancer chemotherapy. Can J Cardiol. 2016;32(7):852-62.

[2] Soultati A, Mountzios G, Avgerinou C, et al. Endothelial vascular toxicity from chemotherapeutic agents: preclinical evidence and clinical implications. Cancer Treat Rev. 2012;38(5):473-83.

[3] Small HY, Montezano AC, Rios FJ, Savoia C, Touyz RM. Hypertension due to antiangiogenic cancer therapy with vascular endothelial growth factor inhibitors: understanding and managing a new syndrome. Can J Cardiol. 2014;30(5):534-43.

[4] Force T, Krause DS, Van Etten RA. Molecular mechanisms of cardiotoxicity of tyrosine kinase inhibition. Nat Rev Cancer. 2007;7

[5] Touyz RM, Lang NN, Herrmann J, van den Meiracker AH, Danser AHJ. Recent advances in hypertension recent advances in hypertension and cardiovascular toxicities with vascular endothelial growth factor inhibition. Hypertension. 2017;70(2):220-6.

[6] Rini BI, Cohen DP, Lu DR, et al. Hypertension as a biomarker of efficacy in patients with metastatic renal cell carcinoma treated with sunitinib. J Natl Cancer Inst. 2011;103:763-73.

[7] Kappers MH, van Esch JH, Sleijfer S, Danser AJ, van den Meiracker AH. Cardiovascular and renal toxicity during angiogenesis inhibition: clinical and mechanistic aspects. J Hypertens. 2009;27(12):2297-309.

[8] Zhu X, Wu S, Dahut WL, Parikh CR. Risks of proteinuria and hypertension with bevacizumab, an antibody against vascular endothelial growth factor: systematic review and meta-analysis. Am J Kidney Dis. 2007;49(2):186-93.

[9] Eremina V, Jefferson JA, Kowalewska J, et al. VEGF inhibition and renal thrombotic microangiopathy. N Engl J Med. 2008;358(11):1129-36.

[10] Herrmann J, Lerman A. An update on cardio-oncology. Trends Cardiovasc Med. 2014;24(7):285-95.

[11] Elledge RM, Osborne CK. Oestrogen receptors and breast cancer. BMJ. 1997;314(7098):1843-4.

[12] Smith IE, Dowsett M. Aromatase inhibitors in breast cancer. N Engl J Med. 2003;348(24):2431-42.

[13] Meinardi MT, Gietema JA. Cardiovascular morbidity in long-term survivors of metastatic testicular cancer. J Clin Oncol. 2000;18(8):1725-32.

[14] Fung C, Fossa SD, Milano MT, Sahasrabudhe DM, Peterson DR, Travis LB. Cardiovascular disease mortality after chemotherapy or surgery for testicular nonseminoma: a population-based study. J Clin Oncol. 2015;33:3105-15.

[15] Nuver J. Acute chemotherapy-induced cardiovascular changes in patients with testicular cancer. J Clin Oncol. 2005;23(36):9130-7.

[16] Sekijima T, Tanabe A, Maruoka R, et al. Impact of platinum-based chemotherapy on the progression of atherosclerosis. Climacteric. 2011;14(1):31-40.

[17] Watanabe A, Tanabe A, Maruoka R, et al. Fibrates protect against vascular endothelial dysfunction induced by paclitaxel and carboplatin chemotherapy for cancer patients: a pilot study. Int J Clin Oncol. 2014;20(4):829-38.

[18] Sagstuen H. Blood pressure and body mass index in long-term survivors of testicular cancer. J Clin Oncol. 2005;23(22):4980-90.

[19] Suter TM, Ewer MS. Cancer drugs and the heart: importance and management. Eur Heart J. 2013;34(15):1102-11.

[20] Meinardi MT, Gietema JA, van Veldhuisen DJ, van der Graaf WTA, de Vries EGE, Sleijfer DT. Long-term chemotherapy-related cardiovascular morbidity. Cancer Treat Rev. 2000;26(6):429-47.

[21] Mahmood SS, Fradley MG, Cohen JV, et al. Myocarditis in patients treated with immune checkpoint inhibitors. J Am Coll Cardiol. 2018;71:1755-64.

[22] Zamorano JL, Lancellotti P, Rodriguez Muñoz D, et al. 2016 ESC Position Paper on cancer treatments and cardiovascular toxicity developed under the auspices of the ESC Committee for Practice Guidelines. Eur Heart J. 2016;37(36):2768-801.

25 冠状动脉微血管疾病

Novalia Purnama Sidik, Peter McCartney, and Colin Berry

一、概述 / 274

二、定义与诊断 / 274

三、冠状动脉微血管疾病的病因 / 275

　（一）病因因素 / 275

　（二）冠状动脉微血管疾病与内皮素的病理生理学 / 275

四、临床实践中的冠状动脉微血管疾病 / 275

　（一）心肌缺血与心绞痛 / 275

　（二）Takotsubo 心肌病 / 276

　（三）管理 / 276

参考文献 / 276

> **关键概念**
> - 冠状动脉微血管疾病(coronary microvascular disease,CMD)是指由于小动脉血管舒张功能受损或冠状动脉微血管阻力增加,导致压力状态下冠状动脉血流量增加不足。
> - CMD可通过冠状动脉血流储备(冠状动脉血流储备,即心外膜动脉及其微循环的血管扩张能力)和心肌灌注储备(心肌灌注储备,即运动时心肌血流可能增加的最大值)来测量。
> - CMD的病因尚不清楚,已提出的机制包括内皮依赖性血管舒张受损、平滑肌松弛受损,以及冠状动脉微循环中的血管收缩活性增强。

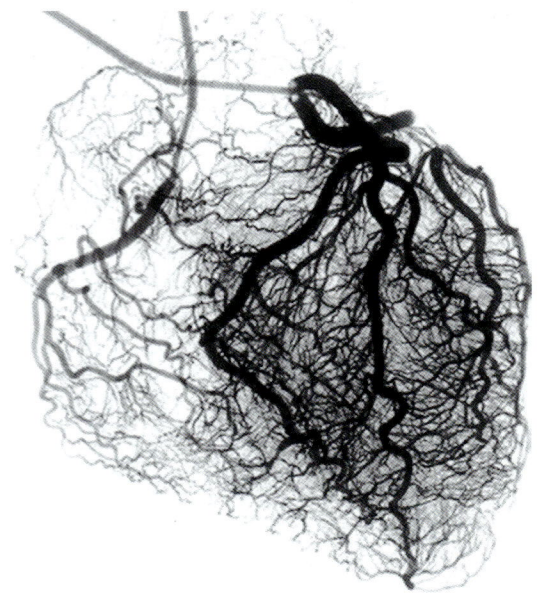

图 25-1 正常尸检人心脏冠状动脉微血管灌注的浸没式放射摄影成像[31](© 版权归格拉斯哥大学所有)

一、概述

1963年,William Fulton利用一种病理解剖成像技术,证明了冠状动脉微循环的存在(图25-1),该技术用于区分血管覆盖和循环系统相邻部分之间的真实连接[1]。这些冠状动脉吻合口可在尸检标本中发现,但通常太小(最小可达30 μm),无法通过血管造影看到。在过去的20年中,我们了解到,在没有阻塞性冠状动脉疾病(coronary artery disease,CAD)的情况下,冠状动脉微循环的功能和结构也会出现异常[2]。

在临床实践中,相当一部分胸痛患者没有阻塞性CAD,但他们的预后较差,住院率和不良心血管事件发生率较高[3]。与人群匹配的对照组相比,他们在7.5年内的死亡、心肌梗死和卒中风险几乎高出1倍。30%~50%的胸痛患者没有阻塞性CAD,但患有CMD[4-6]。CMD对医疗系统造成了重大的社会和经济影响,是一个亟待解决的问题。

二、定义与诊断

从症状上,CMD表现为微血管性心绞痛,与阻塞性CAD引起的心绞痛是不同的临床病症。CMD通常定义为由于小动脉血管舒张受损或冠状动脉微血管阻力增加,导致冠状动脉血流在压力状态下增加不足。

CMD的诊断需要评估微血管功能,通过测量冠状动脉血流储备(coronary flow reserve,CFR)和微血管阻力指数(index of microvascular resistance,IMR)可以定量确定。CFR反映了心外膜动脉及其微循环的血管扩张能力[7],IMR则是对微循环阻力的测量[8]。这些指标是通过冠状动脉导管、压力感应冠状动脉导丝和热稀释法在冠状动脉内灌注生理盐水进行有创冠状动脉造影时测量的。

心肌灌注储备(myocardial perfusion reserve,MPR)是诊CMD的另一种方法,使用正电子发射断层扫描(positron emission tomography,PET)或心脏磁共振成像(cardiac magnetic resonance imaging,CMR)[9]。MPR 是指心肌血流的最大可能增加量[10],包括心外膜冠状动脉和微循环的灌注。

虽然 CFR 和 MPR 已被广泛用作 CMD 的诊断标准,但它们都是连续变量,也是定义功能障碍的阈值,因此,敏感度和特异度会有所不同。通常,CFR 和 MPR>2[11], IMR<25[12] 被认为是正常的。

三、冠状动脉微血管疾病的病因

(一)病因因素

CMD 的病因可能是多种多样的,主要包括:①内皮和平滑肌功能障碍;②血管外压迫力;③不适当的交感神经张力;④微血管动脉粥样硬化和炎症[2]。

CMD 患者通常与狙塞性 CAD 患者具有相同的血管危险因素,如高血压、吸烟和糖尿病。然而,与之相反的是,CMD 与女性性别相关[11]。

(二)冠状动脉微血管疾病与内皮素的病理生理学

NO 释放减少导致内皮依赖性血管舒张功能受损[13,14],这是 CMD 最常见的机制之一。乙酰胆碱引起的冠状动脉血流减少说明了这一点。

然而,内皮依赖性血管舒张功能减弱并不能完全解释 CMD。在血管舒张剂(如腺苷)的作用下,冠状动脉血流量也会减少[13,14],这表明主要是平滑肌松弛功能受损。

冠状动脉微循环中的血管收缩活性也有所增强[13]。尽管心外膜血管没有收缩,但乙酰胆碱仍可导致冠状动脉血流减少。在冠状动脉造影术中,心外膜冠状动脉出现缓慢血流也表明微血管收缩[15]。

内皮素-1(endothelin-1,ET-1)与 CMD 的病理生理学有关。ET-1 是一种 21 氨基酸的多肽,主要由内皮细胞释放,但血管平滑肌细胞(vascular smooth muscle cell, VSMC)等其他细胞也是其来源[16]。ET-1 通过其 VSMC 受体(ET_A、ET_B)发挥强效血管收缩作用,但它具多种效应。ET-1 具有促有丝分裂、促氧化、促炎症和促心肌收缩的作用,还能调节肾液和电解质的平衡[16]; ET-1 可增强血管张力(即血流介导)和应激[17],局部 ET-1 活性反映了生物可利用的血管收缩剂和血管舒张剂[18],尤其是内皮细胞产生的化学物质[19]。ET-1 与 CAD 的发病机制和进展有关[20]。

ET_A 受体介导血管收缩[16]。ET_B 受体位于内皮细胞和 VSMC 上,ET_B 在健康血管中具有 NO 依赖性血管扩张作用,缺乏 NO 时则具有血管收缩作用。在肺阻力动脉中,对 ET-1 的收缩反应是双相的,并随 ET-1 浓度的变化而变化[21]。选择性药理拮抗 ET_A/ET_B 证实,ET-1/ET_A/ET_B 可调节 CAD 患者的静息和刺激前臂血流量[22]。ET-1 在体内通过激活 ET_A 增强冠状动脉血管张力,导致冠状动脉内皮功能障碍[23],其对心肌灌注的强直作用与动脉粥样硬化危险因素的存在和程度有关[24]。

四、临床实践中的冠状动脉微血管疾病

(一)心肌缺血与心绞痛

在临床实践中,人们对 CMD 作为心肌缺血和心绞痛病因的作用并不十分了解,而且经常对此表示怀疑。这是因为与心外膜动脉的疾病不同,微血管疾病无法通过冠状动脉造影术进行可视化观察,而且心肌缺血的客观标志物(如压力诱导的左室壁运动异常)往往无法检测到。后者可以通过微血管灌注异常的分散分布来解释,

这与心外膜动脉狭窄导致的均匀分布形成鲜明对比。

(二) Takotsubo 心肌病

Takotsubo 心肌病是一种心肌中层和心尖段短暂性收缩功能障碍,在无阻塞性 CAD 的情况下发生。尽管已提出了多种解释,但其发病机制仍不清楚。最常见的解释之一是冠状动脉微血管功能障碍[25]。这一理论得到了 Takotsubo 心肌病患者冠状动脉血流速度减慢的观察结果的支持[26]。冠状动脉微血管功能障碍可导致短暂性缺血,继而导致心肌损伤和心肌病。

(三) 管理

由于有关 CMD 病因的数据较少,故 CMD 的管理是经验性的。传统使用血管扩张剂是治疗的第一步。当主要症状与用力有关时,使用 β 受体阻滞剂是合理的,并已被证明能改善患者症状[27]。如果在使用 β 受体阻滞剂进行一线治疗后症状仍然存在,钙通道拮抗剂和硝酸盐可能会有所帮助,但在临床试验中它们的结果相互矛盾[27]。

血管紧张素转换酶抑制剂虽然不是传统的抗心绞痛药物,但可通过抵消血管紧张素 II 的血管收缩和促氧化作用来改善微血管功能[28]。

还有一些其他药物可用于特定患者群体。有研究报道,他汀类药物[29]和雌激素[30]的激素替代疗法可改善症状。这种改变可能是由内皮功能改善所介导。内皮素受体拮抗剂是治疗肺部微血管疾病(肺动脉高压)的成熟方法,也是治疗 CMD 的一种可能疗法,但仍需进一步研究。

结论和临床前景

- 与人群匹配的对照组相比,CMD 患者的预后较差。
- CMD 给诊断和治疗带来了挑战。
- 目前对 CMD 的治疗包括二级预防药物和抗心绞痛治疗,类似于对 CAD 的治疗。
- 有关 CMD 的总体数据很少,需要对这一问题进行更多的研究。

> **知识空白**
> - 这一问题的真正严重程度尚不可知,需要对 CMD 目前的流行病学进行更多研究。
> - 目前还缺乏证据来评价缓解 CMD 患者心绞痛的治疗方法。

(成昱 翻译;熊兴东 审核)

参考文献

[1] Fulton WF. Arterial anastomoses in the coronary circulation. I. Anatomical features in normal and diseased hearts demonstrated by stereoarteriography. Scott Med J. 1963;8:420-34.

[2] Crea F, Camici PG, Bairey Merz CN. Coronary microvascular dysfunction: an update. Eur Heart J. 2014;35(17):1101-11.

[3] Jespersen L, Hvelplund A, Abildstrom SZ, Pedersen F, Galatius S, Madsen JK, et al. Stable angina pectoris with no obstructive coronary artery disease is associated with increased risks of major adverse cardiovascular events. Eur Heart J. 2012;33(6):734-44.

[4] Graf S, Khorsand A, Gwechenberger M, Novotny C, Kletter K, Sochor H, et al. Typical chest pain and normal coronary angiogram: cardiac risk factor analysis versus PET for detection of microvascular disease. J Nucl Med. 2007;48(2):175-81.

[5] Ong P, Athanasiadis A, Borgulya G, Mahrholdt H, Kaski JC, Sechtem U. High prevalence of a pathological response to acetycho-

line testing in patients with stable angina pectoris and unobstructed coronary arteries. The ACOVA Study (Abnormal COronary VAsomotion in patients with stable angina and unobstructed coronary arteries). J Am Coll Cardiol. 2012;59(7):655-62.

[6] Sara JD, Widmer RJ, Matsuzawa Y, Lennon RJ, Lerman LO, Lerman A. Prevalence of coronary microvascular dysfunction among patients with chest pain and nonobstructive coronary artery disease. JACC Cardiovasc Interv. 2015;8(11):1445-53.

[7] van de Hoef TP, Siebes M, Spaan JA, Piek JJ. Fundamentals in clinical coronary physiology: why coronary flow is more important than coronary pressure. Eur Heart J. 2015;36(47):3312-9a.

[8] Fearon WF, Balsam LB, Farouque HM, Caffarelli AD, Robbins RC, Fitzgerald PJ, et al. Novel index for invasively assessing the coronary microcirculation. Circulation. 2003;107(25):3129-32.

[9] Gerber BL. Quantification of myocardial perfusion and myocardial perfusion reserve by positron emission tomography and cardiovascular magnetic resonance imaging. J Am Coll Cardiol. 2012;60(16):1556-7.

[10] Camici PG, d'Amati G, Rimoldi O. Coronary microvascular dysfunction: mechanisms and functional assessment. Nat Rev Cardiol. 2015;12(1):48-62.

[11] Murthy VL, Naya M, Taqueti VR, Foster CR, Gaber M, Hainer J, et al. Effects of sex on coronary microvascular dysfunction and cardiac outcomes. Circulation. 2014;129(24):2518-27.

[12] Solberg OG, Ragnarsson A, Kvarsnes A, Endresen K, Kongsgard E, Aakhus S, et al. Reference interval for the index of coronary microvascular resistance. EuroIntervention. 2014;9(9):1069-75.

[13] Motz W, Vogt M, Rabenau O, Scheler S, Luckhoff A, Strauer BE. Evidence of endothelial dysfunction in coronary resistance vessels in patients with angina pectoris and normal coronary angiograms. Am J Cardiol. 1991;68(10):996-1003.

[14] Chauhan A, Mullins PA, Taylor G, Petch MC, Schofield PM. Both endothelium-dependent and endothelium-independent function is impaired in patients with angina pectoris and normal coronary angiograms. Eur Heart J. 1997;18(1):60-8.

[15] Fragasso G, Chierchia SL, Arioli F, Carandente O, Gerosa S, Carlino M, et al. Coronary slow-flow causing transient myocardial hypoperfusion in patients with cardiac syndrome X: long-term clinical and functional prognosis. Int J Cardiol. 2009;137(2):137-44.

[16] Davenport AP, Maguire JJ. Endothelin. Handb Exp Pharmacol. 2006;176(Pt 1):295-329.

[17] Yanagisawa M, Kurihara H, Kimura S, Tomobe Y, Kobayashi M, Mitsui Y, et al. A novel potent vasoconstrictor peptide produced by vascular endothelial cells. Nature. 1988;332(6163):411-5.

[18] de Nucci G, Thomas R, D'Orleans-Juste P, Antunes E, Walder C, Warner TD, et al. Pressor effects of circulating endothelin are limited by its removal in the pulmonary circulation and by the release of prostacyclin and endothelium-derived relaxing factor. Proc Natl Acad Sci U S A. 1988;85(24):9797-800.

[19] Vanhoutte PM. Endothelium and control of vascular function. State of the Art lecture. Hypertension. 1989;13(6 Pt 2):658-67.

[20] Yoon MH, Reriani M, Mario G, Rihal C, Gulati R, Lennon R, et al. Long-term endothelin receptor antagonism attenuates coronary plaque progression in patients with early atherosclerosis. Int J Cardiol. 2013;168(2):1316-21.

[21] McCulloch KM, Docherty CC, Morecroft I, MacLean MR. EndothelinB receptor-mediated contraction in human pulmonary resist-

[22] Rafnsson A, Shemyakin A, Pernow J. Selective endothelin ETA and dual ET(A)/ET(B) receptor blockade improve endothelium-dependent vasodilatation in patients with type 2 diabetes and coronary artery disease. Life Sci. 2014;118(2):435-9.

[23] Halcox JP, Nour KR, Zalos G, Quyyumi AA. Coronary vasodilation and improvement in endothelial dysfunction with endothelin ET(A) receptor blockade. Circ Res. 2001;89(11):969-76.

[24] Mather KJ, Lteif AA, Veeneman E, Fain R, Giger S, Perry K, et al. Role of endogenous ET-1 in the regulation of myocardial blood flow in lean and obese humans. Obesity (Silver Spring). 2010;18(1):63-70.

[25] Pelliccia F, Kaski JC, Crea F, Camici PG. Pathophysiology of Takotsubo syndrome. Circulation. 2017;135(24):2426-41.

[26] Khalid N, Iqbal I, Coram R, Raza T, Fahsah I, Ikram S. Thrombolysis in myocardial infarction frame count in Takotsubo cardiomyopathy. Int J Cardiol. 2015;191:107-8.

[27] Lanza GA, Colonna G, Pasceri V, Maseri A. Atenolol versus amlodipine versus isosorbide-5-mononitrate on anginal symptoms in syndrome X. Am J Cardiol. 1999;84(7):854-6..A8

[28] Kaski JC, Rosano G, Gavrielides S, Chen L. Effects of angiotensin-converting enzyme inhibition on exercise-induced angina and ST segment depression in patients with microvascular angina. J Am Coll Cardiol. 1994;23(3):652-7.

[29] Fabian E, Varga A, Picano E, Vajo Z, Ronaszeki A, Csanady M. Effect of simvastatin on endothelial function in cardiac syndrome X patients. Am J Cardiol. 2004;94(5):652-5.

[30] Kaski JC. Cardiac syndrome X in women: the role of oestrogen deficiency. Heart. 2006;92(Suppl 3):iii5-9.

[31] Fulton WFM. Immersion radiography of injected specimens. Br J Radiol. 1963;36:687.

26 脑小血管病与血管性认知障碍：临床前基础部分

Anne M. Dorrance, Bana Abolibdeh, and Janice M. Diaz-Otero

一、概述 / 280

二、脑小血管病和血管性认知障碍的模型 / 280

三、脑血管解剖学 / 281

四、调节血流和血管阻力的结构机制 / 283

（一）动脉重构 / 283

（二）动脉稀疏化 / 283

五、调节脑血流的主动/动态机制 / 284

（一）神经血管耦合 / 284

（二）脑血流自动调节 / 284

六、内皮功能与脑小血管疾病 / 285

七、神经炎症在脑小血管病发病机制中的作用 / 285

参考文献 / 287

© Springer Nature Switzerland AG 2019
R. M. Touyz, C. Delles (eds.), *Textbook of Vascular Medicine*,
https://doi.org/10.1007/973-3-030-16481-2_26

> **关键概念**
> - 脑血流的调节是复杂的,同时受脑血流自身调节、神经血管耦合和内皮功能的影响。
> - 脑血管功能障碍会导致脑灌注不匹配,导致代谢活跃的脑部区域供血不足。长期来看,这些灌注不匹配会导致血管性痴呆的发展,并且很可能加重阿尔茨海默病。
> - 脑血管内皮功能障碍会导致血脑屏障(blood-brain barrier,BBB)破坏和脑血流调节失衡。
> - 慢性炎症会损害脑血流调节,这与脑血管周围的巨噬细胞和产生白介素-17(interleukin-17,IL-17)的外周辅助性T细胞的有害效应有关。

一、概述

临床研究显示,脑小血管病(cerebral small vessel disease,SVD)占所有卒中的25%,且高达50%的痴呆病例可能源于SVD[1]。在人类中,SVD会导致腔隙性梗死、白质高信号、微出血、扩大的血管周围间隙及脑萎缩[2]。在动物模型中,SVD被认为包括任何小动脉、微动脉、毛细血管、静脉和小静脉的结构和/或功能的损害,这些血管的管腔直径<100 μm,该定义也包括大脑表面的软脑膜血管及其下游的实质内的穿支血管。实质动脉在解剖学上值得注意的是,虽然它们的起源在大脑表面,但其随后深入大脑实质,因而对精确输送血液至关重要[3]。因此,SVD导致血管无法将氧气和营养物质分布到大脑需要的区域,为神经元代谢活动提供支持。这种慢性轻度脑低灌注可能通过减少蛋白质合成和突触可塑性损害神经元功能和记忆形成。目前还没有有效的方法来治疗SVD,主要是因为人们对该病发病机制的理解不足,在疾病的早期阶段识别困难,而在早期阶段的治疗是阻止其进展最可行的方法。散发性和遗传型的SVD的动物模型都可以为未来药物研发提供信息。

SVD有多个常见的危险因素。除衰老外,高血压是主要的危险因素。高血压引起轻微的慢性炎症,并且越来越明确的是,这种炎症对脑血管系统有不利影响。本章将描述脑血管系统调节脑灌注的生理机制,并描述每种机制与高血压相关SVD的作用。笔者将重点介绍高血压的大鼠和小鼠模型。这些模型的一个巨大优势是能够在实验中分离出脑血管系统的特定部分,从而允许研究者以区域特异性的方式研究与血管功能/功能障碍相关的通路。

二、脑小血管病和血管性认知障碍的模型

目前已经有多种高血压大鼠和小鼠模型能够呈现SVD的一个或多个特征。在这里,笔者将讨论最常用和特征最明显的模型。自发性高血压卒中易感大鼠(spontaneously hypertensive stroke-prone rat,SHRSP)是一个能模拟人类原发性高血压的多基因和多因素模型。SHRSP在生命早期出现高血压,到3个月大时出现显著高血压,预期寿命是从9~15个月不等,这取决于饮食中盐和蛋白质的水平,以及大鼠的种群来源。有研究表明,SHRSP在5月龄时脑灌注减少,导致缺氧和缺血,在这一点上观察到的脑梗死模拟了在高血压人类中发生的情况。此外,SHRSP导致白质损伤,这是SVD的关键指征[4]。予以SHRSP高盐低蛋白饮食能加重高血压,加速脑血管损伤。但由于广泛的肾损伤,使得该模型在临床上的相关性降低[4]。该模型的一个问题是,SHRSP发生微出血和较大卒中的倾向比在SVD患者中观察到的要高。自发性高

血压大鼠（spontaneously hypertensive rats，SHR）能改善这一问题。在相同的年龄范围内，SHR 比 SHRSF 产生的高血压更轻。SHR 出现若干 SVD 的特征，包括认知功能障碍、脑容量减少、血管损伤、白质损伤和星形胶质细胞增生[5]。肾血管性高血压的双肾双夹模型也会导致白质损伤和髓鞘丢失。这与 BBB 破坏和血管变化有关，特别是在小血管中，包括动脉壁腔比增加、胶原沉积增加及血管炎症[4,6]。

还有一些高血压小鼠被证明对研究 SVD 及其相关的认知功能下降具有潜在的帮助。BPH/2J 遗传性高血压小鼠有脑血流调节障碍，并表现出认知功能下降的迹象[7]。笔者进行的实验室研究表明，通过持续的"微泵"进行 4 周的血管紧张素Ⅱ（AngⅡ）皮下给药，高血压小鼠的大脑小血管发生了显著的重构[8]，同时还出现显著的认知障碍和脑动脉扩张能力受损[9]。AngⅡ模型的好处是它可用于敲除小鼠品系以识别涉及高血压 SVD 发展的特定基因。

上述的高血压 SVD 模型被认为是该病的散发模型，也有一些遗传模型的 SVD 有助于理解疾病发病机制。表达突变型胶原蛋白 α1 的小鼠有脑出血和脑血管缺陷，模拟了 SVD 患者的情况。NOTCH3 基因突变的小鼠血压正常，但它们发展出常染色体显性遗传性脑动脉病伴皮质下梗死和白质脑病（cerebral autosomal dominant arteriopathy with subcortical infarcts and leukoencephalopathy，CADASIL）的前症状阶段，这是一种单基因形式的 SVD[2]。

脑小血管病的大型动物模型包括灵长类动物、绵羊和狗。这些模型表现出导致认知下降的血管损伤，但由于成本高和衰老时间长等原因，并未得到广泛应用。这些模型确实有若干优点，尤其是它们的大脑解剖结构更接近人类。灵长类动物比啮齿动物具有更高级的认知能力，与神经影像的分辨率提高相结合，这些模型在临床前药物测试中尤其有利[10]。

三、脑血管解剖学

在描述 SVD 的影响之前，重要的一点是要考虑到脑血管的独特特征，这些特征阻止了将外周血管的科学发现推广到大脑。将脑血管视为一个独立系统的必要性的有力证据是导致 CADASIL 的遗传突变存在于所有的血管平滑肌细胞（vascular smooth muscle cell，VSMC）中，但只有脑动脉在功能上受到影响[11]。这意味着，尽管全身的小动脉乍一看可能相似，从细胞和生理学角度来看，根据它们在身体中的位置不同，其在功能上有很大差异。因此，大脑中的小动脉对刺激的行为和反应与肠系膜或皮下循环中的小动脉差异很大。

SVD 在动脉和静脉段均可发生。本章只讨论动脉和小动脉，因为血管的这一部分是大多数研究的重点。根据它们的基本结构，脑动脉循环可以分为 3 个不同的区域，即大脑表面动脉/小动脉、实质内微小动脉（parenchymal arterioles，PA）和毛细血管床（图 26-1a）。大脑表面血管和毛细血管床的相似之处在于，在单个动脉受损或阻塞时，其广泛的侧支动脉和小动脉吻合网允许血流重新分配，这降低了发展为大面积脑梗死的风险。由于 PA 没有通过侧支血管连接，因此，在维持正常的氧气和营养交换的毛细血管灌注的情况下，PA 是"薄弱环节"或瓶颈。重要的是，一个部位 PA 的阻塞会引发一系列事件，导致梗死的发展远远大于由 PA 灌注区域预测的结果。这种梗死范围的增大是毛细血管的收缩和最初阻塞的 PA 下游静脉小管阻塞的结果。缺乏静脉流出导致血液停滞，最终阻塞最早阻塞的小动脉周围的 PA[12]。大脑表面动脉/小动脉和 PA 在神经支配上也有所不同，大脑表面血管有多层 VSMC，并由外周神经系统支配。

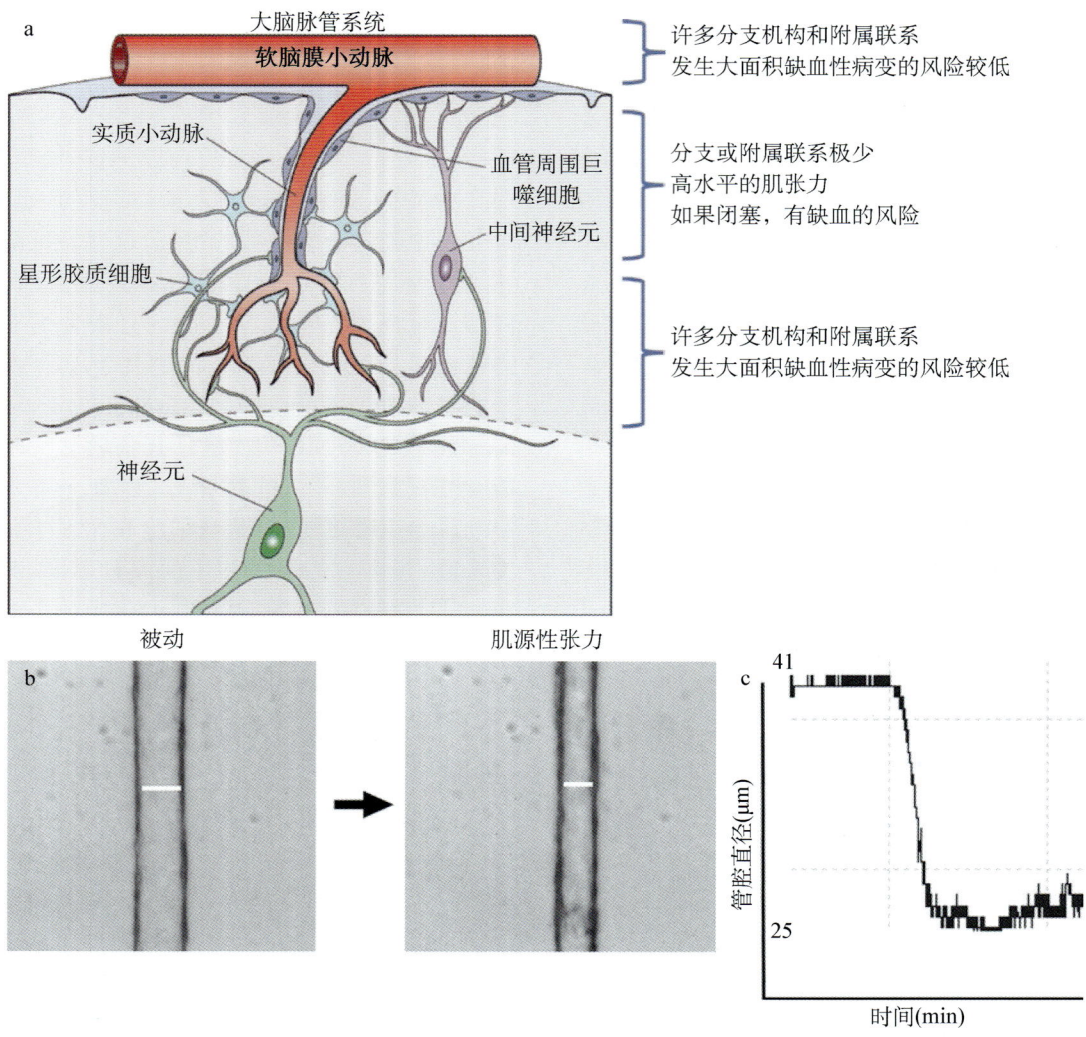

图 26-1　a. 大脑循环示意图。b. 显示了小鼠实质动脉在被动条件下和在动脉自发收缩后的情况。这种现象也被称为"肌张力"。动脉和动脉血管保持平滑肌细胞主动收缩力的内在能力。有助于调节肌张力的因素包括血管内的压力、静息钾传导、钙通道活性及收缩通路对钙的敏感度。两幅图像中的白线代表 PA 管腔直径。c. 显示了 PA 张力发展的原始轨迹,随着张力的发展,动脉收缩管腔直径从 ≈ 40 μm 减小到 ≈ 25 μm

这些神经随着 PA 进入大脑实质而消失。在这里偶尔发现轴突终端或树突与 PA 紧密相关,但大多数小动脉被星形胶质细胞的终足覆盖[13]。

VSMC 和内皮细胞与其他细胞类型(包括神经元、星形胶质细胞、胶质细胞、周细胞和血管周围巨噬细胞)之间的相互作用是大脑所特有的。所有这些血管外细胞类型都有可能影响血管功能和 SVD 的进展(图 26-1a)。神经元、星形胶质细胞和血管细胞(VSMC、内皮细胞和周细胞)协同作用以调节脑血流,这种功能性的细胞网络被称为神经血管单元。神经血管单元的组成取决于血管在脑血管树中的位置[13]。

内皮细胞是神经血管单元功能的核心。大脑中内皮细胞层的结构与身体其他部位不同。这些内皮细胞通过紧密连接蛋白（包括claudins和occludins）连接在一起，以限制循环细胞和物质进入大脑，并形成血脑屏障。肌内皮缝隙连接将内皮细胞与VSMC连接起来。这些细胞膜上的微结构对于调节脑动脉扩张尤为重要[6]。

四、调节血流和血管阻力的结构机制

（一）动脉重构

血管阻力是阻碍血流的力量。简单来说，血管阻力高时血管的血流量低。在外周血管床中，最主要的血管阻力来源于微动脉。在脑血管中高阻力区域的位置仍有争议。目前的学说认为：在基线条件下，大脑表面小动脉上游的脑动脉承担约50%的阻力，其余50%由大脑实质中的微动脉和小静脉承担。在这个理论中，PA承担了脑血管阻力的30%~40%，毛细血管几乎不贡献阻力[3]。然而，最近的研究通过先进的显微数据和血流动力学模拟的研究表明，毛细血管贡献了大部分脑血管阻力[14]。血管阻力是通过动脉结构的变化及动脉收缩和扩张来调节的。

高血压通过多种机制引起脑血管阻力的慢性增加[3]。动脉重构是指在被动条件下（当VSMC抑制活之以防止收缩时）观察到的血管结构变化。在实验条件下，通过研究无钙的溶液中不同管腔内压下的动脉来测量，从而防止动脉对压力的收缩反应[6]。高血压性脑动脉重构减少了血管的管腔直径和可供血流的面积，随后增加了血管阻力。在某些情况下，管腔直径的减少伴随着动脉壁厚度的相对增加，导致壁腔比增加，这被认为是终末器官损伤的关键标志，这个过程称为内向型动脉重构过程，已在脑大动脉、脑表面动脉、微动脉及高血压大鼠/小鼠的PA中观察到[6,8,15]。在脑缺血情况下，脑血管出现最大程度扩张，脑动脉管腔直径的减少尤其重要。高血压动脉重构的发展实际上是作为降低血压升高时发生的壁切应力的保护过程。重构过程还能保护毛细血管和小静脉免受压力增加的影响，降低微出血和血脑屏障破坏的风险。但重构也限制了动脉精准调节脑血流的能力[3]。

与高血压相关的许多机制都参与了脑动脉重构的调节。其中，肾素-血管紧张素-醛固酮系统（renin-angiotensin-aldosterone system，RAAS）的激活是研究最多的。众所周知，血管紧张素转换酶抑制剂、血管紧张素Ⅱ受体阻滞剂和盐皮质激素受体拮抗剂都能预防动脉重构[6]。目前，研究者们还提出了其他多种可能的动脉重构机制，包括但不限于增加超氧化物生成、基质金属蛋白酶（matrix metalloproteinase，MMP）激活、表皮生长因子受体激活和氯离子通道激活[3,6]。在开发SVD的治疗方面，重要的是要找到能够逆转动脉重构的治疗方法。上述描述的机制对于重构的发展都很重要，但很少有研究测试它们逆转该过程的能力。对于持续性高血压或不稳定高血压的患者来说，完全逆转重构过程甚至可能是有害的，因为在血压升高或波动的情况下减少血管壁厚度可能导致出血的发生。

（二）动脉稀疏化

微动脉和毛细血管的减少，通常称为"动脉稀疏化"，也会增加血管的阻力[6]。丢失的血管通常是侧支血管，它们的丢失限制了大脑对缺血性损害和血管损伤的响应能力。虽然人们对大脑中血管丢失的机制知之甚少，但显然NO的产生受损会导致侧支动脉丢失[3]。然而，目前尚不清楚这一过程是否可逆，或者是否可以通过治疗来阻止。

五、调节脑血流的主动/动态机制

神经血管耦合和脑血流自动调节共同作用以调节大脑实质的灌注。这 2 种机制在高血压中受到 SVD 的影响,导致脑灌注减少。脑内皮细胞也参与调节脑血流,这部分将与其他调节血流的机制分开讨论,因为它对脑血管功能有显著的额外影响。

(一)神经血管耦合

神经血管耦合或功能性充血这一术语描述了将神经元和胶质细胞活动变化与血流增加联系起来的过程。这个过程确保了足够的氧气和营养的输送,并从大脑活动区域清除废物。神经血管耦合是通过内皮细胞、神经元和星形胶质细胞,以及其他神经血管单元中的细胞的协调作用介导的。激活的神经元可直接向血管发出信号以增加脑血流,也可利用相关的星形胶质细胞向血管传递信息。最近的研究表明,星形胶质细胞在神经血管耦合中的参与在血管树长度上有所不同。在小动脉中,星形胶质细胞起到调节神经血管耦合的作用,在毛细血管中它们则在介导耦合中扮演更直接的角色[16]。在神经血管耦合过程中,虽然没有一个明确的信号分子列表,但已有研究表明,钾离子,包括 γ-氨基丁酸(Gamma-aminobutyric acid,GABA)和乙酰胆碱在内的神经递质、NO、腺苷、前列腺素及其他花生四烯酸代谢产物都参与了这一过程[3]。与血管紧密相关的周细胞也可能参与调节神经血管耦合,但这一概念还存在争议。通常认为高血压患者神经血管耦合受损[17]。这种损害随着衰老过程而加剧,并且不能通过降低高血压大鼠血压的治疗来预防[18]。在高血压小鼠模型中也观察到了类似损害[19]。神经血管耦合受损导致脑活跃区的低灌注。如果需要通过神经血管耦合增加血流,微循环上游的血管也必须扩张以确保足够的灌注。这种血管扩张是由传播性扩张驱动的,在高血压中,这种驱动力会受损,尤其是神经血管耦合受损时会加剧这种损害[3]。高血压中神经血管耦合受损的机制尚未完全阐明,可能涉及多个整合过程,包括结构重构和扩张受损。

(二)脑血流自动调节

脑血流自动调节是指在灌注压波动的情况下,大脑能够维持相对恒定的脑血流量的过程。通过脑血流自动调节机制,脑小动脉在颅内压力降低时扩张,在颅内压力增加时则收缩以保持脑血流量稳定。肌源性张力和肌源性反应性均有助于自身调节过程。肌源性张力指的是动脉和小动脉的 VSMC 维持的自动收缩力(图 26-1b),这是由对钙的敏感性和钙通道的活性来调节。血管腔内压力和钾通道也是调节张力的重要因素[6]。普遍认为,高血压模型的脑动脉中肌源性张力的产生增加,而抗高血压治疗可以防治这一点[15]。肌源性反应性是指动脉对腔内压力变化的反应能力。脑动脉感知腔内压力变化的机制尚未完全阐明,目前认为整合素、G 蛋白、离子通道和激酶均参与其中[6]。

动脉的自动调节曲线展示了在特定动脉中,自动调节发生的血管内压力范围,在这一压力范围内血流维持恒定。在压力高于或低于自身调节范围时,血流量与动脉内的压力直接成比例。在高血压中自动调节曲线向右移动,意味着血管在更高的压力下进行自身调节,增加了在腔内压力显著降低的情况下灌注减少的风险,可能会出现上游动脉损伤或阻塞的情况。超过自动调节范围的血压可能导致出血的发生,因为升高的血压和血流会破坏微血管。脑血管内皮也调节肌源性反应,主要通过 NO、前列环素和内皮源性超极化因子(endothelium-derived hyperpolarizing factor，EDHF）的产生调节。重要的是，所有这些扩张途径已被证明在多种血管床中因血压降低而减少[6]。

脑动脉自动调节能力的丧失可能是终末血管疾病的预警。给 SHRSP（自发性高血压大鼠）喂食高盐饮食会导致脑大动脉，包括大脑中动脉（middle cerebral artery，MCA）失去自动调节能力。尽管 MCA 不被认为是小血管，但这种自动调节能力的丧失可能对 SVD 的发展很重要。当自动调节失败时，增加的血流量将转移到下游小动脉，伴随血压的波动，可能导致微出血的发生[6]。

六、内皮功能与脑小血管疾病

从最大的动脉到最小的毛细血管，内皮细胞层是所有血管结构的共同组成部分。脑内的内皮细胞形成一层连续的细胞层，通过紧密连接蛋白相互连接。血管内皮可以被视为 SVD 的主要调节器，因为它在多方面调节脑动脉的重要功能。健康的内皮细胞对于 BBB 的正常功能是必需的，因为它们调节细胞和分子在血液和脑组织之间的移动。BBB 的破坏在 SVD 的发病机制和炎症级联反应中起着重要作用。除作为大脑的守门人之外，内皮细胞还调节着多种与营养物质交换无关的功能，包括免疫功能、血栓形成、血管生成（新毛细血管的形成）、动脉重构（预先存在的血管吻合处重构成功能性动脉）、侧支生长和血管稀疏化[20,21]。

高血压能显著损害 BBB 功能，可能增加神经炎症并导致脑水肿形成。抑制肾素-血管紧张素系统作用的药物可减少高血压模型中 BBB 的破坏。有趣的是，这似乎是 Ang Ⅱ 的直接效应，而不是血压升高本身的作用[3]。最近的研究表明，Ang Ⅱ 给药直接导致 BBB 开放，允许 Ang Ⅱ 进入血管周围间隙[19]。BBB 的破坏需要 MMP 的激活，这些酶已被证明在高血压重构过程中发挥重要作用[6]。

内皮细胞在调节神经血管耦合中发挥的作用已被广泛认可，能够产生血管收缩剂（前列腺素 H_2 和血栓素 A_2）和血管舒张剂（NO、前列环素、一氧化碳和硫化氢）。在皮层动脉中，内皮依赖性扩张主要由 NO 产生介导，而在 PA 中非 NO 依赖的扩张也很重要[3]。内皮细胞可通过介导内皮依赖性超极化（endothelium-dependent hyperpolarization，EDH）直接引起血管舒张，这种机制需要内皮细胞内钙离子浓度的局部增加，导致小和中等钙电流激活钾通道，引起内皮细胞的超极化。这种超极化通过肌-内皮间隙连接传递给 VSMC，从而引起血管扩张。多种瞬态受体电位（transient receptor potential，TRP）通道在脑内皮细胞表达，被认为是激活这种 EDH 介导扩张的关键。在微血管水平上，内皮细胞可通过感知血源性激动剂和血流变化来调节血流[16]。

高血压能够通过多种机制显著损害内皮依赖性血管舒张。在许多啮齿动物高血压模型的脑血管中，NO 介导的扩张受损，通常与 ROS 产生显著增加有关[19]。在高血压模型中，包括由环氧二十碳三烯酸（epoxyeicosatrienoic acids，EET）介导在内的多种不依赖 NO 的血管舒张机制也受损。花生四烯酸产生的 EET 减少可能是这种不依赖 NO 扩张的主要损害原因。有实验室的初步研究表明，通过激活瞬态受体电位香草酸 4（transient receptor potential vanilloid 4，TRPV4）通道介导的小动脉扩张，作为 EDH 介导扩张的一部分在高血压中受损。

七、神经炎症在脑小血管病发病机制中的作用

炎症可能通过多种潜在途径影响脑血管和认知功能。SVD 可能导致 BBB 的破坏，循环中的免疫细胞能够渗透到脑实质中

导致神经炎症的发生。星形胶质细胞对内皮细胞的支持作用在维持 BBB 完整中起着重要作用。然而，星形胶质细胞在损伤反应中可以激活，这个过程称为星形胶质细胞增生。研究表明，在血管周围失去髓鞘的白质区域，存在炎症反应和星形胶质细胞增生。反应性星形胶质细胞和激活的小胶质细胞释放自由基及多种炎症细胞因子，如 IL-1、IL-6 和 TNF-α。反应性星形胶质细胞和小胶质细胞还释放 MMP（包括 MMP-9），可以介导 T 淋巴细胞迁移到 SHR 的白质病变中[4,5]。目前尚不清楚这种神经炎症的增加是 SVD 的原因还是结果，接下来描述的最新研究指出这是个潜在的致病效应。

大脑中包含 2 种不同的巨噬细胞亚群：血管周围巨噬细胞（the perivascular macrophages，PVM）和脉络丛巨噬细胞。PVM 与 SVD 的发生有重要关系。PVM 位于脑血管周围间隙，起源于造血前体干细胞，与大脑皮质和脑实质动脉/小动脉的血管壁紧密相关（这些血管的直径＞20 μm）。在大脑皮质动脉中，大约 80% 的血管壁被 PVM 覆盖，而在小动脉中的覆盖率略低（约为 60%）。在 AngⅡ高血压小鼠中，神经血管耦合受损，而去除 PVM 改善了神经血管耦合和内皮依赖性扩张，可使其恢复到对照小鼠水平。AngⅡ被证明可以穿过 BBB 并进入血管周围间隙。AngⅡ对脑血管的有害影响与血管周围巨噬细胞上的血管紧张素受体 1 的激活有关，会增加氧化应激。在遗传性高血压小鼠模型（BPH/2J 品系小鼠）中，同样观察到巨噬细胞缺失改善了认知功能[19]。

高盐摄入促进了心血管疾病的发展，并且与 SVD 关联，部分原因是基于肠-脑轴机制促进炎症和血管损伤。高盐饮食本身并不能提高小鼠的血压，但它确实能显著降低脑血流量，损害皮质动脉的神经血管耦合和内皮依赖性扩张。这些血管功能的改变与认知能力下降有关，可能的机制与促炎细胞因子 IL-17 增加有关。IL-17 由肠道中的 Th17 产生。当 T 细胞缺陷小鼠接受高盐饮食时，脑血管和认知功能可以保持正常。通过在高盐处理的小鼠中用特异性抗体中和 IL-17，以及给正常饮食的小鼠注射外源性 IL-17 的方法，确认了血管损伤与 IL-17 之间的联系[22]。

结论和临床前景

目前还没有完美的脑 SVD 动物模型。在许多方面，这与人类疾病发生的多因素特性是相符的。高血压是该病症的重要危险因素之一，对高血压的适当治疗可以预防许多导致该病症的血管变化。尽管研究证实炎症是重要的促进因素，但也很可能与 SVD 相关的炎症是继发于高血压的结果。高血压和炎症对脑动脉的结构和功能的影响是多方面的，导致大脑的血管不足和认知能力下降（图 26-2）。未来重要的方向是找到能影响高血压和炎症介导 SVD 发展的治疗方法。

> **知识空白**
> - 在对 SVD 的发病机制的理解方面，目前还存在一些明显的知识空白。尽管最近对性别差异变量的兴趣增加，但很少有研究比较男性和女性的小脑血管的差别，关于 SVD 风险因素对性别影响的信息更是少之又少。同样，大多数研究集中在疾病预防上。未来的研究必须关注如何减缓疾病进展，这在理想情况下是疾病的逆转。当然，这在临床尤为困难，因为任何神经系统疾病的最初症状通常在发生严重神经血管损伤后才会被注意到。因此，早期识别 SVD 生物标志物无论在研究工作中还是临床领域都是一个重大进步。

- 此外,很少有研究使用大型动物模型来研究SVD,但这将明显提高研究的临床相关性。我们还需要考虑用于评估认知衰退的行为测试。这些测试必须是可控的,并且采用盲法。随着该领域研究不断进行,研发更好地反映SVD患者观察到的认知变化的测试和模型尤为重要,包括情感淡漠和执行功能障碍,包括冲动控制、注意力、专注力和任务启动的损害。
- 在SVD及其相关神经系统疾病中静脉系统的作用还有待研究。脑淋巴系统是一种脑内的清除系统,它利用脑血管和星形胶质细胞之间的血管周围间隙来清除大脑中的可溶性蛋白和代谢物废物[23]。越来越多的研究表明,脑淋巴系统在阿尔茨海默病的发生、发展中扮演着重要角色(也许还有其他类型的痴呆症)。随着神经血管影像方面的技术进步,如多光子超分辨率显微镜,会使未来数年内脑小血管疾病领域的研究迎来快速发展。

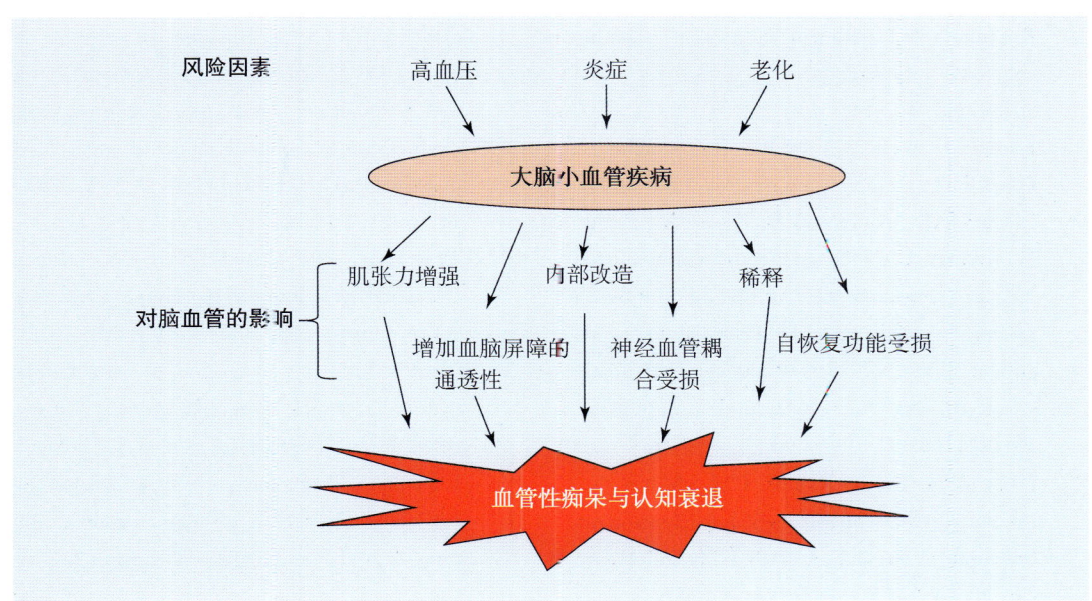

图 26-2 与脑血管疾病相关的风险因素及其对脑血管的影响导致认知能力下降的示意图

(刘小利 翻译;李静 审核)

参考文献

[1] Horsburgh K, Wardlaw JM, van Agtmael T, Allan SM, Ashford MLJ, Bath PM, Brown R, Berwick J, Cader MZ, Carare RO, Davis JB, Duncombe J, Farr TD, Fowler JH, Goense J, Granata A, Hall CN, Hainsworth AH, Harvey A, Hawkes CA, Joutel A, Kalaria RN, Kehoe PG, Lawrence CB, Lockhart A, Love S, Macleod MR, Macrae IM, Markus HS, McCabe C, McColl BW, Meakin PJ, Miller A, Nedergaard M, O'Sullivan M, Quinn TJ, Rajani R, Saksida LM, Smith C, Smith KJ, Touyz RM, Trueman RC, Wang T, Williams A, Williams

SCR, Work LM. Small vessels, dementia and chronic diseases-molecular mechanisms and pathophysiology. Clin Sci. 2018; 132 (8):851-68.

[2] Joutel A, Faraci FM. Cerebral small vessel disease: insights and opportunities from mouse models of collagen Ⅳ-related small vessel disease and cerebral autosomal dominant arteriopathy with subcortical infarcts and leukoencephalopathy. Stroke. 2014; 45 (4):1215-21.

[3] De Silva TM, Faraci FM. Microvascular dysfunction and cognitive impairment. Cell Mol Neurobiol. 2016;36(2):241-58.

[4] Yang Y, Kimura-Ohba S, Thompson J, Rosenberg GA. Rodent models of vascular cognitive impairment. Transl Stroke Res. 2016;7(5):407-14.

[5] Kaiser D, Weise G, Möller K, Scheibe J, Pösel C, Baasch S, Gawlitza M, Lobsien D, Diederich K, Minnerup J, Kranz A, Boltze J, Wagner D-C. Spontaneous white matter damage, cognitive decline and neuroinflammation in middle-aged hypertensive rats: an animal model of early-stage cerebral small vessel disease. Acta Neuropathol Commun. 2014;2:169.

[6] Pires PW, Dams Ramos CM, Matin N, Dorrance AM. The effects of hypertension on the cerebral circulation. Am J Physiol Heart Circ Physiol. 2013;304(12):H1598-614.

[7] Faraco G, Park L, Anrather J, Iadecola C. Brain perivascular macrophages: characterization and functional roles in health and disease. J Mol Med. 2017;95(11):1143-52.

[8] Diaz-Otero JM, Fisher C, Downs K, Moss ME, Jaffe IZ, Jackson WF, Dorrance AM. Endothelial mineralocorticoid receptor mediates parenchymal arteriole and posterior cerebral artery remodeling during angiotensin Ⅱ-induced hypertension. Hypertension. 2017; 70(6):1113-21.

[9] Diaz-Otero JM, Yen T-C, Fisher C, Bota D, Jackson WF Dorrance AM. Mineralocorticoid receptor antagonism improves parenchymal arteriole dilation via a TRPV4-dependent mechanism and prevents cognitive dysfunction in hypertension. Am J Physiol Heart Circ Physiol. 2018;315(5):H1304-H1315.

[10] Hainsworth AH, Allan SM, Boltze J, Cunningham C, Farris C, Head E, Ihara M, Isaacs JD, Kalaria RN, Lesnik Oberstein SAMJ, Moss MB, Nitzsche B, Rosenberg GA, Rutten JW, Salkovic-Petrisic M, Troen AM. Translational models for vascular cognitive impairment: a review including larger species. BMC Med. 2017;15(1):16.

[11] Dabertrand F, Krøigaard C, Bonev AD, Cognat E, Dalsgaard T, Domenga-Denier V, Hill-Eubanks DC, Brayden JE, Joutel A, Nelson MT. Potassium channelopathy-like defect underlies early-stage cerebrovascular dysfunction in a genetic model of small vessel disease. Proc Natl Acad Sci U S A. 2015; 112(7):E796-805.

[12] Taylor ZJ, Hui ES, Watson AN, Nie X, Deardorff RL, Jensen JH, Helpern JA, Shih AY. Microvascular basis for growth of small infarcts following occlusion of single penetrating arterioles in mouse cortex. J Cereb Blood Flow Metab. 2016;36(8):1357-73.

[13] Iadecola C. The neurovascular unit coming of age: a journey through neurovascular coupling in health and disease. Neuron. 2017;96 (1):17-42.

[14] Gould IG, Tsai P, Kleinfeld D, Linninger A. The capillary bed offers the largest hemodynamic resistance to the cortical blood supply. J Cereb Blood Flow Metab. 2017; 37 (1): 52-68.

[15] Pires PW, Jackson WF, Dorrance AM. Regulation of myogenic tone and structure of parenchymal arterioles by hypertension and the mineralocorticoid receptor. Am J Physiol Heart Circ Physiol. 2015;309(1):H127-36.

[16] Guerra G, Lucariello A, Perna A, Botta L, De Luca A Moccia F. The role of endothelial Ca^{2+} signaling in neurovascular coupling: a

view from the lumen. Int J Mol Sci. 2018;19(4).

[17] Santisteban MM, Iadecola C. Hypertension, dietary salt and cognitive impairment. J Cereb Blood Flow Metab. 2018;38(12):2112-28.

[18] Calcinaghi N, Wyss MT, Jolivet R, Singh A, Keller AL, Winnik S, Fritschy J-M, Buck A, Matter CM, Weber B. Multimodal imaging in rats reveals impaired neurovascular coupling in sustained hypertension. Stroke. 2013;44(7) 1957-64.

[19] Faraco G, Sugiyama Y, Lane D, Garcia-Bonilla L, Chang H, Santisteban MM, Racchumi G, Murphy M, Van Rooijen N, Anrather J, Iadecola C. Perivascular macrophages mediate the neurovascular and cognitive dysfunction associated with hypertension. J Clin Invest. 2016;126(12):4674-89.

[20] Bosetti F, Galis ZS, Bynoe MS, Charette M, Cipolla MJ, Del Zoppo GJ, Gould D, Hatsukami TS, Jones TLZ, Koenig JI, Lutty GA, Maric-Bilkan C, Stevens T, Tolunay HE, Koroshetz W, "Small Blood Vessels: Big Health Problems" Workshop Participants. "Small blood vessels: big health problems?": scientific recommendations of the national institutes of health workshop. J Am Heart Assoc. 2016;5(11).

[21] Hu X, De Silva TM, Chen J, Faraci FM. Cerebral vascular disease and neurovascular injury in ischemic stroke. Circ Res. 2017;120(3):449-71.

[22] Faraco G, Brea D, Garcia-Bonilla L, Wang G, Racchumi G, Chang H, Buendia I, Santisteban MM, Segarra SG, Koizumi K, Sugiyama Y, Murphy M, Voss H, Anrather J, Iadecola C. Dietary salt promotes neurovascular and cognitive dysfunction through a gut-initiated TH17 response. Nat Neurosci. 2018;21(2):240-9.

[23] Jessen NA, Munk ASF, Lundgaard I, Nedergaard M. The glymphatic system: a beginner's guide. Neurochem Res. 2015;40(12):2583-99.

27 种族特点与心血管疾病

Aletta E. Schutte

一、概述 / 291
二、导致心血管疾病种族差异的因素 / 291
    （一）种族遗传学 / 291
    （二）环境因素：社会经济地位和人口统计学 / 292
    （三）环境因素：健康行为和生活方式 / 292
    （四）环境因素：代谢方面 / 294
三、与心血管风险相关的种族特异性病理生理机制 / 294
四、总结 / 295
参考文献 / 296

© Springer Nature Switzerland AG 2019
R. M. Touyz, C. Delles (eds.), *Textbook of Vascular Medicine*,
https://doi.org/10.1007/978-3-030-16481-2_27

关键概念
- 在全球范围内,不同种族群体居住在不同地域,有独特的生活环境、健康行为、社会规范和文化传统。
- 这些种族群体包括非洲黑人、欧洲白人、西班牙裔、南亚人、亚洲人、土著人、太平洋岛民和许多其他群体,特定的遗传特征可能是决定心血管风险的重要因素。
- 健康差异报告表明,心血管和代谢风险在特定种族人群中增加,现有的许多主要针对欧洲人群的风险预测模型在这些特定人群中并不适用。
- 随着大规模人口迁移和国家内部人口结构的转变,必须更好地了解种族特异性心血管疾病的发展,以便采取有效的疾病预防策略。

一、概述

在全球范围内,不同国家和地区在预期寿命方面存在较大差异[1],心血管疾病仍然是导致死亡的主要原因。回顾过去数十年全球的血压趋势,可以明显看出全球最高血压水平已从高收入国家转移到低收入国家[2]。对于血压和心血管疾病患病率的差异,可以用地域、环境暴露、遗传起源进行解释。

本章节将特别关注"种族"的概念及定义。认识到种族在心血管疾病风险、发展、治疗和转归方面的意义同样重要。

"种族(ethnicity)"一词源于希腊语"ethnos",是指一个国家,一个反映了自我认同的、复杂的、多维度的社会结构,包括文化传统、宗教信仰、风俗习惯和社会认同[3]。它是一个术语,也通常用于具有相同外表(如肤色)的人群,因此,具有相似的基因起源。其他经常使用的术语包括"人种(race)"或"血统(ancestry)",每个词都有特定的含义。"人种"主要与一个人的身体特征有关,而"种族"反映了文化。尽管使用的术语不同,但众所周知,不同种族群体的血统起源于欧洲、亚洲、非洲或加勒比地区[3],而种族也带来了不同的健康特征,呈现出特定的心血管风险情况。

在一项对英国3个种族人群进行超过10年的不同心血管风险评估中,包括Framingham心血管疾病风险评分,证实了心血管风险的差异[4]。研究发现,在包含欧洲白人、南亚人和非洲-加勒比人的2种风险评分在所有种族群体中都表现不一致,这表明了特定人群中存在固有的心血管风险。据报道,1999—2012年,美国的心血管疾病发病率和死亡率持续存在种族和族裔差异,黑人和墨西哥裔美国人的心血管疾病负担加重[5]。非洲的种族比较研究也证实,与白人相比,黑人的血压和整体心血管疾病风险都明显更高[6]。由于心血管风险预测或分层是预防策略的基石,因此,必须根据不同种族群体的风险改进并定制现有的评分。由于全球人口大规模迁移,许多种族居住在同一个国家,因此,需要更好地了解心血管疾病预防计划和医疗保健方面的种族差异。

二、导致心血管疾病种族差异的因素

(一)种族遗传学

由于心血管疾病的多因素起源,遗传学对高血压和心血管疾病风险的影响一直以来备受质疑。重要的是,早期在农村人口(如美洲印第安人、阿拉斯加原住民或非洲农村人)中进行的针对特定种族的研究表明,心血管疾病极为罕见[7]。心血管疾病的结果数据清楚地表明了这一点,在评估心血管风险因素时,报告的极低血压和血清脂质也证实了这一点。最近的论文回顾了一段时间以来的健康指标轨迹,报道了这些人群中心血管疾病负担的惊人变化,其中许多人居住在低收入和中等收入国家,这些国家已知背负着沉重的高血压和心血管疾病负担[2]。导致心血管疾病负担显著变化的环境因素将在后续章节中讨论,但遗传学的作用仍需要进一步澄清。虽然种族本身在解释心血管风险方面很重要,但种族与性别的相互作用也很重要。因此,在基因研究中考虑性别和种族十分重要[8]。

国际血压全基因组关联研究联盟最近证实,血压确实是一种可遗传的特征[9],其特定的遗传风险评分(基于29个全基因组变异)与高血压、左室壁厚度、卒中和冠状动脉疾病相关。他们的分析包括20万欧洲血统的人群,也观察了东亚、南亚和非洲血统的人群与血压的关系。最重要的是,人们认识到血压也受到多种生物途径的影响,并且对环境刺激有高度反应[9],在不同种族群体的反应也不同[10]。

最近的研究报道,高血压[2]和死亡率[1]的区域负担发生了变化,这些变化在很大程度上可以通过人口统计学、健康行为和环境暴露的变化来解释。

(二)环境因素:社会经济地位和人口统计学

一个人的社会经济地位是决定其总体健康状况的重要因素之一。社会经济地位是个人或家庭与其他人相比的经济和社会地位的总和,通常基于3个主要因素:收入、教育和职业。个人或人群的社会地位或阶级对健康的实际影响往往被忽视,但它是健康的重要决定因素之一。

一项包括51项研究荟萃分析回顾了社会经济地位与高血压之间的关系,明确了低社会经济地位与高血压有关。一个显著发现是,受教育程度较低的人群患高血压的可能性是受教育程度较高人群的2倍[11]。作者在结合了非洲数据的亚组分析中发现了一个相反的结果,即较高收入和高水平职业的非洲人群的高血压发病率更高[11]。这些发现清楚地表明,社会经济地位或其组成部分与心血管健康之间不一定存在线性关联,需要考虑某些人口因素,例如,国家或族裔群体的发展状况。

"全球疾病负担合作组织"(The Global Burden of Disease Collaborators)定期报告高水平全球卫生数据。为了超越对发达国家和发展中国家的二元论描述和对发展状况的评估(仅基于收入),他们制定了社会人口指数(socio-demographic index)。这个指数的计算方法包括了人均收入、平均受教育年限和总生育率[1]。将这一指标纳入所有分析,可以更好地进行地区和种族群体之间的比较。

为了更好地了解种族差异,同时考虑到社会经济地位,一项南非的研究比较了黑人和白人教师3年多的心血管健康状况[12]。研究发现,与白人教师相比,黑人教师在收缩压和舒张压、腹型肥胖、总胆固醇、空腹血糖和其他生物标志物(如纤维蛋白原和D-二聚体)都有更明显的升高,这表明尽管他们的社会经济地位相似,但黑人组的总体心血管风险更高,随时间变化的发展轨迹也更明显。还需要进一步研究压力管理、应对策略、环境、行为和遗传因素对增加心血管风险的潜在作用。

(三)环境因素:健康行为和生活方式

生活方式和健康行为是最重要的可预防的心血管风险因素,且与人群相关。随着近年来人口结构从农村向城市地区或跨大洲的迁移,不良健康行为预计大幅度增加[13,14]。

此外,理解从受孕开始就适用于所有人群的终身风险概念也很重要[15]。在全球范围内,有证据表明,亚临床和临床心血管疾病的发展源于早期生活规划和终身暴露于心血管危险因素的结果。在妊娠期间，母亲的不良健康行为可能影响胎儿健康；同样，儿童时期相似的健康行为会促进以后生活中心血管疾病的发展，从而促进所谓的早期血管衰老的轨迹，这在年轻人中已经很明显[6,16]。

众所周知，许多健康相关行为会直接导致心血管风险增加，如饮食、体育活动、肥胖、饮酒和吸烟，但本章节不可能详细讨论所有这些行为。然而，在接下来的章节中，将重点介绍一些具有种族影响的特殊行为。

1. 营养调整（包括盐的摄入） 已知某些特定的营养素和膳食摄入具有心脏保护作用，包括水果、蔬菜、豆类、谷物和乳制品的摄入[17]。然而，食品技术的进步使人们能够生产出更美味、高能量的加工食品和饮料，在大多数情况下，它们比水果和蔬菜等健康食品更加便宜，这使得居住在低收入和中等收入国家的人群受到极大影响。在特定种族群体迁移的国家，这些群体往往具有较低的社会经济地位，并易选择较便宜的含糖、脂肪和盐的加工食品。

高盐饮食也是众所周知的高血压和心血管疾病的诱因。已知在特定的种族群体（如黑人）中，有更多的人对盐敏感[18]。这对心血管有重要影响，因为盐敏感者在摄入相同量的盐的情况下，血压的升高比耐盐者更为明显。神经内分泌因素和肾脏之间复杂的相互作用可能是这些患者倾向于盐潴留并发展为盐依赖性高血压的基础[18]。因此，通过减少加工食品中的含盐量或从餐桌上取下盐罐来减少钠摄入量十分重要。

2. 身体成分与肥胖 肥胖是全球人类健康的重大威胁，在过去数十年里，大多数国家的肥胖患病率显著增加[19]。除了努力扭转这一趋势外，重要的是在肥胖发展的早期阶段识别患者，以降低随后发展为心血管疾病和癌症等非传染性疾病的风险。目前使用体重指数（body mass index，BMI）和腰围来评估肥胖：将 BMI 值 $\geqslant 30 \ kg/m^2$、男性腰围 $\geqslant 94 \ cm$、女性腰围 $\geqslant 80 \ cm$ 作为切点值。然而，这些数值是根据欧洲人群定义的，因此，在评估其他种族的患者时，使用特定种族的数值是很重要的，因为身体成分（如身高、肌肉质量和脂肪分布）因种族不同而不同。种族特异性 BMI 切点值被确定并验证，包括毛利人、太平洋岛民、亚洲印第安人、汤加人、日本人和非洲人。同样，腰围也有特定的切点值。尤其重要的是，在适当情况下应使用特定种族的界限，因为很多改变都建议将切点值降低，例如，超重界限从 $25 \ kg/m^2$ 降低到 $22 \ kg/m^2$ 或 $23 \ kg/m^2$。最近发表了针对非洲人群的腰围切点值[20]，建议非洲男性和女性使用相似的切点值，均为 80 cm。以腰围切点值为例，欧洲男性的临界值为 94 cm，与非洲男性 80 cm 的切点值相比，差距高达 14 cm。在一项多种族人群的研究中，对欧洲白人、非洲-加勒比人和南亚人进行了比较得到了进一步的证实，结果表明，BMI 在 2 型糖尿病与心血管疾病和全因死亡风险中存在种族特异性关联[21]。

3. 烟草和酒精的摄取 烟草使用一直是减少心血管疾病发展的主要控制目标之一，因为它是一个既定的心血管危险因素[17]。根据全球疾病负担研究，吸烟与社会人口指数之间存在强烈的正相关，表明烟草在较为富裕的人群中使用更多[17]。然而，许多报告表明，烟草公司的目标是低收入和中等收入国家，因为这些国家的政府在实施税收等措施减少人口使用烟草方面不太严格。然而，由于宗教、意识形态原因而产生的社会动荡，传统社会对吸烟的接受程度、态度和信仰不同，导致各亚群体之间的吸烟率差异显著。此外，"咀嚼"烟草在某些社区也很常见[3]。

在种族层面来看，研究表明，烟草烟雾中的主要成瘾性物质尼古丁在非裔美国人和欧洲人代谢方式不同[22]，这导致不吸烟的非裔美国人在使用相似的尼古丁贴片时会比欧洲人排出更少的尼古丁和可替宁。这一发现对心血管的影响尚不明确，但可能表明,非洲人接触循环尼古丁和可替宁的时间更长,这可能是他们患心血管疾病和癌症风险增加的原因[22]。

过量饮酒也会对心血管的健康产生显著影响,是导致伤残调整寿命年(衡量总体疾病负担的指标)的第七大风险因素[17]。在2016年,饮酒是15～49岁年龄段人群的主要危险因素,而由于宗教原因,不同地区的饮酒习惯存在显著差异,在中东地区的饮酒量极低。在过去25年中,南亚、东南亚和中亚等地区的饮酒量在男性和女性中均增加了25%[17]。

先前的研究报道了习惯性饮酒与心血管事件风险之间的种族差异,这可能涉及种族差异、酒精代谢相关的遗传多态性、饮酒行为和模式的文化差异或其他健康风险因素[23]。未来的研究需要确定酒精对心血管风险的急性和长期影响是否确实存在种族差异,以及遗传差异是否涉及其中[23]。

(四)环境因素:代谢方面

在不同人群中观察到不同的疾病结局是由多种代谢因素导致的。缺血性心脏病是欧洲人群和南亚人群的主要死亡原因,而包括卒中在内的脑血管疾病似乎在黑人群体中更为常见[24]。此外,2型糖尿病在南亚人群中的患病率普遍高于许多其他人群,无论是在印度境内,还是在美国或英国等国家的人群中[25]。这似乎与人群快速从农村迁移到城市环境所导致的人口和营养转变有关。

这些疾病结局的差异(仅举几例)可归因于多种因素,包括与内脏肥胖有关,或者葡萄糖代谢和血脂异常相关的代谢因素。例如,南亚人群体内的内脏脂肪储存过多,并且低密度脂蛋白胆固醇水平较高[3,25]。由于内脏脂肪含量较高,南亚人群与BMI相同的其他种族人群相比,表现出更严重的胰岛素抵抗[25]。这对动脉粥样硬化和缺血性心脏病的发展产生直接影响。另一方面,非洲人群患卒中的风险明显高于欧洲人群,其中高血压是一个重要因素,但非洲人群患高胆固醇血症和缺血性心脏病的可能性更低[6,24]。

三、与心血管风险相关的种族特异性病理生理机制

全球范围内存在许多不同的民族和种族群体,虽然大多数人具有共同的风险因素,但仍存在一些显著差异。一项比较了2001—2012年间加拿大白人、南亚人、中国人和黑人群体心血管疾病风险因素的时间趋势研究中发现[26],南亚男性的糖尿病患病率增加了2倍多,其中中国男性的肥胖率增幅最大。总体而言,南亚裔男性、黑人男性和女性在研究期间心血管健康状况的下降幅度较大,其中黑人女性的高血压患病率增加最多[26]。

在前面的章节中,已经提及造成心血管疾病种族差异的潜在机制。在遗传、环境、行为和代谢起源影响等许多方面,在某些种族群体中观察到的特定病理生理机制值得进一步讨论。

1. 盐敏感性与容量负荷性高血压 很大一部分黑人个体因容量负荷性高血压表现出盐敏感性和受抑制的肾素-血管紧张素-醛固酮系统(renin-angiotensin-aldosterone system,RAAS)[6]。有报道称,与白人群体相比,无论是正常血压还是高血压的黑人群体的血浆肾素活性和醛固酮均较低,血管紧张素Ⅰ和Ⅱ也受到了抑制。这种表型的特征在于醛固酮与肾素比值较高,或者醛固酮和肾素水平都较低,同时伴随血压升高。这进一步表明醛固酮与肾素的比值改变了盐摄入量与血压之间的关系,反映了其在盐敏感性低肾素性高血压中的作用。非洲人群的遗传多态性证实了肾脏对钠的处理有所改变,其中钠潴留和容量扩张仍是黑人群体高血压发展的关键因素[6]。这一表

型也指导了抗高血压治疗的临床实践指南，表明针对肾素-血管紧张素系统的药物应避免作为一线治疗用药。

2. 早期血管衰老 动脉僵硬度（动脉硬化）的测量是心血管结局的强有力的独立预测指标，它的测量已经被证明可以更深入地了解血管加速衰老情况[15]。当回顾一生的心血管风险时，黑人群体相较于其他群体表现出更明显的主动脉僵硬度。在达拉斯心脏研究中，比较了黑人、西班牙裔和白人群体的近端主动脉僵硬度，结果表明，黑人群体的动脉僵硬度高于西班牙裔，而西班牙裔人群高于白人，所有这些都独立于动脉压力和其他相关危险因素[27]。这一结果在6~8岁黑人和白人男孩中也得到了证实，黑人男孩动脉分支的3个部分僵硬度增加[6]。不同的病理生理机制可能参与了动脉硬化的过程，有研究表明，慢性低度炎症可能在其中发挥作用，这种炎症在非洲等民族群体中更为常见[6]。动脉硬化相关炎症标志物的升高与不良的代谢状况也与南亚人群动脉粥样硬化的早期发展相关[25]。

3. 自主神经系统调节 自主神经系统活动的改变被认为是导致心血管疾病风险种族多样性的一个因素。关于这一点的研究主要集中于黑人和白人群体，结果表明，黑人群体存在交感神经过度活跃的现象[6]。然而，人们对其他人群的种族差异知之甚少。在阿姆斯特丹出生的儿童及其发展（Amsterdam Born Children and their Development，ABCD）研究中，研究了儿童自主调节的种族差异[28]。研究发现，在5~6岁时，不同种族背景的儿童在交感和副交感神经驱动心率方面存在较大差异。与欧洲儿童相比，来自加纳和非洲-苏里南的儿童表现出更有利的自主调节，来自土耳其和摩洛哥的儿童则表现出更不利的调节。作者认为，由于儿童年龄太小，很大程度上可能是遗传因素在起作用[28]，尽管早期生活规划也可能发挥重要作用。

四、总结

尽管本综述并不详尽，但总的来说，相关证据明确地指出了心血管疾病风险和发展方面的种族差异。虽然遗传因素的作用似乎很小，但环境因素，如营养、吸烟和饮酒都与心血管疾病发展有关，它们可能通过诱导表观遗传修饰而发生。因此，需要更好地了解种族特异性的诱导因素。此外，还有人质疑，健康方面的种族差异是否能通过社会经济地位的差异来解释，因为在许多情况下，少数民族（或发达国家的少数群体）居住在低收入和中等收入国家，拥有较低的社会经济地位。在某种程度上，这个问题仍无答案，但病理生理机制的研究表明，某些方面无法用社会经济地位解释，例如，种族特异性内脏脂肪分布、肾脏对钠的处理和盐敏感性。因此，未来的研究应鼓励涉及更大规模的人群，包括不同的种族，以便为所有种族群体建立经过验证有效的风险预测模型（图27-1）。

结论和临床前景

- 持续存在的种族和民族差异在心血管疾病的发病率和死亡率方面已被广泛报道。
- 多种因素可能解释这些差异，证据支持包括遗传和环境因素在内的多个因素的贡献作用。
- 社会健康决定因素，如教育、收入和职业，以及获得医疗保健的机会，对于了解种族健康差异至关重要。
- 在心血管健康方面，特定种族在环境、行为和代谢方面具有独特性，例如，盐摄入量和盐敏感性。
- 为更好地了解种族特异性疾病的发展，开发和验证风险预测模型是心血管疾病预防的基石。

Ⅲ 血管疾病的病理生理学

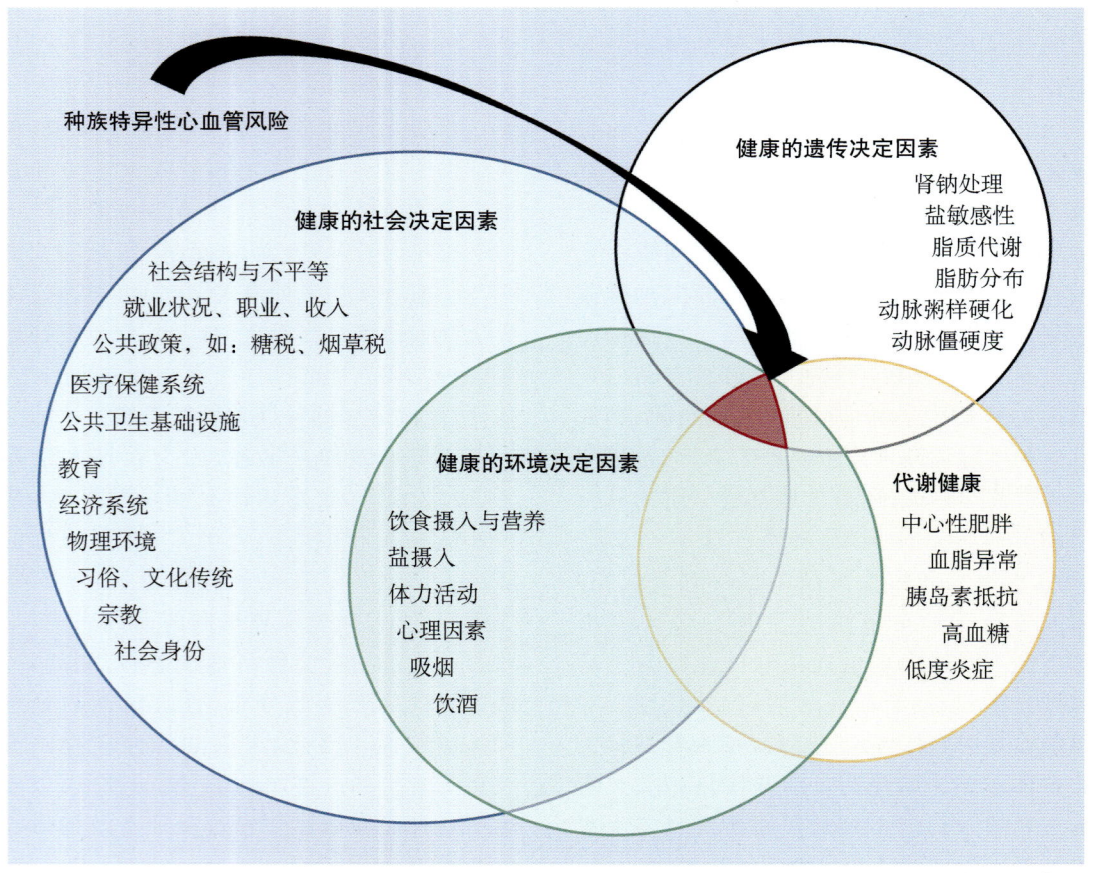

图 27-1 心血管疾病的种族差异在很大程度上可以用健康的社会、环境、代谢和遗传决定因素共同解释

知识空白

- 种族群体在健康状况、健康结果及干预措施的成本效益方面的证据基础薄弱，需要更大规模的人群研究。
- 目前尚不清楚一些治疗方案（如高血压的治疗流程），是否对非洲和南亚后裔同样有效。
- 早期生活规划（妊娠期间和生命最初1000天的暴露）对心血管疾病发展的种族特异性贡献在很大程度上是未知的。

（尹新华　翻译；王海军　审核）

参考文献

[1] GBD 2016 Mortality Collaborators. Global, regional, and national under-5 mortality, adult mortality, age-specific mortality, and life expectancy, 1970-2016: a systematic analysis for the Global Burden of Disease Study 2016. Lancet. 2017;390(10100):1084-150.

[2] NCD Risk Factor Collaboration. Worldwide trends in blood pressure from 1975 to 2015: a pooled analysis of 1479 population-based measurement studies with 19.1 million participants. Lancet. 2017;389(10064):37-55.

[3] Lip GY, Barnett AH, Bradbury A, Cappuccio FP, Gill PS, Hughes E, et al. Ethnicity

[4] Tillin T, Hughes AD, Whincup P, Mayet J, Sattar N, McKeigue PM, et al. Ethnicity and prediction of cardiovascular disease: performance of QRISK2 and Framingham scores in a U. K. tri-ethnic prospective cohort study (SABRE-Southall and Brent REvisited). Heart. 2014;100(1):60-7.

[5] Pool LR, Ning H, Lloyd-Jones DM, Allen NB. Trends in racial/ethnic disparities in cardiovascular health among US adults from 1999-2012. J Am Heart Assoc. 2017;6(9).

[6] Schutte AE, Botha S, Fourie CMT, Gafane-Matemane LF, Kruger R, Lammertyn L, et al. Recent advances in understanding hypertension development in sub-Saharan Africa. J Hum Hypertens. 2017;31(8):491-500.

[7] Donnison C. Blood pressure in the African natives: its bearing upon aetiology of hyperpiesa and arteriosclerosis. Lancet. 1929;1:6-7.

[8] Winham SJ, de Andrade M, Miller VM. Genetics of cardiovascular disease: importance of sex and ethnicity. Atherosclerosis. 2015;241(1):219-28.

[9] Ehret GB, Munroe PB, Rice KM, Bochud M, Johnson AD, Chasman DI, et al. Genetic variants in novel pathways influence blood pressure and cardiovascular disease risk. Nature. 2011;478(7367):103-9.

[10] Huisman HW, Schutte AE, Schutte R, van Rooyen JM, Fourie CM, Mels CM, et al. Exploring the link between cardiovascular reactivity and end-organ damage in African and Caucasian men: the SABPA study. Am J Hypertens. 2013;26(1):68-75.

[11] Leng B, Jin Y, Li G, Chen L, Jin N. Socioeconomic status and hypertension: a meta-analysis. J Hypertens. 2015;33(2):221-9.

[12] Hamer M, von KR, Reimann M, Malan NT, Schutte AE, Huisman HW, et al. Progression of cardiovascular risk factors in black Africans: 3 year follow up of the SABPA cohort study. Atherosclerosis. 2015;238(1):52-4.

[13] Schutte AE, Schutte R, Huisman HW, van Rooyen JM, Fourie CM, Malan NT, et al. Are behavioural risk factors to be blamed for the conversion from optimal blood pressure to hypertensive status in Black South Africans? A 5-year prospective study. Int J Epidemiol. 2012;41(4):1114-23.

[14] Hamer M, Malan L, Schutte AE, Huisman HW, van Rooyen JM, Schutte R, et al. Conventional and behavioral risk factors explain differences in subclinical vascular disease between black and Caucasian South Africans: the SABPA study. Atherosclerosis. 2011;215(1):237-42.

[15] Olsen MH, Angell SY, Asma S, Boutouyrie P, Burger D, Chirinos JA, et al. A call to action and a lifecourse strategy to address the global burden of raised blood pressure on current and future generations: the Lancet Commission on hypertension. Lancet. 2016;388(10060):2665-712.

[16] Olsen MH, Spencer S. A global perspective on hypertension: a Lancet Commission. Lancet. 2015;386(9994):637-8.

[17] GBD 2016 Risk Factors Collaborators. Global, regional, and national comparative risk assessment of 84 behavioural, environmental and occupational, and metabolic risks or clusters of risks, 1990-2016: a systematic analysis for the Global Burden of Disease Study 2016. Lancet. 2017;390(10100):1345-422.

[18] Campese VM. Salt sensitivity in hypertension. Renal and cardiovascular implications. Hypertension. 1994;23(4):531-50.

[19] GBD Obesity Collaborators, Afshin A, Forouzanfar MH, Reitsma MB, Sur P, Estep K, et al. Health effects of overweight and obesity in 195 countries over 25 years. N Engl J Med. 2017;377(1):13-27.

[20] Ekoru K, Murphy GAV, Young EH, Delisle H, Jerome CS, Assah F, et al. Deriving an optimal threshold of waist circumference for detecting cardiometabolic risk in sub-Saharan Africa. Int J Obes. 2005;2017:ijo2017240. https://doi.org/10.1038/ijo.2017.240.

[21] Owusu Adjah ES, Ray KK, Paul SK. Ethnicity-specific association of BMI levels at diagnosis of type 2 diabetes with cardiovascular disease and all-cause mortality risk. Acta Diabetol. 2019;56(1):87-96.

[22] Berg JZ, Mason J, Boettcher AJ, Hatsukami DK, Murphy SE. Nicotine metabolism in African Americans and European Americans: variation in glucuronidation by ethnicity and UGT2B10 haplotype. J Pharmacol Exp Ther. 2010;332(1):202-9.

[23] Mostofsky E, Chahal HS, Mukamal KJ, Rimm EB, Mittleman MA. Alcohol and immediate risk of cardiovascular events: a systematic review and doseresponse meta-analysis. Circulation. 2016;133(10):979-87.

[24] Gulli G, Rutten-Jacobs LC, Kalra L, Rudd AG, Wolfe CD, Markus HS. Differences in the distribution of stroke subtypes in a UK black stroke population-final results from the South London Ethnicity and Stroke Study. BMC Med. 2016;14:77.

[25] Gupta M, Singh N, Verma S. South Asians and cardiovascular risk: what clinicians should know. Circulation. 2006;113(25):e924-9.

[26] Chiu M, Maclagan LC, Tu JV, Shah BR. Temporal trends in cardiovascular disease risk factors among white, South Asian, Chinese and black groups in Ontario, Canada, 2001 to 2012: a population-based study. BMJ Open. 2015;5(8):e007232.

[27] Goel A, Maroules CD, Mitchell GF, Peshock R, Ayers C, McColl R, et al. Ethnic difference in proximal aortic stiffness: an observation from the Dallas Heart Study. J Am Coll Cardiol Img. 2017;10(1):54-61.

[28] de Rooij SR, van Eijsden M, Roseboom TJ, Vrijkotte TG. Ethnic differences in childhood autonomic nervous system regulation. Int J Cardiol. 2013;168(5):5064-6.

临床要点

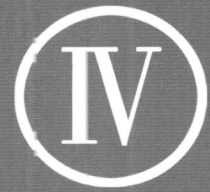

28 血管疾病流行病学 / 301
Paul Welsh and Stamatina Iliodromiti

29 健康血管衰老和早期血管衰老 / 310
Gemma Currie and Peter M. Nilsson

30 心血管疾病的生物标志物 / 323
Susana Ravassa, Christian Delles, Gemma Currie, and Javier Díez

31 高血压 / 335
Alan C. Cameron, Anna F. Dominiczak, and Rhian M. Touyz

32 糖尿病视网膜病变 / 346
Jennifer L. Wilkinson-Berka and Christolyn Raj

33 缺血性心脏病 / 359
Damien Collison and Keith G. Oldroyd

34 子痫前期 / 368
David Carty

35 稳定型冠状动脉综合征 / 376
David Corcoran, Thomas J. Ford, and Colin Berry

36 射血分数降低的心力衰竭 / 386
Alice M. Jackson and Pardeep S. Jhund

37 射血分数保留的心力衰竭 / 399
Christopher J. Rush and Mark C. Petrie

38 肾脏疾病 / 413
Patrick B. Mark and Laura Denby

39 肥胖症 / 422
Jennifer Logue, Naveed Sattar, and Dilys Freeman

40 糖尿病与血管疾病 / 431
John R. Petrie and Ian P. Salt

41 肺动脉高压 / 441
M. R. MacLean, C. Church, A. MacKenzie, G. Jayasekera, and K. Mair

42 脑小血管疾病和血管认知障碍 / 450
Terence J. Quinn, Stephen Makin, Fergus Doubal, and Julie Staals

43 卒中 / 461
Aisling McFall, Jesse Dawson, and Lorraine M. Work

44 外周血管疾病 / 474
Jason Ramsingh and David Kingsmore

45 血管畸形和肿瘤 / 486
David A. Koppel and Jaime Grant

28 血管疾病流行病学

Paul Welsh and Stamatina Iliodromiti

一、概述 / 302
二、经典心血管疾病的时间趋势 / 302
三、衰老与血管疾病 / 303
四、血管疾病风险因素中的地理和种族趋势 / 305
五、心血管疾病中的性别差异 / 306
参考文献 / 307

> **关键概念**
> - 流行病学在加深人们对血管疾病的认识中发挥重要作用,并为药物的成功研发和公共卫生干预措施提供支持。
> - 在英国,许多心血管疾病的发病率和患病率长期呈下降趋势。
> - 尽管如此,与人口老龄化(如痴呆和心力衰竭)和肥胖(如糖尿病)相关的特定疾病的负担正在增加。
> - 精准医学方法可能有助于进一步改善心血管疾病的发病和死亡的预防;例如,针对特定性别的干预措施可能有助于纠正性别不平等。

一、概述

1854 年伦敦 Soho 区再次暴发霍乱时,由于缺乏对疾病传播方式的了解,几乎无法限制疫情的扩散。John Snow 医师通过挨家挨户的调查,并基于已有的想法,证明霍乱患者经常使用布罗德街的水泵,于是移除了布罗德街水泵的把手,疫情得到控制,并且防止了其进一步发展。所有这些成就的取得,都是在疾病细菌学说尚未获得广泛认可之前,采用的是一种简单但细心收集观察所得的方法。流行病学(epidemiology,来自希腊语,"epi",意为"在……之上","demos",意为"人民")由此诞生了。

在接下来的 100 年里,早期流行病学研究主要局限于对传染性疾病的研究。这种情况在 20 世纪 20 年代发生了改变,苏格兰的 St. Andrews 提出了一项长期心血管疾病的流行病学研究,但遗憾的是,这项研究并未完成。1945 年,美国总统罗斯福因出血性卒中去世,这是长期高血压(收缩压＞200 mmHg)的并发症。他的继任者,杜鲁门总统,数年后签署了《国家心脏法案》,旨在识别和治疗人群中引发心血管疾病的病因。使用流行病学方法研究非传染性疾病是一个新颖的方法,而这种方法催生了极具影响力的"Framingham 研究"。在 1948—1952 年,招募马萨诸塞州 Framingham 镇的 5209 名居民,并整理他们的数据,这是一项艰巨的任务(当时还没有现代数字技术)。但这项努力得到了回报,他们识别和定义了心血管疾病的关键风险因素。例如,基于与未来心血管事件强烈的相关性,将高血压定义为血压≥160/95 mmHg。

自此之后,流行病学取得了长足的进步,对心血管疾病成因的理解也随之加深,在预防和治疗这些疾病方面的能力也得到了提升。然而,支撑这一切的仍是通过简单观察所识别出的、最重要的、可改变的风险因素,如血压升高、胆固醇水平升高、吸烟、肥胖和糖尿病。

本章将从整体角度探讨心血管疾病,包括英国人群及更广泛人群中值得注意的流行病学趋势及其病因(其中许多在其他章节中已进行更详细的描述)。

二、经典心血管疾病的时间趋势

Framingham 研究和其他流行病学研究的影响使人们能够以一种明智的方式处理心血管疾病的病因。自 20 世纪 50 年代以来,血压可以通过噻嗪类利尿剂、β受体阻滞剂、钙通道阻滞剂,以及血管紧张素转换酶(angiotensin-converting enzyme,ACE)抑制剂或血管紧张素Ⅱ受体阻滞剂(angiotensin Ⅱ receptor blocker,ARB)进行靶向治疗。此外,随着使用精准医疗方法的随机对照试验的出现,如收缩压干预试验(systolic blood pressure intervention trial,SPRINT),与传统方法相比,将血压降至较低水平(收缩压≤120 mmHg)并进行强化治疗可以有效降低心血管疾病风险[1]。使用他汀类药物可以有效降低血脂水平,这种方法还可以在心血管疾病的二级预防和一级预防中安全地降低心血管疾病风险。实际上，到目前为止，人们尚未确定一个低于此限的阈值，在该阈值以下降低血脂不再是减少心血管疾病（cardiovascular disease，CVD）的有效方法。最近，单克隆抗体蛋白质原转化酶枯草杆菌-可辛蛋白酶9型（monoclonal antibody proprotein convertase subtilisin-kexin type 9，PCSK9）抑制剂已被证明可以进一步降低血脂水平，且比他汀类药物的效果高60%，还可以降低高危和二级预防组的心血管疾病风险[2]。除药物治疗外，手术干预措施如冠状动脉旁路移植术（coronary artery bypass grafting，CABG）和支架植入或球囊血管成形术也可以缓解动脉粥样硬化的缺血效应。

药物和手术治疗用于降低心血管疾病风险具有明显优势，即能够针对有血管疾病风险的个体患者进行个性化治疗。除此之外，一些重要的公共卫生干预措施常常会被忽视，这是非常错误的。药物和手术干预只能降低其中高风险患者的风险，处于中等风险的人群（占患病总人数的大部分）会因此未能得到治疗，并在群体层面经历大量心血管事件。著名的流行病学家Geoffrey Rose认为，在整个人群中将风险分布曲线小幅移动，比仅对高风险患者进行更加积极的治疗具有更大益处。因此，公共卫生干预（就像移除布罗德街水泵的把手一样）是一种重要的工具。自20世纪70年代以来，公共卫生干预措施包括饮食建议和宣传活动、减盐计划、体育锻炼推广、烟草税收和公共场所禁烟。随着时间的推移，所有这些干预措施相结合，再加上药物治疗干预，对英国及其他国家的公共卫生产生了重要影响。

第二次世界大战后，英国冠心病的高死亡率引起了人们的关注。在20世纪60年代和70年代，心肺复苏措施得以确立，国家医疗服务体系医院开设了冠心病护理病房。1971年，英国约有645 000人死于各种原因的疾病，其中52%的死因是心血管疾病；到2001年，40%死于心血管疾病；到2015年，这一比例下降到26%[3]。这种令人瞩目的趋势（图28-1）是在人口老龄化背景下发生的，而老年人更容易患心血管疾病，这也与旨在降低人群中心血管疾病风险的多因素干预措施的发展相吻合。随着时间的推移，越来越多的患者进行药物干预以改善其心血管健康，并且手术治疗方式也越来越多（图28-2）。因此，患心血管疾病的人更少，而且已经确诊心血管疾病的人也会活得更加长久[4]。鉴于这些改善，人们可能会认为血管公共卫生危机已经结束，但事实并非如此。世界卫生组织仍将心血管疾病列为全球死亡的首要原因，每年有1710万人（占总死亡人数的31%）因此死亡。

三、衰老与血管疾病

肥胖（第39章）和人口老龄化是导致英国人群中2型糖尿病（第40章）发病率增加的主要原因（从2004年的3.2%增加到2014年的5.3%）[5]。这种负担与试图减轻2型糖尿病患者血管疾病风险增加的治疗成本很高相关。由于动脉粥样硬化是全身性的，包括心血管疾病、视网膜病变、肾病、神经病变和周围血管疾病。因此，国家医疗服务体系将其预算的大约10%用于糖尿病及其并发症的治疗。血糖控制对于小血管疾病的预防尤为重要。最近一项使用了英国临床实验研究数据库（the UK Clinical Practice Research Datalink，CFRD）的研究显示，视网膜病变在1型糖尿病患者中的患病率为48%，在2型糖尿病患者中为28%。因此，糖尿病的血管并发症是一个公共卫生问题[5]。

除糖尿病之外，与衰老相关的血管性和退行性认知障碍的影响也是人们关注的焦点。具体而言，痴呆是英国乃至更广泛地区的一个主要的公共卫生问题（第42章）。在

IV 临床要点

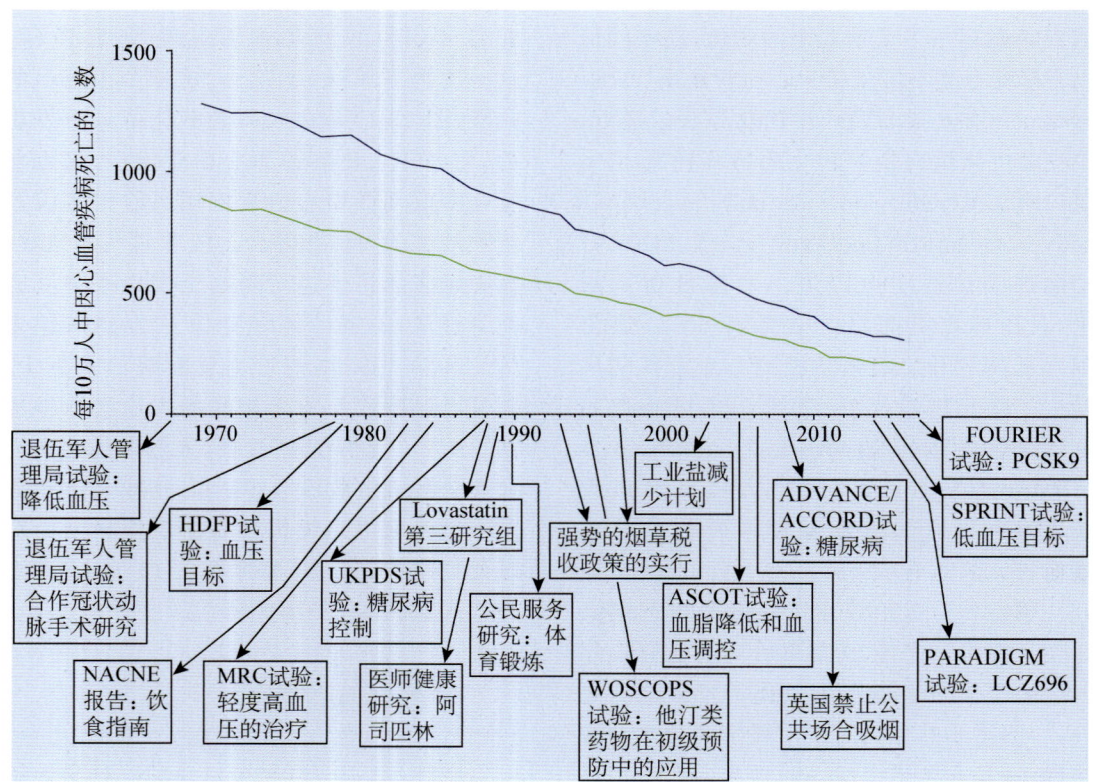

图 28-1 自 1967 年以来,男性(蓝色线)和女性(绿色线)的心血管疾病死亡率

注:来自已发布的英国心脏基金会统计数据[3],并标注了时间线上的关键干预试验和公共卫生举措。

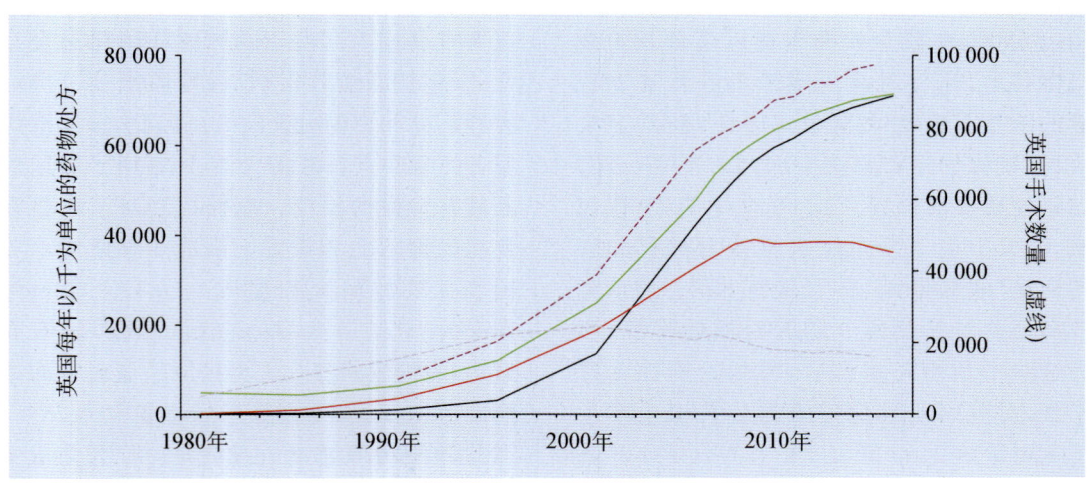

图 28-2 自 1981 年以来,英国用于预防心血管疾病的药物处方数量,以及英国的手术数量

注:来自已发布的英国心脏基金会统计数据[3]。药物类别包括抗高血压药(绿色实线)、调血脂药(黑色实线)和抗血小板药物(红色实线)。手术包括冠状动脉旁路移植术(浅蓝色虚线)和经皮冠状动脉介入术(紫色虚线)。

英国，60~64岁的人群中，男性和女性的痴呆患病率都小于1%；但到80~84岁时，女性和男性患病率分别为11.7%和10.3%；到90~94岁时，患病率分别为33.0%和22.6%。人们普遍寿命更长（部分原因是心血管疾病死亡率的降低）的确是一件好事。但其带来的影响是，如痴呆这样的疾病在人群中变得更加普遍。在2012年，英国有超过80万人患有痴呆，2017年超过90万人，到2021年将超过100万人，到2051年将达到200万人[6]。尽管由于风险因素控制和改善，痴呆的年龄调整发病率有所下降[7]。心力衰竭也有相似的模式，其部分原因在于血管问题[8]。因此，在未来数年里，处理与衰老相关的血管疾病将成为一个重要的研究领域。

四、血管疾病风险因素中的地理和种族趋势

这些已被广泛认知的英国时间趋势不应该掩盖同样重要的地理趋势。众所周知，英国存在着明显的南北差异，因此，英国北部的人群患血管疾病的风险更高[3]。这个问题在社会经济更加贫困的后工业城市中尤为突出。在苏格兰格拉斯哥市存在着严重的健康不平等，以至于"格拉斯哥效应"已成为学术研究的课题。引起差异的原因部分是社会经济因素，部分是文化因素，但很难一以概之。例如，在2011年，经过年龄、性别和社会经济剥夺因素调整后，苏格兰的心血管疾病死亡率相比英格兰和威尔士高约20%[9]。为了解释这些差异，人们提出了其他可能的风险因素，其可信度各不相同，包括饮用水的矿物质含量、阳光暴露（维生素D）、污染、肥胖，以及合法与非法药物的使用。人们正在尝试努力理解和干预这些差异。在英国和更广泛的范围内，种族多样性模式对心血管疾病的影响也需要更深入的了解。最近一项针对超过100万在英格兰注册了家庭医师的患者进行的队列研究，持续跟踪了5年以上，以研究种族对心血管疾病发病率的影响（CALIBER研究）[10]。与白种人患者相比，南亚人患者首次发生冠心病的风险更高，而黑人患者发生卒中的风险更高，但发生冠心病的风险更低。此外，该研究报告显示在南亚和黑人患者中糖尿病和高血压的患病率更高，这可能有助于针对风险最高的群体进行预防。

虽然西方面临着因寿命增加而导致的血管问题，但显然还需要考虑更广泛的全球性问题。流行病学转变理论是指一个地区内死亡原因由于复杂社会结构及健康决定因素的转变，而从传染性疾病和营养不良迅速转变为与老年相关的慢性疾病的过程。这种情况通常发生在医疗保健系统能够应对之前。撒哈拉以南的非洲地区目前正在经历这些变化。例如，最近在马拉维进行的一项调查表明，在城镇和农村地区的男性和女性中，高血压的患病率为13%~16%，糖尿病为2%~3%[11]。社区中很多此类疾病都未被诊断，因此未得到治疗。人们普遍认识到，全球血压趋势正在发生变化。在富裕的西方国家，血压呈现长期下降趋势；而在南亚和撒哈拉以南的非洲地区，血压呈现上升趋势。例如，在撒哈拉以南的非洲部分国家，女性的平均收缩压为132 mmHg[12]。吸烟是另一个重要的血管风险因素，并且在低收入国家（如非洲）烟草使用的负面趋势已经引起注意并有所报道。这些重要风险因素的趋势在很大程度上反映了全球心血管疾病的趋势[13]。在西欧地区，每10万人中因心血管疾病死亡的年龄标准化率为157；在高收入的北美地区，该标准化率为171；而在撒哈拉以南的非洲南部地区，该标准化率为338；在南亚地区，该标准化率为369[14]。因此，在未来数年，针对全球范围内最需要的人群实施有效的公共卫生和药物治疗将是关键的优先事项。

五、心血管疾病中的性别差异

尽管在过去 20 年里，心血管疾病的预测和进展取得了显著成果，但心血管疾病在英国男性和女性中仍占 1/4 的死亡原因，并且仍是男性和女性的主要死亡原因[3]。然而，越来越多的证据表明，在心血管疾病的发病、治疗、进展和预后方面存在性别差异。INTERHEART 研究是一项大型病例对照多种族研究，旨在研究导致首次心肌梗死发病的风险因素。心肌梗死是血管疾病最常见的表现形式之一，该研究表明，女性首次发生心肌梗死的时间平均比男性晚 9 年。有趣的是，同样的风险因素在 2 种性别中都导致了心肌梗死的发病。然而，男性更早出现心肌梗死的原因在很大程度上可以解释为他们在年轻时就有更高的风险因素流行率，包括血脂异常、吸烟和饮酒。此外，据推测，内源性雌激素在心血管疾病的保护中发挥作用，这可能是通过其对载脂蛋白和内皮功能的有益影响而介导的，但这种保护作用可能在绝经期开始后消失[15]。首次心肌梗死发病的平均年龄与绝经的平均年龄非常接近，而且心脏病在绝经后会呈指数性地增加。这为内源性雌激素对血管的保护作用提供了一些时间证据。

在过去的 20 年里，多个心血管疾病风险预测模型被纳入临床指南（如苏格兰的 AS-SIGN 评分和英国其他地区的 QRISK3）评分，这些模型通过数学方法将风险因素结合起来，以评估个人发生心血管疾病的可能性。这些模型越来越多地应用于临床实践，将个体分层到各个风险类别并进行个性化的预防策略。在女性的生殖生命周期中，她们会表现出独特的心血管疾病风险因素，这些因素与内源性激素和妊娠的暴露有关。例如，早期绝经，即在 47 岁之前绝经，与平均绝经年龄相比，心血管疾病的风险将增加 33%（图 28-3），并且每次流产会使心血管疾病的风险增加 4%，每次死产会使风险增加 14%，超过了传统的心血管疾病风险因素[16]。

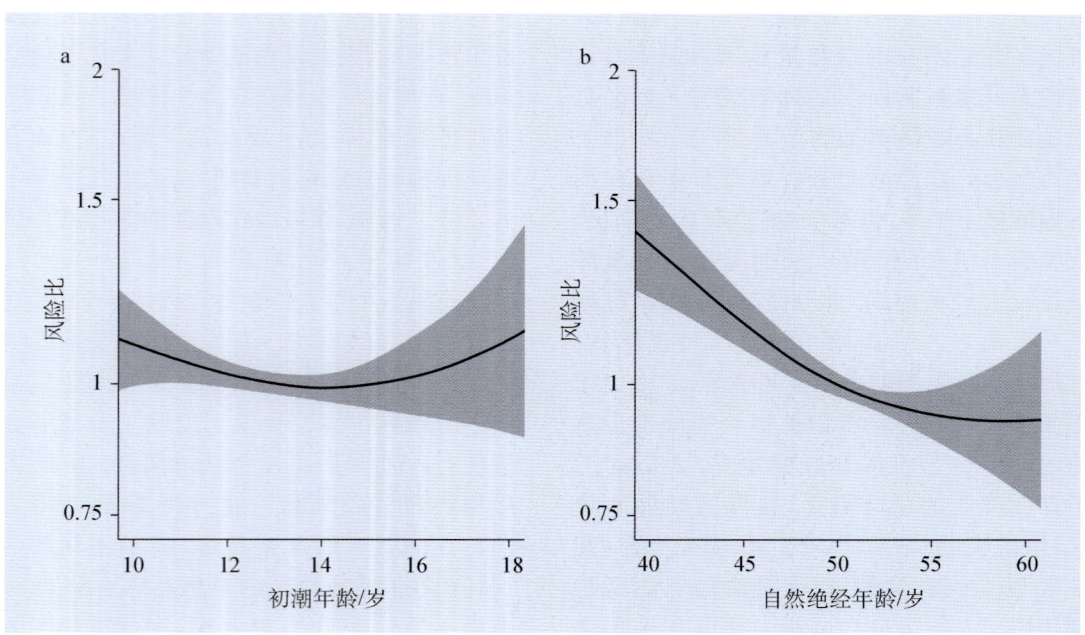

图 28-3　与女性初潮年龄和自然绝经年龄相关的发生心血管疾病的风险比
注：灰色区域为 95%CI（校正了年龄、Townsend 贫困指数、吸烟状况、收缩压、糖尿病史和体重指数）。数据来自英国生物样本库研究。本图经文献[16]授权转载。

先兆子痫是一种妊娠的并发症,其发生率为2%～8%,其主要冠状动脉事件发生风险增加2倍,如果伴有胎儿生长受限或早产,则风险会分别增加3～5倍[17]。在传统预测模型中包含女性特定的风险因素,可以将女性分层到更准确的风险类别,并指导有效的治疗方案管理。

中年男性比女性更常被诊断出患有心脏病。但是,在首次心肌梗死发生后的第1年内,女性的年龄标准化生存率低于男性;在首次心脏病发作后的5年内,有47%的女性会死亡、发展为心力衰竭或卒中,而男性这一比例为36%[18]。女性在识别心脏病急性症状和及时接受循证治疗方面的延迟,以及女性获得有效的二级预防策略方面的限制,是造成这种惊人差异的潜在原因。临床医师和公众可能通常更慢地意识到与女性急性心脏病症状相一致的潜在严重性。例如,与男性相比,被诊断为ST段抬高型心肌梗死的女性,首次误诊的可能性高59%,这种延误会导致更高的死亡风险和包括心力衰竭在内的长期表现[19]。女性出现缺血性胸痛、异常压力测试结果和正常血管造影的概率是男性的5倍,这种情况被称为微血管性心绞痛,现已证实与死亡率升高、生活质量下降、住院再入院和重复冠状动脉造影相关[20]。该病的诊断仍是一个挑战,这些患者往往被告知他们的疼痛与"非心脏病"相关,并被忽视治疗,从而导致严重的长期影响。

尽管登记在册和在队列研究中的女性患者占心血管疾病患者的40%～50%,但她们在试验中的占比严重不足,仅约占入组患者的20%。研究表明,性别会改变治疗对结果的影响,例如,在糖蛋白Ⅱb/Ⅲa抑制剂试验中,治疗组的男性在急性冠脉事件发生后的30天内,死亡率和随后并发心肌梗死的风险降低了9%;而治疗组的女性没有表现出类似的风险降低[21]。关注性别特征和差异将通过改善女性血管疾病的预防、识别和治疗,促进个性化治疗更进一步发展。

结论和临床前景

- 在过去20年里,英国心血管疾病死亡率大幅下降,但仍是英国和全世界的"头号杀手"。
- 令人鼓舞的是,在高风险人群中应用循证疗法,以及在低风险和中等险人群中推广公众意识和生活方式改变,可能引起死亡率大幅下降。
- 然而,心血管疾病幸存者中仍有过多的死亡和生活质量的下降,特别是在女性、社会经济地位较低的人群,以及许多非白色人种中。

知识空白

- 为了减少在英国预测的糖尿病、心力衰竭和痴呆症患者潮,并有效地为他们提供护理,迫切需要开展相关研究。
- 在英国,需要针对性的治疗方案和文化敏感的公共卫生干预措施,以降低特定风险人群(包括女性、贫困地区和少数种族人群)的心血管疾病风险。
- 在世界范围内,人们对流行病学转变及其潜在影响的认识不断提高。关于如何能最好地管理这种转变的研究还处于起步阶段。

(王晓明 翻译;丑文 审核)

参考文献

[1] The SPRINT Research Group. A randomized trial of intensive versus standard blood-pressure control. N Engl J Med. 2015;373:2103-16.

[2] Sabatine MS, Giugliano RP, Keech AC, Honarpour N, Wiviott SD, Murphy SA, Kuder

JF, Wang H, Liu T, Wasserman SM, Sever PS, Pedersen TR, FOURIER Steering Committee and Investigators. Evolocumab and clinical outcomes in patients with cardiovascular disease. N Engl J Med. 2017;376:1713-22.

[3] British Heart Foundation Heart statistics-cardiovascular disease in the UK. https://www.bhf.org.uk/research/heart-statistics. Accessed 26 June 2018.

[4] Bhatnagar P, Wickramasinghe K, Wilkins E, Townsend N. Trends in the epidemiology of cardiovascular disease in the UK. Heart. 2016;102:1945-52.

[5] Mathur R, Bhaskaran K, Edwards E, Lee H, Chaturvedi N, Smeeth L, Douglas I. Population trends in the 10-year incidence and prevalence of diabetic retinopathy in the UK: a cohort study in the Clinical Practice Research Datalink 2004-2014. BMJ Open. 2017;7:e014444.

[6] Prince M, Knapp M, Guerchet M, McCrone P, Prina M, Comas-Herrera A, Wittenberg R, Adelaja B, Hu B, King D, Rehill A, Salimkumar D. Dementia UK: update. Alzheimer's Society. 2014. https://www.alzheimers.org.uk/sites/default/files/migrate/downloads/dementia_uk_update.pdf. Accessed 26 June 2018.

[7] Ahmadi-Abhari S, Guzman-Castillo M, Bandosz P, Shipley MJ, Muniz-Terrera G, Singh-Manoux A, Kivimäki M, Steptoe A, Capewell S, O'Flaherty M, Brunner EJ. Temporal trend in dementia incidence since 2002 and projections for prevalence in England and Wales to 2040: modelling study. BMJ. 2017;358:j2856.

[8] Cowie MR. The heart failure epidemic: a UK perspective. Echo Res Pract. 2017;4:R15-20.

[9] Walsh D, McCartney G, Collins C, Taulbut M, Batry G. History, politics and vulnerability: explaining excess mortality in Scotland and Glasgow. Public Health. 2017;151:1-12.

[10] George J, Mathur R, Shah AD, Pujades-Rodriguez M, Denaxas S, Smeeth L, Timmis A, Hemingway H. Ethnicity and the first diagnosis of a wide range of cardiovascular diseases: associations in a linked electronic health record cohort of 1 million patients. PLoS One. 2017;12:e0178945.

[11] Price AJ, Crampin AC, Amberbir A, Kayuni-Chihana N, Musicha C, Tafatatha T, Branson K, Lawlor DA, Mwaiyeghele E, Nkhwazi L, Smeeth L, Pearce N, Munthali E, Mwagomba BM, Mwansambo C, Glynn JR, Jaffar S, Nyirenda M. Prevalence of obesity, hypertension, and diabetes, and cascade of care in sub-Saharan Africa: a cross-sectional, population-based study in rural and urban Malawi. Lancet Diabetes Endocrinol. 2018;6:208-22.

[12] NCD Risk Factor Collaboration (NCD-RisC). Worldwide trends in blood pressure from 1975 to 2015: a pooled analysis of 1479 population-based measurement studies with 19.1 million participants. Lancet. 2017;389:37-55.

[13] Bilano V, Gilmour S, Moffiet T, d'Espaignet ET, Stevens GA, Commar A, Tuyl F, Hudson I, Shibuya K. Global trends and projections for tobacco use, 1990-2025: an analysis of smoking indicators from the WHO Comprehensive Information Systems for Tobacco Control. Lancet. 2015;385:966-76.

[14] Roth GA, Johnson C, Abajobir A, Abd-Allah F, Abera SF, Abyu G, Ahmed M, Aksut B, Alam T, Alam K, Alla F, Alvis-Guzman N, Amrock S, Ansari H, Ärnlöv J, Asayesh H, Atey TM, Avila-Burgos L, Awasthi A, Banerjee A, Barac A, Bärnighausen T, Barregard L, Bedi N, Belay Ketema E, Bennett D, Berhe G, Bhutta Z, Bitew S, Carapetis J, Carrero JJ, Malta DC, Castañeda-Orjuela CA, Castillo-Rivas J, Catalá-López F, Choi JY, Christensen H, Cirillo M, Cooper L Jr, Criqui M, Cundiff D, Damasceno A, Dandona L, Dandona R,

Davletov K, Dharmaratne S, Dorairaj P, Dubey M, Ehrenkranz R, El Sayed Zaki M, Faraon EJA, Esteghamati A, Farid T, Farvid M, Feigin V, Ding EL, Fowkes G, Gebrehiwot T, Gillum R, Gold A, Gona P, Gupta R, Habtewold TD, Hafezi-Nejad N, Hailu T, Hailu GB, Hankey G, Hassen HY, Abate KH, Havmoeller R, Hay SI, Horino M, Hotez PJ, Jacobsen K, James S, Javanbakht M, Jeemon P, John D, Jonas J, Kalkonde Y, Karimkhani C, Kasaeian A, Khader Y, Khan A, Khang YH, Khera S, Khoja AT, Khubchandani J, Kim D, Kolte D, Kosen S, Krohn KJ, Kumar GA, Kwan GF, Lal DK, Larsson A, Linn S, Lopez A, Lotufo PA, El Razek HMA, Malekzadeh R, Mazidi M, Meier T, Meles KG, Mensah G, Meretoja A, Mezgebe H, Miller T, Mirrakhimov E, Mohammed S, Moran AE, Musa KI, Narula J, Neal B, Ngalesoni F, Nguyen G, Obermeyer CM, Owolabi M, Patton G, Pedro J, Qato D, Qorbani M, Rahimi K, Rai RK, Rawaf S, Ribeiro A, Safiri S, Salomon JA, Santos I, Santric Milicevic M, Sartorius B, Schutte A, Sepanlou S, Shaikh MA, Shin MJ, Shishehbor M, Shore H, Silva DAS, Sobngwi E, Stranges S, Swaminathan S, Tabarés-Seisdedos R, Tadele Atnafu N, Tesfay F, Thakur JS, Thrift A, Topor-Madry R, Truelsen T, Tyrovolas S, Ukwaja KN, Uthman O, Vasankari T, Vlassov V, Vollset SE, Wakayo T, Watkins D, Weintraub R, Werdecker A, Westerman R, Wiysonge CS, Wolfe C, Workicho A, Xu G, Yano Y, Yip P, Yonemoto N, Younis M, Yu C, Vos T, Naghavi M, Murray C. Global, regional, and national burden of cardiovascular diseases for 10 causes, 1990 to 2015. J Am Coll Cardiol. 2017;70:1-25

[15] Anand SS, Islam S, Rosengren A, Franzosi MG, Steyn K, Yusufali AH, Keltai M, Diaz R, Rangarajan S, Yusuf S, INTERHEART Investigators. Risk factors for myocardial infarction in women and men: insights from the INTERHEART study. Eur Heart J. 2008;29:932-40.

[16] Peters SA, Woodward M. Women's reproductive factors and incident cardiovascular disease in the UK Biobank. Heart. 2018; 104:1069-75.

[17] Riise HKR, Sulo G, Tell GS, Igland J, Nygård O, Vollset SE, Iversen A-C, Austgulen R, Daltveit AK. Incident coronary heart disease after preeclampsia: role of reduced fetal growth, preterm delivery, and parity. J Am Heart Assoc. 2017;6:e004158.

[18] Mehta LS, Beckie TM, DeVon HA, Grines CL, Krumholz HM, Johnson MN, Lindley KJ, Vaccarino V, Wang TY, Watson KE, Wenger NK. Acute myocardial infarction in women: a scientific statement from the American Heart Association. Circulation. 2016;133:916-47.

[19] Wu J, Gale CP, Hall M, Dondo TB, Metcalfe E, Oliver G, Batin PD, Hemingway H, Timmis A, West RM. Impact of initial hospital diagnosis on mortality for acute myocardial infarction: a national cohort study. Eur Heart J Acute Cardiovasc Care. 2018;7: 139-48.

[20] Bugiardini R, Bairey Merz CN. Angina with "Normal" coronary arteries. JAMA. 2005; 293:477.

[21] Boersma E, Harrington RA, Moliterno DJ, White H, Théroux P, Van de Werf F, de Torbal A, Armstrong PW, Wallentin LC, Wilcox RG, Simes J, Califf RM, Topol EJ, Simoons ML. Platelet glycoprotein Ⅱb/Ⅲa inhibitors in acute coronary syndromes: a meta-analysis of all major randomised clinical trials. Lancet. 2002;359: 189-98.

29 健康血管衰老和早期血管衰老

Gemma Currie and Peter M. Nilsson

一、概述 / 311
二、细胞衰老过程 / 311
　（一）端粒 / 311
　（二）细胞衰老 / 312
　（三）与血管衰老有关的基因 / 312
　（四）氧化应激和"炎症衰老" / 313
三、衰老对血管结构和功能的影响 / 313
四、测量血管年龄 / 314
　（一）血压 / 314
　（二）颈动脉-股动脉脉搏传导速度 / 315
　（三）增强指数 / 315
　（四）升主动脉扩张性 / 315
　（五）颈动脉内膜-中层厚度 / 315
　（六）视网膜血管 / 315
　（七）脑血管系统 / 316
五、早期血管衰老 / 316
六、临床背景下的早期血管衰老 / 317
　（一）高血压 / 317
　（二）慢性肾脏病 / 317
　（三）糖尿病 / 317
　（四）痴呆症 / 318
七、健康血管衰老 / 318
八、药物干预 / 318
参考文献 / 319

© Springer Nature Switzerland AG 2019
R. M. Touyz, C. Delles (eds.), *Textbook of Vascular Medicine*,
https://doi.org/10.1007/978-3-030-16481-2_29

关键概念

- 年龄是心血管疾病风险重要的决定性因素。
- 随着年龄的增长，各种细胞系的功能和表型，以及大小血管的结构和生理都会发生变化。
- 这些变化导致动脉硬化或血管僵硬，并在临床上导致高血压、血管重构和临床心血管疾病。
- 血管衰老的速度可能因个人特征和风险因素的不同而不同。在某些慢性炎症和代谢疾病中，可以在较早年龄观察到的血管僵硬，称为"早期血管衰老"。
- 反之亦然。"健康血管衰老"是指人群中维持的血管表型明显比同龄同种族其他人的平均水平更健康。
- 有许多工具可用于评估血管年龄，这些工具可能有助于指导未来的心血管疾病风险分层。

一、概述

心血管疾病（cardiovascular disease，CVD）仍是全球范围内导致死亡的主要原因。有多种评分系统可帮助临床医师评估个人的总体心血管疾病风险，利用这些信息，医师能够决定是否执行循证一级和二级预防。实际年龄是一个主要的不可改变的心血管疾病风险指标，因此，风险预测模型严重依赖这一参数[1]。

衰老与血管系统的许多结构和功能变化有关，导致动脉粥样硬化和血管僵硬或动脉硬化。虽然随着年龄的增长，所有部位的血管疾病患病率都会增加，但这种关系不能简单地归因于风险因素暴露与时间相关的积累[2]。现已明确的是，在许多情况下，使用传统风险因素的算法无法准确预测CVD，而特定的血管结构和功能临床指标已被证明可独立于年龄、糖尿病、慢性肾脏病（chronic kidney disease，CKD）、肥胖症和高血压等条件预测CVD。值得注意的是，这些疾病在年轻人群中的发病率日益升高，也会引起血管系统的病理性改变。因此，很明显，生理年龄无法总是准确反映血管的生物学年龄。有观点提出，"血管年龄"这一概念实际上可能是在临床环境中向患者传达风险评估更有效的方法。在此背景下，近年来，早期血管衰老（early vascular aging，EVA）成为心血管研究和有针对性预防疗法开发的概念[3]。本章将回顾正常衰老的血管生理学、用于测量血管年龄的生物标志物、EVA的概念，以及高血压、糖尿病和CKD等慢性疾病对血管的影响。

二、细胞衰老过程

在细胞层面，衰老过程的特点是增殖能力丧失，称为"细胞衰老"。衰老可进一步分为复制性衰老和应激性早衰。复制性衰老是正常衰老的特征，是如下文所述的端粒缩短和随后脱氧核糖核酸（deoxyribonucleic acid，DNA）损伤的结果。相反，可能构成EVA和相关疾病的过早衰老（早衰）是由辐射和氧化剂等外部因素引起的。

（一）端粒

细胞衰老由端粒和端粒酶控制。端粒是位于染色体末端的一小段DNA，可作为保护性"帽"来保持染色体的稳定性。每次细胞分裂时，端粒都会缩短，当其长度低于临界长度时，就会失去维持细胞完整性的能力，此时细胞就会衰老。这个过程由端粒酶调节，端粒酶的作用是保持端粒的长度，平均白细胞端粒长度每10年减少6%～9%，因此，它可作为一个有用的体内衰老生物标志物，尤其是在反复测量以计算端粒磨损时，端粒磨损是比端粒长度的单一横断面测量更相关的衰老指标。虽然衰老可能在某些情况下(如肿瘤发生)发挥保护作用,但端粒磨损缩短与过早死亡、动脉粥样硬化和CVD有关[4,5]。体外和体内研究表明,端粒长度与人内皮细胞的年龄呈负相关。抑制端粒功能可诱导人主动脉内皮细胞的衰老表型,而端粒酶激活剂可阻止这种现象[6]。研究表明,端粒长度与已知的CVD发展的关键机制有关,如胆固醇、氧化应激、NO的利用和运动[4]。虽然这些证据共同表明端粒、动脉粥样硬化和死亡率之间存在联系,但前瞻性研究结果仍不一致[7]。

(二)细胞衰老

衰老细胞除端粒长度和端粒酶活性改变外,还表现出许多表型变化。衰老的内皮细胞会变大,细胞骨架完整性和增殖能力也会改变,NO生成会受损,ET-1释放会增多。因此,内皮细胞衰老与功能受损和促炎表型有关。源自斑块的VSMC具有类似特征,包括增殖减少、促炎性细胞因子分泌增加和黏附分子上调,再次产生促进血管疾病进展的促炎环境。同样,促炎性细胞因子也会发展出"衰老"表型,因为动脉粥样硬化患者的单核细胞表现出促炎性细胞因子分泌增加。与年轻单核细胞相比,老年人也会出现这种情况[8]。

(三)与血管衰老有关的基因

许多候选基因与寿命和血管衰老机制有关。组蛋白乙酰化和甲基化等表观遗传修饰在调节基因活性方面发挥着重要作用,这些基因活性受包括沉默信息调节因子(silence information regulator,SIRT)家族在内的介质控制,其中对SIRT1的研究最为广泛。SIRT1被认为通过促进内皮依赖性血管扩张和NO生物利用度、控制ROS水平,以及抑制NF-κB信号转导和炎症,在预防CVD方面发挥着保护作用[9]。人类内皮细胞实验研究表明,抑制SIRT1会导致过早衰老表型,而小鼠SIRT1敲除模型显示动脉粥样硬化斑块形成增加[9]。SIRT1表达随年龄增长而下降,并且有报道显示在患有代谢综合征和冠状动脉疾病患者中,SIRT1表达水平降低[7,10]。特定的SIRT1 SNP与老年人的寿命延长有关[11]。尽管研究较少,但SIRT家族的其他成员已被证明会介导CVD的发展,并可能成为未来令人关注的治疗靶点。

衔接蛋白p66^{Shc}作为一种信号分子,在线粒体介导的氧化应激和细胞凋亡中发挥作用,被认为是衰老的另一个关键决定因素。基因敲除小鼠表现出细胞内ROS水平降低、内皮功能障碍减弱、左心室功能保留和寿命延长[7]。在人体研究中,已证实冠状动脉疾病患者外周血单核细胞中p66^{Shc}表达增加,并与全身氧化应激标志物相关[12]。然而,因数据有限,其作用需要进一步阐明。

克老素(klotho,KL)基因主要在肾脏中表达,其在血管中表达较低。该基因编码Klotho酶,被认为是一种抗衰老因子。在小鼠模型中,KL失活已经被证实会导致衰老表型,其特征是寿命缩短和动脉粥样硬化[9]。研究认为,KL通过上调NO来防止内皮功能障碍,并且KL敲除小鼠血管显示出乙酰胆碱依赖性血管舒张功能损害,并已被证明在人类内皮细胞具有抗凋亡和抗衰老作用。人类研究表明,KL基因多态性与长寿和CVD有关[9]。

血管僵硬性指标,如颈动脉-股动脉脉搏传导速度(pulse wave velocity,PWV)已在双胞胎和家族研究中显示出显著的遗传性。全基因组关联分析(genome-wide association study,GWAS)已发现许多与PWV相关的遗传变异,包括钙和整合素结合蛋白-2(calcium and integrin-binding protein-2,CIB2)和4型胶原蛋白(collagen type 4,COL-4A)基因多态性。对多个队列的GWAS

进行荟萃分析发现,PWV 与 B 细胞淋巴瘤/白血病 11B(B cell lymphoma/CLL 11B,BCL 11B)基因沙漠中 14 号染色体上的一个位点存在关联[13]。

(四)氧化应激和"炎症衰老"

衰老的自由基理论描述了 ROS 随着年龄增长而逐渐积累,最终导致 DNA、蛋白质和血管结构成分受损。超氧化物歧化酶等抗氧化剂的消耗支持了这一理论[14]。因此,NO 生物利用度降低会促进内皮功能障碍,这是 CVD 和动脉粥样硬化的共同特征。ROS 激活 NF-κB 会进一步刺激其他促炎性细胞因子的释放,进一步导致内皮功能障碍和血管疾病。肾素-血管紧张素-醛固酮系统(RAAS)也与血管衰老有关,血管紧张素Ⅱ通过激活其受体亚型 1 来增加 ROS 的产生,并已被证明可加速端粒缩短[15]。因此,血管衰老可描述为一种慢性低度炎症状态,也称为"炎症衰老"。研究认为,这一原理是缺血性心脏病、2 型糖尿病和肥胖症等 CVD 的基础,并与老年人的死亡率相关。

三、衰老对血管结构和功能的影响

许多传统的心血管风险因素会加剧和加速炎症、内皮功能障碍和细胞衰老。因此,识别和治疗这些因素是预防或至少延缓明显 CVD 发生的关键因素。上述过程最终导致动脉硬化和钙化,两者都是血管衰老的特征,并独立预测 CVD 的发病率和死亡率[16]。

血管僵硬是由血管胶原蛋白和弹性蛋白成分的改变引起的。其中弹性蛋白纤维变得碎片化,随后数量减少;同时,胶原蛋白纤维在血管中层积聚。这一过程基本上始于婴儿期,但暴露于心血管风险因素会加速这一过程。

主动脉和弹性动脉在每个心动周期扩张多达 10%,最终导致血管弹性层断裂和磨损。外周肌动脉没有暴露于相同程度的脉动性扩张,因此,相对而言不会退化。然而,血管僵硬不仅是这种"磨损"的结果。现已明确,内皮细胞和 VSMC 之间存在串扰,因此,内皮细胞会影响 VSMC 增殖、迁移和纤维化表型[17]。此外,氧化应激会导致氧化 LDL 的产生,而氧化 LDL 会被内膜下层吸收,进一步导致动脉硬化。高血糖的影响和晚期糖基化终末(advanced glycation end,AGE)产物的产生与糖尿病相关,已知这些产物会改变胶原蛋白交联,从而影响血管僵硬。由于上述机制,弹性动脉的储存功能减弱,收缩压和脉压增加,许多弹性血管的管控直径增加。虽然重构和血管僵硬会影响血管壁的中层,并且通常在无动脉粥样硬化疾病情况下出现,但值得注意的是,内皮功能障碍、VSMC 表型变化和由于血管僵硬而导致的收缩压升高也会引起内膜变化,从而促进动脉粥样硬化的进展。

随着心脏持续向僵硬的主动脉泵血,左心室(left ventricular,LV)负荷会相应增加,临床上称为"单纯收缩期高血压",据说会影响 80% 的 80 岁及以上人群。僵硬的主动脉中早期波反射会进一步加剧搏动性 LV 负荷的增加,而这种增加本身会对血管壁造成破坏性影响。随着主动脉弹性的降低,它不再能缓冲 LV 负荷增加的影响,脉动压力最终会传递到心脏、大脑和肾脏的微血管中[18]。内皮细胞层的损伤创造了一个促炎和促血栓形成的环境,并使这一恶性循环持续下去。

值得注意的是,近年来,人们已经认识到大循环和微循环之间存在所谓的"串扰"。重构和血管僵硬并非大动脉所独有,上述机制同样会影响微循环[19]。例如,炎症、纤维化和血管收缩已被证明会导致高血压患者小阻力血管的扩张性、重构和毛细血管稀疏发生变化[19]。微循环中的血管收缩和反应性改变是外周阻力的主要决定因素,因此,最终会影响血压和大动脉僵硬。小血管和大血管的变化是密切相关的,两者之间可能存在串扰,而非明确的时间关系,从而导致炎症、内皮功能障碍、血管损伤和重构的恶性循环,最终协同导致靶器官损伤。

虽然上述变化是衰老的特征,但高血压、肥胖、肾病和糖尿病等CVD中也存在许多"共同的土壤"机制,这些机制在年轻人群中越来越普遍。因此,血管衰老不能被视为一种仅存在于高龄人群的现象(图29-1)。

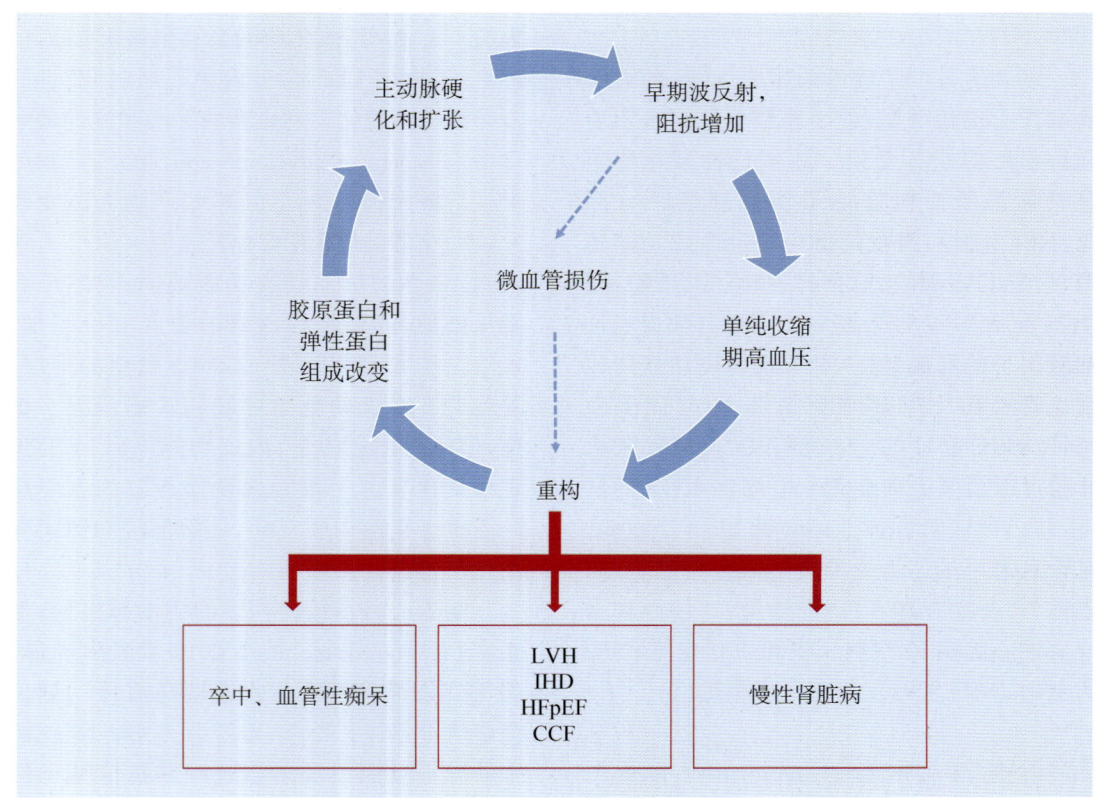

图 29-1　血管老化周期,从血管成分的变化到最终的重构和临床血管疾病
注:LVH. 左心室肥大;IHD. 缺血性心脏病;HFpEF. 射血分数保留的心力衰竭;CCF. 充血性心力衰竭。

四、测量血管年龄

如上所述,动脉壁衰老的特征是胶原蛋白的积累和弹性蛋白的损失,导致顺应性降低或僵硬。目前,有许多无创技术可用于评估僵硬程度,其中一些技术现已被纳入CVD(如高血压)管理的临床指南中[20]。主动脉是确定动脉僵硬程度的关键血管,因为它是循环缓冲能力的主要部位,其他血管区域也提供了传统临床风险因素以外的血管健康信息。本节将简要概述可用于评估血管僵硬程度的工具。

(一)血压

血压测量是血管衰老的极佳指标。如上所述,大动脉逐渐僵硬最终导致其弹性储存功能丧失,并且随着脉压增大而导致收缩压升高。血管僵硬、脉压增大和衰老之间的关联已在多个人群中得到描述,因此,脉压可作为中枢弹性动脉僵硬的替代指标。

(二)颈动脉-股动脉脉搏传导速度

这项技术基于血管顺应性降低会导致脉搏波传输时间缩短的原理，测量脉搏在心脏、颈动脉和股血管之间传导的速度。通过测量颈总动脉和股血管之间的流速，从而评估主动脉的胸支、腹支和髂支。研究认为，PWV可以准确代表左心室所承受的大部分负荷。PWV被普遍认为是一种简单、可靠且可重复的血管僵硬测量方法，并且具有根据年龄和性别调整的参考值[21]。此外，研究已证明，该项技术可作为各种人群和疾病状态下全因死亡率和心血管死亡率，以及心血管事件的可靠预测指标，且不受传统心血管疾病风险因素的影响[22,23]。因此，PWV是评估动脉僵硬性的"金标准"工具，在某些临床情况下可用于心血管疾病风险重新分类。

(三)增强指数

中枢血流动力学的其他方面也可通过无创性方法进行测量。增强指数(augmentation index，AIx)表示由于来自外周血管的压力波反射而导致的中枢压力放大，并可间接估计主动脉僵硬程度。外周血管越僵硬，反射波返回心脏的速度就越快，与前向波融合，从而"增强"前向波。与老年人相比，AIx在确定年轻人群血管僵硬程度方面更为重要。通过压平眼压计测量，AIx已被证明可独立预测包括患有CKD、高血压和缺血性心脏病人群的死亡率和心血管事件[24]。然而，AIx更容易受到年龄、性别和心率等因素的干扰，在撰写本文时，根据年龄和性别调整的正常值尚未确定。临床指南尚未认可AIx用于风险分层。

(四)升主动脉扩张性

使用MRI技术可同时测量局部动脉僵硬程度，以及血管结构和心脏功能。通过在心动周期内扫描主动脉，可以捕捉到最大和最小主动脉腔直径，从而确定主动脉面积或主动脉"应变"的变化，可用于计算升主动脉扩张性(ascending aortic distensibility，AAD)。AAD被认为是亚临床血管疾病的早期标志。研究表明，AAD降低可预测无明显CVD的个体的心血管事件，与传统的心血管疾病风险因素无关[25]。MRI的时间和成本是与该技术相关的局限性。

(五)颈动脉内膜-中层厚度

在动脉粥样硬化性CVD发展的早期，血管内膜下层在形成明显的动脉粥样硬化斑块之前就已被脂质和炎症细胞浸润。这些早期的结构变化可通过颈动脉B型超声检查检测出来，即增厚的内膜-中膜复合体(管腔-中膜界面至中膜-外膜界面)。颈动脉内膜-中层厚度(carotid intima-media thickness，CIMT)可以在多个颈动脉节段进行测量，包括颈总动脉、颈动脉球和颈内动脉，但就实用性和可重复性而言，颈总动脉成像更受青睐。CIMT与年龄、性别、胆固醇和收缩压等传统风险因素相关，许多研究表明，心血管疾病风险较高的个体CIMT会增加。尽管CIMT预测未来心血管事件的能力已得到充分证实，但几乎没有证据表明CIMT进展或消退与风险操纵之间存在关联[26]。采用高分辨率回声跟踪技术对颈动脉僵硬程度进行局部超声测量，可以同时测量CIMT、动脉直径的脉动改变和局部PWV，从而评估僵硬程度、结构和重构模式[27]。

(六)视网膜血管

视网膜血管可通过视网膜照相机技术或光学相干断层血管成像(optical coherence tomography angiography，OCTA)，该技术为微血管提供了一个可访问的窗口,可以进行无创性评估。虽然糖尿病患者的视网膜常规成像可以确定视网膜病变的存在和程度,但越来越多的证据表明,视网膜微血管测量可作为 CVD 的预测指标。视网膜血管测量指标(如小动脉与小静脉的直径和曲折度)与其他血管僵硬标志物(如 CMT、AIx 和 PWV)相关。在人群层面,研究表明,视网膜血管口径与高血压、代谢综合征、脑血管病和缺血性心脏病的风险之间存在关联[28]。

(七)脑血管系统

认知障碍和痴呆症的患病率会随着年龄的增长而增加。已有研究显示,血管僵硬性增加与认知能力下降有关,且与传统的心血管疾病风险因素无关[29]。脑内结构性变化,如白质高信号和大脑微出血,可预示痴呆和认知能力下降。年轻高血压患者也经常会出现细微的脑部变化[30]。多项研究表明,白质高信号(white matter lesions or hyperintensity,WMH)与血管老化的结构性和功能性标志物(如 PWV 和颈动脉僵硬性)有关(图 29-2)。

五、早期血管衰老

实际年龄是心血管疾病风险最有力的预测因素之一,本章前文描述的血管结构和功能变化在某种程度上是衰老过程中不可避免的组成部分。如上所述,许多血管结构和功能的生物标志物与心血管事件独立相关,其中一部分已显示出超越传统风险因素

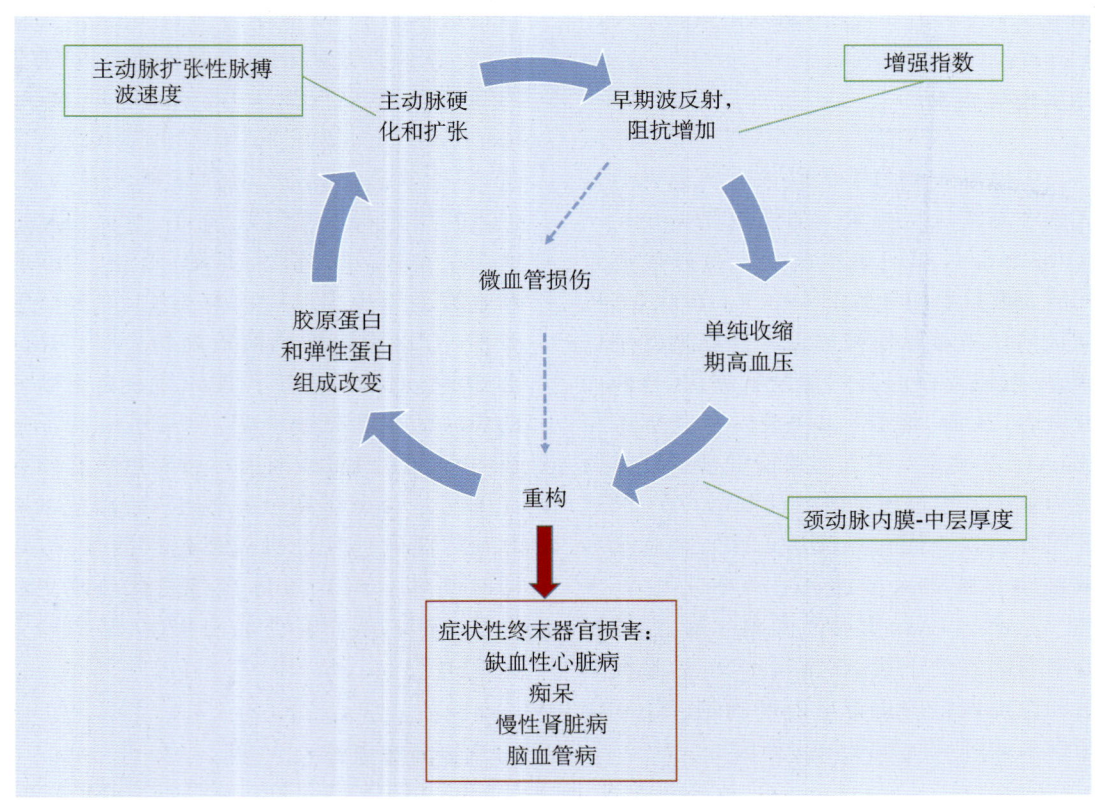

图 29-2 临床血管表型分析技术与血管衰老周期的关系,突出显示了血管衰老周期中可以使用临床技术来提前识别临床症状性疾病的变化要点

的风险预测优势。最近,影响血管年龄的心血管疾病风险因素研究表明,当存在心血管疾病风险因素时,即便在较年轻的个体中,血管衰老生物标志物(如 PWV 和 AIx)的进展也会更快[31]。研究还表明,早期生活暴露在动脉结构和功能的发展中发挥一定作用;可在儿童/青少年时期识别不良风险轨迹,并预测成年早期血管僵硬程度的增加。显然,实际年龄与生物年龄不一定相符,许多现有的心血管疾病风险计算方式过于关注实际年龄,可能会高估或低估个体患者的风险。在过去 10 年中,EVA 的概念已发展为表示影响微循环和大循环的正常年龄相关动脉变化的更快进展,在某些情况下可导致靶器官损伤和 CVD 的早期发生[3,32]。在撰写本文时,标准化可测量定义尚未达成一致,尽管研究已采用了高于相关参考人群的正常年龄和性别特定范围 2 个标准差的心血管生物标志物阈值来定义这一群体[33]。

六、临床背景下的早期血管衰老

如上所述,许多慢性疾病与血管僵硬和 EVA 增加有关。虽然这些疾病各不相同,但每种疾病都以机械血管应力、炎症和氧化应激为特征。详细描述每种疾病超出本章的范围,下文将重点介绍其中一些关键疾病。

(一)高血压

系统性高血压是 CVD 的公认风险因素。在高血压血管衰老的背景下,血管僵硬究竟是血压升高的原因还是结果,仍存在争论。众所周知,高血压及其产生的血管壁应力会导致中央血管系统重构和顺应性丧失,这些变化可以通过显示更高的 PWV 来证实,即高血压是血管僵硬的原因。但现已证明,这是对复杂血管生理学的简单解释。首先,大规模荟萃分析已证实,PWV 可预测心血管发病率和死亡率,与血压等传统风险因素无关[22];其次,已有强有力的证据表明事实与之相反,即较高的 PWV 预示着高血压的发生。最近的研究显示,在一组年龄为 30~45 岁的健康、血压正常的个体中,PWV 升高可以预测其 4 年后高血压的发生。相反,基线血压水平与随访时的 PWV 无相关性,而年龄实际上是后期高血压最弱的预测因素。这进一步证明,与实际年龄相比,血管年龄更能准确反映心血管疾病风险[34]。

(二)慢性肾脏病

CKD 与心血管发病率和死亡率增加有关。事实上,许多 CKD 患者在达到终末期肾病之前就已死于 CVD。CKD 对血管的影响十分复杂,并且会随着疾病的进展而演变。当患者接近需要透析或移植的终末期肾病时,动脉钙化是其主要特征。然而,在疾病的早期阶段便会发生血管僵硬增加和血管重构。随着 CKD 的进展,血管中胶原蛋白和弹性蛋白含量发生变化,从而影响血管僵硬度。同时,大动脉的重构已被证实,表现为颈动脉血管变薄和管腔扩张。临床研究证实,这一患者组的 PWV、CIMT 和脉压增加。此外,研究已证实 PWV 和颈动脉直径可预测 CKD 患者的心血管发病率和死亡率,与年龄和其他传统风险因素无关,并且在终末期疾病中,这些参数在移植后会得到改善。因此,PWV 等工具可用于 CKD 患者的风险分层[35]。

(三)糖尿病

众所周知,糖尿病与高心血管疾病风险相关,因此,传统的风险计算方式无法提供准确的个人估计值。胶原蛋白和弹性蛋白等蛋白质的糖基化会改变血管壁结构,从而影响顺应性。即使在年幼时,糖尿病患儿的体重指数(BMI)增加也与成年后更高的动态血压和CIMT增加有关。糖尿病成人患者的CIMT高于健康对照受试者,并且使用年龄校正后的一般人群CIMT参考范围,糖尿病患者的血管年龄比无活动性CVD证据患者的正常年龄高9岁。同样,糖尿病患者的PWV高于一般人群,10年的糖尿病病程对血管僵硬的影响程度与收缩压升高10 mmHg相同。PWV与尿白蛋白同时增加反映了糖尿病肾病与血管风险之间的紧密联系。此外,研究表明,PWV可预测糖尿病患者的死亡率和心血管事件,且与传统风险参数无关[36]。最近,PWV已被确定为普通人群中晚期2型糖尿病的预测指标[37]。

(四)痴呆症

认知障碍在老年人群中十分常见,并且其患病率会随着年龄的增长而增加。高血压是痴呆症的风险因素,并且会随着年龄的增长而日益患病,而动脉衰老已被证明是大脑衰老加速或认知能力下降的重要预测因素。研究表明,PWV与认知指标(包括整体认知功能、视觉空间组织和记忆)呈负相关,这表明,动脉僵硬会影响多个大脑区域。这种相关性会随着年龄的增长而增强[38]。显然,CVD负担也会随着年龄的增长而增加,并且在无CVD的人群中也发现了类似关联。例如,在巴尔的摩对无CVD老年人进行的纵向研究中,基于11年期间的重复成像发现,CIMT增加个体认知能力会加速下降[39]。

七、健康血管衰老

尽管人们对衰老血管病理生理学的理解已取得巨大进步,能够识别血管年龄较高的个体,但仍存在一个关键问题:如何实现健康的"血管衰老"(healthy vascular ageing, HVA)?

在已发表文献中,有很多群体似乎相对而言并未受到血管衰老的影响[40]。"黄金岁月队列"就是这样一个例子。这群人在50多年前被诊断出患有1型糖尿病,但令人惊讶的是,大多数人仍无高血压、肥胖和不良血脂状况。在患病的前30年里缺乏具体的循证干预措施,这表明这些患者良好的血管健康在很大程度上是遗传的,事实上,许多人都有长寿的家族史[41],而家族史是一个不可改变的风险因素。Framingham的研究人员还评估了普通人群的HVA,以无高血压和PWV<7.6 m/s(30岁以下参考人群的平均值±2 SD)作为定义标准,研究了50~70岁参与者群体。1/6的人属于该类别。该群体发生心血管事件的风险明显较低,炎症生物标志物的循环水平也较低。低BMI和无糖尿病或高脂血症等因素与HVA有关[42]。进一步研究表明,有氧运动、减肥和限制饮食中的钠摄入量均能降低PWV[43]。生活方式和环境因素在血管衰老中发挥作用的更多证据来自对特定人群的研究。例如,对原住民群体的研究表明,迁移到城市地区的人比那些保持传统狩猎采集生活方式的人面临更高的心血管疾病风险[44],在封闭环境中的修女和来自同一地区普通女性的比较中也发现了类似结果[45]。这些结果表明,血管衰老并不一定是"不可避免的",通过改变生活方式可以实现HVA。尽管如此,值得注意的是,这种表型在70岁以上的个体中不太常见,这表明实际年龄是老年血管僵硬的关键决定因素。

八、药物干预

有许多药理学策略有可能改善血管僵硬。许多试验评估了抗高血压治疗对高血压人群及部分健康志愿者PWV的影响。

一般来说，RAAS 抑制剂、β 受体阻滞剂、钙通道阻滞剂、利尿剂和血管扩张剂都被证明对血管僵硬有一定积极作用[43]。然而，这些结果也可能是由于实现了血压降低，而非对僵硬本身的直接影响。多项正在进行的研究旨在评估特定的 PWV 而非血压治疗目标，预计将在未来数年内提供更多相关数据。他汀类药物治疗试验在改善高血压、高脂血症或肥胖患者的血管僵硬方面，总体上也产生了类似的结果，且并未显示出对血压有直接可测量的影响。关于血管僵硬，许多新型药物疗法的效果已在动物模型或小型人体研究中得到评估，包括哺乳动物雷帕霉素靶蛋白（mammalian target of rapamycin，mTOR）抑制剂、腺苷酸活化蛋白激酶（AMP activated protein kinase，AMPK）激活剂、抗促炎性细胞因子疗法、抗纤维化药物和 AT_2R 激动剂（如化合物 21）[43]。其中一些药物可能在未来对加速或早发性 CVD 的管理中发挥作用，但仍缺乏评估其对硬终点影响的更大规模随机研究。

结论和临床前景

- 衰老对血管结构和生理有直接影响。内皮功能障碍、炎症、细胞衰老和血管重构的累积效应是大血管和小血管变硬、高血压和 CVD。
- 血管功能障碍也出现在许多慢性疾病中，这些疾病的特征是炎症、氧化应激和代谢异常。在这种情况下，患者在较早的年龄就会出现血管功能障碍。这种现象被称为"早期血管衰老"。
- 这些结构和功能变化大多可以无创性地进行测量，并且是心血管发病率和死亡率的独立预测因素。因此，它可能在未来的心血管疾病风险分层中发挥作用。监测血管结构和功能的变化有助于确定生活方式和药物治疗的效果，指导治疗决策。

知识空白

- 血管年龄在临床上对高血压、糖尿病和 CKD 等慢性疾病患者进行风险分层中的作用尚不明确，因此，这些工具尚未普遍纳入临床指南。
- 目前仍缺乏对早期血管衰老的更精确定义，但其核心是通过颈动脉-股动脉 PWV 测量的动脉僵硬程度。
- 临床上，针对性治疗血管僵硬的临床评估相对较少。

（陈爱兰　翻译；梁建文　审核）

参考文献

[1] Mahmood SS, Levy D, Vasan RS, Wang TJ. The Framingham Heart Study and the epidemiology of cardiovascular disease: a historical perspective. Lancet. 2014;383(9921): 999-1008.

[2] Savji N, Rockman CB, Skolnick AH, Guo Y, Adelman MA, Riles T, et al. Association between advanced age and vascular disease in different arterial territories: a population database of over 3.6 million subjects. J Am Coll Cardiol. 2013;61(16):1736-43.

[3] Nilsson PM. Early vascular aging (EVA): consequences and prevention. Vasc Health Risk Manag. 2008;4(3):547-52.

[4] Kovacic JC, Moreno P, Hachinski V, Nabel EG, Fuster V. Cellular senescence, vascular disease, and aging: part 2 of a 2-part review. Circulation. 2011;123(15):1650-60.

[5] Haycock PC, Heydon EE, Kaptoge S, Butterworth AS, Thompson A, Willeit P. Leucocyte telomere length and risk of cardiovascular disease: systematic review and meta-analysis. BMJ. 2014;349:g4227.

[6] Fyhrquist F, Saijonmaa O, Strandberg T. The roles of senescence and telomere shortening in cardiovascular disease. Nat Rev Car-

[7] Camici GG, Savarese G, Akhmedov A, Luscher TF. Molecular mechanism of endothelial and vascular aging: implications for cardiovascular disease. Eur Heart J. 2015;36(48):3392-403.

[8] Wang JC, Bennett M. Aging and atherosclerosis: mechanisms, functional consequences, and potential therapeutics for cellular senescence. Circ Res. 2012;111(2):245-59.

[9] Laina A, Stellos K, Stamatelopoulos K. Vascular ageing: Underlying mechanisms and clinical implications. Exp Gerontol. 2017;109:16-30.

[10] Besler C, Heinrich K, Rohrer L, Doerries C, Riwanto M, Shih DM, et al. Mechanisms underlying adverse effects of HDL on eNOS-activating pathways in patients with coronary artery disease. J Clin Invest. 2011;121(7):2693-708.

[11] Kuningas M, Putters M, Westendorp RG, Slagboom PE, van Heemst D. SIRT1 gene, age-related diseases, and mortality: the Leiden 85-plus study. J Gerontol A Biol Sci Med Sci. 2007;62(9):960-5.

[12] Franzeck FC, Hof D, Spescha RD, Hasun M, Akhmedov A, Steffel J, et al. Expression of the aging gene p66Shc is increased in peripheral blood monocytes of patients with acute coronary syndrome but not with stable coronary artery disease. Atherosclerosis. 2012;220(1):282-6.

[13] Mitchell GF, Verwoert GC, Tarasov KV, Isaacs A, Smith AV, Yasmin, et al. Common genetic variation in the 3′-BCL11B gene desert is associated with carotid-femoral pulse wave velocity and excess cardiovascular disease risk: the AortaGen Consortium. Circ Cardiovasc Genet. 2012;5(1):81-90.

[14] Wenzel P, Schuhmacher S, Kienhofer J, Muller J, Hortmann M, Oelze M, et al. Manganese superoxide dismutase and aldehyde dehydrogenase deficiency increase mitochondrial oxidative stress and aggravate age-dependent vascular dysfunction. Cardiovasc Res. 2008;80(2):280-9.

[15] Feng X, Wang L, Li Y. Change of telomere length in angiotensin II-induced human glomerular mesangial cell senescence and the protective role of losartan. Mol Med Rep. 2011;4(2):255-60.

[16] Laurent S, Cockcroft J, Van Bortel L, Boutouyrie P, Giannattasio C, Hayoz D, et al. Expert consensus document on arterial stiffness: methodological issues and clinical applications. Eur Heart J. 2006;27(21):2588-605.

[17] O'Rourke MF, Safar ME, Dzau V. The Cardiovascular Continuum extended: aging effects on the aorta and microvasculature. Vasc Med. 2010;15(6):461-8.

[18] O'Rourke MF, Nichols WW. Aortic diameter, aortic stiffness, and wave reflection increase with age and isolated systolic hypertension. Hypertension. 2005;45(4):652-8.

[19] Laurent S, Boutouyrie P. The structural factor of hypertension: large and small artery alterations. Circ Res. 2015;116(6):1007-21.

[20] Mancia G, Fagard R, Narkiewicz K, Redon J, Zanchetti A, Bohm M, et al. 2013 ESH/ESC guidelines for the management of arterial hypertension: the Task Force for the Management of Arterial Hypertension of the European Society of Hypertension (ESH) and of the European Society of Cardiology (ESC). Eur Heart J. 2013;34(28):2159-219.

[21] Reference Values for Arterial Stiffness C. Determinants of pulse wave velocity in healthy people and in the presence of cardiovascular risk factors: 'establishing normal and reference values'. Eur Heart J. 2010;31(19):2338-50.

[22] Ben-Shlomo Y, Spears M, Boustred C, May M, Anderson SG, Benjamin EJ, et al. Aortic pulse wave velocity improves cardiovascular event prediction: an individual participant meta-analysis of prospective observational da-

ta from 17,635 subjects. J Am Coll Cardiol. 2014;63(7):636-46.

[23] Laurent S, Boutouyrie P, Asmar R, Gautier I, Laloux B, Guize L, et al. Aortic stiffness is an independent predictor of all-cause and cardiovascular mortality in hypertensive patients. Hypertension. 2001;37(5):1236-41.

[24] Vlachopoulos C, Aznaouridis K, O'Rourke MF, Safar ME, Baou K, Stefanadis C. Prediction of cardiovascular events and all-cause mortality with central haemodynamics: a systematic review and meta-analysis. Eur Heart J. 2010;31(15):1865-71.

[25] Redheuil A, Wu CC, Kachenoura N, Ohyama Y, Yan RT, Bertoni AG, et al. Proximal aortic distensibility is an independent predictor of all-cause mortality and incident CV events: the MESA study. J Am Coll Cardiol. 2014;64(24):2619-29.

[26] Lorenz MW, Polak JF, Kavousi M, Mathiesen EB, Volzke H, Tuomainen TP, et al. Carotid intima-media thickness progression to predict cardiovascular events in the general population (the PROG-IMT collaborative project): a meta-analysis of individual participant data. Lancet. 2012;379(9831):2053-62.

[27] Laurent S, Marais L, Boutouyrie P. The noninvasive assessment of vascular aging. Can J Cardiol. 2016;32(5):669-79.

[28] Garcia-Ortiz L, Recio-Rodriguez JI, Agudo-Conde C, Patino-Alonso MC, Rodriguez-Sanchez E, Maderuelo-Fernandez JA, et al. The role of retinal vessels caliber as a marker of vascular aging in large arteries. J Hypertens. 2015;33(4):813-26.. discussion 26

[29] Mitchell GF, van Buchem MA, Sigurdsson S, Gotal JD, Jonsdottir MK, Kjartansson O, et al. Arterial stiffness, pressure and flow pulsatility and brain structure and function: the age, gene/environment susceptibility-Reykjavik study. Brain. 2011;134(Pt 11):3398-407.

[30] Maillard P, Seshadri S, Beiser A, Himali JJ, Au R, Fletcher E, et al Effects of systolic blood pressure on white-matter integrity in young adults in the Framingham Heart Study: a cross-sectional study. Lancet Neurol. 2012;11(12):1039-47.

[31] Terentes-Printzios D, Vlachopoulos C, Xaplanteris P, Ioakeimidis N, Aznaouridis K, Baou K, et al. Cardiovascular risk factors accelerate progression of vascular aging in the general population: results from the CRAVE study (Cardiovascular Risk Factors Affecting Vascular Age). Hypertension. 2017;70(5):1057-64.

[32] Botto F, Obregon S, Rubinstein F, Scuteri A, Nilsson PM, Kotliar C. Frequency of early vascular aging and associated risk factors among an adult population in Latin America: the OPTIMO study. J Hum Hypertens. 2018;32(3):219-27.

[33] Cunha PG, Boutouyrie P, Nilsson PM, Laurent S. Early Vascular Ageing (EVA): definitions and clinical applicability. Curr Hypertens Rev. 2017;13(1):8-15.

[34] Koivistoinen T, Lyytikainen LP, Aatola H, Luukkaala T, Juonala M, Viikari J, et al. Pulse wave velocity predicts the progression of blood pressure and development of hypertension in young adults. Hypertension. 2018;71(3):451-6.

[35] Karras A, Haymann JP, Bozec E, Metzger M, Jacquot C, Maruani G, et al. Large artery stiffening and remodeling are independently associated with all-cause mortality and cardiovascular events in chronic kidney disease. Hypertension. 2012;60(6):1451-7.

[36] Smith A, Karalliedde J, De Angelis L, Goldsmith D, Viberti G. Aortic pulse wave velocity and albuminuria in patients with type 2 diabetes. J Am Soc Nephrol: JASN. 2005;16(4):1069-75.

[37] Muhammad IF, Borne Y, Ostling G, Kennback C, Gottsater M, Persson M, et al. Arterial stiffness and incidence of diabetes: a population-based cohort study. Diabetes

Care. 2017;40(12):1739-45.

[38] Elias MF, Robbins MA, Budge MM, Abhayaratna WP, Dore GA, Elias PK. Arterial pulse wave velocity and cognition with advancing age. Hypertension. 2009;53(4):668-73.

[39] Wendell CR, Zonderman AB, Metter EJ, Najjar SS, Waldstein SR. Carotid intimal medial thickness predicts cognitive decline among adults without clinical vascular disease. Stroke. 2009;40(10):3180-5.

[40] Nilsson PM, Laurent S, Cunha PG, Olsen MH, Rietzschel E, Franco OH, Ryliškytė L, Strazhesko I, Vlachopoulos C, Chen CH, Boutouyrie P, Cucca F, Lakatta EG, Scuteri A; Metabolic syndrome, Arteries REsearch (MARE) Consortium. Characteristics of healthy vascular ageing in pooled population-based cohort studies: the global Metabolic syndrome and Artery REsearch Consortium. J Hypertens. 2018;36(12):2340-9.

[41] Bain SC, Gill GV, Dyer PH, Jones AF, Murphy M, Jones KE, et al. Characteristics of type 1 diabetes of over 50 years duration (the Golden Years Cohort). Diabet Med. 2003;20(10):808-11.

[42] Niiranen TJ, Lyass A, Larson MG, Hamburg NM, Benjamin EJ, Mitchell GF, et al. Prevalence, correlates, and prognosis of healthy vascular aging in a western community-dwelling cohort: the Framingham Heart Study. Hypertension. 2017;70(2):267-74.

[43] Nowak KL, Rossman MJ, Chonchol M, Seals DR. Strategies for achieving healthy vascular aging. Hypertension. 2018;71(3):389-402.

[44] Lemogoum D, Ngatchou W, Janssen C, Leeman M, Van Bortel L, Boutouyrie P, et al. Effects of hunter-gatherer subsistence mode on arterial distensibility in Cameroonian pygmies. Hypertension. 2012;60(1):123-8.

[45] Timio M, Lippi G, Venanzi S, Gentili S, Quintaliani G, Verdura C, et al. Blood pressure trend and cardiovascular events in nuns in a secluded order: a 30-year follow-up study. Blood Press. 1997;6(2):81-7.

30 心血管疾病的生物标志物

Susana Ravassa, Christian Delles, Gemma Currie, and Javier Díez

一、概述 / 324

二、生物标志物类型 / 325

三、生物标志物和心血管疾病 / 326

 （一）基因组学生物标志物 / 327

 （二）蛋白质组学生物标志物 / 327

 （三）代谢组学生物标志物 / 328

 （四）成像生物标志物 / 328

 （五）循环生物标志物 / 328

参考文献 / 332

> **关键概念**
> - 生物标志物是任何可以客观测量和评估的特征，可作为正常生物过程、致病过程或治疗干预的药理反应的指标。
> - 生物标志物可分为预测性、诊断性、预后性和代表药效学或治疗反应的生物标志物。不同类型的生物标志物包括遗传、成像和循环生物标志物，与心血管连续体的不同点具有特定的相关性。本章将重点介绍代表生物过程的循环生物标志物。
> - 临床实用的生物标志物应满足以下条件：与心血管疾病或其风险存在密切关联，能提供有关预后的有意义信息，和/或指导超越传统风险因素或临床环境中已有的检测指标之外，为患者管理提供指导性价值。

一、概述

心血管疾病（cardiovascular diseases，CVD）是普通人群发病和死亡的主要原因，这一事实凸显了一级预防的重要性[1]。然而，预防措施的成功在一定程度上取决于准确识别未来有心血管事件风险的个体（风险预测）。在这方面，高血压、糖尿病、肥胖、吸烟和高胆固醇血症等被视为CVD的传统风险因素，并作为具有普通人群临床实用性的传统预测模型的主要组成部分。尽管如此，大量研究揭示了此类基本模型的重要局限性。例如，多达20%的冠状动脉疾病患者并无传统风险因素，40%的患者只有1个风险因素。这些数据及其他流行病学研究的结果表明[2]，传统风险因素不能完全解释CVD的易感性，也不能解释其在不同人群中的演变过程，以及对治疗的反应。因此，为了改进基于传统风险因素的现有模型，人们越来越关注发现、验证和转化为临床实践的新生物标志物，以便更好地识别那些最有可能发生心血管事件的个体，从而采取预防措施。

生物标志物通常代表与生理或病理过程相关的组织或器官水平的变化。美国国立卫生研究院将生物标志物定义为"任何可以客观测量和评估的特征，可作为正常生物过程、致病过程或对治疗干预的药理反应的指标"（图30-1）。此外，世界卫生组织（WHO）对生物标志物提出了以下定义："任何可在体内或其产物中测量并影响或预测结果或疾病发生率的物质、结构或过程"。总体而言，生物标志物应提供有用的信息以协助临床决策和护理，并满足以下至少1项标准[3]：①预测发展临床明显疾病的风险；②诊断和分期疾病程度；③指示疾病预后；④预测和/或监测对治疗干预的反应。

此外，生物标志物的临床实用性要求测量结果能够以标准化方式产生准确且可重复的结果，并具有高度特异度和灵敏度。在生物标志物的开发过程中，通常涉及在独立人群中进行验证，并证明所提供的信息对已建立的临床风险预测工具或诊断测试有意义。生物标志物数据不仅应易于解读，还应具有成本效益，从而支持在人群中实施可负担的疾病管理策略[4]。值得注意的是，生物标志物不一定要比现有工具更敏感或更具体，性能参数、易用性和成本的结合最终将为临床实施提供参考。

在以上标准满足的情况下，生物标志物也可应用于临床研究，并作为临床试验的终点。用替代标志物替代既定的"硬"临床终点通常比评估"真实"终点更具成本效益且更容易（图30-1）。这种考量在临床试验中发挥着重要作用，因为使用与发病率和死亡率密切相关的替代终点可以减少样本量、缩短随访时间，从而实现更具成本效益的试验设计。临床试验环境中常用的生物标志物包括血压、血糖水平、血流动力学应激和心肌细胞损伤的循环标志物，以及超声心动图参数，这些均有助于评估药物或其他治疗方

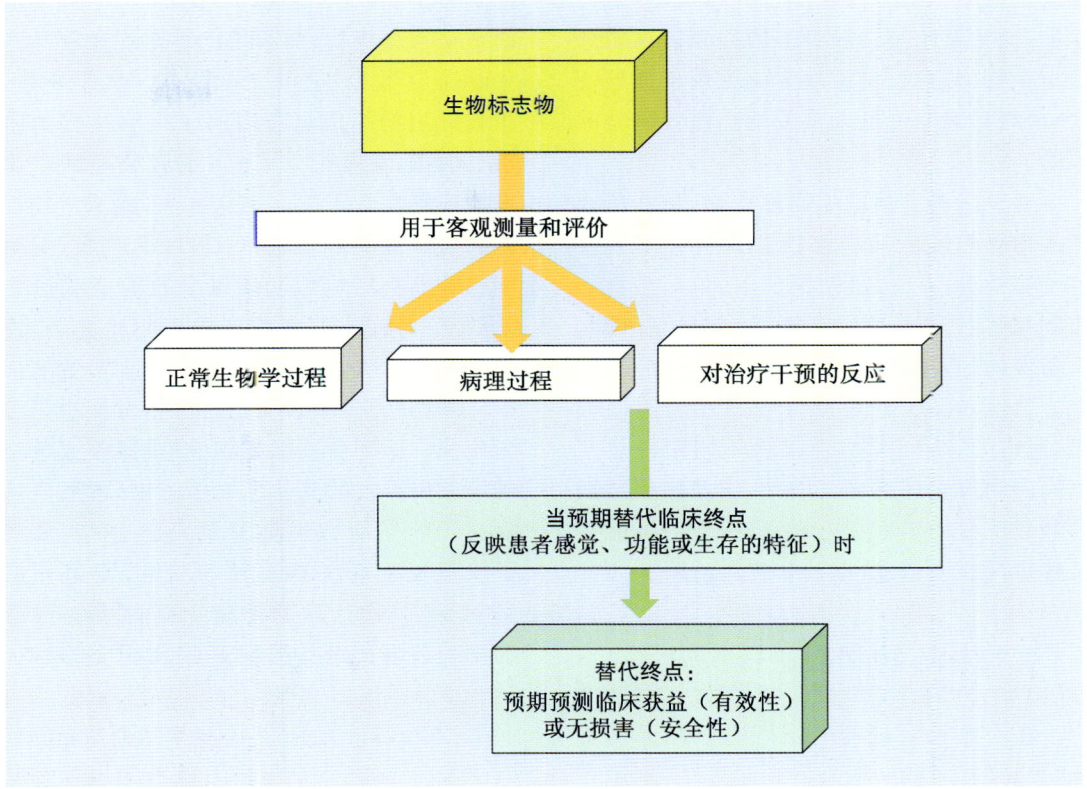

图 30-1 生物标志物的临床应用

案的效果。然而，值得注意的是，替代终点仅在特定疾病机制的背景下有用，并且依赖于对疾病病理生理学的良好理解。

二、生物标志物类型

生物标志物与精准医疗相关，根据精准医疗倡议，精准医疗被定义为"一种新兴的疾病治疗和预防方法，该方法考虑每个人基因、环境和生活方式的个体差异"[5]。在此背景下，生物标志物被视为有关人体基因和蛋白质的信息来源，以预防、诊断和治疗疾病。因此，生物标志物可分为预测性、诊断性、预后性和反映药效学的生物标志物。

预测性生物标志物可用于估计罹患显性疾病的风险。血压或体重指数（BMI）等传统风险因素是预测性生物标志物，可在人群层面提供相当准确的信息。然而，对于个人风险，反映特定疾病过程的预测标志物也许能够完善风险估计并提供更精确的信息。

诊断性生物标志物有助于诊断疾病，提供区分界限，可将异常水平与正常水平区分开，以检测目标疾病状况。理想情况下，诊断标志物应具有高灵敏度（假阴性结果数量少）和高特异度（假阳性结果数量少），但根据临床情况，可以接受不同的性能特征。这尤其适用于筛选生物标志物，其提供第一步诊断，随后进行更具体的确认测试。

预后性生物标志物可提供有关未治疗或已治疗个体的疾病或病症可能发展过程的信息。此类标志物还可识别最有可能对特定疗法产生反应的个体，或根据其生物标志物特征为个体量身定制特定疗法。旨在用作临床实践预后工具的生物标志物循环水平的变化应充分反映相关疾病机制的变化。

代表治疗反应的生物标志物可测量药

物或其他干预措施对疾病过程本身的影响。例如,低密度脂蛋白(LDL)胆固醇被用作药效学生物标志物,其浓度变化可用于指导治疗,最终目的是降低未来发生心血管事件的风险。

对于所有类型的生物标志物,其临床应用的推导和验证均应在独立人群和不同人群子集中进行[6]。理想情况下,单一生物标志物可以代表上述所有领域,即预测风险、诊断疾病,并提供有关预后和治疗反应的信息。然而,CVD等复杂疾病的发展周期很长,起源于多种因素,在疾病不同阶段涉及不同的病理生理过程。因此,应在疾病发展的背景下看待生物标志物,虽然它们可能在某些阶段提供信息,但并非普遍适用。

三、生物标志物和心血管疾病

在心血管领域的广泛研究已经评估了在"表面健康"的一般人群和明显CVD患者中的新生物标志物策略[6]。这些生物标志物方法包括人口统计学特征、成像、蛋白质组学、代谢组学和遗传生物标志物等。在CVD的背景下,生物标志物一词最常用于循环血清或血浆分析物,而不仅仅是常规血液学和生物化学测试中使用的分析物。如上所述,生物标志物的信息量取决于疾病过程的阶段。例如,亚临床CVD可能在临床症状出现之前存在数十年。在这方面,成像生物标志物可以检测到亚临床CVD的存在,但对于表征器官结构或功能甚至没有亚临床变化的早期阶段,其效用有限。相比之下,遗传生物标志物提供了有关疾病易感性的信息,尽管并无迹象表明是否已经发展出亚临床疾病。循环生物标志物(以及尿液或唾液等体液中存在的其他生物标志物)可提供疾病过程的早期或晚期信息,其中一些反映了疾病发生前生物途径的激活,而另一些受到亚临床CVD的影响。每种生物标志物都应表现出某些决定其临床用途的特征(图30-2)。

DNA转录为RNA并翻译为调节新陈代谢的蛋白质,通常会发挥互补作用以执行某些生物学功能。通过整合基因组学和转录组学,以及蛋白质组学和代谢组学,可以捕获这些组学层之间的协同相互作用(图30-3)。

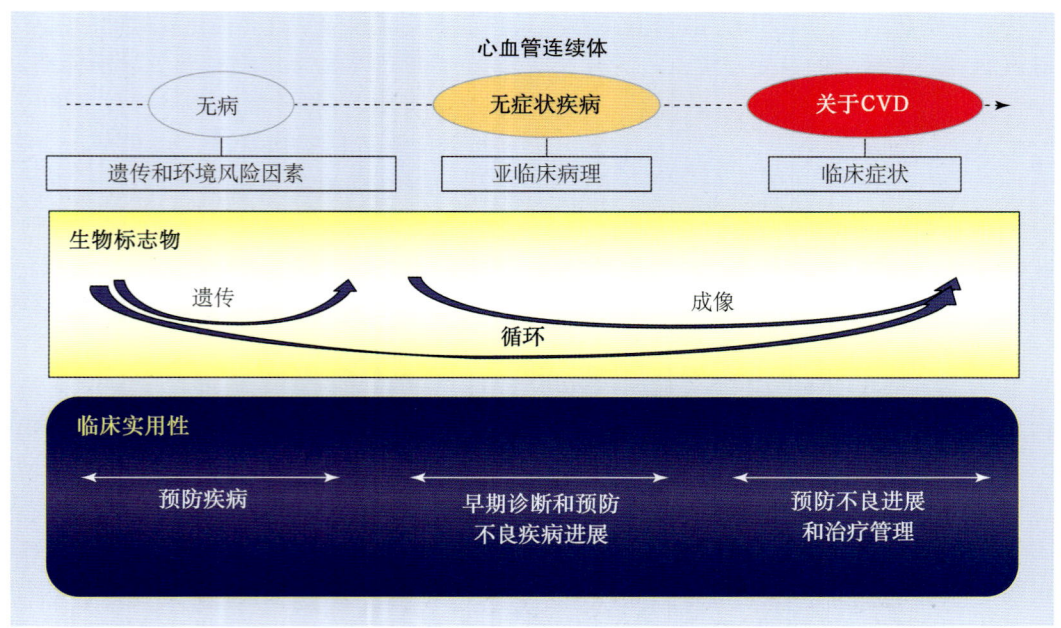

图30-2 不同类型生物标志物在心血管疾病连续过程中各阶段的临床实用性

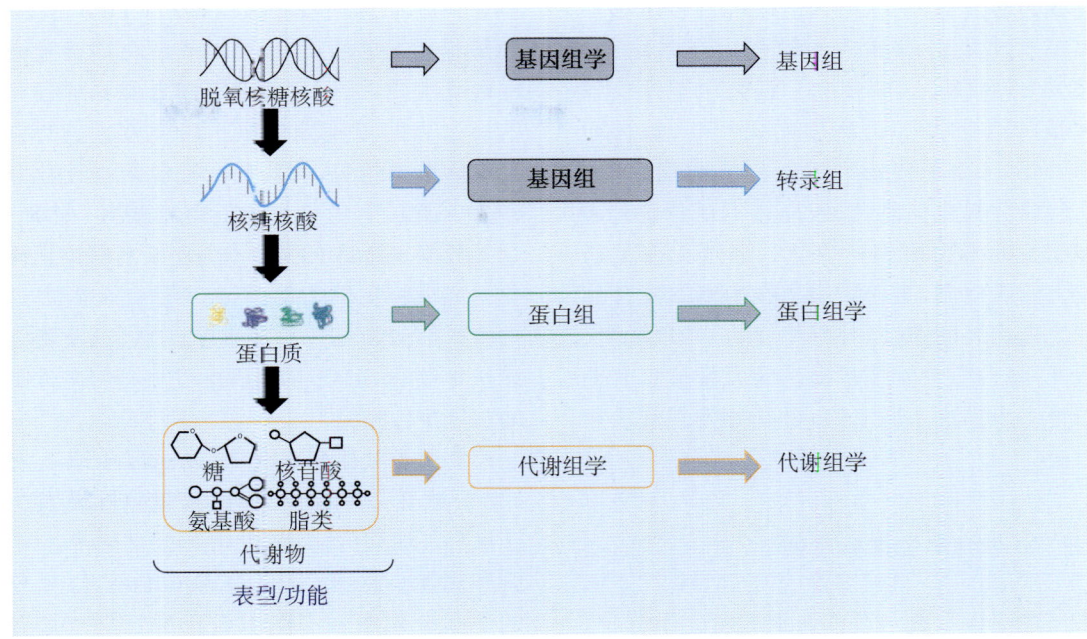

图30-3 描述从基因到代谢物的信息流,以及"组学"科学

按照这个模型,我们将依次描述遗传、蛋白质组学和代谢组学生物标志物,然后介绍成像生物标志物,最后介绍代表心血管病理生理学特定方面的生物标志物实例。

(一)基因组学生物标志物

遗传因素在CVD的发展中发挥着重要作用。新的遗传易感性变异的鉴定有助于了解CVD的病理生理过程。尽管遗传因素不受环境因素的影响,但基因-环境相互作用通常会决定基因转录和翻译成RNA和蛋白质,从而决定疾病的发展。遗传生物标志物与循环或成像生物标志物之间的关键区别是,系统基因组本身在整个生命周期中基本保持不变,从而可在早期进行风险预测和一级预防。事实上,最近的遗传研究表明,一些一致的位点或基因与CVD风险因素独立相关,并且罹患CVD的风险更高。例如,导致基因表达和表型改变的DNA序列和表观遗传修饰的某些变化与不良心血管表型有关[7]。这些特性可帮助人们评估遗传信息,根据是否存在与心血管结果相关的标志物来指导药物治疗。目前,美国食品药品管理局(Food and Drug Administration,FDA)批准了数种药物基因组学检测方法用于临床,以评估不良事件风险和药物作用模式并预测治疗反应。重要的是,在过去十年中,人类基因组测序使全基因组关联研究成为可能,这是一种流行的实验设计,可以调查整个基因组以创建SNP图谱和数据库[8]。本书第16章介绍了有关CVD基因组成的更多详细信息。蛋白质组学在人类病理学中的应用尚处于起步阶段,定义不同心血管疾病的蛋白质组仍有待广泛研究。

(二)蛋白质组学生物标志物

蛋白质几乎在细胞生命的每一个生理过程中都发挥着重要作用。因此,蛋白质表达和活性失调会导致病理变化也就不足为奇。近年来,质谱(mass spectrometry,MS)

已成为检查血液、尿液或组织等各种生物样本中肽和蛋白质表达的最强大技术之一。过去20年来,这种方法一直被用于评估各种蛋白质与CVD之间的关联[9,10]。具体而言,MS已用于创建大型蛋白质数据库,为实验研究提供信息,以表征与不良心血管表型相关的蛋白质表达变化。通过无偏见研究大量蛋白质,蛋白质组学技术能够支持病理生理途径的表征,并最终评估CVD风险。此外,蛋白质组学技术提供的大量信息有助于进一步推进不同CVD的药物发现和治疗方法[10]。

(三)代谢组学生物标志物

代谢组学技术可以识别和量化小分子,这些小分子可提供有关生物体在特定时间的状态信息。最近开发的高通量代谢组学分析技术可以量化数百种循环代谢物,这可能有助于识别不可逆器官损伤和症状性疾病之前的代谢变化。表征已识别代谢物之间的相互关系有助于识别具有高CVD风险的个体,并提供疾病和临床前疾病状态的"指纹",以及更好地了解CVD发展所涉及的病理生理机制。特别是,如酰基肉碱、二羧酰基肉碱和氧化三甲胺(trimethylamine-N-oxide,TMAO)等代谢物,若干苯丙氨酸和谷氨酸等氨基酸,以及数种脂质类与CVD风险有关。有趣的是,其中一些代谢物(如支链氨基酸)被发现通过炎症和氧化应激等潜在过程与肥胖、胰岛素抵抗和糖尿病有关。尽管全面应用于CVD的代谢组学分析尚处于起步阶段,但代谢组学目前被认为是一种在CVD领域寻找新型生物标志物极具前景的工具[11]。

(四)成像生物标志物

目前,研究者已开发出多种基于成像的技术来研究CVD进展。例如,通过超声检查评估颈动脉内膜-中层厚度(CIMT)是一种简单且无创的技术,可以表征早期动脉粥样硬化变化,从而直观地了解动脉粥样硬化疾病过程的更晚期后果。研究发现,CIMT与临床结果相关,使其成为动脉粥样硬化和CVD风险的有吸引力的生物标志物。然而,尽管数据支持将CIMT作为临床动脉粥样硬化研究中的宝贵工具,但仍不清楚CIMT评估究竟如何为临床决策提供信息,以及特定疗法导致的CIMT随时间的变化是否与未来的临床事件相关[12]。

心脏磁共振(cardiac magnetic resonance,CMR)是另一种成像工具,越来越多地被用于区分心肌病的病因,也用于评估血管的结构和功能。由于CMR具有三维特性、出色的空间分辨率和高组织对比度,因此,可以准确测量心脏的形态和功能。值得注意的是,晚期钆增强是无创评估心肌瘢痕和局灶性纤维化的参考成像程序,有助于区分缺血性心肌病和非缺血性心肌病。然而,这种技术无法检测弥漫性纤维化。在这方面,参数映射方法(如原生和对比后 T_1 加权成像映射)已显示出检测和量化心肌结构局灶性和弥漫性改变的潜力,并有望作为支持心脏病患者诊断、治疗和预后决策的新型生物标志物[13]。

(五)循环生物标志物

目前,已有数种系统对CVD循环生物标志物进行分类。最常见的是,生物标志物根据疾病特异性进行分组,例如,心力衰竭或心肌细胞损伤的生物标志物。这些生物标志物还根据其在急性和慢性疾病阶段的用途或作为预后生物标志物进行了分类。此外,它们可以根据其所代表的病理生理过程进行分类,如炎症、氧化应激或心肌纤维化(表30-1)。本节介绍目前正在针对CVD所涉及的不同病理生理过程进行研究的传统和新型生物标志物的例子。

表 30-1 心血管疾病病理生理过程的循环生物标志物

与心血管疾病相关的病理生理过程						心脏损害		
	血管损伤						心肌纤维化	
炎症/内皮功能障碍	斑块不稳定	血小板活化	氧化应激	神经内分泌激活	心肌损伤	心肌应激	胶原蛋白特性	其他
ICAM-1	PAPP-A	sPLA2	Ox LDL	ADM	troponin T	BNP	PICP	OPN
VCAM-1	MPO	Lp-PLA2	MPO	MR-proADM	troponin I	NT-proBNP	PIII NP	MMP-2
E-selectin	MMP	sCD40L	BOM	Copeptin	H-FABP	sST2	CITP:MMP-1	MMP-3
CRP	IL-6	PF4	F2-IsoPs		MLCK	Gal-3		MMP-8
sCD40L	Lp-PLA2	CXCL5	8-OHdG		CK-MB	GDF-15		MMP-9
IL-18	IL-18	CXCL7	pMDA		sFAS	ET-1		TIMP-1
MCP-1	sPLA2	CXCL8(IL-8)			HSP 60	NRG-1		TIMP-4
fibrinogen	OPN	CXCL12			sTRAIL			myostatin
MPO	OxApo A-I	MIP-1α						syndecan-4
FFA	PGF	CCL5						
	MCP-1	IL-1β						
	OxLDL							
	TMAO							

注：8-OHdG. 8-羟基脱氧鸟苷；ADM. 肾上腺髓质素；BNP. 脑利尿钠素；BOM. 胆红素氧化代谢物；CCL. 趋化因子配体；CITP：MMP-1. 羧基端肽 I 型胶原与基质金属蛋白酶 MMP-1 的比例；CK-MB. 肌酸激酶 MB 同工酶；CXCL. CXC 趋化因子配体；CRP. C 反应蛋白；ET-1. 内皮素-1；F2-IsoPs. F2-异前列烷；FFA. 游离脂肪酸；Gal-3. 半乳糖凝集素 3；GDF-15. 生长分化因子-15；H-FABP. 心脏型脂肪酸结合蛋白；HSP. 热休克蛋白；ICAM-1. 细胞间黏附分子-1；IL. 白介素；MCP-1. 单核细胞趋化蛋白-1；MIP. 巨噬细胞炎性蛋白；MLCK. 肌球蛋白轻链激酶；MMP. 基质金属蛋白酶；MPO. 髓过氧化物酶；MR-proADM. 肾上腺髓质素前体；NT-proBNP. N 末端前脑利尿钠肽；NRG-1. 神经调节蛋白；OPN. 骨桥蛋白；PAPP-A. 妊娠相关血浆蛋白-A；PGF. 胎盘生长因子；PICP. I 型前胶原羧基末端肽；PIII NP. III 型前胶原氨基末端前肽；pMDA. 血浆丙二醛；sCD 40 L. 可溶性 CD 40 配体；sFAS. 可溶性 FAS 配体；sST 2. 可溶性形式的肿瘤发生抑制剂；sTRAIL. 可溶性肿瘤坏死因子相关凋亡诱导配体；TIMP-1. 金属蛋白酶组织抑制剂；TMAO. 三甲基胺-N-氧化物；VCAM-1. 血管细胞黏附分子-1。

IV 临床要点

1. 心肌应激生物标志物 利尿钠肽是支持呼吸困难患者心力衰竭诊断的最常用生物标志物。它们是一个密切相关的环状肽家族，参与钠和水的平衡，以及血管张力的调节，已鉴定出数种结构相似的利尿钠肽，包括心房利尿钠肽（atrial natriuretic peptide，ANP）、B型利尿钠肽（脑利尿钠肽）（B-type natriuretic peptide，BNP）、C型利尿钠肽（C-type natriuretic peptide，CNP）和树眼镜蛇利尿钠肽（dendroaspis natriuretic peptide，DNP）。其中，ANP和BNP分别在心房和心室的肌细胞中产生。在心肌劳损的情况下，BNP基因的诱导会导致激素原产生和分泌，激素原被裂解成生物学上更稳定的N端前B型利尿钠肽（N-terminal pro-B-type natriuretic peptide，NT-proBNP）。利尿钠肽也在其他器官中产生，尤其是肾脏。

利尿钠肽，尤其是NT-proBNP的诊断优势在于其对心力衰竭的高灵敏度，随着这种生物标志物水平的增加，心力衰竭的可能性更高[14]。利尿钠肽在低水平时具有很强的阴性预测价值，但与任何其他生物标志物一样，对循环中利尿钠肽水平的解释也有一些注意事项。例如，在非心力衰竭心脏病（如心动过速和心肌炎）中，利尿钠肽水平可能会升高，因为它们反映心室应激，而非心力衰竭的临床诊断；在非心脏疾病（如终末期CKD）中，由于肾清除率降低，循环中利尿钠肽水平也会升高。

2. 心肌损伤生物标志物 心肌肌钙蛋白I和T是心脏特有的蛋白质，是心肌损伤特异且敏感的生物标志物。肌钙蛋白是3种球状收缩调节蛋白（肌钙蛋白T、I和C）的复合物，它们位于横纹肌的细丝中，通过阻断肌动蛋白和肌球蛋白的相互作用来抑制收缩。与存在于骨骼肌II型纤维和心肌中相同的肌钙蛋白C不同，肌钙蛋白T和I在骨骼肌和心肌之间存在差异，因此，优选作为心脏特异性生物标志物。

检测外周血中的心肌肌钙蛋白可作为心肌细胞损伤的评估指标。技术进步使肌钙蛋白检测方法得到改进，提高了检测心肌细胞损伤的灵敏度。此外，这些高灵敏度肌钙蛋白检测方法已将心肌肌钙蛋白的作用从仅用于诊断心肌梗死等急性心脏损伤的生物标志物，扩展到心力衰竭等慢性心脏病中心肌损伤的指标。有趣的是，在普通人群中看似健康的受试者，以及患有稳定CVD的无症状个体中都观察到了可检测的心肌肌钙蛋白水平，并可预测未来的心血管事件[15]。此外，研究发现，心肌肌钙蛋白水平与已确定的心力衰竭风险因素有关，包括糖尿病、左心室肥大、CKD和利尿钠肽水平升高，与既往心肌梗死无关。事实上，用高灵敏度测定法评估的肌钙蛋白对已确定的心力衰竭患者具有预后价值[16]。

3. 心肌纤维化生物标志物 心肌细胞外基质由复杂的网络编织而成，主要是胶原纤维，它们在维持心脏等器官的结构和功能完整性方面发挥着至关重要的作用。I型和III型胶原蛋白的合成和降解失衡会导致心肌纤维化，这是心脏病晚期特有的病变。重要的是，心肌纤维化的功能影响不仅与胶原纤维的数量（即沉积的严重程度）有关，还与胶原纤维的质量（即胶原纤维之间的交联程度）有关。因此，有学者提出，评估胶原纤维的这些特征可能有助于识别易受不良临床结果影响的心脏病患者[17]。

在众多被提议作为人类心肌纤维化生物标志物的循环分子中，只有2种胶原衍生的血清肽被证明与心肌中胶原纤维的数量有关，分别是：①I型前胶原羧基末端前肽（carboxy-terminal propeptide of procollagen type I，PICP），它在I型前胶原羧基末端蛋白酶的作用下在细胞外转化为成熟的纤维形成胶原I型时形成；②III型前胶原氨基末端前肽（amino-terminal propeptide of procollagen type III，PIIINP），它在细胞外转化为成熟的纤维形成胶原III型时在III型前胶原氨基末端蛋白酶的作用下形成。

已发现血清 P I CP 水平与高血压心脏病患者心肌中胶原纤维的丰度高度相关。此外，研究发现，血清 P ⅢNP 与患有缺血性心脏病或特发性扩张型心肌病的心力衰竭患者心肌中 Ⅲ 型胶原沉积程度高度相关[17]。

另外，由于过度交联而形成的更刚、更硬的胶原纤维可能更能抵抗基质金属蛋白酶(MMP)-1 的降解，从而导致 Ⅰ 型胶原纤维(collagen type Ⅰ fiber, C Ⅰ TP)的小羧基末端肽的裂解减少。据此发现，血清中 C Ⅰ TP∶MMP-1 的比例低与心肌交联高独立相关[17]。最近的研究结果表明，心肌胶原交联的生化表型可能有助于指导心力衰竭患者的抗纤维化治疗[18]。

此外，生物标志物半乳糖凝集素 3 (galectin-3，Gal-3) 和可溶性致瘤性抑制物 (soluble suppression of tumorigenicity, sST2) 是心肌纤维化的标志物，已得到 ACC/AHA 心力衰竭管理指南的认可，可能有助于对心力衰竭患者进行进一步分层[19]。Gal-3 是一种 β-半乳糖苷酶结合蛋白，参与多种生物过程，在多种组织和不同类型的细胞中表达，包括巨噬细胞、嗜酸性粒细胞、中性粒细胞和肥大细胞。心力衰竭患者的血浆 Gal-3 水平升高，与 NT-proBNP 水平相比，具有额外的预后价值[20]。生长刺激表达基因 2 (growth stimulation expressed gene 2, ST2) 是 IL-1 家族的成员，有跨膜受体 (transmembrane ST2, ST2L) 和可溶性受体 (soluble ST2, sST2) 2 种形式。多项临床研究表明，急性和慢性心力衰竭患者血浆中的 sST2 水平升高，对心力衰竭结果具有预测价值。sST2 由心肌细胞和心脏成纤维细胞产生，但在除心脏相关疾病以外的其他疾病中也观察到血浆水平升高，如胃癌和乳腺癌、肾病和肝病[20]。这些新型生物标志物被纳入指南，表明它们的潜在价值超过了既定的风险因素，但它们为临床决策提供信息的确切潜力仍不明确。一般而言，循环生物标志物可有多种来源，也可能为非心血管来源，应谨慎解读，此外，它们可能受到除直接参与 CVD 的系统以外的其他系统的影响。

4. 炎症生物标志物 在动脉粥样硬化过程中的所有循环炎症标志物中，C 反应蛋白(CRP)的研究最为广泛。CRP 是固有免疫反应蛋白五聚蛋白家族的成员，其分泌受肝脏中 IL-1 和 IL-6 等细胞因子的刺激。除其他特性外，从评估 CRP 的研究中获得的心血管生物标志物数据最多，这在一定程度上可能是因为其使用可靠且经济实惠的技术易于测量。近年来，CRP 作为促动脉粥样硬化因子的作用已显现。特别是，有研究者提出，CRP 在调节内皮细胞与动脉壁炎症和平滑肌细胞之间的网络方面发挥作用，这种机制可能有利于动脉粥样硬化过程[21]。在一般人群中，CRP 与心血管事件相关，与其他 CVD 风险因素无关。

尽管存在强有力的统计关联，但一些研究表明，CRP 测量仅能适度提高预测准确性，这就提出了一个问题：CRP 仅仅是其自身的一个标志，还是 CVD 的因果因素[22]。在这方面，评估 CRP 与冠心病之间关联的孟德尔随机化分析表明，CRP 浓度本身并不是这种疾病的因果因素[23]。尽管如此，卡那单抗(canakinumab)抗炎血栓形成结局研究(canakinumab anti-inflammatory thrombosis outcome study, CANTOS)的结果表明，对于有心肌梗死病史且循环中 hs-CRP 水平高(≥2 mg/L)的患者，靶向 IL-1β 至 IL-6，再到 CRP 信号通路有利于 CVD 的二级预防，并且这种益处与胆固醇水平无关[24]。

在动脉粥样硬化的背景下，其他有前景的炎症生物标志物还包括晚期糖基化终点、氧化 LDL、热休克蛋白、脂蛋白、TNF、IL-1 和 IL-6、血小板衍生活化产物和髓过氧化物酶[25]。这些生物标志物已在本书第 21 章中进行全面综述。

结论和临床前景

研究者已对多种心血管生物标志物在临床环境中作为预测、诊断、预后和治疗指导工具的用途进行了评估。重要的是，一个生物标志物必须反映病理生理机制，并能够帮助临床医师做出患者管理决策，提供现有临床工具以外的信息。具体来说，某一给定生物标志物的预后价值应包括相对于临床环境中已实施的标准变量，在鉴别、校准和重新分类方面的改进。此外，在批准用于临床实践之前，CVD 的生物标志物必须在独立队列中进行严格的验证。它们应表现出足够的精确度和最佳的个体内可重复性，最好能够在短时间内易于在护理点进行测量，并展示出成本效益。这些评估过程对于建立无创性工具作为替代指标必要，以便在临床试验中用于预测预后，从而有助于改善未来 CVD 治疗的精准医疗策略。

知识空白

- 需要更可靠的方法来诊断和指导 CVD 患者的临床管理。
- 蛋白质组学数据重复性有限的报道屡见不鲜。这可能直接源于蛋白质表达的生物学特性：即使在健康人群中，基因表达也存在很大差异，疾病会改变蛋白质家族的表达和多样性。
- 即使某种蛋白质被正确识别为潜在有用的生物标志物，从技术上讲，也可能无法通过经济实惠的技术（如 ELISA）对其进行量化，从而无法在临床环境中使用。当前基于方法调整和多维方法的研究正致力于解决这些局限性，以便能够考虑蛋白质组学方法中生物标志物的异质性和多样性[26]。
- 新型生物标志物应在传统风险或疾病因素之外增加有关目标疾病的增量信息。然而，多项研究表明，与既定标准相比，目前临床环境中使用的许多生物标志物（包括多标志物模型）可能无法持续且显著地改善 CVD 的风险预测或诊断[6,27]。

（张存泰 翻译；李萍 审核）

参考文献

[1] Roth GA, Johnson C, Abajobir A, et al. Global, regional, and national burden of cardiovascular diseases for 10 causes, 1990 to 2015. J Am Coll Cardiol. 2017;70:1-25.

[2] Ware JH. The limitations of risk factors as prognostic tools. N Engl J Med. 2006;355:2615-7.

[3] Morrow DA, de Lemos JA. Benchmarks for the assessment of novel cardiovascular biomarkers. Circulation. 2007;115:949-52.

[4] Hlatky MA, Greenland P, Arnett DK, Ballantyne CM, Criqui MH, Elkind MS, Go AS, Harrell FE Jr, Hong Y, Howard BV, Howard VJ, Hsue PY, Kramer CM, McConnell JP, Normand SL, O'Donnell CJ, Smith SC Jr, Wilson PW, American Heart Association Expert Panel on Subclinical Atherosclerotic Diseases and Emerging Risk Factors and the Stroke Council. Criteria for evaluation of novel markers of cardiovascular risk: a scientific statement from the American Heart Association. Circulation. 2009;119:2408-16.

[5] Precision Medicine Initiative (PMI) Working Group. The precision medicine initiative cohort program-building a research foundation for 21st century medicine. 2015. https://www.nih.gov/sites/default/files/research-training/initiatives/pmi/pmi-working-grou-

preport-20150917-2.pdf.

[6] Dhingra R, Vasan RS. Biomarkers in cardiovascular disease: statistical assessment and section on key novel heart failure biomarkers. Trends Cardiovasc Med. 2017; 27: 123-33.

[7] Calore M, De Windt LJ, Rampazzo A. Genetics meets epigenetics: genetic variants that modulate noncoding RNA in cardiovascular diseases. J Mol Cell Cardiol. 2015;89:27-34.

[8] Hardy J, Singleton A. Genomewide association studies and human disease. N Engl J Med. 2009;360;1759-68.

[9] Ray S, Reddy PJ, Choudhary S, Raghu D, Srivastava S. Emerging nanoproteomics approaches for disease biomarker detection: a current perspective. J Proteome. 2011;74: 2660-81.

[10] Yao C, Chen BH, Joehanes R, Otlu B, Zhang X, Liu C, Huan T, Tastan O, Cupples LA, Meigs JB, Fox CS, Freedman JE, Courchesne P, O'Donnell CJ, Munson PJ, Keles S, Levy D. Integromic analysis of genetic variation and gene expression identifies networks for cardiovascular disease phenotypes. Circulation. 2015; 131:536-49.

[11] Ruiz-Canela M, Hruby A, Clish CB, Liang L, Martínez-González MA, Hu FB. Comprehensive metabolomic profiling and incident cardiovascular disease: a systematic review. J Am Heart Assoc. 2017;6:e005705.

[12] Centurión OA. Carotid intima-media thickness as a cardiovascular risk factor and imaging pathway of atherosclerosis. Crit Pathw Cardiol. 2016;15;152-60.

[13] Haaf P, Garg P, Messroghli DR, Broadbent DA, Greenwood JP, Plein S. Cardiac T1 Mapping and Extracellular Volume (ECV) in clinical practice: a comprehensive review. J Cardiovasc Magn Reson. 2016;18;89.

[14] Chow SL, Maisel AS, Anand I, Bozkurt B, de Boer RA, Felker GM, Fonarow GC, Greenberg B, Januzzi JL Jr, Kiernan MS, Liu PP, Wang TJ, Yancy CW, Zile MR, American Heart Association Clinical Pharmacology Committee of the Council on Clinical Cardiology, Council on Basic Cardiovascular Sciences, Council on Cardiovascular Disease in the Young; Council on Cardiovascular and Stroke Nursing, Council on Cardiopulmonary, Critical Care, Perioperative and Resuscitation, Council on Epidemiology and Prevention, Council on Functional Genomics and Translational Biology, Council on Quality of Care and Outcomes Research. Role of biomarkers for the prevention, assessment, and management of heart failure: a scientific statement from the American Heart Association. Circulation. 2017;135;e1054-91.

[15] Willeit P, Welsh P, Evans JDW, Tschiderer L, Boachie C, Jukema JW, Ford I, Trompet S, Stott DJ, Kearney PM, Mooijaart SP, Kiechl S, Di Angelantonio E, Sattar N. High-sensitivity cardiac troponin concentration and risk of first-ever cardiovascular outcomes in 154,052 participants. J Am Coll Cardiol. 2017;70;558-68.

[16] Aimo A, Januzzi JL, Vergaro G, Ripoli A, Latini R, Masson S, Magnoli M, Anand IS, Cohn JN, Tavazzi L, Tognoni G, Gravning J, Ueland T, Nymo SH, Brunner-La Rocca HP, Bayes Genis A, Lupón J, de Boer RA, Yoshihisa A, Takeishi Y, Egstrup M, Gustafsson I, Gaggin HK, Eggers KM, Huber K, Tentzeris I, Tang WHW, Grodin J, Passino C, Emdin M. Prognostic value of high-sensitivity troponin T in chronic heart failure. An individual patient data meta-analysis. Circulation. 2018;137;286-97.

[17] González A, Schelbert EB, Díez J, Butler J. Myocardial interstitial fibrosis in heart failure: biological and translational perspectives. J Am Coll Cardiol. 2018; 71;1696-706.

[18] Ravassa S, Trippel T, Bach D, Bachran D, González A, López B, Wachter R, Hasenfuss G, Delles C, Dominiczak AF, Pieske B, Díez J, Edelmann F. Biomarker-based phenotyping of myocardial fibrosis identifies pa-

tients with heart failure with preserved ejection fraction resistant to the beneficial effects of spironolactone: results from the Aldo-DHF trial. Eur J Heart Fail. 2018; https://doi.org/10.1002/ejhf.1194.

[19] Ponikowski P, Voors AA, Anker SD, Bueno H, Cleland JGF, Coats AJS, Falk V, González-Juanatey JR, Harjola VP, Jankowska EA, Jessup M, Linde C, Nihoyannopoulos P, Parissis JT, Pieske B, Riley JP, Rosano GMC, Ruilope LM, Ruschitzka F, Rutten FH, van der Meer P, ESC Scientific Document Group. 2016 ESC Guidelines for the diagnosis and treatment of acute and chronic heart failure: the Task Force for the diagnosis and treatment of acute and chronic heart failure of the European Society of Cardiology (ESC) Developed with the special contribution of the Heart Failure Association (HFA) of the ESC. Eur Heart J. 2016;37:2129-200.

[20] Piek A, Du W, de Boer RA, Silljé HHW. Novel heart failure biomarkers: why do we fail to exploit their potential? Crit Rev Clin Lab Sci. 2018;55:246-63.

[21] Drakopoulou M, Toutouzas K, Stefanadi E, Tsiamis E, Tousoulis D, Stefanadis C. Association of inflammatory markers with angiographic severity and extent of coronary artery disease. Atherosclerosis. 2009;206:335-9.

[22] Melander O, Newton-Cheh C, Almgren P, Hedblad B, Berglund G, Engström G, Persson M, Smith JG, Magnusson M, Christensson A, Struck J, Morgenthaler NG, Bergmann A, Pencina MJ, Wang TJ. Novel and conventional biomarkers for prediction of incident cardiovascular events in the community. JAMA. 2009; 302:49-57.

[23] Wensley F, Gao P, Burgess S, Kaptoge S, Di Angelantonio E, Shah T, Engert JC, Clarke R, Davey-Smith G, Nordestgaard BG, Saleheen D, Samani NJ, Sandhu M, Anand S, Pepys MB, Smeeth L, Whittaker J, Casas JP, Thompson SG, Hingorani AD, Danesh J. Association between C reactive protein and coronary heart disease: mendelian randomisation analysis based on individual participant data. BMJ. 2011;342:d548.

[24] Ridker PM, Everett BM, Thuren T, MacFadyen JG, Chang WH, Ballantyne C, Fonseca F, Nicolau J, Koenig W, Anker SD, Kastelein JJP, Cornel JH, Pais P, Pella D, Genest J, Cifkova R, Lorenzatti A, Forster T, Kobalava Z, Vida-Simiti L, Flather M, Shimokawa H, Ogawa H, Dellborg M, Rossi PRF, Troquay RPT, Libby P, Glynn RJ, CANTOS Trial Group. Antiinflammatory therapy with canakinumab for atherosclerotic disease. N Engl J Med. 2017;377:1119-31.

[25] Passacquale G, Di Giosia P, Ferro A. The role of inflammatory biomarkers in developing targeted cardiovascular therapies: lessons from the cardiovascular inflammation reduction trials. Cardiovasc Res. 2016;109:9-23.

[26] Büchler R, Wendler S, Muckova P, Großkreutz J, Rhode H. The intricacy of biomarker complexity-the identification of a genuine proteomic biomarker is more complicated than believed. Proteomics Clin Appl. 2016; 10:1073-6.

[27] Wang TJ, Gona P, Larson MG, Tofler GH, Levy D, Newton-Cheh C, Jacques PF, Rifai N, Selhub J, Robins SJ, Benjamin EJ, D'Agostino RB, Vasan RS. Multiple biomarkers for the prediction of first major cardiovascular events and death. N Engl J Med. 2006; 355:2631-9.

31 高血压

Alan C. Cameron, Anna F. Dominiczak, and Rhian M. Touyz

一、概述 / 336

二、病因和定义 / 336

三、病理生理学 / 337

 (一)血压调节 / 337

 (二)肾素-血管紧张素-醛固酮系统 / 337

 (三)内皮 / 338

 (四)钠稳态 / 338

 (五)利尿钠肽 / 338

 (六)交感神经系统 / 338

 (七)炎症 / 339

四、诊断 / 339

 (一)高血压的定义和确诊 / 339

 (二)高血压的检查和继发性病因检测 / 339

 (三)评估心血管疾病风险和靶器官损伤 / 340

五、管理 / 340

 (一)治疗原则和目标 / 340

 (二)非药物治疗 / 341

 (三)药物治疗 / 342

参考文献 / 343

© Springer Nature Switzerland AG 2019
R. M. Touyz, C. Delles (eds.), *Textbook of Vascular Medicine*,
https://doi.org/10.1007/978-3-030-16481-2_31

> **关键概念**
> - 高血压是一种常见病,也是日益加重的公共卫生负担。
> - 大多数患者患有原发性高血压,但临床评估应包括对继发性原因的重点评估,尤其是对于年轻患者。
> - 按照国家或地区指南成功治疗至血压目标是管理所有患者的首要任务。
> - 临床评估应包括总体心血管疾病(CVD)风险和靶器官损伤的评估。
> - 治疗包括改变生活方式,药物治疗的门槛相对较低。
> - 在英国,尽管固定药物组合的可用性和使用有限,但单一药物组合疗法可能有效控制血压,提高治疗依从性,并减少不良反应。

一、概述

高血压是一种常见疾病,其特征是全身动脉血压持续升高,影响 30%~45% 的成年人口[1-3]。全球有超过 10 亿人患有高血压,预计到 2025 年,这一数字将增至 15 亿[4]。高血压是最重要的可改变风险因素,也是全球心血管疾病负担的最大因素[2,5,6]。事实上,高血压是 CVD 最常见的可预防风险因素,包括缺血性心脏病、心力衰竭和卒中、慢性肾脏病和认知障碍[2]。超过 1/2 的高血压患者并不知道自己的病情,许多高血压患者未得到充分治疗或未接受治疗[2]。预防高血压和有效控制血压是当务之急,可以防止全球 CVD 的发病率和死亡率增加[6]。

二、病因和定义

血压是指收缩压(心脏收缩时施加在动脉壁上的压力)与舒张压(心脏舒张时的压力)之比[2]。定义高血压的血压阈值因测量方法和国际指南而异(表 31-1)[4,7-9]。欧洲心脏病学会(European Society of Cardiology,ESC)/欧洲高血压学会(European Society of Hypertension,ESH)于 2018 年发布了关于高血压管理的最新指南[4];美国心脏病学会(American College of Cardiology,ACC)/美国心脏协会(American Heart Association,AHA)的最新指南于 2017 年发布[8];英国国家健康与临床优化研究所(National Institute for Health and Care Excellence,NICE)指南于 2011 年发布,2016 年审查,目前正在更新[9]。本文重点介绍 2018 年 ESC/ESH 指南,但参考了 2017 年 ACC/AHA 和 2011/2016 年 NICE 指南。

表 31-1 成人血压的分类

定义	收缩压/mmHg		舒张压/mmHg
2018 年 ESC/ESH 指南			
理想	<120	和	<80
正常	120~129	和/或	80~84
正常高值	130~139	和/或	85~89
高血压			
1 级	140~159	和/或	90~99
2 级	160~179	和/或	100~109
3 级	≥180	和/或	≥110

续表

定义	收缩压/mmHg		舒张压/mmHg
单纯收缩期高血压	≥140	和	<90
2017年ACC/AHA指南			
正常	<120	和	<80
正常高值	120～129	和	<80
高血压			
1级	130～139	和/或	80～89
2级	≥140	和/或	≥90
2011年NICE指南			
正常	<140	和	<90
高血压			
1级	≥140	和/或	≥90
2级	≥160	和/或	≥100
3级	≥180	和/或	≥110

高血压的病因有很多种,但绝大多数(90%～95%)患者为原发性高血压,这是一种由多因素基因-环境因素引起的疾病[2]。高血压的次要病因包括原发性醛固酮增多症(Conn综合征)、嗜铬细胞瘤和肾动脉狭窄,以及文献[2]中描述的许多其他病因。研究报道,罕见的单基因高血压病因也可引起高血压,包括 Liddle 综合征和糖皮质激素可治疗的醛固酮增多症,这是一种盐皮质激素过量的状态[2]。继发性高血压的其他常见病因包括药物,如非甾体抗炎药、抗血管生成药物[血管内皮生长因子(VEGF)抑制剂]和饮食因素(盐、甘草)。

三、病理生理学

(一)血压调节

有助于确定血压的心血管参数包括循环血容量、心输出量和动脉张力平衡,这些参数可受血管内容量和神经体液激活的影响。各种整合的神经体液系统之间存在复杂的相互作用,包括肾素-血管紧张素-醛固酮系统(RAAS)、利尿钠肽、内皮、交感神经系统和免疫系统。这些紧密整合的系统中任何组成部分的中断或破坏都可能直接或间接地破坏控制血压的机制平衡,并导致高血压[2]。遗传易感性与高盐摄入、过量饮酒和肥胖等环境因素相互作用,导致高血压的发展。动脉僵硬度会随着年龄增长而增加,这会增加因血管胶原蛋白和动脉粥样硬化变化而罹患高血压的可能性[2]。这对于老年单纯收缩期高血压尤其重要。

(二)肾素-血管紧张素-醛固酮系统

RAAS 是血压调节的主要组成部分,并通过影响血管收缩、内皮功能障碍、钠潴留和压力排钠而在高血压的发病机制中发挥核心作用,其中肾灌注压升高会导致钠排泄增加(见第9章中图 9-1)[2,10]。RAAS 最重要的生理作用是通过调节肾脏的压力-容量稳态来维持血管内容量不足状态下的灌注,尽管 RAAS 的上调会导致血压升高和高血压。肾素由肾脏的肾小球旁细胞储存和分泌,并裂解血管紧张素原形成血管紧张素 I

(Ang Ⅰ),然后通过血管紧张素转换酶(ACE)转化为血管紧张素Ⅱ(Ang Ⅱ)。Ang Ⅱ作用于1型Ang Ⅱ受体(AT_1R),刺激平滑肌收缩、血管收缩和血管阻力增加、醛固酮释放、钠重吸收、内皮功能障碍、纤维化、炎症和氧化应激,在RAAS的致病作用中发挥核心作用。正是通过这些机制,Ang Ⅱ与高血压中靶器官损伤的发展密切相关[2,10]。

Ang Ⅱ还作用于2型Ang Ⅱ受体(AT_2R),诱导相反的作用,包括血管舒张和排钠。ACE2通过将Ang Ⅱ代谢为Ang(1-7),成为Ang Ⅱ有害作用的调节剂。Ang(1-7)通过与其G蛋白偶联受体Mas结合,通过诱导血管舒张、排钠和抗增殖作用发挥保护作用[2,11]。

醛固酮是RAAS最后一个组成部分,它通过激活盐皮质激素受体诱导钠重吸收,在高血压的发展中发挥关键作用。醛固酮会导致内皮功能障碍、血管收缩、血管平滑肌细胞(VSMC)增殖、氧化应激、心血管纤维化和血管重构[2,12]。

(三)内皮

内皮在调节血管张力方面起着重要作用,因为内皮细胞释放多种血管活性物质,包括血管扩张剂一氧化氮(NO)、前列环素(PGI_2)和内皮源性超极化因子(EDHF),以及血管收缩剂,如内皮素-1(ET-1)、局部来源的Ang Ⅱ和血栓素A_2。NO是参与血压调节的最重要的内皮衍生血管活性因子,因为它在切应力作用下由内皮细胞持续释放,通过鸟苷酸环化酶活化和细胞内环磷酸鸟苷生成导致VSMC松弛。抑制内皮型一氧化氮合酶(eNOS)可中断NO生成并导致高血压的发展。ET-1是一种强效血管收缩剂,通过激活VSMC ET-1受体(ETA)产生效应。内皮衍生的血管扩张剂和血管收缩剂之间的微妙平衡对于确定内皮对血管张力的影响至关重要。内皮功能障碍是高血压发病机制的关键,其通过降低NO生物利用度和通过还原型烟酰胺腺嘌呤二核苷酸磷酸(NADPH)氧化酶、黄嘌呤加氧酶和环氧合酶系统引起氧化应激,导致活性氧生成增加[2]。

(四)钠稳态

钠是血管内容量的关键调节剂,血清钠浓度升高会促进液体潴留,从而增加血管内容量和血压[2]。减少膳食钠摄入量可以降低血压、预防高血压、改善血压控制,并可能降低达到血压目标所需的抗高血压药物强度[2]。因此,盐敏感性和高膳食盐摄入量可能导致高血压的发展,而内皮功能障碍是盐敏感性和促进高血压发展的风险因素[2]。

(五)利尿钠肽

利尿钠肽,即心房利尿钠肽(ANP)和脑利尿钠肽(BNP),具有利钠和血管扩张的特性,有助于维持钠平衡和血压,故在高血压的形成中发挥重要作用。利尿钠肽的缺乏会促进高血压的形成,并导致胰岛素抵抗和2型糖尿病[2]。

(六)交感神经系统

交感神经系统在整个动脉系统中分布压力感受器,这些感受器可在血压升高的情况下检测动脉拉伸,特别是在位于颈内动脉底部的颈动脉窦处。当检测到动脉拉伸时,这些感受器会发挥作用以减少交感神经的传出活动,从而降低血压。高血压患者的交感神经系统活动增加,这有助于高血压的产生和维持[2]。

(七)炎症

炎症通过增加血管通透性及释放重要的血管介质,如 ROS、细胞因子和基质金属蛋白酶(MMP),而参与高血压和靶器官损伤的发病机制中。促炎性细胞因子促进新内膜形成、动脉直径减小、动脉重构和血管纤维化,从而导致血管阻力增加。MMP 促进细胞外基质降解、免疫细胞浸润、细胞凋亡和胶原蛋白合成增加,从而导致高血压中的靶器官损伤[2]。

四、诊断

(一)高血压的定义和确诊

高血压通常是一种无症状疾病,因此,成年人定期测量血压对提高全球高血压筛查和发现率至关重要。使用经过验证的设备进行常规诊室血压测量是筛查、诊断和管理高血压的常用方法。诊断应基于使用经过验证的设备在至少 2 次就诊时进行的至少 2 次坐位测量结果[1,4]。诊室外血压测量结合家庭或动态血压监测(ambulatory BP monitoring,ABPM)可作为诊断高血压、滴定抗高血压药,以及识别具有不同血压表型患者的辅助手段,包括"白大衣高血压"或单纯"诊室高血压",以及隐匿性或单独的动态高血压[1,2,4,8]。"白大衣高血压"的特征是在诊室内测量时血压升高,但在家中测量血压或 ABPM 正常;隐匿性高血压的特征是在诊室内测量血压正常,但在家中测量血压或 ABPM 升高[2]。

传统上,高血压被定义为门诊收缩压≥140 mmHg 和/或舒张压≥90 mmHg。收缩压干预试验(systolic blood pressure intervention trial,SPRINT)表明,降低血压目标可降低死亡率和心血管事件的发生率,因此,现在诊断高血压的血压阈值普遍降低[4,7,8,13]。2017 年 ACC/AHA 指南将高血压定义为收缩压≥130 mmHg 和/或舒张压≥80 mmHg;2018 年 ESC/ESH 指南将收缩压≥130 mmHg 和/或舒张压≥85 mmHg 定义为"正常高值",收缩压≥140 mmHg 和/或舒张压≥90 mmHg 定义为高血压[4,8],门诊血压≥140/90 mmHg 相当于日间平均血压≥135/85 mmHg,而门诊血压和日间平均血压≥130/80 mmHg 是等效的[4,8]。在英国,2011 年 NICE 指南将高血压定义为门诊血压≥140/90 mmHg,且平均动态血压或家庭血压≥135/85 mmHg[9],然而,NICE 正在更新该指南。

血压升高的患者可根据高血压的阶段或等级进行细分。2017 年的美国指南将患者分为 1 级高血压(收缩压≥130~139mmHg 或舒张压≥80~89 mmHg)或 2 级高血压(收缩压≥140mmHg 或舒张压≥90 mmHg)[8]。相比之下,2013 年的欧洲指南将患者分为 1 级高血压(收缩压 140~159 mmHg 或舒张压 90~99 mmHg)、2 级高血压(收缩压 160~179 mmHg 或舒张压 100~109 mmHg)或 3 级高血压(收缩压≥180 mmHg 或舒张压≥110 mmHg)[4]。

难治性高血压定义为尽管使用≥3 种足量药物(包括利尿剂)治疗,且已排除继发性高血压,但门诊血压仍≥140/90 mmHg[2]。治疗依从性低通常是难治性高血压的原因之一,应予以排除,在医院环境中进行观察治疗可排除此种情况。

(二)高血压的检查和继发性病因检测

一小部分高血压患者可能存在潜在可逆性病因,如果能识别出,可进行治愈性治疗或显著改善血压控制,并降低 CVD 风险。因此,应根据病史、临床检查和常规实验室检查对患者是否具有高血压继发性病因进行筛查。若患者突然出现高血压恶化、对治疗反应不佳或与高血压的程度和持续时间不成比例的靶器官严重损伤，也应怀疑有继发性高血压。可能提示高血压继发性病因的临床体征包括库欣综合征、腹部杂音（肾血管性高血压）、肾脏肿大（多囊肾病）、神经纤维瘤病（嗜铬细胞瘤）和心前区杂音（主动脉缩窄）[2]。

所有新诊断为高血压的患者都应进行常规检查，包括肾功能、血清电解质、血脂谱、空腹血糖、尿白蛋白/肌酐比值（albumin to creatinine ratio，ACR）和12导联心电图。可能需要进行的其他检查包括使用ABPM或家庭测量法进行的诊室外血压测量、心脏超声心动图、腹部超声检查、肾磁共振血管成像（magnetic resonance angiography，MRA）、醛固酮和肾素浓度、血浆醛固酮/肾素浓度比值（aldosterone to renin ratio，ARR），以及由当地实验室设施测定的尿儿茶酚胺浓度或血浆甲氧基肾上腺素[2]；此外，评估患者的家族史、饮食和酒精摄入量，以及包括任何娱乐性药物使用情况在内的全面用药史也至关重要。

（三）评估心血管疾病风险和靶器官损伤

对血压升高患者的评估应包括对总体CVD风险、靶器官损伤，以及可能影响血压和/或靶器官损伤的其他临床状况的评估[2,4,8]。CVD风险最高的患者除生活方式干预措施外，还可从药物治疗中获得最大益处[2,14]。应使用经过验证的工具确定CVD风险，尤其应关注当前和既往的吸烟习惯、血脂异常和糖尿病[2,4,8]。靶器官损伤的体征可能包括高血压视网膜病变、心脏充血、心房颤动、认知障碍、颈动脉杂音，以及外周脉搏减弱或缺失。筛查靶器官损伤的检查可能包括ACR、血清肌酐、估算肾小球过滤率（estimated glomerular filtration rate，eGFR）、眼底镜检查、超声心动图、颈动脉超声、腹部超声、脉搏波速度（动脉僵硬指数）、踝臂指数（筛查外周动脉疾病的证据）、认知功能测试和脑成像[4]。靶器官损伤的存在可指导降低血压治疗阈值和目标。

五、管理

（一）治疗原则和目标

高血压患者的治疗应包括非药物治疗和药物治疗，治疗决策取决于CVD风险，以及是否存在既往CVD、糖尿病或慢性肾脏病（CKD）[7]。最近，关于应使用哪些血压阈值来诊断高血压和确定治疗目标存在争议[2]，这主要是由于SPRINT试验结果的公布。该试验是一项随机、开放标签、对照试验，在治疗至强化收缩压血压目标＜120 mmHg后提前停止，与收缩压标准目标＜140 mmHg相比，心血管结局和死亡率均有所降低[13]。因此，至少对于总体CVD风险较高的患者而言，一些较新的指南采用了更积极的血压阈值和目标[2]。

2017年的美国指南建议，2期高血压或1期高血压，且10年CVD风险≥10%的患者应采用生活方式建议和药物治疗相结合的策略，治疗目标是血压＜130/80 mmHg。1期高血压且10年CVD风险＜10%的患者，建议首先进行3～6个月的生活方式调整；若生活方式措施无法将血压降至＜130/80 mmHg，再进行药物治疗[8]。

2018年的欧洲指南建议，所有2级或3级高血压患者应立即接受药物治疗和生活方式建议；高危1级高血压患者或极高危正常高值血压患者，应接受生活方式建议并立即进行药物治疗；低中危1级高血压或正常高值血压患者，若未达到目标血压则需进行一段时间的生活方式干预，再进行药物治疗。所有患者的首要目标是将血压降至＜140/90 mmHg。如果治疗耐受性良好，大多数患者的血压应降至130/80 mmHg或更低，尤其是糖尿病、冠状动脉疾病或CKD

患者[4]。2011 年 NICE 指南建议大多数患者的血压目标为<140/90 mmHg。这些指南正在更新中[9]。一般而言,应针对老年(年龄≥65 岁)或高龄(年龄≥80 岁)患者采用个体化治疗方法。对于相对独立、合并症较少的患者,血压目标应与年轻患者相似,而更切合实际的方法应为体弱、合并症负担较重或预期寿命有限的患者确定血压阈值,并考虑患者的个体偏好。

(二)非药物治疗

应向所有患者提供生活方式建议,以预防和治疗高血压,因为有针对性的饮食方法可以降低高血压患者的血压[2]。关键的生活方式措施包括限制食盐摄入量、适量饮酒、增加水果、蔬菜和低脂乳制品的摄入量、减肥、定期体育锻炼,以及戒烟[1];严格限制每日食盐摄入量<6 g,超重或肥胖者减肥、定期进行体育锻炼、适量饮酒,以及增加钾摄入量等措施均可能使收缩压降低 3~8 mmHg,舒张压降低 1~4 mmHg[7,15]。

(三)药物治疗

许多大型临床试验已经证明,通过药物治疗降低血压可降低心血管疾病的发病率和死亡率[2,7,16]。用于初始抗高血压的 4 种主要药物包括血管紧张素转换酶抑制剂(ACEi)、血管紧张素Ⅱ受体阻滞剂(ARB)、二氢吡啶类钙通道阻滞剂(dihydropyridine calcium channel blocker,CCB)和噻嗪类/噻嗪类利尿剂[7,17]。抗高血压药物的选择应基于药物的疗效和耐受性,以及患者的临床特征、合并症和生活方式。

1. ACEi 和 ARB ACEi 或是大多数患者的一线抗高血压药物,其已在大规模临床试验中得到广泛测试,对大多数患者有效且不良反应可接受[2,18]。在接受 ACEi 治疗的患者中,20% 会出现咳嗽,血管性水肿是一种不太常见但可能很严重的不良反应。咳嗽和血管性水肿在黑人中更常见,通常可通过用 ARB 替代 ACEi 来管理[2,7]。ACEi 和 ARB 均可能导致肾功能恶化和高钾血症。因此,在开始或增加 ACEi 或 ARB 的剂量后,应监测患者肾功能和血清电解质。启动 ACEi 或 ARB 治疗后出现的肾功能改变可能表明对肾小球压力有潜在益处的降低,如果血清肌酐未增加≥30% 或 eGF(译者注:此处原文有误,应为 eGFR)未从基线下降≥25%,则不应调整治疗[19]。

2. CCB CCB 是有效的抗高血压药物,可与所有其他一线药物联合使用,通过阻断血管平滑肌 L 型钙通道来诱导血管扩张[2,18]。钙通道阻滞剂通常是黑人的一线抗高血压药物,踝部水肿是相对常见的不良反应[7]。

3. 噻嗪类利尿剂 噻嗪类利尿剂和噻嗪样利尿剂通过抑制肾小管 NaCl 协同转运蛋白,促进排钠、降低血压,但可诱发低钠血症、低钾血症或导致肾功能恶化,故老年患者或有低钠血症病史的患者应慎用[2]。

4. 联合疗法 治疗高血压患者的传统方法是初始单药治疗,随后进行剂量滴定和分阶段护理。这种方法可能因药物剂量较高而增加不良反应发生的可能性,并且因多药负担导致依从性差,从而影响血压控制的效果。事实上,目前接受治疗的患者中只有不到 50% 实现了血压控制,而随着治疗目标的降低,这一挑战将更加严峻。单药联合(single-pill combination,SPC)疗法的初始治疗可以提供快速、耐受性良好且有效的血压控制,可作为某些患者的首选治疗方案。SPC 药物有双重和三重疗法组合,可通过简化的治疗方法、更少的不良反应和降低用药负担来改善血压控制,从而提高依从性[4,7,20]。2018 年的欧洲指南提出了一项核心治疗策略,建议初始治疗使用双重疗法,即单一药物组合,其中包含 ACEi 或 ARB,以及 CCB 或利尿剂(图 31-1)。对于低风险 1 级高血压患者或年老体弱患者,可考虑单一疗法。第 2 步建议采用三联疗法,即包含 ACEi 或 ARB,以及 CCB 和利尿剂的单一药物组合。第 3 步建议采用第 2 步中的三联疗法,加上螺内酯或其他抗高血压药物,如 α 或 β 受体阻滞剂,并应考虑转诊至专科中心。如果存在特定适应证,如心力衰竭、缺血性心脏病、心房颤动、妊娠或计划妊娠的年轻女性,则可在治疗算法的任何步骤开始使用 β 受体阻滞剂。SPC 疗法面临的主要挑战包括与传统药物相比成本较高,并且在某些国家供应有限。

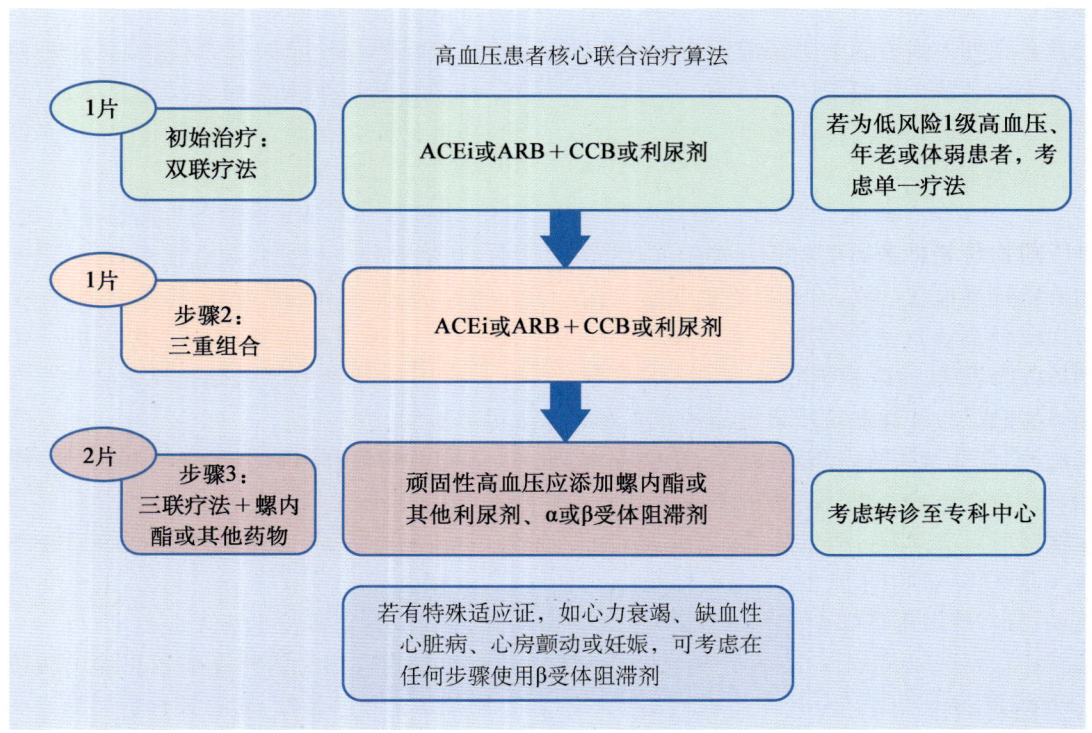

图 31-1 高血压患者的核心联合治疗方案

注:该算法基于 2018 年 ESC/ESH 指南,并建议初始双联治疗为 SPC 与 ACEi 或 ARB+CCB+利尿剂。低风险 1 级高血压或高龄/虚弱患者可考虑单药治疗。第 2 步是 SPC 与 ACEi 或 ARB+CCB 和利尿剂的三联治疗。第 3 步是与第 2 步相同的三联疗法加螺内酯或其他抗高血压药物。此时应考虑转诊至专科中心。如果有特殊适应证,如心力衰竭、缺血性心脏病、心房颤动或年轻女性妊娠或计划妊娠,则应在治疗方案的任何步骤考虑使用 β 受体阻滞剂。

ACEi. 血管紧张素转换酶抑制剂;ARB. 血管紧张素 Ⅱ 受体阻滞剂;CCB. 钙通道阻滞剂;SPC. 单药联合。

5. 难治性高血压 盐皮质激素受体拮抗剂(如螺内酯)是难治性高血压患者的最佳四线药物选择,其疗效优于 α 或 β 受体阻滞剂,但由于存在诱发高钾血症的风险,应密切监测患者血清钾浓度[2]。治疗依从性差是假性难治性高血压的常见原因,可通过尿液药物筛查或直接观察给药发现,更多地使用 SPC 治疗可通过减少不良反应和药物负担来预防假性难治性高血压。

对于无法用药物控制的严重难治性高血压患者,也出现了基于设备的治疗方法,包括肾神经切除术、颈动脉体神经切除术、压力感受器刺激和动静脉瘘形成。然而,以上方法目前仅在临床试验中使用,直到更多关于其安全性和有效性的证据出现为止[2,4]。

6. 针对特定合并症的药物 患有特定合并症的患者可能会从特定药物中受益,例如,对于心力衰竭和心肌梗死患者,可以并且应该考虑使用β受体阻滞剂。然而,对于未合并缺血性心脏病或心力衰竭的患者,β受体阻滞剂在降低血压和心血管疾病发病率及死亡率方面不如一线药物有效[2,7,21,22]。对于心力衰竭或糖尿病肾病患者,建议使用ACEi或ARB[2]。

7. 新型药物和精准医疗 目前,抗高血压药物价格低廉,耐受性相对较好,导致近年新型抗高血压药物的开发有限[2]。已批准用于其他适应证的新药可能有助于治疗高血压患者,例如,联合使用ACEi和脑啡肽酶抑制剂可改善心力衰竭患者的预后,或钠-葡萄糖耦联转运体-2(sodium-glucose linked transporter 2, SGLT2)抑制剂可改善糖尿病患者的心血管结局[2,23-25]。这些药物尚未进行结果测试用于治疗高血压,未来是否会出现这方面的试验还有待观察。其他正在开发的药物通常用于除高血压外的适应证,包括较新的盐皮质激素受体拮抗剂、醛固酮合酶抑制剂、ACE2-Ang(1-7)激活剂和利尿钠肽受体激动剂[2,26]。

精准医疗使用诊断技术来预测治疗反应,并确定可能对特定群体更有效的治疗方法。例如,基因型引导算法有可能识别出特定形式的盐敏感性高血压的患者,这些患者可能从袢利尿剂获得更大的血压反应[27]。因此,精准医疗时代为高血压患者的针对性治疗提供了令人兴奋的新机遇。

结论和临床前景

高血压和相关的心血管疾病发病率和死亡率是全球常见且日益严重的公共卫生负担。大约1/2的高血压患者不知道自己有高血压,不到50%的患者实现了血压控制。预计到2025年,全球受高血压影响的人口将增加到15亿。预防策略至关重要,应包括公共卫生和生活方式措施,同时提高公众意识以促进更多高血压患者进行检测和诊断也至关重要。高血压药物治疗方法也需要改进。通过经济有效的单药联合疗法可以获得更大益处,该疗法包含2种或3种药物,包括ACEi或ARB,以及CCB和/或利尿剂。螺内酯可作为大多数难治性高血压患者的四线药物,大多数患者只需服用1~2种药物即可控制血压。提高对高血压的认识,定期筛查血压升高情况,并结合生活方式调整、公共卫生策略及经济的联合药物疗法,将有助于减轻全球公共卫生负担。

知识空白

尚未解决的关键研究问题和知识空白包括:
- 就最合适的高血压诊断和靶向治疗血压阈值达成国际共识。
- 评估基于设备的策略是否为难治性高血压患者提供有效的治疗方法。
- 确定单一药物联合疗法是否会成为既定的临床实践。
- 揭示原发性高血压的分子病因。

(刘玥 翻译;马文君 审核)

参考文献

[1] Mancia G, Fagard R, Narkiewicz K, et al. 2013 ESH/ESC guidelines for the management of arterial hypertension. Eur Heart J. 2013;34:2159-219.

[2] Oparil S, Acelajado MC, Bakris GL, et al. Hypertension. Nat Rev Dis Primers. 2018;4: 1-21.

[3] Dharmashankar K, Widlansky ME. Vascular endothelial function and hypertension: insights and directions. Curr Hypertens Rep.

2010;12;448-55.

[4] Williams B, Mancia G, Spiering W, et al. 2018 Practice Guidelines for the management of arterial hypertension of the European Society of Hypertension and the European Society of Cardiology: ESH/ESC Task Force for the Management of Arterial Hypertension. J Hypertens. 2018;36(12):2284-309.

[5] Harvey A, Montezano AC, Lopes RA, et al. Vascular fibrosis in aging and hypertension: molecular mechanisms and clinical implications. Can J Cardiol. 2016;32:659-68.

[6] Touyz RM, Dominiczak AF. Hypertension guidelines: is it time to reappraise blood pressure thresholds and targets? Hypertension. 2016;67:688-9.

[7] Taler SJ. Initial treatment of hypertension. N Engl J Med. 2018;378:636-44.

[8] Whelton PK, Carey RM, Aronow WS, et al. 2017 ACC/ AHA/AAPA/ABC/ACPM/AGS/APhA/ASH/ASPC/NMA/ PCNA guideline for the prevention, detection, evaluation, and management of high blood pressure in adults. Hypertension. 2018; 71: e13-e115.

[9] National Institute for Health and Care Excellence. Hypertension in adults: diagnosis and management (NICE guideline 127). 2011. Available at: https://www.nice.org.uk/guidance/cg127. Accessed 2 Jan 2019.

[10] Singh A, Williams GH. Textbook of nephro-endocrinology. 2nd ed. London: Academic Press; 2017.

[11] Varagic J, Ahmad S, Nagata S, et al. ACE2: angiotensin II /angiotensin-(1-7) balance in cardiac and renal injury. Curr Hypertens Rep. 2014;16:420.

[12] Zhou ZH, Bubien JK. Nongenomic regulation of ENaC by aldosterone. Am J Physiol Cell Physiol. 2001; 281:C1118-30.

[13] The SPRINT Research Group. A randomized trial of intensive versus standard blood-pressure control. N Engl J Med. 2015;373:2103-16.

[14] Muntner P, Whelton PK. Using predicted cardiovascular disease risk in conjunction with blood pressure to guide antihypertensive medication treatment. J Am Coll Cardiol. 2017;69:2446-56.

[15] Whelton PK, Appel LJ, Espeland MA, et al. Sodium reduction and weight loss in the treatment of hypertension in older persons: a randomized controlled trial of nonpharmacologic interventions in the elderly (TONE). TONE Collaborative Research Group. JAMA. 1998;279: 839-46.

[16] Ettehad D, Emdin CA, Kiran A, et al. Blood pressure lowering for prevention of cardiovascular disease and death: a systematic review and meta-analysis. Lancet. 2016; 387:957-67.

[17] ALLHAT Officers and Coordinators for the ALLHAT Collaborative Research Group. The antihypertensive and lipid-lowering treatment to prevent heart attack trial. Major outcomes in high-risk hypertensive patients randomized to angiotensin-converting enzyme inhibitor or calcium channel blocker vs diuretic: the Antihypertensive and Lipid-Lowering Treatment to Prevent Heart Attack Trial (ALLHAT). JAMA. 2002;288:2981-97.

[18] Turnbull F, Blood Pressure Lowering Treatment Trialists' Collaboration. Effects of different blood-pressure-lowering regimens on major cardiovascular events: results of prospectively-designed overviews of randomised trials. Lancet. 2003;362:1527-35.

[19] National Institute for Health and Care Excellence. Chronic kidney disease in adults: assessment and management (NICE guideline 182). 2014. Available at: https://www.nice.org.uk/ guidance/cg182/resources/chronic-kidneydisease-in-adults-assessment-and-management-pdf-35109809343205. Accessed 2 Jan 2019.

[20] Bennett A, Chow CK, Chou M, et al. Efficacy and safety of quarter-dose blood pressure-lowering agents novelty and signifi-

cance: a systematic review and meta-analysis of randomized controlled trials. Hypertension. 2017; 70:85-93.

[21] Wiysonge CS, Bradley HA, Volmink J, et al. Beta-blockers for hypertension. Cochrane Database Syst Rev. 2017;285:2719.

[22] Boutouyrie P, Achouba A, Trunet P, et al. Amlodipine-valsartan combination decreases central systolic blood pressure more effectively than the amlodipine-atenolol combination: the EXPLOR study. Hypertension. 2010;55: 1314-22.

[23] Ruilope LM, Dukat A, Böhm M, et al. Blood-pressure reduction with LCZ696, a novel dual-acting inhibitor of the angiotensin Ⅱ receptor and neprilysin: a randomised, double-blind, placebo-controlled, active comparator study. Lancet. 2010;375:1255-66.

[24] Zinman B, Wanner C, Lachin JM, et al. Empagliflozin, cardiovascular outcomes, and mortality in type 2 diabetes. N Engl J Med. 2015;373:2117-28.

[25] McMurray JJV, Packer M, Desai AS, et al. Angiotensin-neprilysin inhibition versus enalapril in heart failure. N Engl J Med. 2014; 371:993-1004.

[26] Oparil S, Schmieder RE. New approaches in the treatment of hypertension. Circ Res. 2015;116: 1074-95.

[27] Padmanabhan S, Aman A, Dominiczak AF. Recent findings in the genetics of blood pressure: how to apply in practice or is a moonshot required? Curr Hyperters Rep. 2018;7 (20):54.

32 糖尿病视网膜病变

Jennifer L. Wilkinson-Berka and Christolyn Raj

一、概述 / 347
二、视网膜的结构 / 347
    (一)视网膜的层次 / 347
    (二)视网膜内部供血 / 349
    (三)视网膜内屏障在糖尿病中的应用 / 349
    (四)视网膜外屏障和糖尿病脉络膜病变 / 349
三、糖尿病视网膜病变的临床阶段 / 350
    (一)非增殖性糖尿病视网膜病变和增殖前糖尿病视网膜病变 / 350
    (二)增殖性糖尿病视网膜病变 / 350
    (三)糖尿病性黄斑水肿 / 350
四、当前糖尿病视网膜病变的治疗方法 / 352
五、视网膜神经血管单元 / 352
    (一)内皮细胞和周细胞 / 352
    (二)神经胶质细胞 / 353
    (三)神经元功能障碍 / 353
    (四)免疫细胞 / 353
六、导致糖尿病视网膜病变的机制 / 354
    (一)高血糖 / 354
    (二)血压与肾素-血管紧张素系统 / 354
    (三)血脂异常 / 354
    (四)晚期糖基化终末产物 / 355
    (五)氧化应激 / 355
    (六)炎症 / 356
参考文献 / 356

© Springer Nature Switzerland AG 2019
R. M. Touyz, C. Delles (eds.), *Textbook of Vascular Medicine*,
https://doi.org/10.1007/978-3-030-16481-2_32

> **关键概念**
> - 糖尿病视网膜病变（diabetic retinopathy, DR）的发病机制有多种分子途径，包括代谢和血流动力学途径、高级糖化终产物、氧化应激和炎症。
> - 越来越多的证据表明，糖尿病患者的视网膜神经血管单元受损，该单元由血管细胞、神经元、神经胶质细胞、免疫细胞，以及视网膜色素上皮（retinal pigmented epithelium, RPE）和脉络膜组成。
> - DR 是视网膜微血管逐渐受损的后遗症，可发展为危及视力的增殖性糖尿病视网膜病变（proliferative diabetic retinopathy, PDR）和糖尿病性黄斑水肿（diabetic macular edema, DME）。
> - 目前，针对 PDR 和 DME 患者视网膜血管的治疗方法包括激光或在玻璃体内注射抗血管内皮生长因子。
> - DR 的预防治疗方法有限，其中最重要的是控制高血糖和高血压。

一、概述

糖尿病的全球发病率相当高。2015 年估计有 4.15 亿人患有糖尿病，预计到 2040 年，这一数字将增至 6.42 亿[1]。糖尿病患者的增加遍及所有国家，包括城市和农村地区，并且这个数字还未包括大量未被确诊但血糖水平高并可能面临糖尿病并发症风险的人群。DR 是糖尿病的主要并发症，也是工作年龄段人群视力丧失和失明的主要原因。无论是 1 型还是 2 型糖尿病患者均可能发生 DR，其特征是视网膜微血管受到缓慢而渐进的损害。DR 的主要风险因素包括高血糖、高血压和糖尿病持续时间。血脂异常也可能是一个风险因素，与总胆固醇和甘油三酯水平相比，循环中脂蛋白 A 和 B 的升高更容易导致 DR。DR 的其他风险因素还包括糖尿病肾病的严重程度、肥胖、青春期和妊娠[2]。

约 1/3 的 DR 患者会发展成威胁视力的疾病，即 PDR 和 DME。预计到 2030 年，DR 和视力危及型糖尿病视网膜病变（vision-threatening DR, VTDR）的全球患病人数将分别达到 1.91 亿和 5630 万[3]。鉴于这些形式的 VTDR 通常起病隐匿，随后会对就学、就业和日常生活产生负面影响，因此，DR 的增长趋势令人担忧。本章将讨论 DR 的发病机制、当前的治疗方法，以及开发新的医疗手段来防止 DR 向 VTDR 发展的迫切需求。

二、视网膜的结构

（一）视网膜的层次

为理解糖尿病对视网膜的影响，了解这一精细组织的结构及其血液供应至关重要。有关这一主题的更多信息可以参考 Hildebrand 和 Fiedler 发表的综述[4]。视网膜由血管细胞、神经元、神经胶质细胞、免疫细胞（小胶质细胞）和 RPE 组成，共分 10 层（见下文及图 32-1a）。

1. 内界膜（internal limiting membrane, ILM） ILM 紧邻玻璃体，由大胶质 Müller 细胞的端足形成。

2. 神经纤维层（nerve fiber layer, NFL） 由神经节细胞的轴突构成，这些轴突向视神经头行进，并被胶质细胞（星形胶质细胞和 Müller 细胞）所包围。

3. 节细胞层（ganglion cell layer, GCL） 包含神经节细胞，以及移位的内皮细胞、周细胞、星形胶质细胞和神经元无长突细胞。

4. 内网层（inner plexiform layer, IPL） 由神经节细胞、双极细胞和无长突细胞之间的突触组成。

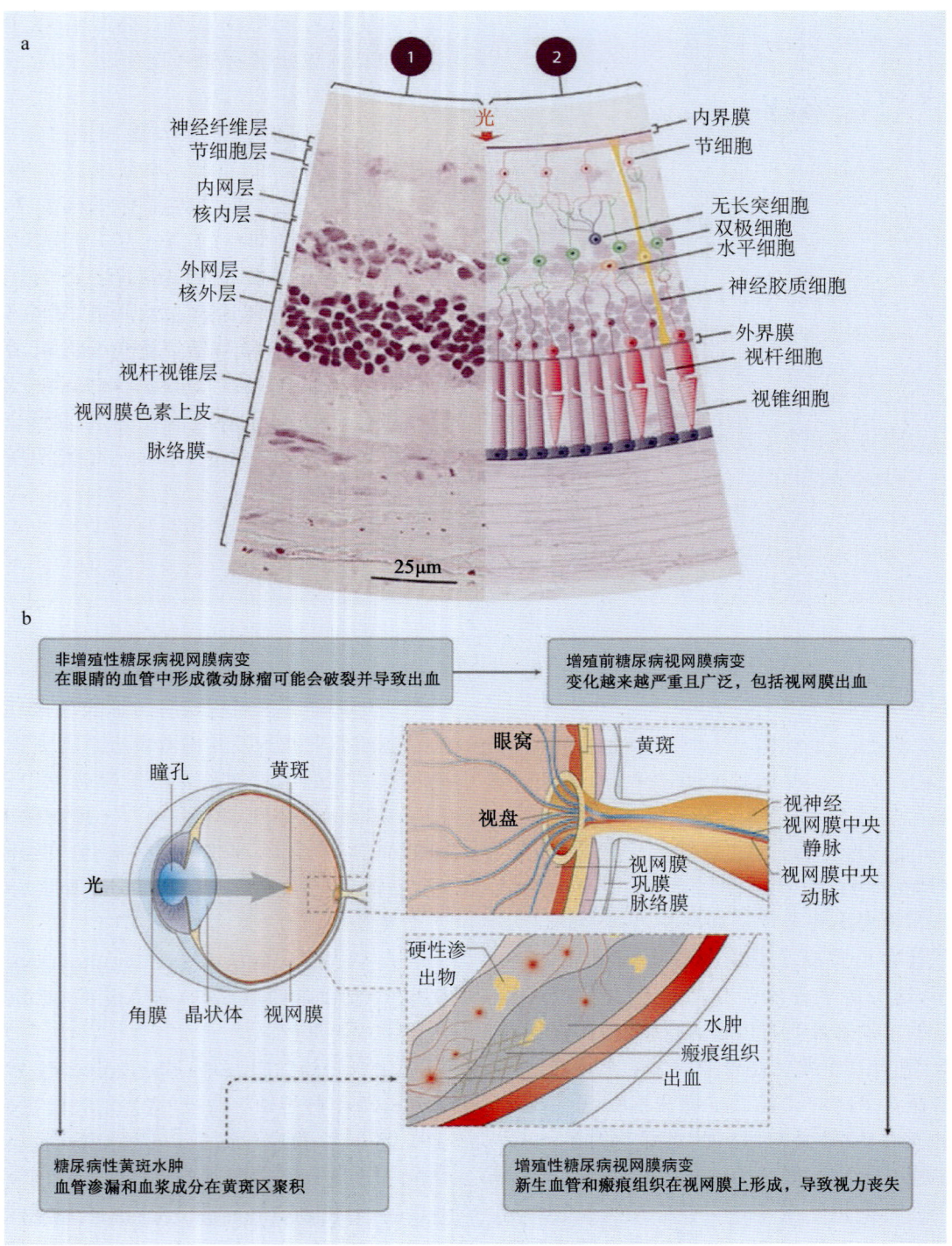

图 32-1　a. 视网膜的基本结构。①为用甲酚紫染色的大鼠视网膜切片,显示视网膜各层;②为视网膜示意图,显示神经元和神经胶质细胞群(经授权转载自文献[26])。b. 临床上糖尿病视网膜病变(DR)可从非增殖性 DR、增殖前 DR 逐步发展到增殖性 DR。糖尿病性黄斑水肿可发生在 DR 的任何阶段,并会对视力造成严重影响(经授权转载自文献[2])

5. 核内层(inner nuclear layer, INL) 包含神经元细胞(双极细胞、水平细胞和无长突细胞),以及 Müller 细胞的细胞核。

6. 外网层(outer plexiform layer, OPL) 由双极细胞和光感受器之间的突触组成,还包含水平中间神经元细胞。

7. 核外层(outer nuclear layer, ONL) 由感光细胞(视杆细胞和视锥细胞)的细胞核组成。

8. 外界膜(outer limiting membrane, OLM) 由相邻 Müller 细胞之间,以及 Müller 细胞和感光细胞之间的连接复合体形成。

9. 光感受器层 由视杆细胞和视锥细胞的内段和外段组成。

10. RPE 是一层立方体细胞,将神经视网膜与脉络膜循环隔开。

(二)视网膜内部供血

视神经头的视网膜中央动脉供应视网膜循环(图 32-1b)。视网膜动脉流向神经纤维层内的外周视网膜,较小的动静脉产生 2 个毛细血管系统,分别是供应浅层神经纤维层的横向分支和供应寸层视网膜的深层分支。因此,除无血管的光感受器层通过脉络膜循环获得营养外,视网膜各层都由这些血管提供营养。所有视网膜毛细血管的血液都通过视网膜静脉回流到位于视神经头的视网膜中央静脉(图 32-1b)。糖尿病导致的血液-视网膜屏障(blood-retinal barrier, BRB)损伤导致这些血液供应功能障碍,而血管病理学正是 DR 的标志性特征。视网膜血屏障分为 2 个区域,分别是位于神经视网膜和玻璃体附近的视网膜内屏障(inner BRB, iBRB)和位于脉络膜附近的视网膜外屏障(outer BRB, oBRB)。

iBRB 是重症患者血管损伤的主要部位,而越来越多的证据表明 oBRB 也会受损(见本章后文讨论)。iBRB 由毛细血管(内皮细胞、周细胞和相关基底膜)和神经胶质细胞(星形胶质细胞和 Müller 细胞)的端足组成,具有维持视网膜平衡和保护视网膜神经免受有毒物质暴露的功能。

(三)视网膜内屏障在糖尿病中的应用

iBRB 是一个高度选择性的屏障,在正常情况下,分子从血液循环进入神经视网膜是受到调控的,这些分子通过跨内皮细胞的跨细胞途径或内皮细胞之间的旁细胞途径进入[5]。跨细胞途径可能涉及小型脂质物质的被动扩散,或依赖受体、载体或离子转运体,以及外排泵的能量依赖机制。细胞间运输是通过紧密连接复合物进行的,包括密封蛋白、透明带(zona occludens, ZO)和连接黏附分子(junctional adhesion molecule, JAM),以及黏附连接(血管内皮细胞黏附素)和间隙连接。在糖尿病患者中,这些运输系统中的某些功能发生了改变。这可能是由促炎性细胞因子、血管活性因子,以及生长因子介导的,包括强效的血管通透性和血管生成因子——血管内皮生长因子(vascular endothelial growth factor, VEGF),从而导致血管易损性增加。事实上,内皮功能障碍导致的 iBRB 完整性改变是 DR 的早期事件之一。

(四)视网膜外屏障和糖尿病脉络膜病变

oBRB 是由 RPE 细胞形成的单层,将神经视网膜与底层脉络膜分隔开来(图 32-1a)。在正常视网膜中,RPE 具有许多重要功能,包括免疫特权、分泌保护神经视网膜的因子、吸收光线和防止光氧化、吞噬脱落的感光细胞膜,以及为视觉功能提供 11-顺式视黄醛[6]。此外,RPE 通过各种细胞运输机制和紧密连接复合物,介导水分和营养物质从血液循环运输到视网膜[6]。

虽然人们对糖尿病对 oBRB 完整性影响的研究不如对 iBRB 深入,但越来越多的证据表明，糖尿病介导的对RPE细胞的损伤会损害其基本功能，导致神经视网膜血管通透性增加和DME，以及光感受器受损。糖尿病患者的脉络膜血管也会逐渐受损，其特点是毛细血管床变薄，但若脉络膜新生血管形成，脉络膜血管也可能变厚。尽管炎症因素和白细胞增多可能会导致糖尿病患者脉络膜病变，但造成这种损害的因素尚未完全确定[7]。

三、糖尿病视网膜病变的临床阶段

传统上，DR的临床诊断和治疗依赖于通过眼底镜检查对血管病变的评估。然而，越来越多的人认识到，作为视网膜神经血管单元的一部分，神经元、神经胶质细胞和常驻免疫细胞的损伤也是导致DR的发病机制之一（见后文）。临床上，DR的特点是早期为非增殖性DR（non-proliferative DR，NPDR），曾称背景视网膜病变，并可能发展为增殖前DR（图32-1b）。增殖性DR（PDR）是DR的晚期阶段，会形成异常的血管和潜在的纤维瘢痕组织（图32-1b）。据估计，大约75%的糖尿病患者在患糖尿病约10年后会出现NPDR[8]。NPDR和PDR的另一个重要特征是黄斑（视网膜的中心焦点）中央增厚，这种增厚可能是由黄斑区域的微动脉瘤渗漏血液、脂质或浆液造成的。据估计，39%的DR患者会出现VTDR（图32-1b和图32-2），而DME是VTDR的主要原因之一[3]。VTDR患者可能没有任何症状，因此，需要对视网膜进行终身评估。上述血管疾病发生的一个关键致病因素是VEGF的局部生成增加。事实上，目前治疗PDR和DME的策略主要是减弱VEGF的作用（见后文）。

(一)非增殖性糖尿病视网膜病变和增殖前糖尿病视网膜病变

NPDR的部分早期特征发生在视网膜表层，因此，临床上可通过眼底镜检查看到，这些特征包括小的微动脉瘤（病灶扩张）、点状（小）和斑点状（大）视网膜出血或火焰状出血。

受损血管的蛋白质渗出会导致硬性渗出物，表现为黄色沉淀。随着DR的发展，上述血管征象的出现频率也会增加。增殖前DR的特征是视网膜内微血管异常（intraretinal microvas-cular abnormality，IRMA），它是由于动脉异常和视网膜毛细血管床重构而形成。IRMA的形成及现有毛细血管网的衰亡（缺氧）导致的组织无灌注区域预示着血管通透性和血管生成因子（如VEGF）的增加。约50%患者的视网膜会在1～2年出现这些特征，并发展为PDR。

(二)增殖性糖尿病视网膜病变

PDR的标志性特征是组织缺血区域出现新生血管，这可能代表了一种尝试以恢复灌注不足的视网膜的血液流动。然而，这些新生视网膜血管的特点是过度生长、脆弱、易出血，并且呈现出无序的生长模式。

因此，它们可能会以反复发生玻璃体内出血或视网膜前出血的形式导致视力下降。在疾病晚期阶段，这些新生血管可能会退化并被纤维组织瘢痕替代，这种瘢痕容易导致视网膜脱离。

(三)糖尿病性黄斑水肿

上述发生在DR中的血管病变可能主要局限于视网膜周边。若视网膜中央部分出现血管渗漏和液体及蛋白质的渗出，则称为DME。积液进入神经视网膜后会导致视网膜增厚，并常引起黄斑区的囊样水肿。DME的严重程度可通过临床分级来确定，这可能有助于治疗方案的制订（表32-1）。

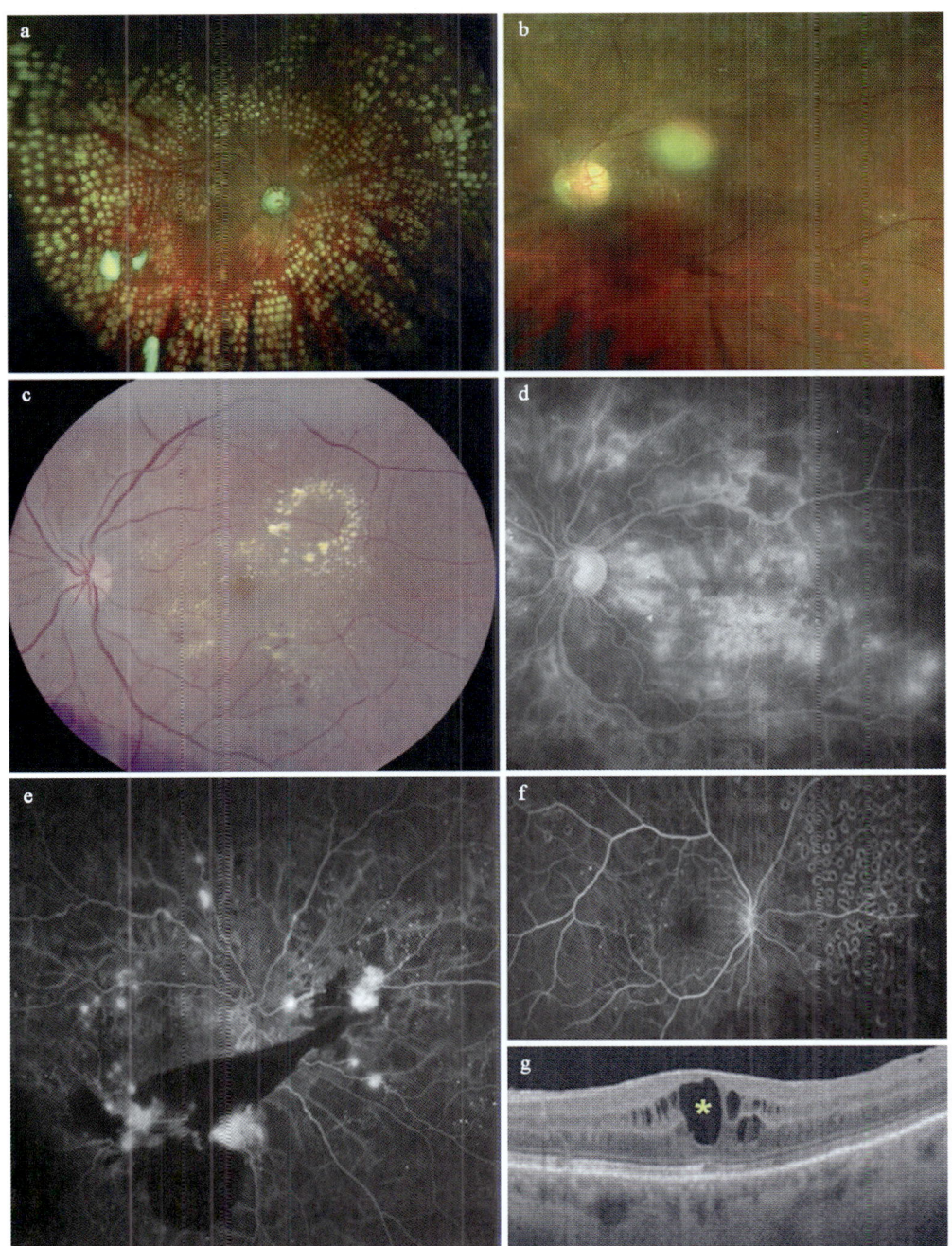

图 32-2 糖尿病性黄斑水肿和增殖性糖尿病视网膜病变的视网膜图像

注：a. 使用视网膜激光治疗的增殖性糖尿病视网膜病变（绿色斑点）。b. 玻璃体出血的增殖性糖尿病视网膜病变。c. 涉及糖尿病性黄斑水肿的中心。d. 眼底荧光素血管造影显示严重的黄斑病变，其特点是黄斑多点渗漏，容易导致黄斑缺血。视网膜上部可见毛细血管无灌注区。这 2 种病的视力预后都很差。e. 眼底荧光素血管造影显示不规则且扩大的眼窝无血管区，这是黄斑缺血的典型特征。f. 眼底荧光素血管造影显示非中心性黑眼圈。g. 光学相干断层扫描的相应图像显示黄斑水肿（星号所示），这表明对所有糖尿病性黄斑水肿患者进行随访是必不可少的。

Ⅳ 临床要点

表 32-1 临床 DME 疾病严重程度的国际分类表

建议的严重程度	眼底镜检查结果
明显存在 DME	后极部视网膜有明显增厚或硬性渗出物
轻度 DME	有些视网膜增厚或硬性渗出,但距离视网膜中心较远
中度 DME	视网膜增厚或硬性渗出物接近视网膜中心
重度 DME	视网膜增厚或硬性渗出物累及视网膜中心

注:DME. 糖尿病性黄斑水肿。

四、当前糖尿病视网膜病变的治疗方法

当前 DR 的治疗方法(见下文)主要集中在对视网膜微血管损伤情况的评估,适用于 PDR 和 DME 患者(见下文)。眼底荧光素血管造影是一种全身注射荧光染料后拍摄视网膜照片的检查方法,用于确定视网膜血管渗漏的来源和范围。随着新型眼部成像平台的开发,DR 的评估和管理也得到了改进。光学相干断层扫描(optical coherence tomography,OCT)是一种无创诊断测试,可提供详细的视网膜横截面解剖图像。OCT 可及早发现黄斑部的解剖学变化,尤其是 DME 的存在。

20 世纪 70 年代进行的 DR 研究(diabetic retinopathy study,DRS),以及 20 世纪 80 年代进行的 DR 早期治疗研究(early treatment of diabetic retinopathy study,ETDRS)表明,激光治疗对 PDR 和 DME 患者的眼睛有益[9,10]。DRS 确立了泛视网膜光凝疗法(pan-retinal photo-coagulation,PRP)是治疗 PDR 的有效方法,该技术利用激光在视网膜上产生多个分散的小灼伤,并保留黄斑,可将严重视力丧失的风险降低 50%[9]。ETDRS 证明,局灶性光凝封闭渗漏血管是治疗 DME 的有效方法,可将中度视力丧失的风险降低 50%[10]。由于这些临床试验的结果,PRP 和病灶局部激光治疗成为患者的标准治疗方法,并且至今仍在使用。虽然这 2 种治疗方法都能降低视力丧失的风险并减缓 DR 的进展,但它们对视网膜组织具有本质上的破坏性,可能会损害周边视力。因此,人们开始寻求更有效的治疗方法。

人们寻找能刺激血管通透性和血管生成的分泌因子 X,最终发现了 VEGF。多项临床试验显示,在玻璃体腔内注射 VEGF 抑制剂(如雷珠单抗、阿柏西普、贝伐珠单抗)治疗 DME 是有效的[11]。事实上,每个月重复玻璃体内注射已成为治疗 DME 的新标准。然而,35%~65% 的 DR 患者可能对 VEGF 抑制剂无反应,其持续性 DME 会导致不可逆的功能损伤[12]。这表明,除 VEGF 外,可能还有其他因素介导 DR 的发展(见后文)。

五、视网膜神经血管单元

现在人们已经认识到,DR 不仅仅是视网膜微血管的病变。视网膜毛细血管与视网膜神经元、神经胶质细胞和免疫细胞密切相关,共同形成视网膜神经血管单元,并调节视网膜功能,包括局部血流和组织的代谢需求。在糖尿病患者中,神经血管单元损伤将影响该单元的功能和 iBRB 的完整性,因此,本文对每个细胞成分都进行简要讨论。

(一)内皮细胞和周细胞

iBRB 中的毛细血管由内皮细胞和周细胞组成,嵌入由胶原蛋白Ⅳ型和Ⅴ型、层粘连蛋白和硫酸肝素蛋白酶组成的共同基底膜中。周细胞是一种特化的壁细胞,在视网膜微血管中发挥关键作用,包括调节血流、稳定血管、血管生成,以及维持 iBRB 的完整性。周细胞的细胞质过程横跨多个内皮细胞,这 2 个细胞群之间通过信号因子(如

血小板源性生长因子-β、转化生长因子-β和血管生成素-1/2)进行交流,有助于维持血管壁的完整性。

DR 最早的形态特征之一是无法通过眼科检查轻易发现的。对死后人眼的评估和糖尿病动物研究表明,DR 早期会出现视网膜毛细血管基底膜增厚,破坏内皮细胞和周细胞之间的交流,并促使周细胞凋亡(通常称为"周细胞脱落")。事实上,在 DR 中,周细胞与内皮细胞的比例从 4:1 降至 1:1[13]。这种周细胞的丧失被认为是导致微动脉瘤、新生血管和血管渗漏的原因。内皮细胞凋亡和周细胞脱落导致基底膜管裸露(无细胞毛细血管),其结果是组织无灌注区和缺血区导致转录因子低氧诱导因子-1(hypoxia inducible factor-1,HIF-1)上调。随后,血管生成因子和渗透因子(尤其是 VEGF)的生成增加,诱导 iBRB 断裂和新生血管形成。

(二)神经胶质细胞

视网膜胶质细胞、星形胶质细胞和 Müller 细胞的细胞过程环绕视网膜血管,提供结构支持,并通过调节神经视网膜对血液中营养物质的吸收影响视网膜的平衡[14]。Müller 细胞对糖尿病的反应是进行反应性胶质增生,显微镜下可以看到胶质纤维酸性蛋白(glial fibrillary acidic protein,GFAP)免疫标记增加。在健康视网膜中,GFAP 标记仅限于星形胶质细胞;但在糖尿病患者中,GFAP 免疫标记很容易在 Müller 细胞的长胞膜过程中被发现。Müller 细胞对糖尿病缺血和高血糖的反应促进了 Müller 细胞分泌 VEGF,并增加了肿瘤坏死因子-α(TNF-α)和细胞间黏附分子-1(ICAM-1)等炎症因子的产生。Müller 细胞的这种反应超出了它们正常情况下产生的色素上皮源性生长因子和凝血软骨素-1等因子的作用,后者通常起到对抗 VEGF 的作用并维持 iBRB 的紧密性。最终结果是糖尿病诱发血管病变,包括 iBRB 的破坏。

Müller 细胞在调节视网膜的离子和水运输,以及调节神经元活动方面也发挥至关重要的作用[14]。例如,Müller 细胞通过 Kir4.1 通道清除神经元活动产生的外部钾离子,通过释放抗氧化剂和神经营养因子保护神经元,并通过吸收和回收神经递质促进神经元信号转导。在糖尿病患者中,这些依赖 Müller 细胞的功能失调会对神经血管单元产生负面影响。有证据表明,糖尿病患者的 Müller 细胞可能会增殖,也可能会发生凋亡,这也是导致这些事件发生的原因之一。

(三)神经元功能障碍

根据视网膜电图(electroretino-gram,ERG)的测量,糖尿病患者视网膜上会出现神经元功能障碍,包括色觉和对比敏感度的缺陷[15,16]。过去对糖尿病患者死后视网膜和糖尿病动物视网膜的研究清楚地表明,视网膜神经节细胞和视网膜神经元细胞凋亡导致视网膜内层变薄[15]。神经元的这些缺陷发生在视网膜血管出现损伤之前,这表明神经元变性可能是一个有价值的治疗目标。最近,一项为期 4 年的纵向研究发现,视网膜神经纤维层变薄的速度为每年 0.25 μm,神经胶质细胞层/内层丛状层变薄的速度为每年 0.29 μm[16]。

(四)免疫细胞

小胶质细胞是视网膜上的常驻免疫细胞,其特征与巨噬细胞相似。在健康的视网膜中,小胶质细胞具有长的分支细胞过程,并不断检查组织,以执行各种保护功能,包括突触修剪和释放神经营养因子和抗炎细胞因子[17]。针对 DR 的慢性高血糖和组织缺血,小胶质细胞表现出表型改变,并处于激活状态。它们发生增殖,呈变形虫状,并分泌一系列损伤因子，包括 ROS、TNF-α、IL-1β、IL-17、IL-18 和 IL-6 水平升高。在这种慢性激活状态下，小胶质细胞会损伤神经血管单元内的细胞。

六、导致糖尿病视网膜病变的机制

DR 的发病机制十分复杂，涉及一系列分子途径，这些途径似乎与高血糖介导的氧化应激增加相互关联。其最终结果是产生过多的 ROS、血管生成因子和血管通透性因子（如 VEGF），以及损伤神经血管单元的炎症介质。本节简要概述 DR 的部分主要发病途径。

（一）高血糖

糖尿病控制与并发症试验（diabetes control and complications trial，DCCT）和英国前瞻性糖尿病研究（United Kingdom prospective diabetes study，UKPDS）等大规模前瞻性研究已明确证实，高血糖在包括 DR 在内的糖尿病并发症中发挥作用[18]。值得关注的是，DCCT 和针对 1 型糖尿病患者的糖尿病干预和并发症流行病学（epidemiology of diabetic interventions and complications，EDIC）研究表明，即使在对高血糖进行常规控制后，早期强化血糖控制仍可对糖尿病并发症产生持续的益处。这些研究结果表明，血糖或代谢记忆机制为预防糖尿病并发症提供了长期保护。越来越多的证据表明，涉及转录抑制性胞嘧啶 DNA 甲基化和组蛋白翻译后修饰的表观遗传修饰可能会影响包括 DR 在内的糖尿病并发症所涉及的氧化应激和炎症通路，尽管这一点尚未完全清楚。

（二）血压与肾素-血管紧张素系统

高血压是 1 型和 2 型糖尿病患者罹患 DR 的独立风险因素。DCCT 和 UKPDS 研究表明，控制血压可降低罹患 PDR 和 DME 的风险。高血压和糖尿病对视网膜的有害影响与肾素-血管紧张素-醛固酮系统（RAAS）的上调密切相关，其主要效应物质血管紧张素Ⅱ（Ang Ⅱ）是一种强效的血管收缩剂。然而，Ang Ⅱ 还具有与 DR 发病机制相关的其他作用，包括上调氧化应激、VEGF 生成和炎症因子。此外，视网膜内存在局部 RAAS，对 DR 动物模型的研究表明，血管紧张素Ⅱ受体阻滞剂（ARB）或血管紧张素转换酶抑制剂（ACEi）可防止新生血管单元受损，包括血管渗漏[19]。

DR 坎地沙坦试验（DIabetic REtinopathy Candesartan Trial，DIRECT）是迄今为止评估以视网膜病变为主要终点的 RAAS 阻断作用的最大临床研究。该项研究从全球 309 个中心招募了 5000 多例患者，并对其进行长达 5 年的随访[20,21]。DIRECT 报道称，在血压正常的 1 型糖尿病患者中，口服抗逆转录酶抑制剂坎地沙坦可适度预防视网膜病变的发生，预防率为 18%；而在事后分析中，预防率为 35%。在 1 型糖尿病患者中，坎地沙坦对病情发展没有影响；在 2 型糖尿病患者中，坎地沙坦治疗可使视网膜病变消退 34%。RASS 研究对 258 例血压正常和白蛋白尿正常的 1 型糖尿病患者进行了随访，结果显示，经过 5 年的随访，ACEi（65%）或 ARB（70%）可减缓病情的发展。由 RASS 衍生出的另一项研究表明，只有糖化血红蛋白（glycosylated hemoglobin，HbA1c）水平≥7.5% 的患者接受这些治疗后，DR 进展才会减缓。总之，ARB 和 ACEi 对糖尿病视网膜的积极作用突出了 RAAS 在 DR 中的重要性。

（三）血脂异常

血脂在 DR 和 DME 的发展中发挥的作用尚未完全清楚。有证据表明，总胆固醇和低密度脂蛋白胆固醇与 DR 患者视网膜中出现硬性渗出物有关。此外,脂蛋白 A_1 等非传统脂质标志物也与 DR 的严重程度有关。非诺贝特是一种过氧化物酶体增殖激活受体 α(peroxisome proliferator-activated receptor α,PPARα)激动剂,也是一种降低胆固醇水平和调节血脂的药物。2 项大型临床试验[非诺贝特干预和减少糖尿病事件研究(fenofibrate intervention and event lowering in diabete,FIELD)和控制糖尿病眼心血管疾病风险行动试验(action to control cardiovascular risk in diabete,AC-CORD)]证实,口服非诺贝特可减缓 DR 的进展,并减少激光治疗的需求[22]。虽然最初认为非诺贝特的主要作用机制是降低血脂水平,但其可调节与 DR 相关的多种基因和作用,包括 VEGF、血管生成、细胞凋亡和炎症。澳大利亚已批准使用非诺贝特作为辅助治疗药物,以减缓 2 型糖尿病患者已有 DR 的进展。

(四)晚期糖基化终末产物

长寿命原蛋白的非酶糖化会形成晚期糖基化终末产物(advanced glycation end products,AGE),并通过正常的衰老过程在各种组织中逐渐累积。糖尿病引起的高血糖是多种蛋白质糖化增加的主要刺激因素,包括血浆蛋白(如纤维蛋白原、IgG、白蛋白)和胶原蛋白等重要结构蛋白。糖尿病中形成的 AGE 及其介导前体[如甲基乙二醛(methylglyoxal,MGO)]具有多种有害影响,并导致包括 DR 在内的糖尿病并发症的发生。

在糖尿病期间,视网膜中 AGE 水平升高并存在于各种细胞类型中,包括血管、神经元和神经胶质细胞[23]。AGE 在神经血管单元的这些组成部分中的积累与内皮细胞和周细胞凋亡、视网膜毛细血管的闭合,以及 Müller 细胞的功能障碍有关,从而导致 VEGF 的产生增加。此外,AGE 通过 AGE 受体(receptor for AGE,RAGE)激活细胞内信号通路,如 PKC、MAPK 和 NF-κB,导致糖尿病视网膜中 TNF-α 和 IL-1β 等炎症介质,以及 ROS 的表达增加。抑制 AGE 和拮抗 RAGE 已在 DR 动物模型中进行了研究,这些方法可能成为治疗 DR 的有效靶点。

(五)氧化应激

ROS 是各种正常细胞过程(包括细胞内信号传递机制和平衡)所必需的。然而,当超氧化物等 ROS 的产生与通过抗氧化剂中和其有害影响的能力之间的平衡发生紊乱时,就会出现氧化应激。过量 ROS 可导致蛋白质、脂类、糖类、RNA 和 DNA 氧化,造成严重的细胞和组织损伤。氧化应激在包括 DR 在内的糖尿病并发症的发生、发展中起着核心作用[24]。糖尿病的高血糖会通过以下途径对组织造成损害:①通过多元醇途径(又称山梨醇-醛缩酶途径)的通量增加;②激活 PKC;③细胞内 AGE 生成增加;④过度激活己糖胺途径。糖尿病患者体内的 ROS 水平升高有多种来源,包括线粒体电子传递链、还原型烟酰胺腺嘌呤二核苷酸磷酸(NADPH)氧化酶家族和髓过氧化物酶的上调。此外,Ang Ⅱ 等血管活性因子可增加 NADPH 氧化酶产生的 ROS。糖尿病患者体内 ROS 的增加会因谷胱甘肽过氧化物酶、过氧化氢酶、超氧化物歧化酶和过氧化物酶等抗氧化酶功能的下降而加剧。这些机制的失衡导致 ROS 介导的生长因子、细胞因子和促纤维化因子上调,从而促进 DR 的发展。人们已在 DR 动物模型中对抑制 ROS 过量产生的各种治疗方法进行了评估,其中包括 NADPH 氧化酶同工酶抑制剂。此外,提高视网膜抗氧化能力的治疗可能对糖尿病视网膜具有保护作用。

（六）炎症

炎症正在成为导致急性损伤的关键因素之一。高血糖诱导血管内皮中 ICAM-1 等白细胞黏附分子的表达增加，导致白细胞黏附，这一过程被称为白细胞滞留[25]。这是 DR 动物模型中最早出现的现象之一，在 DR 患者身上也能观察到白细胞滞留现象。该现象被认为会导致视网膜毛细血管闭塞，造成组织无灌注区域。如前文所述，视网膜毛细血管闭塞会导致组织无灌注区域。前文提到，DR 患者的视网膜小胶质细胞长期处于激活状态，并产生促炎性细胞因子，从而损伤神经血管单元。糖尿病视网膜的炎症环境因视网膜 Müller 细胞释放炎症因子而进一步恶化（见前文）。皮质类固醇等抗炎药物能减轻 DR 患者的病情，但会产生不良影响，导致白内障形成和部分患者眼压升高。目前正在评估的其他抗炎药物包括 TNF-α 抑制剂和非甾体抗炎药物，这些药物有可能成为 DR 的治疗策略。

结论和临床前景

- 神经血管单元在导致血管疾病、视网膜功能下降和炎症的 VTDR 发展过程中起着至关重要的作用。
- 目前，针对威胁视力的血管疾病——DR 治疗方法包括激光治疗和静脉注射 VEGF 抑制剂。然而，激光治疗会对健康视网膜造成破坏，而 VEGF 抑制剂对所有 DME 患者都无效。
- 目前，迫切需要更全面地了解导致 DR 的致病因素，以便开发预防性治疗方法及早期干预治疗 VTDR 的有效方法。

知识空白

- 减少 DR 演变为 PDR 和发展为 DME 的治疗方法有限。
- 确定可预测 DR 和疾病进展的生物标志物。
- 进一步了解代谢和血流动力学途径如何相互作用，以在疾病早期影响神经血管单元的健康。
- 采用新技术持续释放药物（如纳米颗粒、局部给药），以替代目前的有创性眼部治疗方法。

（徐琳　翻译；窦青瑜　审核）

参考文献

[1] Ogurtsova K, da Rocha Fernandes JD, Huang Y, Linnenkamp U, Guariguata L, Cho NH, et al. IDF Diabetes Atlas: global estimates for the prevalence of diabetes for 2015 and 2040. Diabetes Res Clin Pract. 2017;128: 40-50.

[2] Wong TY, Cheung CM, Larsen M, Sharma S, Simo R. Diabetic retinopathy. Nat Rev Dis Primers. 2016;2:16012.

[3] Interantional Diabetes Federatoin. IDF Diabetes Atlas, 6th edn, Brussels, Belgium: International Diabetes Federation; 2015.

[4] Hildebrand GA, Fielder AR. Anatomy and physiology of the retina. In: Reynolds J, Olitsky S, editors. Pediatric retina. Berlin, Heidelberg: Springer; 2011. p. 39-65.

[5] Diaz-Coranguez M, Ramos C, Antonetti DA. The inner blood-retinal barrier: cellular basis and development. Vis Res. 2017;139:123-37.

[6] Simo R, Villarroel M, Corraliza L, Hernandez C, Garcia-Ramirez M. The retinal pigment epithelium: something more than a constituent of the blood-retinal barrier-implications for the pathogenesis of diabetic retinopathy. J Biomed Biotechnol. 2010; 2010:190724.

[7] Lutty GA. Diabetic choroidopathy. Vis Res.

2017;139;161-7.

[8] Yau JW, Rogers SL, Kawasaki R, Lamoureux EL, Kowalski JW, Bek T, et al. Global prevalence and major risk factors of diabetic retinopathy. Diabetes Care. 2012; 35(3): 556-64.

[9] Diabetic Retinopathy Study Research Group: Preliminary report on effects of photocoagulation therapy. Am J Ophthalmol. 1976;81: 383-96.

[10] Early Treatment Diabetic Retinopathy Study design and baseline patient characteristics. ETDRS report number 7. Ophthalmology. 1991;98(5 Suppl):741-56.

[11] Wells JA, Glassman AR, Ayala AR, Jampol LM, Bressler NM, Bressler SB, et al. Aflibercept, bevacizumab, or ranibizumab for diabetic macular edema: two-year results from a comparative effectiveness randomized clinical trial. Ophthalmology. 2016;123(6): 1351-9.

[12] Agarwal A, Afridi R, Hassan M, Sadiq MA, Sepah YJ, Do DV, et al. Novel therapies in development for diabetic macular edema. Curr Diab Rep. 2015;15(10);652.

[13] Arboleda-Velasquez JF, Valdez CN, Marko CK, D'Amore PA. From pathobiology to the targeting of pericytes for the treatment of diabetic retinopathy. Curr Diab Rep. 2015; 15(2);573.

[14] Reichenbach A, Bringmann A. New functions of Muller cells. Glia. 2013;61(5): 651-78.

[15] Barber AJ, Gardner TW, Abcouwer SF. The significance of vascular and neural apoptosis to the pathology of diabetic retinopathy. Invest Ophthalmol Vis Sci. 2011; 52 (2): 1156-63.

[16] Sohn EH, van Dijk HW, Jiao C, Kok PH, Jeong W, Demirkaya N, et al. Retinal neurodegeneration may precede microvascular changes characteristic of diabetic retinopathy in diabetes mellitus. Proc Natl Acad Sci U S A. 2016;113(19);E2655-64.

[17] Altmann C, Schmidt MHH. The role of microglia in diabetic retinopathy: inflammation, microvasculature defects and neurodegeneration. Int J Mol Sci. 2018;19(1).

[18] Giacco F, Brownlee M. Oxidative stress and diabetic complications. Circ Res. 2010; 107 (9);1058-70.

[19] Wilkinson-Berka JL, Agrotis A, Deliyanti D. The retinal renin-angiotensin system: roles of angiotensin II and aldosterone. Peptides. 2012;36(1);142-50.

[20] Chaturvedi N, Porta M, Klein R, Orchard T, Fuller J, Parving HH, et al. Effect of candesartan on prevention (DIRECT-Prevent 1) and progression (DIRECT-Protect 1) of retinopathy in type 1 diabetes: randomised, placebo-controlled trials. Lancet (London, England). 2008;372(9647);1394-402.

[21] Sjolie AK, Klein R, Porta M, Orchard T, Fuller J, Parving HH, et al. Effect of candesartan on progression and regression of retinopathy in type 2 diabetes (DIRECT-Protect 2): a randomised placebo-controlled trial. Lancet (London, England). 2008; 372 (9647);1385-93.

[22] Wong TY, Simo R, Mitchell P. Fenofibrate-a potential systemic treatment for diabetic retinopathy? Am J Ophthalmol. 2012; 154 (1);6-12.

[23] Chan M, Curtis TM, Stitt AW. Advanced glycation end products and diabetic retinopathy. Curr Med Chem. 2013;20;3234-40.

[24] Seddek M, Montezano AC, Herbert RL, Gray SP, Di Marco E, Jha JC, Cooper ME, Jandeleit-Dahm K, Schiffrin EL, Wilkinson-Berka JL, Touyz RM. Oxidative stress, Nox isoforms and complications of diabetes-potential targets for novel therapies. J Cardiovasc Transl Res. 2012;5;509-18.

[25] Joussen AM, Poulaki V, Le ML, Koizumi K, Esser C, Janicki H, et al. A central role for inflammation in the pathogenesis of diabetic retinopathy. FASEB J. 2004;18(12): 1450-2.

[26] Shirley Ding SL, Leow SN, Munisvaradass R, Koh EH, Bastion ML, Then KY, et al. Revisiting the role of erythropoietin for treatment of ocular disorders. Eye (London, England). 2016;30(10):1293-309.

33 缺血性心脏病

Damien Collison and Keith G. Oldroyd

一、概述 / 360
 （一）心绞痛 / 360
 （二）心脏病发作 / 360
二、病因和风险因素 / 360
 （一）生活方式 / 360
 （二）家族史/遗传学 / 361
 （三）相关医疗条件 / 361
 （四）年龄/性别 / 361
三、诊断 / 361
 （一）心电图 / 361
 （二）心脏成像和功能评估 / 361
 （三）有创冠状动脉造影 / 362
四、一级预防与二级预防 / 362
 （一）药物 / 362
 （二）经皮冠状动脉介入治疗 / 363
 （三）手术血管重建 / 364
五、急性冠脉综合征 / 364
参考文献 / 366

关键概念

- 缺血性心脏病（ischemic heart disease, IHD）通常在存在某些易于识别的生活方式和医疗风险因素的情况下发生。
- 对疑似心绞痛患者进行初步检查时，通常需要进行多方面评估，包括病史采集、临床检查和无创检测。
- IHD 的治疗以缓解心绞痛的药物治疗和急性冠脉综合征（acute coronary syndrome, ACS）的一级和二级预防为中心。
- 经皮冠状动脉介入治疗（percutaneous coronary intervention, PCI）和冠状动脉旁路移植术（coronary artery bypass grafting, CABG）等有创性医疗程序最常用于药物治疗无效的心绞痛治疗，或在阻塞性冠状动脉疾病导致心肌梗死的急性期进行治疗。
- 在过去 15 年里，医疗技术的进步，以及对 ACS 患者护理路径的改进帮助减轻了英国 IHD 的负担。

一、概述

在 2015 年被阿尔茨海默病和其他痴呆症取代之前，IHD 一直是英国人的首要死因。据估计，2016 年有 7.64 万人死于 IHD，且其仍是男性的首要死因[1]。然而，自进入新千年以来，英国因 IHD 而导致的死亡比例有所下降，2016 年占登记死亡人数的 11%，而 2001 年为 19.9%[2]。IHD 主要是由冠状动脉（供应心肌的血管）壁上被称为动脉粥样斑块的纤维脂质沉积物堆积引起的。这一过程被称为动脉粥样硬化，会导致动脉逐渐狭窄，限制血液流向心脏。许多人会因此而出现胸痛症状，称为心绞痛。

（一）心绞痛

心绞痛通常被描述为胸部沉重或紧绷，这种感觉也可能扩散到颈部、下颌或手臂。心绞痛大致可分为两大类，即稳定型和不稳定型。稳定型心绞痛通常由体力消耗引发，休息和/或服用硝酸酯类药物可缓解症状；不稳定型心绞痛的不同之处在于发作的预测性较低，可在休息时发生，且没有任何明显的诱因。心绞痛的症状通常表明患者患有 IHD，心脏病发作的风险增加。

（二）心脏病发作

当冠状动脉被血栓（血块）阻塞时，就会发生心脏病发作或心肌梗死。如果血流中断的时间很短，那么对心肌的损害可能很小。但若完全闭塞持续 20~30 min，就可能造成不可逆转的心肌坏死（细胞死亡）。根据心脏最终受损的程度，患者可能会出现心力衰竭或心律失常。心脏病发作还可能导致心脏性猝死。不稳定型心绞痛和心肌梗死属于 ACS，是需要紧急治疗的急症。

二、病因和风险因素

与心肌缺血和心脏病的发病相关的风险因素有许多，其中很多因素是可以改变的，因此，也是减少疾病负担的干预目标。

（一）生活方式

吸烟已被公认是导致心肌梗死的风险因素之一[3]。肥胖和久坐不动的生活方式也与这种疾病密切相关[4-6]，但膳食中脂肪（尤其是饱和脂肪）的作用仍存在争议[7]。某些社会心理压力与心脏病发作之间也存在联系，消极情绪[8-11]、社会经济地位低下[12-16]和轮班工作[17]被认为是潜在的风险因素。

(二)家族史/遗传学

心肌梗死通常会影响家族中的数代人,而一级亲属中有心肌梗死的家族史被认为是罹患心肌梗死的重要风险因素。全基因组关联研究发现,约有 30 个基因位点与心肌梗死风险增加有关[18],但这可能只是冰山一角。随着人们对人类基因组了解的加深,无疑还会发现更多的遗传关联。

(三)相关医疗条件

高血压、胆固醇水平异常(血脂异常/高胆固醇血症)和糖尿病都是公认的心脏病风险因素。通常通过药物治疗来进行动脉粥样硬化性血管疾病(包括 IHD)的一级预防和二级预防,目的是通过控制血压正常、适当调节胆固醇和血糖水平来降低疾病风险。

(四)年龄/性别

年龄越大,罹患心肌梗死的风险越高。与女性相比,男性的风险更高,尤其是在更年期之前,甚至在更年轻时就可能心脏病发作。

三、诊断

IHD 的确诊路径取决于患者就诊的方式,但通常需要经过一系列有创和复杂的检查。

上述风险因素的筛查和评估也经常在患者首次就诊时进行,包括无创的血压测量和采集血液样本进行分析。

(一)心电图

心电图(electrocardiogram,ECG)是一种简单的无创性检查,可记录一段时间内(通常为 10~20 s)的心脏电活动,并提供有关心率和心律的宝贵信息,同时显示心脏电传导系统、心肌甚至心脏结构的健康状况。ECG 通过在胸部和四肢皮肤上粘贴 10 个黏性电极来完成。ECG 是所有疑似心脏病患者的标准基线检查。

表现出稳定型心绞痛症状的患者,以及无症状但有严重风险因素者通常会进入下一诊断的无创性功能评估。这通常涉及评估心脏对应激的反应,这种应激可通过运动或使用药剂诱发,后者会以类似运动的方式增加心率和血压。运动心电图是这一级别的基线检查。在进行运动心电图检测时,患者通常在跑步机上运动,并接受连续的 ECG 监测,以观察心肌缺血的迹象。

(二)心脏成像和功能评估

更为复杂的评估方法涉及心脏功能和/或血液灌注成像,包括多巴酚丁胺负荷超声心动图、放射性同位素心肌灌注扫描和负荷灌注心脏磁共振成像(magnetic resonance imaging,MRI)。

1. 超声心动图 通过胸壁外部的超声探头获取心脏的实时图像,可提供有关心脏结构和功能的丰富信息,并能显示心肌血流受损的证据。当配合多巴酚丁胺等药物应激剂时,就能揭示静息状态下不明显的缺血症状。

2. 同位素灌注扫描(静态和应激状态下) 可以检测心肌的血液灌注情况,并确定有缺血风险或曾因缺血而受损的区域。

3. 现代心脏 CT 和 MRI 可对心脏进行高清晰度的分析和功能评估,在评估心肌缺血和 IHD 患者方面具有越来越重要的作用。

4. CT 冠状动脉造影(CTCA) 在诊断算法中,CTCA 已确立了自己的位置,因其具有较高的阴性预测值,可用于评估被认为检查前患 IHD 的概率为中低风险的患者。

对经过适当选择的患者进行可靠的 CTCA 检查通常可以避免进行进一步检查。虽然 CT 主要是无创性的,但必须考虑其相关的辐射暴露。

5. 心脏 MRI 可提供详细的心脏结构和功能评估,而且没有辐射暴露的风险。

(三)有创冠状动脉造影

诊断路径的最后一个常见步骤是有创冠状动脉造影。其仍是诊断 IHD 的"金标准"。但由于该过程有潜在的手术风险,对于无症状的高危患者或有稳定型心绞痛症状患者来说,已很少作为首选检查方法。通常只有在无创性检查提示或未能排除存在 IHD 和/或缺血时,这些患者才会进行有创冠状动脉造影检查。

冠状动脉造影术在医院的专用导管室中进行。在 X 射线引导下,从桡动脉(位于手腕处)或股动脉(位于腿部上方)穿过动脉系统,将柔性小管(导管)推进到主动脉根部(人体主动脉,直接从心脏发出)。然后,在 X 射线直视下操作这些导管,依次插入左右冠状动脉的开口处,这些动脉是从主动脉分支出来为心肌供血的。在冠状动脉中注入不透射线的对比剂,使其内腔不透明,每次注入过程均由一台 X 射线照相机围绕躯干依次旋转进行实时数字记录。

标准的血管造影通常包含 6~9 张这样的图像,以便通过二维视频记录序列最佳地观察冠状动脉的三维性质。通过这种方式,血管造影可以在染料流经动脉时识别狭窄或阻塞区域。

然而,诊断性血管造影基本上仅提供了血管内腔详细尺寸。为了获得有关冠状动脉生理和血管壁成分(即斑块和钙的负担)的信息,血管造影时还可使用其他工具。这些方法比单纯注射染料更具侵入性,并需要操作者将诊断设备插入冠状动脉内部。

当仅凭血管图像上对狭窄(管腔狭窄)的功能意义存在疑问时,那么有关其对冠状动脉生理影响的其他信息会对决定最佳治疗方案非常有帮助。一种称为"压力线"的常用特殊装置被引入冠状动脉中,通过一种称为"裂隙血流储备"(fractional flow reserve,FFR)的方法测量病变对冠状动脉血流的影响。已经证实,对于多支血管 IHD 患者,与仅依靠血管造影相比,常规使用 FFR(仅对导致最大血流减少 20% 以上的病变进行干预)可改善患者的预后[19]。

还可以利用微小的导丝将血管内成像设备引入冠状动脉,对动脉进行详细的径向和纵向成像,可提供有关血管大小、斑块负担和组成的信息,还可用于评估和优化 PCI 的效果。腔内超声(intravascular ultrasound,IVUS)和光学相干断层扫描(optical coherence tomography,OCT)是 2 种最常见的冠状动脉内成像模式。

当诊断性冠状动脉造影获得的数据与无创性和/或有创性功能评估获得的数据相关联时,就能提供有关患者冠状动脉疾病的程度和影响的丰富信息,并帮助医师决定最佳治疗方法。

四、一级预防与二级预防

一级预防是指推迟或理想情况下预防疾病的发生,通常通过改变生活方式和风险因素来实现,如减肥、运动、饮食调整、戒烟;必要时还可通过药物治疗相关疾病,如高血压、地中海贫血症和糖尿病。

二级预防的重点是防止已确诊疾病的恶化,除 PCI 和 CABG 等更具有创性的治疗方法外,还包括上述所有干预措施。

(一)药物

药物仍是治疗心肌缺血和心脏病的基石。

1. 阿司匹林 阿司匹林等抗血小板药

物可抑制血栓的形成，是治疗心肌梗死的一线药物。心肌梗死和冠状动脉支架植入术后，除阿司匹林外，建议使用第二种抗血小板药物（氯吡格雷、普拉格雷或替格瑞洛）长达 12 个月[20]。

2. 他汀类药物　如辛伐他汀、阿托伐他汀、普伐他汀、瑞舒伐他汀等，是一类减少人体胆固醇生成的药物[21]。

3. β受体阻滞剂　如美托洛尔、比索洛尔、卡维地洛、阿替洛尔等，可用于调节心率和血压，并具有抗心绞痛作用。此外，还可用于治疗心律失常[22,23]。

4. 血管紧张素转换酶抑制剂（ACEi）和血管紧张素Ⅱ受体阻滞剂（ARB）　ACEi，如雷米普利、赖诺普利、培哚普利、依那普利、卡托普利等；ARB，如缬沙坦、替米沙坦、坎地沙坦、氯沙坦，均可治疗高血压和充血性心力衰竭。它们具有多种作用，其中最重要的作用是扩张全身动脉，从而降低血压和心脏对氧气的需求。

5. 三硝酸甘油酯（glyceryl trinitrate，GTN）　GTN 可使全身血管和冠状动脉血管扩张，从而产生抗心绞痛作用。其可以通过口腔喷雾剂、片剂或经皮贴剂在舌下给药。

6. 其他　其他抗心绞痛药物还包括雷诺嗪、尼可地尔和伊伐布雷定，它们的作用机制各不相同。

（二）经皮冠状动脉介入治疗

对于通过最佳药物治疗仍未得到有效控制的稳定型心绞痛患者，建议采用 PCI 来处理血流动力学意义上的冠状动脉狭窄，有可能改善患者的症状和预后[2+]。诊断性冠状动脉造影和评估如上所述。如果确定病变适合进行 PCI，操作者会将一根非常细的导丝穿入冠状动脉穿过狭窄或阻塞区域，到达远端血管外。利用这根导丝作为导轨，可将球囊导管插入冠状动脉，扩张狭窄或闭塞区域。在血流恢复或改善后，可在动脉血管狭窄部分植入适当大小的冠状动脉支架，以保持其通畅（图 33-1）。

冠状动脉支架的直径和长度多种多样，使用的金属和药物也不尽相同，因此，可根据患者的具体情况选择合适的支架。不过，所有支架的基本放置方法都是相同的。支架是一个管状、网状的细胞框架（类似于鸡丝卷），安装在圆柱形球囊上。这个装置被送到需要治疗的冠状动脉区域，通过给球囊充气，支架在动脉内膨胀到预先指定的直径。放置后，通常会使用无顺应性球囊进行高压后扩张，以确保支架与血管壁贴合良好（图 33-2）。

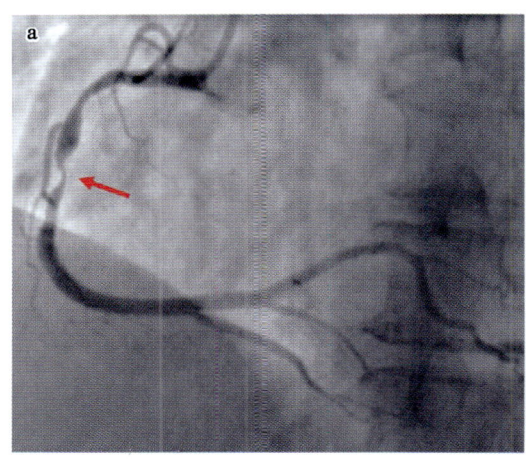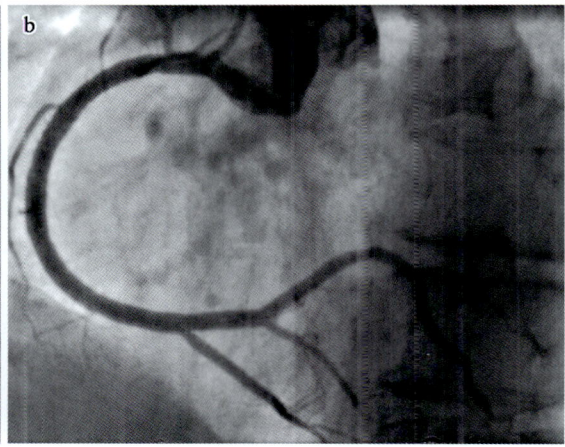

图 33-1　冠状动脉造影

注：a. 显示右冠状动脉中段严重狭窄（箭所示）；b. 显示 PCI 和血管支架植入术后的最终结果。

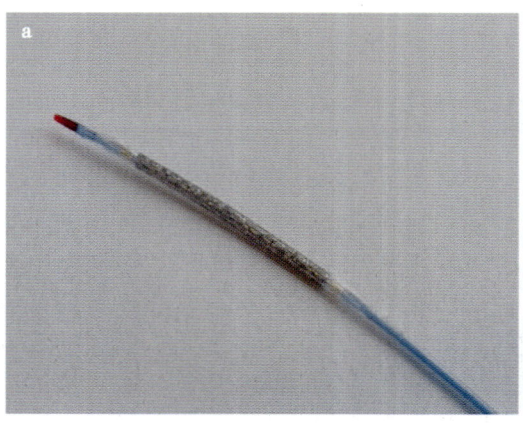
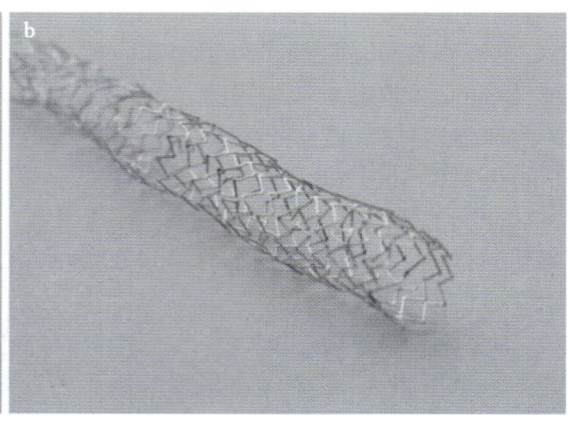

图 33-2　a. 安装在球囊导管上的未展开支架；b. 球囊充气后膨胀的支架，显示细胞结构和管状网框架

（三）手术血管重建

在 PCI 出现之前，CABG 是唯一的血管重建选择。这是一种大型外科手术，通过切开胸骨打开胸腔，将从身体其他部位采集的血管（静脉或动脉）连接（移植）到冠状动脉狭窄部位的远端，从而为血液流入原血管提供替代管道。虽然 CABG 可以获得持久、长期的疗效（尤其是对糖尿病和复杂多血管疾病的患者），但该手术有显著的发病率和死亡风险，因此，患者的选择非常重要。如今，对于复杂冠状动脉疾病患者，无论是接受手术还是多血管 PCI 进行血运重建时，建议在多学科心脏团队会议上达成共识后再做决定[24]。对于被认为手术风险过高的患者，通常适合进行 PCI；而需要同时进行心脏瓣膜手术、解剖条件不利于 PCI 或已出现支架内再狭窄复发问题的患者，可能更适合手术治疗。有时，部分患者可能会接受这 2 种方式结合的分期混合手术（图 33-3）。

五、急性冠脉综合征

ACS 通常是心肌梗死的结果。如果符合以下 2 项（可能）或 3 项（确定）标准，患者通常会被诊断为心肌梗死：①有持续 20 min

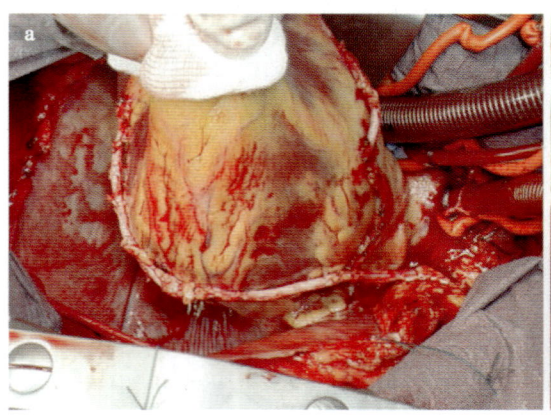
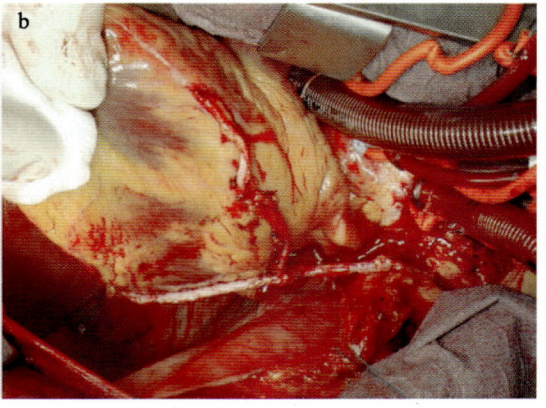

图 33-3　冠状动脉旁路移植术的术中照片，显示静脉移植物连接到心脏外表面（图片由 Nawwar Al-Attar 教授提供）

以上的缺血性胸痛病史；②连续 ECG 描记出现变化；③血液检测中血清心脏生物标志物（最常见的是肌钙蛋白）出现升降。

根据患者最初的 ECG 表现和随后的肌钙蛋白水平，ACS 大致可分为 3 种类型：①ST 段抬高型心肌梗死（ST segment elevation myocardial infarction，STEMI），肌钙蛋白呈阳性；②非 ST 段抬高型心肌梗死（non-ST segment elevation myocardial infarction，NSTEMI），肌钙蛋白呈阳性；③不稳定型心绞痛，肌钙蛋白呈阴性（图 33-4）。

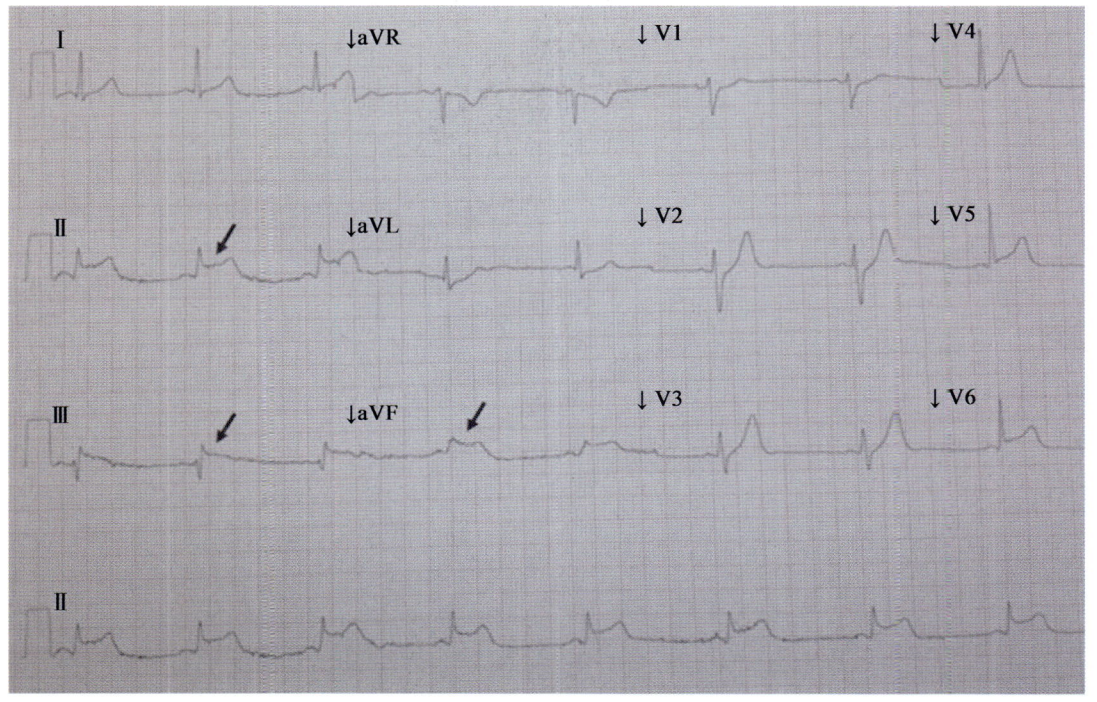

图 33-4　心电图显示 Ⅱ、Ⅲ 和 aVF 导联 ST 段抬高（箭头显示），与下 ST 段抬高型心肌梗死（STEMI）一致

STEMI 患者需要紧急治疗，最好是进行 PCI。如果无法在适当时间内（目前建议在 120 min）进行 PCI，则需要进行溶栓治疗[25]。PCI 涉及紧急冠状动脉造影，以确定冠状动脉狭窄或闭塞的位置，然后对病变部位进行 PCI 和支架植入术。

溶栓疗法是通过服用纤维蛋白溶解剂（"血栓破坏剂"）来分解阻塞冠状动脉血流的血栓。这是一种全身性治疗方法，可能会因严重出血而导致并发症，因此，选择合适的患者同样至关重要。约 1/3 的患者在溶栓后无法实现再灌注，因此，需要进行所谓的"抢救性 PCI"作为紧急处理措施。

NSTEMI 患者的初步管理通常采用抗血小板、抗凝血和抗心绞痛等药物治疗。现行指南建议，高危患者应在发病后 24 h 内进行诊断性冠状动脉造影（酌情进行 PCI 或 CABG），其他患者则应在 72 h 内进行诊断性冠状动脉造影，前提是并发症不妨碍采取有创性治疗策略[20]。有时，NSTEMI 患者的病情可能极不稳定，需要采取紧急护理路径。

没有心肌梗死生物标志物证据的不稳定型心绞痛通常可通过优化的药物治疗成功控制。血管造影并非强制性，如果患者症状持续存在或有无创检查结果显示存在预后重要的缺血情况，则必须进行血管造影。

结论和临床前景

ACS仍是英国人的主要死因。但令人鼓舞的是，2000—2016年，因该病症死亡的实际人数约减少了45%[1]。虽然造成这种变化的原因是多方面的，但毫无疑问，治疗方法和医疗设备的进步、ACS患者护理路径的改善，以及专门的公共卫生倡议和政策都在减轻疾病负担方面发挥了重要作用。希望通过持续的研究和创新，我们能看到这一趋势保持下去。

知识空白

- 确定了心肌梗死的遗传预测因素，是否能在生命早期实施有针对性的个性化预防疗法？
- 基于单克隆抗体或微RNA修饰的降脂和抗炎疗法在一级和二级预防治疗策略中将发挥什么作用？
- 高度可逆的抗血栓疗法（或具有特异性滴定拮抗剂的药物）是否会成为新的治疗标准？
- 能否开发出个性化疗法，根据临床特征、基因图谱和生物标志物来确定每个患者的治疗剂量、组合和持续时间？
- 这些新型疗法的益处能否以负担得起的费用向中低收入国家提供？

（黄辉 翻译；洪华山 审核）

参考文献

[1] Global Health Estimates 2016：deaths by cause, age, sex, by country and by region, 2000-2016. Geneva：World Health Organization；2018. Available from：www.who.int/healthinfo/global_burden_disease/estimates/en/.

[2] Deaths registered in England and Wales (series DR)：2016：Office for National Statistics；2017. Available from：https://www.ons.gov.uk/peoplepopulationandcommunity/birthsdeathsandmarriages/deaths/bulletins/deathsregisteredinenglandandwalesseriesdr/2016.

[3] Doll R, Peto R, Boreham J, Sutherland I. Mortality in relation to smoking：50 years' observations on male British doctors. Br Med J. 2004;328(7455):1519-28.

[4] Hagg S, Fall T, Ploner A, Magi R, Fischer K, Draisma HHM, et al. Adiposity as a cause of cardiovascular disease：a Mendelian randomization study. Int J Epidemiol. 2015;44(2):578-86.

[5] Cole CB, Nikpay M, Stewart AFR, McPherson R. Increased genetic risk for obesity in premature coronary artery disease. Eur J Hum Genet. 2016;24(4):587-91.

[6] Logue J, Murray HM, Welsh P, Shepherd J, Packard C, Macfarlane P, et al. Obesity is associated with fatal coronary heart disease independently of traditional risk factors and deprivation. Heart. 2011;97(7):564-8.

[7] Jones PJH. Dietary cholesterol and the risk of cardiovascular disease in patients：a review of the Harvard Egg Study and other data. Int J Clin Pract. 2009;63(s163):1-8.. 37-43

[8] Allonier C, Chevalier A, Zins M, Catelinois O, Consoli SM, Goldberg M, et al. Anxiety or depressive disorders and risk of ischaemic heart disease among French power company employees. Int J Epidemiol. 2004;33(4):779-86.

[9] Hagstrom E, Norlund F, Stebbins A, Armstrong PW, Chiswell K, Granger CB, et al. Psychosocial stress and major cardiovascular events in patients with stable coronary heart disease. J Intern Med. 2018;283(1):83-92.

[10] Kivimaki M, Nyberg ST, Batty GD, Fransson EI, Heikkila K, Alfredsson L, et al. Job strain as a risk factor for coronary heart disease：a collaborative meta-analysis of individual participant data. Lancet. 2012;380(9852):1491-7.

[11] Li J, Zhang M, Loerbroks A, Angerer P, Siegrist J. Work stress and the risk of recurrent coronary heart disease events: a systematic review and meta-analysis. Int J Occup Med Environ Health. 2015;28(1):8-19.

[12] Newton JN, Briggs ADM, Murray CJL, Dicker D, Foreman KJ, Wang H, et al. Changes in health in England, with analysis by English regions and areas of deprivation, 1990-2013: a systematic analysis for the global burden of disease study 2013. Lancet. 2015;386(10010):2257-74.

[13] Mackenbach JP, Cavelaars A, Kunst AE, Groenhof F, Inequ EUWGS. Socioeconomic inequalities in cardiovascular disease mortality-an international study. Eur Heart J. 2000;21(14):1141-51.

[14] Carlsson AC, Li X, Holzmann MJ, Wandell P, Gasevic D, Sundquist J, et al. Neighbourhood socioeconomic status and coronary heart disease in individuals between 40 and 50 years. Heart. 2016 102(10):775-82.

[15] Avendano M, Kunst AE, Huisman M, Lenthe FV, Bopp M, Regidor E, et al. Socioeconomic status and ischaemic heart disease mortality in 10 Western European populations during the 1990s. Heart. 2006;92(4):461-7.

[16] Alonso Gonzalez M, Rodriguez Artalejo F, Del Rey Calero J. Relationship between socioeconomic status and ischaemic heart disease in cohort and case-control studies: 1960-1993. Int J Epidemiol. 1998;27(3):350-8.

[17] Vyas MV, Garg AX, Iansavichus AV, Costella J, Donner A, Laugsand LE, et al. Shift work and vascular events: systematic review and meta-analysis. BMJ-Br Med J. 2012;345:e4800.

[18] O'Donnell CJ, Nabel EG. Genomic medicine genomics of cardiovascular disease. N Engl J Med. 2011;365(22):2098-109.

[19] Tonino PAL, De Bruyne B, Pijls NHJ, Siebert U, Ikeno F, van 't Veer M, et al. Fractional flow reserve versus angiography for guiding percutaneous coronary intervention. N Engl J Med. 2009;360(3):213-24.

[20] Roffi M, Patrono C, Collet J-P, Mueller C, Valgimigli M, Andreotti F, et al. 2015 ESC guidelines for the management of acute coronary syndromes in patients presenting without persistent ST-segment elevation task force for the management of acute coronary syndromes in patients presenting without persistent STsegment elevation of the European Society of Cardiology (ESC). Eur Heart J. 2016;37(3):267-+.

[21] Pedersen TR, Kjekshus J, Berg K, Haghfelt T, Faergeman O, Thorgeirsson G, et al. Randomized trial of cholesterol-lowering in 4444 patients with coronary-heart-disease - the scandinavian simvastatin survival study (4S). Lancet. 1994;344(8934):1383-9.

[22] DeWilde S, Carey IM, Richards N, Whincup PH, Cook DG. Trends in secondary prevention of ischaemic heart disease in the UK 1994-2005: use of individual and combination treatment. Heart. 2008;94(1):83-8.

[23] Hippisley-Cox J, Coupland C. Effect of combinations of drugs on all cause mortality in patients with ischaemic heart disease: nested case-control analysis. Bmj-Br Med J. 2005;330(7499):1059-63.

[24] Neumann F-J, Sousa-Uva M, Ahlsson A, Alfonso F, Banning AP, Benedetto U, et al. 2018 ESC/EACTS guidelines on myocardial revascularization. Eur Heart J. 2019;40(2):87-165.

[25] Ibanez B, James S, Agewall S, Antunes MJ, Bucciarelli-Ducci C, Bueno H, et al. 2017 ESC guidelines for the management of acute myocardial infarction in patients presenting with ST-segment elevation the task force for the management of acute myocardial infarction in patients presenting with ST-segment elevation of the European Society of Cardiology (ESC). Eur Heart J. 2018;39(2):119-+.

34 子痫前期

David Carty

一、概述 / 369
二、定义 / 369
三、风险因素 / 370
　（一）基础疾病 / 370
　（二）其他因素 / 370
四、预防 / 370
　（一）阿司匹林 / 371
　（二）补充钙和维生素 / 371
　（三）饮食和运动 / 371
五、预测性生物标志物 / 371
　抗血管生成因子 / 372
六、子痫前期是一种胎盘疾病吗？ / 372
七、子痫前期是一种心血管疾病吗？ / 372
八、孕产妇未来的心血管疾病风险 / 373
九、胎儿风险 / 373
参考文献 / 375

关键概念
- 子痫前期是全球孕产妇发病率和死亡率最高的疾病之一。
- 子痫前期主要以高血压和全身内皮细胞功能障碍为主要特征,可导致包括肾、肝,以及大脑在内的多个器官功能受累。
- 包括可溶性 FMS 样酪氨酸激酶 1(soluble FMS-like tyrosine kinase 1,sFLT-1)和胎盘生长因子(placental growth factor,PlGF)在内的抗血管生成胎盘因子是该疾病很有前景的诊断生物标志物,也可能是发病的关键机制。
- 子痫前期病史是未来发生血管疾病的重要风险因素之一。

一、概述

传统医学教学认为,子痫前期只有一个病因,即妊娠本身;也只有一个治疗措施,即分娩。然而,在其被首次描述的一个多世纪后的今天,人们对子痫前期的理解和管理仍进展甚微。目前为止,这种以高血压和蛋白尿为特征的多系统疾病仍然威胁着西方国家 2%~5% 孕妇的生命。

据英国《孕产妇死亡和发病保密调查》显示,2012—2014 年,有 2 名女性死于子痫前期和子痫,对比 2003—2008 年的 19 例和 2009—2011 年的 10 例有了显著下降。这一减少主要与产科护理的改善有关[1]。然而,这些死亡率的下降和全球范围内的死亡率水平不匹配。目前,子痫前期每年仍导致超过 40 000 人死亡,相当于全球每小时就有 5 人死于子痫前期。此外,现在人们已经意识到,子痫前期的影响并不局限于妊娠期,而是持续影响产妇和婴儿的健康。

为了改善现状,如今比以往任何时候都更需要我们提高预测、诊断和治疗这种主要疾病的能力。本章中,我们将讨论子痫前期的已知病因,分析现有相关研究,以及其与心血管疾病发生的关联。

二、定义

要了解一种疾病对机体的影响,首先必须能够准确诊断这种疾病。诊断子痫前期可能很困难,尤其是因为子痫前期的定义多年来一直在变化,而且世界各地的定义也不尽相同。英国国家健康与临床优化研究所(NICE)将子痫前期定义为妊娠第 20 周后新发高血压,伴有明显蛋白尿[尿蛋白/肌酐比值(ACR)> 30 mg/mmol 或 24 h 尿蛋白> 300 mg]。妊娠女性常出现的水肿已不再是诊断标准的一部分,甚至目前对是否继续出现尿蛋白作为主要诊断依据也存在争议。2017 年美国妇产科医师学会(American College of Obstetricians and Gynecologist,ACOG)指南不再将出现蛋白尿作为诊断的必要标准,提出新发高血压伴有神经系统紊乱、肾功能不全或肺水肿等显著终末器官功能障碍的体征或症状,则可以诊断为子痫前期。

子痫前期也可通过其公认的发病时间来定义。早发型子痫前期通常定义为在妊娠第 34 周之前确诊,或者需要在妊娠第 37 周之前分娩,该类型通常被认为是更严重的疾病状态。虽然根据定义,子痫前期是在妊娠第 20 周后确诊,但值得注意的是,发病过程在妊娠早期就已经开始,即在妊娠第 20 周之前就已经存在该疾病的一些亚临床表现。

广泛来说,子痫前期是一种多系统内皮功能障碍性疾病,可累及不同器官。疾病严重程度可通过终末器官受累程度来判断,例如,神经系统或肾脏受累,以及收缩压> 160 mmHg 或舒张压> 110 mmHg。"HELLP"综合征(溶血、肝酶升高、血小板减少)和子痫(子痫前期女性出现大的癫痫发作)也被认为是子痫前期的严重形式。

妊娠高血压是子痫前期疾病谱的一部分，是指妊娠第 20 周后发生的高血压，但无显著尿蛋白或终末器官功能障碍；慢性高血压则是在妊娠前或妊娠第 20 周前被诊断的高血压。

三、风险因素

(一) 基础疾病

妊娠可对女性的生理造成巨大压力。随着妊娠的进展，几乎每个器官都受到胎儿和胎盘需求增加的影响。如今，西方国家女性的妊娠年龄越来越大，潜在疾病的发生率逐年增加，加之肥胖、吸烟和其他因素的作用，使她们更容易患病。由于这些原因，她们往往无法满足妊娠期日益增加的需求，导致多种不良后果，其中最突出的就是子痫前期。许多常见的基础疾病本身也与子痫前期发生风险增加相关。例如，有 1 型糖尿病的妊娠期女性罹患子痫前期的风险比正常妊娠女性高 4 倍；并且现在越来越多的育龄期女性罹患 2 型糖尿病，其子痫前期的发病风险也与之类似。由于在慢性肾脏病(CKD)女性持续存在蛋白尿，因此，很难判断其是否同时合并子痫前期，但 CKD 同样使子痫前期的发生风险增加了 2 倍。此外，有高血压或自身免疫性疾病(如抗磷脂综合征和系统性红斑狼疮)的女性罹患子痫前期的风险也会增加 2~3 倍。

(二) 其他因素

长期以来，人们一直认为初产是发展为子痫前期的主要风险因素之一。初产妇罹患子痫前期的风险几乎是经产妇的 3 倍。已有报道，新的受孕伴侣、妊娠间隔时间过长也与子痫前期发生风险增加有关。然而，最近有研究表明，改变受孕伴侣对有早发型子痫前期病史的女性也有潜在的保护作用，这提示父亲的角色(或伴侣)可能或多或少有利于胎盘形成[2]。体重指数(BMI)＞30 kg/m²也是导致子痫前期风险增加的因素，BMI 每增加 5~7 kg/m²，子痫前期风险增加 1 倍[3]。妊娠期女性的年龄增加也是子痫前期发生的风险因素，从 34 岁开始上升。多胎妊娠、母亲或姐妹有相关家族史的妊娠期女性也面临更高的风险。表 34-1 列出了其他较确定的子痫前期风险因素。

四、预防

分娩是目前已知的唯一治愈妊娠的方法，对于早发型子痫前期女性需要权衡早期分娩相关和血压升高带来的风险和利弊。因此，寻求预防子痫前期发生的干预措施具有重要的临床意义。

表 34-1　英国国家健康与临床优化研究所(NICE)关于子痫前期风险产前评估的质量声明(2013 年)

"高"风险因素	"中等"风险因素
既往妊娠高血压病史	初次妊娠
慢性肾脏病	年龄 40 岁或以上
自身免疫性疾病(如系统性红斑狼疮、抗磷脂综合征)	妊娠间隔＞10 年
1 型或 2 型糖尿病	体重指数≥35 kg/m²
高血压	子痫前期家族史
	多胎妊娠

注：有 1 个高风险因素或多个中等风险因素，则被认为风险增加。

(一)阿司匹林

低剂量阿司匹林被广泛用于治疗和预防心血管疾病,人们对该药物在子痫前期的预防方面也进行了广泛研究。目前认为,妊娠早期滋养细胞侵袭受损会激活血小板和凝血系统,从而导致血栓素 A_2 和前列环素之间的比例失衡。研究显示,与高剂量阿司匹林相比,低剂量阿司匹林可减少血栓素的合成,同时促进前列环素的合成。多项研究和荟萃分析表明,在发生子痫前期高风险女性中,从妊娠第 12 周开始服用低剂量阿司匹林可降低早发型和严重型子痫前期的发生风险,以及早产和胎儿宫内生长受限的风险。因此,NICE、WHO 和 ACOG 建议在具有表 34-1 所述风险因素的女性中使用低剂量阿司匹林。

(二)补充钙和维生素

长期以来人们注意到,膳食钙摄入量高的地区,子痫前期的发生率较低,因此,人们对钙补充在子痫前期的预防方面进行了广泛的研究。结果显示,虽然补充钙在膳食钙缺乏地区显示出有益,但在膳食钙摄入正常地区的效果有限。维生素 D 是钙代谢的关键决定因素,在减少氧化应激和增加血管内皮生长因子(VEGF)基因转录方面发挥着重要作用。虽然低水平的维生素 D 与子痫前期风险增加有关,但最近的荟萃分析显示,补充维生素 D 与降低子痫前期风险之间无明确关系[4]。

(三)饮食和运动

近年来,人们逐渐关注超重和肥胖女性减肥的作用。小型研究显示,肥胖女性在妊娠前接受减肥手术在一定程度上降低了其子痫前期的发生风险。从传统意义上来讲,运动也是一项很重要的方式,人们往往建议女性在妊娠期间增加热量摄入,减少体育锻炼。虽然关于运动对预防子痫前期的研究结果不一致,但与其他国家一样,英国皇家妇产科学院(Royal College of Obstetricians and Gynaecologist,RCOG)建议妊娠期女性每周进行 4~7 次、每次 30 min 的中等强度运动。

基于使用普伐他汀的临床前研究,他汀治疗目前也被提议作为预防子痫前期的措施之一,但在妊娠期间使用他汀类药物仍是禁忌。二甲双胍是一种主要的胰岛素增敏剂,在英国常用于治疗妊娠期糖尿病,目前也有其对子痫前期影响相关的研究。如果将二甲双胍与饮食和生活方式干预联合用于超重和肥胖妊娠期女性,对母体妊娠期体重增加有一定的影响,但对子痫前期的发生或其他妊娠不良结局无影响[5]。其他潜在的预防措施还包括应用抗氧化剂(维生素 C、维生素 E 和鱼油)、低盐饮食和应用抗凝血药。尽管早期研究显示这些措施很有前景,但大型荟萃分析并未显示出总体益处。

五、预测性生物标志物

如上所述,部分高风险因素可用于判断哪些女性具有罹患子痫前期高风险。在这些风险因素中,特别是肥胖、孕妇年龄和初产,在很大程度上是不可改变的,而且在整个妊娠期女性群体中也十分常见,但预测价值较低。因此,近年来,人们进行了大量工作,试图识别在临床发病之前可用于预测子痫前期发生的生物标志物。

产科医师最常用的检测子痫前期的血液指标仍是尿酸,其水平与疾病严重程度和不良妊娠结局相关,但在预测子痫前期发病方面的作用有限。其他炎症标志物包括 C 反应蛋白(CRP)、脂质代谢异常标志物和肾素-血管紧张素-醛固酮(RAAS)途径相关标志物等,在预测疾病方面的作用也十分有限。

抗血管生成因子

基于以上问题,人们把注意力转向血管生成标志物,即新血管的形成相关标志物。异常血管形成与毛细血管通透性增加和内皮损伤有关,这是子痫前期发生的病理特征。近年来的一些研究表明,子痫前期的发生与抗血管生成因子水平升高有关,如sFLT-1和sEng,并且与促血管生成因子水平降低有关,如PlGF和VEGF。特别是PlGF,目前已被认为是早期预测子痫前期最有前景的生物标志物。与对照组相比,即将进展为子痫前期的女性在妊娠中期的PlGF水平较低。荟萃分析显示,妊娠第30周前PlGF水平非常低,且在妊娠第16周之前测量PlGF水平的可信度低;而在妊娠第16周作为一个时间节点,临床检测PlGF水平更有意义[6]。sFLT-1/PlGF比值可作为一种更为可靠的预测性指标。近期包含15项研究的荟萃分析显示,该值预测子痫前期的灵敏度为80%,特异度为92%,高危和低危患者的阳性似然比为10.5(95% CI 6.2~18.0),阴性似然比为0.22(95% CI 0.13~0.35)[7]。然而,这些生物标志物及其他预测标志物尚未进入常规临床实践,哪些女性需要进行检测、在妊娠哪个阶段进行检测仍无定论。

六、子痫前期是一种胎盘疾病吗?

传统经验认为子痫前期的起源在于胎盘。许多因素支持这一理论,因为子痫前期只发生在妊娠期间,甚至可能发生在没有活胎的情况下,例如,葡萄胎妊娠,在胎盘娩出后,子痫症状随之消失。在正常妊娠过程中,子宫螺旋状动脉重塑转变为高流量、低阻力的血管,为发育中的胎儿提供营养和氧气。在子痫前期中,这种转变早在受精卵植入时就已经出现障碍,因为滋养层侵袭仅限于外周螺旋动脉,因重塑不完全,导致螺旋动脉仍具有较高的阻力,故胎儿血液供应受到限制,随着妊娠的进展,子宫血管无法满足胎儿需求。据此推断,由于循环压力影响和灌注不足导致胎盘释放大量细胞因子进入母体循环,导致母体发生过度的炎症反应。

已有文献中关于子痫前期的胎盘病理改变,如动脉粥样硬化、血栓形成和局灶性坏死等描述已较为详尽。随着超声技术的进步,临床上,子痫前期的胎盘起源及动态变化可通过超声技术进行动态监测。在超声监测下,螺旋动脉重塑受损表现为子宫弓状血管持续存在舒张"切迹"和增高脉搏指数。这些指标预测子痫前期的效用已被广泛报道,在妊娠中期,特别是在高危妊娠期女性中似乎更为可靠。然而,虽然子宫动脉多普勒超声检查是无创性的,但其耗时多且假阳性率高,增加了相关医疗费用和潜在的患者焦虑。它们本身对疾病预测的可靠性有一定局限性;同时,当把它们添加到传统的风险因素模型中时,似乎也不能改善模型疾病预测能力[8]。据报道,当结合PlGF及其他孕产妇风险因素,以及血压等临床因素时,5%的早发型子痫前期可在妊娠早期被检出,假阳性率为10%[9]。虽然这些数据看起来很有前景,但子宫动脉多普勒超声检测技术主要在具有高水平专业知识的大型临床中心进行,它们是否同样适用于小型医院仍不得而知。

七、子痫前期是一种心血管疾病吗?

最近,越来越多的学者认为,子痫前期实际上是一种心血管疾病,而非局限于胎盘本身的疾病。子痫前期与心血管疾病具有许多相似的风险因素和包括阿司匹林在内的共同治疗方法,以及潜在相同的病理过程。有心肌梗死家族史的女性罹患子痫前期的风险增加,血脂水平升高的女性也是如此。有一种理论认为，已经有广泛血管内皮功能受损的女性注定要发展为子痫前期，这种改变反过来也会导致胎盘灌注受损及其他相关问题。

还有其他一些不支持子痫前期是胎盘疾病的论点。上述胎盘病理异常改变和多普勒超声检查表现与早发型子痫前期最密切相关，而子痫本身通常与胎儿生长受限有关。然而，80%～90%的子痫前期为晚发型，此时胎盘的变化较少被描述[10]。实际上，子痫前期多普勒超声检查结果可能更多地显示广泛的血管紊乱，且可在其他血管床中检测到。例如，患有子痫前期的女性通过多普勒超声可能在妊娠早期就能发现眼动脉的异常。

八、孕产妇未来的心血管疾病风险

有关子痫前期是一种血管性疾病的进一步证据是其与母体将来发生心血管疾病的关系。如上所述，妊娠对孕产妇的生理造成了巨大的压力，即使没有并发症，多胎妊娠本身也会增加孕产妇将来发生心血管疾病的风险。据报道，与未生育女性相比，妊娠6次或以上的女性未来罹患冠心病的风险明显增加，即使在校正了孕产妇肥胖和代谢风险因素后也是如此。

有子痫前期的女性通常被描述为未通过妊娠的"压力测试"，表明其有亚临床疾病和易患代谢综合征的倾向。先兆子痫与孕产妇未来健康之间的关联最早是在近60年前英国阿伯丁的一个群体中被描述的。这项研究表明，有子痫前期病史的女性在后期罹患高血压的风险更高，这一发现在此后多项研究中得到了重复验证。最近，通过将出生记录与发病率、死亡率和住院记录建立联系，使部分荟萃分析得以检验子痫前期与孕产妇未来健康之间的关系，并量化这种风险。

据报道，有子痫前期病史的女性罹患冠状动脉疾病的风险至少是正常妊娠女性的2倍，将来发生外周血管疾病和脑血管疾病的风险相似。

肾脏受累是诊断子痫前期的关键。已被认可的是，有子痫前期病史的女性今后罹患肾脏疾病的风险也会增加。流行病学调查表明，子痫前期病史与后期需要肾活检的风险增加有关；与正常妊娠相比，有子痫前期病史的女性发生终末期肾脏病的风险增加近5倍[11]。肾小球内皮增生是子痫前期的重要特征，但由于很少在妊娠期间进行肾活检，将其建立疾病自然病史可能十分困难。因子痫前期相关的肾脏病理变化类似于局灶节段性肾小球硬化，因此，应强调在子痫前期妊娠后数年内定期随访肾功能的重要性。

如上所述，子痫前期的发病和严重程度可能存在显著差异，这反过来又会影响她们远期的心血管疾病风险。据报道，与晚发型子痫前期患者相比，早发型子痫前期患者的远期心血管疾病风险增加，而低体重儿、重度子痫或多次妊娠重复发病似乎会进一步增加此种远期风险。

无论是由妊娠合并子痫前期影响了母体的血管系统从而导致未来的心血管问题（可能是由sFLT-1等血管生成因子介导），还是仅仅揭示了潜在的心血管疾病风险易感性，目前均尚不清楚（图34-1）。无论如何，改善医疗保健专业人员之间的沟通是至关重要的。妊娠后，母婴的护理将由初级保健医师负责，而初级保健医师可能不会意识到子痫前期的远期风险，也不会采取行动。沟通对于确保蛋白尿消退至关重要，包括关注血压、血脂和其他心血管风险因素；此外，如果女性希望继续妊娠，应提供适当咨询。

九、胎儿风险

子痫前期的遗传率约为50%，已知有子痫前期女性的姐妹和女儿罹患这种疾病的风险更高。然而，除共同的遗传风险外，

IV 临床要点

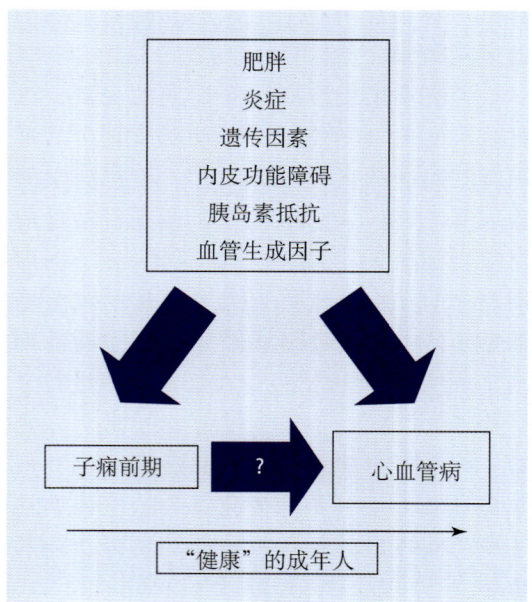

图 34-1 改编自 Carty 等的文献[11]

有人提出，释放到母体循环中的抗血管生成胎盘因子也会进入胎儿循环，对胎儿血管系统产生不利影响，增加其未来高血压疾病的发生风险[12]。支持这一假说的研究表明，在有子痫前期的孕产妇所生后代中，肺动脉压升高和血流介导的血管舒张功能受损，而血压正常的孕产妇所生后代不受影响[13]。动物研究也支持这一观点。当给妊娠小鼠注射携带 sFLT-1 的腺病毒时，后代出现持续的高血压，且从出生第 1 天开始就很明显[14]。此外，肾功能不全和交感-肾上腺反馈受损也被认为是子代风险增加的潜在机制。这些发现与胎儿编程假说有相似之处，后者认为不良的宫内环境会影响后代的远期健康。

结论和临床前景

即使现代医学已取得了巨大进步，但子痫前期仍是导致孕产妇发病和死亡的主要疾病，也是重大科学研究的主题。现在许多疾病都是根据其潜在的病理基础来定义的。但与之相反的是，子痫前期的定义是妊娠后期出现的高血压和蛋白尿；

很明显，子痫前期是一种具有多种潜在病理生理机制的异质性疾病。更有观点认为其是不同的 2 种疾病。第一种是始于妊娠早期的"胎盘"疾病，发生于没有发病基础条件的女性，并导致早发型子痫前期，伴有胎盘功能障碍，通常是更严重的表型；第二种是"母源性"疾病，发生于有发病基础条件的女性，并且与晚发型子痫前期的发生有关，病情较轻且胎盘的作用较小。实际上，这种区分可能过于简化了疾病，而且对大多数女性来说，这 2 个疾病状态之间存在重叠。因此，胎盘疾病与心血管疾病之间的争论可能会继续。在妊娠期糖尿病中，母体胰腺功能不能满足妊娠期的需求，那么子痫前期是否意味着存在一种妊娠前即已存在的亚临床疾病，表明母体心血管系统无法满足这些需求呢[15]？理想的研究是在女性妊娠前对其进行评估，以确定其是否有可以识别的妊娠前疾病的亚临床症状，并利用这些症状对子痫前期进行风险分层。

目前已经证明，服用阿司匹林是唯一有效的子痫前期预防措施，为缺钙女性补充钙治疗也是有效的。希望通过提高人们对潜在病理生理机制的理解，将来能够更好地预测疾病，并为患者提供更好的治疗。

> **知识空白**
> - 妊娠前是否可通过血管性因子或生物标志物来识别有发生子痫前期风险的女性？
> - 在临床症状出现前诊断子痫前期的最佳方法是什么？
> - 如何治疗子痫前期？包括早期分娩和预期治疗在内的干预措施有何利弊？

（成宪武　翻译；王晓明　审核）

参考文献

[1] Shennan AH, Green M, Chappell LC. Maternal deaths in the UK: pre-eclampsia deaths are avoidable. Lancet. 2017; 389 (10069):582-4.

[2] Wikstrom AK, Gunnarsdottir J, Cnattingius S. The paternal role in pre-eclampsia and giving birth to a small for gestational age infant: a population-based cohort study. BMJ Open. 2012;2(4).

[3] Bartsch E, Medcalf KE, Park AL, Ray JG. Clinical risk factors for pre-eclampsia determined in early pregnancy: systematic review and meta-analysis of large cohort studies. BMJ. 2016;353:i1753.

[4] Purswani JM, Gala P, Dwarkanath P, Larkin HM, Kurpad A, Mehta S. The role of vitamin D in pre-eclampsia: a systematic review. BMC Pregnancy Childbirth. 2017; 17 (1):231.

[5] Dodd JM, Louise J, Deussen AR, et al. Effect of metformin in addition to dietary and lifestyle advice for pregnant women who are overweight or obese: the GRoW randomised, double-blind, placebo-controlled trial. Lancet Diabetes Endocrinol. 2019;7(1):15-24.

[6] Kleinrouweler CE, Wiegerinck MM, Ris-Stalpers C, et al. Accuracy of circulating placental growth factor, vascular endothelial growth factor, soluble fms-like tyrosine kinase 1 and soluble endoglin in the prediction of preeclampsia: a systematic review and meta-analysis. BJOG. 2012;119(7):778-87.

[7] Agrawal S, Cerdeira AS, Redman C, Vatish M. Meta-analysis and systematic review to assess the role of soluble FMS-like tyrosine Kinase-1 and placenta growth factor ratio in prediction of preeclampsia: the SaPPhirE study. Hypertension. 2018;71(2):306-16.

[8] North RA, McCowan LM, Dekker GA, et al. Clinical risk prediction for pre-eclampsia in nulliparous women: development of model in international prospective cohort. BMJ. 2011;342:d1875.

[9] O'Gorman N, Nicolaides KH, Poon LC. The use of ultrasound and other markers for early detection of preeclampsia. Womens Health (Lond). 2016;12(2):199-207.

[10] Pathak S, Lees CC, Hackett G, Jessop F, Sebire NJ. Frequency and clinical significance of placental histological lesions in an unselected population at or near term. Virchows Arch. 2011;459(6):565-72.

[11] Carty DM, Delles C, Dominiczak AF. Preeclampsia and future maternal health. J Hypertens. 2010;28(7):1349-55.

[12] Davis EF, Newton L, Lewandowski AJ, et al. Pre-eclampsia and offspring cardiovascular health: mechanistic insights from experimental studies. Clin Sci (Lond). 2012;123 (2):53-72.

[13] Jayet PY, Rimoldi SF, Stuber T, et al. Pulmonary and systemic vascular dysfunction in young offspring of mothers with preeclampsia. Circulation. 2010;122(5):488-94.

[14] Lu F, Bytautiene E, Tamayo E, et al. Gender-specific effect of overexpression of sFlt-1 in pregnant mice on fetal programming of blood pressure in the offspring later in life. Am J Obstet Gynecol. 2007;197(4):418-5.

[15] Kalafat E, Thilaganathan B. Cardiovascular origins of preeclampsia. Curr Opin Obstet Gynecol. 2017;29(6):383-9.

35 稳定型冠状动脉综合征

David Corcoran, Thomas J. Ford, and Colin Berry

一、概述 / 377

二、心绞痛的临床难题 / 377

三、冠状动脉血管功能障碍的病理生理 / 379
 （一）冠状动脉循环中的解剖异常 / 379
 （二）微血管功能异常 / 379

四、冠状动脉血管功能障碍的诊断 / 379
 （一）冠状动脉血管功能的有创性评估 / 381
 （二）冠状动脉血管功能的无创性评估 / 381

五、冠状动脉血管功能障碍的治疗药物 / 382
 （一）症状缓解药物治疗 / 382
 （二）疾病改善药物治疗 / 382
 （三）二级预防 / 383

参考文献 / 384

关键概念
- 心绞痛可能由心外膜（大血管）冠状动脉狭窄和冠状动脉血管功能障碍（微血管疾病和内皮功能障碍）引起。
- 有创性和无创性的诊断检测可进行全面的疾病亚型分类，并为微血管和血管痉挛性心绞痛患者提供临床相关依据。
- 对于冠状动脉血管功能障碍患者来说，疾病调节疗法的作用非常有限。

一、概述

缺血性心脏病（ischemic heart disease, IHD）是导致全球成人死亡和寿命损失的主要原因。稳定型 IHD[也称稳定型冠状动脉疾病（coronary artery disease, CAD）]是指反复发作的一过性胸痛综合征，反映了供需不匹配，即心绞痛。在临床实践中，心绞痛患者的诊断管理重点在于检测阻塞性心外膜 CAD。在这种以血管狭窄为中心的心肌缺血概念中，心绞痛就是阻塞性 CAD 的同义词[1]。心外膜 CAD 有成熟的治疗方案，即最佳药物治疗和通过经皮冠状动脉介入（PCI）或冠状动脉旁路移植术（CABG）进行心肌血运重建[1]。然而，仅由阻塞性心外膜 CAD 导致的心绞痛范例无法解释约 1/3 的心绞痛患者，他们在排除了阻塞性冠状动脉狭窄后仍出现症状[2]。

胸痛症状和冠状动脉造影"阴性"的潜在病因多种多样。冠状动脉微血管功能障碍（coronary microvascular dysfunction, CMD）和/或冠状动脉血管痉挛是心绞痛和非阻塞性冠状动脉疾病（angina and nonobstructive coronary artery disease, ANOCA）的潜在病因。这些患者给诊断和治疗带来了挑战[3]。治疗方法多种多样，许多患者未被诊断，未接受进一步检查，因此未能得到治疗。

本章将根据冠状动脉的基本病理生理学回顾缺血的原因，重点关注冠状动脉血管功能障碍及其临床意义，以及分层医学为患者带来的潜在益处。关于阻塞性心外膜 CAD 患者的检查与管理已在第 33 章中进行讨论。

二、心绞痛的临床难题

心绞痛患者的传统诊断工作重点仅在于检测阻塞性心外膜 CAD（图 35-1）。对于 ANOCA 或心外膜 CAD 血管重建后出现难治性心绞痛的患者，冠状动脉血管功能障碍继发的心肌缺血可能是相关因素。在常规临床实践中，通常不会检测特定的疾病亚型。

冠状动脉结构异常可能导致微血管功能障碍，其中毛细血管管腔大小和数量的减少导致微血管对心肌血流的微血管阻力增加和血管舒张能力降低[4]。冠状动脉心外膜血管和微血管功能异常可能导致血管收缩异常或血管舒张受损，这些异常可能继发于内皮依赖性或内皮非依赖性机制[5]。这些情况在临床上具有重要意义，因为冠状动脉血管功能异常预示着阻塞性心外膜 CAD 和 ANOCA 患者的预后较差[5]。ANOCA 患者缺乏治疗干预措施，并且由于缺乏适当定义疾病亚型的诊断测试，以往的治疗研究都是在异质性患者群中进行的[7,8]。

稳定型冠状动脉综合征（stable coronary syndrome, SCS）这一术语描述了一种与临床相关的分类，其中包括心外膜血管和微血管冠状动脉循环障碍（图 35-2）[3]。微血管功能障碍和血管痉挛性疾病可能导致 ANOCA 和心肌缺血，这些被认为是未满足临床需求的情况[9]。对于出现心绞痛的患者，不应仅检测心外膜冠状动脉腔，还应采用全面的检测策略，包括冠状动脉压力、血流、阻力和内皮功能的检测，同时评估心肌缺血的客观证据。这些有创性检查结果为临床提供相关依据[10]。然而，在冠状动脉血

Ⅳ 临床要点

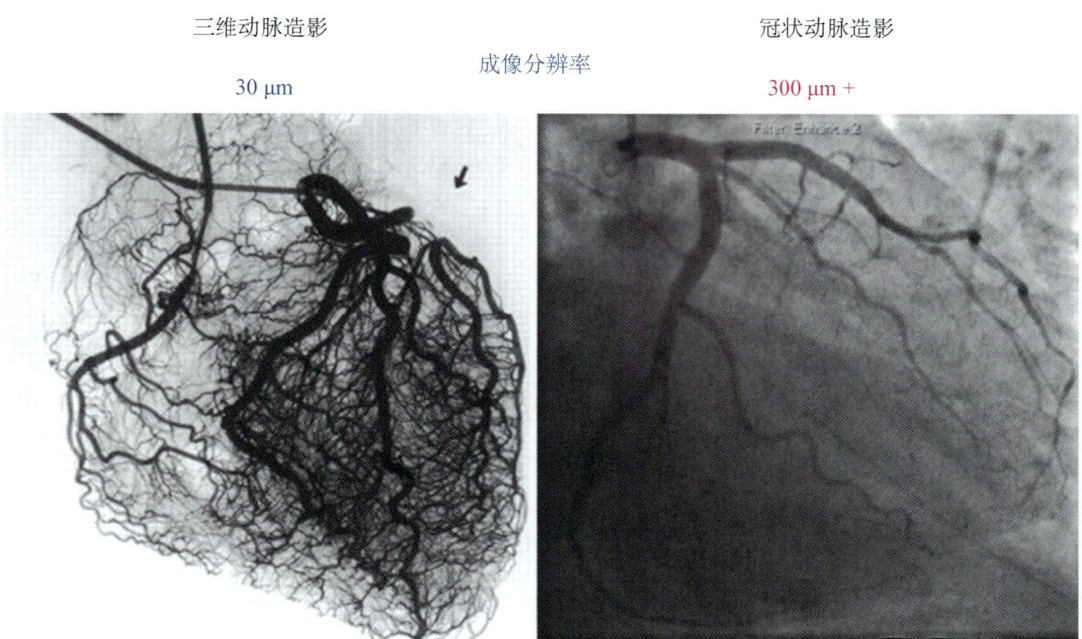

图 35-1　体外冠状动脉三维造影
注：有创性冠状动脉造影胶片静态图像（右）与体外三维动脉造影图像（左）的对比（引自 William Fulton，格拉斯哥大学医学博士论文，1963 年）。

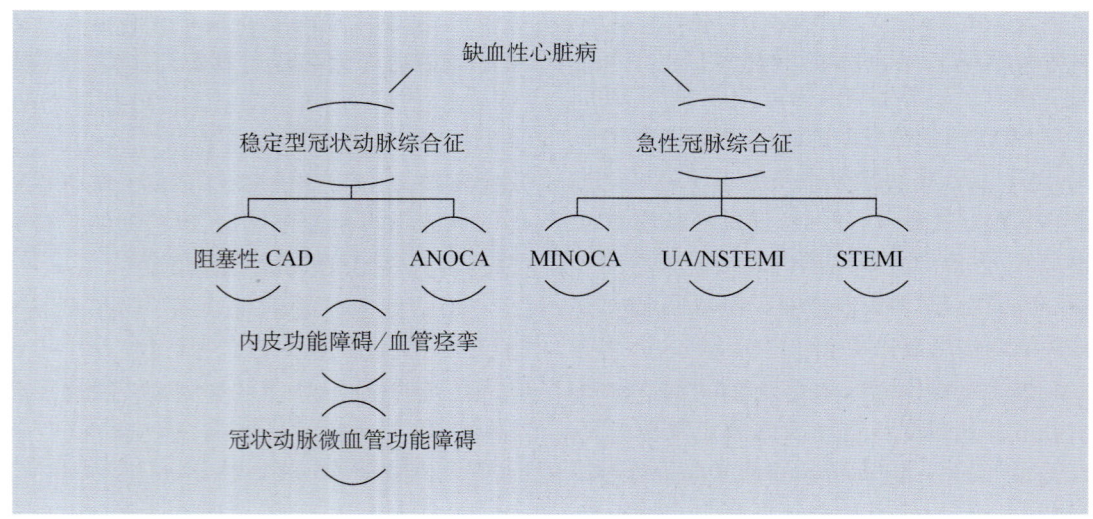

图 35-2　缺血性心脏病的分类
注：CAD. 冠状动脉疾病；ANOCA. 非阻塞性冠状动脉疾病；MINOCA. 非阻塞性冠状动脉心肌梗死；UA/NSTEMI. 不稳定型心绞痛/非 ST 段抬高型心肌梗死；STEMI. ST 段抬高型心肌梗死（改编自 Berry 等的文献[7]）。

管功能诊断测试的使用、经证实有效的治疗药物，以及因冠状动脉血管功能紊乱而继发心绞痛患者的健康结果之间，仍存在缺失的环节。

三、冠状动脉血管功能障碍的病理生理

冠状动脉血管功能障碍可能由多种病理生理条件引起。有创性冠状动脉造影通常能明显排除除狭窄以外的心外膜冠状动脉异常（如瘘管和异常血管）。冠状动脉功能异常可分为结构性或功能性2种，两者均可由于微血管阻力增加、血管舒张受损或血管收缩不当而导致心肌血流量减少和心绞痛。

动脉粥样硬化性心外膜CAD的传统主要风险因素（如吸烟、高血压、血脂异常和糖尿病）也与冠状动脉血管功能障碍有关，并且在ANOCA患者中普遍存在。然而，许多ANOCA患者并无血管疾病的风险因素，其他病理生理因素（如脂肪细胞功能障碍和炎症）可能与之相关，但尚未完全阐明。

（一）冠状动脉循环中的解剖异常

冠状动脉结构异常可能导致冠状动脉血管功能障碍[4]。毛细血管管腔大小和数量的减少导致微血管对心肌血流的阻力增加（根据泊肃叶定律）。这些结构变化已在动脉高血压和肥厚型心肌病患者中得到证实，这2种情况常被引用为微血管功能障碍的典型例子。这2种情况都会导致病理性左心室肥大（left ventricular hypertrophy，LVH），尽管每克心肌的相对静息心肌血流量可能保持不变，但左心室质量的增加需要通过增加冠状动脉静息绝对流量水平（ml/min）[11]。因此，在一定的动脉压下，LVH导致冠状动脉血流储备（coronary flow reserve，CFR）降低，CFR与LVH成反比，同时存在这2种情况的患者可能出现继发于冠状动脉微血管障碍的ANOCA[12]。

冠状动脉血管功能障碍的解剖诊断十分有限，并且没有能在体内直接观察冠状动脉微循环的诊断性测试。有创性冠状动脉造影的分辨率约为500 μm，故无法显示冠状动脉前动脉和小动脉。心肌内膜活检仅包括<200 μm的血管，故不能取样较大的微血管。此外，只有那些能被心肌活检钳到达的心内膜表面血管才能被取样，而样本可能无法代表整个微血管床。异质性患者队列的小型研究已经证实，结构性微血管异常包括毛细血管稀疏、血管周围纤维化和心肌肥大。然而，心肌活检并非一种可行的诊断选择，特别是在缺乏疾病调节疗法的情况下。因此，目前对CMD的诊断主要依赖经验，并无特定的冠状动脉功能检查。

（二）微血管功能异常

心外膜动脉和微血管的功能异常与以下因素有关：①血管收缩增强；②由于内皮非依赖性或内皮依赖性机制导致的血管扩张受损；③前2种因素的组合。冠状动脉血管运动障碍包括心外膜血管和/或微血管冠状动脉痉挛、冠状动脉血管舒张受损，以及与内皮功能障碍相关的心肌血流量减少[13]。可能涉及多种血管活性物质，如微血管功能障碍患者的ET-1浓度升高。

冠状动脉内皮通过NO依赖机制调节血管张力和心肌血流[12]。在心绞痛和非阻塞性心外膜CAD患者中，出现了对乙酰胆碱输注的异常血管收缩反应，这与内皮功能受损相一致。内皮非依赖性血管扩张功能异常可能涉及对NO、腺苷和前列环素的抵抗。

四、冠状动脉血管功能障碍的诊断

目前，由于诊断测试的空间分辨率有

限,疾病在整个心肌中的分布不均匀,以及潜在疾病过程的异质性,冠状动脉微血管和血管舒张功能障碍的诊断十分具有挑战性。目前尚无可用的冠状动脉微循环体内成像技术,解剖学检查也基本受限于其空间分辨率和冠状动脉微血管的小尺寸。因此,微血管心绞痛和血管痉挛性心绞痛的诊断主要依靠功能性测试来进行(图35-3)。

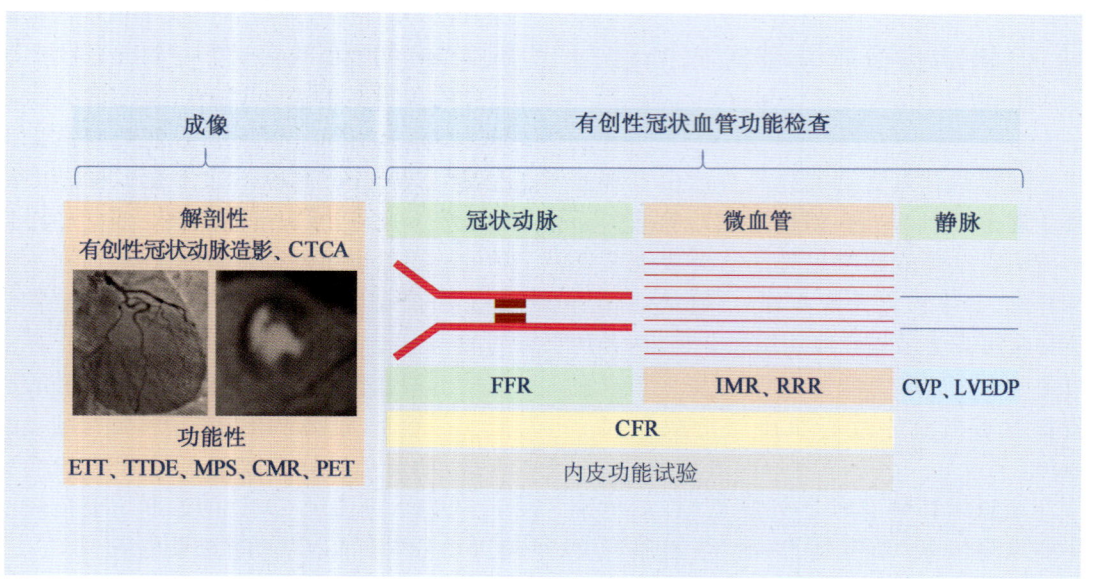

图35-3 冠状动脉血管功能障碍诊断方法综述

注:CTCA. 心脏断层冠状动脉造影;ETT. 运动跑步机试验;TTDE. 经胸多普勒超声心动图;MPS. 心肌灌注显像;CMR. 心血管磁共振成像;PET. 正电子发射体层成像;FFR. 血流储备分数;IMR. 微循环阻力指数;RRR. 阻力储备比;CFR. 冠状动脉血流储备;CVP. 中心静脉压;LVEDP. 左心室舒张末压。

COVADIS小组发布了关于微血管性心绞痛和血管痉挛性心绞痛的诊断(排除/纳入)指南[10]。有创性冠状动脉造影结合冠状动脉血管功能辅助检查是冠状动脉血管功能障碍的参考诊断方法。相比之下,无创性影像检查对患者来说更舒适,比有创性操作更安全,而且通常价格更低,适用范围更广。心血管磁共振成像(CMR)技术的最新发展使得心肌血流的测量具有较高的空间和时间分辨率[14]。心绞痛患者的疾病亚型概述见表35-1。

表35-1 稳定型冠状动脉综合征疾病内分型

疾病内分型	机制	有创诊断测试
微血管性心绞痛	微血管阻力增加	微循环阻力指数(IMR)≥25
	冠状动脉舒张功能下降	冠状动脉血流储备(CFR)<2.0
	微血管舒张能力下降	相对阻力比(RRR)<2.0
	微血管痉挛	乙酰胆碱(ACh)激发试验:心绞痛、缺血性ST段偏移、心外膜冠状动脉收缩<90%
血管痉挛性心绞痛	心外膜痉挛	乙酰胆碱(ACh)激发试验:心绞痛、缺血性ST段偏移、心外膜冠状动脉收缩>90%

续表

疾病内分型	机制	有创诊断测试
混合性微血管及血管痉挛性心绞痛	冠状动脉微血管功能障碍（CMD）合并心外膜血管痉挛	心外膜血管痉挛，且存在微血管阻力增加、冠状动脉舒张功能下降或微血管舒张能力下降
阻塞性心外膜冠状动脉疾病（CAD）	心外膜狭窄	心外膜动脉直径狭窄＞50%（动脉直径＞2.5 mm）或血流储备分数（FFR）≤0.80
非心源性胸痛	无	排除心外膜病变（FFR＞0.8）、微血管病变（CFR＞2.0、IMR＜25、RRR＞2.0）及血管痉挛（乙酰胆碱反应正常）

注：冠状动脉血管运动障碍国际研究组（COVADIS）诊断标准，需满足以下条件。①心肌缺血症状：（a）劳力性和/或静息性心绞痛；（b）心绞痛等同症状（如呼吸困难）。②无心外膜阻塞性冠状动脉疾病（直径狭窄＜50%或FFR＞0.80）。③非侵入性心肌缺血客观证据。④冠状动脉微血管功能障碍证据。确诊微血管性心绞痛需全部满足上述4项标准；疑似诊断需满足其中3项[10]。

（一）冠状动脉血管功能的有创性评估

有创性检查是评估冠状动脉血管功能障碍的参考标准。诊断ANOCA的第一步是排除心外膜疾病。传统上，这是通过单独的有创性冠状动脉造影的视觉解释来完成的。然而，由于解剖与生理不匹配的情况（即大量病变可能仅根据直径狭窄百分比被错误地归类为功能显著或不显著）频繁发生，建议进行有创性诊断评估以确定心外膜狭窄的功能重要性[15]。在冠状动脉造影时使用有创性诊断检测可以全面评估冠状动脉血管功能[16]。

血流储备分数（fractional flow reserve，FFR）是一种基于压力的有创性检测指标，用于评估心外膜狭窄的功能。其他压力衍生指标，如FFR、对比增强FFR、非充血压比（non-hyperaemic pressure ratio，NHPR），可用于指导血运重建决策。关于心外膜CAD检查的进一步讨论请参阅第33章。

用于测量FFR的冠状动脉导丝可同时用于检查微血管（通过指示器热稀释）。这样就能在进行有创性冠状动脉造影时对患者的冠状动脉血管功能进行更全面的评估，并有助于区分局灶性或弥漫性心外膜血管疾病、微血管疾病或两者共同引起的症状[17]。有创性冠状动脉血管功能检测可诊断特定的疾病亚型，即检测微血管阻力［微循环阻力指数（index of microcirculatory resistance，IMR）］、微血管舒张能力［阻力储备比（resistance reserve ratio，RRR）］，以及心外膜血管和微血管舒张能力［冠状动脉血流储备（coronary flow reserve，CFR）］；也可使用冠状动脉内多普勒导丝检查法测量同等指标。

除冠状动脉压力、血流和阻力外，全面的有创性冠状动脉功能检测方案还应包括对内皮功能的检测[18]，通常是通过激发冠状动脉内乙酰胆碱来检测内皮功能障碍和血管痉挛[19]。这些测试可以指导治疗，并获得预后信息[6,20]。这些指标在第25章中有进一步讨论。

（二）冠状动脉血管功能的无创性评估

现有的无创性缺血检测均可用于检测阻塞性心外膜CAD。传统的无创性缺血检查（如运动心电图检查、心肌灌注显像和压力负荷超声心动图）对冠状动脉血管功能障碍患者诱导性缺血的诊断准确性较差。然而，无创性方法，即压力负荷灌注正电子发射体层成像（positron emission tomography，PET）和 CMR，在缺血级联中成像更早，具有更高的空间分辨率，可能为心肌缺血负担提供新的见解。心肌血流无创性检测的参考标准是压力负荷 PET，该成像允许以 ml/(g·min) 为单位定量血流推导。在实际操作中，PET 的使用受到其可用性（包括放射性核素）、成本和电离辐射暴露的限制。CMR 最有希望成为首选的无创性成像选择。虽然 CMR 也相对昂贵，但它具有明显优点，包括无电离辐射、高空间分辨率、对灌注异常的高灵敏度和特异度，以及多参数成像技术（参考标准左心室容积和功能、晚期钆增强成像和参数制图的心肌组织特征）[21]。

冠状动脉 CMD 可通过心肌血流缺陷在压力负荷 CMR 中显示。这种异常的空间分布通常涉及心内膜下区域，这是微血管丛所在位置。相比之下，血管痉挛性心绞痛是由心外膜血管和微血管系统的自发痉挛而引起的。血管痉挛性心绞痛可能无法通过常规使用腺苷（一种内皮非依赖性血管扩张剂）的压力负荷测试检测到。微血管疾病可能是一种广泛过程，会导致弥漫性心肌灌注异常，而非阻塞性心外膜 CAD 中所见的严重缺陷。因此，传统的无创性缺血检测在 CMD 患者中可能显示出正常的结果，因为缺乏阻塞性 CAD 中典型的区域灌注异常。冠状动脉血管功能的参考标准有创性指标与心肌血流无创性评估之间的关系尚不确定，是目前研究的一个领域。

五、冠状动脉血管功能障碍的治疗药物

对于 ANOCA 或确诊冠状动脉血管功能障碍患者的最佳治疗策略尚不明确。目前缺乏足够有力的研究来探讨治疗药物对长期健康结果的影响，也没有常规使用的治疗算法。现有的证据基础主要来自小型随机研究，这些研究的纳入标准各异，纳入的诊断测试阈值也不同，结果存在不一致性[22]。这些研究的治疗效果可能因纳入具有不同冠状动脉血管功能障碍亚型的异质组的患者队列而被稀释，并且这些治疗方法主要是在没有明确疾病亚型冠状动脉血管功能障碍的患者队列中进行研究的。

在冠状动脉血管功能障碍的治疗中，药物可分为症状改善型（即非内源性特异性）或疾病改善性（即内源性特异性）。在当前实践中，标准抗心绞痛药物和二级预防进行症状改善治疗是经验性的，基于阻塞性心外膜 CAD 的循证治疗范式[15]。同样重要的是，ANOCA 患者在排除阻塞性心外膜 CAD 后可能停止抗心绞痛治疗，因此，可能面临未治疗且显著的症状负担。

（一）症状缓解药物治疗

临床实践指南建议将 β 受体阻滞剂作为一线疗法（1 类推荐）[1]，β 受体阻滞剂治疗与减轻心绞痛负担和提高缺血阈值相关。如果不能耐受 β 受体阻滞剂或未带来症状改善，则应考虑使用钙通道阻滞剂（1 类推荐）。对于已确诊血管痉挛性心绞痛的患者，钙通道阻滞剂可减少血管痉挛发作，并可能对预后有益。口服硝酸盐酯类药物可引起静脉扩张和冠状动脉血管扩张。与心绞痛和阻塞性 CAD 患者不同的是，口服硝酸盐酯类药物可能反而会导致 ANOCA 患者心肌缺血加重。三线对症药物（如尼可地尔、雷诺嗪、伊伐布雷定）对 ANOCA 患者的症状缓解也有好处。

（二）疾病改善药物治疗

ANOCA 患者缺乏内源性特异性治疗

的证据[9]，但新型疗法正在研究中。

1. 内皮素受体拮抗剂 内皮素是一种强效血管收缩剂，其通路异常与微血管功能障碍相关。内皮素介导的血管收缩异常上调可能与心肌灌注异常异质性有关。目前，内皮素受体拮抗剂在微血管功能障碍患者中的应用正在研究中[23]。

2. Rho 激酶抑制剂 Rho-激酶信号通路与血管痉挛性心绞痛患者血管异常收缩有关。靶向抑制 Rho 激酶可减少血管痉挛性心绞痛患者的心肌缺血[24]。

3. 磷酸二酯酶-5 抑制剂 磷酸二酯酶-5 抑制剂通过阻断 cGMP 特异性磷酸二酯酶 5 型，从而增加 cGMP 的可利用性。这种机制通过 NO-可溶性鸟苷酸环化酶信号通路促进血管舒张。目前，磷酸二酯酶-5 抑制剂正在 ANOCA 患者中进行研究。

(三) 二级预防

与阻塞性心外膜 CAD 相似，治疗可调节的血管风险因素是 ANOCA 患者疾病特异性治疗的重要辅助手段[15]。目前尚无用于冠状动脉血管功能障碍二级预防的特效治疗药物，但经验证可用于心外膜 CAD 的治疗药物常被经验性地使用。临床实践指南支持使用阿司匹林和他汀类药物治疗进行二级预防[1]。

1. 阿司匹林 冠状动脉微血管功能障碍患者的血管内超声成像研究表明，大多数患者有心外膜血管动脉粥样硬化，因此推荐使用阿司匹林[16]。

2. 他汀类药物 他汀类药物治疗通过降低低密度脂蛋白水平而降低心血管疾病风险，但具有多效应，包括改善血管炎症和增强内皮功能。在 ANOCA 患者中，他汀类药物治疗与改善运动耐量、增强内皮功能和改善冠状动脉血流储备有关。

3. 血管紧张素转换酶抑制剂 (ACEi) 血管紧张素Ⅱ是由血管紧张素Ⅰ形成的一种强效血管收缩剂。血管紧张素Ⅱ可调节冠状动脉微血管张力。ACEi 与 ANOCA 患者心绞痛负担减轻、内皮功能增强和 CFR 改善相关。ACEi 通过刺激 NO 改善内皮功能障碍和血管反应性，有助于逆转血管肥厚并改善血管顺应性。

结论和临床前景

- 心绞痛可能由心外膜（大血管）冠状动脉狭窄和冠状动脉功能障碍（微血管疾病和内皮功能障碍）引起。
- 在心绞痛和 SCS 患者中，冠状动脉血管功能障碍诊断检测的作用正在不断扩大。疾病分层医学方法通过识别异质人群中的特定疾病亚型来描述疾病，而对 ANOCA 患者进行诊断检测能够对这些患者进行细致的亚型分析。
- 为患者提供个性化护理应以针对潜在的疾病亚型为目标，采用新型疾病调节药物治疗，而非使用目前的经验治疗原则。这种方法也适用于血管重建术后出现难治性心绞痛症状的患者。

> **知识空白**
> - 需要一种循证诊断算法来指导临床医师对冠状动脉血管功能障碍患者进行检查。
> - 有创性诊断检测结果与不同的无创性缺血方法之间的关系，以及其与下游治疗药物和长期健康结果之间的关系尚不确定。
> - 为了确定靶向治疗是否能改善硬性的发病率和死亡率终点，还需要进行大规模的、强有力的健康结果试验。

（钱孝贤　翻译；陈爱兰　审核）

参考文献

[1] Task Force M, Montalescot G, Sechtem U, et al. 2013 ESC guidelines on the management of stable coronary artery disease: the Task Force on the management of stable coronary artery disease of the European Society of Cardiology. Eur Heart J. 2013;34(38):2949-3003. https://doi.org/10.1093/eurheartj/eht296.

[2] Patel MR, Peterson ED, Dai D, et al. Low diagnostic yield of elective coronary angiography. N Engl J Med. 2010;362(10):886-95. https://doi.org/10.1056/NEJMoa0907272.

[3] Ford TJ, Corcoran D, Berry C. Stable coronary syndromes: pathophysiology, diagnostic advances and therapeutic need. Heart. 2018;104(4):284-92. https://doi.org/10.1136/heartjnl-2017-311446.

[4] Pries AR, Badimon L, Bugiardini R, et al. Coronary vascular regulation, remodelling, and collateralization: mechanisms and clinical implications on behalf of the working group on coronary pathophysiology and microcirculation. Eur Heart J. 2015;36(45):3134-46. https://doi.org/10.1093/eurheartj/ehv100.

[5] Camici PG, Crea F. Coronary microvascular dysfunction. N Engl J Med. 2007;356(8):830-40. https://doi.org/10.1056/NEJMra061889.

[6] Lee JM, Jung JH, Hwang D, et al. Coronary flow reserve and microcirculatory resistance in patients with intermediate coronary stenosis. J Am Coll Cardiol. 2016;67(10):1158-69. https://doi.org/10.1016/j.jacc.2015.12.053.

[7] Berry C. Stable coronary syndromes: the case for consolidating the nomenclature of stable ischemic heart disease. Circulation. 2017;136(5):437-9. https://doi.org/10.1161/CIRCULATIONAHA.117.028991.

[8] Crea F, Lanza GA. Treatment of microvascular angina: the need for precision medicine. Eur Heart J. 2016;37(19):1514-6. https://doi.org/10.1093/eurheartj/ehw021.

[9] Bairey Merz CN, Pepine CJ, Walsh MN, et al. Ischemia and No Obstructive Coronary Artery Disease (INOCA): developing evidence-based therapies and research agenda for the next decade. Circulation. 2017;135(11):1075-92. https://doi.org/10.1161/CIRCULATIONAHA.116.024534.

[10] Ong P, Camici PG, Beltrame JF, et al. International standardization of diagnostic criteria for microvascular angina. Int J Cardiol. 2018;250:16-20. https://doi.org/10.1016/j.ijcard.2017.08.068.

[11] Camici PG, Olivotto I, Rimoldi OE. The coronary circulation and blood flow in left ventricular hypertrophy. J Mol Cell Cardiol. 2012;52(4):857-64. https://doi.org/10.1016/j.yjmcc.2011.08.028.

[12] Duncker DJ, Koller A, Merkus D, et al. Regulation of coronary blood flow in health and ischemic heart disease. Prog Cardiovasc Dis. 2015;57(5):409-22. https://doi.org/10.1016/j.pcad.2014.12.002.

[13] Ong P, Athanasiadis A, Borgulya G, et al. High prevalence of a pathological response to acetylcholine testing in patients with stable angina pectoris and unobstructed coronary arteries. The ACOVA study (Abnormal COronary VAsomotion in patients with stable angina and unobstructed coronary arteries). J Am Coll Cardiol. 2012;59(7):655-62. https://doi.org/10.1016/j.jacc.2011.11.015.

[14] Hsu LY, Jacobs M, Benovoy M, et al. Diagnostic performance of fully automated pixel-wise quantitative myocardial perfusion imaging by cardiovascular magnetic resonance. J Am Coll Cardiol Img. 2018;11(5):697-707. https://doi.org/10.1016/j.jcmg.2018.01.005.

[15] Members ETF. 2013 ESC guidelines on the management of stable coronary artery disease: the Task Force on the management of stable coronary artery disease of the Europe-

[16] Lee BK, Lim HS, Fearon WF, et al. Invasive evaluation of patients with angina in the absence of obstructive coronary artery disease. Circulation. 2015; 131 (12): 1054-60. https://doi.org/10.1161/CIRCULATIONAHA.114.012636.

[17] Echavarria-Pinto M, van de Hoef TP, Serruys PW, et al. Facing the complexity of ischaemic heart disease with intracoronary pressure and flow measurements: beyond fractional flow reserve interrogation of the coronary circulation. Curr Opin Cardiol. 2014; 29 (6): 564-70. https://doi.org/10.1097/HCO.0000000000000110.

[18] Sheikh AR WJ, Bairey Merz N, Beltrame JF. The current state of invasive coronary evaluation and management of patients with angina and nonobstructive coronary arteries: American College of Cardiology; 2016 [Expert Analysis]. Available from: http://www.acc.org/latest-incardiology/articles/2016/05/26/08/31/the-current-stateof-invasive-coronary-evaluation-and-management-of-patients-with-angina-and-nonobstructive-coronaryarteries? w_nav=LC. Accessed 20 July 2017.

[19] Ong P, Athanasiadis A, Borgulya G, et al. Clinical usefulness, angiographic characteristics, and safety evaluation of intracoronary acetylcholine provocation testing among 921 consecutive white patients with unobstructed coronary arteries. Circulation. 2014; 129 (17): 1723-30. https://doi.org/10.1161/CIRCULATIONAHA.113.004096.

[20] Ford TJ, Stanley B, Good R, et al. Stratified medical therapy using invasive coronary function testing in angina: CorMicA trial. J Am Coll Cardiol. 2018. https://doi.org/10.1016/j.jacc.2018.09.006.

[21] Schulz-Menger J, Bluemke DA, Bremerich J, et al. Standardized image interpretation and post processing in cardiovascular magnetic resonance: Society for Cardiovascular Magnetic Resonance (SCMR) board of trustees task force on standardized post processing. J Cardiovasc Magn Reson. 2013; 15: 35. https://doi.org/10.1186/1532-429X-15-35.

[22] Marinescu MA, Loffler AI, Ouellette M, et al. Coronary microvascular dysfunction, microvascular angina, and treatment strategies. J Am Coll Cardiol Img. 2015; 8(2): 210-20. https://doi.org/10.1016/j.jcmg.2014.12.008.

[23] Ford TJ, Rocchiccioli P, Good R, et al. Systemic microvascular dysfunction in microvascular and vasospastic angina. Eur Heart J. 2018. https://doi.org/10.1093/eurheartj/ehy529.

[24] Mohri M, Shimokawa H, Hirakawa Y, et al. Rho-kinase inhibition with intracoronary fasudil prevents myocardial ischemia in patients with coronary microvascular spasm. J Am Coll Cardiol. 2003; 41(1): 15-9.

36 射血分数降低的心力衰竭

Alice M. Jackson and Pardeep S. Jhund

一、概述 / 387
二、病因和病理生理学 / 387
三、诊断 / 389
四、治疗 / 389
 （一）症状治疗 / 392
 （二）疾病调节剂 / 392
 （三）器械治疗 / 394
 （四）手术干预 / 394
 （五）其他方法 / 395
参考文献 / 395

© Springer Nature Switzerland AG 2019
R. M. Touyz, C. Delles（eds.），*Textbook of Vascular Medicine*，
https://doi.org/10.1007/978-3-030-16481-2_36

关键概念
- 射血分数降低的心力衰竭（heart failure with reduced ejection fraction, HF-REF*）是由血流动力学、神经体液和细胞病理生理过程之间的复杂相互作用驱动的。
- 神经体液调节是治疗此病的基础。
- 针对利尿钠肽系统的新型治疗方法为治疗开辟了新的途径。
- 在部分患者中，器械治疗可以进一步改善预后。

一、概述

心力衰竭被定义为由于心输出量减少或心内压升高而出现的体征和症状的临床综合征[1]。它是由心肌结构或功能改变引发的一系列病理生理过程引起的。在发达国家中，心力衰竭的患病率为1%～2%，并且每10年翻1倍；在80岁及以上的老年人中，超过10%的人患有心力衰竭[2]。在世界范围内，估计有3770万人患有心力衰竭[2]。在许多心力衰竭的分类中，可以采用左心室射血分数（left ventricular ejection fraction, LVEF）来识别疾病本质上是收缩性还是舒张性。超过50%的心力衰竭患者有左心室收缩功能障碍或HF-REF，后者是指临床上LVEF<40%的患者。尽管在控制该疾病方面已取得显著进展，但HF-REF的发病率和死亡率仍很高。本章重点介绍慢性HF-REF的病理生理学和目前可用的循证治疗方法。

二、病因和病理生理学

在任何情况下，都应寻找驱动疾病过程的原发性心脏损伤，在某些情况下，心脏损伤可能是可逆的。在过去10年的临床试验中，60%～70%患者的潜在病因是冠状动脉疾病，其他原因包括糖尿病、高血压、原发性瓣膜疾病、心律失常、继发于全身性疾病的心肌病和遗传性心肌病。扩张型心肌病可能是遗传性，也可能是获得性，后者是由乙醇、病毒感染和药物（如心脏毒性化疗药物）等外部因素引起。

在每搏输出量减少的情况下，血流动力学和神经体液机制试图为功能障碍的心脏提供代偿支持。虽然最初可以有效地维持心输出量，但随着时间推移会逐渐失代偿，如果不及时治疗，会导致左心室病理性重构，包括扩张和球形度增加，心功能恶化，最终发展成心力衰竭综合征。心脏扩张是HF-REF预后不良的标志，相反，左心室重构的逆转与此类患者预后的改善相关[3]。

在左心室收缩功能障碍的早期阶段，左心室舒张末期容积与每搏输出量之间的相互作用由Frank-Starling曲线描述，能够维持心输出量[4]。然而，随着心功能障碍程度的恶化和收缩力的下降，尽管左心室舒张末期容积增加，心肌仍无法产生足够的力量来维持每搏输出量。最终，左心室舒张末期容积扩大到一定程度，使得每搏输出量的进一步增加受到抑制，Frank-Starling曲线趋于平稳并最终下降。

心输出量减少会引发全身性反应，其中神经体液通路激活最为显著。交感神经系统激活后，儿茶酚胺的激增对心脏有直接影响，可增加心率和收缩性，对外周血管系统则引起血管收缩，从而维持组织灌注[5]。肾素-血管紧张素-醛固酮系统（RAAS）由交感神经系统和肾低灌注共同触发。最终，血管紧张素Ⅱ（Ang Ⅱ）水平的升高导致血管收缩、肾小管中钠和氯的重吸收、肾上腺产生

---

*译者注："射血分数降低的心力衰竭"在本章使用的英文简称为"HF-REF"，但在第37章仍用"HFrEF"，前后不一致。为尊重原著，保留此差异，请读者注意。

醛固酮,以及神经垂体分泌加压素[5]。神经体液通路如图 36-1 所示。

在组织学水平上,心肌细胞和其他类型的心脏细胞经历一系列由心脏初始损伤引起的变化。结构转变试图弥补整体收缩功能的损失并维持心输出量。这个细胞重塑包括肥大、凋亡、成纤维细胞增殖和间质纤维化[3]。除与 RAAS 和交感神经系统相关因素外,有助于心脏重构的因素还包括内皮素、细胞因子、NO、氧化应激和线粒体损伤[6]。

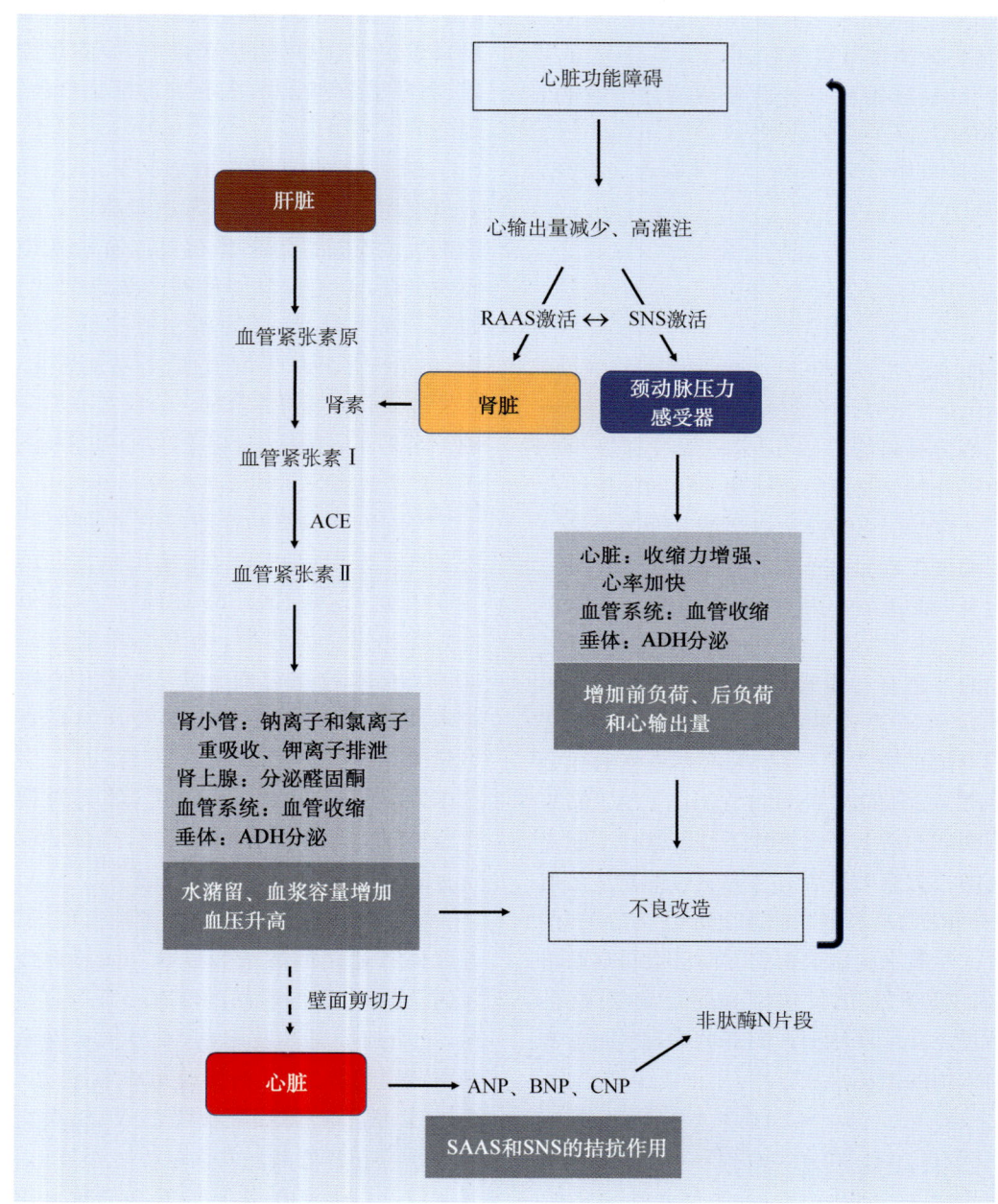

图 36-1　HF-REF 的神经体液通路

注:RAAS. 肾素-血管紧张素-醛固酮系统;SNS. 交感神经系统;ACE. 血管紧张素转换酶;ADH. 抗利尿激素;ANP. 心房利尿钠肽;BNP. 脑利尿钠肽;CNP. C 型利尿钠肽。

在 HF-REF 中，RAAS 和交感神经系统的适应性失调上调被利尿钠肽系统抵消。Ang Ⅱ、醛固酮和循环儿茶酚胺水平升高，导致钠和水潴留，进而导致左心室舒张末期容积增大和室壁应力增加[7]。作为响应，前脑利钠肽原被释放并裂解为脑利尿钠肽（BNP）和血浆 N 末端脑利钠肽原（NT-proBNP，惰性副产物）。BNP 通过促进尿钠排泄和血管舒张发挥作用[7]。与 BNP 性质相似的心房利尿钠肽（ANP）和内皮细胞释放的 C 型利尿钠肽（CNP）在防止容量过载方面发挥重要作用[7]。

若不加以抑制，交感神经通路和 RAAS 通路会对全身产生有害影响，在临床上表现为充血、嗜睡、心律失常、进行性泵衰竭，最终导致死亡。过去 30 年间，对这些有害过程的药理学修饰，以及最近对那些有益过程的增强，已显著降低死亡率，同时改善了症状负担和生活质量。心力衰竭患者的中位生存期正在稳步提高[3]。

三、诊断

对于疑似 HF-REF 的患者，临床应进行进一步检查。呼吸困难、疲劳等症状，以及外周水肿、肺水肿和颈静脉压升高等体征是该病的主要特征。检查的目的是确定心功能障碍的存在及其严重程度，辨别潜在的病因，评估终末器官功能障碍的存在，并识别相关合并症，如贫血、糖尿病和肾功能不全[1]。疑似 HF-REF 患者应常规检查心电图、生化和血液学血液检查（以确定可能的可逆原因及心功能障碍的后遗症），以及利尿钠肽水平[1]。一些共存的临床条件可以影响利尿钠肽水平，如慢性肾脏病与这些生物标志物的浓度升高有关，而肥胖人群的情况正好相反。然而，在大多数患者中，正常的利尿钠肽水平可以排除心力衰竭的诊断。患者常进行胸部 X 线片检查，可能提供有关肺充血和心脏大小的信息，但无法检测心功能的变化。临床评估、心电图或利尿钠肽检测异常应提示进一步确证调查。经胸超声心动图评估心脏结构和功能，可以确认诊断、量化疾病严重程度，并暴露其他异常，如左心室血栓和瓣膜疾病的存在[1]。在大多数情况下，心脏磁共振成像可以区分缺血性和非缺血性病因，尤其是在需要进行组织特征分析时特别有用，如心肌炎或浸润性心肌病[1]。其他检查主要用于确定左心室收缩功能障碍的病因，包括应激超声心动图、心肌灌注成像、冠状动脉造影（使用计算机体层成像或有创性技术）或特定的血液生化检查，如甲状腺功能、肌酸激酶和铁蛋白[1]。

四、治疗

药物是 HF-REF 的主要治疗方法，已被证明能有效减轻症状负担、提高生活质量、降低住院率和提高生存率。对于特定患者，植入式装置或外科干预可能有益。机械循环支持（如心室辅助装置）的高级心力衰竭管理通常适用于无心脏移植禁忌证的较年轻患者，或预计左心室收缩功能可恢复的患者。HF-REF 阳性随机药物和器械试验总结见表 36-1。

治疗的开始和升级取决于左心室收缩功能障碍的程度和患者的症状表现。症状量化通常采用纽约心脏协会（New York Heart Association，NYHA）功能分类系统，该系统几乎用于 HF-REF 的所有随机对照试验和临床实践。无症状者被归为 NYHA Ⅰ级，休息或轻微运动时有症状者为 NYHA Ⅳ级，轻度和中度症状者分别为 NYHA Ⅱ级和Ⅲ级。

HF-REF 患者的护理最好由多学科团队协作。心力衰竭专科护士的参与已被证明可以降低住院率，缩短住院时间，并降低死亡率[9]。教育至关重要，应帮助患者和护理人员了解疾病过程，识别临床恶化的迹象并坚持治疗方案。

表 36-1 HF-REF 阳性药物和器械治疗的标志性随机试验（除非另有说明，否则为安慰剂对照）

按药物类别列出的试验名称和年份	患者人数/例	心功能分级	治疗方案	随访/年	主要终点	相对风险降低/%
ACEi						
CONSENSUS, 1987[14]	253	Ⅳ	依那普利 20 mg, 2 次/天	0.5	死亡	40
SOLVD-T, 1991[15]	2569	Ⅱ～Ⅳ	依那普利 20 mg, 2 次/天	3.5	死亡	16
V-HeFT Ⅱ, 1991[16]	804	—	依那普利 10 mg, 2 次/天 vs. 肼屈嗪 75 mg, 4 次/天 或 ISDN 40 mg, 3 次/天	2.3	死亡	28
ATLAS, 1999[48]	3164	Ⅱ～Ⅳ	赖诺普利 32.5～35.0 mg, 口服 vs. 赖诺普利 2.5～5.0 mg, 口服	3.8	死亡或住院	12
ARB						
CHARM-Alternative, 1999[18]	2028	Ⅱ～Ⅳ	坎地沙坦 32 mg, 1 次/天	2.8	CV 死亡或 HF 住院	23
Val-HeFT, 2001[17]	5010	Ⅱ～Ⅳ	缬沙坦 160 mg, 2 次/天	1.9	CV 死亡或发病	13
CHARM-Added, 2003[19]	2548	Ⅱ～Ⅳ	坎地沙坦 32 mg, 1 次/天	3.4	CV 死亡或 HF 住院	15
HEAAL, 2009[49]	2846	Ⅱ～Ⅳ	氯沙坦 150 mg, 口服 vs. 氯沙坦 50 mg, 口服	4.7	死亡或心力衰竭住院	10
β受体阻滞剂						
CIBIS-Ⅱ, 1999[20]	2647	Ⅲ～Ⅳ	比索洛尔 10 mg, 1 次/天	1.3	死亡	34
MERIT-HF, 1999[21]	3991	Ⅱ～Ⅳ	美托洛尔 CR/XL 200 mg 口服	1	死亡	34
COPERNICUS, 2001[22]	2289	Ⅳ	卡维地洛 25 mg, 2 次/天	0.9	死亡	35
COMET, 2003[50]	3029	Ⅱ～Ⅳ	卡维地洛 25 mg, 2 次/天; 美托洛尔 50 mg, 2 次/天	4.8	死亡	17
SENIORS, 2005[51]	2128	Ⅱ～Ⅳ	奈必洛尔 10 mg, 1 次/天	1.8	死亡或 CV 住院	14
MRA						
RALES, 1999[24]	1663	Ⅲ～Ⅳ	螺内酯 25 mg, 口服	2	死亡	30
EMPHASIS-HF, 2011[25]	2737	Ⅱ	依普利酮 50 mg, 1 次/天	1.8	CV 死亡或 HF 住院	37

续表

按药物类别列出的试验名称和年份	患者人数/例	心功能分级	治疗方案	随访/年	主要终点	相对风险降低/%
脑啡肽酶抑制剂						
PARADIGM-HF, 2014[26]	8399	Ⅱ～Ⅳ	缬沙坦 200 mg，2 次/天 vs. 依那普利 10 mg，2 次/天	2.3	CV 死亡或 HF 住院	20
血管舒张剂						
V-HeFT, 1986[29]	459	—	肼屈嗪 75 mg，4 次/天/ISDN 40 mg，2 次/天	2.3	死亡	34
A-HeFT, 2004[30]	1050	Ⅲ～Ⅳ	肼屈嗪 75 mg，3 次/天/ISDN 40 mg，3 次/天	0.8	综合得分	—
洋地黄苷						
DIG, 1997[31]	6800	Ⅱ～Ⅳ	地高辛（个体化剂量）	3.1	死亡	0
HCN 通道阻滞剂						
SHIFT, 2010[32]	6558	Ⅱ～Ⅳ	伊索拉定 7.5 mg，2 次/天	1.9	CV 死亡或 HF 住院	18
ICD						
SCD HeFT, 2005[52]	1676	Ⅱ～Ⅲ	ICD	3.8	死亡	23
MADIT-Ⅱ, 2002[41]	1232	Ⅰ～Ⅲ	ICD	1.7	死亡	31
CRT						
COMPANION, 2004[42]	1520	Ⅲ～Ⅳ	CRT-P vs. OMT CRT-D vs. OMT	1.2	死亡或住院	19 20
CARE-HF, 2005[43]	813	Ⅲ～Ⅳ	CRT vs. OMT	2.5	死亡或 CV 住院	37
MADIT-CRT, 2009[44]	1820	Ⅰ～Ⅱ	CRT-D vs. ICD	2.4	死亡或非致命性心力衰竭事件	34
RAFT, 2010[45]	1798	Ⅱ～Ⅲ	CRT-D vs. ICD	3.3	死亡或心力衰竭住院	25

注：CV. 心血管；HF. 心力衰竭；ISDN. 硝酸异山梨酯；HCN. 超极化激活环核苷酸门控；ICD. 植入型心律转复除颤器；CRT. 心脏再同步化治疗；CRT-P. CRT 起搏器；CRT-D. CRT 除颤器；OMT. 最佳药物治疗。

Ⅳ 临床要点

(一) 症状治疗

利尿剂用于减轻液体潴留,从而减少呼吸困难和周围水肿。利尿剂的剂量可根据临床反应进行调整,目标是患者恢复正常血容量。定期测量体重有助于指导调整剂量。在 HF-REF 中首选的利尿剂是袢利尿剂,如呋塞米或布美他尼。这些药物作用于肾单位亨利袢的升支,抑制钠离子和氯离子的重吸收。在难治性充血情况下,可以加用噻嗪类利尿剂(如苄氟噻嗪或美托拉宗),以增强利尿作用。这些药物的作用与袢利尿剂类似,但靶向肾单位的远曲小管。联合使用袢利尿剂和噻嗪类利尿剂可能会引起肾功能和电解质紊乱,因此,需要密切监测肾功能和血清电解质水平。对于口服治疗无效的水肿患者,可能需要住院接受一个疗程的静脉输注利尿剂治疗。有证据表明,在这种情况下,持续输注策略并不比单药方案带来更多的益处[10]。

(二) 疾病调节剂

1. 血管紧张素转换酶抑制剂(ACEi)
近年来,ACEi 已成为 HF-REF 治疗的基础。ACEi 可减缓心室扩张速度,促进射血分数小幅升高,改善功能容量[6,11,12]。对于无症状左心室收缩功能障碍患者,ACEi 能有效减缓心力衰竭进展,减少心力衰竭住院和死亡,因此,无论患者 NYHA 分级如何,均可应用 ACEi[13]。2 项针对 NYHA Ⅱ~Ⅳ级症状患者的大型随机对照试验显示,与安慰剂相比,依那普利治疗可使死亡风险降低 16%~40%[14,15]。在一项心力衰竭男性患者的头对头试验中,ACEi 也被证明比肼屈嗪-硝酸异山梨酯联合使用更有效(相对风险降低 28%)[16]。

2. 血管紧张素Ⅱ受体阻滞剂(ARB)
ARB 应用于发生不可接受 ACEi 不良反应的患者,包括咳嗽或血管性水肿,这些不良反应以与剂量无关的方式发生。ARB 的死亡率获益与 ACEi 相当。在一项最早将 ARB 用于慢性心力衰竭的大型试验中,与安慰剂相比,缬沙坦在 NYHA Ⅱ~Ⅳ级症状患者的标准治疗中并未降低死亡率,其中 93% 的患者已经接受 ACEi 治疗[17]。在综合死亡率和发病率终点方面,缬沙坦治疗使风险相对降低了 13%。在对同时接受 ACEi 和 β 受体阻滞剂治疗患者中进行的一项事后亚组分析中,有迹象表明,加入缬沙坦有危害趋势,促使人们进行进一步专项研究来解决这一问题。不久之后,一系列试验验证了坎地沙坦在 HF-REF 患者中作为 ACEi 替代或加入的疗效[18,19]。这些研究表明,用 ARB 代替 ACEi 可以带来益处,与之前依那普利试验相似(心血管死亡和心力衰竭住院风险降低 23%)[18]。ARB 联合 ACEi 可使心血管死亡率和心力衰竭住院率进一步降低 15%,但肾功能不全和高钾血症的发生率较高[19]。人们已经了解到,在 ACEi 和 β 受体阻滞剂的基础上添加盐皮质激素受体拮抗剂会带来更多益处,因此,此方法更受青睐(见盐皮质激素受体拮抗剂相关章节)。

3. 受体阻滞剂 研究表明,交感神经系统的调节比单独抑制 ACE 更能逆转不良左心室重塑并增加射血分数[6]。因此,β 受体阻滞剂也应用于 HF-REF 患者的一线治疗[1]。3 项大型随机对照试验使用比索洛尔、美托洛尔和卡维地洛治疗 HF-REF 患者,结果显示,与安慰剂相比,NYHA Ⅱ~Ⅳ级症状患者的病死率降低了 34%~35%[20,21,22]。在所有试验中,ACEi 或 ARB 的使用率约为 96%。由于其负性肌力作用,β 受体阻滞剂应在患者病情稳定时开始使用,并逐步增加剂量。在失代偿患者中,应推迟新的 β 受体阻滞剂治疗,直至患者达到临床稳定和正常血容量状态。除非存在器官灌注不足的明确证据,否则在失代偿期继续使用β受体阻滞剂治疗似乎是安全的，并且可提高出院后数月内的治疗率[23]。

4. 盐皮质激素受体拮抗剂（MRA）
MRA首先在HF-REF和严重症状（NYHA Ⅲ～Ⅳ级）患者中进行了研究，在这一人群中，螺内酯可使全因死亡率降低30%[24]。随后，MRA的益处被证明可以扩展到症状较轻的患者（与安慰剂相比，依普利酮可使心力衰竭住院的心血管死亡风险降低37%）[25]。ACEi/ARB和β受体阻滞剂的使用率分别为94%和87%。因此，对于已接受ACEi和β受体阻滞剂治疗但仍有症状的HF-REF患者，推荐使用MRA[1]。MRA的选择不仅取决于NYHA分级，还取决于不良反应情况。由于依普利酮对醛固酮受体的选择性，它可以减少抗雄激素药物的不良反应（即男性乳房发育）。

5. 血管紧张素受体-肾素酶抑制剂 最近，一项大型随机对照试验结果改变了HF-REF的药物治疗格局。该试验比较了使用血管紧张素受体-肾素酶抑制剂（angiotensin receptor-neprilysin inhibitor，ARNI）和ACEi治疗NYHA Ⅱ～Ⅳ级症状患者的疗效[26]。在之前的一项研究中，用重组利尿钠肽治疗并未发现能改善急性心力衰竭患者的预后[27]。随后，研究人员提出假设，通过抑制内源性利尿钠肽降解的替代方法可能会取得成功。与"金标准"依那普利[26]相比，脑啡肽酶抑制剂沙库巴曲与缬沙坦联用时，主要终点（心血管原因死亡或心力衰竭住院）的发生率降低了20%，全因死亡率降低了16%。因此，在治疗有症状的HF-REF患者时，推荐使用沙库巴曲-缬沙坦替代ACEi或ARB[1]。在本试验中，低血压在接受沙库巴曲-缬沙坦治疗的患者中较常见，但肾功能不全、高钾血症和咳嗽在依那普利组中较常见。当从ACEi切换到沙库巴曲-缬沙坦时，至少需要36 h的洗脱期来降低血管性水肿的风险。尽管针对利尿钠肽系统在HF-REF的治疗中取得了成功，但尚未证明以利尿钠肽水平为指导的治疗比常规治疗更有效[28]。

6. 其他药物 一些早期的心力衰竭药物试验研究了血管扩张剂的效果，这些药物一度是治疗心力衰竭的主要药物。在β受体阻滞剂和RAAS调节剂广泛应用之前，肼屈嗪和硝酸异山梨酯联合使用被证明可以降低男性心力衰竭患者的2年死亡率[29]。随后，在NYHA Ⅱ～Ⅳ级症状的非裔美国患者中观察到了更显著的生存获益[30]。基于这些研究，指南建议在中度至重度症状的黑人患者或任何种族中，不能耐受ACEi或ARB治疗的患者，在ACEi或ARB治疗的基础上使用这种联合疗法[1]。

地高辛是细胞钠钾ATP酶的强效抑制剂。它会导致细胞内钠离子浓度的增加，从而触发钙通过钠-钙交换系统进入细胞。在唯一一项将地高辛与安慰剂比较治疗HF-REF的大型随机对照试验中，虽然因心力衰竭住院的人数减少，但总体死亡率并未降低[31]。在这项研究中，纳入标准是存在窦性心律，地高辛对HF-REF和心房颤动患者硬终点（如死亡率）的影响尚不清楚。地高辛作为一种无降血压作用的正性肌力药物，是快速发生心房颤动和失代偿性心力衰竭患者初始心室率控制的首选药物。

目前的抑制剂伊伐布雷定直接作用于窦房结，以减缓窦性心律患者的心率。一项针对HFREF、NYHA Ⅱ～Ⅳ级症状、窦性心律≥70次/分的患者使用伊伐布雷定与安慰剂的试验显示，心血管死亡或因心力衰竭住院的综合风险降低18%[32]，其获益主要源于心力衰竭相关住院事件和因心力衰竭而死亡的减少。在临床实践中，对于服用最大耐受剂量β受体阻滞剂但仍处于窦性心律且心率较高的患者，可考虑使用伊伐布雷定[1]。

其他关于HF-REF的研究显示，抗凝[33,34]、直接肾素抑制[35]、内皮素拮抗剂[36]、抗利尿激素阻断剂[37]或使用二氢吡啶类钙通道阻滞剂氨氯地平[38]治疗均无益处。临床证据显示，可能增加风险的药物包括噻唑烷二酮类药物、非甾体抗炎药、非二氢吡啶类钙通道阻滞剂和大多数抗心律失常药物（胺碘酮除外）[1]。

（三）器械治疗

1. 植入型心律转复除颤器 在 HF-REF 的临床试验中，相较于观察性研究，这些实验通常提供了更多关于死亡方式的详细信息，其中猝死平均约占所有死亡患者的 40%[39]。目前认为，猝死主要是由室性心动过速等心律失常引起。植入型心律转复除颤器（implantable cardioversion defibrillator，ICD）已被证明可以降低 HF-REF 患者猝死的风险，但历史上，其在非缺血性病因患者中的作用尚不明确。最近，一项研究探讨了非缺血性心肌病患者中，在常规治疗基础上加入一级预防 ICD 的效果。结果显示，与单独使用常规治疗相比，加入一级预防 ICD 未能显示出全因死亡率的降低[40]。此外，超过 50% 的患者接受了心脏再同步化治疗（cardiac resynchronisation therapy，CRT）。当跨亚组检查 ICD 使用的影响时，有迹象表明，较年轻的患者（年龄＜68 岁）可能从任何原因导致的死亡中获益。这一发现可能源于此类患者非心血管原因的死亡率较低。在未来，更好地预测猝死风险最大的人群可能有助于进一步完善 ICD 在非缺血性 HF-REF 中的作用，特别是在临床试验患者猝死风险逐渐下降的情况下[39]。对于因冠状动脉疾病导致的 HF-REF 患者，一级预防 ICD 的证据更为充分，因此，在 NYHA Ⅱ～Ⅳ级症状、LVEF≤35%、功能状态和预期生存合理的最佳治疗患者中，应考虑采用 ICD[1,41]。室性心律失常引起的持续性室性心动过速或心搏骤停发作需要植入二级预防 ICD 以降低死亡风险[1]。

2. 心脏再同步化治疗 在左心室收缩功能障碍和室间传导延迟（心电图上 QRS 持续时间延长）的患者中，心输出量因电和机械非同步化的存在而进一步加剧。心脏再同步化治疗或双心室起搏，通过改善室内、房室和室间同步，增加每搏输出量，减少二尖瓣反流，并促进左心室反向重塑。临床上，这表现为症状和功能的改善、心力衰竭住院率的降低及生存率的提高。CRT 的益处已经在 LVEF≤35%、QRS 间期≥130 ms 的患者中得到证实，并且在优化药物治疗后仍存在心力衰竭症状（NYHA Ⅱ～Ⅳ级）的患者中得到证实，因此，应考虑在这些患者中使用[1,42-45]。较长的 QRS 间期、非缺血性心力衰竭原因和女性患者似乎预示着对治疗的更好反应。对于所有患者，应寻求双室起搏率超过 98%。对于未能表现出改善的患者，通常被称为"无应答者"，但用于定义应答的标准存在异质性。CRT 在心房颤动患者中的疗效尚不确定，但若通过严格的室率控制能保证足够的双室起搏，则应考虑植入该装置[1]。

（四）手术干预

在一项延长随访至 10 年的大型随机研究中，对冠状动脉旁路移植术（CABG）与标准药物治疗在冠状动脉疾病和左室收缩功能障碍患者中的疗效进行了评估[46]。该项试验结果显示，随机接受手术的患者全因死亡风险降低了 16%（尽管这种益处在 2 年后才开始显现）。就全因死亡率而言，CABG 的益处似乎随着年龄的增长而减弱，这可能是由于老年患者中非心血管疾病死亡比例较高。尽管 CABG 联合左心室重建手术能够缩小左心室容积，但并未证明能够改善临床结局[47]。

HF-REF 中的其他有创性手术在很大程度上属于晚期心力衰竭治疗的范畴。心脏移植在慢性心力衰竭中的应用仅限于在优化药物和器械治疗后病情仍持续恶化的患者,并且这些患者没有禁忌证(如年龄较大或活动性恶性肿瘤)。桥接策略,如心室辅助装置,可以为等待供体心脏的患者提供机械循环支持。这些装置也普遍用作恢复或移植候选的桥梁,但在某些国家,也被作为移植的替代方案。

(五)其他方法

鼓励 HF-REF 患者通过结构化的运动训练来改善身体状况,以提高运动能力,降低住院率[1]。生活方式措施(如限制饮食盐摄入量)是患者教育的常见组成部分,但很少有证据支持其对发病率或死亡率的相关影响[1]。指南推荐采用多学科方法(由医师、心力衰竭专科护士和药剂师组成的团队对患者进行护理)治疗心力衰竭,此方法已被证明可以改善发病率和死亡率[1]。

尽管治疗进展在减缓疾病进展方面取得了成功(甚至在某些患者中,诱导左心室收缩功能恢复),但许多 HF-REF 患者的发展轨迹仍呈下降趋势,表现为反复住院、症状加重及心功能恶化。对于虽经适当治疗但病情仍在进展的患者,应采用以患者为中心的姑息治疗方法,以期在疾病晚期阶段维持生活质量。

结论和临床前景

- HF-REF 是一种复杂的疾病,其发展是由许多重叠的血流动力学、神经激素和结构变化过程共同驱动。
- 在过去的 30 年中,治疗方面的巨大进步为 HF-REF 患者带来了巨大益处,无论是在症状缓解方面还是在生存率方面。
- HF-REF 领域的研究持续蓬勃发展,未来很可能取得更多进展。
- 随着人口老龄化和风险因素的日益普遍,如何更好地预防心力衰竭的发生已成为新的挑战。

知识空白

自 20 世纪 80 年代末以来,支持慢性 HF-REF 管理的证据基础呈指数级增长。然而,仍有一些领域需要进一步明确的研究和发展。目前包括但不限于以下几点。

- 当代世界流行病学。
- 新型靶向药物治疗(如降血糖药物、静脉注射铁、可溶性鸟苷酸环化酶抑制剂,以及增强心肌细胞功能的药物)的疗效。
- 更好地选择最有可能从器械治疗中获益的人群。
- 经皮介入治疗共存瓣膜疾病(尤其是功能性二尖瓣反流)中的作用。
- 在特定人群,包括在临床试验中代表性不足的人群(如老年人或严重肾脏病患者)中更好的理解疾病及其潜在治疗选择。

(陆峰 翻译;张存泰 审核)

参考文献

[1] Ponikowski P, Voors AA, Anker SD, Bueno H, Cleland JGF, Coats AJS, et al. 2016 ESC guidelines for the diagnosis and treatment of acute and chronic heart failure. Eur Heart J. 2016;37(27):2129-200.

[2] Ziaeian B, Fonarow GC. Epidemiology and aetiology of heart failure. Nat Rev Cardiol. 2016;13(6):368-78.

[3] Konstam MA, Kramer DG, Patel AR, Maron MS, Udelson JE. Left ventricular remodeling in heart failure: current concepts in clinical significance and assessment. JACC Cardiovasc Imaging. 2011;4(1):98-108.

[4] Braunwald E, Ross J, Sonnenblick EH.

Mechanisms of contraction of the normal and failing heart. N Engl J Med. 1967;277(19):1012-22.

[5] Francis GS, Goldsmith SR, Levine TB, Olivari MT, Cohn JN. The neurohumoral axis in congestive heart failure. Ann Intern Med. 1984;101(3):370-7.

[6] Cohn JN, Ferrari R, Sharpe N. Cardiac remodeling—concepts and clinical implications: a consensus paper from an international forum on cardiac remodeling. J Am Coll Cardiol. 2000;35(3):569-82.

[7] Daniels LB, Maisel AS. Natriuretic peptides. J Am Coll Cardiol. 2007;50(25):2357-68.

[8] Jhund PS, MacIntyre K, Simpson CR, Lewsey JD, Stewart S, Redpath A, et al. Long-term trends in first hospitalization for heart failure and subsequent survival between 1986 and 2003. Circulation. 2009;119(4):515-23.

[9] Blue L, Lang E, McMurray JJ, Davie AP, McDonagh TA, Murdoch DR, et al. Randomised controlled trial of specialist nurse intervention in heart failure. BMJ. 2001;323(7315):715-8.

[10] Felker GM, Lee KL, Bull DA, Redfield MM, Stevenson LW, Goldsmith SR, et al. Diuretic strategies in patients with acute decompensated heart failure. N Engl J Med. 2011;364(9):797-805.

[11] Pfeffer MA, Lamas GA, Vaughan DE, Parisi AF, Braunwald E. Effect of captopril on progressive ventricular dilatation after anterior myocardial infarction. N Engl J Med. 1988;319(2):80-6.

[12] Konstam MA, Rousseau MF, Kronenberg MW, Udelson JE, Melin J, Stewart D, et al. Effects of the angiotensin converting enzyme inhibitor enalapril on the longterm progression of left ventricular dysfunction in patients with heart failure. SOLVD Investigators. Circulation. 1992;86(2):431-8.

[13] SOLVD Investigators. Effect of enalapril on mortality and the development of heart failure in asymptomatic patients with reduced left ventricular ejection fractions. N Engl J Med. 1992;327(10):685-91.

[14] CONSENSUS Trial Study Group. Effects of enalapril on mortality in severe congestive heart failure. N Engl J Med. 1987;316(23):1429-35.

[15] SOLVD Investigators. Effect of enalapril on survival in patients with reduced left ventricular ejection fractions and congestive heart failure. N Engl J Med. 1991;325(5):293-302.

[16] Cohn JN, Johnson G, Ziesche S, Cobb F, Francis G, Tristani F, et al. A comparison of enalapril with hydralazine-isosorbide dinitrate in the treatment of chronic congestive heart failure. N Engl J Med. 1991;325(5):303-10.

[17] Cohn JN, Tognoni G. A randomized trial of the angiotensin-receptor blocker valsartan in chronic heart failure. N Engl J Med. 2001;345(23):1667-75.

[18] Granger CB, McMurray JJV, Yusuf S, Held P, Michelson EL, Olofsson B, et al. Effects of candesartan in patients with chronic heart failure and reduced left-ventricular systolic function intolerant to angiotensin-converting-enzyme inhibitors: the CHARM-alternative trial. Lancet. 2003;362(9386):772-6.

[19] McMurray JJV, Ostergren J, Swedberg K, Granger CB, Held P, Michelson EL, et al. Effects of candesartan in patients with chronic heart failure and reduced left-ventricular systolic function taking angiotensin-converting-enzyme inhibitors: the CHARM-added trial. Lancet. 2003;362(9386):767-71.

[20] CIBIS-II Investigators and Committees. The cardiac insufficiency bisoprolol study II (CIBIS-II): a randomised trial. Lancet. 1999;353(9146):9-13.

[21] MERIT-HF Study Group. Effect of metoprolol CR/XL in chronic heart failure: metoprolol CR/XL randomised intervention trial in congestive heart failure (MERIT-HF). Lancet. 1999;353(9169):2001-7.

[22] Packer M, Coats AJS, Fowler MB, Katus HA, Krum H, Mohacsi P, et al. Effect of carvedilol on survival in severe chronic heart failure. N Engl J Med. 2001;344(22):1651-8.

[23] Jondeau G, Neuder Y, Eicher J-C, Jourdain P, Fauveau E, Galinier M, et al. B-CONVINCED: Beta-blocker CONtinuation Vs. INterruption in patients with Congestive heart failure hospitalizED for a decompensation episode. Eur Heart J. 2009;30(18):2186-92.

[24] Pitt B, Zannad F, Remme WJ, Cody R, Castaigne A, Perez A, et al. The effect of spironolactone on morbidity and mortality in patients with severe heart failure. N Engl J Med. 1999;341(10):709-17.

[25] Zannad F, McMurray JJV, Krum H, van Veldhuisen DJ, Swedberg K, Shi H, et al. Eplerenone in patients with systolic heart failure and mild symptoms. N Engl J Med. 2011;364(1):11-21.

[26] McMurray JJV, Packer M, Desai AS, Gong J, Lefkowitz MP, Rizkala AR, et al. Angiotensin-neprilysin inhibition versus enalapril in heart failure. N Engl J Med. 2014;371(11):993-1004.

[27] O'Connor CM, Starling RC, Hernandez AF, Armstrong PW, Dickstein K, Hasselblad V, et al. Effect of nesiritide in patients with acute decompensated heart failure. N Engl J Med. 2011;365(1):32-43.

[28] Felker GM, Anstrom KJ, Adams KF, Ezekowitz JA, Fiuzat M, Houston-Miller N, et al. Effect of natriuretic peptide-guided therapy on hospitalization or cardiovascular mortality in high-risk patients with heart failure and reduced ejection fraction. JAMA. 2017;318(8):713.

[29] Cohn JN, Archibald DG, Ziesche S, Franciosa JA, Harston WE, Tristani FE, et al. Effect of vasodilator therapy on mortality in chronic congestive heart failure. N Engl J Med. 1986;314(24):1547-52.

[30] Taylor AL, Ziesche S, Yancy C, Carson P, D'Agostino R, Ferdinard K, et al. Combination of isosorbide dinitrate and hydralazine in blacks with heart failure. N Engl J Med. 2004;351(20):2049-57.

[31] Digitalis Investigation Group. The effect of digoxin on mortality and morbidity in patients with heart failure. N Engl J Med. 1997;336(8):525-33.

[32] Swedberg K, Komajda M, Böhm M, Borer JS, Ford I, Dubost-Brama A, et al. Ivabradine and outcomes in chronic heart failure (SHIFT): a randomised placebo-controlled study. Lancet. 2010;376(9744):875-85.

[33] Zannad F, Anker SD, Byra WM, Cleland JGF, Fu M, Gheorghiade M, et al. Rivaroxaban in patients with heart failure, sinus rhythm, and coronary disease. N Engl J Med. 2018;379(14):1332-42.

[34] Homma S, Thompson JLP, Pullicino PM, Levin B, Freudenberger RS, Teerlink JR, et al. Warfarin and aspirin in patients with heart failure and sinus rhythm. N Engl J Med. 2012;366(20):1859-69.

[35] McMurray JJV, Krum H, Abraham WT, Dickstein K, Køber LV, Desai AS, et al. Aliskiren, enalapril, or aliskiren and enalapril in heart failure. N Engl J Med. 2016;374(16):1521-32.

[36] Packer M, McMurray JJV, Krum H, Kiowski W, Massie BM, Caspi A, et al. Long-term effect of endothelin receptor antagonism with Bosentan on the morbidity and mortality of patients with severe chronic heart failure: primary results of the ENABLE trials. JACC Heart Fail. 2017;5(5):317-26.

[37] Konstam MA, Gheorghiade M, Burnett JC, Grinfeld L, Maggioni AP, Swedberg K, et al. Effects of oral tolvaptan in patients hospitalized for worsening heart failure: the EVEREST outcome trial. JAMA. 2007;297(12):1319.

[38] Packer M, O'Connor CM, Ghali JK, Pressler ML, Carson PE, Belkin RN, et al. Effect of amlodipine on morbidity and mor-

tality in severe chronic heart failure. N Engl J Med. 1996;335(15):1107-14.

[39] Shen L, Jhund PS, Petrie MC, Claggett BL, Barlera S, Cleland JGF, et al. Declining risk of sudden death in heart failure. N Engl J Med. 2017;377(1):41-51.

[40] Køber L, Thune JJ, Nielsen JC, Haarbo J, Videbæk L, Korup E, et al. Defibrillator implantation in patients with nonischemic systolic heart failure. N Engl J Med. 2016;375(13):1221-30.

[41] Moss AJ, Zareba W, Hall WJ, Klein H, Wilber DJ, Cannom DS, et al. Prophylactic implantation of a defibrillator in patients with myocardial infarction and reduced ejection fraction. N Engl J Med. 2002;346(12):877-83.

[42] Bristow MR, Saxon LA, Boehmer J, Krueger S, Kass DA, De Marco T, et al. Cardiac-resynchronization therapy with or without an implantable defibrillator in advanced chronic heart failure. N Engl J Med. 2004;350(21):2140-50.

[43] Cleland JGF, Daubert J-C, Erdmann E, Freemantle N, Gras D, Kappenberger L, et al. The effect of cardiac resynchronization on morbidity and mortality in heart failure. N Engl J Med. 2005;352(15):1539-49.

[44] Moss AJ, Hall WJ, Cannom DS, Klein H, Brown MW, Daubert JP, et al. Cardiac-resynchronization therapy for the prevention of heart-failure events. N Engl J Med. 2009;361(14):1329-38.

[45] Tang ASL, Wells GA, Talajic M, Arnold MO, Sheldon R, Connolly S, et al. Cardiac-resynchronization therapy for mild-to-moderate heart failure. N Engl J Med. 2010;25(16):2385-95.

[46] Velazquez EJ, Lee KL, Jones RH, Al-Khalidi HR, Hill JA, Panza JA, et al. Coronary-artery bypass surgery in patients with ischemic cardiomyopathy. N Engl J Med. 2016;374(16):1511-20.

[47] Jones RH, Velazquez EJ, Michler RE, Sopko G, Oh JK, O'Connor CM, et al. Coronary bypass surgery with or without surgical ventricular reconstruction. N Engl J Med. 2009;360(17):1705-17.

[48] Packer M, Poole-Wilson PA, Armstrong PW, Cleland JG, Horowitz JD, Massie BM, et al. Comparative effects of low and high doses of the angiotensin-converting enzyme inhibitor, lisinopril, on morbidity and mortality in chronic heart failure. ATLAS Study Group. Circulation. 1999;100(23):2312-8.

[49] Konstam MA, Neaton JD, Dickstein K, Drexler H, Komajda M, Martinez FA, et al. Effects of high-dose versus low-dose losartan on clinical outcomes in patients with heart failure (HEAAL study): a randomised, double-blind trial. Lancet. 2009;374(9704):1840-8.

[50] Poole-Wilson PA, Swedberg K, Cleland JGF, Di Lenarda A, Hanrath P, Komajda M, et al. Comparison of carvedilol and metoprolol on clinical outcomes in patients with chronic heart failure in the Carvedilol Or Metoprolol European Trial (COMET): randomised controlled trial. Lancet. 2003;362(9377):7-13.

[51] Flather MD, Shibata MC, Coats AJS, Van Veldhuisen DJ, Parkhomenko A, Borbola J, et al. Randomized trial to determine the effect of nebivolol on mortality and cardiovascular hospital admission in elderly patients with heart failure (SENIORS). Eur Heart J. 2005;26(3):215-25.

[52] Bardy GH, Lee KL, Mark DB, Poole JE, Packer DL, Boineau R, et al. Amiodarone or an implantable cardioverter-defibrillator for congestive heart failure. N Engl J Med. 2005;352(3):225-37.

37 射血分数保留的心力衰竭

Christopher J. Rush and Mark C. Petrie

一、概述 / 400

二、流行病学和结局 / 400

三、诊断 / 401

四、合并症 / 401

五、病理生理学 / 401

    (一)左心室舒张功能障碍 / 401

    (二)左心室收缩功能障碍 / 403

    (三)心室-动脉硬化 / 403

    (四)左心房功能障碍与心房颤动 / 403

    (五)右心室功能障碍与肺血管疾病 / 403

    (六)心室相互依赖 / 403

    (七)变时性功能不全 / 404

    (八)外周因素 / 404

    (九)内皮功能障碍 / 404

    (十)射血分数降低的心力衰竭是否存在统一的病理生理范式 / 404

六、治疗 / 405

七、临床试验 / 405

    (一)针对肾素-血管紧张素-醛固酮系统的治疗 / 405

    (二)针对 NO-cGMP-PKG 信号转导的治疗 / 405

    (三)针对 HFpEF 患者肾脏葡萄糖重吸收的治疗 / 406

    (四)针对 HFpEF 患者心率和运动不耐受的治疗 / 406

    (五)针对患者左心房高压的治疗 / 406

八、未来方向 / 406

    (一)临床试验设计 / 406

    (二)射血分数降低的心力衰竭亚表型 / 406

参考文献 / 407

© Springer Nature Switzerland AG 2019
R. M. Touyz, C. Delles (eds.), *Textbook of Vascular Medicine*,
https://doi.org/10.1007/978-3-030-16481-2_37

> **关键概念**
> - 射血分数保留的心力衰竭(heart failure with preserved ejection fraction, HFpEF)现已被报道为心力衰竭的主要类型形式。
> - HFpEF 与较高的发病率和死亡率相关,且近数十年其预后未见明显改善。
> - 伴有中程射血分数的心力衰竭(heart failure with mid-range ejection fraction, HFmrEF)可能难以在国际指南定义的迭代中存留。
> - HFpEF 的诊断具有挑战性,对于应该使用何种诊断标准仍存在不一致和争论。
> - HFpEF 的特点是相关心血管和非心血管合并症的高负担。
> - HFpEF 的病理生理学尚未完全明确,且不太可能通过单一的统一范式来解释。
> - 迄今为止,尚无任何治疗方法被证明对 HFpEF 具有明确的预后益处。
> - 针对 HFpEF 的有前景的药物和器械的大型随机试验以临床终点为目标,即将公布结果。

一、概述

射血分数保留的心力衰竭(HFpEF)是左心室射血分数(LVEF)正常或接近正常的心力衰竭(heart failure, HF)的临床综合征。心力衰竭的特征是典型的症状(如呼吸困难、疲劳、踝关节肿胀),可能伴有充血体征(如颈静脉压升高、肺部湿啰音、外周水肿)。由于许多非心力衰竭患者也可能出现这些非特异性症状和体征,2016 年欧洲心脏病学会(ESC)指南规定,在诊断 HFpEF 之前,必须同时存在心脏影像学上的心脏结构异常和利尿钠肽水平升高[1]。关于左心室收缩功能保留的 LVEF 临界值,目前仍存在争议。现代指南将 LVEF≥50% 的心力衰竭患者归类为 HFpEF,LVEF<40% 的患者归类为射血分数降低的心力衰竭(HFrEF)[1,2]。有些患者属于中间组,即 LVEF 为 40%~49%,ESC 将这一群体定义为一种独特的临床实体,称为中程射血分数的心力衰竭(HFmrEF)[1]。这些患者对药物治疗的反应似乎与 HFrEF 患者相似[3]。目前,HFmrEF 分类的临床意义尚不明确,未来会被其他命名方式取代。需要注意的是,LVEF 的测量误差可能意味着患者可能在数小时内通过连续超声心动图测量在 HFpEF 和 HFmrEF 的定义之间重新分类[4]。

二、流行病学和结局

在欧洲和北美地区,心力衰竭影响着 1%~3% 的人口。流行病学研究表明,近年来,HFpEF 相对于 HFrEF 的发病率有所上升,有报道称 HFpEF 目前已占心力衰竭患者的 50% 以上[5]。然而,HFpEF 患者的比例尚不确定,因为这些研究大多基于人群,缺乏对这些患者进行准确分类所需的严谨性。

与 HFrEF 患者相比,HFpEF 患者通常年龄较大,女性比例更高,且合并症负担更重。人口老龄化被认为是导致女性患者占比高、相关合并症患病率较高及 HFpEF 患病率高于 HFrEF 的主要原因之一[6]。

HFpEF 患者的结局取决于研究设计、临床环境,以及用于定义 HFpEF 的生物标志物和 LVEF 阈值。与年龄和合并症相似但无心力衰竭的人群相比,HFpEF 患者的预后明显较差[7]。尽管过去认为 HFpEF 和 HFrEF 的预后相似,但近期研究表明,HFpEF 患者的预后优于 HFrEF 患者[8]。尽管如此,HFpEF 的住院率和死亡率仍然很高,且与 HFrEF 相比,近数十年来其结果并未得到改善[9]。

三、诊断

HFpEF 的诊断通常具有挑战性，尤其是在门诊患者中。对于住院患者，若存在心脏成像异常（通常是超声心动图）、肺充血和心脏生物标志物水平升高，诊断可能较为明确。在门诊患者中，诊断往往更不确定。肥胖和/或肺部疾病患者通常被认为是由于这些情况而出现呼吸困难，但他们也可能患有 HFpEF。高水平的生物标志物是确诊 HFpEF 的必要条件。

HFpEF 的诊断必须通过心脏影像学检查来证实［如左心房扩大、左心室肥大（left ventricular hypertrophy，LVH）、左心室充盈压力升高和/或肺动脉高压（pulmonary hypertension，PH）］，以及利尿钠肽水平升高来确认。非卧床患者通常只有在运动时才会出现症状，而且通常没有体液超负荷的临床症状。最近有创性和无创性研究表明，HFpEF 患者左心室充盈压力在休息时可能是正常的，但在运动时急剧增加[10]。因此，在出现不明原因的劳力性呼吸困难患者中，可能需要进行压力测试以确认或排除 HFpEF 的诊断。部分研究人员甚至在没有升高的生物标志物的情况下，根据血流动力学变化来诊断 HFpEF。

HFpEF 的另一种表现为患者出现呼吸困难，LVEF 正常，但在超声心动图上有 PH。这一 HFpEF 亚组代表病情的晚期阶段，且这些患者预后较差[11]。

四、合并症

流行病学研究和随机对照试验（randomised controlled trials，RCT）表明，与 HFrEF 患者相比，HFpEF 患者发生高血压、心房颤动（简称"房颤"）、肥胖、关节炎、卒中、慢性肺病、贫血和糖尿病的负担更高。由于这些合并症的高发生率，且其中许多可引起与心力衰竭相似的症状和体征，导致一些人认为这些患者并未患有心力衰竭[12]。然而，一项将 HFpEF 患者与无心力衰竭的心血管疾病患者的 RCT 数据进行比较发现，与 HFpEF 相关的不良结局似乎不能用年龄或合并症来解释[7]。

HFpEF 的 RCT 未能找到有效的治疗方法，这促使研究者试图将 HFpEF 人群划分为不同的临床亚表型，以期确定可能对靶向治疗更敏感的同质群体。HFpEF 患者可根据是否存在某些重要的合并症［如高血压、房颤、冠状动脉疾病（CAD）］来进行表型分析。更广泛的表型分类技术也在探索中。Shah 及其同事在一项 397 例患者的前瞻性研究中表型图谱分析识别出 3 种不同的 HFpEF 表型，分别是低钠尿水平的年轻患者（"早期 HFpEF"），肥胖患者合并糖尿病和阻塞性睡眠呼吸暂停，慢性肾脏病、高钠尿水平和 PH 老年患者（"晚期 HFpEF"）[13]。针对不同 HFpEF 表型的测试疗法的试验能否成功仍有待观察。

五、病理生理学

HFpEF 的病理生理机制尚不清楚，这在很大程度上归因于 HFpEF 人群的异质性。目前认为其主要潜在心脏病理机制是左心室舒张功能障碍。然而，其他各种心血管过程也可能参与其中，包括轻微的左心室收缩功能障碍、心室动脉硬化、左心功能障碍和房颤、右心室功能障碍和肺血管疾病、心室相互依赖性、变时性功能不全、外周因素和内皮功能障碍（图 37-1 和图 37-2）。

（一）左心室舒张功能障碍

几乎所有 HFpEF 患者都有静息时舒张功能不全的证据[14]。然而，在有运动性症状的 HFpEF 患者中，舒张功能障碍可能

Ⅳ 临床要点

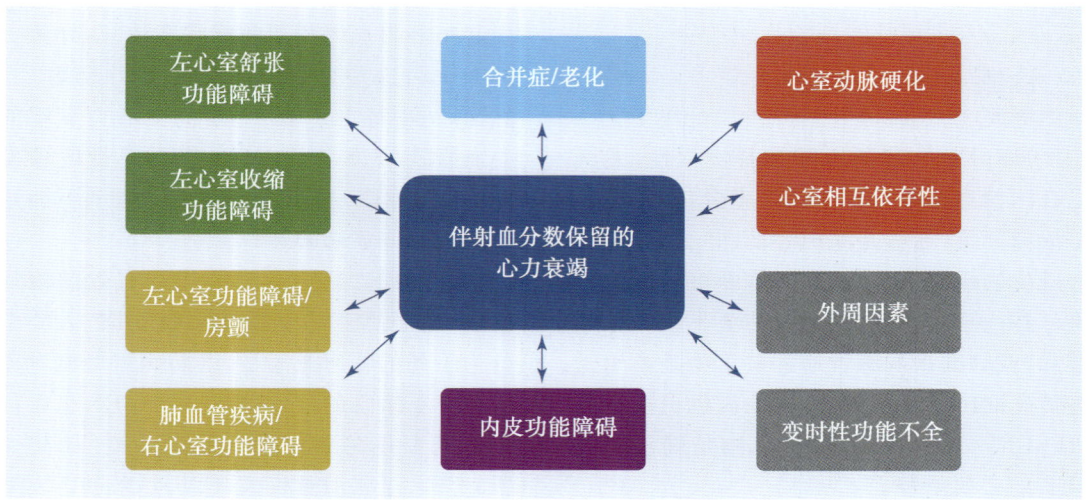

图 37-1 射血分数保留的心力衰竭病理生理学

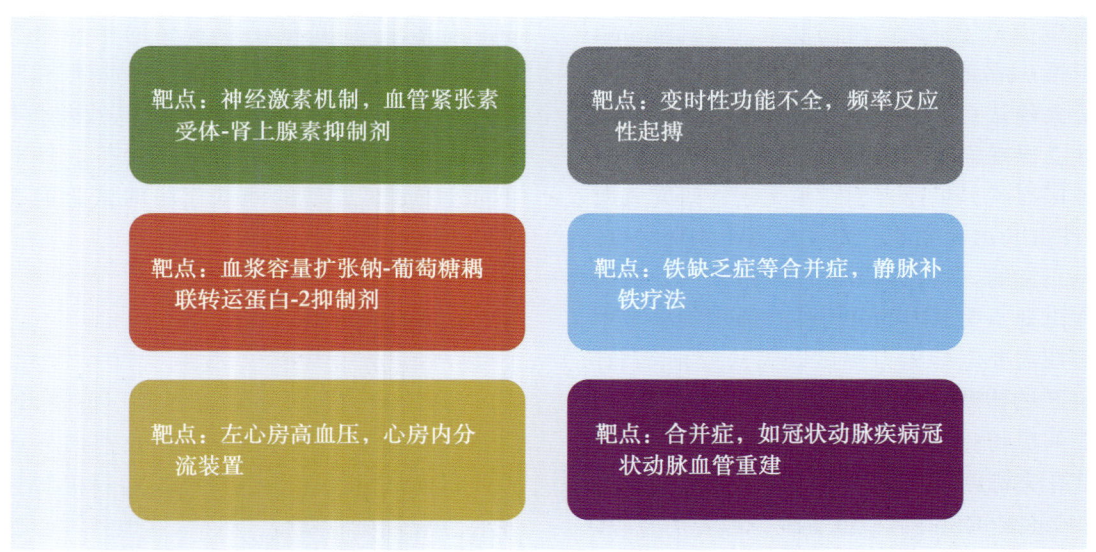

图 37-2 射血分数保留的心力衰竭的潜在治疗方法

只在运动时才会变得明显。相反,无心力衰竭的老年患者通常有超声心动图证据显示静息时舒张功能不全[15]。因此,舒张功能障碍可能在 HFpEF 中起核心作用,但显然还有其他重要的病理生理机制参与其中。

左心室舒张功能由 2 个主要过程决定,即主动舒张和被动充盈[14]。主动舒张是由钙稳态和特定蛋白(如磷酸化状态的磷蛋白)调控,这些蛋白修饰肌质网钙 ATP 酶泵(SERCA2a)。主动舒张需要在舒张期通过 SERCA2a 去除细胞之中的钙离子。在未磷酸化状态下,SERCA2a 的活性受到磷蛋白抑制。由于主动舒张是一个能量依赖的过程,因此,其对缺血十分敏感。在缺血级联反应的早期,舒张充盈功能就会受到损害[16]。

舒张功能同样由左心室的被动弹性特

性决定。随着年龄的增长和心肌损伤的发生,左心室舒张硬度会逐渐增加。过去认为,被动硬度增加是由心肌纤维化和细胞外基质成分改变所致;然而,在没有纤维化的患者中,舒张硬度也常常升高,舒张期左心室的急性改变僵硬见于缺血或大肌节蛋白——肌联蛋白顺应性改变的情况[17]。

心肌细胞静息张力高度依赖肌联蛋白的功能,肌联蛋白作为一种生理性分子弹簧而发挥作用。肌联蛋白的性质可以通过不同同种异构体的表达和翻译后磷酸化而改变[17]。由于不同的剪接,肌联蛋白存在于2种异构体中:N2B(更短、更硬)和N2BA(更长、更柔顺)。在HFpEF患者中,似乎更倾向于表达N2B亚型[18]。肌联蛋白的磷酸化可以发生在分子的多个位点,并且涉及多种途径。蛋白激酶A(PKA)和蛋白激酶G(PKG)能够改善肌联蛋白的顺应性,从而降低心肌细胞静息张力。心内膜活检研究显示,HFpEF患者的PKA和PKG活性较低,并且在体外试验中,给予这些药物可显著降低静息心肌细胞的僵硬度[19,20]。

(二)左心室收缩功能障碍

尽管HFpEF患者的LVEF正常或接近正常,但使用左室收缩性敏感指标(如斑点跟踪超声心动图)的研究表明,HFpEF患者存在轻微的左心室收缩功能障碍[21]。此外,HFpEF患者在生理应激下无法增加LVEF和心输出量,这可能是导致运动不耐受的原因之一。

(三)心室-动脉硬化

与健康(非高血压)对照相比,HFpEF患者左心室收缩僵硬度和动脉僵硬度均显著增加[22]。左心室和动脉硬度升高导致收缩期末期压力-容积关系曲线变得陡峭。这导致血压对负荷前或负荷后变化的反应增强,从而很容易导致HFpEF患者出现严重低血压和高血压危象。正常情况下,动脉僵硬度/左心室收缩僵硬度比值随着运动而降低。然而,这种下降趋势在HFpEF患者中减弱,导致运动时心输出量的反应受损。

(四)左心房功能障碍与心房颤动

很少有HFpEF患者的左心房容量正常[23]。左心房在左心室舒张充盈中扮演着重要角色,既是肺循环血液流动的管道,也是通过心房收缩发挥作用的管道。HFpEF患者左心房压长期升高,导致心房扩张,心房收缩储备丧失和电重构。这容易导致房颤,2/3的HFpEF患者会发生房颤[24]。目前尚不清楚房颤是否仅代表病情的更高级阶段,还是它在HFpEF进展中发挥某种作用。

(五)右心室功能障碍与肺血管疾病

在一项基于社区的244例HFpEF患者的研究中,肺动脉高压(PH,定义为超声心动图显示肺动脉收缩压>35 mmHg)的患病率为83%[25]。慢性左心房压力过载导致被动肺静脉高压和毛细血管后PH。然而,仅凭这一点似乎无法完全解释在HFpEF患者中观察到的PH严重程度,这表明可能存在毛细血管前PH。目前尚不清楚这是由长期肺静脉高压引起的肺血管反应性改变,还是涉及其他过程(如原发性肺动脉功能障碍)。HFpEF患者右心室功能障碍与男性、并发房颤和冠心病相关[11]。它可能是慢性PH的结果;然而,也有证据表明右心室舒张硬度增加,右心室-肺动脉耦联异常。PH和右心室功能障碍都是HFpEF预后不良的独立预测因素。

(六)心室相互依赖

在静息状态下,心包对左心室舒张末压

的贡献约为40%[26]。如上所述，HFpEF 常与左心房和右心室功能障碍及扩张有关。这会导致心脏体积增大，可能增强 HFpEF 患者心室间的相互依赖性。目前，心包约束和心室相互依赖在 HFpEF 病理生理中的作用目前尚不明确。

（七）变时性功能不全

研究表明，超过50%的 HFpEF 患者存在变时性功能不全的证据，提示可能存在自主神经功能障碍[27]。然而，β受体阻滞剂和伊伐布雷定在 HFpEF 患者中未能显示出临床益处[3,28]。

（八）外围因素

多项研究表明，骨骼肌异常可能导致部分 HFpEF 患者运动不耐受。与健康对照组相比，HFpEF 患者瘦体重更低，肌内脂肪含量增加，Ⅰ型（慢性）纤维数量减少，并存在微血管稀疏现象[29]。有趣的是，运动训练对 HFpEF 患者的益处似乎是通过外周机制（即改善骨骼肌和/或微血管功能）而非中枢机制介导的[30]。

（九）内皮功能障碍

内皮功能障碍在 HFpEF 的发病机制中起着关键作用，这引起了人们的广泛关注（见下文）。一些研究表明，与高血压患者和健康对照组相比，HFpEF 患者外周血管内皮功能障碍更严重[31]。然而，并非所有 HFpEF 研究中都观察到这一现象，且目前尚未探讨所观察到的内皮功能障碍是否可以用伴随的动脉粥样硬化或糖尿病来解释。

（十）射血分数降低的心力衰竭是否存在统一的病理生理范式

高血压在 HFpEF 患者中极为常见，传统上，它被认为是 HFpEF 发病机制的核心。长期高血压引起 RAAS 的激活和后负荷过度，导致左心室重构、肥厚和舒张功能障碍，这进一步导致左心室高压和扩张，伴肺静脉高压，最终导致右心功能障碍。然而，大多数 HFpEF 患者并没有慢性控制不良高血压病史，且至少1/3的患者没有左心室肥大[32]。虽然高血压无疑在 HFpEF 中起着重要作用，但仅凭这一点无法解释大多数患者的潜在病理生理机制。

2013年，一项被广泛引用的研究提出了一个范式，认为内皮功能障碍在 HFpEF 的病理生理中起着核心作用[33]。该假说认为，多种共病会引发全身炎症过程，伴有冠状动脉微血管内皮炎症和功能障碍。这导致相邻心肌细胞中 NO 的生物利用度、环磷酸鸟苷（cGMP）含量和 PKG 活性降低。PKG 活性降低会促进心肌细胞肥大，并通过肌联蛋白的低磷酸化增加静息张力。心肌细胞僵硬和间质纤维化均可导致左心室舒张功能障碍和心力衰竭。这一概念是基于5项人类心内膜活检研究的结果。然而，这些研究的样本量较小，且患者群体具有高度选择性。大多数患者因怀疑浸润性心肌病而接受心内膜活检，在其中一项研究中，12例患者中有5例为心脏移植接受者。患者的平均年龄明显低于典型的 HFpEF 人群，且除一项研究外，其他研究中男性占多数。此外，有重要合并症的患者，如冠心病和房颤，经常被排除在外。因此，将这些来自高度选择性患者的小规模研究结果外推至 HFpEF 这种广泛且异质性疾病的普遍病理生理范式时，应谨慎考虑。

一项尸检研究发现，与对照组相比，HFpEF 患者冠状动脉微血管稀薄程度更高，且与心外膜 CAD 无关[34]。最近一项对202例 HFpEF 患者的前瞻性观察研究报道，75%的心力衰竭患者存在冠状动脉微血管功能障碍（通过腺苷应激多普勒超声心动图评估）[35]。2项研究均假设其发现可能是冠状动脉微血管内皮功能障碍的结果，但这只是推测。多项研究报道了HFpEF患者外周血管内皮功能障碍的证据[36]，但目前尚无研究在体内评估冠状动脉内皮功能。

鉴于HFpEF人群的异质性，不太可能确定一个统一的病理生理模型。如上所述，HFpEF是一种复杂多样的疾病，其特点是多病共存，以及心血管结构和功能的多方面异常。HFpEF患者可能表现出多种功能损害，且每种损害的相对贡献在每个患者中可能有所不同。

六、治疗

迄今为止，尚无任何治疗方法被证明能为HFpEF患者提供预后益处。目前，HFpEF国际指南是基于专家共识意见，建议使用利尿剂以改善液体潴留的症状和体征（如果存在），并对相关合并症（如高血压、冠心病）进行最佳治疗[1,2]。

七、临床试验

（一）针对肾素-血管紧张素-醛固酮系统的治疗

多项随机试验测试RAAS拮抗剂在HFpEF中的效果，但均未能显示出显著益处。一项中等规模的随机试验（PEP-CHF）表明，使用血管紧张素转换酶抑制剂（ACEi）培哚普利治疗对老年HFpEF患者全因死亡率或心力衰竭住院率的主要复合终点没有影响[37]。2项大型随机对照试验也未能证明血管紧张素受体阻滞剂坎地沙坦和厄贝沙坦在主要复合终点的益处[38,39]。尽管在一项小型随机试验（Aldo-DHF）中，盐皮质激素受体拮抗剂螺内酯改善了左心室舒张功能，但对患者的运动能力、症状或生活质量没有显著影响[40]。在一项更大的多中心随机对照试验（TOPCAT）中，螺内酯对心血管死亡、心脏骤停中止或心力衰竭住院等主要复合终点的影响呈中性[41]。事后分析显示，TOPCAT试验存在显著的区域差异，俄罗斯和格鲁吉亚的安慰剂组患者事件发生率远低于美洲地区的患者[42]。所纳入的俄罗斯和格鲁吉亚大多数患者是基于先前的心力衰竭住院治疗，而非因利尿钠肽水平升高而入组，这引发了人们对试验中相当大比例患者可能并非HFpEF的担忧。在一项仅限于美洲地区患者的分析中，使用螺内酯治疗似乎是有益的。然而，由于这是事后分析，结果需要谨慎解读。尽管如此，迄今为止，螺内酯治疗HFpEF的证据仍是最具有说服力的。

（二）针对NO-cGMP-PKG信号转导的治疗

尽管热情高涨，但多项评估针对HFpEF全身性炎症范式的治疗研究未能显示出任何令人信服的益处。在这一假说中，低cGMP活性被认为在HFpEF的病理生理中起核心作用，但多项旨在增加cGMP水平的治疗研究未能达到其主要终点。可溶性鸟苷酸环化酶刺激剂维利西胍在SOCRATES-PRESERVED试验中未能达到其主要终点[43]。在RELAX试验中，与安慰剂相比，磷酸二酯酶-5抑制剂西地那非并未改善HFpEF患者的运动能力或临床状态[44]。在NEAT-HFpEF试验中，有机NO供体单硝酸异山梨酯治疗降低了患者的活性水平[45]。然而，在一项小型研究中，无机硝酸盐似乎可以改善HFpEF患者的次极量运动耐力[46]，但一项更大规模的吸入无机亚硝酸盐的多中心试验（INDIE-HFpEF）未能显示出益处[47]。

脑啡肽酶抑制剂能够阻止生物活性利尿钠肽的分解，导致细胞内cGMP水平增加。一项关于脑啡肽酶抑制剂沙库巴曲与血管紧张素受体阻滞剂缬沙坦联合用药（沙库巴曲-缬沙坦）的Ⅱ期研究表明，联合用药的HFpEF的疗效可能更具有益处[48]。一项大规模、多中心、关键性、随机对照试验（PARAGON-HF，NCT01920711）正在进行中，预计将在2年内公布结果。

（三）针对HFpEF患者肾脏葡萄糖重吸收的治疗

钠-葡萄糖耦联转运体-2（SGLT-2）抑制剂可阻止肾对葡萄糖的重吸收，并减少2型糖尿病和已确诊心血管疾病患者的心力衰竭住院率[49-51]。目前，3项针对HFpEF患者（无论是否合并糖尿病）的大型随机对照试验［DELIVER，NCT03619213；EMPEROR-Preserved，NCT03057951（HFpEF）；SOLOIST-WHF，NCT03521934（HFrEF和HFpEF合并糖尿病）］。这些试验预计将在2～3年公布结果。

（四）针对HFpEF患者心率和运动不耐受的治疗

降低心率可延长舒张期持续时间，并有助于促进左心室充盈。另外，这也可能加剧HFpEF患者中普遍存在的变时功能不全（如上所述）。在一项包括HFrEF和HFpEF患者的随机对照试验（SENIORS）的预设亚组分析中，β受体阻滞剂奈必洛尔对全因死亡率和心血管住院率的复合重点呈中性效果[52]。然而，β受体阻滞剂尚未在足够效力的随机对照试验中得到评估。在一项中等规模的随机对照试验（辅助DIG试验）中，地高辛对HFpEF患者的主要终点（心力衰竭死亡率或心力衰竭住院率）没有显著影响[53]，但心力衰竭住院人数呈下降趋势。伊伐布雷定也在Ⅱ期HFpEF试验中进行了评估，但结果不一。目前正在进行一项小型研究，旨在评估心率适应性起搏对伴有变时性功能不全的HFpEF患者的影响（RAPID-HF，NCT02145351）。

（五）针对患者左心房高压的治疗

左心房压力升高被认为是HFpEF的主要病理生理表现之一。通过建立房间分流降低左心室压的研究已经在一项64例患者的观察队列中进行，结果显示这些患者的血流动力学和生活质量得到改善[10]。一项小型、假对照、盲法随机对照试验发现，该技术可降低运动肺动脉楔压[54]；另一项大型、假对照、盲法随机对照试验正在进行中（REDUCE LAP-HF Ⅱ，NCT02600234）。迄今为止，药物治疗试验在HFpEF中均呈中性结果。器械治疗主要集中于HFrEF，但也可能对HFpEF有益。

八、未来方向

（一）临床试验设计

HFpEF试验的持续中性结果引发了许多讨论和争议。以往HFpEF试验设计采用了可能使部分非HFpEF患者入组的纳入标准，并且对HFpEF的定义不一致。招募老年、虚弱的HFpEF患者参与临床试验极具挑战性，这意味着他们可能无法代表一般HFpEF人群。

（二）射血分数降低的心力衰竭亚表型

HFpEF人群的异质性导致许多人认为，任何针对单一病理生理机制的治疗都不太可能在未经选择的HFpEF患者中显示出益处。专注于HFpEF亚表型（如具有特定心血管异常或合并症的亚表型）的试验可在更同质的群体中评估治疗，这些群体更有可能针对靶向干预做出反应。

结论和临床前景

- HFpEF 代表了一个巨大且不断增长的未满足临床需求。
- 它的特点是多种心血管机制和相关合并症的复杂相互作用,患者之间具有明显的表型差异。
- 到目前为止,在 HFpEF 的随机对照试验中采用的"一刀切"的方法未能显示出任何有临床意义的益处。
- 目前,数项有前景的治疗方法正在精心设计的、以硬终点为目标的大规模临床试验中进行研究,这些试验将很快公布。
- 未来 HFpEF 的随机对照试验可能侧重于评估针对 HFpEF 亚表型的靶向治疗。

知识空白

- HFpEF 的病理生理机制仍不明确。心脏和血管异常,以及合并症的具体作用尚不清楚。
- 目前尚无针对 HFpEF 的循证治疗方法。
- 针对单一病理生理机制的治疗是否能够带来临床益处尚不清楚。

(徐俊波 翻译;刘玥 审核)

参考文献

[1] Ponikowski P, Voors AA, Anker SD, Bueno H, Cleland JGF, Coats AJS, Falk V, González-Juanatey JR, Harjola V-P, Jankowska EA, Jessup M, Linde C, Nihoyannopoulos P, Parissis JT, Pieske B, Riley JP, Rosano GMC, Ruilope LM, Ruschitzka F, Rutten FH, van der Meer P, ESC Scientific Document Group. 2016 ESC guidelines for the diagnosis and treatment of acute and chronic heart failure. Eur Heart J. 2016;37: 2129-200.

[2] Yancy CW, Jessup M, Bozkurt B, Butler J, Casey DE, Drazner MH, Fonarow GC, Geraci SA, Horwich T, Januzzi JL, Johnson MR, Kasper EK, Levy WC, Masoudi FA, McBride PE, McMurray JJV, Mitchell JE, Peterson PN, Riegel B, Sam F, Stevenson LW, Tang WHW, Tsai EJ, Wilkoff BL, American College of Cardiology Foundation, American Heart Association Task Force on Practice Guidelines. 2013 ACCF/AHA guideline for the management of heart failure: a report of the American College of Cardiology Foundation/American Heart Association Task Force on Practice Guidelines. J Am Coll Cardiol. 2013;62:e147-239.

[3] Cleland JGF, Bunting KV, Flather MD, Altman DG, Holmes J, Coats AJS, Manzano L, McMurray JJV, Ruschitzka F, van Veldhuisen DJ, von Lueder TG, Böhm M, Andersson B, Kjekshus J, Packer M, Rigby AS, Rosano G, Wedel H, Hjalmarson Å, Wikstrand J, Kotecha D, Beta-blockers in Heart Failure Collaborative Group. Beta-blockers for heart failure with reduced, midrange, and preserved ejection fraction: an individual patient-level analysis of double-blind randomized trials. Eur Heart J. 2018; 39:26-35.

[4] Campbell RT, Petrie MC, McMurray JJV. Redefining heart failure phenotypes based on ejection fraction. Eur J Heart Fail. 2018;20: 1634-5.

[5] Redfield MM. Heart failure with preserved ejection fraction. Solomon CG, ed. N Engl J Med. 2016;375:1868-77

[6] Ho JE, Enserro D, Brouwers FP, Kizer JR, Shah SJ, Psaty BM, Bartz TM, Santhanakrishnan R, Lee DS, Chan C, Liu K, Blaha MJ, Hillege HL, van der Harst P, van Gilst WH, Kop WJ, Gansevoort RT, Vasan RS, Gardin JM, Levy D, Gottdiener JS, de

Boer RA, Larson MG. Predicting heart failure with preserved and reduced ejection fraction: the International Collaboration on Heart Failure Subtypes. Circ Heart Fail. American Heart Association, Inc. 2016;9:e003116.

[7] Campbell RT, Jhund PS, Castagno D, Hawkins NM, Petrie MC, McMurray JJV. What have we learned about patients with heart failure and preserved ejection fraction from DIG-PEF, CHARM-preserved, and I-PRESERVE? J Am Coll Cardiol. 2012; 60: 2349-56.

[8] Meta-analysis Global Group in Chronic Heart Failure (MAGGIC). The survival of patients with heart failure with preserved or reduced left ventricular ejection fraction: an individual patient data meta-analysis. Eur Heart J. 2012;33:1750-7.

[9] Gerber Y, Weston SA, Redfield MM, Chamberlain AM, Manemann SM, Jiang R, Killian JM, Roger VL. A contemporary appraisal of the heart failure epidemic in Olmsted County, Minnesota, 2000 to 2010. JAMA Intern Med. 2015;175:996.

[10] Hasenfu? G, Hayward C, Burkhoff D, Silvestry FE, McKenzie S, Gustafsson F, Malek F, Van der Heyden J, Lang I, Petrie MC, Cleland JGF, Leon M, Kaye DM, REDUCE LAP-HF study investigators. A transcatheter intracardiac shunt device for heart failure with preserved ejection fraction (REDUCE LAP-HF): a multicentre, open-label, single-arm, phase 1 trial. Lancet. 2016;387: 1298-304.

[11] Mohammed SF, Hussain I, AbouEzzeddine OF, Abou Ezzeddine OF, Takahama H, Kwon SH, Forfia P, Roger VL, Redfield MM. Right ventricular function in heart failure with preserved ejection fraction: a community-based study. Circulation. 2014; 130: 2310-20.

[12] Caruana L, Petrie MC, Davie AP, McMurray JJ. Do patients with suspected heart failure and preserved left ventricular systolic function suffer from "diastolic heart failure" or from misdiagnosis? A prospective descriptive study. BMJ. British Medical Journal Publishing Group. 2000;321:215-8.

[13] Shah SJ, Katz DH, Selvaraj S, Burke MA, Yancy CW, Gheorghiade M, Bonow RO, Huang C-C, Deo RC. Phenomapping for novel classification of heart failure with preserved ejection fraction. Circulation. 2015; 131;269-79.

[14] Zile MR, Baicu CF, Gaasch WH. Diastolic heart failure—abnormalities in active relaxation and passive stiffness of the left ventricle. N Engl J Med. 2004;350: 1953-9.

[15] Redfield MM, Jacobsen SJ, Burnett JC, Mahoney DW, Bailey KR, Rodeheffer RJ. Burden of systolic and diastolic ventricular dysfunction in the community: appreciating the scope of the heart failure epidemic. JAMA. 2003;289:194-202.

[16] Phan TT, Abozguia K, Nallur Shivu G, Mahadevan G, Ahmed I, Williams L, Dwivedi G, Patel K, Steendijk P, Ashrafian H, Henning A, Frenneaux M. Heart failure with preserved ejection fraction is characterized by dynamic impairment of active relaxation and contraction of the left ventricle on exercise and associated with myocardial energy deficiency. J Am Coll Cardiol. 2009;54:402-9.

[17] Fukuda N, Wu Y, Nair P, Granzier HL. Phosphorylation of titin modulates passive stiffness of cardiac muscle in a titin isoform-dependent manner. J Gen Physiol. 2005;125: 257-71.

[18] van Heerebeek L, Borbély A, Niessen HWM, Bronzwaer JGF, van der Velden J, Stienen GJM, Linke WA, Laarman GJ, Paulus WJ. Myocardial structure and function differ in systolic and diastolic heart failure. Circulation. 2006;113;1966-73.

[19] Borbely A, van der Velden J, Papp Z, Bronzwaer JGF, Edes I, Stienen GJM, Paulus WJ. Cardiomyocyte stiffness in diastolic heart failure. Circulation. 2005;111:774-81.

[20] van Heerebeek L, Hamdani N, Falcao-Pires I, Leite-Moreira AF, Begieneman MPV, Bronzwaer JGF, van der Velden J, Stienen GJM, Laarman GJ, Somsen A, Verheugt FWA, Niessen HWM, Paulus WJ. Low myocardial protein kinase G activity in heart failure with preserved ejection fraction. Circulation. 2012;126:830-9.

[21] Kraigher-Krainer E, Shah AM, Gupta DK, Santos A, Claggett B, Pieske B, Zile MR, Voors AA, Lefkowitz MP, Packer M, McMurray JJV, Solomon SD, PARAMOUNT Investigators. Impaired systolic function by strain imaging in heart failure with preserved ejection fraction. J Am Coll Cardiol. 2014; 63:447-56.

[22] Borlaug BA, Lam CSP, Roger VL, Rodeheffer RJ, Redfield MM. Contractility and ventricular systolic stiffening in hypertensive heart disease insights into the pathogenesis of heart failure with preserved ejection fraction. J Am Coll Cardiol. NIH Public Access. 2009;54:410-8.

[23] Lam CSP, Roger VL, Rodeheffer RJ, Bursi F, Borlaug BA, Ommen SR, Kass DA, Redfield MM. Cardiac structure and ventricular-vascular function in persons with heart failure and preserved ejection fraction from Olmsted County, Minnesota. Circulation. 2007;115:1982-90.

[24] Zakeri R, Chamberlain AM, Roger VL, Redfield MM. Temporal relationship and prognostic significance of atrial fibrillation in heart failure patients with preserved ejection fraction: a community-based study. Circulation. 2013;128:1085-93.

[25] Lam CSP, Roger VL, Rodeheffer RJ, Borlaug BA, Enders FT, Redfield MM. Pulmonary hypertension in heart failure with preserved ejection fraction. A community-based study. J Am Coll Cardiol. Elsevier. 2009; 53:1119-26.

[26] Dauterman K, Pak PH, Maughan WL, Nussbacher A, Arie S, Liu CP, Kass DA. Contribution of external forces to left ventricular diastolic pressure. Implications for the clinical use of the Starling law. Ann Intern Med. 1995;122:737-42.

[27] Borlaug BA, Melenovsky V, Russell SD, Kessler K, Pacak K, Becker LC, Kass DA. Impaired chronotropic and vasodilator reserves limit exercise capacity in patients with heart failure and a preserved ejection fraction. Circulation. 2006;114:2138-47.

[28] Komajda M, Isnard R, Cohen-Solal A, Metra M, Pieske B, Ponikowski P, Voors AA, Dominjon F, Henon-Goburdhun C, Pannaux M, Böhm M, prEserveD left ventricular ejectIon fraction chronic heart Failure with ivabradine studY (EDIFY) Investigators. Effect of ivabradine in patients with heart failure with preserved ejection fraction: the EDIFY randomized placebo-controlled trial. Eur J Heart Fail. 2017;19:1495-503.

[29] Kitzman DW, Nicklas B, Kraus WE, Lyles MF, Eggebeen J, Morgan TM, Haykowsky M. Skeletal muscle abnormalities and exercise intolerance in older patients with heart failure and preserved ejection fraction. Am J Physiol Circ Physiol. American Physiological Society Bethesda, MD. 2014;306: H1364-70.

[30] Dhakal BP, Malhotra R, Murphy RM, Pappagianopoulos PP, Baggish AL, Weiner RB, Houstis NE, Eisman AS, Hough SS, Lewis GD. Mechanisms of exercise intolerance in heart failure with preserved ejection fraction: the role of abnormal peripheral oxygen extraction. Circ Heart Fail. 2015;8:286-94.

[31] Borlaug BA, Olson TP, Lam CSP, Flood KS, Lerman A, Johnson BD, Redfield MM. Global cardiovascular reserve dysfunction in heart failure with preserved ejection fraction. J Am Coll Cardiol. NIH Public Access. 2010;56:845-54.

[32] Zile MR, Gottdiener JS, Hetzel SJ, McMurray JJ, Komajda M, McKelvie R, Baicu CF, Massie BM, Carson PE. I-PRESERVE In-

vestigators Prevalence and significance of alterations in cardiac structure and function in patients with heart failure and a preserved ejection fraction. Circulation. 2011; 124: 2491-501.

[33] Paulus WJ, Tschöpe C. A novel paradigm for heart failure with preserved ejection fraction. J Am Coll Cardiol. 2013;62:263-71.

[34] Mohammed SF, Hussain S, Mirzoyev SA, Edwards WD, Maleszewski JJ, Redfield MM. Coronary microvascular rarefaction and myocardial fibrosis in heart failure with preserved ejection fraction. Circulation. 2015; 131:550-9.

[35] Shah SJ, Lam CSP, Svedlund S, Saraste A, Hage C, Tan R-S, Beussink-Nelson L, Fermer ML, Broberg MA, Gan L-M, Lund LH. Prevalence and correlates of coronary microvascular dysfunction in heart failure with preserved ejection fraction: PROMIS-HFpEF. Eur Heart J. 2018;39:3439-50.

[36] Lam CSP, Lund LH. Microvascular endothelial dysfunction in heart failure with preserved ejection fraction. Heart. BMJ Publishing Group Ltd and British Cardiovascular Society. 2016;102:257-9.

[37] Cleland JGF, Tendera M, Adamus J, Freemantle N, Polonski L, Taylor J, PEP-CHF Investigators. The perindopril in elderly people with chronic heart failure (PEP-CHF) study. Eur Heart J. 2006;27:2338-45.

[38] Yusuf S, Pfeffer MA, Swedberg K, Granger CB, Held P, McMurray JJV, Michelson EL, Olofsson B, Ostergren J, CHARM Investigators and Committees. Effects of candesartan in patients with chronic heart failure and preserved left-ventricular ejection fraction: the CHARM-Preserved Trial. Lancet (Lond, Engl). 2003;362:777-81.

[39] Massie BM, Carson PE, McMurray JJ, Komajda M, McKelvie R, Zile MR, Anderson S, Donovan M, Iverson E, Staiger C, Ptaszynska A, I-PRESERVE Investigators. Irbesartan in patients with heart failure and preserved ejection fraction. N Engl J Med. 2008;359:2456-67.

[40] Edelmann F, Wachter R, Schmidt AG, Kraigher-Krainer E, Colantonio C, Kamke W, Duvinage A, Stahrenberg R, Durstewitz K, Löffler M, Düngen H-D, Tschöpe C, Herrmann-Lingen C, Halle M, Hasenfuss G, Gelbrich G, Pieske B, Aldo-DHF Investigators for the. Effect of spironolactone on diastolic function and exercise capacity in patients with heart failure with preserved ejection fraction. JAMA. 2013;309:781.

[41] Pitt B, Pfeffer MA, Assmann SF, Boineau R, Anand IS, Claggett B, Clausell N, Desai AS, Diaz R, Fleg JL, Gordeev I, Harty B, Heitner JF, Kenwood CT, Lewis EF, O'Meara E, Probstfield JL, Shaburishvili T, Shah SJ, Solomon SD, Sweitzer NK, Yang S, McKinlay SM, TOPCAT Investigators. Spironolactone for heart failure with preserved ejection fraction. N Engl J Med. 2014; 370:1383-92.

[42] Pfeffer MA, Claggett B, Assmann SF, Boineau R, Anand IS, Clausell N, Desai AS, Diaz R, Fleg JL, Gordeev I, Heitner JF, Lewis EF, O'Meara E, Rouleau J-L, Probstfield JL, Shaburishvili T, Shah SJ, Solomon SD, Sweitzer NK, McKinlay SM, Pitt B. Regional variation in patients and outcomes in the treatment of preserved cardiac function heart failure with an aldosterone antagonist (TOPCAT) trial. Circulation. 2015;131:34-42.

[43] Pieske B, Maggioni AP, Lam CSP, Pieske-Kraigher E, Filippatos G, Butler J, Ponikowski P, Shah SJ, Solomon SD, Scalise A-V, Mueller K, Roessig L, Gheorghiade M. Vericiguat in patients with worsening chronic heart failure and preserved ejection fraction: results of the SOluble guanylate Cyclase stimulatoR in heArT failurE patientS with PRESERVED EF (SOCRATES-PRESERVED) study. Eur Heart J. 2017; 38: 1119-27.

[44] Redfield MM, Chen HH, Borlaug BA, Semigran MJ, Lee KL, Lewis G, LeWinter MM, Rouleau JL, Bull DA, Mann DL, Deswal A, Stevenson LW, Givertz MM, Ofili EO, O'Connor CM, Felker GM, Goldsmith SR, Bart BA, McNulty SE, Ibarra JC, Lin G, Oh JK, Patel MR, Kim RJ, Tracy RP, Velazquez EJ, Anstrom KJ, Hernandez AF, Mascette AM, Braunwald E, et al. Effect of phosphodiesterase-5 inhibition on exercise capacity and clinical status in heart failure with preserved ejection fraction. JAMA. 2013;309:1268.

[45] Redfield MM, Anstrom KJ, Levine JA, Koepp GA, Borlaug BA, Chen HH, LeWinter MM, Joseph SM, Shah SJ, Semigran MJ, Felker GM, Cole RT, Reeves GR, Tedford RJ, Tang WHW, McNulty SE, Velazquez EJ, Shah MR, Braunwald E, NHLBI Heart Failure Clinical Research Network. Isosorbide mononitrate in heart failure with preserved ejection fraction. N Engl J Med. 2015;373:2314-24.

[46] Eggebeen J, Kim-Shapiro DB, Haykowsky M, Morgan TM, Basu S, Brubaker P, Rejeski J, Kitzman DW. One week of daily dosing with beetroot juice improves submaximal endurance and blood pressure in older patients with heart failure and preserved ejection fraction. JACC Heart Fail. 2016;4:428-37.

[47] Borlaug BA, Anstrom KJ, Lewis GD, Shah SJ, Levine JA, Koepp GA, Givertz MM, Felker GM, LeWinter MM, Mann DL, Margulies KB, Smith AL, Tang WHW, Whellan DJ, Chen HH, Davila-Roman VG, McNulty S, Desvigne-Nickens P, Hernandez AF, Braunwald E, Redfield MM, National Heart, Lung, and Blood Institute Heart Failure Clinical Research Network. Effect of inorganic nitrite vs placebo on exercise capacity among patients with heart failure with preserved ejection fraction: The INDIE-HFpEF Randomized Clinical Trial. JAMA. 2018;320(17):1764-73.

[48] Solomon SD, Zile M, Pieske B, Voors A, Shah A, Kraigher-Krainer E, Shi V, Bransford T, Takeuchi M, Gong J, Lefkowitz M, Packer M, McMurray JJ, Prospective comparison of ARNI with ARB on Management Of heart failUre with preserved ejectioN fracTion (PARAMOUNT) Investigators. The angiotensin receptor neprilysin inhibitor LCZ696 in heart failure with preserved ejection fraction: a phase 2 double-blind randomised controlled trial. Lancet. 2012;380:1387-95.

[49] Neal B, Perkovic V, Mahaffey KW, de Zeeuw D, Fulcher G, Erondu N, Shaw W, Law G, Desai M, Matthews DR. Canagliflozin and cardiovascular and renal events in type 2 diabetes. N Engl J Med. Massachusetts Medical Society. 2017;377:644-57.

[50] Wiviott SD, Raz I, Bonaca MP, Mosenzon O, Kato ET, Cahn A, Silverman MG, Zelniker TA, Kuder JF, Murphy SA, Bhatt DL, Leiter LA, McGuire DK, Wilding JPH, Ruff CT, Gause-Nilsson IAM, Fredriksson M, Johansson PA, Langkilde A-M, Sabatine MS, DECLARE-TIMI 58 Investigators. Dapagliflozin and cardiovascular outcomes in type 2 diabetes. N Engl J Med. 2019;380(4):347-57. Massachusetts Medical Society.

[51] Zinman B, Wanner C, Lachin JM, Fitchett D, Bluhmki E, Hantel S, Mattheus M, Devins T, Johansen OE, Woerle HJ, Broedl UC, Inzucchi SE. Empagliflozin, cardiovascular outcomes, and mortality in type 2 diabetes. N Engl J Med. Massachusetts Medical Society. 2015;373:2117-28.

[52] Flather MD. Randomized trial to determine the effect of nebivolol on mortality and cardiovascular hospital admission in elderly patients with heart failure (SENIORS). Eur Heart J. 2004;26:215-25

[53] Ahmed A, Rich MW, Fleg JL, Zile MR, Young JB, Kitzman DW, Love TE, Aronow WS, Adams KF, Gheorghiade M. Effects of

digoxin on morbidity and mortality in diastolic heart failure: the ancillary digitalis investigation group trial. Circulation. 2006; 114:397-403.

[54] Feldman T, Mauri L, Kah wash R, Litwin S, Ricciardi MJ, van der Harst P, Penicka M, Fail PS, Kaye DM, Petrie MC, Basuray A, Hummel SL, Forde-McLean R, Nielsen CD, Lilly S, Massaro JM, Burkhoff D, Shah SJ, REDUCE LAP-HF I Investigators and Study Coordinators. Transcatheter interatrial shunt device for the treatment of heart failure with preserved ejection fraction (REDUCE LAP-HF I [reduce elevated left atrial pressure in patients with heart failure]). Circulation. 2018;137:364-75.

38 肾脏疾病

Patrick B. Mark and Laura Denby

一、肾病：背景 / 414

二、慢性肾脏病的临床管理概述 / 414

三、慢性肾脏病与心血管疾病风险 / 415

四、慢性肾脏病的管理原则和治疗目标 / 416

五、高血压 / 416

六、蛋白尿和白蛋白尿 / 416

七、糖尿病肾病 / 417

八、生活方式调整 / 417

九、慢性肾脏病的左心室异常 / 418

十、钙磷代谢异常与慢性肾脏病 / 418

十一、慢性肾脏病的新治疗靶点 / 418

十二、肾小管间质纤维化 / 418

参考文献 / 420

关键概念
- 无论病因如何，慢性肾脏病（chronic kidney disease，CKD）在全球的发病率都在不断上升。
- CKD 是一种渐进性疾病，会导致肾脏坏死并最终发展为终末期肾病（end-stage kidney disease，ESKD）（译者注：终末期肾病的规范名词应为 ESRD，为尊重原著，本章保留使用 ESKD），这给患者、护理人员和医疗服务带来了沉重的负担。
- 即使只有轻微的肾功能不全，CKD 也是一个独立的心血管疾病风险因素。
- 目前，对 CKD 的管理主要是控制已知的风险因素，如高血压，这可以减缓病情的发展。
- 开发新型治疗方法以防止肾功能不全恶化的临床需求尚未得到满足。

一、肾病：背景

导致肾功能丧失的疾病可能是急性发作，引发急性肾损伤（acute kidney injury，AKI），需要紧急治疗；也可能是病程较短的，即所谓的慢性肾脏病（CKD）。AKI 的临床、治疗和细胞方面非常复杂，不在本章讨论范围内，通过透析和/或移植手术治疗肾衰竭也是如此。CKD 是一个术语，包括大多数导致肾功能受损的肾脏疾病。CKD 很常见，也可能无症状，全球范围内 CKD 的发病率正在不断上升。英国的研究报告显示，英国有 6%～18% 的人口患有 CKD，具体比例取决于人口和所使用的定义[1]。估计肾小球滤过率（estimated glomerular filtration rate，eGFR）是根据估算的 GFR 对 CKD 进行分期，并根据此将患者分为 1～5 期（表 38-1）。eGFR 通过一个估算公式（MDRD 或 CKDEPI 公式[2]）来计算，该公式使用血清肌酐、年龄、种族和性别来得出肾功能估算值。

二、慢性肾脏病的临床管理概述

目前对 CKD 的管理主要针对 4 个方面。首先，干预措施应有针对性，以防止肾脏进行性损伤，导致肾功能不可避免地下降。其次，治疗应针对 CKD 的并发症，如肾性贫血、骨病和水肿。在条件允许的情况下，应针对 CKD 的具体病因进行治疗，如预防常染色体显性遗传多囊肾病的囊肿形成、糖尿病肾病的血糖控制或脉管炎的免疫抑制。具体的疾病管理不在本章讨论范围内。CKD 是一种渐进性疾病，会导致肾脏坏死并最终导致终末期肾病（ESKD），这给国家医疗服务体系造成了巨大负担，CKD 的总成本高达 14.5 亿英镑/年[3]。目前，对 CKD

表 38-1 根据肌酐水平测定的 GFR 类别及其与肾功能的相关性

CKD 分期	GFR/ml·(min·1.73m^2)$^{-1}$	肾功能
1	>90	正常功能
2	60～89	轻度功能下降
3a	45～59	轻度至中度功能下降
3b	30～44	中度至重度功能下降
4	15～29	重度功能下降
5	<15	肾衰竭

注：GFR. 肾小球滤过率；CKD. 慢性肾脏病。

的管理主要基于控制已知的风险因素,如高血压(可减缓进展);然而,约14%的患者有顽固性高血压,而CKD的本质是稳步向ESKD发展[4]。无论造成肾功能不全的原因如何,CKD的病理生理学都是一致的。CKD的标志是肾单位的丧失和功能性肾组织被纤维化瘢痕所取代,从而降低了肾脏的滤过能力。肾功能减退是肾脏坏死[肾小球硬化或肾小管间质坏死(tubulointerstitial fibrosis,TF)]的指标之一,也是肾脏疾病发展为肾衰竭的最有力的预测因素之一。TF的组织学特征是间质细胞外基质过度沉积、间质炎症细胞、肾小管缺失和微血管稀疏。

然而,尽管认识到了这些关键特征,这些TF特征之间的相互作用,以及它们在不同致病途径中各自的优先次序仍未得到解决。最后,对于采取了这些措施但肾功能仍在逐渐衰退的患者,应做好透析或肾移植治疗ESKD的准备。一旦达到ESKD,患者唯一的治疗选择就是透析或移植。这2种治疗方案都并非最佳选择。目前,临床上迫切需要开发可减少/阻断/逆转CKD病程进展的新疗法,以减少需要接受昂贵治疗的患者数量,并可能改善CKD患者因心血管疾病相关的过早死亡(图38-1)。

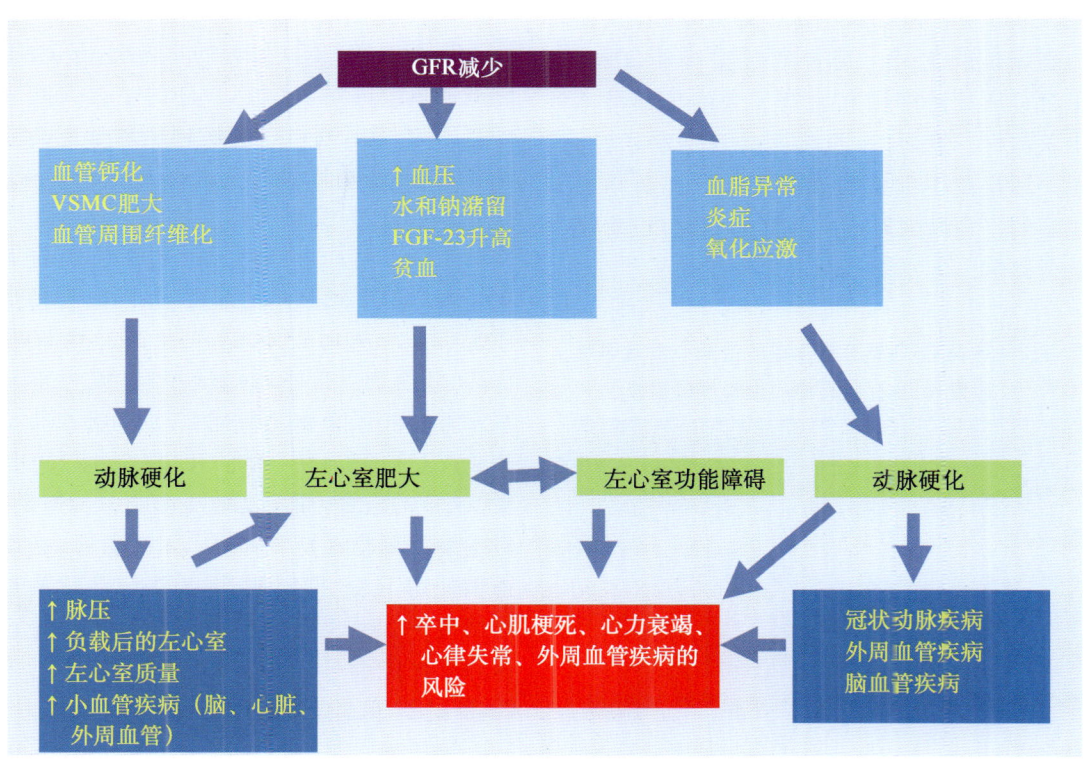

图38-1　CKD患者心血管疾病风险增加的机制示意图

注:GFR. 肾小球滤过率;FGF-23. 成纤维细胞生长因子-23;VSMC. 血管平滑肌细胞。

三、慢性肾脏病与心血管疾病风险

重要的是,CKD是过早患心血管疾病(CVD)的独立风险因素。CVD风险随着eGFR的下降而递增,一旦患者发展为ESKD并需要透析,其风险是普通人群的20~100倍,具体取决于患者年龄[5]。CKD是一种动脉粥样硬化和动脉硬化加速的状态,虽然ESKD患者最常见的CVD表现是心力衰竭和心脏性猝死，而非心肌梗死，但反映的是心脏结构和功能异常的影响，而不是冠状动脉粥样硬化性心脏病。进展性 CKD 的风险因素与 CVD 相似，包括糖尿病、高血压、吸烟和高脂血症（表 38-2）。然而，某些 CVD 风险因素在 CKD 中更为突出，包括蛋白尿、炎症和左心室肥大，或者与肾功能丧失的影响有关，如磷酸钙稳态受损［甲状旁腺激素（parathyroid hormone，PTH）、成纤维细胞生长因子 23（fibroblast growth factor 23，FGF-23）］和贫血。这些因素共同导致了这一人群的 CVD 风险（表 38-2）。治疗 CKD 患者的 CVD 具有挑战性，因为在历史上，CKD 患者被排除在旨在降低 CVD 风险的临床试验之外。最近的数据表明，CKD 患者可从针对降脂和血糖异常的干预措施中获益[6]。然而，一旦确定接受透析治疗，相关证据就不那么明确了。他汀类药物等成熟的干预措施对透析人群的 CVD 风险无显著影响。

表 38-2 许多 CKD 患者都存在的常规心血管风险因素和 CKD 特有的心血管风险因素

CKD 常规风险因素	CKD 特异性风险因素
高血压	骨和矿物质紊乱
糖尿病	贫血
高脂血症	透析充分性
缺乏运动	营养不良
吸烟	透析通路
既往缺血性心脏病	免疫抑制药物（如环孢素）
炎症（C 反应蛋白升高）	尿毒症毒素
左心室肥大	盐和容量超负荷

四、慢性肾脏病的管理原则和治疗目标

传统的 CKD 和 ESKD 患者中存在多种风险因素，这些因素不仅促进了 CKD 的进展，还对患者的预后产生了显著影响。但某些风险因素，尤其是特定于 CKD 或对患者结局具有增强效应的因素，在这一人群中占据主导地位。目前，CKD 的管理主要基于减少 CKD 进展的风险因素和减少 CKD 的风险因素。现有的治疗方法并未针对肾功能受损的根本原因，即功能性肾小球被纤维化瘢痕所取代。本文将讨论肾功能恶化的特定风险因素或 CKD 并发症高危患者的相关指标。

五、高血压

高血压是 CKD 患者的常见病，是 CKD 进展的风险因素，也是 CVD 的主要风险因素。CKD 患者高血压的病理生理学最初涉及肾素-血管紧张素系统（renin-angiotensin system，RAS）、交感神经系统和内皮功能障碍的激活。然而，随着疾病的进展，高血压更多地依赖于钠和水的潴留，并因血管钙化而复杂化，从而使收缩压升高。建议对 CKD 患者进行良好的血压控制，因为这与减慢肾功能下降速度和对 CVD 的潜在获益相关[7]。研究表明，抑制 RAS 的治疗可延缓 CKD 的进展，而不受血压影响[8]。但是，对于继发于肾动脉狭窄的 CKD 患者，必须谨慎使用 RAS 抑制剂，因为在肾动脉狭窄的情况下，RAS 抑制剂引起的肾小球灌注压降低可能会导致 eGFR 急剧下降。对于 CKD 进展风险较高的患者（蛋白尿＞1 g/d、糖尿病），目标收缩压＜130 mmHg 已被证实与降低进展为 ESKD 的风险有关[9]。

六、蛋白尿和白蛋白尿

蛋白质从肾脏漏出是肾小球损伤的标志之一，白蛋白是尿液中蛋白质的主要成分。Framingham 研究的数据表明，蛋白尿是导致普通人群心血管死亡的风险因素。

其他大型流行病学研究也得出了类似结论,即蛋白尿或微量白蛋白尿不仅能预测肾脏疾病的进展,还能预测未来心血管事件的发生[10]。预防血管性疾病和终末期肾病(prevention of vascular and end-stage renal disease,PREVEND)研究的分析表明,尿白蛋白是心血管事件的持续风险因素,且不存在下限[11]。微量白蛋白尿和蛋白尿被认为是肾损伤的结果。还有人提出,白蛋白渗漏反映了广泛的血管损伤,而肾脏是血管的"窗口"。研究表明,微量白蛋白尿与糖尿病患者内皮功能障碍的变化有关[12],支持了上述假设。厄贝沙坦在2型糖尿病和微量白蛋白尿患者中的应用研究评估了血管紧张素Ⅱ受体拮抗剂厄贝沙坦的效果,结果表明,减少Ⅱ型糖尿病患者的白蛋白尿与肾脏保护和一定程度的心血管保护有关[13]。最近对多项CKD试验的荟萃分析表明,白蛋白尿每减少30%,ESKD的风险就会降低23.7%[14]。

七、糖尿病肾病

糖尿病(1型和2型)可导致糖尿病肾病,占ESKD患者的30%~40%。典型的病程是先出现微量白蛋白尿,然后发展为大量白蛋白尿,进而导致肾功能减退。然而,典型的糖尿病肾病与糖尿病患者因缺血、高血压和动脉硬化而导致的肾功能受损之间存在明显的重叠,即部分患者在无蛋白尿的情况下已进入终末期CKD。随着社会整体趋势的变化,CKD合并糖尿病患者的比例正在上升,尤其是2型糖尿病发病率的增加。预计约有1/3的糖尿病患者会发展为CKD,但我们的能力仍不足以在尿白蛋白排泄量增加和/或GFR下降之前识别出高风险人群。

良好的血糖控制可减少肾病进展,而严格的血压控制有助于减缓CKD的进展,并减少心血管事件的发生[15]。然而,尽管采用RAS抑制的最佳血压和糖管理,许多患者仍进展为ESKD,因此,有必要采取替代治疗策略。在临床或临床前试验中,糖尿病肾病的几种潜在的治疗策略包括内皮素受体拮抗剂、己酮可可碱、Nox 1/4抑制剂和趋化因子受体抑制剂[16]。

最近,关于钠-葡萄糖转运蛋白2抑制剂(恩格列净、卡格列净)作为降血糖治疗的临床试验表明,这类药物显著降低了糖尿病肾病的进展速度,包括减少传统肾脏试验终点(血清肌酐加倍、需要肾脏替代治疗或死亡)的发生率[17,18]。这类药物似乎在糖尿病肾病中恢复了肾小管-肾小球反馈,从而降低了肾小球内压和蛋白尿。目前,针对这些药物在糖尿病和非糖尿病性肾病中的进一步大型临床试验正在进行中。

八、生活方式调整

吸烟是CKD和CVD进展的风险因素,在维持透析的患者中仍存在这种风险,甚至在移植后也是如此[19]。强烈建议CKD患者戒烟。此外,减少盐摄入量的饮食干预很重要,并且在CKD患者中特别有益,因为它可以降低液体潴留的风险。限制盐摄入量还可以增加常规高血压治疗的益处。将每日膳食钠摄入量限制在<5 g盐,可提供额外的RAS拮抗剂抗高血压和抗蛋白尿作用。减少饮食中钠的摄入已被证明可以减少蛋白尿,这与降低血压无关[20]。这些结果为CKD患者限制食盐提供了有力的论据。

肥胖是CKD进展的另一个风险因素。一般认为,肥胖会诱发肾小球滤过过度,进而导致蛋白尿和肾损伤。然而,许多肥胖患者可能同时患有高血压和糖尿病,从而通过多种机制增加CKD的风险。因此,通过适当的生活方式调整来避免肥胖可能对肾病产生间接的益处。

九、慢性肾脏病的左心室异常

左心室异常在 CKD 患者中十分常见，并且与 ESKD 的不良预后密切相关。超声心动图研究报道了心肌病的 3 种模式：左心室肥大（left ventricular hypertrophy，LVH）、左心室扩张和左心室收缩功能障碍。这些情况影响了高达 90% 开始透析治疗的患者。与未受影响的患者相比，每种情况都与生存率降低相关。即使在成功进行肾移植后，这些影响仍然存在[21]。LVH 在 CKD 病程早期就开始发展，并与左心室壁硬化相关，是舒张性心力衰竭的前兆[22]。高血压、贫血、甲状旁腺功能亢进和低白蛋白血症均与 LVH 发病有关[23]。

对实验性肾衰竭动物模型心脏的组织学分析表明，LVH 与心肌细胞体积的增加有关。这反过来又导致氧扩散距离增加，进而引起心肌细胞缺血。心肌细胞数量可能最初增加，但随后减少。在完全切除肾脏的大鼠中，观察到每单位心肌体积的细胞密度降低[24]。钙处理过程中的电生理异常表现为肌质钙吸收异常和细胞质钙浓度升高[25]。这些电生理变化降低了心律失常的阈值，并促进了舒张性心力衰竭的进展。

十、钙磷代谢异常与慢性肾脏病

在 CKD 的发展过程中，患者可出现慢性高磷血症和低钙血症，从而导致甲状旁腺功能亢进。高磷血症在 ESKD 患者中几乎普遍存在，其原因是磷酸盐的排泄受损。传统认为，磷酸盐促进血管钙化，诱导血管平滑肌细胞（VSMC）向成骨细胞样表型转化，从而导致动脉钙化[26]。冠状动脉钙化在 ESKD 中非常普遍，是未来 CVD 和死亡率的标志物。血清甲状旁腺激素（parathyroid hormone，PTH）也参与血管钙化，其在实验性尿毒症中增加，并促进心脏纤维化、小动脉增厚和 PTH 升高，而 PTH 升高是 ESKD 患者死亡的风险因素[27]。然而，最近的研究表明，磷酸盐本身可以对血管系统和一氧化氮合酶介导的血管舒张产生直接影响，从而导致血管功能障碍。磷酸盐水平可通过使用磷酸盐结合剂来调节，因此，靶向磷酸盐可能会改善 CKD 患者的血管功能，并减少心血管相关事件的发生。

近年来，成纤维细胞生长因子 23（fibroblast growth factor 23，FGF-23）被发现在 ESKD 相关的 CVD 中起着关键作用。FGF-23 是一种磷酸盐激素，随着 eGFR 的下降而上升，以补偿磷酸盐的保留。偏离目标 FGF-23 的（非肾脏）作用是促进左心室肥大和心脏纤维化，因此，与死亡率增加相关[28]。新出现的数据支持 2 种病理生理机制，解释了骨矿物质疾病、FGF-23、磷酸盐对 CKD 心血管并发症的影响：①血管钙化和功能障碍，高磷酸血症的直接血管影响；②纤维化性左心室肥大，FGF-23 和 PTH 会导致心力衰竭和猝死的危险增加。这些研究确定 FGF-23 既作为生物标志物，也作为潜在的未来治疗靶点。

十一、慢性肾脏病的新治疗靶点

随着人们对 CKD 中各种信号通路的进一步了解，新的治疗靶点正在出现，这些靶点可以被用于减缓 CKD 的进展。我们专注于肾小管间质纤维化（TF），这是"不可逆性"肾瘢痕形成的最终通路，也是许多进展性肾脏疾病常见的组织学表现。

十二、肾小管间质纤维化

尽管人们在对驱动纤维化的分子机制的了解方面取得了进展，并且有各种抑制/逆转 TF 的临床前策略，但目前还没有专门针对 TF 的治疗方法应用于临床。寻找未来治疗设计的有效靶点，将其从临床前转化为临床使用,取决于对调节肾脏纤维化事件的分子信号的深入理解。最近,微RNA(miRNA)已被证明与肾脏功能障碍密切相关,特别是 miR-21 和 miR-214[29,30],在实验性肾纤维化模型中显示出上调,阻断这些 miRNA 可防止纤维化,表明靶向这些 miRNA 是有效的。miRNA 可能具有作为一种新疗法的潜力[29]。TGF-β 是一种促纤维化细胞因子,在 CKD 和纤维化的进展中起关键作用。通过抗体疗法直接阻断 TGF-β 在临床前模型中显示出效用,但尚未在人类中得到应用。更多新型 TGF-β 信号阻断剂已在临床前研究中得到验证,包括 BMP-7 模拟物、ALK-3 激动剂[31]和转谷氨酰胺酶-2 拮抗剂[32],但迄今尚未进入临床试验(表 38-3)。

表 38-3 有可能应用于人类临床的治疗肾脏坏死的新靶点

新靶点	作用	治疗转化
miRNA(小型非编码 RNA)	通过抗 miRNA 阻断纤维化,改善肾脏结构和功能	通过抗 miRNA 阻断纤维化,改善肾脏结构和功能
relaxin(胰岛素家族中的小肽)	松弛素的基因缺失会导致肾脏肥大、功能障碍和纤维化。给予重组肽可逆转功能下降和纤维化	重组松弛素肽
BMP-7(骨形态发生蛋白 7),TGF-β 超家族成员	在肾脏疾病中 BMP-7 水平降低。给予重组 BMP-7 在多种临床前模型中减少肾脏损伤和纤维化	重组 BMP-7 蛋白
ALK-3 受体(活化素样激酶受体Ⅲ型),是骨形态发生蛋白受体和 TGF-β 超家族成员	该受体的激动剂包括 BMP-7。激活 ALK-3 可预防肾损伤和纤维化	THR-123 是 ALK-3 受体的合成激动剂
TG-2(转谷氨酰胺酶 2),Ca^{2+} 依赖性酶,结合细胞外基质并诱导其稳定	阻断 TG-2 可防止纤维化,并在多种肾损伤模型中改善肾功能	阻断不可逆化学抑制剂或针对 TG-2 的单克隆抗体

结论和临床前景

CKD 十分常见,在发达国家和发展中国家的患病率均在增加。虽然需要透析和/或移植的肾衰竭不太常见,但 CKD 及其并发症给患者、护理人员和整个国家医疗服务体系带来了巨大负担。需要开发更好的策略来治疗 CKD 及其并发症,以最大限度地减少 CKD 进展为肾衰竭,并降低与 CKD 相关的急剧升高的 CVD 风险。

> **知识空白**
> - 深入了解肾脏纤维化涉及的分子机制将有助于识别新的干预靶点,从而减缓 CKD 的进展。
> - 需要制订策略,快速将可能延缓 CKD 进展的治疗药物应用到能够评估其疗效的临床试验中。
> - 需要更好的 CKD 进展替代标志物(如影像学、生物标志物等),以促进这些试验的开展。
> - 需要开发能够抑制血管钙化的治疗药物。

(田文 翻译;余琳 审核)

参考文献

[1] Chronic Kidney Disease Prognosis C, Matsushita K, van der Velde M, et al. Association of estimated glomerular filtration rate and albuminuria with all-cause and cardiovascular mortality in general population cohorts: a collaborative meta-analysis. Lancet. 2010; 375(9731):2073-81.

[2] Levey AS, Stevens LA, Schmid CH, et al. A new equation to estimate glomerular filtration rate. Ann Intern Med. 2009; 150(9): 604-12.

[3] Kerr M, Bray B, Medcalf J, O'Donoghue DJ, Matthews B. Estimating the financial cost of chronic kidney disease to the NHS in England. Nephrol Dial Transplant. 2012; 27(Suppl 3):iii73-80.

[4] Judd E, Calhoun DA. Apparent and true resistant hypertension: definition, prevalence and outcomes. J Hum Hypertens. 2014; 28(8):463-8.

[5] Baigent C, Burbury K, Wheeler D. Premature cardiovascular disease in chronic renal failure. Lancet. 2000; 356(9224):147-52.

[6] Baigent C, Landray MJ, Reith C, et al. The effects of lowering LDL cholesterol with simvastatin plus ezetimibe in patients with chronic kidney disease (Study of Heart and Renal Protection): a randomised placebo-controlled trial. Lancet. 2011; 377(9784):2181-92.

[7] Peterson JC, Adler S, Burkart JM, et al. Blood pressure control, proteinuria, and the progression of renal disease. The Modification of Diet in Renal Disease Study. Ann Intern Med. 1995; 123(10):754-62.

[8] Brenner BM, Cooper ME, de Zeeuw D, et al. Effects of losartan on renal and cardiovascular outcomes in patients with type 2 diabetes and nephropathy. N Engl J Med. 2001; 345(12):861-9.

[9] Li PK, Weening JJ, Dirks J, et al. A report with consensus statements of the International Society of Nephrology 2004 Consensus Workshop on Prevention of Progression of Renal Disease, Hong Kong, June 29, 2004. Kidney Int Suppl. 2005; 94:S2-7.

[10] Kannel WB, Stampfer MJ, Castelli WP, Verter J. The prognostic significance of proteinuria: the Framingham study. Am Heart J. 1984; 108(5):1347-52.

[11] Hillege HL, Fidler V, Diercks GF, et al. Urinary albumin excretion predicts cardiovascular and noncardiovascular mortality in general population. Circulation. 2002; 106(14): 1777-82.

[12] Stehouwer CD, Henry RM, Dekker JM, Nijpels G, Heine RJ, Bouter LM. Microalbuminuria is associated with impaired brachial artery, flow-mediated vasodilation in elderly individuals without and with diabetes: further evidence for a link between microalbuminuria and endothelial dysfunction-the Hoorn Study. Kidney Int Suppl. 2004; 92:S42-4.

[13] Parving HH, Lehnert H, Brochner-Mortensen J, et al. The effect of irbesartan on the development of diabetic nephropathy in patients with type 2 diabetes. N Engl J Med. 2001; 345(12):870-8.

[14] Lambers Heerspink HJ, Kropelin TF, Hoekman J, de Zeeuw D. Reducing albuminuria as surrogate endpoint C. Drug-induced reduction in albuminuria is associated with subsequent renoprotection: a meta-analysis. J Am Soc Nephrol. 2015; 26(8):2055-64.

[15] Papademetriou V, Lovato L, Doumas M, et al. Chronic kidney disease and intensive glycemic control increase cardiovascular risk in patients with type 2 diabetes. Kidney Int. 2015; 87(3):649-59.

[16] Mann JF, Rossing P, Wiecek A, Rosivall L, Mark P, Mayer G. Diagnosis and treatment of early renal disease in patients with type 2 diabetes mellitus: what are the clinical needs? Nephrol Dial Transplant. 2015; 30 (Suppl 4):iv1-5.

[17] Wanner C, Inzucchi SE, Lachin JM, et al.

Empagliflozin and progression of kidney disease in type 2 diabetes. N Engl J Med. 2016; 375(4):323-34.
[18] Neal B, Perkovic V, Mahaffey KW, et al. Canagliflozin and cardiovascular and renal events in type 2 diabetes. N Engl J Med. 2017;377(7):644-57.
[19] Jardine AG, Gaston RS, Fellstrom BC, Holdaas H. Prevention of cardiovascular disease in adult recipients of kidney transplants. Lancet. 2011;378(9800):1419-27.
[20] Slagman MC, Waanders F, Hemmelder MH, et al. Moderate dietary sodium restriction added to angiotensin converting enzyme inhibition compared with dual blockade in lowering proteinuria and blood pressure: randomised controlled trial. BMJ. 2011; 343:d4366.
[21] Parfrey PS, Foley RN, Harnett JD, Kent GM, Murray DC, Barre PE. Outcome and risk factors for left ventricular disorders in chronic uraemia. Nephrol Dial Transplant. 1996;11(7):1277-85.
[22] Edwards NC, Moody WE, Yuan M, et al. Diffuse interstitial fibrosis and myocardial dysfunction in early chronic kidney disease. Am J Cardiol. 2015 115(9): 1311-7.
[23] Patel RK, Oliver S, Mark PB, et al. Determinants of left ventricular mass and hypertrophy in hemodialysis patients assessed by cardiac magnetic resonance imaging. Clin J Am Soc Nephrol. 2009;4(9):1477-83.
[24] Amann K, Breitbach M, Ritz E, Mall G. Myocyte/capillary mismatch in the heart of uremic patients. J Am Soc Nephrol. 1998;9 (6):1018-22.
[25] McMahon AC, Greenwald SE, Dodd SM, Hurst MJ, Raine AE. Prolonged calcium transients and myocardial remodelling in early experimental uraemia. Nephrol Dial Transplant. 2002;17(5):759-64.
[26] Jono S, McKee MD, Murry CE, et al. Phosphate regulation of vascular smooth muscle cell calcification. Circ Res. 2000;87(7):E10-7.
[27] Block GA, Klassen PS, Lazarus JM, Ofsthun N, Lowrie EG, Chertow GM. Mineral metabolism, mortality, and morbidity in maintenance hemodialysis. J Am Soc Nephrol. 2004;15(8):2208-18.
[28] Faul C, Amaral AP, Oskouei B, et al. FGF23 induces left ventricular hypertrophy. J Clin Invest. 2011;121(11): 4393-408.
[29] Denby L, Ramdas V, Li R, et al. MicroRNA-214 antagonism protects against renal fibrosis. J Am Soc Nephrol. 2014; 25 (1): 65-80.
[30] Denby L, Ramdas V, McBride MW, et al. miR-21 and miR-214 are consistently modulated during renal injury in rodent models. Am J Pathol. 2011;179(2): 661-72.
[31] Sugimoto H, LeBleu VS, Bosukonda D, et al. Activin-like kinase 3 is important for kidney regeneration and reversal of fibrosis. Nat Med. 2012;18(3):396-404.
[32] Huang L, Haylor JL, Hau Z, et al. Transglutaminase inhibition ameliorates experimental diabetic nephropathy. Kidney Int. 2009;76(4):383-94.

肥胖症

Jennifer Logue, Naveed Sattar, and Dilys Freeman

一、概述 / 423
二、脂肪组织的类型 / 423
 脂肪组织中的细胞类型 / 423
三、脂肪组织扩布 / 423
 （一）脂肪组织扩布失败 / 424
 （二）全身性胰岛素抵抗的发展和代谢性疾病风险的增加 / 424
四、肥胖与心血管疾病的流行病学 / 424
 （一）肥胖与心血管疾病相关联的流行病学现状分析 / 424
 （二）肥胖与心血管疾病相关的风险因素 / 427
 （三）遗传学及流行病学确立了肥胖与心血管疾病之间的联系 / 427
 （四）肥胖症的治疗 / 428
 （五）减肥对心血管疾病风险因素的影响 / 428
 （六）减肥对心血管事件和死亡率的影响 / 428

参考文献 / 429

> **关键概念**
> - 脂肪细胞(脂肪组织中的细胞)储存食物中的甘油三酯。一旦细胞储满,就会形成新的脂肪细胞。
> - 在某些特定人群体内,新的脂肪细胞无法形成,现有的脂肪细胞不得不扩大体积,从而导致胰岛素抵抗,进一步引发心脏代谢疾病。
> - 肥胖与高血压、血脂升高和 2 型糖尿病等不良心血管疾病风险因素相关。
> - 肥胖会改变心脏结构和功能,在儿童中也是如此,主要表现为左心室质量增加和舒张功能障碍。
> - 减重可以改善不良的心血管疾病风险因素,减肥/减重手术已被证明可以降低心血管事件发生的风险。

一、概述

最初认为,脂肪组织只是一个惰性的储存部位;现在认为,其在胰岛素抵抗及相关血管疾病的病理发展中发挥着重要作用。脂肪细胞在脂质储存、产热,以及内分泌/旁分泌信号转导中具有多种功能。

二、脂肪组织的类型

人体白色脂肪组织可根据解剖部位分为皮下脂肪组织和内脏脂肪组织。80%的白色脂肪组织分布在全身的皮下区域,而10%~20%的白色脂肪组织分布在肠系膜和大网膜周围的内脏区域。内脏脂肪组织可通过内脏循环将脂肪酸直接转运至肝脏,与胰岛素抵抗及不良的代谢和炎症反应密切相关[1,2]。此外,在血管周围也有少量的血管周围脂肪组织,也可以在肝脏、肌肉、关节和骨髓找到脂肪组织。棕色脂肪在人体组织中储存量极少,仅在婴儿或经历过寒冷后再适应的成年人中发现了极少量的组织储存。棕色脂肪组织通过线粒体膜上解偶联蛋白 1(uncoupling protein 1,UCP1)的表达促进非战栗产热,可能在能量稳态中发挥重要作用[3]。白色脂肪细胞可以改变形态,从而表现出棕色脂肪细胞的某些特征,产生具有中间特征的米色脂肪细胞[3]。

脂肪组织中的细胞类型

脂肪组织主要由脂肪细胞组成。过量的脂肪酸作为甘油三酯储存在脂肪细胞内的脂滴中,从而防止因循环脂肪酸过多或其他器官甘油三酯储存过多而导致的脂毒性的产生。在脂肪组织中发现的其他细胞被称为脂肪源性基质细胞[4]。这些基质细胞是前脂肪细胞、内皮细胞、成纤维细胞、淋巴细胞、巨噬细胞、髓样细胞、周细胞、平滑肌细胞和间充质干细胞的混合物。脂肪组织间充质干细胞对前脂肪细胞增殖和分化为脂肪细胞起到支持作用,并分泌具有潜在旁分泌作用的多种细胞因子和生长因子。脂肪来源的间充质干细胞具有多向分化潜能,可以分化为多种细胞类型,如脂肪细胞、成骨细胞、软骨细胞和肌肉细胞。

三、脂肪组织扩布

餐后或处于正能量平衡状态时,较小的皮下脂肪细胞会吸收由脂蛋白酶从循环血浆脂蛋白中的甘油三酯释放出的游离脂肪酸。这些脂肪酸被酯化为甘油三酯,从而产生更大的成熟脂肪细胞[4]。脂肪组织中甘油三酯储存的脂肪酸释放后期受胰岛素调节。皮下脂肪组织的积累是一个良性的过程,机体有足够的脂肪储存能力。一些常见解剖位置的脂肪储存,如远端肢体皮下脂肪组织,似乎在调节脂肪酸储存方面更为高效,而近心端皮下脂肪组织似乎表现出更强的胰岛素抵抗,导致脂肪酸的净储存减少,而向循环系统释放的脂肪酸增加。

如果现有成熟脂肪细胞没有足够的能力储存甘油三酯，前脂肪细胞会形成新的脂肪细胞，以增加脂肪组织的储存容量[5]。新脂肪细胞的形成（脂肪生成）分2个步骤进行[3]。第一步是分化，包括将间充质干细胞转变为白色脂肪前细胞。受累的脂肪前细胞不再具有多能性，只能分化为脂肪细胞或进行增殖。第二步是终末分化，形成成熟的白色脂肪细胞，这些细胞储存了脂肪，具有成熟脂肪细胞的特征性外观，包含一个几乎占据细胞内所有空间的单个脂滴。扩布脂肪组织以增加脂肪细胞数量的现象称为增生性扩布。

（一）脂肪组织扩布失败

在某些特定人群中，从前脂肪细胞中产生成熟脂肪细胞（即进行增殖）的能力似乎有限，即无法进行增生性扩布，而多余的脂肪酸储存在现有的成熟脂肪细胞中，导致其体积增加[6]。这种现象称为肥大性扩布，而所形成的较大脂肪细胞往往功能失调，进而引发病理结果。肥大的脂肪细胞对胰岛素产生耐受性，导致脂解作用增加，这是因为胰岛素的抗脂解作用减弱及脂肪细胞内脂肪酸的释放增加[3]。血管生成不足和无法为肥大脂肪细胞提供充足血液供应会导致脂肪细胞的坏死，巨噬细胞浸润脂肪细胞，引发炎症反应和脂肪因子的释放。无法被保留在肥大的皮下脂肪细胞中的脂肪酸溢出，导致内脏脂肪区域的增大。内脏脂肪组织是皮下储备能力不足的标志，可被视为甘油三酯蓄积的主要部位。

（二）全身性胰岛素抵抗的发展和代谢性疾病风险的增加

脂肪细胞扩布失败导致胰岛素抵抗和脂肪酸积累，如上所述，这些脂肪酸以甘油三酯的形式储存在肝脏中。肝脏脂肪堆积抑制胰岛素的降糖作用，导致肝脏内富含甘油三酯的极低密度脂蛋白（very low density lipoprotein，VLDL）的产生增加。随着皮下脂肪细胞储存VLDL中所携带的甘油三酯的能力受损，其他组织开始储存脂肪。这导致胰腺B细胞的去分化，最终导致胰岛素分泌减少。肌肉中甘油三酯的积累导致肌肉对葡萄糖利用率下降，进一步加重胰岛素抵抗。累积的异位脂肪会引起相关组织的脂毒性，并会进一步加剧已经由发炎的脂肪组织所引起的促炎性环境。因此，肝脏异位脂肪堆积与胰岛素抵抗和2型糖尿病的发展密切相关[3,7]。值得注意的是，某些种族群体（如南亚人）更容易累积内脏脂肪，其罹患2型糖尿病的风险增加，这被认为是由于脂肪细胞扩布受限所致[8]。最近有研究表明，与减少肝脏脂肪和胰腺脂肪有关的极低热量饮食干预可以逆转2型糖尿病的进程[7]。由于这些途径同样增加了心脏代谢风险，因此，内脏脂肪堆积也与动脉粥样硬化相关[9]。

四、肥胖与心血管疾病的流行病学

（一）肥胖与心血管疾病相关联的流行病学现状分析

多数人可能认为肥胖是心血管疾病（CVD）的一个高风险因素，因此，随着人口平均肥胖水平的持续上升，心脏病的发病率本应随之上升。但事实上，肥胖其实是CVD的一个适度风险因素，尤其是与2型糖尿病相比，后者与CVD的联系更为显著。因此，尽管过去20～30年来糖尿病发病率不断上升，部分原因是许多国家人口平均肥胖水平不断升高，但由于对"下游"风险因素更好的控制，高收入国家的CVD发病率实际上有所下降。然而，体重指数（BMI）开始上升的初始年龄越来越年轻化引发了人们越来越多的担忧，因为如果个体在其他风险因素被确定和评估之前就发生肥胖了(就像在年轻的成年人和青少年中发生的那样),那么在接下来的几十年中,人群中CVD的发病率下降趋势可能会逆转。此外,人群中BMI的上升会导致生活质量的下降和许多慢性疾病风险的增加。对于对CVD感兴趣的研究人员和学生来说,更好地理解肥胖与CVD之间联系的模式和性质非常重要。

将BMI与未来CVD结局联系起来的最佳证据来自新兴风险因子合作组(Emerging Risk Factor Collaboration,ERFC)主导的一项研究[10]。该研究收集了超过58组无CVD病史的个体队列数据,以评估肥胖的3个指标(BMI、腰围和腰臀比)与冠心病(coronary heart disease,CHD)和缺血性脑卒中发生率之间的关系(图39-1)。研究显示,在BMI≥20 kg/m² 的人群中,调整年龄、性别和吸烟状况调整后,BMI、腰围和腰臀比与CVD的风险比分别为1.23(95%CI 1.17~1.29)、1.27(95%CI 1.20~1.33)、1.25(95%CI 1.19~1.31)。这些风险比是基于每项肥胖指标的基线值每高一个标准差计算得出的,相当于BMI增加4.56 kg/m²,腰围增加12.6 cm,腰臀比增加0.083。研究还发现,在进一步调整基线收缩压、糖尿病史、总胆固醇和高密度脂蛋白胆固醇(HDL-C)的数值后,相应的风险比显著降低了50%以上(图39-1)。因此,肥胖

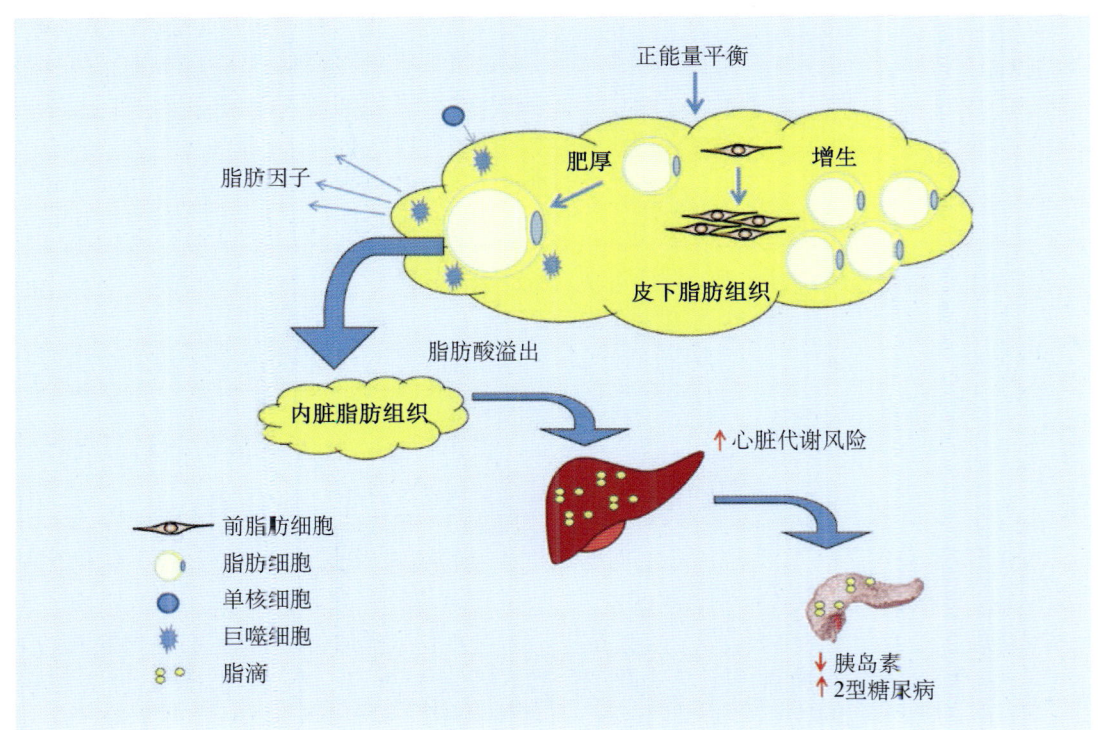

图 39-1　饮食中过量的热量可通过2种方式储存在皮下脂肪组织中

注:第一种是良性方式(增生),即前脂肪细胞发生二分化,增加脂肪细胞的数量,将多余的脂肪以甘油三酯的形式储存起来。第二种方式(肥大)则是当前脂肪细胞无法增大,甘油三酯储存在相同数量的较大脂肪细胞中。较大的脂肪细胞更容易产生胰岛素抵抗,并开始"溢出"脂肪酸。此外,它们往往会出现缺氧和坏死,从而吸引巨噬细胞浸润,导致脂肪组织炎症的进一步发展。肥大脂肪细胞无法保留的脂肪酸首先储存在内脏脂肪组织中,当内脏脂肪组织的扩张能力超出极限时,甘油三酯会异位储存在肝脏中,导致胰岛素抵抗,形成心脏代谢风险;或者储存在胰腺中,导致β细胞毒性和功能衰竭。

与CVD结局的独立相关性被降低。另外值得注意的是,腰围和腰臀比与冠心病和缺血性脑卒中的发病似乎呈线性相关,在BMI上则略呈J形相关。这些结果表明,如果报告的关联是因果关系,那么在人群层面上,保持体重和脂肪水平较低应可降低CVD所致不良事件的风险(图39-2)。

另外,在同一篇ERFC论文中,有证据表明,肥胖与致命性CVD时间的风险关联比与非致命性CVD事件的关联更强,这一发现也在WOSCOPS研究中得到证实[11],具体原因还需要进一步研究。此外,与急性心肌梗死的发病率相比,BMI的增加与心力衰竭再住院风险的相关性更强[12],至少在年轻男性中是这样。这一令人惊讶的发现表明,肥胖与心力衰竭之间的关联远远超出了动脉粥样硬化的范畴。这是一个值得进一步研究的领域。

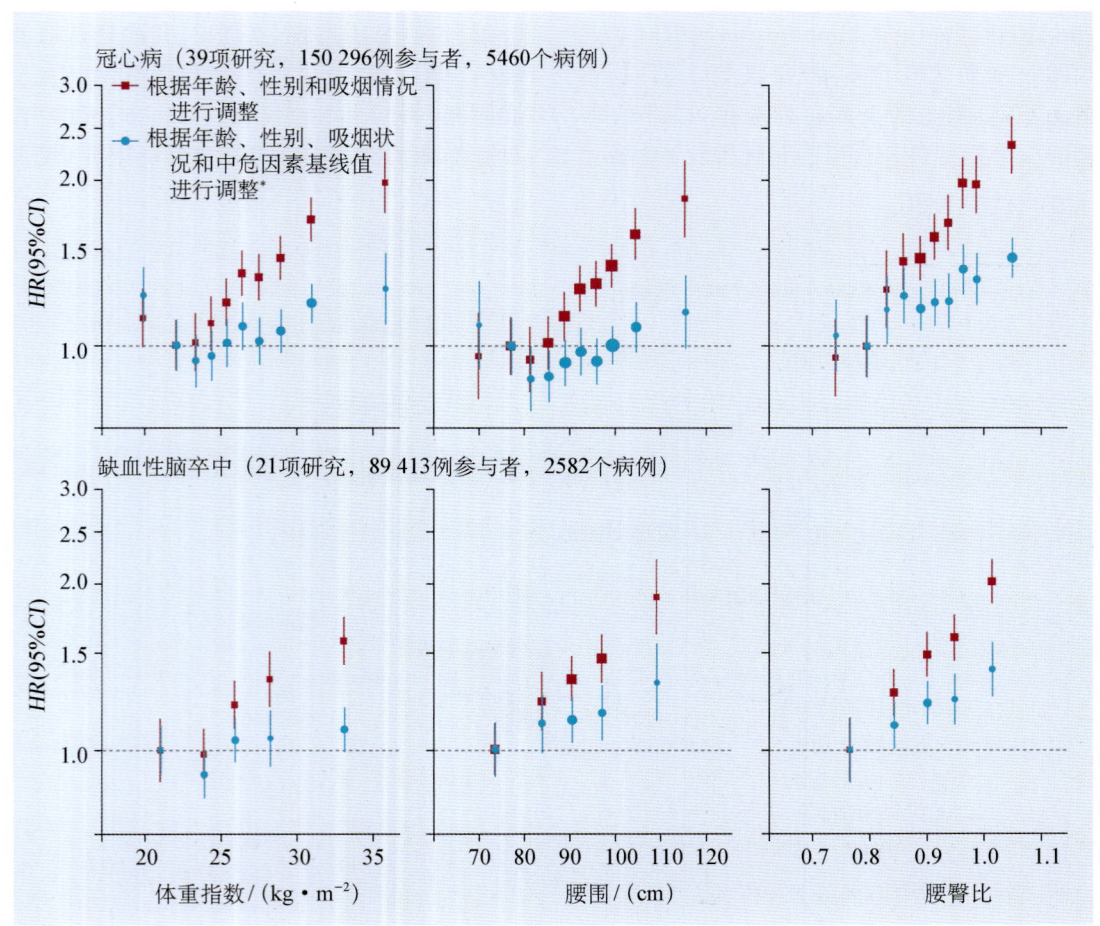

图39-2 冠心病和缺血性卒中基线BMI、腰围和腰臀比的风险比(经许可引自文献[10])
注:回归分析酌情按性别分层,并通过多变量随机效应荟萃分析合并调整后的研究特定对数风险比进行了合并。Y轴以对数刻度显示。参考群体是冠心病图中的第二十分位百分数和缺血性脑卒中图中的第一个五分位百分数。HR.风险比。
* 中等风险因素包括收缩压、糖尿病病史,以及总胆固醇和高密度脂蛋白胆固醇。

(二)肥胖与心血管疾病相关的风险因素

BMI 升高与多个既定的风险因素有关(表 39-1)。这些因素包括血压升高、血脂异常(甘油三酯升高、HDL-C 降低,较 LDL-C 升高更为显著)和 2 型糖尿病。因此,肥胖必须通过这些"下游"因果风险途径在一定程度上增加 CVD 风险。这并不意味着这些风险因素完全覆盖肥胖引起的 CVD 风险(即 BMI)。我们从 QRISK3 风险评分(英格兰和威尔士用于估计 10 年 CVD 事件风险的风险评分)得知[13],即使 BMI 的独立贡献相对较小,但在纳入上述已知风险因素后,BMI 仍会增加 CVD 风险。

表 39-1 肥胖与心血管疾病相关的已知风险因素和新风险因素

类型	风险因素
已知	高血压
	血脂异常
	糖尿病
新风险	炎症
	血管功能障碍
	凝血变化
	心脏重塑
	血管内容量变化
	肾脏/肾小球过度滤过

为什么肥胖会导致高血压的风险增加?其机制尚未完全阐明。肥胖与更多的异位脂肪(包括血管周围的脂肪)相关,可能通过血管分泌信号而损害内皮功能[14]。此外,随着胰岛素水平的升高,肥胖患者有钠潴留和液体潴留的趋势,但其他多种机制也可能增加外周阻力和心输出量。

在与糖尿病的关系方面,人们现在非常清楚地知道,随着 BMI 的上升,不同人群在不同阈值下将脂肪储存在肝脏和胰腺等代谢敏感组织以及肌肉,导致肝脏和肌肉对胰岛素的反应性降低,而胰腺的胰岛素生成可能受到阻碍。一旦血糖或糖化血红蛋白(HbA1c)水平达到特定阈值,就会发展为明显的糖尿病,这种情况被公认为 CVD 和心力衰竭的独立风险因素。

当然,还有许多其他途径可能将肥胖与 CVD 联系起来,包括低级别的全身性炎症[以血液中 C 反应蛋白(CRP)和白介素(IL)-6 水平略高为界,有证据表明后者而非前者与 CVD 具有因果性]、凝血途径改变、肾脏相关不良影响,以及心脏异位脂肪的致病因素。其他研究人员也经常提起脂肪肝作为肥胖和 CVD 之间的联系,但这一领域仍存在争议。事实上,没有人知道这些因素在多大程度上介导了 CVD 的风险,并且很难从这些假定因素的关联中确定因果关系。

最后,关于肥胖导致 CVD 风险的途径,目前有确切的证据表明,肥胖会改变心脏结构和功能,即使在儿童中也是如此,尽管最初的改变可能很微小。例如,在一项针对 612 例青少年和年轻人(10~24 岁)的心脏结构和功能的横断面研究中,肥胖者的左心室重量(按体表面积标准化)大于对照组[15]。此外,肥胖组的舒张功能也受损,提示对心脏功能的多个方面有不良影响。在年轻人身上的这一发现,以及作者团队的其他证据[16]表明,终身暴露于较高的肥胖水平对 CVD 风险的影响比仅仅在晚年的某个时刻变得肥胖更大。

(三)遗传学及流行病学确立了肥胖与心血管疾病之间的联系

近年来,研究人员意识到,遗传多态性是相对常见的,遗传可以决定 BMI 等表型特征的终身差异,这有助于寻找因果相关的风险因素和新药物靶点。这类研究被称为孟德尔随机化,是目前区分因果关系和简单关联的流行方法。利用这些信息,研究人员最近发现,终身体重较重的遗传倾向(基于由先前研究中与体重指数相关的 93 个单核苷酸多态性组成的遗传风险评分)与较差的冠心病预后,以及相关风险因素(如收缩压和 2 型糖尿病等疾病)相关[17]。在对明显的混杂因素进行调整后,这些基因仍与不良风险相关。当然,必须指出的是,这类研究并非毫无潜在局限性,但如果操作得当,可以帮助人们优先确定可能的因果途径。

(四)肥胖症的治疗

肥胖的主要治疗方法是通过饮食、运动和手术的组合来实现减重[18],这被称为生活方式干预,可实现 5%～10% 的总体重减轻。这些干预措施通常包括减少能量摄入的饮食(标准是每天减少 600 kcal),并使用目标设定、自我监测、复发预防和同伴支持等技术来辅助减重和促进减肥维持。运动在减重中的作用有限,因为达到足够的能量赤字所需的运动量非常高,但其在帮助维持减重效果方面有更明显的作用。

减重手术是一种主要目的为诱导减重的外科手术。最常用的 3 种手术类型是袖状胃切除术、Roux-en-Y 胃旁路手术和腹腔镜可调胃束带手术。所有这 3 种类型都会改变胃和上胃肠通道的解剖结构。根据手术类型,可以实现 20%～40% 的减重。如果患者选择得当,手术造成的死亡风险非常低,但存在长期并发症和需要再次手术的风险,并需要终身营养补充和监测。

已知有多种药物可用于治疗肥胖症,但由于不良反应,许多药物已不再使用。新药物的可用性有限(译者注:截至该书出版时的情况),因为它们通常并不比高质量的生活干预方案更有效。

(五)减肥对心血管疾病风险因素的影响

许多随机对照试验表明,体重减轻 5%～10% 可显著改善心血管风险因素[18]。体重减轻 10% 可使总胆固醇下降 0.25 mmol/L、收缩压下降 6.1 mmHg 和舒张压下降 3.6 mmHg。鉴于 2 型糖尿病与 CVD 之间的密切关系,需要注意的是,体重减轻 7% 可将空腹血糖受损(空腹血糖高于正常范围但尚未达到糖尿病范围的状态)进展为糖尿病的风险降低 50% 以上。这已经在多项随机试验中得到证实,最著名的是美国的糖尿病预防项目,该项目已经在全球范围内广泛应用于临床实践。

(六)减肥对心血管事件和死亡率的影响

目前尚无非手术的减肥干预措施对心血管事件或死亡率产生积极影响的随机试验。美国的 LookAHEAD 试验[19]对 5145 例患有 2 型糖尿病的成年人进行随机分组,一组接受常规生活方式建议护理,另一组接受非常密集的体重管理计划,包括 4 年内总餐食替代、请私人教练和与营养师频繁会面等。该研究旨在回答有意减肥是否会降低致命性和非致命性心血管和脑血管事件发生率的问题。然而,在进行了近 10 年的跟踪调查后,这项研究最终被叫停,因为没有迹象表明两组之间的结果存在差异,继续研究是徒劳的。但人们认为,这并不意味着减肥对心血管没有好处。LookAHEAD 所有参与者的糖尿病都控制得很好,血压和血脂也控制得很好。在试验期间,实验组控制并减轻了体重;总体实验组参与者心血管事件的发生率远低于相关类型的一般人群的水平。这些因素被认为影响了试验结果,使其与现实世界中的患者护理有很大不同。

观察性研究表明,减重手术可以降低心血管事件的发生率[20]。与未选择减重手术的肥胖患者相比,接受手术的患者在 10 年后死亡的风险更低。虽然心血管事件的减少主要出现在手术时已有 2 型糖尿病的患者身上,但这也表明,手术通过改善葡萄糖代谢、血脂、血压及其他心血管风险因素来降低 CVD 风险。减重手术对心力衰竭的发生也有影响，选择手术的肥胖患者的心力衰竭发生率比未选择手术的肥胖患者更低。然而，应该指出的是，这些观察性研究虽然有足够长的随访时间以评估心血管终点，但这些研究都始于 20 世纪 80 年代和 90 年代，当时 2 型糖尿病和 CVD 风险的治疗远远不如现在。这些结果可能不会在当代队列中重现；相反，更有可能的结果是，代谢控制可以通过更少的药物来实现。

结论和临床前景

- 肥厚性扩张导致脂肪细胞功能失调，引发病理后果。胰岛素抵抗导致脂肪分解增加、血管新生不足导致坏死、巨噬细胞渗入脂肪组织，以及炎症和脂肪因子释放。
- 流行病学和遗传学数据，以及人们对肥胖及其对某些重要风险因素途径的影响的了解，还包括一些假定的风险因素，都证实肥胖与 CVD 结局之间存在重要联系。
- 通过饮食和体育锻炼或减重手术来控制体重，可以降低与肥胖相关的不良 CVD 风险。减重手术的一些证据表明，持续的大规模减重可降低心血管事件和死亡的风险。

知识空白

- 需要更多的研究来了解脂肪细胞功能失调的确切机制，并开发针对此类机制的药物疗法。
- 除减重手术外，目前尚缺乏能够诱导大多数个体长期减重的减重干预措施，这使得肥胖成为一种慢性复发性状况。希望未来药物能够重现减重手术的效果。

（梁建文　翻译；黄辉　审核）

参考文献

[1] Jensen MD. Role of body fat distribution and the metabolic complications of obesity. J Clin Endocrinol Metab. 2008;93:S57-63.

[2] Mathieu P, Boulanger MC, Despres JP. Ectopic visceral fat: a clinical and molecular perspective on the cardiometabolic risk. Rev Endocr Metab Disord. 2014;15:289-98.

[3] Gustafson B, Hedjazifar S, Gogg S, Hammarstedt A, Smith U. Insulin resistance and impaired adipogenesis. Trends Endocrinol Metab. 2015;26:193-200.

[4] Gimble JM, Bunnell BA, Frazier T, Rowan B, Shah F, Thomas-Porch C, Wu X. Adipose-derived stromal/stem cells: a primer. Organogenesis. 2013;9:3-10.

[5] Arner P, Spalding KL. Fat cell turnover in humans. Biochem Biophys Res Commun. 2010;396:101-4.

[6] Cuthbertson DJ, Steele T, Wilding JP, Halford JC, Harrold JA, Hamer M, Karpe F. What have human experimental overfeeding studies taught us about adipose tissue expansion and susceptibility to obesity and metabolic complications? Int J Obes (Lond). 2017;41(6):853-65.

[7] Taylor R, Barnes AC. Translating aetiological insight into sustainable management of type 2 diabetes. Diabetologia. 2018;61:273-83.

[8] Sattar N, Gill JM. Type 2 diabetes in migrant south Asians: mechanisms, mitigation, and management. Lancet Diabetes Endocrinol. 2015;3:1004-16.

[9] Neeland IJ, Poirier P, Despres JP. Cardiovascular and metabolic heterogeneity of obesity: clinical challenges and implications for management. Circulation. 2018;137:1391-406.

[10] Emerging Risk Factors Collaboration, Wormser D, Kaptoge S, Di Angelantonio E, Wood AM, Pennells L, Thompson A, Sar-

war N, Kizer JR, Lawlor DA, Nordestgaard BG, Ridker P, Salomaa V, Stevens J, Woodward M, Sattar N, Collins R, Thompson SG, Whitlock G, Danesh J. Separate and combined associations of body-mass index and abdominal adiposity with cardiovascular disease: collaborative analysis of 58 prospective studies. Lancet. 2011; 377 (9771): 1085-95.

[11] Logue J, Murray HM, Welsh P, Shepherd J, Packard C, Macfarlane P, Cobbe S, Ford I, Sattar N. Obesity is associated with fatal coronary heart disease independently of traditional risk factors and deprivation. Heart. 2011;97(7):564-8.

[12] Rosengren A, Åberg M, Robertson J, Waern M, Schaufelberger M, Kuhn G, Åberg D, Schiöler L, Torén K. Body weight in adolescence and long-term risk of early heart failure in adulthood among men in Sweden. Eur Heart J. 2017;38(24):1926-33.

[13] JBS3 Board. Joint British Societies' consensus recommendations for the prevention of cardiovascular disease (JBS3). Heart. 2014; 100(Suppl 2):ii1-ii67.

[14] Yudkin JS, Eringa E, Stehouwer CD. "Vasocrine" signalling from perivascular fat: a mechanism linking insulin resistance to vascular disease. Lancet. 2005; 365 (9473): 1817-20.

[15] Berry C, Sattar N. Stressed hearts in children with obesity and diabetes: a cause for concern? Diabetologia. 2011;54(4):715-8.

[16] Charakida M, Khan T, Johnson W, Finer N, Woodside J, Whincup PH, Sattar N, Kuh D, Hardy R, Deanfield J. Lifelong patterns of BMI and cardiovascular phenotype in individuals aged 60-64 years in the 1946 British birth cohort study: an epidemiological study. Lancet Diabetes Endocrinol. 2014; 2 (8):648-54.

[17] Lyall DM, Celis-Morales C, Ward J, Iliodromiti S, Anderson JJ, Gill JMR, Smith DJ, Ntuk UE, Mackay DF, Holmes MV, Sattar N, Pell JP. Association of Body Mass Index with cardiometabolic disease in the UK biobank: a Mendelian Randomization Study. JAMA Cardiol. 2017;2(8):882-9.

[18] Heymsfield SB, Wadden TA. Mechanisms, pathophysiology, and management of obesity. N Engl J Med. 2017;376(3):254-66.

[19] Pi-Sunyer X. The look AHEAD trial: a review and discussion of its outcomes. Curr Nutr Rep. 2014;3(4):387-91.

[20] Tham JC, le Roux CW, Docherty NG. Cardiovascular, renal and overall health outcomes after bariatric surgery. Curr Cardiol Rep. 2015;17(5):34.

40 糖尿病与血管疾病

John R. Petrie and Ian P. Salt

一、1型和2型糖尿病的心血管疾病风险 / 432

二、胰岛素与血管系统 / 433

三、胰岛素与动脉粥样硬化 / 433

四、糖尿病血管病变的机制 / 435

 （一）葡萄糖 / 435

 （二）脂质、游离脂肪酸和脂质代谢物 / 436

 （三）胰岛素抵抗 / 436

 （四）凝血、纤溶与细胞黏附 / 436

五、降糖治疗与心血管疾病风险 / 436

六、多重风险因素控制与心血管疾病风险 / 437

参考文献 / 438

Ⅳ 临床要点

关键概念

- 心血管疾病（CVD），也称为大血管疾病，是导致1型和2型糖尿病患者发病和死亡的主要并发症。
- 在这2种糖尿病中，微血管并发症（视网膜病、肾病和神经病变）也带来了沉重的负担，包括视力丧失、肾衰竭和足部溃疡/截肢。这些问题与控制血糖升高（高血糖）及其下游细胞效应密切相关。
- 在1型糖尿病中，高血糖及其下游效应是发病后10～15年内CVD的主要驱动因素。高血压和血脂异常在35～40岁年龄段人群中成为独立风险因素。
- 在2型糖尿病中，胰岛素抵抗导致脂质代谢改变、高血糖、促炎信号、氧化应激、高凝状态，以及血管中的胰岛素信号受损；所有这些代谢过程都促发了CVD的发病机制。
- 胰岛素直接作用于血管组织，刺激血管活性介质的分泌，从而改善毛细血管招募和营养物质输送，并可能对抗动脉粥样硬化。
- 当前研究的重点是确定新的、更具体的药物靶点，以抵抗糖尿病相关血管疾病的发病机制和进展。

一、1型和2型糖尿病的心血管疾病风险

1型糖尿病是一种代谢性疾病，以血糖升高（高血糖）为特征。在20世纪50年代，糖尿病被分为两大类，即1型糖尿病（胰岛素缺乏状态）和2型糖尿病（胰岛素抵抗状态）。在21世纪，2型糖尿病变得极为普遍，其患病率在过去30年间增长了4倍。目前全球患病率为9.0%，其中撒哈拉以南非洲为2.1%，苏格兰为5.4%，中国为11.6%，沙特阿拉伯为25.4%[1]。与1型糖尿病相比，2型糖尿病的发病率约高出10倍。英国（特别是苏格兰）和斯堪的纳维亚国家是全球1型糖尿病发病率最高的地区，且其发病率逐年缓慢上升，原因尚不明确[2]。

在20世纪20年代早期胰岛素被发现并提纯用于治疗后，许多1型糖尿病的年轻人开始存活到成年。但随后发现，许多人会发展成视网膜病变（失明）、肾病（肾衰竭）和神经病变（足部溃疡后需要截肢）。人们怀疑这些"小血管"并发症可以通过严格控制血糖来预防，但直到20世纪90年代初，这一观点才在"糖尿病控制与并发症研究"（diabetes complications and control trial, DCCT）中得到充分证明。该试验随机将年轻人分为强化控制组和常规控制组，持续时间为6.5年[3]。

对1型糖尿病患者进行的随访研究显示，与2型糖尿病一样，1型糖尿病既是一种代谢性疾病，也是一种CVD。它与动脉粥样硬化的加速形成相关，导致CVD（如心肌梗死和卒中）的高发病率。DCCT试验后的随访结果表明，严格的血糖控制也可预防"大血管"并发症[4]。然而，当前的胰岛素输注和血糖监测方法很难实现严格控制。最新估计显示，1型糖尿病的患者平均寿命仍减少约12年，主要是CVD所致[5]。

长期以来，CVD是2型糖尿病最常见的死亡原因。研究表明，CVD风险在"糖尿病前期"阶段就已显著升高，达到普通人群的2～3倍，早于糖尿病本身的发展[6]。2型糖尿病的发作比经典1型糖尿病更为隐匿，诊断基于空腹血糖水平达到或超过阈值（7.0 mmol/L），这一水平与未来视网膜微血管并发症的风险相关。通常会出现一个临床前期阶段，在此期间，胰岛素敏感性受到损害（即"胰岛素抵抗"），这通常与肥胖相关，此时胰腺B细胞会分泌更高水平的胰岛素以补偿血糖水平（即"高胰岛素血症"）[6]。

2型糖尿病在高收入国家的发病率上升，一方面是由于日益久坐的生活方式和易

获取的高脂食物,另一方面也与生存率的提高有关。在过去 10 年中,40 岁之前出现 2 型糖尿病的情况才变得常见。随着疾病从糖尿病前期向明显的糖尿病发展,胰岛素处理循环中的葡萄糖和游离脂肪酸的能力逐渐受损,无法有效储存或利用这些物质。胰岛素的其他关键作用也受到影响,包括抑制肝脏的葡萄糖生成和调节肌肉的血流。这些复杂的心脏代谢异常与高水平的游离脂肪酸和甘油三酯,以及血压升高相关,这些特征统称为"代谢综合征"。

随着 2 型糖尿病的发展,胰岛素分泌失调的阶段受到多个基因位点变异的影响,且通常存在家族史。此阶段可能尚未出现经典症状(如口渴、多尿和夜尿),但已经存在"无声"的并发症风险。随着疾病的进展,CVD 风险增加,以至于在诊断 8 年后,心肌梗死的风险可能与曾经发生过心肌梗死的非糖尿病个体相当,即"冠心病风险等同"[7]。高血压和血脂异常在加速 2 型糖尿病的动脉粥样硬化进展中扮演着重要角色,而不仅仅体现在血糖水平。

也许正因为伴随这些疾病,降低有关高血糖相关 CVD 发病风险的干预效果有限[8]。然而,在 20 世纪 90 年代末的英国前瞻性糖尿病研究中证实,长期血糖强化控制可以减少微血管并发症[9]。

在这篇简短的综述中,笔者总结了代谢异常与动脉粥样硬化(导致 CVD)之间机制的 2 种主要糖尿病类型。

二、胰岛素与血管系统

胰岛素的经典作用是促进和调节循环中葡萄糖的储存,将其转化为肌肉和肝脏中的糖原,以及在脂肪组织中转化为甘油三酯。为了实现这一目标,胰岛素刺激横纹肌和脂肪细胞对葡萄糖的摄取,促进肝脏和肌肉中的糖原合成,并抑制肝脏的葡萄糖生成(糖异生)。此外,胰岛素对脂质代谢也有显著影响,包括刺激脂肪酸和甘油三酯的合成,并抑制脂解。

除了这些已明确的糖类和脂质代谢作用外,20 世纪 90 年代的研究表明,胰岛素还对血管有额外的直接作用。尤其是,胰岛素通过血管内皮调节血管活性介质 NO 和内皮素-1(ET-1)的合成。多项研究证实了胰岛素对动脉血管的直接作用,例如,在较大的导管动脉中增加顺应性,而在较小的阻力动脉中则增加血流[10]。此外,有人提出,胰岛素能够通过扩张小动脉("毛细血管招募")来增加靶组织(如四肢骨骼肌)内灌注的毛细血管数量,从而增强其代谢作用[10,11]。这可以增加肌肉中的营养供应,以便储存为糖原。

胰岛素与靶细胞上的胰岛素受体结合,包括血管内皮细胞。胰岛素受体是一种酪氨酸激酶;胰岛素结合后会刺激自身磷酸化,这有助于招募支架蛋白,包括胰岛素受体底物(insulin receptor substrate,IRS)蛋白,并刺激多种细胞内信号转导通路。具体而言,胰岛素通过依赖磷脂酰肌醇 3'-激酶(PI3K)和蛋白激酶 Akt(也称蛋白激酶 B,PKB)来刺激培养的内皮细胞中 NO 的合成(图 40-1)[10,11]。

除增强血管舒张剂 NO 的产生外,在某些情况下,胰岛素还可刺激血管内皮合成血管收缩激素 ET-1。胰岛素刺激的 ET-1 分泌是 PI3K 非依赖性的,但依赖于内皮细胞中的蛋白激酶 ERK1/2(图 40-1)。因此,胰岛素对血管张力的调节可能通过 NO 和 ET-1 的分泌平衡来控制,因为在人类和动物中,ET-1 受体阻断增强了胰岛素的血管舒张作用[10-13]。

三、胰岛素与动脉粥样硬化

在调节血管张力的同时,内皮细胞的 PI3K 激活和 NO 合成还抑制了白细胞对内皮细胞的黏附(图 40-1),这一作用部分是通

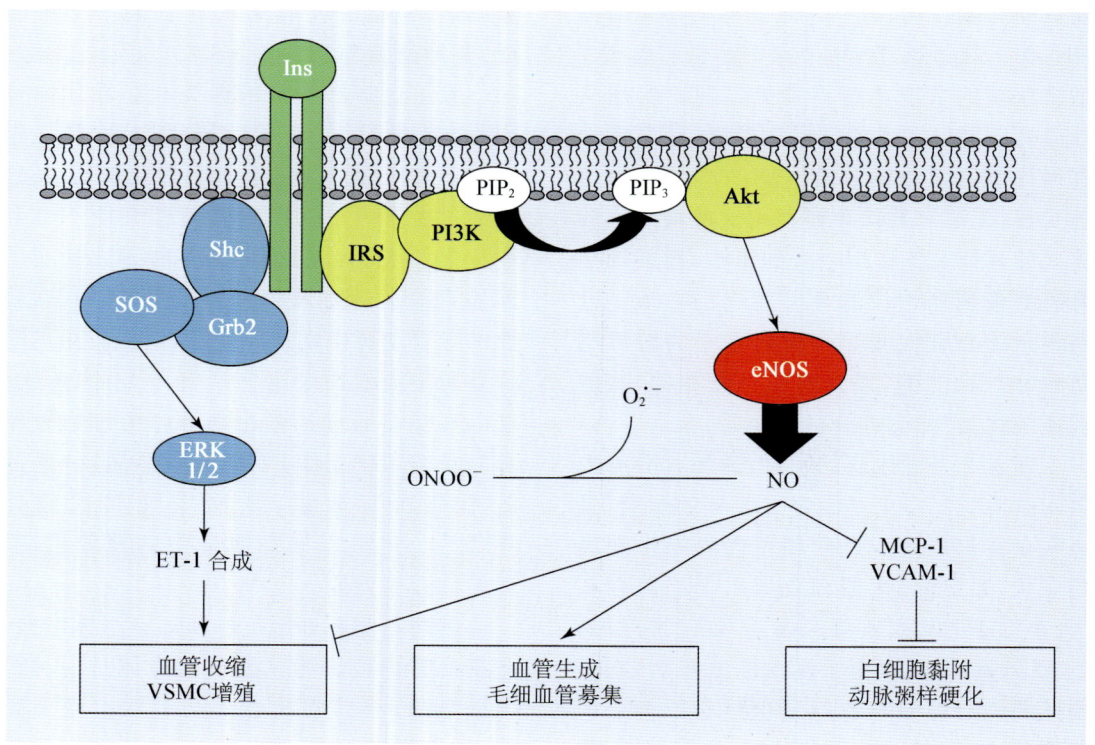

图 40-1 胰岛素刺激的一氧化氮(NO)与内皮素-1(ET-1)合成通路

注：胰岛素(Ins)通过刺激 IRS 蛋白的磷酸化与募集，激活 PI3K。PI3K 催化生成磷脂酰肌醇-3,4,5-三磷酸(PIP_3)，进而激活 Akt 激酶。Akt 通过磷酸化作用激活 eNOS，最终促进 NO 的合成。NO 具有多重生理效应：促进血管舒张、血管新生及毛细血管募集；抑制 VSMC 增殖；下调 MCP-1 和 VCAM-1 的致动脉粥样硬化表达。值得注意的是，高浓度超氧化物会捕获 NO，生成过氧亚硝酸盐。与此同时，胰岛素通过 Shc/Grb2/SOS 信号通路激活促有丝分裂蛋白激酶 ERK1/2，刺激 ET-1 的释放。ET-1 则发挥促血管收缩及 VSMC 增殖的作用。

过减少趋化因子和黏附分子的表达来实现的，包括细胞间黏附分子-1(intercellular adhesion molecule-1，ICAM-1)和单核细胞趋化蛋白-1(monocyte chemoattractant protein-1，MCP-1)，这是由于通过转录因子核因子 κB(NF-κB)的促炎信号减弱。此外，胰岛素已被证明可以促进内皮细胞增殖和迁移，并对血管平滑肌细胞(VSMC)有直接影响，刺激其松弛、增殖并减弱收缩性[14]。

最近，通过对血管胰岛素信号进行基因上调或下调小鼠进行的精细研究，进一步揭示了胰岛素的抗动脉粥样硬化作用。在血管内皮中特异性删除胰岛素受体的小鼠表现出动脉粥样硬化病变面积增加、单核细胞黏附增加，以及血管细胞黏附分子-1(VCAM-1)表达增加。这些效应与全身胰岛素敏感性、葡萄糖耐受性、血浆脂质或血压无关，表明在血管内皮中胰岛素信号的丢失会特异性加剧动脉粥样硬化[15]。矛盾的是，通过内皮特异性过表达人类胰岛素受体来增强胰岛素敏感性也被证明会导致内皮功能下降，这可能是由于 NO 和超氧化物之间的平衡改变所致[16]。这些发现表明，可以通过胰岛素在受体后水平上通过多种胰岛素信号通路成分介导的抗动脉粥样硬化和促动脉粥样硬化作用的平衡来解释，而非仅限于胰岛素受体本身的水平(见下文)。

四、糖尿病血管病变的机制

(一)葡萄糖

在 2 型糖尿病中,当血糖达到诊断糖尿病的水平时,CVD 的风险已经升高,但随着时间的推移,确诊患者也会面临与 1 型糖尿病相当的血糖水平。因此,在这 2 种情况下,血糖影响微血管和大血管并发症的多种相互关联机制均发挥作用(图 40-2)。由于目前的治疗方法(无论是 1 型还是 2 型糖尿病)极难实现长期血糖正常化,研究的一个令人兴奋的焦点是确定最有前景的"可药物靶向"的下游通路,以便开发新的、特异性的药物来阻断葡萄糖和并发症之间的分子机制。

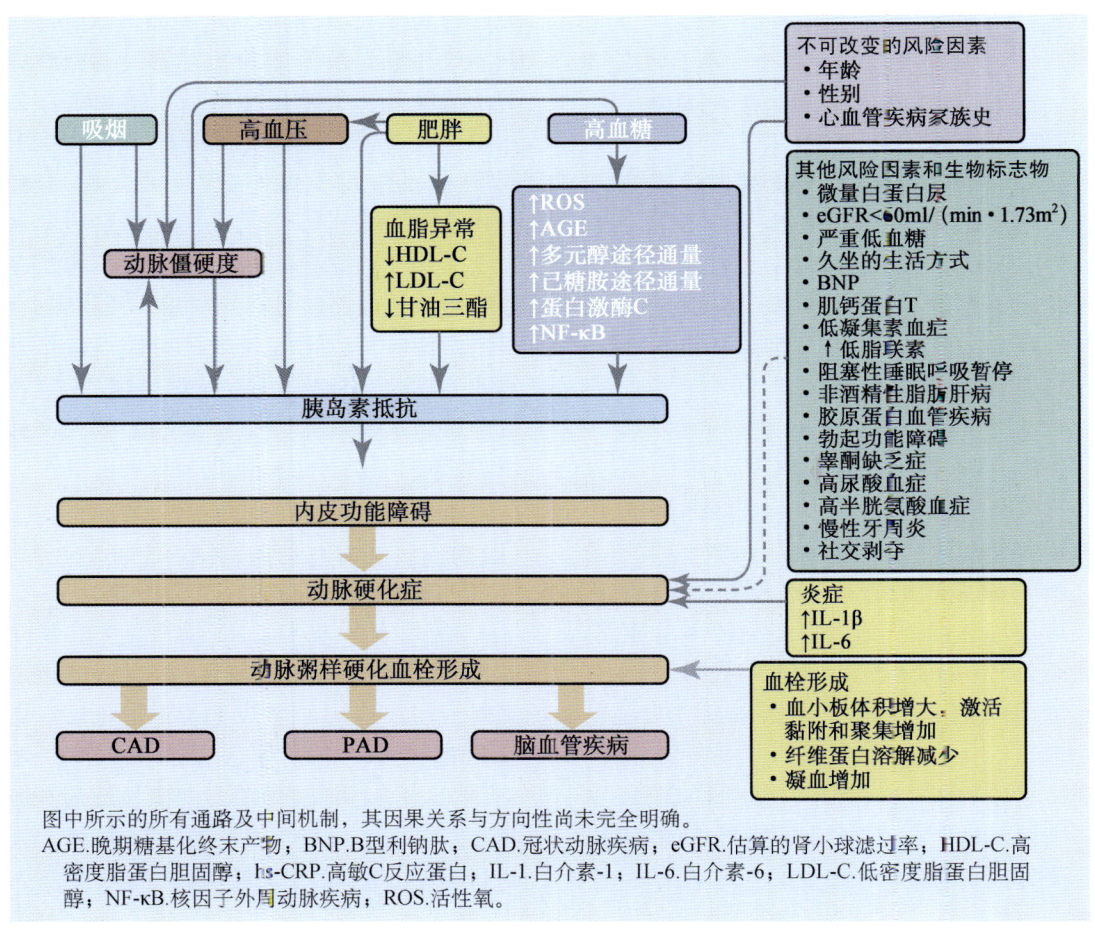

图中所示的所有通路及中间机制,其因果关系与方向性尚未完全明确。
AGE.晚期糖基化终末产物;BNP.B型利钠肽;CAD.冠状动脉疾病;eGFR.估算的肾小球滤过率;HDL-C.高密度脂蛋白胆固醇;hs-CRP.高敏C反应蛋白;IL-1.白介素-1;IL-6.白介素-6;LDL-C.低密度脂蛋白胆固醇;NF-κB.核因子外周动脉疾病;ROS.活性氧。

图 40-2 示意图概括了目前对危险因素与动脉粥样硬化发生发展之间相互作用机制的认识,着重强调其与 2 型糖尿病的关联(经参考文献[6]许可后复制使用)

特别研究了 4 条通路:①多元醇通路(靶向酶醛还原酶);②己糖胺通路;③蛋白激酶 C(PKC-β)(被鲁博司他林抑制);④晚期糖基化终产物受体(AGE/RAGE 通路)(受到"AGE 断裂剂"分子和 RAGE 受体拮抗剂靶向)[17]。葡萄糖或其在这些通路中的代谢的激活会导致多种来源的氧化应激(线粒体、内质网、NADPH 氧化酶),以及慢性低度炎症(如通过抑制 IKKβ 酶,从而激活 NF-κB)。

迄今为止,抑制这些复杂的相互关联的单独通路的尝试并未取得令人满意的效果,这可能是因为其他通路能够进行补偿。Brownlee提出了一个很有影响力的观点，所有这些通路的激活都是由于甘油醛磷酸脱氢酶（GAPDH）活性降低所致，这种情况是由于在应对葡萄糖诱导的氧化应激时，多腺苷二磷酸核糖聚合酶（PARP）在DNA修复过程中过度活化所引起的[17]。转酮糖酶抑制剂苯磷硫胺作为候选分子进入了临床试验，但未能进展到临床应用阶段。

（二）脂质、游离脂肪酸和脂质代谢物

在2型糖尿病中，由于胰岛素抵抗，甘油三酯和游离脂肪酸升高；低密度脂蛋白（LDL）胆固醇颗粒在数量上相对正常，但其特点是体积较小、密度较大，且更易导致动脉粥样硬化。大规模临床试验已显示，使用羟甲基戊二酸单酰辅酶A还原酶抑制剂（"他汀类"药物）可以有效预防中年人群中1型和2型糖尿病患者的CVD，因此，这些药物被临床指南广泛推荐。当前的治疗方法并未直接针对游离脂肪酸；在大血管内皮细胞中，高浓度的游离脂肪酸会导致氧化应激增加，并激活与葡萄糖相同的4条通路，从而为Brownlee提出的"统一假说"提供了机制，解释了1型和2型糖尿病并发症的发生[17]。

在分子水平上，胰岛素抵抗与IRS-1的抑制性磷酸化有关，这种磷酸化是由以下3种信号通路的激活引起的：①PKC；②c-Jun N末端激酶（c-Jun N-terminal kinase，JNK）；③NF-κB激酶β（IKKβ）的抑制。这些反应分别是针对异位脂质代谢物（包括二酰甘油）、促炎细胞因子信号转导和内质网应激的响应[18]。当然，一旦2型糖尿病形成，这些通路中的许多分子也会因高葡萄糖而激活（见上文）；同样，在1型糖尿病中，随着时间的推移，胰岛素抵抗也可能发生（通常与胰岛素引起的体重增加相关），并通过这些通路与高血糖共同作用。

（三）胰岛素抵抗

在胰岛素抵抗状态下，观察到内皮细胞中IRS/PI3K/Akt信号通路的特定下调，而其他胰岛素刺激的通路（如ERK1/2）并未受到抑制[14,19]。这一现象已在肥胖及2型糖尿病的小鼠模型的血管和培养的内皮细胞中得到证实，并与胰岛素刺激的血管舒张和NO生成受损相关联[19]。这种选择性的分子机制在2型糖尿病受试者的内皮细胞中也被观察到，可能通过降低NO的生物利用度，以及维持或促进ET-1的合成，导致内皮功能障碍[19]。因此，在内皮细胞的胰岛素受体下调或上调的小鼠模型中，可能会表现出2条通路信号转导的减弱或增强，而不一定能够提供准确反映体内胰岛素敏感性改变模型。总体而言，证据表明，生理浓度的胰岛素对血管具有直接的临床相关作用，能够抑制动脉粥样硬化的发展。

（四）凝血、纤溶与细胞黏附

胰岛素抵抗与血小板激活（依赖于IRS-1）、凝血因子水平增加（如血管性血友病因子和纤溶酶原激活物抑制物-1）、纤溶作用减少及黏附分子（如ICAM-1和VCAM-1）表达增加相关。由此导致的高凝状态是促进2型糖尿病中胰岛素抵抗加速动脉粥样硬化和CVD的额外因素。

五、降糖治疗与心血管疾病风险

如前所述，对参与DCCT（糖尿病控制与并发症试验）的年轻1型糖尿病患者在接受6.5年的强化胰岛素治疗后的长期随访研究显示，心肌梗死和卒中的风险长期显著降低（EDIC研究）[3]。然而，在大多数医疗系统中，只有约1/3的1型糖尿病患者能够达到DCCT标准的血糖控制水平。随着辅

助治疗(如二甲双胍[21]、SGLT2抑制剂[22])的广泛应用,以及连续血糖监测设备、胰岛素泵甚至闭环系统("人工胰腺"设备)的运用,这种情况可能会在未来几年得到改善。在英国前瞻性糖尿病研究(UK prospective diabetes study,UKPDS)中,刚被诊断为2型糖尿病的成年患者在使用磺酰脲类药物和/或胰岛素进行10年的强化血糖控制后,并未明显降低CVD的发生率,但在试验结束后的10年随访中显示出心肌梗死发生显著减少[9,23]。此外,在初始试验的肥胖亚组中,使用二甲双胍能够预防CVD。然而,对于已确诊的2型糖尿病患者,同期试验并未显示出明确的心血管益处,其中经过降压和他汀类药物治疗的"控制糖尿病患者心血管疾病风险的行动"(action to control cardiovascular risk in diabetes,ACCORD)研究甚至表明,过度降低血糖可能对某些药物和个体造成伤害[8]。

直到2008年,科学界和国际监管机构都默认为降低血糖的药物不仅能缓解症状,还能预防并发症。然而,关于一种特定"胰岛素增敏"药物(罗格列酮,一种核受体激动剂)的争议彻底改变了监管环境。从2010年开始,制药公司必须证明任何新药对心血管系统是安全的。在这一背景下,新型降糖药物在临床应用中接受了评估,包括二肽基肽酶-4(dipeptidyl peptidase-4,DPP-4抑制剂)、胰高血糖素样肽-1(glucagon-like peptide-1,GLP-1)激动剂和钠-葡萄糖耦联转运体-2(SGLT2)抑制剂。

CVD发展缓慢,需要多年时间,因此,通常需要进行双盲随机试验,以将新药与安慰剂(和标准治疗)进行比较,这类试验必须招募数千例2型糖尿病患者并随访多年,以获得足够的统计学效能。有些试验旨在仅证明安全性(在统计学上达到特定的"非劣效"水平),而另一些试验足够大,能有效证明CVD事件发生率的适度降低("优越性")。截至目前,所有4项涉及DPP-4抑制剂试验(阿洛格列汀、西格列汀、沙格列汀和利格列汀)均已证明了其安全性;3项GLP-1激动剂试验(利拉鲁肽、司美格鲁肽和阿比鲁肽)显示出其优越性;3项SGLT2抑制剂试验(恩格列净、卡格列净和达格列净)也表现出优越性[25]。这些结果开始对临床指南产生影响,促使在治疗路径中更早地使用这些新型的、更昂贵的药物。就罗格列酮本身而言,其安全性试验最终得到了令人安心的结果,但该药物已不再上市(虽然类似药物——吡格列酮仍在市场上)。

总之,在1型糖尿病中,通过胰岛素降低血糖对于预防心血管并发症是有效的,但难以实现。在2型糖尿病中,使用特定药物(包括二甲双胍、部分GLP-1激动剂和部分SGLT2抑制剂)降低血糖可有效减少CVD风险。目前,来自UKPDS的数据显示,二甲双胍因其在CVD预防优势[21],以及低成本,仍在所有临床指南中保持一线治疗的地位。

六、多重风险因素控制与心血管疾病风险

大约20年前,研究已证实,针对与2型糖尿病胰岛素抵抗相关的高血压和血脂异常可以通过非降糖干预来有效改善心血管结局。最近一项涉及100 354例2型糖尿病患者的荟萃分析确认,降低10 mmHg的收缩压(如使用ACEi)可使心肌梗死发生率降低12%,卒中发生率降低27%[26]。此外,2008年对14项随机对照试验(涉及14 348例)的荟萃分析显示,通过他汀类药物将LDL胆固醇降低1 mmol/L可以使心血管事件的相对风险降低25%。这一降幅比例几乎与非糖尿病患者相同,但由于糖尿病患者基线风险较高,几乎所有结局(包括心肌梗死和卒中)的绝对风险降低幅度更大[27]。这些CVD风险减少策略通常比降糖干预更容易实施。

结论和临床前景

1型和2型糖尿病不仅是代谢疾病，也是CVD。在2型糖尿病的早期，胰岛素抵抗与肥胖是血管疾病发病机制的主要因素；高血糖则在后期发挥作用。相反，在1型糖尿病中，高血糖是血管疾病发生的核心因素，但随着病情的发展，胰岛素抵抗和肥胖也可能起到一定作用。在这2种主要类型的糖尿病中，多条分子途径共同作用，产生以血脂异常、高血压、氧化应激、亚临床炎症和高凝状态为特征的动脉粥样硬化环境。此外，胰岛素抵抗会削弱NO介导的胰岛素对心血管细胞和组织的直接有益作用。尽管已取得了许多进展，但糖尿病患者的CVD发生率仍远高于普通人群，并且下降速度较慢[28]。未来进一步研究胰岛素所参与的代谢和心血管信号通路，以及这些通路如何受到2种主要糖尿病类型中改变因素的调节，可能会识别出更好的治疗靶点，从而限制或预防其严重并发症的发生。

知识空白
- 如何阻止2型糖尿病在低收入和中等收入国家的日益流行？
- 能否通过新型药物针对受损的血管胰岛素信号通路，以进一步降低2型糖尿病患者的CVD发生率？
- 异常的免疫耐受是否在1型糖尿病的加速动脉粥样硬化中发挥作用？
- 辅助疗法能否改善1型糖尿病患者的长期血糖控制和心血管结局？

（李萍 翻译；成宪武 审核）

参考文献

[1] Zheng Y, Ley SH, Hu FB. Global aetiology and epidemiology of type 2 diabetes mellitus and its complications. Nat Rev Endocrinol. 2018;14(2):88-98.

[2] Patterson CC, Harjutsalo V, Rosenbauer J, Neu A, Cinek O, Skrivarhaug T, Rami-Merhar B, Soltesz G, Svensson J, Parslow RC, Castell C, Schoenle EJ, Bingley PJ, Dahlquist G, Jarosz-Chobot PK, Marčiulionytė D, Roche EF, Rothe U, Bratina N, Ionescu-Tirgoviste C, Weets I, Kocova M, Cherubini V, Rojnic Putarek N, deBeaufort CE, Samardzic M, Green A. Trends and cyclical variation in the incidence of childhood type 1 diabetes in 26 European centres in the 25 year period 1989-2013：a multicentre prospective registration study. Diabetologia. 2018; https://doi.org/10.1007/s00125-018-4763-3.

[3] The Diabetes Control and Complications Trial Research Group. The effect of intensive treatment of diabetes on the development and progression of long-term complications in insulin-dependent diabetes mellitus. New Engl J Med. 1993;329:977-86.

[4] Orchard TJ, Nathan DM, Zinman B, Cleary P, Brillon D, Backlund JY, Lachin JM. Association between 7 years of intensive treatment of type 1 diabetes and long-term mortality. JAMA. 2015;313:45-53.

[5] Livingstone SJ, Levin D, Looker HC, Lindsay RS, Wild SH, Joss N, Leese G, Leslie P, McCrimmon RJ, Metcalfe W, McKnight JA, Morris AD, Pearson DW, Petrie JR, Philip S, Sattar NA, Traynor JP, Colhoun HM. Estimated life expectancy in a Scottish cohort with type 1 diabetes，2008-2010. JAMA. 2015;313:37-44.

[6] Vella S, Petrie JR. Macrovascular disease：pathogenesis and risk assessment. Medicine. 2018; https://doi.org/10.1016/j.mpmed.2018.11.011. https://www.medicinejournal.co.uk/article/S1357-3039(18)30282-2/pdf. Accessed 16 Jan 2019.

[7] Haffner SM, Lehto S, Rönnemaa T, Pyörälä K, Laakso M. Mortality from coronary heart

disease in subjects with type 2 diabetes and in nondiabetic subjects with and without prior myocardial infarction. N Engl J Med. 1998;339:229-34.

[8] Macisaac RJ, Jerums G. Intensive glucose control and cardiovascular outcomes in type 2 diabetes. Circulation (Heart Lung Circ). 2011;20:647-54.

[9] United Kingdom Prospective Diabetes Study Group. Intensive blood glucose control with sulphonylurea or insulin compared with conventional treatment and risk of complications in patients with type 2 diabetes (UKPDS 33). Lancet. 1998;352:837-53.

[10] Zheng C, Liu Z. Vascular function, insulin action, and exercise: an intricate interplay. Trends Endocrinol Metab. 2015;26:297-304.

[11] de Boer MP, Meijer RI, Richter EA, van Nieuw Amerongen GP, Sipkema P, van Poelgeest EM, Aman J, Kokhuis TJ, Koolwijk P, van Hinsbergh VW, Smulders YM, Serné EH, Eringa EC. Globular adiponectin controls insulin-mediated vasoreactivity in muscle through AMPKα2. Vasc Pharmacol. 2016;78:24-35.

[12] Olver TD, McDonald MW, Klakotskaia D, Richardson RA, Jasperse JL, Melling CWJ, Schachtman TR, Yang HT, Emter CA, Laughlin MH. A chronic physical activity treatment in obese rats normalizes the contributions of ET-1 and NO to insulin-mediated posterior cerebral artery vasodilation. J Appl Physiol. 2017;122:1040-50.

[13] Reynolds LJ, Credeur DP, Manrique C, Padilla J, Fadel PJ, Thyfault JP. Obesity, type 2 diabetes, and impaired insulin-stimulated blood flow: role of skeletal muscle NO synthase and endothelin-1. J Appl Physiol. 2017;122:38-47.

[14] Salt IP. Examining the role of insulin in the regulation of cardiovascular health. Futur Cardiol. 2013;9:39-52.

[15] Rask-Madsen C, Li Q, Freund B, Feather D, Abramov R, Wu H, Chen K, Yamamoto-Hiroka J, Goldenbogen J, Sotiropoulos KB, Clermont A, Gera des P, Dall'Osso C, Wagners AJ, Huang PL, Rekhter M, Scalia R, Kahn CR, King GL. Loss of insulin signaling in vascular endothelial cells accelerates atherosclerosis in apolipoprotein E null mice. Cell Metab. 2010;11:379-89

[16] Viswambharan H, Yulcasheva NY, Sengupta A, Imrie H, Gage MC, Haywood N, Walker AM, Skromna A, Makova N, Galloway S, Shah P, Sukumar P, Porter KE, Grant PJ, Shah AM, Santos CX, Li J, Beech DJ, Wheatcroft SB, Cubbon RM, Kearney MT. Selective enhancement of insulin sensitivity in the endothelium in vivo reveals a novel proatherosclerotic signaling loop. Circ Res. 2017;120:784-98.

[17] Brownlee M, et al. Diabetes. 2005;54:1615-25.

[18] Copps KD, White MF. Regulation of insulin sensitivity by serine/threonine phosphorylation of insulin receptor substrate proteins IRS1 and IRS2. Diabetologia. 2012;55:2565-82.

[19] Kubota T, Kubota N, Kadowaki T. Imbalanced insulin actions in obesity and type 2 diabetes: key mouse models of insulin signaling pathway. Cell Metab. 2017;25:797-810.

[20] Grant PJ. Diabetes mellitus as a prothrombotic condition. J Intern Med. 2007;262:157-72.

[21] Petrie JR, Chaturvedi N, Ford I, Brouwers MCGJ, Greenlaw N, Tillin T, Hramiak I, Hughes AD, Jenkins AJ, Klein BEK, Klein R, Ooi TC, Rossing P, Stehouwer CDA, Sattar N, Colhoun HM, REMOVAL Study Group. Cardiovascular and metabolic effects of metformin in patients with type 1 diabetes (REMOVAL): a double-blind, randomised, placebo-controlled trial. Lancet Diabetes Endocrinol. 2017;5(8):597-609.

[22] Petrie JR. SGLT2 inhibitors in type 1 diabetes: knocked down, but up again? Lancet Di-

abetes Endocrinol. 2017;5(11):841-3.

[23] Holman RR, Paul SK, Bethel MA, Matthews DR, Neil HA. 10-year follow-up of intensive glucose control in type 2 diabetes. N Engl J Med. 2008;359:1577-89.

[24] Hiatt WR, Kaul S, Smith RJ. The cardiovascular safety of diabetes drugs-insights from the rosiglitazone experience. N Engl J Med. 2013;369:1285-7.

[25] Cefalu WT, Kaul S, Gerstein HC, Holman RR, Zinman B, Skyler JS, Green JB, Buse JB, Inzucchi SE, Leiter LA, Raz I, Rosenstock J, Riddle MC. Cardiovascular outcomes trials in type 2 diabetes: where do we go from here? Reflections from a diabetes care editors' expert forum. Diabetes Care. 2018;41:14-31.

[26] Emdin CA, Rahimi K, Neal B, Callender T, Perkovic V, Patel A. Blood pressure lowering in type 2 diabetes: a systematic review and meta-analysis. JAMA. 2015;313(6):603-15.

[27] Cholesterol Treatment Trialists' (CTT) Collaborators, Kearney PM, Blackwell L, Collins R, Keech A, Simes J, Peto R, Armitage J, Baigent C. Efficacy of cholesterol-lowering therapy in 18,686 people with diabetes in 14 randomised trials of statins: a meta-analysis. Lancet. 2008;371(9607):117-25.

[28] Gregg EW, Li Y, Wang J, Burrows NR, Ali MK, Rolka D, Williams DE, Geiss L. Changes in diabetes-related complications in the United States, 1990-2010. N Engl J Med. 2014;370(16):1514-23.

41 肺动脉高压

M. R. MacLean, C. Church, A. MacKenzie, G. Jayasekera, and K. Mair

一、目前的治疗策略 / 442
 （一）前列腺素类药物 / 442
 （二）内皮素受体拮抗剂 / 443
 （三）一氧化氮/环磷酸鸟苷途径 / 443
二、最新研究进展 / 444
 （一）性别和雌激素 / 444
 （二）骨形成蛋白受体 II 型 / 444
 （三）p38-MAP 激酶 / 444
 （四）表观遗传学 / 445
 （五）干细胞 / 445
 （六）5-羟色胺和生长因子 / 445
 （七）肺动脉高压动物模型 / 446
 （八）右心室：来自动物模型和临床的经验 / 446

参考文献 / 447

© Springer Nature Switzerland AG 2019
R. M. Touyz, C. Delles (eds.), *Textbook of Vascular Medicine*,
https://doi.org/10.1007/978-3-030-16481-2_41

IV 临床要点

> **关键概念**
> - 肺动脉高压（pulmonary arterial hypertension，PAH）仍存在尚未满足的临床需求。女性罹患 PAH 的比例高于男性，且即使使用现有药物治疗，患者的生存率也很低。右心室衰竭是 PAH 患者死亡的主要原因。
> - 现有药物治疗主要靶向肺血管收缩。
> - 未来药物可能同时针对血管收缩、肺血管重构，以及右心室功能的改善。
> - 动物模型对 PAH 的研究十分重要，并且仍在不断进展。

历史上人们对 PAH 的关注较少，直到 20 世纪 60 年代由阿米雷司（氨苯噁唑啉）导致的 PAH 的"流行"才开始引起人们的重视。阿米雷司是一种间接的 5-羟色胺激动剂，曾作为非处方食欲抑制剂而用于减轻体重，但由于其引起 PAH 发病率增加，于 1968 年退出市场。在阿米雷司引起的 PAH 死亡患者中，其肺血管病变与原发性 PAH（primary pulmonary hypertension，PPH）相同。受阿米雷司流行的影响，世界卫生组织（World Health Organization，WHO）于 1973 年在日内瓦召开了首次会议，以评估当时对 PAH 的认识，并标准化其临床和病理命名。随后，相关会议于 1998 年在法国埃维昂、2003 年在意大利威尼斯、2013 年在法国尼斯再次举行，并在每次会议上更新 PAH 的分类和治疗算法。

PAH 的患病人群正在发生变化[2]。随着时间的推移，PAH 的患病率和女性患者的高患病占比（70%~80%）保持稳定或有所增加。然而，当前注册数据表明，至少在西方世界，诊断为 PAH 患者的平均年龄有所上升。例如，美国国立卫生研究院（National Institutes of Health，NIH）的数据报告诊断特发性 PAH（idiopathic pulmonary arterial hypertension，IPAH）患者的平均年龄为 36 岁，但当代注册表报告的年龄为 50~65 岁。此外，这些老年患者通常在诊断时已处于更晚期的 PAH 阶段，并伴随运动能力下降。此外，老年患者常伴有多种合并症，即使根据年龄和疾病进行校正，他们的生存率也很低（3 年生存率为 68%）[3]。PAH 会引起肺血管阻力增加，导致 PAH 和右心室负荷增加，这将导致右心室衰竭（见下文）。PAH 是一种复杂的疾病，涉及肺动脉血管内多种类型细胞的功能障碍，而目前的治疗倾向于直接或间接地改善其中 1 种或多种功能障碍。在肺动脉平滑肌、成纤维细胞和内皮细胞中存在细胞增殖增加、细胞凋亡和糖酵解代谢受损等特点[4]。内皮功能障碍可导致血管收缩、血栓形成和细胞增殖的发生。

一、目前的治疗策略

近 10 年来，PAH 的药物治疗取得了显著进展[5]。这不仅改善了患者的预后和生活质量，也增加了临床决策的复杂性。常见治疗方法的总结见图 41-1。目前的治疗方案是根据 2013 年尼斯 PAH 治疗共识而制定，该治疗方案基于功能分级，以及许多其他已知的预后因素，如病因、N 端脑利尿钠肽前体（NT-proBNP）和 6 min 步行距离[6]。

（一）前列腺素类药物

前列环素主要由血管内皮细胞产生，有诱导所有血管床有效扩张并抑制血小板聚集的作用。此外，还具有细胞保护和抗增殖的作用。前列腺环素合成酶在 PAH 患者的肺动脉中表达降低。前列腺素可通过静脉注射、皮下注射、吸入或口服发挥效用。目前有 3 种前列腺素类似物被批准用于治疗 PAH，包括依前列醇、曲前列环素和伊洛前列素，其中依前列醇可提高患者生存

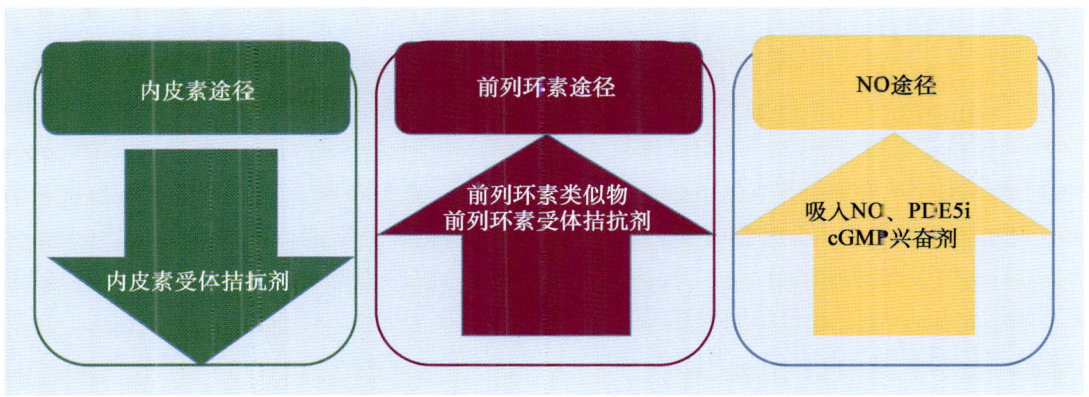

图 41-1 当前肺动脉高压治疗的靶向通路总结
注：NO. 一氧化氮；PDE5i. 磷酸二酯酶 5 型抑制剂；cGMP. 环磷酸鸟苷。

率[7]。伊洛前列素通过雾化吸入治疗 PAH，能选择性地促进肺循环血管舒张，以降低因心输出量减少而晕厥的患者发生低血压的风险。目前，由前列环素不允许在英国使用，但在美国南卡罗来纳州可通过吸入和静脉注射使用。司来帕格是一种新型具有口服活性的非前列腺素选择性前列环素受体激动剂，目前尚未在英国获得使用许可，仍需等待试验数据。但初步试验数据表明，司来帕格可以改善血流动力学和运动能力，未来有望成为一种潜在的治疗方法。

(二) 内皮素受体拮抗剂

在 PAH 患者的血浆和肺组织中，内皮素系统的激活导致内皮素-1（ET-1）水平明显升高[8]。ET-1 通过与肺血管平滑肌细胞（VSMC）中的 2 种受体（内皮素-A 和内皮素-B）结合而发挥血管收缩和促分裂作用。目前有 3 种内皮素受体拮抗剂（endothelin receptor antagonist，ERA）类药物在英国获得了许可（波生坦、安贝生坦和马昔腾坦），还有第 4 种药物西他生坦，由于其致命的肝毒性而被撤回。马昔腾坦是最新的 ERA 类药物，在随机对照试验 SERAPHIN 试验中（译者注：SERAPHIN 是一项双盲、安慰剂对照、事件驱动的Ⅲ期临床试验，评估了口服 ERA 马昔腾坦对 PAH 患者的长期治疗效果），药物展现出减缓患者运动能力下降，以及显著降低包括死亡、房间隔造口术、肺移植、启动静脉/皮下注射前列腺素治疗或 PAH 临床恶化在内的复合终点事件的发生[9]。

(三) 一氧化氮/环磷酸鸟苷途径

一氧化氮（NO）合成和 NO-可溶性鸟苷酸环化酶（sGC）-环磷酸鸟苷（cGMP）信号通路的损伤参与了 PAH 的发病机制。主要有 3 个治疗靶点：①直接吸入 NO；②增加酶的生成以增强 NO 的效应，如 sGC 激动剂；③抑制 NO 代谢，如磷酸二酯酶 5 型抑制剂（PDE5i）。

1. 吸入性一氧化氮（inhaled nitric oxide，iNO） iNO 的半衰期短，它作为一种选择性肺血管扩张剂，可以局部、瞬时地迅速降低肺动脉压（pulmonary artery pressure，PAP）和肺血管阻力（pulmonary vascular resistance，PVR）。NO 被全身吸收后，被血红蛋白迅速氧化形成亚硝酸盐，亚硝酸盐与氧合血红蛋白相互作用，生成硝酸盐和甲基血红蛋白（具有潜在毒性作用）。目前，iNO

未被包含在 PAH 的长期治疗方案中,但其常用于 PAH 的急性血管反应性测试、新生儿持续性 PAH,以及其他成人危重疾病(如急性呼吸窘迫综合征)的处理。

2. PDE5i　通过抑制 cGMP 降解酶 PDE5 的活性,作用于 NO/cGMP 通路上该酶的表达位点,从而引起血管舒张。此外,PDE5i 具有抗细胞增殖作用。这类药物的常见不良反应是头痛、胃肠道功能紊乱、面色潮红和鼻塞。现有的 3 种药物包括西地那非、他达拉非和伐地那非,前 2 种药物已在英国获得许可。此外,所有药物均可口服。

3. sGC 激动剂:利奥西呱　利奥西呱最近已被批准用于 PAH 治疗,主要作为单药或与 ETA 联合治疗 WHO 功能分级为 Ⅱ～Ⅲ级的 PAH。利奥西呱拥有双重作用模式,它可以直接激动 sGC 而不依赖于 NO 的作用,并可与内源性 NO 协同发挥作用。最近的一项大型多中心随机对照试验表明,利奥西呱可以改善患者的运动能力、血流动力学及 WHO 功能分级,并且可以缩短临床恶化的时间[10]。利奥西呱最常见的不良反应是咯血和肺出血,其他还包括头痛、头晕和消化不良。由于该药物有导致低血压的风险,建议患者定期监测血压。除此之外,利奥西呱也被认为对慢性血栓栓塞性 PAH(chronic thromboembolic pulmonary hypertension,CTEPH)有效,同时有研究正在评估其对特发性间质性肺疾病相关 PAH 的有效性。

二、最新研究进展

目前,在关于 PAH 分子通路研究方面有许多激动人心的进展。这些进展,可能会为患者带来新的治疗策略。

(一)性别和雌激素

性别和雌激素已经成为 PAH 病理生物学的研究焦点。女性罹患 PAH 的比例是男性的 3～4 倍,但男性患者的生存率极低[11]。目前原因尚不清楚,因为雌激素在肺循环中既可能具有致病性[12,13],也可能因外源性雌激素而对肺循环有保护作用[14]。最近研究发现,芳香化酶具有重要作用,它在受影响患者的肺动脉中表达增加[12],这与芳香化酶基因多态性和门肺动脉高压发展相关的发现相关联[15]。一项使用芳香化酶抑制剂的小型"原理论证"临床试验表明,芳香化酶抑制剂阿那曲唑安全且耐受性良好,可以增加 PAH 患者的 6 min 步行距离[16]。

(二)骨形成蛋白受体Ⅱ型

骨形成蛋白受体Ⅱ型(BMPR2)基因突变是大多数遗传性 PAH 的发病基础[17]。这种突变与肺动脉平滑肌细胞增殖增加、内皮细胞凋亡、血管通透性加重和白细胞跨血管壁易位改变有关[18]。BMPR2 基因突变通常会导致过早引入终止密码子并截断蛋白质。某些新型药物(如阿塔鲁伦)可以通过允许该终止密码子"贯穿"并产生本质上正常的 BMPR2 蛋白来克服这一问题[19]。此外,氯喹等药物已被证明可以通过抑制溶酶体降解通路来阻止 BMPR2 蛋白的降解[20,21]。最近的研究表明,BMP-9 可以直接且选择性地刺激内皮细胞内的 BMPR2 通路,并且保护这些细胞免于凋亡。而且 BMP-9 已被证明可以逆转缺氧小鼠的 PAH[18]。

(三)p38-MAP 激酶

炎症反应被认为在肺血管重构的发展中具有重要意义。例如,最近的研究表明,在 2 种动物模型中,抑制促炎通路 p38-MAPK 可以逆转 PAH 表型,这表明该通路可能是连接炎症和血管重构的新靶点[22]。

(四)表观遗传学

表观遗传学在PAH中是一个快速发展的研究领域。表观遗传学被定义为与DNA序列变化无关的基因表达改变。最近,与PAH相关的表观遗传学研究主要集中在微RNA(miRNA)上,包括miR-21、miR-204、miR-96和miR-143/miR-145簇在内的多种miRNA已被发现在PAH中表达失调并引起疾病进展[23]。

另外2种较少受到关注的表观遗传机制是DNA甲基化和组蛋白修饰。DNA甲基化通过DNA甲基转移酶(DNA methyltransferases,DNMT)发生,通常使基因沉默。组蛋白乙酰化和脱乙酰化是翻译后修饰的形式,分别导致基因转录的增加和减少。乙酰化通过组蛋白乙酰转移酶(histone acetyltransferases,HAT)发生,而脱乙酰化是通过组蛋白脱乙酰酶(histone deacetylases,HDAC)完成的。目前的研究发现,HDAC可能在PAH中增加。HDAC抑制剂已被用于某些癌症的治疗,这使其成为PAH治疗中一种极具吸引力的药物。因此,目前的基础研究表明,这些表观遗传机制的功能障碍可能会导致PAH的发生。在动物模型中,HDAC抑制剂表现出对PAH的逆转作用[24]。另一组参与读取赖氨酸蛋白乙酰化位点的蛋白质是BET蛋白,这些蛋白质已被证明在心脏肥大调节中起重要作用[25]。BET蛋白抑制剂有望能成为一种新的治疗策略。

(五)干细胞

再生治疗策略是治疗PAH的新方法,旨在修复内皮损伤或促肺中闭塞的小血管再生。多功能干细胞具有最强大的转分化和再生能力,目前的研究旨在形成维持其预期分化状态的治疗方案,以消除异常生长和肿瘤形成的风险[26]。虽然内皮祖细胞和间充质干细胞相关的初步研究已经显示出积极成果,但在临床转化成为现实之前还有大量的工作要做[27]。

肺移植通常是晚期PAH患者的唯一治疗选择,而肺移植的需求大大超过了合适供体肺的可用性。此外,有幸接受供体器官的患者也面临着器官排斥等并发症,与慢性免疫抑制疗法相关的死亡风险也会增加。脱细胞肺支架或许可以解决这些问题[28]。利用不适合移植的供体肺或非人类物种(如猪)制备肺支架是有可能的[29],具体为用各种洗涤剂去除驻留的肺细胞后,通过患者自身的干细胞/祖细胞使肺支架进行再细胞化。尽管临床前研究提供的证据表明,可以用各种细胞群部分重新填充去细胞化的肺支架,并在移植到体内时短暂地支持气体交换,但在全肺组织工程成为治疗现实之前,仍有大量工作需要完成[29]。

(六)5-羟色胺和生长因子

如上所述,许多细胞通路与肺血管重构过程有关,这项研究将来有望可以转化为临床应用。20世纪60年代在阿米雷司被证明会导致PAH后,5-羟色胺途径被认为与之相关[30]。之后,在动物模型中对5-羟色胺及其转运蛋白(5-HTT)的研究表明,5-羟色胺参与肺动脉血管收缩和重构[31,32]。在多种PAH动物模型中,丝裂原激活的蛋白激酶途径(特别是p38 MAP激酶)已被证明可控制成纤维细胞增殖、迁移和细胞因子释放[33]。如前所述,血管活性肠肽(vasoactive intestinal peptide,VIP)通过其2个受体(VPAC-1和2)引起cAMP和cGMP的激活,研究表明,PAH患者的血浆VIP水平降低。大量的研究已经开始关注TGF-β信号酶超家族的作用,其中包括骨形态发生蛋白(BMP)。许多生长因子也与肺血管重构过程有关,血小板衍生生长因子(platelet-derived growth factor,PDGF)、血管内皮生长因子(vscular endothelial growth factor,VEGF)、血管生成素-1(angiogenin-1,Ang-1)、碱性成纤维细胞生长因子(basic fibroblast growth factor,BFGF)和胰岛素样生长因子均在 PAH 的肺中升高。这些生长因子与肺血管系统的细胞和细胞通路相互作用,导致血管收缩、迁移和细胞增殖。

(七)肺动脉高压动物模型

动物模型是一种重要的研究工具,为人们目前对 PAH 病理生理的认知做出了重要贡献,并成为新型试验治疗的临床前平台[34]。

常用的动物模型总结见表 41-1。

表 41-1 肺动脉高压和/或右心室功能障碍的动物模型

模型	物种	描述
野百合碱(MCT)	大鼠	MCT 是一种植物生物碱。MCT 代谢为吡咯衍生物会引发肺血管内皮损伤。内皮损伤是阻塞性肺血管重构的初始触发因素,其特征是内膜增生、中层肥大和外膜增厚。动物的右心室收缩压和右心室肥大指数也有所增加
肺动脉环束术(PAB)	大鼠/小鼠	在 PAB 手术中,将丝线缝合在肺动脉周围,并将缝合线系在动脉腔内形成一个狭窄的开口。随着动物的生长,管腔进一步变窄,导致右心室后负荷增加和右心室肥大
慢性缺氧	大鼠/小鼠	缺氧引起的肺血管重构。可观察到右心室收缩压和右心室肥大指数升高。外周肺动脉无阻塞性内膜病变
慢性缺氧+SU5416	大鼠/小鼠	慢性缺氧+SU5416 诱导肺动脉高压,肺动脉变化类似于丛状病变。该模型还显示了右心室肥大指数和右心室收缩压的增加

与所有动物模型一样,人们对它们模拟人类机体的能力表示担忧。慢性缺氧模型的缺点之一是,它不能完全再现 PAH 患者中观察到的肺血管损伤,也不能显示闭塞性肺血管病变。然而,在新的慢性缺氧+SU5416 模型中,啮齿动物同时受到 VEGF 受体抑制剂 SU5416 和缺氧的影响,导致闭塞性血管病变形成,研究人员因此能够研究 PAH 的血管增殖特征及其血流动力学变化,为已有数据增加临床相关性。此外,尽管肺动脉环束术(pulmonary artery banding,PAB)模型未表现出肺血管重构,但研究人员可通过它研究右心室肥大的分子事件,并测试新型心脏保护试验治疗的效果。

动物模型也证实了包括 ET-1、5-羟色胺和 BMPR2 在内的多种介质在 PAH 的发展和血管重构过程中的作用。事实上,野百合碱、慢性缺氧和慢性缺氧+SU5416 模型均显示出 BMPR2 通路表达受损,这种现象在临床上也可以观察到,因为 *BMPR2* 功能突变的丧失与人类 PAH 的发展有关。杂合子敲除 *BMPR2* 小鼠也为进一步研究提供了有利的工具。此外,过表达 5-羟色胺(serotonin transporter,SERT+)的雌性小鼠会自发形成 PAH,进一步证明了 5-羟色胺的作用[35],这有助于探究 PAH 在女性中易发的原因。

(八)右心室:来自动物模型和临床的经验

在 PAH 中,肺血管系统发生血管增生性病变和血管重构,导致肺动脉压进行性升高。然而,决定患者预后的主要因素是右心室衰竭的进展。多年来,人们认为它反映了右心室的直接压力效应和后负荷的基本特征。右心室功能衰竭是 PAH 患者死亡和症状产生的主要原因。如上所述，目前的药物并不针对右心室功能。

最近的研究证据表明，肺动脉压并非右心室功能衰竭的唯一决定因素[36,37]。

上述 PAB 大鼠模型是通过收缩肺动脉逐渐增加后负荷的一种模型。有趣的是，该模型虽然会由于肺动脉的收紧导致右心室肥大，但不会出现由右心室扩张、心输出量减少和超声心动图测量所定义的右心室功能衰竭[38]。将其与其他 PAH 实验动物模型（如上文所述的野百合碱或慢性缺氧＋SU5416）相比较，后者模型中经常有右心室功能障碍和衰竭的证据。这表明，除了压力负荷之外，还有其他机制导致右心室功能衰竭，例如，肺血管病变释放了其他因子直接对心肌起到抑制作用[39]。

当右心室后负荷增加时，最初会出现代偿性肥大，这使得右心室仍能按照 Starling 曲线正常工作。然而，随着时间推移和肺循环压力逐渐增加，右心室开始表现出失代偿机制，即右心室扩张和功能下降。导致这种失代偿反应的分子机制目前正在被研究证实，包括活性氧失调、差异 miRNA 表达和异常凋亡。

从分子角度来看，在 SUGEN/缺氧动物模型中观察到的右心室毛细血管密度降低和纤维化指标增加现象未在左心室体现，提示此为右心室的特异性作用。在一些 PAH 患者的右心室活检中也发现了类似变化。左心室和右心室之间的差异十分有趣，但也不是完全出乎意料。首先，它们来自不同的胚胎学来源；其次，最近的研究表明，当它们暴露于后负荷压力（如 WNT 通路）时，它们基因表达不同[37]。

此外，当被暴露于压力后负荷时，右心室的能量代谢途径有明显变化。与脂肪酸代谢相比，右心室向更多的糖酵解途径转变以尝试减少心脏耗能。然而随着时间的推移，这种转变会影响线粒体功能，被认为是导致失代偿的潜在开关之一[45]。

结论和临床前景

尽管目前的治疗策略大大提高了 PAH 患者的生活质量，但患者的生存率仍很低。对 PAH 分子通路的进一步研究可能会为患者带来新的治疗策略。此外，靶向雌激素途径的药物，如芳香化酶（阿那曲唑）和 CYP1B1（2,4,3′,5′-四甲基二苯乙烯）可能有助于PAH的治疗。同时，由于这些药物已广泛用于癌症的治疗，也提高了其临床前研究的转化潜力。

> **知识空白**
> - PAH 发生和发展的性别差异机制。
> - 右心室的病理生物学，以及其在后负荷增加时如何适应而后衰竭。

（马文君　翻译；钱孝贤　审核）

参考文献

[1] Simonneau G, Robbins IM, Beghetti M, et al. Updated clinical classification of pulmonary hypertension. J Am Coll Cardiol. 2009;54 (1 Suppl):S43-54.

[2] Hoeper MM, Simon RG. The changing landscape of pulmonary arterial hypertension and implications for patient care. Eur Respir Rev. 2014;23(134):450-7.

[3] Hoeper MM, Huscher D, Ghofrani HA, et al. Elderly patients diagnosed with idiopathic pulmonary arterial hypertension: results from the COMPERA registry. Int J Cardiol. 2013;168(2):871-80.

[4] Stacher E, Graham BB, Hurt JM, et al. Modern age pathology of pulmonary arterial hypertension. Am J Respir Crit Care Med. 2012;186(3):261-72.

[5] Humbert M, Sitbon O, Chaouat A, et al. Survival in patients with idiopathic, familial, and anorexigen-associated pulmonary arterial hypertension in the modern management era. Circulation. 2010;122(2): 156-63.

[6] Simonneau G, Gatzoulis MA, Adatia I, et al. Updated clinical classification of pulmonary hypertension. J Am Coll Cardiol. 2013;62 (25 Suppl):D34-41.

[7] McLaughlin VV, Shillington A, Rich S. Survival in primary pulmonary hypertension-the impact of epoprostenol therapy. Circulation. 2002;106(12):1477-82.

[8] Humbert M, Morrell NW, Archer SL, et al. Cellular and molecular pathobiology of pulmonary arterial hypertension. J Am Coll Cardiol. 2004;43(12):13S-24S.

[9] Bedan M, Grimm D, Wehland M, Simonsen U, Infanger M, Kruger M. A focus on macitentan in the treatment of pulmonary arterial hypertension. Basic Clin Pharmacol Toxicol. 2018;123(2):103-13.

[10] Marra AM, Halank M, Benjamin N, et al. Right ventricular size and function under riociguat in pulmonary arterial hypertension and chronic thromboembolic pulmonary hypertension (the RIVER study). Respir Res. 2018; 19(1):258.

[11] Shapiro S, Traiger GL, Turner M, Mcgoon MD, Wason P, Barst RJ. Sex differences in the diagnosis, treatment, and outcome of patients with pulmonary arterial hypertension enrolled in the registry to evaluate early and long-term pulmonary arterial hypertension disease management. Chest. 2012;141(2):363-73.

[12] Mair KM, Wright AF, Duggan N, et al. Sex-dependent influence of endogenous estrogen in pulmonary hypertension. Am J Respir Crit Care Med. 2014; 190(4):456-67.

[13] Mair KM, Yang XD, Long L, et al. Sex affects bone morphogenetic protein type Ⅱ receptor signaling in pulmonary artery smooth muscle cells. Am J Respir Crit Care Med. 2015;191(6):693-703.

[14] Lahm T, Albrecht M, Fisher AJ, et al. 17 beta-estradiol attenuates hypoxic pulmonary hypertension via estrogen receptor-mediated effects. Am J Respir Crit Care Med. 2012; 185(9):965-80.

[15] Roberts KE, Fallon MB, Krowka MJ, et al. Genetic risk factors for portopulmonary hypertension in patients with advanced liver disease. Am J Respir Crit Care Med. 2009;179 (9):835-42.

[16] Kawut SM, Archer-Chicko CL, DiMichele A et al. Anastrozole in pulmonary arterial hypertension (AIPH): a randomized, double-blind placebocontrolled trial. Am J Respir Crit Care Med. 2017; 195(3):360-368.

[17] Guignabert C, Bailly S, Humbert M. Restoring BMPR Ⅱ functions in pulmonary arterial hypertension: opportunities, challenges and limitations. Expert Opin Ther Targets. 2017;21(2):181-90.

[18] Long L, Ormiston ML, Yang X, et al. Selective enhancement of endothelial BMPR-Ⅱ with BMP9 reverses pulmonary arterial hypertension. Nat Med. 2015;21: 777-85.

[19] Drake KM, Dunmore BJ, McNelly LN, Morrell NW, Aldred MA. Correction of nonsense BMPR2 and SMAD9 mutations by ataluren in pulmonary arterial hypertension. Am J Respir Cell Mol Biol. 2013; 49(3):403-9.

[20] Dunmore BJ, Drake KM, Upton PD, Toshner MR, Aldred MA, Morrell NW. The lysosomal inhibitor, chloroquine, increases cell surface BMPR-Ⅱ levels and restores BMP9 signalling in endothelial cells harbouring BMPR-Ⅱ mutations. Hum Mol Genet. 2013;22 (18): 3667-79.

[21] Long L, Yang X, Southwood M, et al. Chloroquine prevents progression of experimental pulmonary hypertension via inhibition of autophagy and lysosomal bone morphogenetic protein type Ⅱ receptor degradation. Circ Res. 2013;112(8):1159-70.

[22] Church AC, Martin DH, Wadsworth RM, et al. The reversal of pulmonary vascular re-

modelling through inhibition of p38MAPK-alpha: a potential novel anti-inflammatory strategy in pulmonary hypertension. Am J Physiol Lung Cell Mol Physiol. 2015; 309: L333-47;ajplung

[23] Zhou G, Chen T, Raj JU. MicroRNAs in pulmonary arterial hypertension. Am J Respir Cell Mol Biol. 2015;52(2):139-51.

[24] Zhao L, Chen CN, Hajji N, et al. Histone deacetylation inhibition in pulmonary hypertension: therapeutic potential of valproic acid and suberoylanilide hydroxamic acid. Circulation. 2012;126(4):455-67.

[25] Stratton MS, McKinsey TA. Acetyl-lysine erasers and readers in the control of pulmonary hypertension and right ventricular hypertrophy. Biochem Cell Biol. 2015; 93 (2): 149-57.

[26] Hamid R, Yan L. Induced pluripotent stem cells in pulmonary arterial hypertension. Am J Respir Crit Care Med. 2017;195(7):852-3.

[27] Diller GP, Thum T, Wilkins MR, Wharton J. Endothelial progenitor cells in pulmonary arterial hypertension. Trends Cardiovasc Med. 2010;20(1):22-9.

[28] Foster WS, Suen CM, Stewart DJ. Regenerative cell and tissue-based therapies for pulmonary arterial hypertension. Can J Cardiol. 2014;30(11):1350-60.

[29] Lala A. Transplantation in end-stage pulmonary hypertension (third international right heart failure summit, part 3). Pulm Circ. 2014;4(4):717-27.

[30] Kramer MS, Lane DA. Aminorex, dexfenfluramine, and primary pulmonary hypertension. J Clin Epidemiol. 1998;51(4):361-4.

[31] Dempsie Y, MacLean MR. Pulmonary hypertension: therapeutic targets within the serotonin system. Br J Pharmacol. 2008; 155 (4):455-62.

[32] MacLean MR, Dempsie Y. The serotonin hypothesis of pulmonary hypertension revisited. Adv Exp Med Biol. 2010;661:309-22.

[33] Welsh DJ, Peacock AJ, MacLean MR, Harnett M. Chronic hypoxia induces constitutive p38 mitogen-activated protein kinase activity that correlates with enhanced cellular proliferation in fibroblasts from rat pulmonary but not systemic arteries. Am J Respir Crit Care Med. 2001;164(2):282-9.

[34] Colvin KL, Yeager ME. Animal models of pulmonary hypertension: matching disease mechanisms to etiology of the human disease. J Pulm Respir Med. 2014;4(4):198.

[35] MacLean MR, Deuchar GA, Hicks MN, et al. Overexpression of the 5-hydroxytryptamine transporter gene-effect on pulmonary hemodynamics and hypoxia-induced pulmonary hypertension. Circulation. 2004;109(17):2150-5.

[36] van de Veerdonk MC, Kind T, Marcus JT, et al. Progressive right ventricular dysfunction in patients with pulmonary arterial hypertension responding to therapy. J Am Coll Cardiol. 2011;58(24):2511-9

[37] Vonk-Noordegraaf A, Haddad F, Chin KM, et al. Right heart adaptation to pulmonary arterial hypertension: physiology and pathobiology. J Am Coll Cardiol. 2013;62(25 Suppl):D22-33.

[38] Bogaard HJ, Natarajan R, Henderson SC, et al. Chronic pulmonary artery pressure elevation is insufficient to explain right heart failure. Circulation. 2009;120(20): 1951-60.

[39] Voelkel NF, Bogaard HJ, Gomez-Arroyo J. The need to recognize the pulmonary circulation and the right ventricle as an integrated functional unit: facts and hypotheses (2013 Grover conference series). Pulm Circ. 2015; 5(1):81-9.

[40] Ryan JJ, Archer SL. Emerging concepts in the molecular basis of pulmonary arterial hypertension: part I: metabolic plasticity and mitochondrial dynamics in the pulmonary circulation and right ventricle in pulmonary arterial hypertension. Circulation. 2015; 131 (19):1691-702.

42 脑小血管疾病和血管认知障碍

Terence J. Quinn, Stephen Makin, Fergus Doubal, and Julie Staals

一、概述 / 451

二、定义 / 451

三、历史观点 / 452

四、流行病学 / 452

五、病理生理学 / 453

六、神经影像学 / 453

  (一)近期皮质下小梗死 / 453

  (二)血管源性白质高信号 / 453

  (三)血管源性腔隙灶 / 455

  (四)脑微出血 / 455

  (五)扩大的血管周围间隙 / 455

  (六)脑萎缩 / 455

  (七)其他神经影像学特征 / 455

  (八)新型 cSVD 影像学特征 / 456

  (九)神经影像学特征的量化 / 456

七、临床特征 / 456

  (一)认知和情绪 / 457

  (二)躯体功能 / 458

八、危险因素 / 458

九、治疗 / 458

十、脑淀粉样血管病 / 459

参考文献 / 459

© Springer Nature Switzerland AG 2019
R. M. Touyz, C. Delles (eds.), *Textbook of Vascular Medicine*,
https://doi.org/10.1007/978-3-030-16481-2_42

42 脑小血管疾病和血管认知障碍

> **关键概念**
> - 脑小血管病（cerebral small vessel disease, cSVD）这一术语可用于描述病理改变、神经影像学特征或临床表现。
> - cSVD 是一种综合征，而非单一的疾病实体。
> - 通过神经影像学可识别与 cSVD 相关的多种病变，这些病变应被视为反映"全脑过程"的整体表现，而非孤立看待各病变类型。
> - cSVD 是动态进展的过程（病变通常进展但也可消退），其典型特征可能代表持续数年的病理过程的终末阶段。
> - 关于 cSVD 神经影像学与病理改变的共识性标准化定义是推动研究进展与合作的重要催化剂，目前亟需建立临床表型的共识定义。

一、概述

与心脏、肾脏和外周血管系统的终末器官损伤相比，脑结构和功能的慢性血管改变在传统上获得的临床和研究关注较少。最近，人们对病理生理学和临床表现的理解取得了令人兴奋的进展，这一领域也随之发生变化。本章主要关注慢性进行性 cSVD。我们将依次讨论其病理特征、神经影像学特征和临床表型。小血管疾病的急性表现，如腔隙性卒中，在本书其他章节中讨论。

二、定义

cSVD 包括神经病理学、放射学、神经心理学和临床表型（图 42-1）。cSVD 的定义存在命名体系混乱、定义和术语不统一的问题。这种不一致性使得比较研究和荟萃分析变得复杂，最终延缓了研究进展。近期，针对病理和神经影像表型的协调工作[1,2]为描述 cSVD 的许多方面建立了一种共同语言。本章将尽可能采用这些共识术语和定义。虽然我们将 cSVD 视为独立于阿尔茨海默病等其他神经退行性疾病的独立实体，但越来越多的证据表明这种观点过于简单化。实际情况是，血管性和非血管性过程经常以尚未完全理解的复杂协同作用共存并相互作用[3]。

现代观点认为，cSVD 是一种累及脑穿通小动脉、毛细血管和小静脉的病理过程。这种血管病变最终会导致脑白质和深部灰质损伤，进而引发特征性神经影像表现，并最终导致临床症状和体征。最新研究表明，大脑皮质也受累，但目前尚不清楚这是原发性还是继发性效应。

Pantoni 等[1]提出了基于病因的 cSVD 分类框架。在此框架下，人们可以根据推测的致病因素将 cSVD 分为：①小动脉硬化型（目前最常见且认识最充分的 SVD 类型）；②淀粉样血管病型；③遗传型[如伴有皮质下梗死和白质脑病的常染色体显性遗传性脑动脉病（cerebral autosomal dominant arteriopathy with subcortical infarcts and leukoencephalopathy, CADASIL）]；④炎症型（自身免疫性小血管炎、感染性血管炎）；⑤静脉胶原病型；⑥其他病因过程（如放射性微血管病变）。这一分类系统提醒人们，cSVD 是一种综合征而非单一疾病，同时强调在"小血管"范畴下需要考虑动脉、毛细血管和静脉循环。这些不同的病理类型并非相互排斥，特别是小动脉硬化改变可能与许多其他病理共存。本章将主要关注 cSVD 的小动脉硬化亚型，同时也为感兴趣的读者提供了其他亚型的最新综述[4,5]。

cSVD 最常见的神经影像学表现包括皮质下新发小梗死、腔隙灶、白质高信号（white matter hyperintensities, WMH）、血管周围间隙扩大、微出血及脑萎缩[2]。近年来，针对描述 cSVD 神经影像学变化的术语进行统一的努力极大地推动了研究进展和

Ⅳ 临床要点

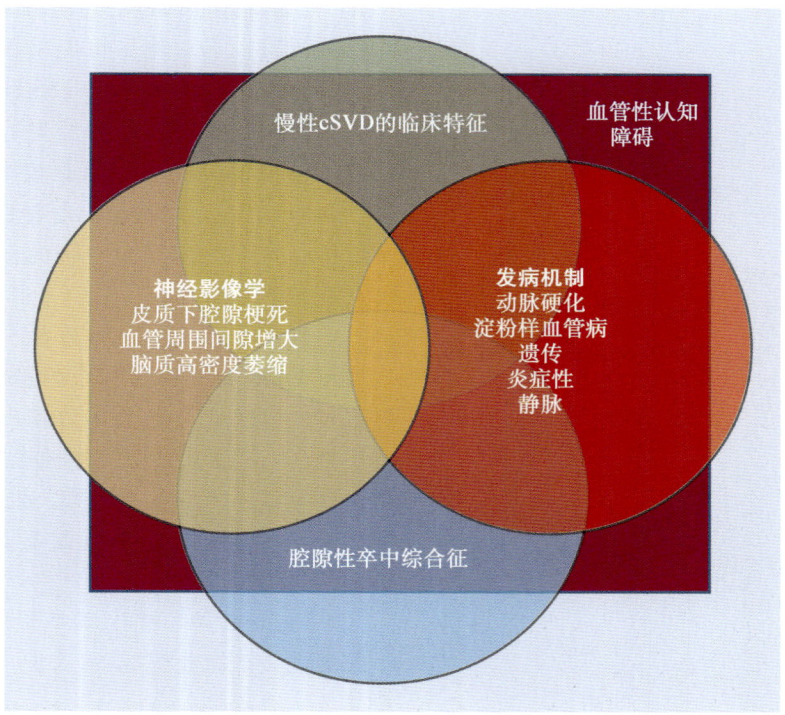

图 42-1　小血管疾病的不同定义与血管性认知障碍之间的相互损伤作用
注：cSVD. 脑小血管病。

国际协作。与 cSVD 病理学和影像学领域相比，目前临床 cSVD 仍缺乏共识定义，这是未来需要重点发展的研究方向。

三、历史观点

对 cSVD 的描述可追溯至 19 世纪。当时病理学文献记载了尸检发现的脑深部小梗死灶，借用拉丁语"lacuna"（意为池或腔）命名为"腔隙"。伴随的"老年性偏瘫"临床表现为短暂偏瘫后出现长期步态障碍、记忆减退、情绪不稳及尿失禁，这些症状现被认定为腔隙性卒中与慢性 cSVD。20 世纪初，Otto Binswanger 描述了一种血管源性进行性记忆丧失综合征，区别于典型卒中。Alois Alzheimer 将这类动脉硬化性疾病与斑块沉积性疾病区分开来，而 Emil Kraepelin 等学者认为动脉硬化是痴呆的最常见病因。随着世纪更迭，学界注意力转向阿尔茨海默病，对血管性痴呆的关注逐渐减少[6]。

cSVD 研究的重大突破来自麻省总医院 Charles Miller Fisher 的开创性临床病理研究。直至今日，人们对 cSVD 的核心认知及术语体系仍植根于他的这项工作。20 世纪 80 年代横断面神经影像技术的引入使 cSVD 研究重获关注。计算机断层扫描（CT）及近年的磁共振成像（MRI）的普及，揭示了中老年群体 cSVD 改变的真实流行状况。

四、流行病学

cSVD 的疾病负担不容低估。无论是单独致病还是与其他病理过程共同作用，cSVD 约占所有痴呆患者的 1/2，以及约 1/4 的缺血性卒中事件。此外，高达 85% 的脑出血由 cSVD 引起。在某些族群中，cSVD 的致病比例可能更高。因此，cSVD 可被视为最普遍的神经系统疾病之一，也是导致躯体及认知功能障碍的主要因素之一。

尽管人们对 cSVD 危险因素的认知仍不完善，但老龄化与高血压等最强风险因素正在全球范围内加剧（伴随预期寿命延长）。因此，cSVD 的患病率很可能持续上升。这一重要疾病长期未获得足够的临床、研究或卫生政策关注，可能源于历史研究多聚焦于单一表现（如腔隙性卒中或神经影像中的白质改变）。孤立研究这些特征易造成"相对罕见"的错觉，唯有从全脑层面审视 cSVD，方能认识其真正的全球重要性[7]。

五、病理生理学

目前对 SVD 病理生理学的理解虽有所进展，但核心生物学机制仍存未解之谜。

人们关注的"小血管"包括小动脉、微动脉、微静脉及毛细血管。高血压诱导的血管改变病理学已在本书其他章节阐述。脑小血管中可见与肾、视网膜小血管病相似的改变，包括纤维素样坏死、玻璃样变、血管壁增厚及平滑肌细胞缺失。这些变化可导致管腔狭窄、弹性丧失，损害血流自动调节功能。由这些小血管供血的脑区（尤其是代谢活跃且血流中断耐受性差的区域）易受缺血损伤，部分解释了 cSVD 血流紊乱会引发特定分布的小血管性脑病变的原因[8]。

尽管部分血管改变已被识别，但这些病变如何导致多样脑损伤仍不完全清楚。有假说认为，慢性或间歇性组织低灌注可能导致髓鞘神经纤维变性（表现为脑白质病变），而终末动脉急性闭塞引发局灶性腔隙梗死。这 2 种理论均具生物学合理性，但缺乏确凿实证。终末动脉狭窄/闭塞虽是诱人的假说，但实际过程可能更复杂，因为血管血流内在机制可能与血脑屏障通透性增加、淋巴引流紊乱、局部炎症及内皮功能障碍等相互作用[9]。现有血管壁改变或神经影像特征或许只是多年复杂生物学进程的终末表现。尽管机制复杂，但深入理解这些过程将推动预防或治疗策略的开发。

六、神经影像学

对 cSVD 认知的飞跃很大程度上得益于无创脑成像技术的普及与分辨率的提升。临床设备通常无法直接显示目标小血管，因此，研究主要依赖于对小血管病变伴随的实质损伤的描述。CT 可显示部分 cSVD 特征，对推动疾病认知及人群评估具有重要价值[10]。但 MRI 对 cSVD 多种表现具有更高的敏感度和特异度，故乃是首选成像方式[2]。高强度 MRI 的应用甚至能清晰呈现小血管本身结构[11]。

小血管病影像学特征的描述长期缺乏统一术语体系。随着《神经影像血管改变报告标准》（STandards for Reporting Vascular changes on nEuroimaging，STRIVE）的制定，现已建立针对所有常见 cSVD 神经影像特征的标准操作性定义系统[2]。下文将逐一阐述这些特征。

（一）近期皮质下小梗死

神经影像学显示穿通小动脉供血区的新近梗死灶。"近期"需满足以下标准：影像特征或临床症状提示病灶发生于数周内且病灶最大径≤20 mm。扩散加权 MRI 序列（DWI）对其显示最佳。此类病灶常（但非必然）以腔隙性卒中综合征为临床表现。

（二）血管源性白质高信号

WMH 是首个被描述的 cSVD 影像学特征（CT 时代称为"白质疏松"），现为 cSVD 中认知最充分、最常见且研究最深入的表现[12]。修饰语"血管源性"表明，虽然 cSVD 是最常见病因，但白质病变实为相对非特异性改变，代谢性、感染性及炎症性疾病均可导致。

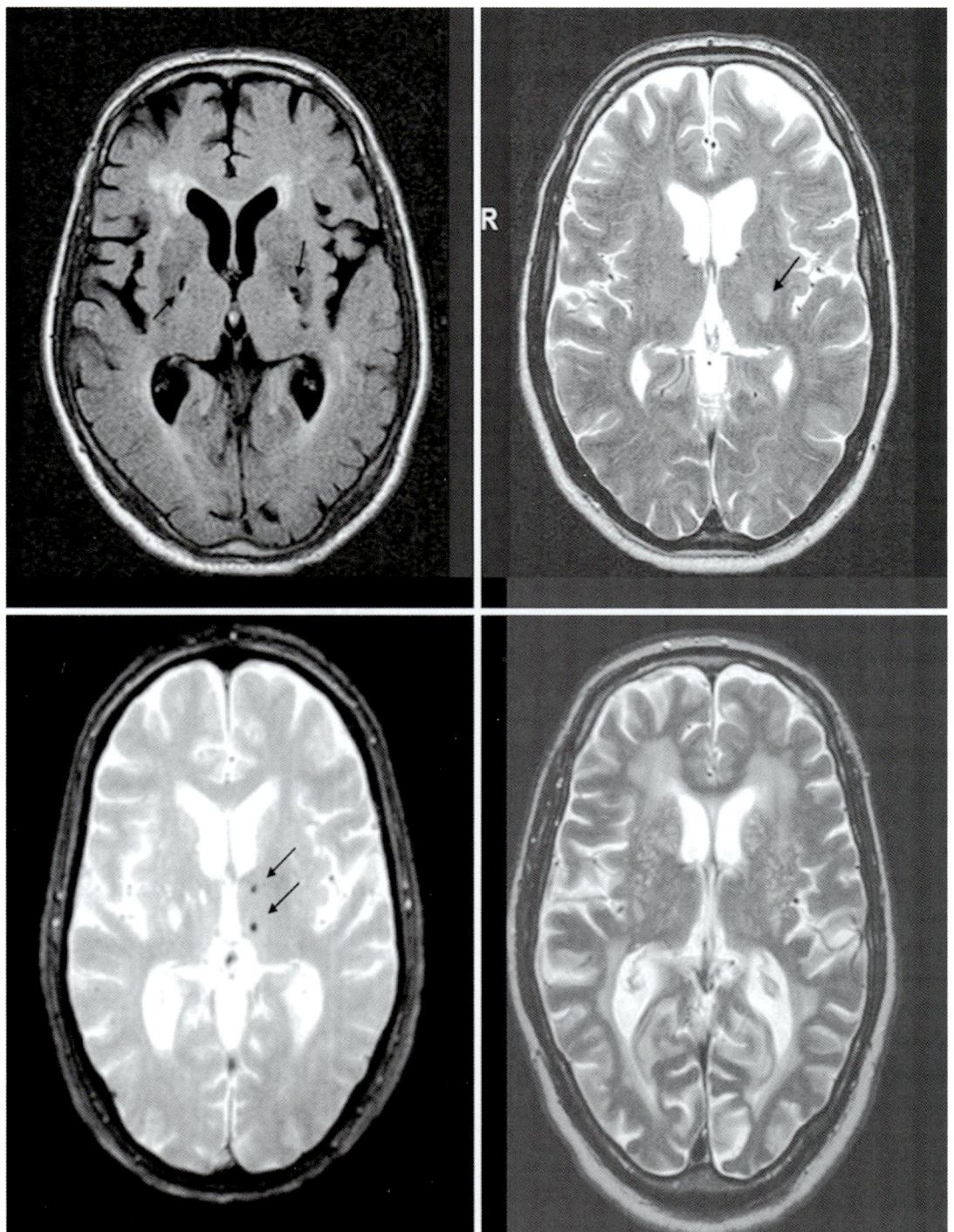

图 42-2　cSVD 的不同神经影像学特征

注：从右上角顺时针方向分别为：急性皮质下小梗死（T_2 加权 MRI 图像）；基底节区扩大的血管周围间隙及脑室周围白质高信号（T_2 加权 MRI 图像）；微出血（梯度回波 MRI 图像）；腔隙灶（FLAIR-MRI 图像）。

WMH 在液体衰减反转恢复序列（fluid-attenuated inversion recovery，FLAIR）-MRI 中显示最清晰，典型表现为双侧半球及脑干的对称性病灶，范围从点状小病灶至大片融合区不等。早期呈局灶性，晚期可融合。WMH 负荷可通过 2 种方式量化：①序数视觉评分量表（以 Fazeka 量表最常用）；②（半）自动化病灶体积测量。

WMH 的患病率随年龄增长而上升，部分高龄人群的患病率可达 100%。其发生和发展同高血压、吸烟、糖尿病等血管危险因素相关，但这仅能解释老年群体 WMH 变异性的小部分。一项系统综述（纳入 46 项研究/18 625 例受试者）表明，WMH 的存在可使患者卒中风险增加 3 倍，痴呆及死亡风险翻番[12]。

（三）血管源性腔隙灶

共识定义为直径 3～15 mm 的圆形/卵圆形皮质下液性腔隙，被认为是穿通小动脉供血区既往急性小梗死或出血（无论有无症状）的遗留病灶（旧称"陈旧性腔隙梗死"）。腔隙灶随年龄增长而常见，一项系统综述显示，65 岁人群患病率约为 10%，80 岁以上人群则达 40%[13]。

影像学腔隙灶未必伴有临床症状，此为"静息性梗死"现象。非选择人群 MRI 研究显示，在 70 岁以上人群中，超过 1/4 存在静息性皮质下梗死[13]，其发生率约为典型卒中综合征表现的 5 倍。

（四）脑微出血

微出血是直径 2～5 mm 的血管周围含铁血黄素沉积灶，提示小血管渗漏（可能位于巨噬细胞内）。梯度回波 MRI 序列中，含铁物质表现为均匀低信号灶（因含铁血黄素信号丢失产生"开花伪影"）。

微出血可见于 cSVD 两大病理基础——小动脉硬化与淀粉样血管病。深部灰、白质微出血多与高血压相关，常伴腔隙灶/WMH；脑叶微出血则与淀粉样血管病关系更密切。两部位微出血均增加脑出血风险，且存在剂量效应（出血风险随微出血数量增加而上升）。

（五）扩大的血管周围间隙

血管周围间隙（旧称"Virchow-Robin 间隙"）是围绕深部穿通小动静脉的正常脑脊液填充间隙，健康状态下通常不可见。在基底神经节和半卵圆中心区域，扩大的血管周围间隙（原称"Virchow-Robin 间隙"）在 T_2 加权 MRI 上呈现为多个特征性的小圆形或线状高信号区域。这种扩大与年龄增长，以及高血压、炎症等病理状态相关。虽然此种现象曾被认为是一种良性影像学表现，但现在被认为是 cSVD 的早期特征，因此，其与 WMH 和认知功能下降相关并不令人意外。与微出血类似，病变的位置可能提示不同的病理过程。半卵圆中心白质区的血管周围间隙扩大可能是淀粉样血管病的标志，深部灰质区的扩大则可能提示小动脉硬化。

（六）脑萎缩

脑组织萎缩是 cSVD 的非特异性表现，可为弥漫性或局灶性。虽衰老伴随生理性体积减少，但鉴别"正常"与病理性萎缩仍需依赖年龄分层模板或定量影像分析。"萎缩"隐含随时间进展的特性，单次影像检查仅能间接推断，这强调了 cSVD 研究中连续影像随访的必要性。

（七）其他神经影像学特征

cSVD 的表型表达具有高度异质性，这种异质性仅能部分通过 STRIVE 标准定义的影像学特征来解释。其他一些影像学特征虽然非cSVD独有，但常与其相关。例如，脑出血的影像学证据可能是cSVD的表现之一。与其他病变一样，出血的位置非常重要，脑实质深部的出血通常是小动脉硬化的特征，而脑叶出血更常见于淀粉样血管病。

近期研究的焦点之一是评估常规影像学不可见的潜在cSVD改变，这些改变可能代表了cSVD过程的早期阶段。例如，在"外观正常的白质"中，先进成像技术可能揭示血脑屏障通透性改变、白质完整性受损和髓鞘形成异常。这些不可见或"可视前"的特征为早期干预提供了可能。间质液体流动性和水含量的早期细微改变可能是可逆的，而明显的脱髓鞘和轴突损伤等更易识别的影像学标志可能代表了晚期不可逆的改变。

（八）新型cSVD影像学特征

新型cSVD影像学特征包括微梗死和弥散异常。微梗死是既往只能在显微镜下观察到的缺血性病变，现在通过高场强MRI可以在活体中发现。弥散成像用于量化水分子沿轴突的扩散情况，后处理技术可以量化标准成像上尚未形成明显病变的白质束损伤。在体素水平可以测量"分数各向异性"（fractional anisotropy，FA）和"平均扩散率"（mean diffusivity，MD）等参数。FA/MD异常不仅存在于WMH区域，在WMH形成之前的"外观正常白质"区域也可发现。在不久的将来，可能会发现更多cSVD的早期标志物[11]。

（九）神经影像学特征的量化

对于上述多数神经影像学特征，已有通过视觉评估进行量化的评分量表。WMH、血管周围间隙和萎缩可采用等级量表评估，而腔隙灶和脑微出血等离散病变可以直接计数。人们越来越深刻地认识到，cSVD的各个特征不应孤立看待，因为临床表现并非由单一特征决定，而是由病变整体组合和严重程度决定。目前，人们已开发出将全部特征整合为一个分数的cSVD总负荷量表（0～4分），评分标准包括：存在1个或多个腔隙灶（1分）、中至重度WMH（1分）、1个或多个微出血（1分），以及中至重度基底节区血管周围间隙扩大（1分）。在研究场景中，还可以采用基于体素的cSVD全特征定量分析[14]。

七、临床特征

cSVD的临床表现多种多样，可能尚未被完全认识。可以将症状区分为急性症状（如卒中）和更慢性、进展性的症状。然而，这种分类可能过于简化，因为已经认识到具有相同病理或神经影像学表现的病变可能在一个人身上表现为急性卒中，在另一人身上则可能表现为临床"静息"状态。

这种分类内部还存在进一步的异质性。例如，急性cSVD既可表现为缺血性卒中，也可表现为出血性卒中；而慢性cSVD的临床表现范围广泛，从仅能通过详细神经心理测试检测的相对无症状状态，到严重痴呆和功能障碍均可出现。

对于急性小血管性卒中，目前已识别出一系列常见的临床表现模式。由于cSVD病变通常发生在相同的脑区（基底节、半卵圆中心、丘脑、内囊和脑干），因此，可以观察到多种典型的腔隙综合征，如纯运动性卒中综合征、纯感觉性卒中综合征和共济失调轻偏瘫。在牛津郡社区卒中项目（OCSP）的临床分类中，这些表现被标记为腔隙性卒中。这一分类系统对初始治疗和预后判断很有帮助，但约在1/5的患者中，临床表现与相关神经影像学特征并不匹配。急性卒中治疗试验（TOAST Org 10172）等病因学分类系统结合检查和危险因素来推测潜在的致病因素。在该系统中,"小血管病"与大动脉粥样硬化和心源性卒中是不同的。本书其他章节将进一步讨论急性卒中的临床表现。

cSVD更慢性的临床特征包括各种认知、情绪和躯体功能障碍。与cSVD的病理和神经影像学特征不同,目前既无共识性的操作定义,也没有用于量化严重程度的评估量表(图42-3)。

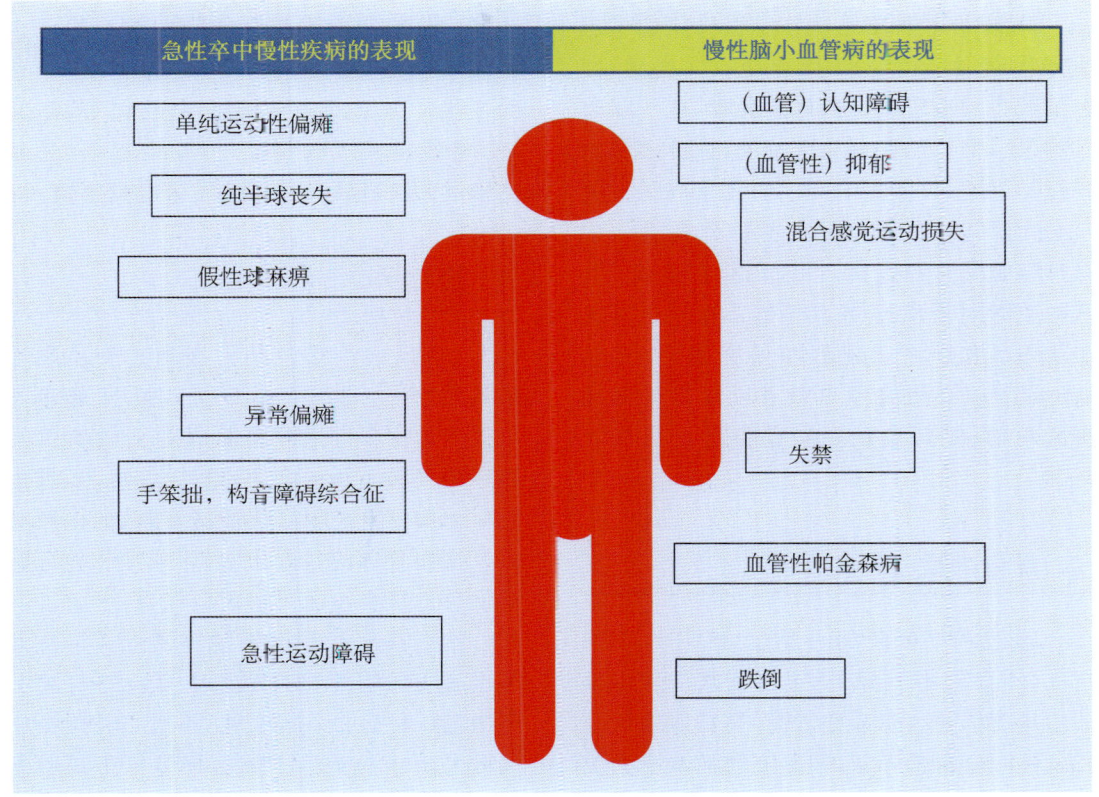

图42-3 脑小血管病的临床特征,分为急性卒中表现和更多的慢性特征

(一)认知和情绪

cSVD最广为人知且最令人担忧的临床表现是认知功能下降。血管性认知障碍是指与脑血管疾病相关的全部认知缺陷谱系[15],范围从轻度认知障碍到严重影响日常功能的血管性痴呆。血管性痴呆是仅次于阿尔茨海默病的第二大痴呆病因,而cSVD是其最重要的病因。人们越来越认识到,cSVD可能也参与了其他神经退行性疾病中的认知功能下降,使得血管性和非血管性痴呆之间的界限变得越来越模糊。生前被诊断为阿尔茨海默病痴呆的患者在尸检中经常被发现有脑血管疾病的证据。事实上,阿尔茨海默病和血管性痴呆的许多危险因素是重叠的,其中许多也是典型的心血管危险因素[3]。

与以早期记忆丧失为典型临床表现的阿尔茨海默病性痴呆不同,cSVD的神经心理损害模式不太明显。由于相关病变分布广泛,所有认知领域的损害都可能出现。执行功能损害通常是核心特征,可单独出现或与其他损害共存。执行功能包括计划、启动和解决问题等认知方面。一般认为,执行功能依赖于额叶和相关的皮质下结构,但

cSVD 中的问题可能源于执行神经网络的中断而非直接的结构损伤。在解读认知筛查测试时，需要考虑执行功能在 cSVD 表现中的重要性。许多常用工具主要关注语言和记忆，对执行功能的测试相对较少[16]。

抑郁和/或抑郁症状在脑血管疾病中也十分常见，并且与 cSVD 存在双向关联，即抑郁既是脑血管疾病的危险因素，也可能是其结果。抑郁的许多临床特征，如冷漠和精神运动迟缓，可能是 cSVD 的直接后果。关于 cSVD 背景下晚年发生的抑郁是否与中年抑郁是同一种疾病，目前仍存在争议[17]。其他情绪问题，如焦虑和情绪不稳定也可见于 cSVD 和卒中。观察性研究表明，多达 1/3 的 cSVD 相关卒中患者可能出现其他情绪问题，但其关联性质和自然史仍知之甚少。

（二）躯体功能

步态和平衡障碍可见于 cSVD。不稳定性、活动能力下降、行走速度减慢和步幅缩短均有描述。在某些方面，其临床表现与特发性帕金森病相似，但以下肢症状更为突出，因此，常使用"血管性帕金森综合征""下肢型帕金森综合征"或"小步步态"（marche à petit-pas）等术语来描述。可以预见的是，cSVD 还与跌倒风险增加相关。在疾病后期阶段，cSVD 可能导致尿失禁和延髓症状。综合这些特征来看，cSVD 与功能下降和独立性丧失密切相关。例如，WMH 的存在可预测功能衰退、需要机构照护和死亡风险[10]。

八、危险因素

理解 cSVD 的危险因素至关重要，这可能为疾病潜在机制提供线索或指明预防方向。年龄增长是最重要的危险因素，但这本身不可改变。大量证据表明，cSVD 与传统血管危险因素（如高血压、糖尿病和吸烟）相关。然而，这些因素仅能解释 cSVD 表型变异的一小部分，因此，遗传、环境或生活方式因素的相互作用必然发挥重要作用。很可能是遗传易感性背景下的终身暴露导致了 cSVD 的表现[18]。理解危险因素的另一个挑战是，效应大小甚至方向可能随生命历程而变化。例如，青中年期高血压似乎与 cSVD 神经影像改变相关，但在老年人（尤其已确诊 cSVD 者）中，低血压可能危害更大。

九、治疗

cSVD 的治疗包括一级预防和已确诊疾病的治疗。鉴于 cSVD 与高血压、吸烟等可改变的中年期危险因素相关，这些因素自然成为预防干预的合理目标。实际上，虽然针对 cSVD 获益的直接证据有限，但由于其对其他血管床的益处已明确，戒烟和血压达标治疗的重要性无可争议[19]。

本书其他章节详细阐述了 cSVD 急性卒中表现的治疗。有观点认为，cSVD 相关卒中是一种独特疾病实体，不应与其他卒中病因采用相同治疗方式。许多卒中试验纳入了腔隙性卒中患者（事实上这类患者常因症状较轻而被过度纳入），也有专门针对 cSVD 卒中的试验。对 cSVD 亚组的分析表明，抗血小板、降压和他汀类药物等标准治疗对 cSVD 和其他卒中亚型均显示获益。虽然不良反应可能存在差异（如 cSVD 卒中患者使用抗血小板药物时出血倾向更高），但净获益仍支持治疗[20]。

目前，仍缺乏针对确诊 cSVD 的循证治疗方法，这是当前研究的重要领域。晚期 cSVD 的治愈需要神经修复疗法，但这在短期内难以实现。更现实的目标是治疗早期 cSVD，需认识到传统影像特征的出现往往意味着疾病已进展多年。鉴于 SVD 对认知的重要影响，针对认知症状的药物治疗试验备受关注，但结果参差不齐。血管性痴呆患者中使用胆碱酯酶抑制剂的试验显示一定认知获益,但效应量小于阿尔茨海默病[20]。

十、脑淀粉样血管病

脑淀粉样血管病(cerebral amyloid angiopathy,CAA)是仅次于小动脉硬化的第二常见 cSVD 类型,多为散发性老年疾病(罕见遗传亚型除外)。其特征是血管壁淀粉样蛋白进行性沉积。与小动脉硬化型 cSVD 好发于深部穿通血管不同,CAA 主要累及皮质和软脑膜小血管。其神经影像标志物与小动脉硬化型相似但分布独特,包括白质高信号、脑叶分布的微出血、半卵圆中心白质区血管周围间隙扩大、皮质表面铁沉积和皮质微梗死。CAA 常见于阿尔茨海默病患者的脑部,同时也独立导致血管性认知衰退。其急性症状包括脑叶出血所致的出血性卒中,以及复发性、刻板样神经系统症状(称为"淀粉样发作")。目前,CAA 缺乏特异性预防或疾病修饰治疗。由于出血风险,多数建议避免使用抗栓药物,但 CAA 的自然史仍不清楚。这种治疗反应的差异性凸显了区分小动脉硬化与 CAA 相关脑血管病变的重要性[5]。

结论和临床前景

- 在这个长期被术语混乱困扰的领域,统一标准和创建共同描述体系的重要性怎么强调都不为过。STRIVE 等倡议的成功应作为临床 cSVD 和临床前模型类似工作的范本。
- 临床实践中,cSVD 患者可能就诊于精神科、神经科和老年科等多学科。推进疾病认知需要多学科协作。
- 虽然大数据方法和试验数据再利用可能提供新见解或验证假设,但既往研究大多未收集足够详细的神经影像或临床数据。未来仍需开展聚焦性前瞻性队列研究,通过系列影像学、临床和神经心理评估深化认识。

> **知识空白**
> - 在 cSVD 研究领域,可以说我们距离获得所有答案仍很远,但我们对关键问题及其研究挑战有了更清晰的认识。
> - 我们已认识到 cSVD 是一种慢性进展性疾病,但其流行病学和自然史仍存在根本性问题。
> - 神经影像分辨率的提升与信息学技术的进步相结合,为在活体中更准确表征 cSVD 病理提供了令人振奋的可能性。研究焦点将越来越多地转向常规影像学显示"正常"的脑区,以评估 cSVD 的早期改变。
> - 最终目标是建立循证治疗策略。这一过程必须听取最重要的利益相关者——cSVD 患者及其受影响群体的意见。我们需要患者告知疾病的哪些方面对他们来说最为重要,从而开发最具影响力的干预措施。

(惠海鹏、蔡晓平 翻译;马丽娜 审核)

参考文献

[1] Pantoni L. Cerebral small vessel disease: from pathogenesis and clinical characteristics to therapeutic challenges. Lancet Neurol. 2010;9:689-70.

[2] Wardlaw JM, Smith EE, Biessels GJ, et al. STandards for ReportIng Vascular changes on nEuroimaging (STRIVE v1). Neuroimaging standards for research into small vessel disease and its contribution to ageing and neurodegeneration. Lancet Neurol. 2013;12:822-38.

[3] Gorelick PB, Scuteri A, Black SE, et al. Vascular contributions to cognitive impair-

ment and dementia: a statement for healthcare professionals from the American Heart Association/American Stroke Association. Stroke. 2011;42:2672-713.

[4] Charidimou A, Pantoni L, Love S. The concept of sporadic cerebral small vessel disease: a road map on key definitions and current concepts. Int J Stroke. 2016; 11:6-18.

[5] Banerjee G, Carare R, Cordonnier C, et al. The increasing impact of cerebral amyloid angiopathy: essential new insights for clinical practice. J Neurol Neurosurg Psychiatry. 2017;88:982-94.

[6] Snyder H, Corriveau RA, Craft S, et al. Vascular contributions to cognitive impairment and dementia including Alzheimer's disease. Alzheimers Dement. 2015; 11: 710-7.

[7] Ter Telgte A, van Leijsen EMC, Wiegertjes K, et al. Cerebral small vessel disease: from a focal to a global perspective. Nat Rev Neurol. 2018;14:387-98.

[8] Wardlaw JM, Smith C, Dichgans M. Mechanisms of sporadic cerebral small vessel disease: insights from neuroimaging. Lancet Neurol. 2013;12:483-97.

[9] Horsburgh K, Wardlaw JM, van Agtmael T, et al. Small vessels, dementia and chronic diseases-molecular mechanisms and pathophysiology. Clin Sci. 2018;132: 851-68.

[10] Inzitari D, Pracucci G, Poggesi A, et al. Changes in white matter as determinant of global functional decline in older independent outpatients: three year follow-up of LADIS study cohort. BMJ. 2009;339:b2477.

[11] Zwanennburg JJM, van Osch MJP. Targeting cerebral small vessel disease with MRI. Stroke. 2017;48:3175-31182.

[12] Debette S, Markus HS. The clinical importance of white matter hyperintensities on brain magnetic resonance imaging: systematic review and meta-analysis. BMJ. 2010; 341:c3666.

[13] Morris Z, Whiteley WN, Longstreth WT, et al. Incidental findings on brain magnetic resonance imaging: systematic review and meta-analysis. BMJ. 2009;339:b3016.

[14] Staals J, Makin SD, Doubal FN, Dennis MS, Wardlaw JM. Stroke subtype, vascular risk factors, and total MRI brain small-vessel disease burden. Neurology. 2014; 83: 1228-34.

[15] Mijajlović MD, Pavlović A, Brainin M, et al. Post stroke dementia-a comprehensive review. BMC Med. 2017;15:11.

[16] Quinn TJ, Elliott E, Langhorne P. Cognitive and mood assessment tools for use in stroke. Stroke. 2018;49: 483-90.

[17] Aizenstein HJ, Baskys A, Boldrini M, et al. Vascular depression consensus report-a critical update. BMC Med. 2016;14:161.

[18] Haffner C, Malik R, Dichgans M. Genetic factors in cerebral small vessel disease and their impact on stroke and dementia. J Cereb Blood Flow Metab. 2016;36: 158-71.

[19] Smith EE, Saposnik G, Biessels GJ. Prevention of stroke in patients with silent cerebrovascular disease. A scientific statement for healthcare professionals from the American Heart Association/American Stroke Association. Stroke. 2017;48;e44-71.

[20] Mok V, Kim JS. Prevention and management of cerebral small vessel disease. J Stroke. 2015;17: 111-22.

43 卒中

Aisling McFall, Jesse Dawson, and Lorraine M. Work

一、概述：什么是卒中 / 462
 （一）流行病学 / 462
 （二）卒中的分类与病因 / 462
 （三）缺血性卒中的症状 / 463
 （四）缺血性卒中的危险因素和目前的治疗方法 / 463

二、缺血性卒中的病理生理学 / 464
 （一）梗死中心区和周围缺血半暗带 / 464
 （二）缺血性损伤 / 464
 （三）能量衰竭 / 464
 （四）离子失衡与钙失调 / 466
 （五）兴奋性毒性 / 466
 （六）细胞凋亡的启动 / 466
 （七）活性氧 / 466
 （八）再灌注损伤 / 467
 （九）炎症和免疫反应 / 468
 （十）修复机制 / 468
 （十一）出血性卒中的病理生理学研究 / 470
 （十二）神经保护疗法的探索 / 470

参考文献 / 471

© Springer Nature Switzerland AG 2019
R. M. Touyz, C. Delles (eds.), *Textbook of Vascular Medicine*,
https://doi.org/10.1007/978-3-030-16481-2_43

IV 临床要点

关键概念

- 卒中是一种导致神经功能障碍的脑血管意外事件,最常见的原因是缺血性卒中,即血栓阻塞脑部主要血管所致。
- 卒中是全球致死和致残的主要原因之一,造成巨大的经济负担,但目前治疗手段仅限于使用组织纤溶酶原激活剂(tissue plasminogen activator,tPA)和/或机械取栓术以实现血管再通。
- 缺血性卒中的病理生理机制复杂,涉及多通路相互作用,最终导致细胞死亡并形成不可逆的脑组织损伤区域(称为梗死灶)。
- 过去在临床前卒中模型中,针对缺血性卒中病理生理的多个环节曾尝试开发神经保护策略,但均未能成功转化至临床应用。
- 临床前卒中研究领域已从既往失败中吸取教训,通过优化研究设计、严谨性和可重复性,致力于提升研究的转化潜力与质量,为其他疾病临床前研究树立标杆。

一、概述:什么是卒中

20世纪70年代,WHO将卒中定义为一种临床综合征,其特点是"迅速出现局灶性乃至整体的脑功能丧失症状,其持续超过24 h或导致死亡,且除血管源性外无其他明显的病因"。然而,由于现代医学的进步,这一定义在近年来得到了更新,包括基于病因或临床表现的更具体的定义,并用于区分短暂性脑缺血发作(transient ischemic attack,TIA)和缺血性卒中。简而言之,缺血性卒中被定义为"由脑、脊髓或视网膜局灶性梗死引起的神经功能障碍发作",其梗死的定义为影像学或临床症状持续超过24 h。另外,TIA被定义为"由脑、脊髓或视网膜局灶性缺血引起的暂时性神经功能障碍发作,但无急性梗死"[1]。出血性卒中被定义为"非外伤导致的脑实质或脑室系统内局灶性血液聚集,从而引起神经功能障碍迅速发展的临床症状",或在蛛网膜下腔出血的情况下,头痛也可能作为症状出现,这是由血液流入蛛网膜下腔(蛛网膜和硬脑膜之间的空间)引起的[1]。缺血性卒中约占卒中发生率的87%,脑出血或蛛网膜下腔出血分别约为10%和3%[2]。

(一)流行病学

卒中是全球第二大死亡原因,约占所有死亡人数的10%。这也是导致残疾调整生命年(disability-adjusted life years,DALY)损失的第三大原因,占DALY损失的近5%。最近的数据告诉我们,2013年,全球估计有1030万例卒中新发病例,其中发达国家的发病率较高[3]。更具体地说,在美国,每40秒就有一个人发生卒中,每20例死亡中就有1例是由卒中导致,卒中对美国经济造成的损失估计每年约为340亿美元[2]。与此同时,在英国,卒中的发病率虽然较低,但仍十分可观,每5分钟发生一次卒中,约占所有死亡的1/14,每年给英国经济造成的损失约256亿英镑[4]。在英国和美国,卒中都是造成残疾的主要原因之一,它极大地增加了经济负担。在世界范围内,女性卒中的发病率略高于男性,在年龄为55~75岁的女性中,每5人就有1人受到卒中的影响[2]。种族也是卒中患病率的影响因素之一,黑人卒中的发病率高于白人、西班牙裔及亚裔[2]。

(二)卒中的分类与病因

如前所述,卒中的2种主要亚型是缺血性卒中和出血性卒中,这一分类是基于其病理特征。班福德(或牛津)分类系统则根据临床表现将卒中分为 4 种类型,即全前循环卒中、部分前循环卒中、腔隙性循环卒中和后循环卒中[5]。该分类系统提供了重要的预后信息,它与临床表现及脑成像显示的卒中部位之间的关系,揭示了临床综合征与卒中在脑成像中的定位之间的内在联系,进而提示了卒中潜在的病因学机制。

缺血性卒中通常由心源性血栓栓塞或动脉粥样硬化性闭塞引起的,而后者又可能归因于大动脉粥样硬化疾病或小血管动脉粥样硬化性疾病。临床医师可能使用不同的分类系统来对缺血性卒中进行病因学分类。缺血性卒中的 TOAST 分类系统结合了临床、放射学、心脏和实验室检查结果,并将缺血的原因划分为三个分类,分别是大动脉动脉粥样硬化(large artery atherosclerosis,LAA)、小动脉闭塞(small artery occlusion,SVD)、心源性栓塞(cardio embolic,CE),以及其他已确定病因或未确定病因。根据此分类,LAA、SVD 和 CE 分别占 13.4%～16.7%、15.9%～22.6% 和 18.6%～29.1%[6]。此外,病因分类系统(Causative Classification System,CCS)-TOAST 作为 TOAST 分类体系的计算机辅助快速分类方法,也被广泛采用。ASCOD 分型体系根据 5 种疾病类别来评估卒中发生可能性,分别是:A——动脉粥样硬化;S——小血管疾病;C——心脏病理;O——其他原因;D——解剖。这一体系不仅有助于理解不同病因间的重叠现象,还强调了夹层作为年轻人群缺血性卒中重要病因的地位[7]。

出血性卒中根据其发生部位进行分类,通常由高血压、淀粉样血管病或结构性脑部疾病如动脉静脉畸形而引起[5]。然而,出血性卒中并非本章重点,下面的章节将重点关注缺血性卒中。

(三)缺血性卒中的症状

卒中最常见的症状是突发性言语障碍、突发性手臂或腿部无力或麻木(特别是身体的单侧)、突发性面部无力、突发性视觉障碍和突发性平衡/协调能力丧失[5]。为了提高公众对卒中的认识,并确保卒中发作后能尽早住院治疗,英国卫生部于 2009 年推出了"卒中:ACT FAST(脸、手臂、言语:呼叫紧急医疗服务)"宣传活动。该活动在提高公众对卒中的认识方面取得了成功[8],并已被其他国家纷纷采纳。

医院使用各种量表对患者卒中症状的严重程度进行评估。最常用的是国家卫生研究所卒中量表(National Institute of Health Stroke Scale,NIHSS),该量表给予患者 0～42 之间的评分(得分越大,卒中越严重),并基于各种症状,如意识、面部无力、言语障碍、眼动和视力和肢体无力或共济失调[9]。同样,使用各种量表对患者卒中后数周或数月的残疾程度进行评估,其中最常见的是改良的 Rankin 量表(modified Rankin Scale,mRS)。该量表给予患者的评分在 0～6 之间,其中 0 表示无症状,6 表示死亡。此类量表对于临床医师提供预后信息或监测患者的康复情况非常有用,同时,它们在临床卒中研究中也具有特殊用途。例如,NIHSS 可用于试验纳入标准或亚组分析,而 mRS 是测量患者在 90 天时的残疾水平的常见结局指标[10]。

(四)缺血性卒中的危险因素和目前的治疗方法

缺血性卒中有许多危险因素,如高血压、心房颤动(简称"房颤")、缺乏规律的体育活动、不良的饮食习惯、糖尿病和吸烟[11]。与许多疾病一样,预防胜于治疗,因此,对这些危险因素的管理是预防卒中的第一道防线。例如,仅通过降低收缩压 10 mmHg 的高血压管理就能使卒中风险降低 41%[2],全球许多国家实施的禁烟立法则与降低卒中的发病率有关[12]。

在缺血性卒中发生后,目前最常用的治疗方法是静脉注射阿替普酶,它是一种tPA,即溶栓药物。基于"时间就是大脑"的理念,它能溶解闭塞的血凝块,旨在恢复血流量,减少缺血时间,以挽救未梗死的脑组织。这种药物的有效治疗窗口非常狭窄,并且只有在症状出现后的4.5 h内才获准使用,这导致符合治疗条件的患者数量较少。此外,阿替普酶可增加出血性卒中的风险[11]。替奈普酶是一种转基因tPA,常用于治疗心肌梗死,与阿替普酶相比,替奈普酶可能具有一些优势。在最近的试验中,一种被称为血栓切除术的手术也显示出良好的前景,与标准药物治疗相比,该手术在24 h内的再灌注率(76% vs. 34%,血栓切除术 vs. 标准治疗)和90天的功能结局均有所改善[13]。最近的研究还证明,该手术治疗窗口可延长至24 h(自卒中症状发作以来)[14],因此,美国心脏协会更新了急性缺血性卒中的管理指南,建议在症状发作后6~24 h内对符合标准的患者使用机械血栓切除术[15]。

二、缺血性卒中的病理生理学

本节将描述缺血性卒中后发生的分子过程,而非导致动脉闭塞的过程,并总结在图43-1中。关于病理生理学的更多详细信息可见参考文献[16-19]。虽然卒中是指一系列异质性疾病,但在分子水平上所涉及的细胞信号通路有相当大的一致性。

(一)梗死中心区和周围缺血半暗带

在缺血性卒中发作后,中心梗死区(由于缺乏血液供应而导致的死亡组织区域)在阻塞的血管局部发展。虽然周围脑组织的血液供应显著减少,但细胞代谢主要由脑内其他血管的侧支流动维持。大脑的这个区域被称为周围缺血半暗带,在卒中后仍有可能存活和挽救[20]。然而,其生存可能性取决于缺血的严重程度和持续时间;并且在再灌注的滞后期间发生生理级联反应,使该周围缺血半暗带组织面临进一步的风险。如果时间滞后过长,周围缺血半暗带最终可能被纳入中心梗死区,导致更大的梗死,从而导致更严重的神经系统症状[21]。

(二)缺血性损伤

尽管大脑仅占体重的2%左右,但它接收了身体约20%的总氧气[22]。因此,这种高代谢需求使大脑非常容易受到缺血性损伤。

(三)能量衰竭

在缺血性损伤的急性期,氧气和葡萄糖的缺乏会导致细胞储存的三磷酸腺苷(ATP)的耗竭,ATP是许多关键细胞过程所需的细胞能量。由于缺氧,细胞转向无氧呼吸,导致乳酸产生。这会导致乳酸积聚,称为代谢性酸中毒,并导致细胞死亡[17]。

线粒体负责细胞中的有氧呼吸,即它们利用氧化磷酸化(OXPHOS)催化二磷酸腺苷(ADP)转化为ATP。葡萄糖在胞质溶胶中通过糖酵解产生丙酮酸,随后在线粒体内被氧化产生NADH和$FADH_2$,然后被线粒体膜上的电子传输链(electron transport chain,ETC)氧化。OXPHOS在线粒体膜上产生质子梯度,然后为ATP合酶提供动力。这种质子梯度对于维持细胞内低钙离子(Ca^{2+})水平也十分重要,因为它通过线粒体膜上的Ca^{2+}单向转运体帮助Ca^{2+}进入线粒体。因此,呼吸作用的减少会导致细胞内Ca^{2+}水平上升,细胞会利用剩余的ATP储备来尝试维持Ca^{2+}的稳态,从而导致ATP更快地耗尽。

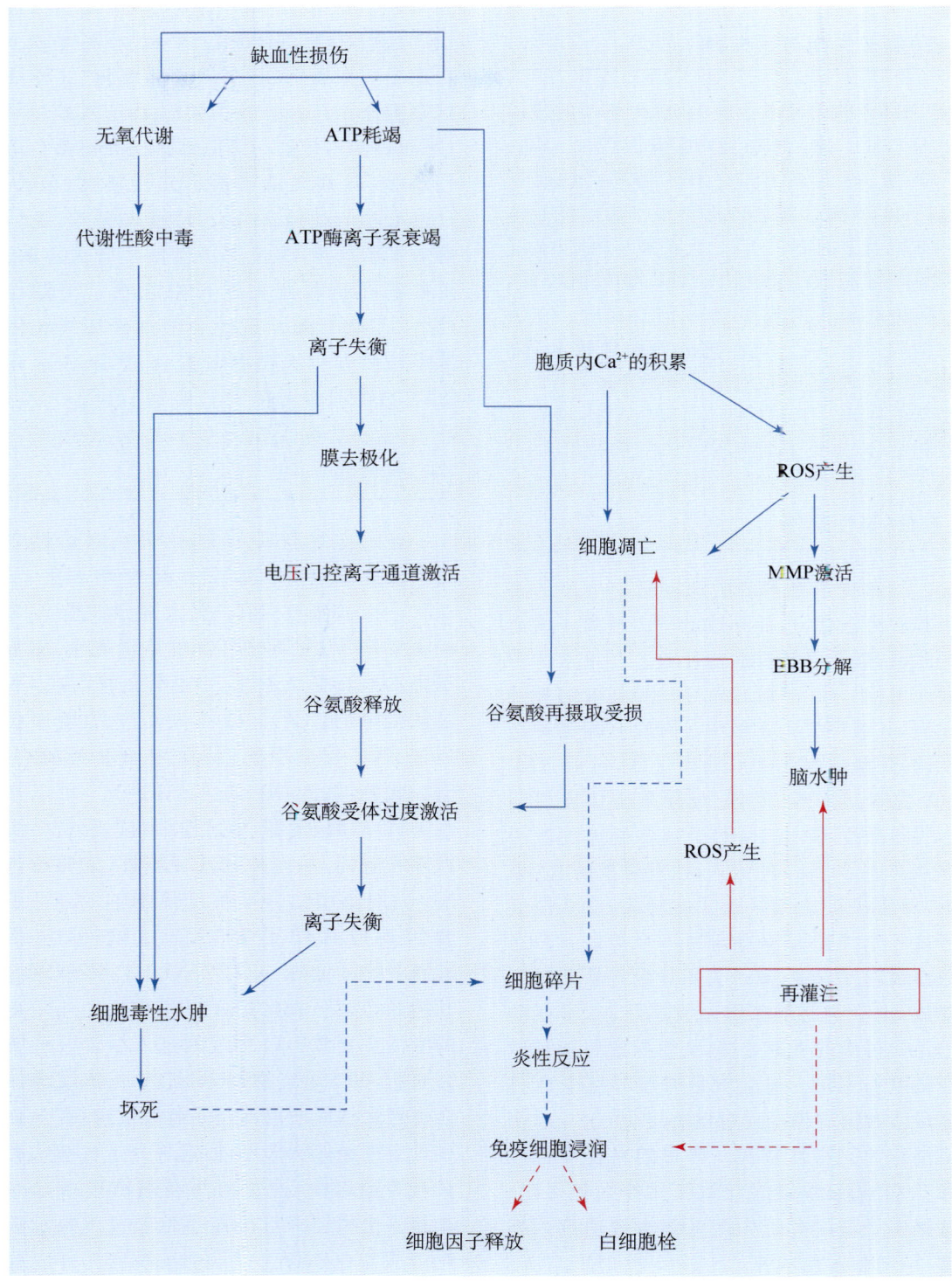

图 43-1 缺血性卒中的病理生理学
注：示意图显示了由缺血（蓝色箭）或再灌注（红色箭）引起细胞坏死或凋亡的原因。ATP. 三磷酸腺苷；ROS. 活性氧；MMP. 基质金属蛋白酶；BBB. 血-脑屏障。

(四)离子失衡与钙失调

ATP 的消耗也会影响 ATP 驱动的膜离子泵（ATP 酶）的功能，即钠钾（Na^+-K^+）ATP 酶、钙离子（Ca^{2+}）ATP 酶和突触质子（H^+）ATP 酶。细胞内低钙水平通过线粒体和细胞膜上的 Na^+-Ca^{2+} 交换器及内质网、线粒体和细胞膜上的 Ca^{2+} ATP 酶严格控制，以维持细胞膜两侧 10 000 倍的梯度。在缺血期间，Na^+-K^+ ATP 酶的失效导致 K^+ 外流和 Na^+ 内流，这反过来又导致 Na^+-Ca^{2+} 交换器的逆转。上述反应与 Ca^{2+} ATP 酶的失效相结合，导致了细胞质中 Ca^{2+} 的积累[17]。

(五)兴奋性毒性

细胞离子稳态的破坏导致膜电位的丧失和膜去极化，进而导致电压门控离子通道的激活，以及谷胱甘肽的释放。在正常的神经元电信号中，谷胱甘肽是一种强效的神经递质，其被释放到突触中，并激活（相邻神经元的）突触后膜上的一系列受体，包括 NMDA 受体、AMPA 受体、红藻酸受体或代谢型谷氨酸受体（mGluR）。这些受体的激活导致 Ca^{2+} 和 Na^+ 的流入，以及继发的 K^+ 损失，导致去极化和谷胱甘肽释放，使得该信号从一个神经元传播到另一个神经元。在缺血级联反应中，离子失衡导致谷氨酸过度释放，由于细胞处于能量衰竭状态，谷氨酸的正常再摄取机制受损，从而导致谷胱甘肽在细胞外聚集。这会导致谷胱甘肽受体过度激活和周围神经元过度去极化，这一损伤机制称为兴奋性毒性。严重的兴奋性毒性和 ATP 酶衰竭最终导致坏死性细胞死亡，这是由于细胞离子失衡导致水被动流入细胞，即细胞毒性水肿[17]。

(六)细胞凋亡的启动

细胞内 Ca^{2+} 的积累还会激活蛋白酶、脂肪酶和核酸酶，进而导致关键的细胞蛋白、质膜和核酸的降解。这一过程将导致不可逆的细胞损伤，从而启动细胞凋亡（程序性细胞死亡）。此外，钙激活 Ca^{2+} 依赖性酶（钙蛋白酶），该酶与线粒体膜上的促凋亡蛋白结合，导致线粒体通透性转换孔（mitochondrial transition pore，MTP）开放，随后释放细胞色素 C，进一步激活半胱天冬酶，这些酶在执行凋亡过程中起到了关键作用[23]。MTP 的开放还会通过破坏线粒体膜电位而进一步耗尽细胞 ATP，从而阻止 ATP 合酶的作用。

(七)活性氧

在缺血级联反应中，钙失调对活性氧（ROS）的产生有进一步的影响（图 43-2）[24]。如前所述，ETC 是大部分细胞 ATP 的主要来源；然而，ETC 也是细胞内 ROS 基础水平的主要来源，如超氧化物（O_2^-）和过氧化氢（H_2O_2）。线粒体 Ca^{2+} 的增加会通过 ETC 促进氧化，从而增加 ROS 的生成。此外，线粒体内高水平的 Ca^{2+} 可以抑制 ETC 的酶，例如，通过使细胞色素 C 与线粒体膜解离，从而抑制复合体Ⅲ，或通过与 NO 共同作用结合抑制复合体Ⅰ。Ca^{2+} 还激活其他有助于 ROS 产生的酶，包括 NADPH 氧化酶（NOX2、NOX3 和 NOX4）和神经元型一氧化氮合酶（nNOS）。nNOS 的激活会导致 NO 生成增加。尽管一些研究表明，NO 通过抑制 NMDA 受体或增加血管舒张从而增加神经元血液供应，在大脑中具有神经保护作用，但这种分子也被认为具有神经毒性，这是因为在高浓度下，NO 与超氧化物结合形成高活性氧自由基过氧亚硝酸盐（$ONOO^-$）。细胞本身具有内源性抗氧化酶和化合物，如超氧化物歧化酶（SOD）、过氧化氢酶和 α-生育酚，以清除过量的 ROS。但若 ROS 生成过多，超出抗氧化机制的清除能力，会引起氧化应激，损伤

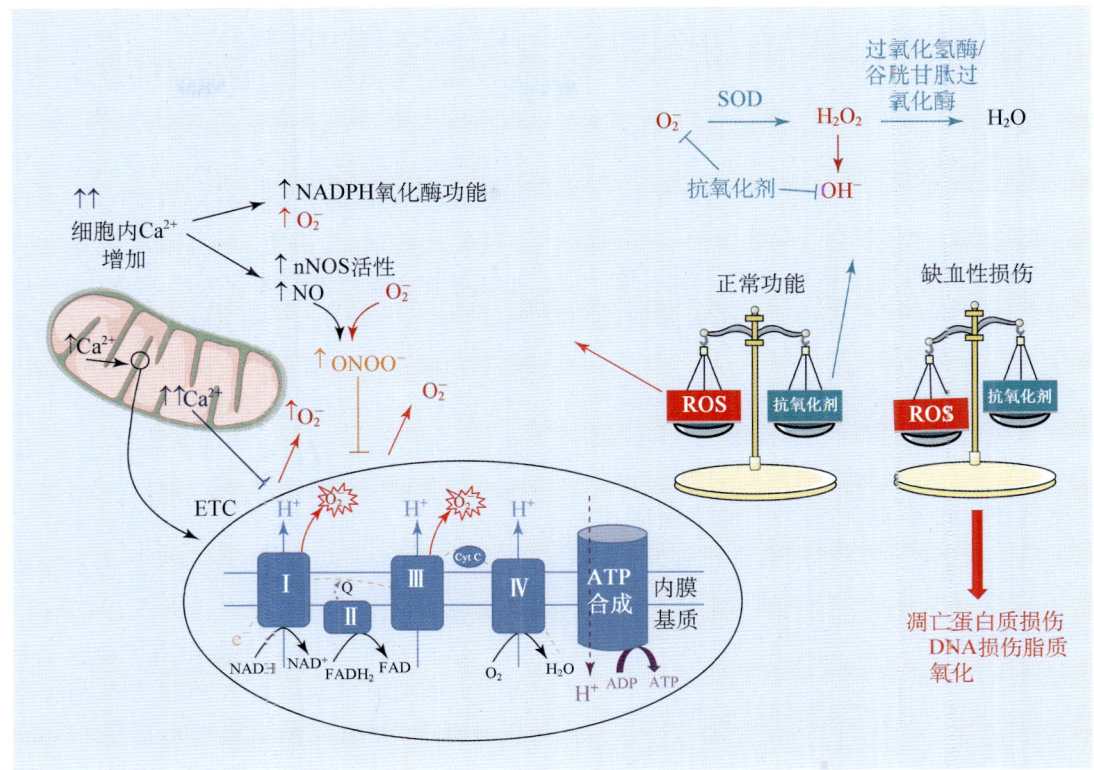

图 43-2 缺血性卒中 ROS 的产生,由于缺血性损伤中 Ca^{2+} 的增加,通过 NADPH 氧化酶激活或 ETC 刺激/抑制引起的 ROS 来源的示意图

注:抗氧化策略(右上,蓝绿色)存在于细胞内,并在正常条件下控制 ROS 的基础水平。缺血性损伤破坏了这种平衡,导致 ROS 水平增加,导致细胞损伤和死亡。ETC. 电子传递链;O_2^-. 超氧离子;OH^-. 羟基自由基;$ONOO^-$. 过氧亚硝酸盐;nNOS. 神经元型一氧化氮合酶;SOD. 超氧化物歧化酶;ROS. 活性氧。

蛋白质、脂质和核酸,导致细胞损伤,进而诱发细胞凋亡。大脑尤其容易受到氧化应激的影响,原因包括:它的呼吸速率高,它的抗氧化防御能力不足,无法处理过量的 ROS,富含易受 ROS 损伤的脂质,以及铁含量较高(促进自由基反应/损伤)[18]。

(八)再灌注损伤

尽管缺血导致细胞损伤和死亡,但脑血管系统的再通同样会导致进一步的损伤,称为再灌注损伤。由于氧的重新引入和缺血性损伤引起的 ETC 功能障碍,ROS 的产生在这种损伤中发挥关键作用。此外,琥珀酸在线粒体内的缺血性蓄积已被证明驱动反向电子传递(reverse election transport,RET),进而产生大量 ROS[25]。前文已述 ROS 和氧化应激对大脑组织直接损伤作用。加之血流的物理恢复,脑组织容易受到炎症反应和免疫反应的进一步损害(稍后讨论)。基质金属蛋白酶(MMP)被 ROS、促炎细胞因子及 tPA(用于再灌注的溶栓药物)激活。MMP 在组织重构中发挥作用(稍后讨论),也参与血-脑屏障(blood-brain barrier,BBB)的降解。BBB 通过限制化合物从血流进入大脑来保护脑组织。但在缺血性损伤后,由于 MMP 活性和内皮细胞损伤,导致其从基底膜分离,BBB 完整性遭到破坏,通透性增加,使得过量的水从血液进入大脑,导致脑水肿。这种通透性改变还会增加脑内出血的风险。

(九)炎症和免疫反应

在缺血性损伤后期及再灌注后,炎症反应会对已受损的周围缺血半暗带造成进一步损害。这种炎症反应被认为是无菌的,因为并非由浸润的微生物引起。

细胞内 Ca^{2+} 水平升高和细胞应激反应会激活炎性转录因子,如核因子-κB(NF-κB)或丝裂原活化蛋白激酶(MAPK)信号转导途径。此外,坏死和凋亡的细胞碎片,如蛋白质或核酸(即危险/损伤相关分子模式分子)结合并激活小胶质细胞、巨噬细胞和内皮细胞上的 Toll 样受体(TLR),诱导促炎信号分子的释放。缺血期间诱导的这种炎性反应导致白细胞如淋巴细胞、中性粒细胞和单核细胞的浸润,并伴有内皮黏附素(如 P-选择素、ICAM-1 或 VCAM-1)的表达增加。缺血后 BBB 通透性的增加使浸润免疫细胞更容易进入脑实质。然后,浸润的白细胞在缺血组织内积聚并黏附于内皮细胞,释放促炎分子(如 IL-1β、TNF-α)或细胞毒性物质(如 NO、ROS)进一步加剧损伤。内皮细胞或血小板衍生的 P-选择素也可导致白细胞相互黏附,形成"白细胞栓",造成血管内进一步阻塞,从而加重损伤[19]。

尽管浸润的中性粒细胞和单细胞在吞噬受损神经元或其他细胞中发挥作用,但小胶质细胞是大脑的常驻巨噬细胞。这些细胞通常以静息或分支状态存在于大脑中,但在受到损伤时会被激活。活化的小胶质细胞能通过释放促炎分子参与炎症反应,但同时也通过清除死亡细胞和释放抗炎因子来促进修复机制[26]。

(十)修复机制

由于缺血和再灌注损伤造成的损伤,大脑会通过内源性修复机制做出反应,以努力保持和恢复功能(图 43-3)。

如前所述,在缺血期间,侧支循环在一定程度上维持缺血半暗带的血供;然而,在缺血后会发生新血管的形成,以改善因缺血损伤而受损的血流量。这一过程主要通过3种方式实现:①血管新生,即从现有血管形成新毛细血管;②血管生成,即形成新血管;③动脉生成,即从现有小动脉生成新的侧支动脉。该过程主要由血管内皮生长因子(VEGF)上调驱动,并受到 NO 的产生辅助——NO 通过扩张血管而改善血流,并促进血管重构(例如,通过增加 MMP9 活性)。在此重构过程中,MMP 等蛋白酶的表达会上调,通过降解细胞外基质蛋白,为新血管的生长腾出空间。

研究表明,VEGF 还能作用于神经元并促进其修复。脑缺血后,VEGF 及其他神经营养因子[如脑源性神经营养因子(brain-derived neurotrophic factor,BDNF)和碱性成纤维细胞生长因子(basic fibroblast growth factor,bFGF)]的表达会上调,以促进轴突再生和神经发生。大脑的室下区(subventricular zone,SVZ)含有神经干细胞,这些细胞可以增殖并分化为新的神经元(即神经发生)。这一过程受 TGF-β 超家族信号转导和磷脂酰肌醇 3-激酶(PI3K)-Akt 通路的激活所调控。神经营养因子还通过抑制细胞凋亡来促进缺血后的修复并减少损伤[27]。

缺血性损伤还刺激星形胶质细胞启动神经胶质增生并形成神经胶质瘢痕。这种瘢痕形成了一个物理屏障,"隔离"受损组织以减少其扩散(例如,阻止炎症或兴奋毒性扩散)。然而,神经胶质瘢痕同时也会阻碍轴突再生,因此,如果瘢痕太大,反而不利于大脑修复。

抗炎细胞因子(如 IL-10 或 TGF-β)在缺血性损伤反应中的表达也会上调,特别是在小胶质细胞中。IL-10通过抑制促炎细胞

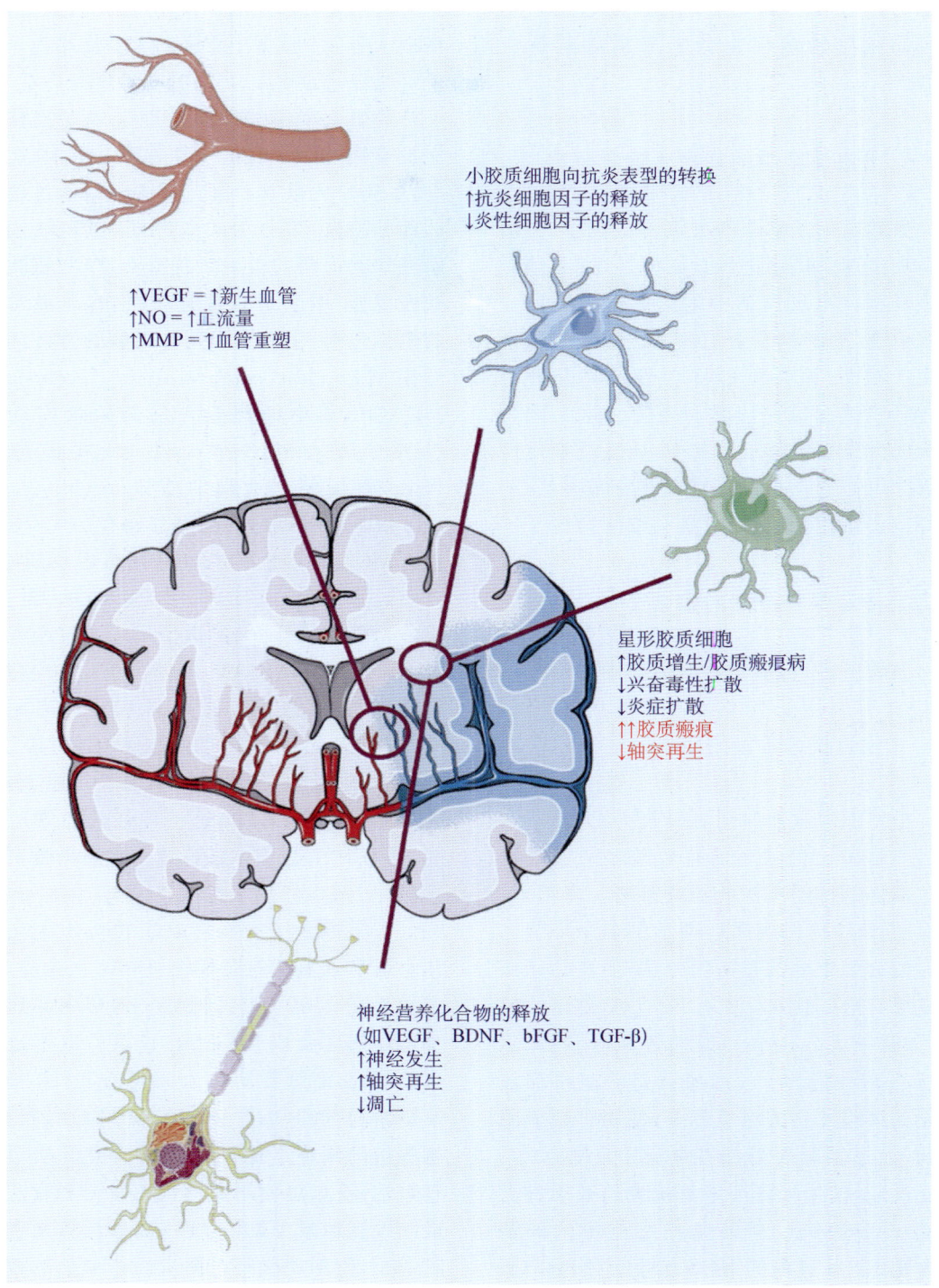

图 43-3 缺血性卒中的修复机制。缺血性损伤后血管、神经元、小胶质细胞和星形胶质细胞特异性修复机制的总结图

注：VEGF. 血管内皮生长因子；NO. 一氧化氮；MMP. 基质金属蛋白酶；BDNF. 脑源性神经营养因子；bFGF. 碱性成纤维细胞生长因子；TGF-β. 转化生长因子 β。

(十一)出血性卒中的病理生理学研究

虽然这不是本章的重点,但若要对卒中的病理生理学机制进行全面概述,则必须提及该类型。出血性卒中是由血管破裂而非闭塞引起,故不具有上述缺血性病理生理学变化。然而,该类型同样会导致兴奋性毒性、细胞毒性、氧化应激和炎症。这是因为血液成分直接暴露于大脑中,诱发炎症反应和 ROS 的产生。此外,红细胞的破裂分解会释放出血红蛋白,后者具有细胞毒性[28]。

(十二)神经保护疗法的探索

如前所述,目前对缺血性卒中的治疗手段集中于使用药物溶栓(如使用溶栓剂 tPA)或通过机械手段使用血栓切除术去除凝块。

虽然缩短缺血时间可以改善患者预后,但目前临床上仍缺乏能有效减轻缺血或再关注损伤的神经保护药物或策略。多年来,缺血-再灌注损伤病理生理学的多个环节已被定位为卒中的潜在治疗方法,但在临床试验成果有限。例如,使用 NMDA 受体拮抗剂[如赛福太(selfotel)或地佐环平]的靶点拮抗兴奋性毒性[29];钙超载是缺血再灌注诱导的细胞死亡的组成部分,使用钙通道阻滞剂(如尼莫地平或维拉帕米)的靶点[30];免疫反应,使用米诺环素等抗炎药或恩利莫单抗(enlimomab)等防止白细胞黏附的药物为靶点[31];过量的 ROS 产生可使用 ROS 清除剂(如甲磺酸替拉扎德或 NXY-059/Cerovive))[18]。类似地,针对缺血性损伤多种途径的其他治疗方法(如物理或药物低温)也已经过评估。低温已被证明可通过减少细胞代谢需求、防止凋亡、减少 ROS 产生和减少炎症而具有神经保护作用,但到目前为止,在临床前卒中模型中看到的有益作用尚未能稳定地转化为临床,仍需进一步研究[32]。

为研究卒中的病理生理学并寻找神经保护策略,人们开发了各种卒中的动物模型,主要是大鼠或小鼠。这些模型通过诱导局部脑缺血,可分为永久性缺血模型(用于研究缺血损伤的机制并进行治疗)和短暂性缺血模型(用于研究再灌注损伤)。最常见的模型包括:①大脑中动脉闭塞的管腔内细丝模型(middle cerebral artery occlusion,MCAO),其中细丝插入颈部的颈内动脉(internal carotid artery,ICA)并推进到 Willis 环以闭塞大脑中动脉(middle cerebral artery,MCA)的起点并留在原位(永久性,pMCAO),或者在一段时间后移除(暂时性,tMCAO);② pMCAO 的电凝[固]术模型,其中电凝[固]术镊子用于通过颅骨切除术永久闭塞 MCA;③栓塞模型,血栓在体外形成,并通过导管注射到 ICA 中以闭塞 MCA 的起点,后续可以用 tPA 溶解;④ ET-1 模型,通过立体定向注射 ET-1 至 MCA 周围的组织中,ET-1 是一种强效血管收缩剂,可暂时性闭塞 MCA,随后逐渐松弛实现再灌注[20]。

许多神经保护策略未能转化为临床被认为与临床前试验质量较差有关。为此,卒中学界在 1999 年共同制定了《卒中治疗学术行业圆桌会议(STAIR)建议》,以推进临床前研究,后续更新为 2009 年 STAIR 报告及更新的 RIGOR[33] 和 IMPROVE[34] 指南。这些指南侧重于提高临床前研究的质量和有效性,重点是使用随机化和研究者盲法以最大限度地减少偏倚,使用功效计算来定义组大小,使用功能结果测量而非单独的梗死体积,使用合并症而非健康动物模型,以及在不同动物模型和/或实验室中重复试验以证明可重复性和稳健性[33]。这些指南旨在提高临床前研究质量,使药物或疗法更有可能在人群更具异质性和表现出多发病的临床试验中取得成功。卒中研究界致力于解决与将临床前研究转化为成功的卒中临床治疗相关的问题。不断改进的卒中研究指南,以及MULTIPART 国际多中心动物研究网络的创建(详见 http://www.dcn.ed.ac.uk/multipart/default.htm)都证明了这一点。该国际网络的建立旨在进行大型多中心临床前试验,类似于人类Ⅲ期临床试验,以应对卒中研究危机。

在临床试验中,其他混杂因素也限制了其有效性,包括使用 tPA 再通不成功和卒中亚型的多样性。最近许多机械血栓切除术试验取得了成功,改善了卒中患者的预后,延长了卒中治疗的持续时间,标志着卒中研究新纪元的开启。这是因为血栓切除术前使用的成像技术可通过在临床试验中仅包括特定类型的血管闭塞来减少患者的异质性,并允许在存在明显可挽救的脑组织时进行治疗。同时,该手术本身提高了再手术的成功率,也提供了原本可能因侵入性太强而被放弃的动脉内局部治疗的机会[35]。

结论和临床前景

- 卒中仍是一个严重的心血管和神经系统问题,具有复杂的病因和病理。
- 最近的研究进展为部分患者带来了一种新的治疗选择,机械血栓切除术的引入可以在卒中发病后 24 h 使用。
- 尽管尚无神经保护疗法获得成功,但脑成像技术的进步可能会通过减少患者异质性而为成功的临床试验提供更好的机会,同时,临床前研究质量的提高也有望带来更具前景的药物靶点。

知识空白

- 需要开展深入的研究,以更好地理解既往神经保护试验失败的原因,从而开发出有效的神经保护疗法。

- 尽管目前对卒中缺血-再灌注损伤的基本病理生理学机制已有较深入的认识,但对神经血管单元中特定细胞类型的作用和相互作用尚不清楚,这方面的突破可能为药物的靶向治疗提供思路。
- 在共病或多病共存的动物模型中开展大规模多中心临床前试验,有望提高卒中治疗临床转化的成功率。

(蔡晓平、马丽娜 翻译;
吴健、陈东 审核)

参考文献

[1] Sacco RL, et al. An updated definition of stroke for the 21st century: a statement for healthcare professionals from the American Heart Association/American Stroke Association. Stroke. 2013;44(7):2064-89.

[2] Benjamin EJ, et al. Heart disease and stroke statistics-2017 update: a report from the American Heart Association. Circulation. 2017;135(10):e146-603.

[3] Feigin VL, Norrving B, Mensah GA. Global burden of stroke. Circ Res. 2017;120(3):439-48.

[4] Stroke Association. State of the Nation: stroke statistics. 2018.

[5] Hankey GJ. Stroke. Lancet. 2017;389(10069):641-54.

[6] Schulz UGR, Rothwell PM. Differences in vascular risk factors between etiological subtypes of ischemic stroke. Stroke. 2003;34(8):2050-9.

[7] Radu RA, Terecoasă EO, Băjenaru OA, Tiu C. Etiologic classification of ischemic stroke: where do we stand? Clin Neurol Neurosurg. 2017;159:93-106.

[8] Wolters FJ, Paul NLM, Li L, Rothwell PM, Oxford Vascular Study. Sustained impact of UK FAST-test public education on re-

[9] Kasner SE. Clinical interpretation and use of stroke scales. Lancet Neurol. 2006;5(7):603-12.

[10] Quinn TJ, Dawson J, Walters MR, Lees KR. Functional outcome measures in contemporary stroke trials. Int J Stroke. 2009;4(3):200-5.

[11] Hankey GJ. Stroke. Lancet. 2016;389:641.

[12] Frazer K, et al. Legislative smoking bans for reducing harms from secondhand smoke exposure, smoking prevalence and tobacco consumption. Cochrane Database Syst Rev. 2016;(2):CD005992.

[13] Badhiwala JH, et al. Endovascular thrombectomy for acute ischemic stroke. JAMA. 2015;314(17):1832.

[14] Nogueira RG, et al. Thrombectomy 6 to 24 hours after stroke with a mismatch between deficit and infarct. N Engl J Med. 2018;378(1):11-21.

[15] Powers WJ, et al. 2018 guidelines for the early management of patients with acute ischemic stroke: a guideline for healthcare professionals from the American Heart Association/American Stroke Association. Stroke. 2018;49(3):e46-e110.

[16] Yenari MA, Han HS. Neuroprotective mechanisms of hypothermia in brain ischaemia. Nat Rev Neurosci. 2012;13(4):267-78.

[17] Moskowitz MA, Lo EH, Iadecola C. The science of stroke: mechanisms in search of treatments. Neuron. 2010;67(2):181-98.

[18] Shirley R, Ord E, Work L. Oxidative stress and the use of antioxidants in stroke. Antioxidants. 2014;3(3):472-501.

[19] Iadecola C, Anrather J. The immunology of stroke: from mechanisms to translation. Nat Med. 2011;17(7):796-808.

[20] McCabe C, Arroja MM, Reid E, Macrae IM. Animal models of ischaemic stroke and characterisation of the ischaemic penumbra. Neuropharmacology. 2018;134(Part B):169-77.

[21] Payabvash S, Taleb S, Benson JC, McKinney AM. Acute ischemic stroke infarct topology: association with lesion volume and severity of symptoms at admission and discharge. Am J Neuroradiol. 2017;38(1):58-63.

[22] Friedman J. Why is the nervous system vulnerable to oxidative stress? In: Oxidative stress and free radical damage in neurology. Totowa: Humana Press; 2011. p. 19-27.

[23] Orrenius S, Zhivotovsky B, Nicotera P. Regulation of cell death: the calcium-apoptosis link. Nat Rev Mol Cell Biol. 2003;4(7):552-65.

[24] Görlach A, Bertram K, Hudecova S, Krizanova O. Calcium and ROS: a mutual interplay. Redox Biol. 2015;6:260-71.

[25] Chouchani ET, et al. Ischaemic accumulation of succinate controls reperfusion injury through mitochondrial ROS. Nature. 2014;515(7527):431-5.

[26] Patel AR, Ritzel R, McCullough LD, Liu F. Microglia and ischemic stroke: a double-edged sword. Int J Physiol Pathophysiol Pharmacol. 2013;5(2):73-90.

[27] Ruan L, Wang B, ZhuGe Q, Jin K. Coupling of neurogenesis and angiogenesis after ischemic stroke. Brain Res. 2015;1623:166-73.

[28] Aronowski J, Zhao X. Molecular pathophysiology of cerebral hemorrhage: secondary brain injury. Stroke. 2011;42(6):1781-6.

[29] Ikonomidou C, Turski L. Why did NMDA receptor antagonists fail clinical trials for stroke and traumatic brain injury? Lancet Neurol. 2002;1(6):383-6.

[30] Zhang J, Yang J, Zhang C, Jiang X, Zhou H, Liu M. Calcium antagonists for acute ischemic stroke. Cochrane Database Syst Rev. 2012;(5):CD001928.

[31] Veltkamp R, Gill D. Clinical trials of immunomodulation in ischemic stroke. Neurother-

apeutics. 2016;13(4):791-800.

[32] Kurisu K, Yenari MA. Therapeutic hypothermia for ischemic stroke: pathophysiology and future promise. Neuropharmacology. 2018;134:302-9.

[33] Lapchak PA, Zhang JH, Noble-Haeusslein LJ. RIGOR guidelines: escalating STAIR and STEPS for effective translational research. Transl Stroke Res. 2013;4(3):279-85.

[34] Percie du Sert N, et al. The IMPROVE guidelines (Ischaemia Models: Procedural Refinements Of in Vivo Experiments). J Cereb Blood Flow Metab. 2017;37(11):3488-517.

[35] Tymianski M. Combining neuroprotection with endovascular treatment of acute stroke: is there hope? Stroke. 2017;48(6):1700-5.

44 外周血管疾病

Jason Ramsingh and David Kingsmore

一、概述 / 475

二、流行病学和自然史 / 475

三、风险因素与疾病修饰 / 475

四、慢性下肢缺血 / 477

    (一)间歇性跛行 / 477

    (二)严重肢体缺血 / 477

五、缺血下肢的评估 / 477

六、影像学方法 / 479

    (一)导管造影 / 479

    (二)磁共振血管成像 / 479

    (三)计算机体层成像血管造影 / 480

七、外周血管疾病的管理 / 480

    (一)药物 / 480

    (二)血管腔内治疗和外科治疗 / 480

    (三)基因疗法 / 482

    (四)细胞疗法 / 482

参考文献 / 483

© Springer Nature Switzerland AG 2019
R. M. Touyz, C. Delles (eds.), *Textbook of Vascular Medicine*,
https://doi.org/10.1007/978-3-030-16481-2_44

关键概念

- 外周血管疾病(peripheral vascular disease,PVD)十分常见,其通常无症状,但可以进展到严重肢体缺血(critical limb ischaemia,CLI),并最终导致肢体丧失。
- PVD 与其他血管区域的疾病相关,从而增加心血管疾病(CVD)和总死亡率。二级预防措施,如生活方式和风险因素的管理,是疾病管理的重要组成部分。
- 诊断基于详细的病史和简单的下肢动脉供应临床检查,有时辅以无创性成像检查。
- 对于大多数患者,推荐非手术治疗,根据临床严重程度、疾病模式和患者因素,提供血管腔内治疗或外科手术。
- 新型的治疗选择,如临床试验中的基因和细胞治疗,在临床试验中可能为不适合常规治疗的患者提供了治疗选择。

一、概述

PVD 是指主要影响下肢动脉血管的动脉粥样硬化。鉴于动脉粥样硬化的系统性特点,PVD 患者常伴有冠状动脉、脑血管和颈动脉疾病。因此,PVD 与不良预后、总体死亡率和心血管死亡率增加相关[1]。在疾病早期,患者通常无症状,但少数患者可逐渐进展至有症状的疾病,极少数患者进展至 CLI,并伴有静息痛和最终的组织丢失。这通常反映了影响下肢灌注三节段动脉的疾病模式:主-髂动脉、股-腘动脉、膝下动脉病变。本章将讨论出现症状的 PVD 患者的流行病学、风险因素的管理、治疗方案的评估和证据。最后,还将讨论治疗 PVD 的新方法。

二、流行病学和自然史

确定 PVD 在一般人群中的准确发病率是一项具有挑战性的任务。在过去,筛查研究集中在选定的患者队列上,并采用自填式问卷方式,这可能导致漏报。踝肱血压指数(ankle-brachial pressure index,ABPI)是评估和筛查一般人群中无症状疾病最有用的无创性方法,ABPI 值<0.9 提示存在动脉疾病。

爱丁堡动脉研究报告称,中老年人群中无症状 PVD 的患病率为 7%~15%[2]。由于年龄是动脉粥样硬化的已知风险因素,因此,PVD 的发生率随年龄增长而上升不足为奇。美国的进一步研究中发现,40 岁以上人群中 PVD 的患病率为 4.3%,而在 70 岁以上人群中增加到 14.5%[3]。在一般人群中,文献报道间歇性跛行(intermittent claudication,IC)的患病率为 1.1%~6.1%[2-5],且发病率随年龄增长而急剧上升。

PVD 患者具有更高的疾病进展风险和心血管死亡风险。7%~15% 的无症状患者可在 5~7 年内发展为 IC[2,6]。导致 ABPI 下降及随后疾病进展的风险因素包括年龄增长、吸烟、未控制的高血压、糖尿病和高脂血症[7]。有趣的是,爱丁堡动脉研究报告称,疾病的严重程度与 CVD 风险无关,无论是无症状的 PVD 患者还是 IC 患者(一种看似更严重的疾病),其心血管事件发生风险和死亡风险均相同[2]。

大多数 IC 患者在未接受任何干预(除危险因素调整和结构化运动外)的情况下,病情会保持稳定,步行距离既不会恶化也不会改善。25% 的患者出现临床恶化,其中只有少数需要血运重建或大截肢[3]。

三、风险因素与疾病修饰

CVD 和 PVD 的发病机制相似,许多可改变的心脏病风险因素也适用于下肢动脉疾病。与冠状动脉相比,人们对下肢血管动脉粥样硬化的过程了解较少。人们认为,下肢动脉中斑块的发展会导致血管的狭窄或阻塞。这些斑块覆盖纤维蛋白层,脆弱且易破裂,会导致血管内血栓形成,从而进一步阻塞血管[9,10]。由于动脉闭塞导致的氧气和营养需求增加伴随着供应不足,典型的PVD症状出现,包括疼痛和最终的组织丢失。

PVD进展的风险因素可分为可改变和不可改变的,或与现有疾病相关。经过年龄和性别校正的逻辑回归分析显示,黑人种族/族裔、当前吸烟、糖尿病、高血压、高胆固醇血症和肾功能不全与PVD显著相关[3]。

多项研究证据表明,年龄与PVD风险增加之间存在明确且强烈的关联[2-4]。性别差异则有分歧,一些研究显示并无差异,而其他研究则倾向于某一性别[2,6,11]。吸烟仍是关键的可改变因素,除已明确的心血管死亡、癌症相关死亡和阻塞性肺疾病增加的风险增加外,吸烟还与PVD的进展密切相关,是PVD进展的最重要风险因素之一。PVD的风险因素改变主要集中在戒烟上,所有形式的尼古丁替代疗法均有所帮助[12]。

糖尿病和肾功能衰竭患者群体具有复杂多变的多器官病变,需要给予更多关注。除大血管和小血管疾病外,糖尿病患者有不同的PVD疾病模式,与非糖尿病患者相比,其下肢的弥漫性和远端疾病更多。因此,糖尿病患者更有可能需要血管重建,并且截肢的风险也更高。通常由神经病变引起的创伤性溃疡,会破坏原本稳定的从足部到肢体的血流灌注,需要更大灌注以促进溃疡愈合,但PVD阻止了所需的灌注增加。血糖控制有助于预防糖尿病患者PVD的发生和进展。英国前瞻性糖尿病研究报告称,糖化血红蛋白(HbA1c)每增加1%,PVD风险就增加28%[13]。此外,糖尿病患者如果合并高血压,应严格控制血压,不仅可降低CVD的风险,还可减少截肢风险[14]。

终末期肾病(ESKD)患者也有罹患PVD的风险。据报道,血液透析患者的PVD患病率为12%~38%[15]。此外,PVD已被证明是血液透析患者全因和心血管死亡的独立预测因素[15]。PVD患者还有其他合并疾病,如糖尿病,这产生了一种与非肾衰竭和糖尿病血管病扩散性、远端病变相似的疾病模式,伴有神经病变和易感染倾向。对ESKD患者的检查也具有挑战性,因为钆对比增强磁共振成像(contrast-enhanced magnetic resonance angiography, CE-MRA)常因肾源性系统性纤维化(nephrogenic systemic fibrosis, NSF)风险而禁忌使用,而在计算机断层扫描血管造影(computer tomography angiography, CTA)中使用碘化造影剂可能进一步增加肾损伤风险。这一特定患者群体的管理包括风险因素调整和二级预防措施,如戒烟和抗血小板治疗;其他选择包括血管成形术、旁路移植术或截肢,这取决于疾病严重程度和患者因素。

高血压是心血管和周围血管疾病发生的重要风险因素。最佳血压控制不仅可降低CVD的风险,还可延缓动脉疾病的进展。国家健康与护理优化研究所(National Institute for Health and Care Excellence, NICE)推荐的目标血压应低于140/85 mmHg,根据年龄和种族选择使用血管紧张素转换酶抑制剂或钙通道阻滞剂,并保留多模式治疗用于那些用一种药物无法控制的高血压患者[16]。

种族也与患PVD的风险相关。美国一项大型研究中显示,非洲裔美国人筛查出PVD的可能性是非西班牙裔白人的2.8倍[3]。这可用非洲裔美国人高血压和糖尿病(PVD的风险因素)患病率较高来解释[17]。

胆固醇水平升高与PVD之间存在关联,胆固醇水平升高会增加患PVD的风险[18]。羟甲基戊二酰辅酶A(hydroxymethylglutaryl coenzyme A, HMG-CoA)还原酶抑制剂是PVD和胆固醇升高患者的主要治疗选择,临床试验报告显示,他汀类药物治疗可改善步行距离和生活质量[19-21]。

抗血小板治疗已成为心血管和周围血管疾病患者二级预防的标准疗法[22]。

四、慢性下肢缺血

PVD可被描述为慢性血管功能不全的一种临床疾病。患者通常无症状，偶尔进展至有症状(IC)，极少进展至肢体威胁(CLI，见表44-1)。诊断通常完全依靠临床，以病史和辅助检查为基础。ABPI通常降低到0.9以下，并随着疾病的严重程度增加而逐渐下降。然而，ABPI最有效的用途是作为一种辅助测量手段，用于支持临床诊断，该检查只有在建议进行干预时才有必要进行，而这属于临床判断。下文概述了与PVD临床分期、慢性缺血肢体的检查和评估相关的要点。

表44-1 周围血管疾病的严重程度(Fontaine分期)

分期		描述
Ⅰ	无症状	疾病存在但无任何症状
Ⅱ	间歇性	行走诱发，休息缓解的小腿/大腿肌肉痉挛性疼痛
	间歇性跛行	轻度间歇性跛行
	Ⅱa	中度至重度间歇性跛行
	Ⅱb	
Ⅲ	静息痛	持续性疼痛(夜间加重)
Ⅳ	组织丢失	存在溃疡或坏疽

(一)间歇性跛行

IC可以定义为行走后肌肉群出现的痉挛性疼痛，这种疼痛有特定模式，休息片刻即可缓解，并在相同距离以相同模式反复出现。受影响的肌肉群通常位于动脉粥样硬化病变远端，即臀部和腿部。大腿跛行提示主-髂动脉节段病变，小腿跛行则提示股-腘动脉节段病变。由于肌肉缺血引起的疼痛在休息时不会出现，而是在行走时逐渐出现。这是由于运动诱发的血管扩张不能为肌肉群提供足够的血供。在休息时，组织有足够的血供，对于代谢活性越来越强的肌肉则不然。通过临床症状，这种疾病很容易与骨关节炎和椎管狭窄等其他疾病区分开来。在椎管狭窄中，疼痛通常通过弯腰、爬坡或平躺来缓解；骨关节炎影响关节，通常在站立时出现，并随着行走而减轻。检查常显示脉搏减弱或消失，ABPI降低(<0.9)。

(二)严重肢体缺血

CLI是一种截然不同的疾病状态，若不进行治疗，会导致组织甚至肢体丧失。尽管教科书上对其有明确的定义(持续2周以上的静息痛，或溃疡/坏死伴踝压<50 mmHg或趾压<30 mmHg)，但通过适当的病史采集和检查应该很容易识别[23]。静息状态下组织灌注不足是典型特征，这种情况下疼痛剧烈，在下肢抬高时会加重，下肢垂下可缓解。因此，疼痛通常在晚上睡觉时更严重(由于重力对血液流动的有益影响消失)，患者通常不得不把脚挂在床外或站起来行走以缓解疼痛，这可能导致依赖性水肿。疼痛严重时需要使用阿片类药物镇痛。静息痛可能伴有组织缺失，如足趾间溃疡、足跟疼痛性裂口或趾端坏死。临床检查可发现，当患肢高于心脏水平时，足部是苍白的(Buerger试验阳性)。感染可迅速在缺血组织中发生，因发红、发热、肿胀而导致误诊。识别的关键是下肢抬高时疼痛的临床表现。CLI需要立即进行评估和干预，以防止肢体丧失。

五、缺血下肢的评估

在评估下肢之前，充分了解解剖知识至关重要(图44-1)。主动脉在脐水平分叉形成左、右髂总动脉。然后，髂总动脉分叉形成髂内动脉和髂外动脉。髂外动脉穿过腹股沟皱襞成为股动脉,股动脉沿腿部向下延伸,然后在膝关节上方成为腘动脉。在膝关节下方,腘动脉分为胫前动脉和胫后动脉。胫前动脉继续进入足背,成为足背动脉,胫后动脉则从踝关节后方穿过,供应足部。

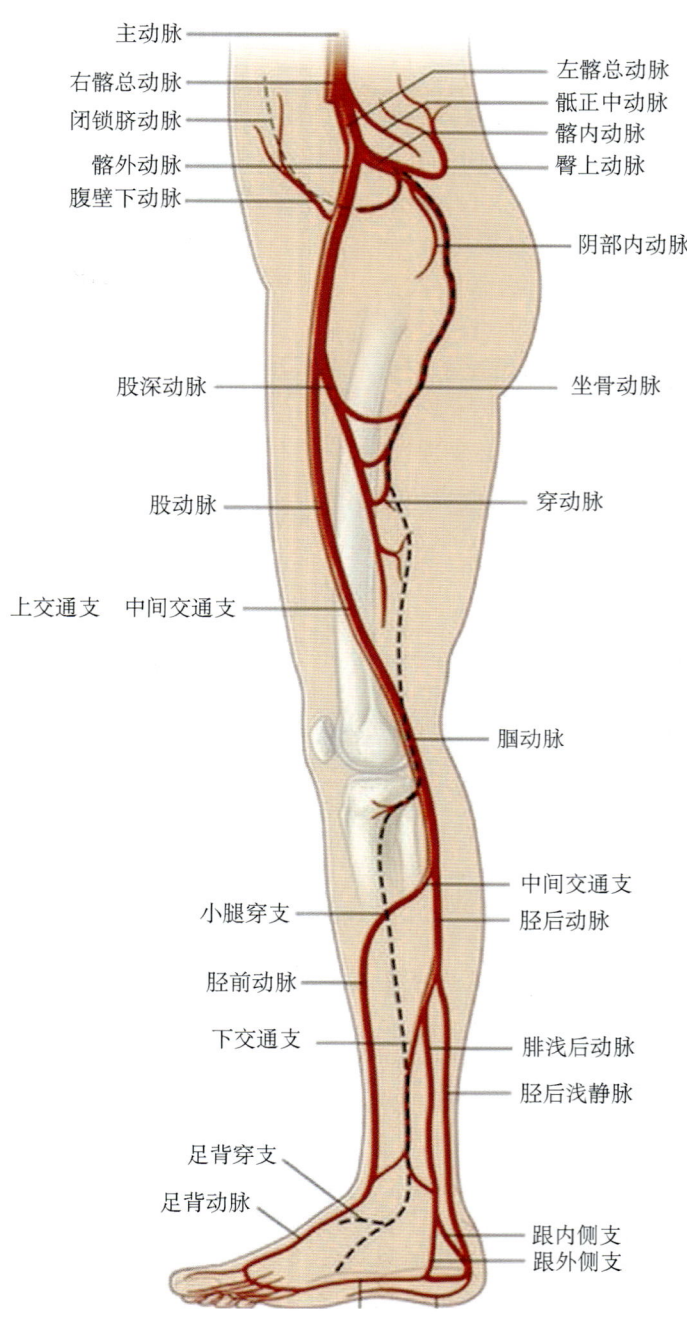

图 44-1　下肢动脉血供

全面的病史采集和临床检查是评估慢性缺血下肢的基础。应记录疼痛的持续时间、性质和特点，以及对患者生活质量的影响。同时，应询问影响其他血管区域的疾病症状，包括脑血管疾病、肾血管性疾病和CVD的症状。应获取动脉粥样硬化的风险因素和吸烟史，以及既往的血管干预措施。

在详细评估下肢血管系统之前，应进行全身系统检查，包括血压监测、随机血糖测量和脉搏触诊。脉搏评估需要触诊腹主动脉（在肥胖的腹部可能比较困难）、股动脉、腘动脉、胫后动脉和足背动脉搏动。外周动脉搏动通常检查较少。通常需要检测毛细血管充盈时间，但易受环境条件影响。因此，患者应处于合适的体位，并在定位脉搏时使用正确的解剖标志。此外，检查室应保持温暖，患者应充分暴露。没有脉搏并不总是表明动脉供血不足的程度，因此，评估整体灌注和组织损失情况尤为重要。这在神经病变的肢体中十分关键。

对于血管病变患者，可以测量ABPI，但其最佳用途是用于诊断存疑的情况，以便将PVD的症状与共存疾病（如关节疼痛）区分开来。踝关节的压力与手臂的血压（更高的压力）相比，正常值为1.0~1.2。糖尿病和慢性肾脏病（CKD）患者常有严重钙化的血管，这可能导致踝关节压力异常升高，因此，应对异常高的ABPI保持警惕。理想情况下，这些患者应测量趾部压力或评估动脉波形，以检测狭窄或闭塞的程度。动脉的正常弹性在多普勒检查中呈现独特的三相波形，这可用来提供有关狭窄程度的宝贵信息。中度狭窄的病变（50%狭窄）会出现双相波形，单相波形则表明狭窄程度>70%。

双相多普勒超声可用于定位PVD患者的解剖性病变和狭窄程度。它既能显示血管，又能对波形和血流进行详细评估。收缩期峰值血流速度（peak systolic velocity，PSV）的变化也能反映狭窄程度。PSV在狭窄近端正常动脉内测量，然后在狭窄范围内测量。50%的狭窄将反映为PSV增加1倍，增加幅度越大则表明狭窄越严重。PSV、波形评估和血管成像的组合可以提供有关狭窄严重程度的有用信息。

六、影像学方法

(一) 导管造影

数字减影血管造影（digital subtraction angiography，DSA）在PVD的检查已不再推荐作为一线方法而使用。DSA是有创性检查，且碘造影剂的使用、使患者暴露于电离辐射环境中，以及其可能引发并发症（栓塞、假性动脉瘤、房室瘘管、血肿）等局限性均限制了其使用，除非是针对那些其他影像学方法无法明确诊断的特定患者，最常见的原因是严重钙化。然而，DSA能提供良好的远端血管视图，并允许诊断和治疗同时进行。

(二) 磁共振血管成像

研究证明，磁共振血管成像（magnetic resonance angiography，MRA）的使用在检测和定位PVD患者的闭塞性疾病方面具有高度准确性[24]。其无创性、不使用碘化造影剂且无辐射暴露，使其成为一个具有吸引力的选择，目前作为PVD的一线检查手段。随着多种成像方案和技术的不断发展，MRA能够提供更准确的远端血管细节，并减少静脉污染，这一问题在过去曾限制了小腿血管的解读。然而，MRA常常低估血管钙化的程度，高估狭窄的程度。MRA的使用禁忌证包括使用金属心脏瓣膜、心脏起搏器、人工耳蜗植入物或眼部金属异物的患者。肾功能不全患者使用含有造影剂钆可能会增加肾源性系统性纤维化的风险，此类患者可能受益于时间飞跃法（TOF）MRA。此外，人工关节也可能会影响覆盖于上方动脉的直接显像。

(三)计算机体层成像血管造影

计算机体层成像血管造影(computed topographic angiography,CTA)通常用于需要紧急成像或MRA禁忌时[25]。CTA的优势在于,其可以进行精确的血管测量,并可以获得三维图像,从而为进行血管内手术提供精确的规划。其使用的局限性包括碘化造影剂的使用(以及发生造影剂肾病的可能性)和电离辐射的暴露。

七、外周血管疾病的管理

(一)药物

如前所述,在初次诊疗时应针对PVD的可调控风险因素进行干预。虽然有人提倡血管专科医师的作用,但二级预防措施最好由全科医师开具处方并进行监测,包括对合并症和戒烟的优化管理。应鼓励IC患者在有监督、结构化的运动方案下进行锻炼,这些计划在2年内步行距离的显著改善效果方面与血管成形术相当[26]。此外,考虑到PVD具有与CVD相似的风险因素,建议患者接受抗血小板治疗(阿司匹林或氯吡格雷)和他汀类药物。抗血小板治疗的作用主要是减少CVD的进展,且多项研究显示其可有效降低CVD风险[27,28]。此外,一项大型综述发现,他汀类药物可延缓有症状的PVD和高脂血症患者的疾病进展,改善症状和步行距离[29]。IC患者可服用血管活性药物,因为这些药物已被证实可以改善步行距离。尽管随机试验显示不同的血管活性药物之间并无明显差异,但NICE建议将萘呋胺作为一线药物,因为它最具成本效益[30]。

前列腺素是一种强效血管扩张剂,对血小板功能有影响,并能改善内皮功能。其给药方法通常是静脉注射,不良反应从轻微到危及生命不等,因此,其仅限于在医院环境中使用。伊洛前列素已在多项试验中进行了评估,其中在CLI和Buerger病患者中显示出最大的益处[31,32]。

(二)血管腔内治疗和外科治疗

对IC患者的干预取决于多种因素。最重要的是,患者的跛行距离将决定其疾病的干预程度及其对生活质量的影响。如果年轻患者跛行距离很短,这会严重影响他们的工作或其他活动的能力,因此,他们将受益于干预措施。但是,如果跛行距离对生活质量没有影响,那么非手术治疗可能更合适。在对IC患者进行干预之前,应先试用最佳药物治疗、戒烟和改变风险因素。如果采取这些措施后病情仍无改善,则有必要进行干预。这显然与CLI患者不同,后者通常需要采用某种形式的干预。干预类型在很大程度上取决于患者的整体健康状况,以及疾病的模式和严重程度。

一旦确诊为慢性肢体缺血,就需要决定患者是否需要或将从血管重建中获益。如果患者符合血管重建的条件,则应进行多普勒超声或更常见的对比增强MRA或CTA检查。决定进行血管内再通术还是开放性血管再通术取决于疾病的严重程度(局灶性还是多节段性)、解剖位置(腹股沟上还是腹股沟下),以及患者的整体健康状况。

跨大西洋学会间共识(Trans-Atlantic Inter-Society Consensus,TASC)工作组发布了关于哪些病变应采用血管内手术治疗而非开放手术治疗的指南(TASCⅠ和Ⅱ)。目前正在制定进一步的指南(TASCⅢ)。

1. 腹股沟上疾病 治疗腹股沟上疾病(主髂动脉)的方法包括血管内介入或开放手术两种。TASC建议,对于单纯的主髂动脉疾病(A型和B型),最好采用经皮腔内血管成形术（percutaneous transluminal angioplasty，PTA）治疗；对于更严重的疾病——较长的、多节段狭窄病变（C 型和 D 型），则需要进行开放手术修复。选择单纯 PTA 还是 PTA 结合支架植入术取决于病变是狭窄还是闭塞，以及血管成形术后的回缩情况。

主动脉管腔附近的髂总动脉病变处若植入支架存在阻塞对侧血管的风险，有时需要植入双侧或"对吻"支架以保持对侧血管通畅。血管成形术和支架植入术的并发症发生率为 2.6%～11.6%，包括出血、假性动脉瘤形成、动脉破裂、栓塞、造影剂肾病和支架相关问题。

对于主-髂动脉疾病患者进行开放手术治疗是一项重大决策。这一选择取决于患者的身体状况，及其是否患有严重的心肺疾病。接受主动脉手术的患者应接受心肺功能试验，包括超声心动图和肺功能测试或心肺运动测试。

对于适合开放手术的患者，肾下主动脉闭塞性疾病的治疗选择是在病变近端主动脉上进行移植，该移植位于最邻近的通畅的远端动脉，通常是主-双股动脉移植（aorto-bifemoral graft，ABG）。这是一种大范围手术，术中死亡率为 5%～10%。长期预后通常良好，患者存活率为 73%～88%，5 年初次通畅率为 85%[31]。对于体质较差或腹部条件不佳的患者，首选的手术方式是腋-股动脉旁路术。对于所有人工移植物，血管外科医师最担心的是移植物感染。

对于影响髂外动脉延伸至股总动脉的广泛疾病，可选择回肠-股动脉旁路、股-股动脉交叉或回肠-股动脉交叉旁路术。旁路手术成功的相关原则包括良好的流入、足够的流出和合适的旁路导管。导管可选择自体静脉或人工血管。一般来说，静脉的通畅率和感染率都比人工合成移植物要低，但新型生物移植物可能更具优势。

当病变局限于股总动脉或延伸到股深动脉/股浅动脉时，首选的治疗方法是进行股动脉内膜切除术，并使用静脉或牛心包补片进行修复。由于病变部位靠近屈伸关节，经常受屈伸活动的影响，因此，研究者认为这些病变不适合进行血管成形术，但目前尚无随机试验对这 2 种干预方法进行比较。

2. 腹股沟下疾病 腹股沟下疾病的治疗策略已经发生变化，开放手术搭桥被更具选择性的干预策略和更好的血管成形术方案所取代。这一日益选择性的策略是对过去更频繁进行的人工旁路突然闭塞或失效所带来的严重后果的回应。腹股沟下旁路手术的成功取决于良好的流入和流出血管，以及合适的导管。

影响股-腘动脉段的病变可选择血管成形术或开放手术搭桥。根据 TASC 的建议，A 型和 B 型病变可通过血管内技术进行治疗，但再次介入率较高。病情较重的患者更有可能需要进行开放手术搭桥，如股-腘动脉搭桥（膝上或膝下）或股-远端桡动脉搭桥。长隐静脉是最理想的旁路，因其在膝上、膝下旁路中俱能提供比合成移植物更好的 5 年通畅率[32,33]。

治疗腹股沟下动脉疾病的血管成形术方案多种多样，包括常规血管成形术（±支架植入术）或内膜下血管成形术。股-腘动脉病变（A 型和 B 型）最好采用血管成形术，其 1 年通畅率为 70%。在这些区段常规使用支架成形术还不太明确。荟萃分析不支持在股-腘动脉段常规使用支架[34]。内膜下血管成形术是一种描述详尽的技术，使用导丝进入闭塞处上方的内膜下空间，随后重新进入血管真腔，再对内膜下间隙进行血管成形术，形成新的管腔。通过重构，形成的新管腔成为新的血流"管道"。这种手术的成功取决于内膜下空间是否有足够的血液流入和流出。手术并发症包括因严重钙化而无法重新进入真正的管腔、动脉穿孔和远端栓塞。这种手术适用于非常长且多灶性闭塞。

腿部 CLI 时搭桥术与血管成形术的比较试验(BASIL)将 452 例患有腹股沟下动脉疾病的患者随机分配至搭桥术或血管成形术组。该试验发现，两组在长达 2 年的无截肢生存期、生活质量或全因死亡率方面没有明显差异。36% 的患者在 5 年内死亡[35]。该试验得出的结论为：①应为可能存活 2 年以上且静脉可用的合适患者提供手术治疗；②应为不适合或无法耐受搭桥术的患者保留血管成形术。

少数患者可能既不适合进行血管成形术，也不适合外科搭桥术，这些患者通常因顽固性静息痛而接受截肢手术以缓解症状。虽然有一些药物可供选择，但这些治疗方法的长期效果往往不佳。据报道，对 700 例 CLI 患者进行的荟萃分析显示，伊洛前列素能显著减少死亡和截肢风险[25]。但其长期疗效仍不明确，故其使用量正在下降。对于伴有静息痛且无法重建病变的患者，化学性腰交感神经切除术可能会提供一些早期的短期益处，但对大多数患者而言，长期疗效不佳，且不可避免地会导致截肢。

(三)基因疗法

血管生长因子对不适合进行干预的闭塞性疾病患者极具吸引力。可将编码血管内皮因子、成纤维细胞生长因子和血小板衍生生长因子等生长因子的基因注射到缺血组织中，刺激血管生成，从而改善肢体血流。对基因疗法有效性进行调查的有限临床试验显示，ABPI、静息痛和影像学检测到的血流增加均有所改善[36]。然而，这些试验往往存在一定程度的异质性(使用的生长因子、终点、PVD 的严重程度、基因传递方法)，故很难进行比较。一项对基因疗法有效性进行调查的荟萃分析报告称，主要结局指标无显著差异[37]。因此，仍需进一步开展临床试验，研究这些治疗方案的有效性和潜在益处。

(四)细胞疗法

血管生成需要内皮祖细胞，它们可以在外周循环中被找到，但这些细胞的主要来源是骨髓。有小型临床试验报道，细胞疗法可改善 ABPI、静息痛和侧支血管形成。使用粒细胞集落刺激因子(granulocyte-colony stimulating factor, G-CSF)进行治疗也有一些益处，据报道，该因子能增加侧支血流并改善症状。将 G-CSF 与祖细胞相结合似乎能带来更大益处，显著改善患者下肢疼痛和溃疡愈合[38]。

这些新型治疗方式为外周动脉疾病患者的治疗提供了巨大的潜力。潜在的并发症包括不必要的新生血管(如眼部)和恶性病变，以及理论上的出血风险。然而，这些方法在作为 PVD 的替代治疗方案提供之前，还需要进一步的临床试验来评估其长期益处和潜在风险。

结论和临床前景

- 在英国人群中，外周血管疾病较为常见。糖尿病、高血压、终末期肾病和高胆固醇等外周血管疾病的风险因素与 CVD 风险因素相似，因此，外周血管疾病可作为 CVD 风险的替代指标。

- 患者可能没有症状，也可能表现为 CLI，并伴有组织缺失的证据。症状较轻的患者通常可以通过改变风险因素和监督锻炼计划来进行非手术治疗；病情严重、衰弱的患者，则通常需要根据疾病的模式进行手术或血管内干预。

- 新型的基因疗法和细胞疗法是可能用于慢性肢体缺血患者的新技术，但其有效性仍需通过临床试验来进一步评估。

知识空白

PVD 是一种可预防的疾病过程。确保高风险患者被及时识别并接受适当治疗有助于减少需要干预的患者数量。然而，在一般人群中进行筛查的作用仍存在争议。需要进一步研究对高危人群进行筛查的成本效益，以确定其是否能减少手术干预的数量。

（窦青瑜 翻译；陆峰 审核）

参考文献

[1] Resnick HE, Lindsay RS, McDermott M, Devereux RB, Jones KL, Fabsitz R, et al. Relationship of high and low ankle brachial index to all cause and cardiovascular disease mortality: the Strong Heart Study. Circulation. 2004;109:733-9.

[2] Fowkes F. Edinburgh Artery Study: prevalence of asymptomatic and symptomatic peripheral arterial disease in the general population. Int J Epidemiol. 1991;20:384-93.

[3] Selvin E, Erlinger TP. Prevalence of and risk factors for peripheral arterial disease in the United States: results from the National Health and Nutrition Examination Survey (1999-2000). Circulation. 2004;110(6):738-43.

[4] Smith W, Woodward M, Tunstall-Pedoe H. Intermittent claudication in Scotland. In: Fowkes FGR, editor. Epidemiology of peripheral vascular disease. London: Springer; 1991. p. 109-15.

[5] Stoffers HE. The prevalence of asymptomatic and unrecognised peripheral arterial occlusive disease. Int J Epidemiol. 1996;25:282-90.

[6] Hooi JD. Incidence of and risk factors for asymptomatic peripheral arterial occlusive disease: a longitudinal study. Am J Epidemiol. 2001;153:666-72.

[7] Kennedy M, Solomon C, Manolio TA, Criqui MH, Newman AB, Polak JF, et al. Risk factors for declining ankle brachial index in men and women 65 years or older. Arch Intern Med. 2005;165:1896-902.

[8] Transatlantic Inter-Society Consensus (TASC) document. Management of peripheral arterial disease. J Vasc Surg. 2000;31:S5-35.

[9] Ouriel K. Peripheral arterial disease. Lancet. 2001;358:1257-64.

[10] Hernando FJ, Conejero AM. Peripheral artery disease: pathophysiology, diagnosis and treatment. Rev Esp Cardiol. 2007;60:969-82. -Vol 60 Num. 09

[11] Murabito JM, D'Agostino RB, Silbershatz H, Wilson WF. Intermittent claudication: a risk profile from The Framingham Heart Study. Circulation. 1997;96:44-9.

[12] Silagy C, Lancaster T, Stead L, Mant D, Fowler G. Nicotine replacement therapy for smoking cessation. Cochrane Database Syst Rev. 2004;3:CD000146.

[13] Adler A. UKPDS 59: hyperglycemia and other potentially modifiable risk factors for peripheral arterial disease in type 2 diabetes. Diabetes Care. 2002;25:894-9

[14] Adler A. Association of systolic blood pressure with macrovascular and microvascular complications of type 2 diabetes (UKPDS 36): prospective observational study. Br Med J. 2000;321:412-9.

[15] Rajagopalan S, Dellegrottaglie S, Furniss A, Gillespie BW, Satayathum S, Lameire N, et al. Peripheral arterial disease in patients with end stage renal disease. Observation from Dialysis Outcomes and Practice Pattern Studies (DOPPS). Circulation. 2006;114:1914-22.

[16] NICE. Hypertension: clinical management of primary hypertension in adults. Clinical Guidelines. CG127. 2011 http://guidance.nice.org.uk/CG127.

[17] U.S Department of health and human services. National Institute of Health. National

Heart, Lung and Blood Institute. NIH Publication No. 06-5835. August 2006.

[18] Kannel WB. Intermittent claudication. Incidence in the Framingham Study. Circulation. 1970;41:875-83.

[19] Erez G, Leitersdorf E. The rational for using HMG-CoA reductase inhibitor in peripheral arterial disease. Circulation. 2006; 113: 463-5.

[20] Leng GC, Price JF, Jepson RG. Lipid lowering for lower limb atherosclerosis. Cochrane Database Syst Rev. 2000;(2):CD000123.

[21] Mohler ER, Hiatt WR, Creager MA. Cholesterol reduction with atorvastatin improves walking distance in patients with peripheral arterial disease. Circulation. 2003; 108: 1481-6.

[22] Greenhalgh J, Bagust A, Boland A, Martin C, Oyee J, Blundell M, et al. Clopidogrel and modified release dipyridamole for the prevention of occlusive vascular events (review of Technology Appraisal No. 90): a systematic review and economic analysis. Health Technol Assess. 2011;15:1-178.

[23] Second European Consensus Document on Chronic Critical Limb Ischemia. Eur J Vasc Surg. 1992;6:1-4.

[24] Menke J, Larsen J. Meta-analysis: accuracy of contrast-enhanced magnetic resonance angiography for assessing steno-occlusions in peripheral arterial disease. Ann Intern Med. 2010;153(5):325-34.

[25] National Clinical Guideline Centre. Lower limb peripheral arterial disease: diagnosis and management. NICE Clinical Guideline 147, August 2012.

[26] Bendermacher BLW, Willigendael EM, Teijink JAW, Prins MH. Supervised exercise therapy versus nonsupervised exercise therapy for intermittent claudication. Cochrane Database Syst Rev. 2006; (2). Art. No.: CD005263. doi: https://doi.org/10.1002/14651858.CD005623.

[27] Gerhard-Herman MD, Gornik HL, Barrett C, Barshes NR, Corriere MA, Drachman DE, et al. 2016 AHA/ACC guideline on the management of patients with lower extremity peripheral artery disease: a report of the American College of Cardiology/American Heart Association Task Force on Clinical Practice Guidelines. Circulation. 2017; 135 (12):e726. Epub 2016 Nov 13.

[28] Society for Vascular Surgery Lower Extremity Guidelines Writing Group. Society for vascular surgery practice guidelines for atherosclerotic occlusive disease of the lower extremities: management of asymptomatic disease and claudication. J Vasc Surg. 2015;61 (3 Suppl):2S-41S. Epub 2015 Jan 2018.

[29] Aung PP, Maxwell HG, Jepson RG, Price JF, Leng GC. Lipid lowering for peripheral arterial disease of the lower limb. Cochrane Database Syst Rev. 2007.

[30] NICE Technology Appraisal Guidance 223. Cilostazol, naftidrofuryl oxalate, pentoxifylline and inositol nicotinate for the treatment of intermittent claudication in people with peripheral arterial disease. www.nice.org.uk/guidance/TA223.

[31] Hertze NR, Bena JF, Karafa MT. A personal experience with direct reconstruction and extra-anatomic bypass for aortoiliofemoral occlusive disease. J Vasc Surg. 2007; 45: 527-35.

[32] Norgren L, Hiatt WR, Dormandy JA, Nehler MR, Harris KA, Fowkes FG, et al.; TASC II Working Group, inter-society consensus for the management of peripheral arterial disease (TASC II). J Vasc Surg. 2007;45(Suppl. S):S5-67.

[33] Hunink MG, Wong JB, Donaldson MC, Meyerovitz MF, Harrington DP. Patency results of percutaneous and surgical revascularisation for femoropopliteal arterial disease. Med Decis Making. 1994;14(1):71-81.

[34] Bachoo P, Thorpe PA, Maxwell H, Welch K. Endovascular stents for intermittent claudication. Cochrane Database Syst Rev. 2010;

(1):CD003228.

[35] Bradbury AW, Adam DJ, Bell J, Forbes JF, Fowkes G, Gillespie I, et al. Bypass versus Angioplasty in Severe Ischemia of the Leg (BASIL) trial: an intention to treat analysis of amputation free and overall survival in patients randomised to bypass surgery-first or a balloon angioplasty-first revascularisation strategy. J Vasc Surg. 2010;51:5S-17S.

[36] Kim HJ, Jang SY, Park JI, Byun J, Kim DI, Do YS, et al. Vascular endothelial growth factor-induced angiogenic gene therapy in patients with peripheral artery disease. Exp Mol Med. 2004;36:336-44.

[37] Ghosh R, Walsh SR, Tang TY, Hayes P. Gene therapy as a novel therapeutic option in the treatment of peripheral vascular disease: systematic review and metaanalysis. Int J Clin Pract. 2008;62:1383-90.

[38] Huang P, Li S, Han M, Xiao Z, Yang R, Han ZC. Autologous transplantation of granulocyte colony stimulating factor-mobilised peripheral blood mononuclear cells improves critical limb ischemia in diabetes. Diabetes Care. 2005;28:2155-60.

45 血管畸形和肿瘤

David A. Koppel and Jaime Grant

一、概述 / 487

二、婴幼儿血管瘤 / 487
　　自然病史 / 487

三、血管肿瘤 / 488

四、血管畸形 / 489
　　（一）毛细血管畸形（及其他浅表性病变）/ 489
　　（二）淋巴管畸形 / 490
　　（三）静脉畸形 / 491
　　（四）动脉畸形 / 492

五、颅内血管畸形 / 493
　　（一）动静脉畸形 / 494
　　（二）硬脑膜动静脉瘘 / 494
　　（三）Galen 静脉动脉瘤样畸形（大脑大静脉动脉瘤样畸形）/ 494
　　（四）海绵状血管畸形 / 494
　　（五）毛细血管扩张症 / 494
　　（六）颅骨膜窦 / 495

六、血管畸形的遗传学 / 495

参考文献 / 497

© Springer Nature Switzerland AG 2019
R. M. Touyz, C. Delles (eds.), *Textbook of Vascular Medicine*,
https://doi.org/10.1007/978-3-030-16481-2_45

> **关键概念**
> - 命名和分类在理解不同的病理状况,以及与同行交流至关重要。
> - 大多数血管肿瘤和畸形的发病机制尚不明确。
> - 由于对这些疾病基本发病机制了解不足,大多数病变的治疗方法相对原始,非特异性介入手术(如栓塞、硬化治疗)或外科手术(如切除、减容)成为主要的治疗手段。

一、概述

在考虑到血管肿瘤和异常的病因、临床表现、检查和治疗时,使用精确的术语和分类系统至关重要。我们应当持续地审核和更新任何分类系统,确保其恰当且合适。一个理想的分类应当考虑到病因和临床表现,并指导疾病的临床治疗。历史上,用于这些疾病的分类和命名已经造成极大的混乱,不同专家对同一疾病使用不同的名称,反之亦然,同一名称被用于不同疾病[1]。这种名称的滥用给人造成他们所描述的疾病已经被充分了解,且其命名有广泛的知识体系支撑的错误印象。1998 年,国际血管异常研究学会提出了一种更为合理和偏向临床的方法[2]。这种分类系统将血管异常分为肿瘤和血管畸形两大类,两者的病理生理特征区别在于,肿瘤有异常的内皮细胞更新性,而血管畸形(在未受干扰的状态下)为正常的细胞更新。

婴幼儿血管瘤是最为常见的血管肿瘤,事实上,它是儿童期最常见的肿瘤,相比之下,所有其他类型的血管肿瘤都较为罕见。

血管畸形按照起源组织分为毛细血管、静脉、动脉、淋巴管或混合型,并根据病变部位的血流速度分为低流速或高流速的血管畸形[3]。

二、婴幼儿血管瘤

婴幼儿血管瘤是最常见的儿童肿瘤,据报道其发病率为 1%~10%[4-6]。低出生体重与血管瘤存在关联[5]。

大多数研究显示,头部和颈部的病变占大多数,但一项关于荷兰人群高质量的权威的研究表明,躯干病变更为常见[6]。

自然病史

尽管大多数肿瘤主要表现为皮肤病变(图 45-1),但它们可以发生在任何部位或任何组织深度。深部病变可能是隐匿的,或只是被偶然发现,但它们可能出现与肿瘤相关或由肿瘤引发的并发症(特别是这些病变较大时)[7]。婴儿在未出现皮肤病变的情况下出现内脏病变的情况较为少见;同样地,如果存在 5 处或以上皮肤病变,提示应当对深部病变进行检查和调查[8]。

关于婴幼儿皮肤血管瘤,30%~40%在出生时即明显可见[9]。一小部分前兆病变(如苍白区域)或其他前驱病变,可能会在出生时或出生后不久显现,而大多数病变是在出生后第 3~4 周变得明显[6]。病变出现后,进入新生儿快速生长的增殖期,到 5 个月时达到其最大面积的 80%,在 10~12 个月之间生长速度趋于平稳[10]。

大多数并发症发生在增殖期,根据血管瘤的大小和位置,可能出现溃疡、出血、阻塞(如气道、眼睛、耳道)、骨骼比例失调,以及高输出量心力衰竭等问题。一旦增殖期达到高峰,病变进入第二阶段,即缓慢的消退期。尽管这被认为是 2 个不同的时期,事实上,一个时期到另一个时期有一个逐渐过渡的过程,并且两者之间存在一定程度的重叠。第二期平均持续到大约 7 岁,此时 70%的病变已经完全消退[11]。病灶原始大小或发病年龄与消退程度之间并无相关性[10]。

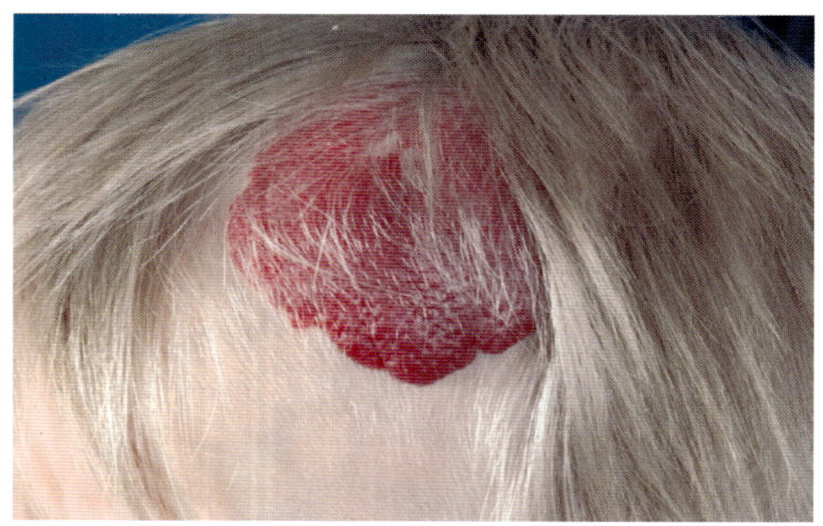

图 45-1　典型的血管瘤刚开始退化时，病变中心可见灰色斑点

分类为单一性（局灶的）、多发性（多灶的）或地域性（区域的）；治疗通常基于临床层面做出诊断，但若有疑问，组织活检十分有用（尽管存在大出血的风险）。在组织病理学上，婴幼儿血管瘤在增殖期和消退期的特征是存在红细胞型葡萄糖转运蛋白 1 标志物（GLUT1）[12]。

婴幼儿血管瘤在出现以下情况时可能需要干预治疗：①高输出量的心力衰竭；②气道阻塞，如气管、喉部、舌根、口腔或鼻腔肿瘤，以及视力障碍（防止弱视形成）；③溃疡、疼痛、出血的病变，以及在某些情况下出于美观需要[13]。

有趣的是，研究发现，血管瘤能够产生一种酶（3-碘甲状腺原氨酸脱碘酶），这种酶会降解正常的甲状腺激素，从而导致甲状腺功能减退，这种情况仅在大型病灶中具有临床意义，因此，建议对大型病灶患者进行常规的促甲状腺激素（thyroid-stimulating hormone，TSH）和甲状腺激素水平的检测[13]。

如果需要积极治疗，主要针对功能问题，有多种全身性和局部干预措施可供选择。全身性治疗可采用皮质类固醇、β受体阻滞剂、干扰素或长春新碱。通常，不同的医疗中心会选择使用皮质类固醇或普萘洛尔作为一线治疗（若在第 1 年内给药，普萘洛尔效果最佳），而干扰素和长春新碱（译者注：原文为 interferon and interferon，结合上下文应为 interferon and vincristine）作为对一线治疗无应答患者的治疗方式[14]。

局部干预措施包括局部应用的 β 受体阻滞剂（如噻吗洛尔）和高剂量外用皮质类固醇；病灶内治疗包括皮质类固醇和博来霉素。

对于治疗反应有限的难治性病例，可考虑栓塞和手术治疗[15]。

亚型：先天性血管瘤有 2 种形式——快速消退型先天性血管瘤（rapidly involuting congenital haemangioma，RICH）和非快速消退型先天性血管瘤（non-involuting congenital haemangioma，NICH）。此外，还有一些更罕见的病变，它们是某些综合征的一部分[3]。

三、血管肿瘤

除了婴幼儿血管瘤外，其他血管肿瘤十分罕见，可能为良性或恶性，亦可引起消耗性凝血障碍[如卡萨巴赫-梅里特现象（Kasabach-Merritt phenomenon[16]）]等全身效应。常见类型包括化脓性肉芽肿、卡波西型血管内皮细胞瘤、丛状血管瘤和血管肉瘤。治疗原则是，化脓性肉芽肿通常可通过局限性手术干预（如刮除或局部切除）即可治愈，但切除后可能会形成卫星病灶（偶发）。对于更有侵袭性的肿瘤，通常采用手术联合化疗的综合治疗方法。

四、血管畸形

（一）毛细血管畸形（及其他浅表性病变）

此类疾病相对较为常见，既往有诸多命名，如葡萄酒色斑、毛细血管瘤和表皮鲜红斑痣。从实用角度出发，可将其分为以下几类：①常见（皮肤）类型，如斯德奇-韦伯综合征（Sturge-Weber 综合征）、巨脑畸形-毛细血管畸形；②角化过度病变，疣状血管瘤、血管角化瘤；③毛细血管扩张症，如蜘蛛痣、Campbell De Morgan 斑、遗传性出血性毛细血管扩张（hereditary hemorrhagic telangiectasia，HHT）[3]。

1. 流行病学 常见皮肤毛细血管畸形的文献报道发病率在新生儿中为 0.1%～2.0%，性别分布均匀[17]。

2. 自然病史 常见的皮肤病变通常在出生时就能看到，但贫血或皮肤苍白可能会使这些病变不明显。尽管一些病变的颜色可能会在 1 岁内变淡，但多数随着生长过程颜色无显著变化。成年后，病灶常颜色加深，其表面皮肤可能变厚，并呈现出鹅卵石状外观。这可能导致显著加重的畸形[17]。

3. 分类 常见的皮肤病变可以发生在任何位置。当发生在头部和颈部时，可能会沿着三叉神经的 3 个感觉支所支配的生皮节分布，并可能与下层的骨骼和软组织的过度生长有关[18]。

（1）Sturge-Weber 综合征：可能是最为人所知的血管畸形综合征形式，其典型毛细血管畸形三联征包括：①影响颜面上部（通常为单侧）；②脑脊膜血管畸形；③眼脉络膜血管异常。具备其中 2 项特征才能做出诊断。这些病变随着年龄增长而进展，可导致骨骼过度生长，结合皮肤病变的加深和增厚，可能导致明显的面部畸形。脑脊膜血管增大且扭曲（译者注：原文"tortious"意为侵权行为的，与上下文语境不符，推测可能为"tortuous"），而皮质血管发育不良，进而导致大脑萎缩，伴有皮质下钙化。作为整体过度生长现象的一部分，颅骨也可能增厚。发作性活动（seizure）很常见，虽然神经功能损害不是该综合征不可避免的结果，但在发作性活动严重或难治的情况下，可能会发生损伤[19]。眼部病变包括巩膜、结膜、视网膜或脉络膜的血管扩张，大约 60% 的患者可能继发青光眼[20]。

（2）巨脑畸形-毛细血管畸形：是一种典型影响面部中线（前额或上唇）的毛细血管畸形疾病，且伴随巨脑畸形的患者可能出现偏侧肥大，并且患肾母细胞瘤的风险也会相应增加[21]。

部分毛细血管病变表现为增厚，可能属于不同的亚型（这一亚型尚未得到充分研究或分类），可称为疣状血管瘤。此类病变通常最初表现为深色的毛细血管痕迹，但在幼儿期开始增厚、粗糙，边缘界限分明但不规则[22]。

（3）毛细血管扩张症：是黏膜或皮肤的常见病变，表现为线状、点状或星状扩张的小血管。

（4）蜘蛛痣：其特征为一条中心小动脉，伴有星暴样散开的小血管，形如蜘蛛的腿（故称为蜘蛛痣）。此类病变通常在婴儿期出现，且大多数在青春期后消失。获得性病变常见于妊娠期或肝功能衰竭的患者。这表明雌激素在这些病变形成中发挥关键作用——肝功能衰竭时雌激素降解减少，使其在体循环中增加，与妊娠期间发生的雌激素生理性升高机制类似。诊断可以通过中心压迫后释放的方式来确认,压迫这将导致病变区先苍白后放射状充血[23]。

(5)Campbell De Morgan 斑:是在老年人群中常见的病变,通常无害。尽管有报道指出,此病可能与全身性疾病有关联,但目前尚无确凿证据支持这一观点。这些病变直径为 2~5 mm,表面光滑,略高于皮肤表面,偶带蒂,无搏动性,周围常伴苍白晕环[23]。

(6)HHT:是一种更为严重的疾病,有引发显著的、危及生命的出血的潜在可能。此病以常染色体显性方式遗传,已发现多种相关基因突变。毛细血管扩张可出现在任何部位,常见于黏膜、胃肠道、皮肤、内脏或脑部。病变表现为动静脉畸形(arteriovenous malformation,AVM),该疾病也被称为郎-奥-韦综合征(Rendu-Osler-Weber syndrome)。其临床表现和症状学具有高度变异性,临床诊断需符合以下 4 个特征中的 3 项:①多发性毛细血管扩张;②自发性反复鼻出血;③内脏病变;④一级亲属阳性家族史[24]。

4. 治疗 针对此类疾病的治疗需要高度个体化。要将疾病的不良影响降到最小,精确诊断十分必要。

单纯性非综合征型毛细血管畸形的治疗旨在将由此产生的畸形降到最小。可用的治疗选择包括激光治疗和/或手术。手术切除适用于小范围病变,可实现一期缝合;更严重情况下,可切除病变并运用皮片移植或游离组织移植技术重构皮肤[25]。激光治疗是最常见的治疗形式,脉冲染料激光是一线选择的设备。其治疗原理是在最小化周围组织损伤并减少瘢痕形成的情况下,实现光凝固。激光治疗需要先做试验性小范围治疗以评估反应。激光治疗通常需要进行多次,虽然病变的淡化很常见,但完全消除并非常态,必要时可尝试其他类型激光以优化治疗效果[26]。对于发生过度生长的情况,尤其是面部骨骼,可按常规方式施行正颌手术。然而,如果皮肤病变依然存在,即使在正常生长到成年后,骨骼的过度生长仍可能复发[27]。

(二)淋巴管畸形

淋巴管畸形最常见的表现形式是淋巴管或淋巴结异常,导致血管外(淋巴管外)液体积聚,这种现象被称为淋巴水肿。中央淋巴系统(主要是胸导管及其分支)的异常较少见,但也可发生[28]。当淋巴管形成团块状病变并融合成较大的充满液体的腔隙(巨囊)或较小的微囊肿时,则产生多种命名的病变,包括淋巴管畸形、淋巴管瘤和水囊状淋巴管瘤(多见于颈部)。对这些病变最恰当的命名是淋巴管畸形,并进一步分为巨囊型、微囊型和混合型,其中微囊型和巨囊型可能同时出现。2 种类型之间的划分有些随意,可以进行穿刺抽吸的囊肿称为巨囊型,那些无法抽吸的微小囊肿则称为微囊型[3]。这一实用分类方法具有临床价值,因为巨囊型病变更适合采用硬化疗法。

淋巴管畸形可发生在除中枢神经系统以外的任何部位,因为中枢神经系统中没有淋巴组织。它们最常出现在颈部,以及其他主要淋巴管分布区域,如腹股沟和腹膜后区域。

流行病学显示,淋巴管畸形的确切发病率尚不明确,文献估计其在活产婴儿中的发病率为(1~5)/10 000[29]。

1. 自然病史 较大的淋巴管畸形通常在产前即可诊断,但有些病变可能直到长大后才显现。极少数情况下,病变会因体积过大而引起气道或其他阻塞性症状,但大多数情况下患者并无临床症状[30]。通常情况下,病变会随着儿童的成长而逐步增大;但亦可因体位改变、外部压迫和并发感染而短期内出现相对较快的体积波动。

2. 治疗 引起气道压迫的淋巴管畸形

需要早期干预,对于大型颈部病变等,可能需要紧急进行气管造口术。经磁共振成像(MRI)检查确诊后[31],治疗选择包括手术减容和/或硬化治疗。巨囊型病变对硬化治疗的反应优于微囊型病变,但2种类型均可尝试硬化治疗。硬化治疗需要在超声波或X线引导下完成,步骤包括直接穿刺病变部位,抽吸淋巴液,注入硬化剂。硬化剂可诱发炎症反应,导致纤维化和瘢痕形成,从而缩小病变体积[28]。手术通常适用于需要减容的大型病灶或处理相关并发症。手术时机由病变导致的问题决定,并需在干预风险与潜在益处之间寻找平衡。术中采用低温等离子消融技术有助于减少手术并发症的发生[32]。

随着患儿的成长,淋巴管畸形常因合并感染而出现肿胀和紧绷,此类急性炎症发作可能需要紧急治疗,包括呼吸支持、抗生素和/或类固醇治疗。长远来看,人们认为这些感染性发作引发的炎症反应可产生类似硬化治疗的效果,促使病灶缩小[33]。

在绝大多数情况下,患者无法实现根治性治愈,除非进行完全手术切除,而这通常需要广泛破坏周围组织。这种附带损伤,特别是在头颈部,可导致患者功能障碍或容貌损毁。此外,正常组织与病灶之间边界并不清晰,会显著增加不完全切除的风险[34]。

因此,除了最小型淋巴管畸形外,对所有淋巴管畸形的主要治疗策略应以支持治疗为主,针对具体症状的积极干预应有明确且具体的目标。de Serres 等提出的一个分期系统,为干预时机提供了指导[30]。临床常用的硬化剂包括博来霉素、十四烷基硫酸钠或OK432(Picibanil 溶链菌制剂,A 群链球菌的冻干混合物)等[28]。

(三)静脉畸形

静脉畸形可以分为:① 异常的解剖静脉;② 与已命名静脉分支分离的静脉异常[3]。本章仅讨论第二类静脉畸形。

1. 流行病学 此类病变相对常见,占人口的 1%~4%,且发病无性别差异[29]。

2. 自然病史 静脉低速血流血管畸形从出生时就已存在,但并非所有病灶都有临床表现。它们往往随着儿童的成长按比例增长;然而,它们会对激素变化(如青春期或妊娠)做出反应,并在这些时期加速生长[35]。此外,当静脉压力增加(如进行 Valsalva 动作或病变部位处于依赖位置)时,病变会扩大。反复增加的静脉压力会导致静脉腔壁的拉伸,这也可能导致静脉畸形增大[36]。静脉腔内滞留血液发生钙化会形成静脉石,它们大小不一,通常可被触及和在影像学检查中发现[37]。

其症状可能因人而异。大多数病灶无痛,但在某些情况下,特别是在干预后会出现一些不适或疼痛,这可能与消耗性凝血病有关。如果疼痛症状显著,低剂量的阿司匹林可能有效[38]。令人困扰的出血通常不是问题;即使在发生严重的创伤性损伤后,通过加压也能轻易控制大出血,这反映了病变部位血流缓慢的特性。这些病变可以发生在任何器官或部位,但皮肤部位最为常见(图 45-1、图 45-2)。与毛细血管畸形,这些病变可能导致底层组织(包括骨骼)的过度生长,进而导致肢体和末端大小差异,以及头部和颈部区域的骨骼和咬合异常[39]。

中枢神经系统的病变也可能发生,这些关键部位的病变影响范围可从完全无症状到因发生出血而导致毁灭性后果不等[40]。

3. 治疗 具体治疗方案需根据病变部位及其影响程度而定。总的来说,如果病变较小且易于触及,完全切除可治愈;但多数情况下,由于病变体积过大、边界模糊不清,难以在不造成过度影响外观或对周围结构造成严重损害的情况下进行可靠切除,故该方案可行性较低。治疗的主要目标是减轻病变的影响,同时尽可能减少对周围组织的损伤。目前治疗的主要手段是硬化疗法,使

Ⅳ 临床要点

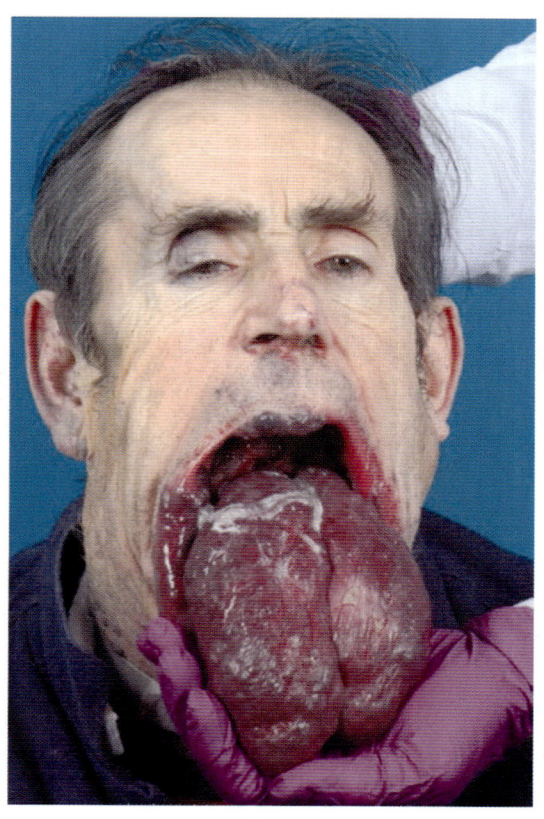

图 45-2 影响舌头、嘴唇和右眼眶的大面积多发性静脉低速血流血管畸形

用包括博来霉素、十四烷基硫酸钠和无水乙醇在内的1种或多种硬化剂。这些介入性放射学技术可与手术操作相结合,通过压缩或分隔病变区,以增强刺激性试剂的效果;同时,减少硬化剂在体内的快速全身性扩散的风险[41]。对于解剖位置适宜的病变,手术切除是可行的;然而,这些手术多以减容为目的,而非真正意义上的根治性切除。尽管如此,减容手术通常能显著改善症状、外观,提高患者生活质量,因此,其治疗价值不应被忽视。

(四) 动脉畸形

在该病变中,动脉和静脉之间形成了异常连接。这些连接可能是先天性的,也可能是后天获得的,如意外创伤,或者手术中人为创建(如为透析患者提供静脉通路)。在先天性病变中,动脉和静脉系统之间常存在多个连接点。无论异常连接的原因如何,其产生的影响是相似的。通过动静脉畸形(AVM)的血流量增加,从高压向低压的分流会带来多种效应:由于更多的血液被导向低阻力系统,导致病变远端的血流减少;同时,近端的旁路动脉供应逐渐形成,导致紧邻 AVM 远端的动脉出现逆向血流。这种逆向流动进一步减少了远端血流量,从而可能引发缺血。静脉因承受异常高压而增厚,并呈现"动脉化"特征。异常血流导致高度湍流,因此,常可听到杂音并触及震颤[42]。在非常大的 AVM 中,血流量的显著增加可能导致高输出量的心力衰竭[43]。

1. 自然病史 AVM 通常会随着时间的推移而增大,且多数似乎对激素变化非常敏感。Schobinger 对 AVM 的进展进行了分期(但这一分类是由 Mulliken 发表),分别为 Ⅰ 期、Ⅱ 期、Ⅲ 期和 Ⅳ 期。

(1) Ⅰ 期:静止期,皮肤温暖和潮红。
(2) Ⅱ 期:扩张期,出现杂音、疼痛。
(3) Ⅲ 期:破坏期,溃疡、出血、感染。
(4) Ⅳ 期:失代偿期,高输出量心力衰竭[43]。

AVM 因溃疡、感染或创伤导致的出血可能非常迅猛且危及生命。随着病变的增大,其招募的供养血管和引流静脉增多,加剧了局部损伤,对全身的不良影响逐渐加重[43]。

2. 流行病学 关于颅外 AVM 发病率或患病率的可靠数据非常少。在所有血管畸形患者中,AVM 只占一小部分比例(约为5%)[44]。

3. 分类 AVM 可能是单发的、多发的,或是某种综合征的一部分。颅内 AVM 将在下文讨论。

4. 治疗 由于 AVM 的进行性生长和恶化可能带来严重后果,几乎所有病变均建议采取积极干预措施。最成功的治疗通常是在完全切除病变后实现的；然而，在不借助术前栓塞技术和术中控制出血，完全切除往往难以实现，且在术中这些技术的情况下，可能会导致灾难性的后果。栓塞技术可以单独使用，但若不切除病灶的核心，这种方法存在风险，可能形成新的供血动脉，而这些新血管可能无法进一步进行栓塞[45]。

某些病变由于位置或大小而无法进行切除，针对这些病变，可能需要通过多次栓塞手术来缓解其影响（图 45-3）。从手术角度来看，将 AVM 的切除比作恶性肿瘤的切除通常是有帮助的。在很多情况下，切除手术会导致功能性及外观上的畸形，这些问题会给患者带来持续的重大挑战。

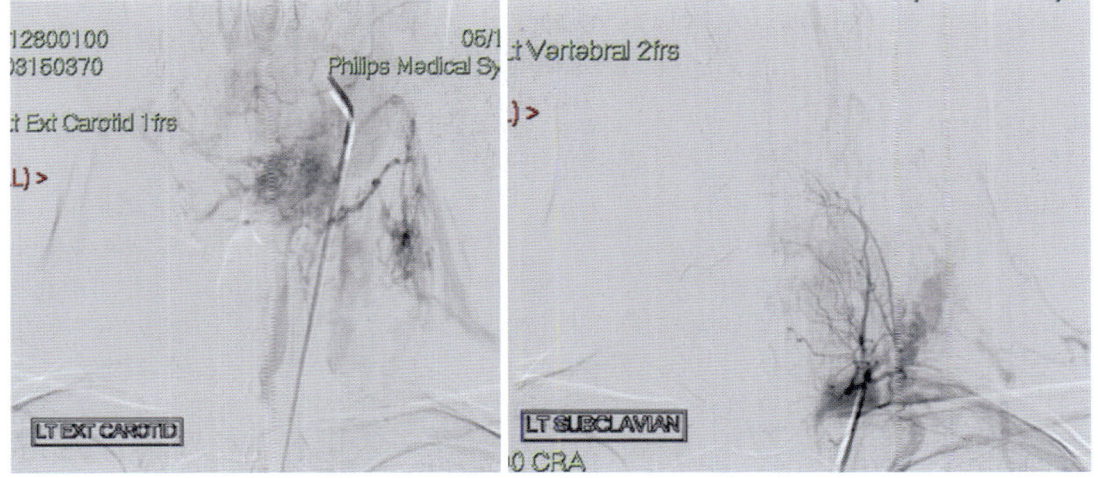

图 45-3　血管造影显示左颈部和上胸部有广泛的快速流动的动静脉畸形，主要由左颈外动脉和左锁骨下动脉供应

栓塞可通过多种血管内技术和材料实现。这些技术包括对病变的动脉或静脉侧（或两者）进行血管内通路，或者直接穿刺病变。用于栓塞的材料旨在通过促使血液凝固或机械性阻塞血管来闭塞血管，其效果可能是暂时的（术前使用），也可能是永久的。可选择的材料包括可吸收材料（如明胶海绵）、不可吸收材料（如明胶-丙烯酸球体）、液态剂［如会固化的氰基丙烯酸酯（强力胶）］、Onyx（乙烯-乙烯醇共聚物溶解于二甲基亚砜中），以及沉淀性疏水注射液（precipitating hydrophobic injectable liquid, PHIL）。此外，还常使用多种机械装置，如线圈、可分离球囊和涂覆金属线圈（用于诱导血栓形成），并且联合使用装置和栓塞材料也十分常见[46]。乙醇也可用作 AVM 中的硬化剂。

五、颅内血管畸形

中枢神经系统的血管畸形是一组异质性疾病，发生在影响动脉、静脉或血管组合的形态发生区域。这些病变在组织病理学上可分类为 AVM、静脉血管瘤、毛细血管扩张症和海绵状血管瘤。它们也可按功能特征分为存在动静脉分流的病变［如 AVM、硬脑膜动静脉瘘（dural arteriovenous fistula, dAVF）和 Galen 静脉动脉瘤样畸形（大脑大静脉动脉瘤样畸形）］，以及不存在动静脉分流的病变（静脉血管瘤、毛细血管扩张症、海绵状血管瘤和骨膜窦）。这些病变可以单独发生，也可能与某些综合征有关。

(一)动静脉畸形

大多数 AVM 是实质性病变(软膜动静脉畸形)通常为先天性,并且 85% 位于幕上区域。它们很少为多发(<2%),但若与某些综合征如 HHT、Sturge-Weber 综合征或 Wyburn-Mason 综合征有关时,可能表现为多发病变[47,48]。

从病理学来看,周围的脑实质显示出出血、胶质增生及缺血改变征象。典型的 AVM 出现在人生的第 2~4 个 10 年间,并可能因邻近区域的血液窃流或肿块效应表现为出血、癫痫发作或局灶性神经缺陷。此类终身累积出血风险为每年 2%~4%。这些病变虽然可能自发消退,但极其罕见[49]。与皮肤 AVM 的治疗相类似,为了达到治愈的目的,完全去除病灶是必要的。治疗选择包括经由导管介入栓塞后手术切除或立体定向放射外科治疗。除了最小型 AVM 外,其余所有病例都需要联合多种治疗方法,而更为复杂的病变可能无法治愈[50,51]。

(二)硬脑膜动静脉瘘

dAVF 被认为是在静脉窦血栓形成后由于血管生成增加所致,尽管多发病变不常见,但其病变大小可能差异显著。这些病变主要多影响成年人(年龄 40~60 岁),其临床表现取决于受累的静脉窦。例如,横窦/乙状窦受累会导致杂音和耳鸣;海绵窦(颈动脉海绵状窦)受累则引发搏动性眼球突出、结膜水肿和眶周疼痛;若病变伴有皮质静脉引流,则可引起癫痫发作、痴呆及进展性神经缺陷。绝大多数(>90%)dAVF 呈良性进程,但恶性 dAVF 伴有出血和神经缺陷的临床表现,多发性 dAVF 亦是如此。若患者无即刻出血危险,可采取保守观察或加用颈动脉压迫治疗;若存在出血风险,则需通过栓塞动脉部分或手术切除受影响的硬膜静脉窦来进行治疗。此外,针对此类病变也可采用立体定向放射外科手段[52]。

(三)Galen 静脉动脉瘤样畸形(大脑大静脉动脉瘤样畸形)

Galen 静脉(大脑大静脉)的胚胎前体是一条单一的、暂时性的中线静脉,称为前脑中静脉。如果这条静脉持续存在,可能会在深部脉络膜动脉与其残余部分之间形成直接的动静脉瘘。这种情况在成年人中罕见,但在有症状的儿童中,可能在新生儿期就表现为高输出量的心力衰竭和颅内杂音。对于年龄较大的儿童患者,其特征可能包括巨颅、脑积水、发育迟缓、癫痫发作至头痛。若不进行治疗,可导致进行性脑损伤、难治性心力衰竭甚至死亡。对于此种情况,治疗目标是控制病变,以允许正常的大脑发育,可在 4~5 月龄时进行分阶段动脉栓塞以达到治疗目的[53]。

(四)海绵状血管畸形

此类病变可能是遗传性或后天获得性,由血管生成未成熟的充血的囊状结构组成,这种囊状结构称为"海绵"。它们不含脑实质,但相邻的脑实质显示出反应性变化。约 2/3 的病变为单发,通常在 40~60 岁期间表现为癫痫发作、头痛和局灶性神经功能缺陷。这些病变每年的出血风险约为 0.5%。如果出现症状而不能进行外科手术,可采用微创手术或立体定向治疗(译者注:原文为 steriotactally,推断正确可能为 stereotactally)。

(五)毛细血管扩张症

此类病变通常无明显症状,并且在做脑部影像检查时意外发现。它们表现为一群肿胀的薄壁血管的聚集，周围被正常脑组织包围。此类状况很可能为先天性，并且通常不需要进行特别治疗[35]。

(六) 颅骨膜窦

颅内外静脉引流系统之间的跨颅骨交通大多为先天性。这种情况较为罕见，通常在儿童和年青的成年人中表现为无痛、非搏动性、蓝色且可压缩的头皮肿物，该肿物会在瓦尔萨尔瓦动作（Valsalva manoeuvre）时增大，在站立时缩小。颅外部分病变可以因为美容需求而被切除[56]。

六、血管畸形的遗传学

随着人们对遗传学知识理解的加深，越来越多的血管病变被发现具有遗传原因。当探及孟德尔遗传特征时，人们发现每种类型都有相应的实例，包括散发型、X染色体连锁型、常染色体显性和隐性遗传。随着相关的分子通路被鉴定出，针对这些路径的靶向治疗干预成为可能，这将促使人们从机械和手术干预治疗转向靶向药物治疗。以HHT为例，这是一种常染色体显性疾病，其突变位点位于第9号染色体的33～34区段，异常蛋白是转化生长因子β（TGF-β）受体。这为深入理解机体异常及在动物模型中测试候选治疗干预提供了可能性[57]。

结论和临床前景

血管肿瘤和血管畸形构成了一组多样且复杂的疾病，对很多患者及其家庭产生重大的负面影响，限制和改变他们生活质量。这些患者可能会求诊于多个专科的医师，治疗往往也需要多学科协作进行。目前，尽管手术仍在治疗中扮演着重要角色，但其地位正在逐渐减弱，而介入放射学技术和新型药物干预的重要性日益凸显。表45-1概述了近期在诸多此类疾病生化基础认识上的新进展，以及这些发现的意义与潜在的治疗手段。

表45-1 近期对血管瘤和血管畸形的认识进展，并将研究发现与机制解释及潜在的治疗干预相关联

	研究发现	重要性	机制解释	临床推论
小儿血管瘤（IH）	组织特异性标记物（Lewis Y、merosin、FcγRⅡ和GLUT-1）[58,59]	胎盘微血管的共表达	1. 胎盘内皮细胞的栓塞通过右至左分流 2. 异常（内皮表型）的血管生成性肠系膜定植	胎盘产生的高水平VEGF（以及IH）。在孕妇血清和羊水中产生的sFlt-1与VEGF结合，阻止其失控生长——产后缺乏sFlt-1导致IH对VEGF失控应答，解释VEGF抑制剂的可能作用
	间充质样干细胞存在于IH中[60]	受RAS调节	1. 对系统性RAS的固有反应 2. 血管紧张素Ⅱ的自主合成	1. 激活β-调节剂（降低肾素水平）和ACEi/AT₂RB 2. 解释了效果的不完整性和反应的变异性
	缺氧诱导的前体细胞转运介质存在于LH（VEGF-α、HIF-1α、MMP-9、雌激素）中[61]	组织缺氧导致血管生成（通过缺氧诱导的介质）	结果：内皮祖细胞（血管前体细胞）动员，从而促进新生血管生成	解释了前驱白色斑块潜在的进一步治疗目标（雌激素的作用）

续表

	研究发现	重要性	机制解释	临床推论
毛细血管畸形（CM）	血管周围神经组织的密度降低[62,63]	血管张力的降低导致渐进性扩张	神经密度与血管直径的负相关	激光治疗对低密度神经高密度的血管病变反应较差 支持神经在 CM 进展中的作用
	增加 VEGF-A 和 VEGF-R2[64]	已知参与血管组织增殖	可能参与扩散或大量扩张	VEGF 阻滞剂的可能作用
	特定突变 体细胞激活突变，编码 GNAQ 中 p.Arg183Gln 氨基酸替换[65]	在 Sturge-Weber 综合征和非 Sturge-Weber 综合征的 CM 病变皮肤中，以及在 Sturge-Weber 综合征患者的病变脑组织中发现	突变的时机可能解释了严重程度并确定了涉及的组织	基因疗法的潜在目标
淋巴管畸形（LM）	VEGF-C[66]	在 LM 中高水平存在，特别是在增殖期	雷帕霉素通过 mTOR 减少增殖期 VEGF-C 驱动的细胞增殖	雷帕霉素可用于某些病例（无论是在增殖期还是在细胞增殖持续的情况下） VEGF-C 可能用作增殖的标志物
	PI3K/AKT/mTOR 通路的遗传异常[67]	存在于 CLOVES、变形杆菌、Klippel-Trénaunay 综合征中	PI3K 抑制剂可以减少具有这些遗传异常的人的分裂	PI3K 抑制剂可以减少具有这些遗传异常的人的分裂
静脉畸形（VM）	内皮细胞受体在 ch9 上[68]	常染色体显性遗传的 VM 基因在家族中的表现	EC 特异性受体酪氨酸激酶 TIE2 基因已被定位到 9p21 的原位杂交	解释家族性 VM 对受影响个体进行基因筛查 外推机制以确定新的治疗靶点
	酪氨酸激酶受体缺乏症[69]	被认为导致平滑肌和内皮细胞之间的异常相互作用，从而导致周围较少的肌肉细胞围绕扩张的静脉通道	Tie-2 受体 TK 具有特定的激酶激活突变，导致受体自磷酸化增加和随后的信号改变	信号通路的特定点可以提供治疗靶点
动静脉畸形（AVM）	TGF 信号通路 Alk-1 Eng SMAD4[70]	TGF 信号通路上的多个靶点与 AVM 的形成有关	Alk-1、Eng、SMAD4 缺陷的小鼠模型都表现出增加的 AVM 形成	这些本身可能代表未来治疗的重要目标，或者作为研究模型用于未来的治疗，因为随着进一步的研究，根本原因和效果变得清晰

续表

研究发现	重要性	机制解释	临床推论
NOTCH 受体[71,72]	NOTCH4 活性在 AVM 中增加，其作用未知 NOTCH1 和 3 缺陷小鼠模型表现出增加的 AVM 发生率	Notch 受体是跨膜蛋白，通过增强动脉分子标志物的表达和抑制静脉标志物的表达，促进动脉内皮细胞的特化。异常的信号转导会导致扩大的 AV 连接和分流（动脉的静脉化）	未来治疗的一个潜在目标

注：VEGF. 血管内皮生长因子；RAS. 肾素-血管紧张素系统；ACEi. 血管紧张素转换酶抑制剂；AT_2RB. 血管紧张素Ⅱ型受体 B。

知识空白

人们对已识别的基因改变、受体差异、蛋白质表达，以及环境因素如何相互作用从而促使这些疾病的形成与发展的认识仍存在巨大鸿沟。然而，当前正是一个激动人心的时代，如下问题已经逐渐被认识。
- 血管肿瘤的发病机制。
- 血管畸形的发病机制。
- 普萘洛尔在婴幼儿血管瘤治疗中的完整作用机制。
- 基因型与表型之间交互关系及联系。

（洪华山　翻译；徐俊波　审核）

参考文献

[1] Nosher JL, Murillo PG, Liszewski M, et al. Vascular anomalies: a pictorial review of nomenclature, diagnosis and treatment. World J Radiol. 2014;28:677-92.

[2] Enjolras O, Mulliken JB. Vascular tumors and vascular malformations (new issues). Adv Dermatol. 1995;12:375.

[3] ISSVA Classification of Vascular Anomalies. 2018 International Society for the Study of Vascular Anomalies. Available at "issva. org/classification". Accessed [01/09/18].

[4] Kilcline C, Frieden IJ. Infantile hemangiomas: how common are they? A systematic review of the medical literature. Pediatr Dermatol. 2008;25(2):168-73.

[5] Drolet BA, Swanson EA, Frieden IJ, Hemangioma Investigator Group. Infantile hemangiomas: an emerging health issue linked to an increased rate of low birth weight infants. J Pediatr. 2008;153(5):712-5, 5 e1.

[6] Hoornweg MJ, Smeulders MJ, Ubbink DT, van der Horst CM. The prevalence and risk factors of infantile haemangiomas: a case-control study in the Dutch population. Paediatr Perinat Epidemiol. 2012;26(2):156-62.

[7] Tal R, Dotan M, Lorber A. Approach to haemangiomatosis causing congestive heart failure. Acta Paediatr. 2016;105:600.

[8] Vradenborg AD, Janmohammed SR, de Laat PCJ, Madern GC, Oranje AP. Multiple cutaneous infantile haemangioma and the risk of internal hemangioma. Practical paediatric dermatology. Cham: Springer; 2016.

[9] Finn MC, Glowacki J, Mulliken JB. Congenital vascular lesions: clinical application of a new classification. J Pediatr Surg. 1983;18:894-900.

[10] Bauland CG, Lüning TH, Smit JM, et al. Untreated haemangiomas: growth patterns

[11] Ronchese F. The spontaneous involution of cutaneous vascular tumours. Am J Surg. 1953;86(4):376-86.

[12] North PE, Waner M, Mizeracki A, Mihm MC Jr. GLUT1: a newly discovered immunohistochemical marker for juvenile hemangiomas. Hum Pathol. 2000;31(1):11-22.

[13] Léauté-Labrèze C, Prey S, Ezzedine K. Infantile haemangioma: part II. Risks, complications and treatment. J Eur Acad Dermatol Venereol. 2011;25:1254-60.

[14] Novosibirsk M, Baselga E, Beltran S, et al. Interventions for infantile haemangiomas of the skin. Cochrane Database Syst Rev. 2018;(4):CD006545.

[15] Coulie J, Coyette M, Moniotte S, Bataille AC, Boon LM. Has propranolol eradicated the need for surgery in the management of infantile hemangioma? Plast Reconstr Surg. 2015;136(4 Suppl):154.

[16] Kelly M. Kasabach-merritt phenomenon. Pediatr Clin N Am. 2010;57:1085-9.

[17] Happle R. Capillary malformations: a classification using specific names for specific skin disorders. J Eur Acad Dermatol Venereol. 2015;29:2295-305.

[18] Bioxeda P, de Misa RF, Arrazola JM, Perez B, Harto A, Ledo A. Facial angioma and the Sturge-Weber syndrome: a study of 121 cases. Med Clin (Barc). 1993;101:1-4.

[19] Thomas-Sohl KA, Vaslow DF, Maria BL. Sturge-Weber syndrome: a review. Pediatr Neurol. 2004;30(5):303-10.

[20] Sharan S, Swamy B, Taranath DA, et al. Port-wine vascular malformations and glaucoma risk in Sturgeon-Weber syndrome. J AAPOS. 2009;13(4):374-8.

[21] Praticò A, et al. Megalencephaly capillary malformation syndrome. J Pediatr Neurol. 2018. https://doi.org/10.1055/s-0038-1667010.

[22] Tennant LB, Mulliken JB, Perez-Atayde AR, Kozakewich HP. Verrucous hemangioma revisited. Pediatr Dermatol. 2006;23(3):208-15.

[23] Rozas-Muñoz E, Frieden IJ, Roé E, Puig L, Baselga E. Vascular stains: proposal for a clinical classification to improve diagnosis and management. Pediatr Dermatol. 2016;33(6):570-84.

[24] Shovlin CL, Guttmacher AE, Buscarini E, Faughnan ME, Hyland RH, Kjeldsen AD, et al. Diagnostic criteria for hereditary hemorrhagic telan-giectasia (Rendu-Osler-Weber syndrome). Am J Med Genet. 2000;91:65-6.

[25] Clodius L. Surgery for the facial port wine stain: technique and results. Ann Plast Surg. 1986;16(6):457-71.

[26] Faurschou A, Olesen AB, Leonardi-Bee J, et al. Lasers or light sources for treating portwine stains. Cochrane Database Syst Rev. 2011;(11):CD007152.

[27] Enjolras O. Classification and management of the various superficial vascular anomalies: hemangioma and vascular malformation. J Dermatol. 1997;24:701-10.

[28] Elluru RG, Balakrishnan K, Padua HM. Lymphatic malformations: diagnosis and management. Semin Pediatr Surg. 2014;23(4):178-85. WB Saunders.

[29] Tasnadi G. Epidemiology and etiology of congenital vascular malformations. Semin Vasc Surg. 1993;6(4):200-3.

[30] de Serres LM, Sie KC, Richardson MA. Lymphatic malformations of the head and neck. A proposal for staging. Arch Otolaryngol Head Neck Surg. 1995;121(5):577-82.

[31] Partovi S, Vidal L, Nakamoto D, Lu Z, Buethe J, Coffey M, Patel I. Lymphatic malformation treatment in adult and pediatric populations using real-time MRI guided percutaneous sclerotherapy. J Vasc Interv Radiol. 2016;27(3):S221-2.

[32] Koh LH, Tan HK. The successful use of bipolar radiofrequency ablation (coblation) in treatment of a lymphatic malformation affecting the upper airway. Int J Otorhinolaryngol

Head Neck Surg. 2016;2(4):267-70.
[33] Mirza B, Ijaz L, Saleem M, et al. Cystic hygroma: an overview. J Cutan Aesthet Surg. 2010;3:139-44.
[34] Fliegelman LJ, Friedland D, Brandwein M, Rothschild M. Lymphatic malformation: predictive factors for recurrence. Otolaryngol Head Neck Surg. 2000;123(6):706-10.
[35] Maclellan RA, Goss JA, Greene AK. Vascular malformation enlargement during menopause. J Craniofac Surg. 2018;29(5):1271-2.
[36] Dompmartin A, Vikkula M, Boon LM. Venous malformation: update on aetiopathogenesis, diagnosis and management. Phlebology. 2010;25:224-35.
[37] Politi M, Barbera L, Roth C, Papanagiotou P. Diagnosis and treatment of vascular malformations. Hell J Radiol. 2018;3(3):41-53.
[38] Nguyen JT, Koerper MA, Hess CP, Dowd CF, Hoffman WY, Dickman M, Frieden IJ. Aspirin therapy in venous malformation: a retrospective cohort study of benefits, side effects, and patient experiences. Pediatr Dermatol. 2014;31(5):556-60.
[39] Clemens RK, Pfammatter T, Meier TO, Alomari AI, Amann-Vesti BR. Vascular malformations revisited. Vasa. 2015;44(1):5-22.
[40] Wilkins RH. Natural history of intracranial vascular malformations: a review. Neurosurgery. 1985;16(3):421-30.
[41] Jackson IT, Keskin M, Yavuzer R, Kelly CP. Compartmentalization of massive vascular malformations. Plast Reconstr Surg. 2005;115(1):10-21.
[42] Allen LS, Mulliken JB, Zurakowski D, Fishman S, Greene AK. Extracranial arteriovenous malformations: natural progression and recurrence after treatment. Plast Reconstr Surg. 2010;125:1185-94.
[43] Kohout MP, Hansen M, Pribaz JJ, Mulliken JB. Arteriovenous malformations of the head and neck: natural history and management. Plast Reconstr Surg. 1993;102:643-54.
[44] Lee BB, Lardeo J, Neville R. Arterio-venous malformation: how much do we know? Phlebology. 2009;24:193-200.
[45] Lam K, Pillai A, Reddick M. Peripheral arteriovenous malformations: classification and endovascular treatment. Appl Radiol. 2017;46:15-21.
[46] Nassiri N, Cirillo-Penn NC, Thomas J. Evaluation and management of congenital peripheral arteriovenous malformations. J Vasc Surg. 2015;62(6):1667-76.
[47] Willinsky RA, Lasjaunias P, Terbrugge K, Burrows P. Multiple cerebral arteriovenous malformations (AVMs). Neuroradiology. 1990;32(3):207-10.
[48] Morgan T, McDonald J, Anderson C, Ismail M, Miller F, Mao R, Madan A, Barnes P, Hudgins L, Manning M. Intracranial hemorrhage in infants and children with hereditary hemorrhagic telangiectasia (Osler-Weber-Rendu syndrome). Pediatrics. 2002;109(1):e12.
[49] Pasqualin A, Vivenza C, Rosta L, Scienza R, Da Pian R, Colangeli M. Spontaneous disappearance of intracranial arterio-venous malformations. Acta Neurochir. 1985;76(1-2):50-7.
[50] Simon CH, Chan MS, Lam JM, Tam PH, Poon WS. Complete obliteration of intracranial arteriovenous malformation with endovascular cyanoacrylate embolization: initial success and rate of permanent cure. Am J Neuroradiol. 2004;25(7):1139-43.
[51] Flickinger JC, Kondziolka D, Lunsford LD, Pollock BE, Yamamoto M, Gorman DA, Schomberg PJ, Sneed P, Larson D, Smith V, McDermott MW. A multi-institutional analysis of complication outcomes after arteriovenous malformation radiosurgery. Int J Radiat Oncol Biol Phys. 1999;44(1):67-74.
[52] Harrigan MR, Deveikis JP. Dural arteriovenous fistulas. In: Handbook of cerebrovascular disease and neurointerventional technique.

[53] Bhattacharya JJ, Thammaroj J. Vein of Galen malformations. J Neurol Neurosurg Psychiatry. 2003;74(Suppl 1):i42-4.

[54] Bergametti F, Denier C, Labauge P, Arnoult M, Boetto S, Clanet M, Coubes P, Echenne B, Ibrahim R, Irthum B, Jacquet G. Mutations within the programmed cell death 10 gene cause cerebral cavernous malformations. Am J Hum Genet. 2005;76(1):42-51.

[55] Ruzevick J, White-Dzuro G, Levitt M, Kim L, Ferreira M. Intracranial arteriovenous malformations. In: Evidence-based management of head and neck vascular anomalies. Cham: Springer; 2018. p. 179-191.

[56] Manjila S, Bazil T, Thomas M, Mani S, Kay M, Udayasankar U. A review of extraaxial developmental venous anomalies of the brain involving dural venous flow or sinuses: persistent embryonic sinuses, sinus pericranii, venous varices or aneurysmal malformations, and enlarged emissary veins. Neurosurg Focus. 2018;45(1):E9.

[57] Zarrabeitia R, Aurrecoechea E, Fariñas-Alvarez C, Fontalba A, Zarauza J, Ojeda L, Parra JA. In: Hereditary haemorrhagic telangiectasia pathological nailfold capillaroscopy is associated with pulmonary arteriovenous malformations.

[58] Hornig C, Barleon B, Ahmad S, Vuorela P, Ahmed A, Weich HA. Release and complex formation of soluble VEGFR-1 from endothelial cells and biological fluids. Lab Investig. 2000;80(4):443-54.

[59] Banks RE, Forbes MA, Searles J, et al. Evidence for the existence of a novel pregnancy-associated soluble variant of the vascular endothelial growth factor receptor, Flt-1. Mol Hum Reprod. 1998;4(4):377-86.

[60] Bischoff J. Progenitor cells in infantile hemangioma. J Craniofac Surg. 2009;20(Suppl 1):695-7.

[61] Kleinman ME, Greives MR, Churgin SS, et al. Hypoxia-induced mediators of stem/progenitor cell trafficking are increased in children with hemangioma. Arterioscler Thromb Vasc Biol. 2007;27(12):2664-70.

[62] Chang CJ, Yu JS, Nelson JS. Confocal microscopy study of neurovascular distribution in facial port wine stains (capillary malformation). J Formos Med Assoc. 2008;107(7):559-66.

[63] Smoller BR, Rosen S. Port-wine stains. A disease of altered neural modulation of blood vessels? Arch Dermatol. 1986;122(2):177-9.

[64] Vural E, Ramakrishnan J, Cetin N, Buckmiller L, Suen JY, Fan CY. The expression of vascular endothelial growth factor and its receptors in port-wine stains. Otolaryngol Head Neck Surg. 2008;139(4):560-4.

[65] Couto JA, Huang L, Vivero MP, Kamitaki N, Maclellan RA, Mulliken JB, et al. Endothelial cells from capillary malformations are enriched for somatic GNAQ mutations. Plast Reconstr Surg. 2016;137(1):77e-82e.

[66] Baluk P, Yao LC, Flores JC, Choi D, Hong YK, McDonald DM. Rapamycin reversal of VEGF-C-driven lymphatic anomalies in the respiratory tract. JCI Insight. 2017;2(16).

[67] Boscolo E, Coma S, Luks VL, et al. AKT hyper-phosphorylation associated with PI3K mutations in lymphatic endothelial cells from a patient with lymphatic malformation. Angiogenesis. 2015;18:151-62.

[68] Boon LM, Mulliken JB, Vikkula M, Watkins H, Seidman J, Olsen BR, Warman ML. Assignment of a locus for dominantly inherited venous malformations to chromosome 9p. Hum Mol Genet. 1994;3:1583-7.

[69] Gallione CJ, Pasyk KA, Boon LM, Lennon F, Johnson DW, Helmbold EA, Markel DS, Vikkula M, Mulliken JB, Warman ML, et al. A gene for familial venous malformations maps to chromosome 9p in a second large kindred. J Med Genet. 1995;32:197-9.

[70] Crist AM, Lee AR, Patel NR, Westhoff DE, Meadows SM. Vascular deficiency of Smad4 causes arteriovenous malformations: a

mouse model of Hereditary Hemorrhagic Telangiectasia. Angiogenesis. 2018:1-8.

[71] Kofler NM, Cuervo H, Uh MK, Murtomäki A, Kitajewski J. Combined deficiency of Notch1 and Notch3 causes pericyte dysfunction, models CADASIL, and results in arteriovenous malformations. Sci Rep. 2015; 5:16449.

[72] Murphy PA, Kim TN, Huang L, Nielsen CM, Lawton MT, Adams RH, Schaffer CB, Wang RA. Constitutively active Notch4 receptor elicits brain arteriovenous malformations through enlargement of capillary-like vessels. Proc Natl Acad Sci. 2014;111(50): 18007-12.

附 录

术语表 / 505

术 语 表

关联研究（association studies） 关联定位是基于复杂性状相关遗传变异具有较高频率（>1%）、在早期人群中经历较少选择、可能源自10万年前的祖先群体（常见疾病/常见变异假说）的观点。只要遗传标记与功能变异足够接近且存在强连锁不平衡（Linkage Disequilibrium，LD），关联分析检测疾病风险相关变异的效力远高于连锁分析。除非针对特定已知多态性，所有遗传关联研究都利用LD这一群体基因组特征。LD使研究者无须对目标区域所有多态性进行基因分型，只需选择能代表邻近常见遗传变异的SNP子集（即标签SNP）。

遗传结构（genetic architecture） 指影响性状变异的等位基因数量、频率及外显率特征。

全基因组关联研究（genome-wide association studies，GWAS） GWAS采用无假设驱动方法，系统性检测基因组中数十万至更多变异，无须预先知晓致病变异位置。GWAS的实现得益于国际人类基因组单体型图计划、人类基因组计划和千人基因组计划等建立的遗传变异数据库。GWAS需要大样本量以保证统计效力，并通过严格多重检验校正及多次独立重复验证来规避假阳性结果，但对罕见变异和结构变异不敏感。

单体型（haplotype） 指同一染色体上紧密连锁的等位基因线性组合，作为遗传单位共同传递。个体在多个紧密连锁SNP位点的基因型包含2个单体型（分别来自父母双方）。

哈迪-温伯格平衡（Hardy-Weinberg equilibrium，HWE） 描述群体遗传平衡状态的数学方程，成立需满足以下5个假设。

（1）随机选择：特定基因型个体生存优势会导致等位频率代际变化。

（2）无突变：新等位基因产生或不同突变率会改变等位频率。

（3）无迁移：个体迁入/迁出会改变等位和基因型频率。

（4）无随机事件：配子结合完全随机。当该假设被违反时，某些个体偶然会将更多等位基因传递给下一代，从而导致等位基因频率改变。这种等位基因变化的机制称为遗传漂变。

（5）个体随机选择配偶。

遗传力（heritability） 遗传力是指群体中个体间表型变异可归因于遗传差异的比例。遗传力估计可用于描述遗传因素和环境因素对变异的相对贡献。对于连续性状，遗传力定义为特定群体中总变异可归因于遗传因素的比例。

连锁不平衡（linkage disequilibrium，LD） LD可简单定义为相邻位点等位基因间的非随机关联。即某个等位基因或标记组合在群体中出现的频率高于或低于这些位点独立分离时的预期频率。当一个变异首次通过突变进入群体时，它会与附近变异完全相关，但随着世代更替，减数分裂重组会破坏这种相关性，导致 LD 衰减。基因组区域内 2 个标记间的 LD 通常通过 D' 和 r^2 绝对值来测量。D' 值越高，这 2 个位点间发生重组事件的可能性越低（$D'=1$ 表示 2 个标记未被重组事件分开）。r^2 绝对值更常用于作图和比较 LD 程度。当 $r^2=1$ 时，2 个标记未被重组分开且具有相同等位基因频率。在这种完全 LD 的情况下，2 个标记完全连锁，通过一个标记可完全预测另一个标记。

连锁研究（linkage studies） 连锁分析的原理是寻找患病亲属间共享频率高于随机孟德尔分离预期的等位基因或染色体片段。这些片段在减数分裂时未发生重组，完整地从父母传递给后代。连锁分析仅在具有患病亲属的家系中进行，需要对遍布全基因组的多个标记进行基因分型。位于疾病基因或突变两侧的标记往往与家系中的疾病状态高度共分离。识别出与疾病稳定共分离的染色体片段内的标记，可能提示这些标记附近存在疾病易感遗传因子。然而，这些因子的存在既非疾病发生的必要条件，也非充分条件。

外显率（penetrance） 外显率是指特定基因型在表型中表现出来的可能性或概率。100% 的外显率意味着当对应基因型存在时，相关表型总是会出现；而 30% 的外显率表示只有 30% 携带特定等位基因的个体会表现出该表型。

表型（phenotype） 表型或性状是可观察或测量的特征，是遗传分析的目标对象。

国际人类基因组单体型图计划（the International HapMap Project） 国际人类基因组单体型图计划（http://www.hapmap.org）已经构建了多个群体的全基因组 LD 模式图谱。该项目的主要目标之一是鉴定 LD 区块中的 SNP 集合，以实现更高效的基因分型。